国家卫生和计划生育委员会“十三五”规划教材
全国中等卫生职业教育教材

供医学检验技术专业用

卫生学与卫生理化检验技术

主　编　马永林

副主编　沙明礼　杜引弟

编　者（以姓氏笔画为序）

马永林（甘肃中医药大学）
刘　凌（皖北卫生职业学院）
杨万龄（上海健康医学院）
杜引弟（山西职工医学院）
沙明礼（山东省莱阳卫生学校）
张红宾（四川南充卫生学校）
沈　健（杭州医学院）
罗白玲（甘肃中医药大学）
郎晓辉（山东省烟台护士学校）
廖园美（江西省赣州卫生学校）
熊永红（新疆库尔勒巴州卫生学校）
戴惠玲（新疆伊宁卫生学校）

人民卫生出版社

图书在版编目(CIP)数据

卫生学与卫生理化检验技术 / 马永林主编. —北京：人民卫生出版社，2017

ISBN 978-7-117-24603-3

Ⅰ. ①卫… Ⅱ. ①马… Ⅲ. ①卫生学－中等专业学校－教材②卫生检验－中等专业学校－教材 Ⅳ. ①R1

中国版本图书馆 CIP 数据核字(2017)第 163403 号

卫生学与卫生理化检验技术

主　　编：马永林
出版发行：人民卫生出版社（中继线 010-59780011）
地　　址：北京市朝阳区潘家园南里 19 号
邮　　编：100021
E - mail：pmph @ pmph.com
购书热线：010-59787592　010-59787584　010-65264830
印　　刷：北京人卫印刷厂
经　　销：新华书店
开　　本：787 × 1092　1/16　**印张：**34
字　　数：849 千字
版　　次：2017 年 8 月第 1 版　2017 年 8 月第 1 次印刷
标准书号：ISBN 978-7-117-24603-3/R · 24604
定　　价：69.00 元
打击盗版举报电话：010-59787491　E-mail：WQ @ pmph.com
（凡属印装质量问题请与本社市场营销中心联系退换）

出版说明

为全面贯彻党的十八大和十八届三中、四中、五中全会精神，依据《国务院关于加快发展现代职业教育的决定》要求，更好地服务于现代卫生职业教育快速发展的需要，适应卫生事业改革发展对医药卫生职业人才的需求，贯彻《医药卫生中长期人才发展规划（2011—2020年）》《现代职业教育体系建设规划（2014—2020年）》文件精神，人民卫生出版社在教育部、国家卫生和计划生育委员会的领导和支持下，按照教育部颁布的《中等职业学校专业教学标准（试行）》医药卫生类（第二辑）（简称《标准》），由全国卫生职业教育教学指导委员会（简称卫生行指委）直接指导，经过广泛的调研论证，成立了中等卫生职业教育各专业教育教材建设评审委员会，启动了全国中等卫生职业教育第三轮规划教材修订工作。

本轮规划教材修订的原则：①明确人才培养目标。按照《标准》要求，本轮规划教材坚持立德树人，培养职业素养与专业知识、专业技能并重，德智体美全面发展的技能型卫生专门人才。②强化教材体系建设。紧扣《标准》，各专业设置公共基础课（含公共选修课）、专业技能课（含专业核心课、专业方向课、专业选修课）；同时，结合专业岗位与执业资格考试需要，充实完善课程与教材体系，使之更加符合现代职业教育体系发展的需要。在此基础上，组织制订了各专业课程教学大纲并附于教材中，方便教学参考。③贯彻现代职教理念。体现"以就业为导向，以能力为本位，以发展技能为核心"的职教理念。理论知识强调"必需、够用"；突出技能培养，提倡"做中学、学中做"的理实一体化思想，在教材中编入实训（实验）指导。④重视传统融合创新。人民卫生出版社医药卫生规划教材经过长时间的实践与积累，其中的优良传统在本轮修订中得到了很好的传承。在广泛调研的基础上，再版教材与新编教材在整体上实现了高度融合与衔接。在教材编写中，产教融合、校企合作理念得到了充分贯彻。⑤突出行业规划特性。本轮修订紧紧依靠卫生行指委和各专业教育教材建设评审委员会，充分发挥行业机构与专家对教材的宏观规划与评审把关作用，体现了国家卫生计生委规划教材一贯的标准性、权威性、规范性。⑥提升服务教学能力。本轮教材修订，在主教材中设置了一系列服务教学的拓展模块；此外，教材立体化建设水平进一步提高，根据专业需要开发了配套教材、网络增值服务等，大量与课程相关的内容围绕教材形成便捷的在线数字化教学资源包，通过扫描每章标题后的二维码，可在手机等移动终端上查看和共享对应的在线教学资源，为教师提供教学素材支撑，为学生提供学习资源服务，教材的教学服务能力明显增强。

人民卫生出版社作为国家规划教材出版基地，有护理、助产、农村医学、药剂、制药技术、营养与保健、康复技术、眼视光与配镜、医学检验技术、医学影像技术、口腔修复工艺等24个专业的教材获选教育部中等职业教育专业技能课立项教材，相关专业教材根据《标准》颁布情况陆续修订出版。

医学检验技术专业编写说明

2010年，教育部公布《中等职业学校专业目录(2010年修订)》，将医学检验专业(0810)更名为医学检验技术专业(100700)，目的是面向医疗卫生机构，培养从事临床检验、卫生检验、采供血检验及病理技术等工作的、德智体美全面发展的高素质劳动者和技能型人才。人民卫生出版社积极落实教育部、国家卫生和计划生育委员会相关要求，推进《标准》实施，在卫生行指委指导下，进行了认真细致的调研论证工作，规划并启动了教材的编写工作。

本轮医学检验技术专业规划教材与《标准》课程结构对应，设置公共基础课(含公共选修课)、专业基础课、专业技能课(含专业核心课、专业方向课、专业选修课)教材。其中专业核心课教材根据《标准》要求设置共8种。

本轮教材编写力求贯彻以学生为中心、贴近岗位需求、服务教学的创新教材编写理念，教材中设置了"学习目标""病例/案例""知识链接""考点提示""本章小结""目标测试""实训/实验指导"等模块。"学习目标""考点提示""目标测试"相互呼应衔接，着力专业知识掌握，提高专业考试应试能力。尤其是"病例/案例""实训/实验指导"模块，通过真实案例激发学生的学习兴趣、探究兴趣和职业兴趣，满足了"真学、真做、掌握真本领""早临床、多临床、反复临床"的新时期卫生职业教育人才培养新要求。

全国卫生职业教育教学指导委员会

第一届全国中等卫生职业教育
医学检验技术专业教育教材建设评审委员会

全国中等卫生职业教育
国家卫生和计划生育委员会“十三五”规划教材目录

总序号	适用专业	分序号	教材名称	版次	主编
1	中等卫生	1	职业生涯规划	2	郭宏宇
2	职业教育	2	职业道德与法律	2	范永丽
3	各专业	3	经济政治与社会	1	刘丽华
4		4	哲学与人生	1	张艳红
5		5	语文应用基础	3	王　斌　刘冬梅
6		6	数学应用基础	3	张守芬
7		7	英语应用基础	3	余丽霞
8		8	医用化学基础	3	陈林丽
9		9	物理应用基础	3	万东海
10		10	计算机应用基础	3	施宏伟　韦　红
11		11	体育与健康	2	姜晓飞
12		12	美育	3	汪宝德
13		13	病理学基础	3	林　玲
14		14	病原生物与免疫学基础	3	张金来　王传生
15		15	解剖学基础	3	王之一
16		16	生理学基础	3	涂开峰
17		17	生物化学基础	3	钟衍汇
18		18	中医学基础	3	刘全生
19		19	心理学基础	3	田仁礼
20		20	医学伦理学	3	刘万梅
21		21	营养与膳食指导	3	戚　林
22		22	康复护理技术	2	刘道中
23		23	卫生法律法规	3	罗卫群
24		24	就业与创业指导	3	温树田
25	护理专业	1	解剖学基础 **	3	任　晖　袁耀华
26		2	生理学基础 **	3	朱艳平　卢爱青
27		3	药物学基础 **	3	姚　宏　黄　刚
28		4	护理学基础 **	3	李　玲　蒙雅萍

续表

总序号	适用专业	分序号	教材名称	版次	主编
29		5	健康评估 **	2	张淑爱　李学松
30		6	内科护理 **	3	林梅英　朱启华
31		7	外科护理 **	3	李　勇　俞宝明
32		8	妇产科护理 **	3	刘文娜　闫瑞霞
33		9	儿科护理 **	3	高　凤　张宝琴
34		10	老年护理 **	3	张小燕　王春先
35		11	老年保健	1	刘　伟
36		12	急救护理技术	3	王为民　来和平
37		13	重症监护技术	2	刘旭平
38		14	社区护理	3	姜瑞涛　徐国辉
39		15	健康教育	1	靳　平
40	助产专业	1	解剖学基础 **	3	代加平　安月勇
41		2	生理学基础 **	3	张正红　杨汎雯
42		3	药物学基础 **	3	张　庆　田卫东
43		4	基础护理 **	3	贾丽萍　宫春梓
44		5	健康评估 **	2	张　展　迟玉香
45		6	母婴护理 **	1	郭玉兰　谭奕华
46		7	儿童护理 **	1	董春兰　刘　俐
47		8	成人护理(上册)－内外科护理 **	1	李俊华　曹文元
48		9	成人护理(下册)－妇科护理 **	1	林　珊　郭艳春
49		10	产科学基础 **	3	翟向红　吴晓琴
50		11	助产技术 **	1	闫金凤　韦秀宜
51		12	母婴保健	3	颜丽青
52		13	遗传与优生	3	邓鼎森　于全勇
53	护理、助产专业共用	1	病理学基础	3	张军荣　杨怀宝
54		2	病原生物与免疫学基础	3	吕瑞芳　张晓红
55		3	生物化学基础	3	艾旭光　王春梅
56		4	心理与精神护理	3	沈丽华
57		5	护理技术综合实训	2	黄惠清　高晓梅
58		6	护理礼仪	3	耿　洁　吴　彬
59		7	人际沟通	3	张志钢　刘冬梅
60		8	中医护理	3	封银曼　马秋平
61		9	五官科护理	3	张秀梅　王增源
62		10	营养与膳食	3	王忠福
63		11	护士人文修养	1	王　燕
64		12	护理伦理	1	钟会亮
65		13	卫生法律法规	3	许练光

续表

总序号	适用专业	分序号	教材名称	版次	主编
66		14	护理管理基础	1	朱爱军
67	农村医学专业	1	解剖学基础 **	1	王怀生　李一忠
68		2	生理学基础 **	1	黄莉军　郭明广
69		3	药理学基础 **	1	符秀华　覃隶莲
70		4	诊断学基础 **	1	夏惠丽　朱建宁
71		5	内科疾病防治 **	1	傅一明　闫立安
72		6	外科疾病防治 **	1	刘庆国　周雅清
73		7	妇产科疾病防治 **	1	黎　梅　周惠珍
74		8	儿科疾病防治 **	1	黄力毅　李　卓
75		9	公共卫生学基础 **	1	戚　林　王永军
76		10	急救医学基础 **	1	魏　蕊　魏　瑛
77		11	康复医学基础 **	1	盛幼珍　张　瑾
78		12	病原生物与免疫学基础	1	钟禹霖　胡国平
79		13	病理学基础	1	贺平则　黄光明
80		14	中医药学基础	1	孙治安　李　兵
81		15	针灸推拿技术	1	伍利民
82		16	常用护理技术	1	马树平　陈清波
83		17	农村常用医疗实践技能实训	1	王景舟
84		18	精神病学基础	1	汪永君
85		19	实用卫生法规	1	菅辉勇　李利斯
86		20	五官科疾病防治	1	王增源　高　翔
87		21	医学心理学基础	1	白　杨　田仁礼
88		22	生物化学基础	1	张文利
89		23	医学伦理学基础	1	刘伟玲　斯钦巴图
90		24	传染病防治	1	杨　霖　曹文元
91	营养与保健专业	1	正常人体结构与功能 *	1	赵文忠
92		2	基础营养与食品安全 *	1	陆　淼　袁　媛
93		3	特殊人群营养 *	1	冯　峰
94		4	临床营养 *	1	吴　苇
95		5	公共营养 *	1	林　杰
96		6	营养软件实用技术 *	1	顾　鹏
97		7	中医食疗药膳 *	1	顾绍年
98		8	健康管理 *	1	韩新荣
99		9	营养配餐与设计 *	1	孙雪萍
100	康复技术专业	1	解剖生理学基础 *	1	黄嫦斌
101		2	疾病学基础 *	1	刘忠立　白春玲
102		3	临床医学概要 *	1	马建强

续表

总序号	适用专业	分序号	教材名称	版次	主编
103		4	药物学基础	2	孙艳平
104		5	康复评定技术 *	2	刘立席
105		6	物理因子治疗技术 *	1	张维杰　刘海霞
106		7	运动疗法 *	1	田　莉
107		8	作业疗法 *	1	孙晓莉
108		9	言语疗法 *	1	朱红华　王晓东
109		10	中国传统康复疗法 *	1	封银曼
110		11	常见疾病康复 *	2	郭　华
111	眼视光与配镜专业	1	验光技术 *	1	刘　念　李丽华
112		2	定配技术 *	1	黎莞萍　闫　伟
113		3	眼镜门店营销实务 *	1	刘科佑　连　捷
114		4	眼视光基础 *	1	肖古月　丰新胜
115		5	眼镜质检与调校技术 *	1	付春霞
116		6	接触镜验配技术 *	1	郭金兰
117		7	眼病概要	1	王增源
118		8	人际沟通技巧	1	钱瑞群　黄力毅
119	医学检验技术专业	1	无机化学基础 *	3	赵　红
120		2	有机化学基础 *	3	孙彦坪
121		3	生物化学基础	3	莫小卫　方国强
122		4	分析化学基础 *	3	朱爱军
123		5	临床疾病概要 *	3	迟玉香
124		6	生物化学及检验技术	3	艾旭光　姚德欣
125		7	寄生虫检验技术 *	3	叶　薇
126		8	免疫学检验技术 *	3	钟禹霖
127		9	微生物检验技术 *	3	崔艳丽
128		10	临床检验	3	杨　拓
129		11	病理检验技术	1	黄晓红　谢新民
130		12	输血技术	1	徐群芳　严家来
131		13	卫生学与卫生理化检验技术	1	马永林
132		14	医学遗传学	1	王　懿
133		15	医学统计学	1	赵　红
134		16	检验仪器使用与维修 *	1	王　迅
135		17	医学检验技术综合实训	1	林筱玲
136	医学影像技术专业	1	解剖学基础 *	1	任　晖
137		2	生理学基础 *	1	石少婷
138		3	病理学基础 *	1	杨怀宝
139		4	影像断层解剖	1	吴宣忠

续表

总序号	适用专业	分序号	教材名称	版次	主编
140		5	医用电子技术 *	3	李君霖
141		6	医学影像设备 *	3	冯开梅　卢振明
142		7	医学影像技术 *	3	黄　霞
143		8	医学影像诊断基础 *	3	陆云升
144		9	超声技术与诊断基础 *	3	姜玉波
145		10	X 线物理与防护 *	3	张承刚
146		11	X 线摄影化学与暗室技术	3	王　帅
147	口腔修复工艺专业	1	口腔解剖与牙雕刻技术 *	2	马惠萍　翟远东
148		2	口腔生理学基础 *	3	乔瑞科
149		3	口腔组织及病理学基础 *	2	刘　钢
150		4	口腔疾病概要 *	3	葛秋云　杨利伟
151		5	口腔工艺材料应用 *	3	马冬梅
152		6	口腔工艺设备使用与养护 *	2	李新春
153		7	口腔医学美学基础 *	3	王　丽
154		8	口腔固定修复工艺技术 *	3	王　菲　米新峰
155		9	可摘义齿修复工艺技术 *	3	杜士民　战文吉
156		10	口腔正畸工艺技术 *	3	马玉革
157	药剂、制药技术专业	1	基础化学 **	1	石宝珏　宋守正
158		2	微生物基础 **	1	熊群英　张晓红
159		3	实用医学基础 **	1	曲永松
160		4	药事法规 **	1	王　蕾
161		5	药物分析技术 **	1	戴君武　王　军
162		6	药物制剂技术 **	1	解玉岭
163		7	药物化学 **	1	谢癸亮
164		8	会计基础	1	赖玉玲
165		9	临床医学概要	1	孟月丽　曹文元
166		10	人体解剖生理学基础	1	黄莉军　张　楚
167		11	天然药物学基础	1	郑小吉
168		12	天然药物化学基础	1	刘诗泆　欧绍淑
169		13	药品储存与养护技术	1	宫淑秋
170		14	中医药基础	1	谭　红　李培富
171		15	药店零售与服务技术	1	石少婷
172		16	医药市场营销技术	1	王顺庆
173		17	药品调剂技术	1	区门秀
174		18	医院药学概要	1	刘素兰
175		19	医药商品基础	1	詹晓如
176		20	药理学	1	张　庆　陈达林

** 为“十二五”职业教育国家规划教材

* 为“十二五”职业教育国家规划立项教材

前　言

《卫生学与卫生理化检验技术》按照教育部《中等职业学校专业教学标准（试行）》和人民卫生出版社关于中职医药卫生类专业教材编写指导思想编写，贯彻“三基”（基本理论、基本知识、基本技能），体现“五性”（思想性、科学性、先进性、启发性、适用性），注重突出基本观点、基本技能、继续学习和综合职业能力培养，力求做到教材内容与职业岗位能力要求零距离，在深度和广度上集中体现中职医学检验技术专业特色，以优化教学资源，更好地服务教学。

本教材以健康为中心，从广泛的健康影响因素入手，以全方位、全周期保障人民健康为目的，贯穿卫生学基础理论到卫生检验实践内容。本教材分上、下两篇共十五章，上篇是卫生学基础部分，主要内容包括卫生学基本理论与观点、环境与健康问题（饮水、食品、空气、生活环境和职业卫生等）、卫生保健策略、常用卫生统计方法等；下篇是卫生理化检验技术部分，主要内容包括概述、水质检验、食品检验、空气检验和其他样品检验。重点介绍各类样品采集与处理、检验原理与方法、操作步骤、检验意义与相关要求等。为助推“十三五”规划提出的健康中国战略，全面深化医改，强化保基本、强基层、建机制，更好地满足人民群众健康需求，第四章和第八章编入社会卫生策略、社区公共卫生服务和生活环境卫生领域的内容。

本教材在编写形式上，正文设计“学习目标”、“考点提示”、“案例分析”、“前沿知识”、“拓展知识”等，以利于教学互动，促进学生积极思考，主动参与教学，扩大知识面，激发学习兴趣。每章后设立“本章小结”和“目标测试”，正文后编入实训指导和九个附录，并配有富媒体，可供学生练习、巩固和自我检验学习效果，也可供学生课外自学和教师参考。

本教材在编写过程中得到了编者所在院校的大力支持。编写中参考了有关同类教材的部分资料，特别是朱道林、梁康老师主编的《卫生理化检验技术》教材，在此一并表示衷心的感谢！

由于编者水平和能力所限，书中难免存在疏漏和错误，恳请广大读者不吝指正。

马永林

2017 年 6 月

目 录

上篇 卫生学基础

下篇 卫生理化检验技术

上篇　卫生学基础

第一章　绪　　言

学习目标

1. 掌握：卫生学的概念、研究对象和任务；现代医学模式；健康的概念及其影响因素。
2. 熟悉：卫生学的发展简史；健康和疾病的连续观；人和环境的平衡观。
3. 了解：我国卫生工作取得的新成就；我国卫生工作方针。

前沿知识

身体是“革命的本钱”，身体健康是最输不起的。但近年来人们的生活条件越来越好，身体状态反而越来越糟。据世界卫生组织调查，真正符合世界卫生组织健康定义、达到健康标准的人群已经越来越少，亚健康人群数量正在不断增长，形势不容乐观。随着人群亚健康趋势越来越明显，无论是社会还是个人，都应该对“健康”格外重视。现代医学发展也已不仅仅是对正在发生的疾病进行治疗，而是正在从“疾病医学”向“健康医学”发展，“重治疗”的理念和思维也在慢慢向“重预防”过渡，这也正是与“治未病”相呼应的健康理念。

21 世纪以来，人类在与影响健康和生命的各种因素的长期斗争中，逐渐认识到健康不仅是医学问题，而且更重要的是社会问题。医学从以疾病为中心、治病为目的发展到以健康为中心、保护和促进健康为目的；从以病人为服务对象发展到以人群为服务对象；从被动接受治疗发展到积极参与、主动提高自我保健意识；从有病治病、无病防病发展到健康长寿、提高生活质量的医学服务新趋势。人类在不断认识和掌握防治疾病、促进健康的知识和技能基础上，吸收社会发展和科技进步成果形成了现代医学。卫生学作为现代医学的重要组成部分，与基础医学、临床医学、康复医学相互渗透、相互协作、共同提高，在治疗和预防疾病、保护健康、促进康复的实践中，共同增进人类健康，推动医学科学向纵深发展。在新的历史时期，医疗卫生事业的改革与发展，人们对健康与小康生活的不懈追求，给卫生学赋予了更深、更丰富的内涵。从某种角度看，卫生学不仅是现代医学的重要组成部分，而且居于卫生战略主导地位，一定程度上代表着医学发展的主流和方向。

拓展知识

人类具有自然和社会双重属性，影响人类健康和疾病的因素既有自然的因素，也有心理的、社会的因素。按现代医学模式要求，卫生学从环境因素入手，客观、定量地描述与分析各种因素对健康和疾病的影响，指导人类健康之路和社会（社区）卫生保健的实践活动。实现“21世纪人人享有卫生保健”的全球卫生战略目标和2020年全面建成小康社会的“中国梦”，必将给卫生学提出了新的课题，也将为卫生学的理论发展和技术提升开辟新的空间。

第一节　卫生学的研究对象与任务

卫生学以“预防为主”为基本观点，以健康为中心，以人群为主要对象，研究外界环境因素与人群健康之间的相互关系及影响规律。它以公共卫生、社会医学、环境医学、流行病学、卫生统计学和自我保健学为研究手段和措施，是以预防和控制疾病、保护和增进健康、延长寿命、提高生活质量和生活质量为目的的一门预防医学学科。

卫生学以环境 - 人群 - 健康为模式，基本任务是阐述各种环境因素与人体健康的关系，揭示自然和社会环境因素对人群健康和疾病作用的规律，提出改善和利用环境因素，防治疾病和促进健康的对策，并通过医学和社会卫生措施，控制和消除环境中的不利因素，最终达到预防疾病，健康生活，防治伤残和夭折。

拓展知识

卫生学不同于临床医学，它的特点是：①面向整个人群，以群体和个体为工作对象，主要着眼于健康者和亚健康者；②研究重点是人群健康、疾病与自然环境、社会环境的关系；③研究方法以卫生统计学、流行病学、实验研究、社会调查、行为医学为基础，研究工作中更注重微观与宏观相结合；④采取的对策更具积极的预防作用，有更大的人群健康效益。

第二节　卫生学的发展简史

人类为了生存，在与环境的不断适应中，与疾病的不断斗争中，逐渐认识到人类健康或疾病与环境之间关系密切，并在实践中创造出许多防病养生之道，在卫生学的形成与发展中发挥着极为重要的作用。卫生学的发展大致经历了以下三个阶段。

考点提示

卫生学发展的三个阶段。

一、经验卫生学阶段

卫生学的思想在古代中外医学史中早有记载。公元前4世纪，古希腊医圣希波克拉底在《空气、水、地域》中，已述及生活环境与健康和疾病的关系，提出“医师应医治的不仅是病而是病人”的卓越见解。我国在公元前就有了预防的思想，如《易经》中提出“君子以思患而豫（同预）防之”；古代医学专著《黄帝内经》中有“人与天地相参也，与日月相应也”的记载和“圣人不治已病治未病”的论述；“夫病已成而药之，乱已成而治之，譬如临渴而掘井，斗而铸锥，不亦晚乎！”又如《千金要方》中提出“上医治未病之病，中医治欲病之病，下医治已病之病”。可见，“防患于未然”的预防思想在古代就已形成，这与现代医学对疾病过程的认识，以及三级预防观点十分相似。

在早期卫生学思想的指导下，古代医学家提出了许多摄生之道和强身方法，认为摄生可以延年益寿、防病治病。同时，也积累了一些针对群体预防疾病、促进健康的经验。如公元二世纪就有凿井而饮的措施；唐代对麻风病人设置“疠人坊”；明代已修建“大明豪”、“渴鸟”、浴室、公共厕所等公共卫生设施，并注意饭前便后洗手、吃饭时不对着他人说话、沸水沏茶等食品卫生习惯。然而，由于受到生产力发展水平的限制，卫生服务多偏重于以个体，防病措施主要以个体“摄生”为特征，难以系统总结与提高，长期处在个体经验阶段。虽未形成系统化、理论化学科，但为卫生学的创立奠定了思想基础。

考点提示

人类历史上应对传染病的“三大法宝”。

二、实验卫生学阶段

16 世纪中叶起的欧洲文艺复兴和 17 世纪的工业革命，推动了自然科学的发展，以进化论、细胞理论、能量守恒定律为代表的 19 世纪重大发现，为病理学、微生物学、生理学等基础医学的形成和发展提供了理论基础和实验手段。进入 18 世纪，资本主义大工业的形成，使劳动者的生产条件更加恶劣。加之生产社会化，人口不断增加，环境遭到严重污染，以致职业病、传染病流行。在此背景下，掀起了以防治传染病和寄生虫病为主要目标的第一次卫生革命（表 1-1）。科学家们运用微生物学、物理学、化学和病理学的实验方法研究职业病和传染病的流行规律，分析原因，提出防治措施。以此为基础，在西欧首先出现了实验卫生学。

表 1-1　历史上两次卫生革命对比

对比内容	第一次卫生革命	第二次卫生革命
对象	急性传染病（霍乱、鼠疫、天花、麻疹等）	慢性非传染病（心脏病、高血压、恶性肿瘤等）
对策	疫苗、抗生素、消杀灭	自我保健和健康教育
医学模式	生物医学模式	生物 - 心理 - 社会医学模式
思维方式	直线式、单因单果论（还原论）	立体式、多因多果论（系统论）
采取手段	特异性诊断、治疗	以非特异性诊治为主
着眼点	预防和治疗疾病	健康促进
服务对象	病人	健康人、病人和家庭
工作方式	个体为主	团队合作
工作地点	医院为主	社区为主（PHC）
医生角色	治病救人（上帝）	保护和促进健康的朋友
人力需求	专科为主	全科、专科并重

20世纪以来，人类从战胜天花、霍乱、鼠疫等烈性传染病的经验中，逐步认识到个体预防，收效甚微，必须以群体为对象，除采取个人强身摄生方法外，还需采用免疫接种、隔离消毒、检验监测、食物和用水安全等方法，从而人类在与传染病的斗争中，从个体扩大到群体，将个体卫生扩大到公共卫生，取得了卫生学史上的首次胜利，为卫生学的发展奠定了坚实的实验基础。

三、现代卫生学阶段

20世纪中期以来，随着传染病逐渐被控制，科学技术飞速发展，给医学带来新的变革。特别是原子能、电子计算机、空间尖端技术等越来越多地进入社会、进入生活，人们的生活水平不断提高。加之化工和原子能工业的发展，污染物的排放，造成生态失衡，给人类健康带来新的威胁。传染性疾病逐渐减少，但慢性非传染性疾病逐年增多，如心脏病、高血压、恶性肿瘤、意外伤亡等发病率和病死率大幅度提高，使疾病谱、死亡谱发生了质的变化，成为卫生学面临的新课题。这类疾病仅从生物学观点去认识与防治是远远不够的，必须把它与环境、社会、心理、行为和生活方式、卫生服务等有机结合起来。其防治措施单靠卫生部门和生物医学手段是远远不够的，必须依靠全社会参与。只有把生物、心理、社会相结合，才能从根本上解决健康和疾病问题。防治重点从急性传染病转向慢性非传染性疾病，被称为卫生学史上的第二次卫生革命（见表1-1）。

随着社会发展与进步，人民生活水平不断提高，人们对健康的认识和追求也进一步提高和深化。卫生工作不能仅靠疾病防治，必须转向全社会的健康促进和卫生保健。于是，提出了一个全新的概念“社区卫生”。社区卫生服务的提出，被医学界称为第三次卫生革命，其实质是开展社会（社区）预防。这个概念强调卫生部门无法独立解决所有健康问题，必须树立“大卫生观念”，动员和组织个人和社会参与，把医学实践从治疗扩大到预防，从院内扩大到院外、从生理扩大到心理、从技术扩大到社会，达到全面、有效、可持续地保护和促进人民健康。

卫生工作必须依靠全社会和全球合作，环境污染、性病与艾滋病、吸毒与贩毒、国际恐怖活动和局部战争等，给人类的健康和生存带来严峻挑战，人们越来越感受到许多共同的健康利益需要整个社会乃至全球的共同努力和联合行动，加强国际合作的全球性预防，成为人类的共同追求和必然选择。

第三节　我国卫生学取得的新成就

卫生工作方针是党和国家在一定历史阶段提出的卫生工作发展总方向，我国的卫生工作方针是以党和国家的路线、方针、政策为依据，针对不同历史阶段现状制定的。建国初期，我国就确立“面向工农兵、预防为主、团结中西医、卫生工作与群众运动相结合”的四大方针，大力开展群众性的爱国卫生运动，采取一系列重大政策措施，坚决贯彻预防为主，防治结合，发挥中医药作用，创建农村三级医疗预防保健网，培训各级各类卫生人员，依法开展城乡规划和建筑设计的卫生监督、食品药品监督和环境卫生监测，农村饮水改造、改厕和粪便、垃圾卫生管理大力推进，使卫生工作逐步走上正轨并取得长足进步。1997年初，中共中央、国务院《关于卫生改革与发展的决定》提出“以农村为重点，预防为主，中西医并重，依靠科技与教育，动员全社会参与，为人民健康服务，为社会主义现代化建设服务”的卫生工作总方针，指明了新时期我国卫生事业发展的方向、路线和目标。2002 年，党中央、国务院作出《关于进一步加强农村卫生工作的决定》，为进入新世纪的卫生改革与发展奠定了良好的基础。

考点提示

建国初期卫生工作“四大方针”；现阶段我国卫生工作总方针。

在 2016 年 8 月召开的全国卫生与健康大会上，习近平总书记指出，要坚持“以基层为重点，以改革创新为动力，预防为主，中西医并重，将健康融入所有政策，人民共建共享”的卫生与健康工作方针。这既是对过去优良做法的传承，同时也反映出新时期卫生事业发展新规律和新认识。这个方针的创新点有三个方面：一是提出“以改革创新为动力”的重要论断，将医改和健康工作相结合；二是“将健康融入所有政策”，在未来实践健康中国国策过程中，所有工作都要和健康相适应，健康成为一条金标准；三是“人民共建共享”，既符合新时期执政理念，也触及健康的本质，和健康规律完全一致。

改革开放以来，我国建立并完善了各项卫生法律制度，基本做到了有法可依，为推动我国卫生事业持续健康发展和维护公民的身体健康和生命安全有了可靠的法律保障。全国人大及其常委会已经颁布并实施的中华人民共和国《环境保护法》、《药品管理法》、《水污染防治法》、《传染病防治法》、《红十字会法》、《母婴保健法》、《食品卫生法》、《献血法》、《执业医师法》、《职业病防治法》、《食品安全法》、《放射性污染防治法》、《禁毒法》和《医疗事故处理条例》、《医疗机构管理条例》、《护士管理办法》等行政法规，使卫生事业的发展步入法制化的轨道。

“十二五”以来特别是党的十八大以来，在党中央、国务院坚强领导下，我国医疗卫生事业获得长足发展，居民健康水平指标提前实现“十二五”规划目标，总体处于中高收入国家水平。全面深化医药卫生体制改革，全民医保体系基本建立，公立医院改革步伐明显加快，基本药物制度和基层运行新机制得以巩固完善，社会办医和健康服务业大力推进，取得重大阶段性成效。进一步健全医疗服务体系，医疗服务能力大幅提升。扎实推进基本公共卫生服务均等化，积极推动卫生发展模式从重疾病治疗向全面健康管理转变，重大疾病防控与卫生应急工作成效显著。人才队伍建设取得重要突破，适应行业特点的临床医师培养制度初步建立，以全科医生为重点的基层及紧缺人才培养力度进一步加大。中医药事业保持平稳较快发展，中医药养生、保健、康复、旅游、养老都初步形成了新业态，传染病、地方病、社会病等很快得到控制，有的被消灭，人民健康得到有效保护。我国以占世界卫生总支出 1% 左右的比例解决了占世界 22% 人口的基本医疗服务和健康问题，主要健康指标已接近发达国家 20 世纪末期水平。据国家统计局 2014 年资料显示，我国人口死亡率由建国前的 25‰下降到 7.16‰；婴儿死亡率由建国前的 200‰下降到 8.9‰；孕产妇死亡率由建国前的 1500/10 万下降到 21.7/10 万；医疗卫生保健资源进一步扩大，布局更加合理，条件不断改善；平均期望寿命由建国前的 35 岁提高到 73 岁。我国卫生工作的成功经验，在国际上被誉为“在第三世界看到第一世界的健康水平”。

第四节 卫生学的基本理念

随着现代医学的发展与变革，人们在追求健康的过程中逐步形成的新的理论观点和理念，成为推动卫生事业发展和实现“人人健康”目标的重要基石。卫生学的基本理念为医学模式观、积极健康观、人和环境的平衡观、健康和疾病的连续观。

一、医学模式观

医学模式是在不同历史阶段和科学发展水平条件下，人们研究和处理健康与疾病问题的思想、观点和方法。医学模式的确立和转变是社会经济、政治、文化、科技和医学科学综合发展的结果，其核心就是医学观。随着医学的进步、人类健康需求的变化和医学的社会化趋势，医学模式在人类医学实践中不断地得到充实、深化与完善。

综观医学发展的历史，医学模式经历了从神灵主义医学模式、自然哲学医学模式、机械论医学模式、生物医学模式和生物-心理-社会医学模式的演变，其中最有影响的是生物医学模式和生物-心理-社会医学模式。

1. 生物医学模式　生物科学的发展，解剖与组织胚胎学、生理学、微生物学、生物化学、病理学及遗传学等生命科学体系的形成，使人们从生物学的观点认识生命现象以及健康与疾病的关系。生物医学模式的科学性比以往几种医学模式明显增强，它曾经为人类健康、生存和繁衍作出过巨大贡献。但是，疾病谱的变化和医学科学的进展，逐渐暴露出生物医学模式的片面性和局限性。只注重人的自然属性，忽视人的社会属性；只注重生物因素对疾病的影响，而忽视社会及心理因素所起的重要作用和对群体健康的保护；只注重实验方法，忽视甚至排斥其他研究方法，使生物医学模式最终不能完全解释和处理医学和健康中产生的新问题。

2. 生物-心理-社会医学模式　实践证明，人类的健康与疾病不是由生物医学能完全解释清楚的，疾病也不单单由生物因素引起。对许多非传染性疾病来讲，除生物因素外，心理因素与社会因素也起着重要作用，即使是以生物因素为主的传染性疾病及寄生虫病，在流行与防治上也受到心理和社会诸因素的制约。疾病的表现形式已由单因单果向多因多果方向发展，医学模式也由生物医学模式转向生物-心理-社会医学模式。

> **考点提示**
>
> 医学模式的概念及其现代医学模式。

生物-心理-社会医学模式也称现代医学模式，它深刻揭示了现代医学的本质和发展规律，带来了医学思维方式、诊疗模式以及卫生保健事业的变革，对医学的发展和医疗卫生实践产生极为深远的影响。现代医学模式的主要特点是：

（1）从全面、多维角度看待健康与疾病问题：人的健康与疾病受到许多因素的影响，既有生物因素，也有心理、社会因素。现代医学模式认识到这些因素的联系和相互作用，其思维方式也更加全面、更符合客观实际。

（2）把人置于社会关系中，反映了人的生物和社会双重属性：新旧医学模式的主要区别是把健康与疾病的问题看作社会问题还是纯粹个体生物学问题，新医学模式正是在这点上对旧医学模式做了修正与补充。

（3）对生物、心理、社会因素的作用有了更明确的认识：现代医学模式不是对生物医学模式的否定，而是始终把生物因素作为理解生命活动和疾病的基础。人的心理活动、外环境因素的影响，最终是通过人体生理变化发生作用，所以应该更准确地认识生物学因素的影响，更准确地认识心理因素、社会因素与生物学因素之间的相互关系。

二、积极健康观

1. 健康的定义　WHO 提出的健康定义为：“健康不仅是没有疾病和身体虚弱，而是身体、精神和社会适应方面的完好状态。”1978 年 9 月，国际初级卫生保健大会所发表的《阿拉木图宣言》中又重申：“健康不仅是疾病与体弱的匿迹，而是身心健康、社会幸福的完好状态。”因此，健康概念大大超出了疾病的范围，把人体的健康与生物的、心理的和社会的关系紧密地联系了起来。“社会适应方面的完好状态”、“社会幸福的完好状态”，不但是指人与人之间和睦协调，而且强调了健康是社会的一种标志。

1990 年，WHO 在有关文件中论述健康时提出，健康包括“躯体健康、心理健康、社会适应健康、道德健康”四个方面，健康的涵盖面进一步扩大，其社会化程度层层上升。从这些定义中可以得出健康的含义：

（1）躯体健康：指躯体结构完好和功能正常，具有独立完成正常活动的能力。其内容包括：①自我照料，如吃饭、睡觉、穿衣、洗澡等；②躯体活动，如行走、爬、弯腰等；③迁移活动，如室内外活动、旅行等；④体力活动，如爬山、登楼、搬重物等。

（2）心理健康：指人的心理处于完好状态。其内容包括：①正确认识自我。如果过高估计自己、过度自信、工作没有弹性，则一旦受挫，容易引起心理障碍；而过低估计自己，缺乏自信，胆小怕事，缺乏成就感、责任感也都是心理不健康的表现。②正确认识环境。个人要对过去的、现在的以及将要发生的事件有客观认识和一分为二的判断、分析。③顺应环境变化。指自己的心理与环境相协调和平衡的能力，要求主动调整自我，主动适应环境。

（3）社会适应良好：指人们参与社会活动时的完好状态。其内容包括：①每个人的能力应在社会系统内得到充分发挥；②应有效地扮演与其身份相适应的角色；③每个人的行为与社会规范相一致。

（4）道德健康：指人们在社会生活和交往中表现出的良好道德水准和品行修养。可以理解为每个人不仅要对自己的健康负责，而且还要对他人、对社会承担责任。主要包括人的公德意识、社会意识、责任意识、奉献意识等。

拓展知识

亚健康状态

亚健康状态是指机体虽无明确的疾病，却呈现活力降低、适应性呈不同程度减退的一种生理状态，是由机体、各系统的生理功能和代谢水平低下导致的，介于健康和疾病之间的一种身心功能低下的状况，也称第三状态或灰色状态。美国疾病控制中心已将亚健康状态命名为慢性疲劳综合征（CFS），并拟定了相应的诊断标准。认定亚健康状态的范围很广，在身体、心理上的不适感，衰老、疲劳综合征、神经衰弱、围绝经期综合征以及重病、慢性病的恢复期等，均属于亚健康范畴。亚健康状态已成为国际上医学研究的热点之一。专家强调，作为健康与疾病的中间状态，处理得当可向健康转化，处理不当将直接导致疾病的发生。目前，我国亚健康人群约占 70%，健康者和患者各占 15%。在知识分子和企业管理者中，亚健康状态者的比例高于 70%。专家为此开出的处方是：建立健康的生活方式，劳逸结合，坚持体育锻炼，合理饮食，保持健康的心理状态和身体的完善状态。

2. 影响健康的因素

（1）生活方式因素：生活方式是指人为满足生存和发展而进行的持久连续的活动，包括嗜好、饮食、居住、休闲、睡眠、劳动、性生活的方式等。吸烟、过量饮酒、不合理饮食、缺乏体育锻炼、滥用药物等不良生活方式对健康的影响已超过其他因素。

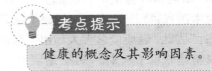

考点提示

健康的概念及其影响因素。

（2）环境因素：环境指人类赖以生存和繁衍的各种外部条件，包括自然环境和社会环境。自然环境为人类生存提供了必要的物质和能量。如果由于自然或人为的因素（生产、生活活动）造成自然环境的剧烈变化，超过了人体对环境的适应能力和防御能力，就易对健康造成明显的影响；社会环境包括政治、经济、文化、教育、人口、家庭、风俗习惯等。社会环境不但直接影响个体或人群的健康状况，而且还影响自然环境和人的心态环境，间接地影响人体健康。

（3）生物因素：生物因素中最重要的是遗传因素和心理因素。一些先天性缺陷，如蚕豆病（红细胞中缺乏6-磷酸葡萄糖脱氢酶，病人在吃蚕豆时出现溶血）、苯丙酮尿症是由遗传因素造成的；有些疾病如糖尿病、高血压、冠心病则是生活方式因素、环境因素和遗传因素共同作用的结果。心理因素对健康的影响是多方面的，也是非常复杂的。积极的心理因素能够十分有效地促进身心健康，反之，消极的心理因素则会损害身心健康。

（4）医疗卫生服务因素：医疗卫生服务因素是指医疗卫生系统中影响健康的因素，包括医疗卫生资源分配和利用、医疗水平高低、初级卫生保健网络建设、重治轻防、重城市轻农村，以及医疗活动中导致的误诊、漏诊、滥用药物、交叉感染等都是不利于健康的因素。

三、人和环境的平衡观

人类的生存和发展及其一切活动都与环境息息相关，环境既是人类赖以生存的物质基础，同时又是人类改造和利用的对象，人类的活动也在不断地改变着环境。

1. 人和环境的关系　首先表现在人与环境之间不断地进行物质和能量交换，即新陈代谢；其次，人体的结构和功能是在与环境长期相互作用和制约的过程中形成的，是人体对环境的适应性变化。也就是说，在长期的物种进化过程中，人与环境相互作用和制约，人体的结构和功能才得以完善，人类才得以生存。然而，人与其他生物不同，具有主观能动性、创造性和高度的智慧，不仅有适应环境和保护自身免受侵害的能力，而且具有能动地认识环境、改造环境的能力。因此，人和环境的关系中，人居于首要和支配地位，起主导作用。

2. 人和环境保持平衡是健康的必要条件　自然环境中存在大量危害健康的因素，如致病的微生物、有毒动植物、过量化学元素和放射性物质、异常气象因素和自然灾害等。此外，在人类生产、生活和社会交往中产生的有害物质，污染了空气、水、土壤和食物，使环境的化学、物理、生物性状恶化，环境质量下降，生态平衡破坏，不仅影响人类健康而且危及其他生物的生存和发展。同样，社会环境中也存在直接或间接危害健康的因素，如文化教育落后、人口超负荷、不良习俗等。

人类为适应变化的环境，通过改变生理功能，从内部调节自身，提高适应环境变化的能力，健康得以维持。同时，对于环境中的有害因素，人体又有较强的防御能力，包括特异性和非特异性免疫能力。人和环境正是在这样的相互影响和相互适应中，由平衡→不平衡→

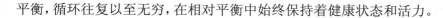

平衡，循环往复以至无穷，在相对平衡中始终保持着健康状态和活力。

四、健康和疾病的连续观

1．健康和疾病是相对的　健康是保持身体、心理和社会适应的完好状态，但完好与不完好没有一个绝对界限。身体上完好的界限值比较容易确定，可以有一个量的概念，如身高、体重、脉搏、血压等，可通过测量得知；心理上完好与否虽然比较抽象，但也可用各种心理量表加以量化确定。但社会适应完好与否则随不同国家和社会制度下人的价值观、道德观不同而有很大的差别，而且缺乏量化指标。即使健康状况可以量化，但由于人们对健康的追求是无限的，健康水平的提高程度也不容易估计和测量。

2．健康和疾病间是连续的　健康和疾病是一个由量变到质变的动态性、连续性变化过程。影响健康的因素是随时随地存在的，一个健康的人，从最完善的体魄逐步受到损害，到出现轻度疾病乃至重病是一个逐渐变化的过程。同时，“正常”和“异常”的界限值往往不是一个点，而是一个范围，如果以此作为判断标准，那么在同一个人身上健康与疾病是共存的。因此，健康与疾病是一个连续体，其中存在着不同程度的状态：最佳健康水平→良好→略感不适→疾病→重病→死亡。

本章小结

卫生学从预防的观点出发，以人群为主要研究对象，以保护和促进健康为目的，研究环境中各种影响健康的因素及其影响规律，制定预防和控制对策。本章以卫生学的研究对象与任务为重点，阐述卫生学的发展简史和卫生工作取得的新成就。提出当前深化卫生改革与健康维护必须树立的四个基本观点：医学模式观、积极健康观、人和环境的平衡观、健康和疾病的连续观。

目标测试

一、最佳选择题

1．关于卫生学研究对象的描述，正确的是

A．环境与人群健康之间的相互关系及影响规律

B．外界环境与人群健康之间的相互关系及影响规律

C．外界环境与人群疾病之间的相互关系及影响规律

D．外界环境因素对人体健康的影响规律

E．环境卫生标准和卫生措施

2．我国明代修建的公共卫生设施“大明豪”，现代人称之为

A．洗澡（浴）堂　　B．化粪池

C．下水道　　D．自来水

E．水窖

3．人体健康是指

A．人体不患病

B．对自然环境中各种因素有调节和适应能力

C. 自我感觉良好
D. 身心、社会等方面的健全与完美状态
E. 身体心理等方面无病
4. 对亚健康状态的认识，不正确的是
A. 虽无明显疾病，却呈现活力降低、适应性呈不同程度减退的一种生理状态
B. 介于健康与疾病间的一种生理功能低下状态
C. 此状态人群最终导致疾病的发生
D. 企业管理者、知识分子是亚健康者的最大群体
E. 身心方面的不适感觉和慢性疲劳综合征，即“灰色状态”或“第三状态”
5. 人类历史上第二次卫生革命的主要内容是
A. 急性传染性疾病 B. 慢性非传染性疾病
C. 社会病 D. 社区卫生
E. 生活方式病
6. 现代医学模式为
A. 生物医学模式 B. 自然哲学医学模式
C. 生物、心理、社会医学模式 D. 机械论医学模式
E. 神灵主义医学模式
7. 新时期我国卫生工作方针是
A. 面向工农兵，预防为主，团结中西医，卫生工作与群众运动相结合
B. 面向工农兵，预防为主，中西医结合，卫生工作与群众运动相结合
C. 以农村为重点，预防为主，中西医并重，依靠科技与教育，动员全社会参与，为人民健康服务，为社会主义现代化建设服务
D. 以农村为重点，预防为主，中西医并重，依靠科技与教育，为人民健康服务，为社会主义现代化建设服务
E. 面向农村，预防为主，中西医并重，依靠科技与教育，动员全社会参与，为人民健康服务，为社会主义现代化建设服务
8. 大卫生观指的是
A. 卫生工作的排他性
B. 卫生工作以社会经济发展的滞后性
C. 卫生工作相对于社会各部门的独立性
D. 卫生工作的社会发展观及系统工程观
E. 卫生工作的开放性
9. 20世纪医学模式和人们健康观念的转变是由于
A. 传染病死亡率太高 B. 发明了治疗传染病的抗生素
C. 环境严重污染 D. 城市人口增多
E. 慢性非传染性疾病的发病率和死亡率增加
10. 影响健康的因素是多种多样的，主要指
A. 环境因素 B. 生活方式和行为
C. 人类生物学因素 D. 卫生保健制度
E. 以上都是

二、简答题

1. 简述卫生学的概念和根本任务。
2. 如何理解卫生学的发展史？
3. 为什么说健康与疾病之间是连续性的？
4. 积极健康观的积极意义何在？

（马永林）

第二章　环境与环境污染

学习目标

1. 掌握：环境的概念、分类及其组成；环境污染的概念、分类和特点。
2. 熟悉：生态系统的概念、结构和功能；环境污染物种类、来源及在环境中的变迁。
3. 了解：人和环境的关系；生态平衡；全球环境问题；人体对环境污染的反应。

“只有一个地球：一齐关心，共同分享”。因为在地球的表层有人类和生物群落生存和发展一切必要的物质条件，包括空气、阳光、水、土壤和岩石等。同时，随着人类社会的进步，生产力的发展，城镇化和工业化进程的加快，人类利用环境和改造环境的能力不断增强，改变了环境的组成和性状，带来环境污染、环境质量下降、威胁人类健康和生命等一系列环境问题。WHO 的资料表明，全世界每日有 10 亿人吸入危害极大的有害气体，每年有 25 亿人因饮用受污染的水而患各种疾病，数百万人（大多数为婴、幼儿）因此而死亡。世界各国都对环境问题表现出极大的关注和忧虑，都在纷纷采取措施，通过国际间的协调和合作，探讨保护和改善环境质量的策略，防止环境污染和生态恶化，保证人类社会“可持续发展”，为保护人类生存环境进行不懈努力。

前沿知识

可持续发展观

可持续发展观是科学发展观的核心内容，可持续发展是指既满足当代人的需要，又不损害后代人满足需要的能力的发展。我国人均资源相对不足，生态环境基础薄弱，选择并实施可持续发展战略是中华民族彻底摆脱贫困、创建高度文明的明智选择。中国科学院《中国可持续发展战略报告》（1999 年）提出，我国可持续发展战略必须实现三大目标，实现人口规模的零增长，实现能源消耗的零增长，实现生态退化的零增长。而在三大目标的实现中，人口数量的零增长居首。

第一节　人类的环境

人类始终处于一定的自然环境和社会环境中，人类的生命和健康始终处在物质和精神的双重影响之下。一方面，环境给人类的生存和发展提供了一切必要的条件，人类在漫长进化过程中依赖于环境；另一方面，人类为了生存和发展，需要不断地开发利用环境资源，创造有利于自身生存、发展的环境条件。人类需要不断地改造环境，在改造环境的同时，又将大量的废弃物带给了环境，如工业“三废”进入环境，造成环境污染，对人类健康产生了不良的影响，甚至危及生命。

因此，人类应不断提高自己的环境意识，认清环境与健康的关系，规范自己的社会行为，承担自己的社会责任，通过自身努力促进自然、社会和人类和谐发展。

一、环境的概念与组成

（一）环境的概念

环境是指人和生物群落赖以生存的空间。地球上所有的生物群落都生活在地球的表层，这个适宜生物群落生存的范围叫生物圈，或称自然环境，在此范围内存在着人类和生物生存所必需的生命物质，如空气、阳光、水、土壤和岩石等，这些物质是一切生命活动生存和发展的物质基础。

同时，人类不同于其他生物群落，既用自己的身体来适应环境，又以自己的聪明智慧改造和利用环境，人类在从事生产、生活和社交活动中，在长期的社会发展中，为不断提高自身的物质和文化生活而创造出来的一个新的智能范围，即社会环境。

环境对人类的生存和健康具有重要意义。良好的生活和生产环境，有益于工作、学习和劳动，促进人体健康和长寿，并有益于民族的繁衍兴旺。然而，在人类生产和生活中产生的各种有害因素，如果未及时处理或处理不当而污染环境，就会损害人类的健康，甚至产生远期的、潜在的危害，威胁子孙后代。

人类在按照社会功能，组织各种社会活动，不断创造更多物质财富和精神财富的同时，环境问题导致的大气污染、水污染、食品污染、土壤资源破坏、淡水危机和森林危机等，给人类生产生活带来巨大冲击。因此，研究环境问题，采取环境保护措施不仅具有重大的现实意义，而且具有长远的历史意义。

> **考点提示**
> 环境的概念及其分类。

（二）环境的组成

1．按环境属性分　包括自然环境和社会环境。

（1）自然环境：是指客观存在的各种自然因素的总和。包括空气、阳光、水、土壤、岩石等，它们综合起来组成人类的自然环境，这是人类和其他一切生物群落赖以生存和发展的物质基础，客观性和物质性是它的基本属性。根据人类活动对其影响程度，自然环境可分为原生环境和次生环境。

原生环境系指天然形成的、未受或少受人为因素影响的环境。严格地说，只有人迹罕见的原始森林、荒漠、冻土、海洋深处才是原生环境。原生环境存在着对机体和健康有利的因素，如清洁的空气、水、土壤及绿化植被、适度的阳光、适宜的微小气候以及秀丽的风光等。但原生环境未必都是对机体有益的，其中也存在着对机体和健康不利的因素。如由于地质化学条件的原因，地球表面化学组成不平衡，造成土壤、水中某些化学元素含量过多或过少引起的生物地球化学性疾病，如地方性氟中毒和碘缺乏病。这类疾病的发病具有明显的地区性特点，故又称地方病。

次生环境系指在人类活动影响下形成的、人工改造形成的与原生环境不同的环境。如城乡街道、居民区、厂矿企业、农场、风景区、生态园等。因为次生环境与人类活动造成的环境污染相联系，是对人群健康造成直接、间接或潜在危害的主要环境因素。环境污染及其对人群健康的危害已成为次生环境的核心问题，所以人类只有在改造环境的过程中高度重视环境中的物质、能量、信息的平衡，才会给人类的健康带来积极的影响，使次生环境优于原生环境。反之次生环境会使生态质量恶化，给人类带来危害，将严重威胁着人类健康。如破坏性开发资源，有毒物质不断排放，环境状况持续恶化，环境公害现象逐渐增多，使次生环境成为对人群健康造成危害的核心问题。

（2）社会环境：是指人类在生产、生活和社会交往过程中形成的生产关系、阶级关系与社会关系的总和。具体的社会环境由社会政治、经济状况、文化教育、人口发展、婚姻家庭、行为生活方式和卫生服务等因素构成。

人的基本属性是自然属性，社会属性是人的高级属性。因此，在人类生活中，社会环境因素对人的健康与疾病起着主导作用。其中社会的政治、经济制度对人群健康起着决定性的作用，而经济的发展状况与居民健康水平和卫生状况密切相关。社会经济、文化教育等直接影响人们的心理、行为和价值观；文化教育水平、生活方式和卫生服务质量，同时也决定着对上述自然环境的保护、利用和改造。

2. 按环境的范围大小分　主要有生产环境（如车间、工地、农场环境等）、生活环境（如居室、院落环境等）、空间环境（如航空、航天的密封舱环境等）、乡村环境、城市环境、全球环境和宇宙环境等。

此外，还有对环境的其他划分方法，如内部环境和外部环境等。

二、生态学的几个基本概念

研究外界环境与人体健康的相互关系，必须运用生态学的理论基础。生态学是研究生物与其生存环境相互关系的科学。

（一）生物圈

生物圈是地球表层适宜于人类及其他生物生存的空间范围。大致包括海平面以下11km深的地壳、到海平面以上15km范围内大气层的自然环境空间。也可再分为水圈、大气圈和土壤圈。生物圈的上层是空气，中层是水，下层是土壤和岩石。在这个范围内，自然界不但提供给生物活动所必需的物质，而且还有效地保护地球表面生物免受外层空间各种宇宙射线的危害，使生物得以生存。

（二）生态系统

1. 生态系统的概念　指在一定时间和空间内，生物群落与其周围环境之间相互作用、相互依赖、相互制约，通过物质循环、能量交换及信息流动共同构成的有机结合体。生态系统不仅是一个复杂系统，也是生物与非生物之间、生物和生物之间一个相互依存的完整系统。从上述观点来看，生态系统有大有小，多种多样，大至整个生物圈，小至一个局部区域，甚至一个湖泊、一片森林、一个城镇、一条小溪甚至一滴水等，都可以看作一个生态系统。地球这个最大生态系统就是由若干个各种各样、大小不一的小生态系统共同构成，即自然界。

2. 生态系统的结构　生态系统一般是由生产者、消费者、分解者和无生命物质四大要素组成的整体。它们间的关系如图2-1。

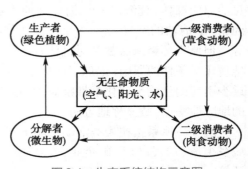

图2-1　生态系统结构示意图

（1）生产者：主要指绿色植物，凡能进行光合作用制造有机物的植物，包括单细胞和多细胞藻类均属生产者，还有某些能利用化学能把无机物转化为有机物的微生物，它们是人类和其他生物的食物和能量的供应者。

（2）消费者：主要指草食动物、肉食动物以及人。生产者可被一级消费者（草食动物）所消费，一级消费者又被二级消费者（肉食动物）所消费。

（3）分解者：主要指各种具有分解能力的微生物，也包括一些微型动物，如鞭毛虫、土壤线虫等，它们对生产者和消费者的残骸具有分解能力。它们将动植物尸体分解成简单的化合物，归还给环境，重新供植物利用，这种作用保证了生态系统的物质循环。

（4）无生命物质：指生态系统中各种无生命的无机物、有机物以及各种自然因素，如大气、水、阳光、土壤和各种矿物质等，这些无生命物质为各种生物有机体提供了必要的生存条件。

在自然界，生态系统的类型是多种多样的。如在一个池塘里，有水生植物、微生物、浮游生物和各种鱼类等。其中大量的水生植物是这个生态系统的生产者；浮游动物以水生植物为食物，是这个系统的一级消费者；鱼类以一级消费者为食饵，是二级消费者；在池塘生活的一些食鱼鸟是三级消费者；在水中和水体底泥中的一些微生物是分解者，能把池塘中动植物死后的残骸分解成简单化合物和基本元素，成为生产者的养料，进入新一轮循环。生产者、消费者和分解者都分别与无生命物质产生着广泛的联系，构成一个完整的生态系统。

3．生态系统的功能　生态系统中的物质循环和能量流动是通过食物链进行的。食物链是由食物关系把多种生物连接起来，一种生物以另一种生物为食，另一种生物再以第三种生物为食，依此类推，彼此形成的一个以食饵连接起来的链锁关系。

生态系统中的食物关系很复杂，各种食物链相互交错，形成所谓的食物网。所有的生态系统都是通过食物链进行物质循环和能量交换，两者紧密联系，形成一个整体，共同维护生态系统功能的正常发挥。

（1）生态系统中的物质循环：在生态系统的各个组成要素之间，不断地进行复杂的物质循环。研究表明，生物圈内的生物活动过程本身包括了成百上千个化学循环，其中碳、氢、氧、氮、磷、硫是构成生命有机物的主要物质，占原生质成分的97%，是自然界中的主要元素。人类和其他生物从环境中摄取食物和营养素，同时又把不用的废弃物排入环境，提供微生物分解所必需的养分。生态系统内部各物质之间相互依存、相互促进、循环往复，始终保持各要素之间的和谐与统一。

（2）生态系统中能量流动：生态系统内部物质的转移、流动和循环过程中，同时伴随的是能量的转移、流动和循环。能量流动是指能量由非生物环境经生物环境，再到外界环境的一系列不可逆的单向转移过程。生态系统中全部生命活动能量源泉是太阳系，绿色植物通过光合作用把太阳能（光能）转化成化学能，储存在所制造的有机物质中，通过物质的循环，源源不断地提供给消费者。

（3）生态系统中的信息传递：在生态系统各要素之间及各要素内部都存在着各种信息，这些信息通过生物条件反射和非条件反射方式，形成信息流巧妙地传递，与生态系统中的物质循环、能量流动一起把生态系统联结成为一个统一的整体，保证了生态

考点提示

生物圈、生态系统和生态平衡含义及其相互关系。

系统结构和功能的统一，对生物种群和生态系统的调节起着重要的作用。

（三）生态平衡

1. 生态平衡的概念　指在生态系统内部各种生物间相互制约，相互影响，在一定条件和一定时间内，生物群落之间不断发生的物质、能量和信息的转移与交换，始终保持的相对平衡状态，称为生态平衡。

2. 生态平衡的特征　生态平衡是一种动态平衡，即在生态系统各要素之间循环往复、不断地运动中保持着系统的平衡和稳定，它是生物生存、活动、繁衍的基础。生态系统之所以能保持平衡，是生态系统内部自我调节的结果，也就是环境的自净能力。在一定的限度和范围内，生态系统可通过自身适当调节，建立新的平衡。若超过了环境自净能力，生态系统遭到破坏，环境必将受到污染。

3. 影响生态平衡的因素

（1）人为因素：人为因素是影响生态平衡的最大因素。人类过度砍伐森林、破坏植被，过度开发水利资源，滥捕、滥杀、无节制地采挖野生动物和植物，导致生物种群和数量的减少，使生物结构和生态平衡发生改变；人类生产、生活排放废弃物，大量农药、化肥的使用等，都可能造成生态平衡破坏。

（2）自然因素：自然因素是影响生态平衡的次要因素。主要是自然变迁，如地震、洪水、火山爆发、海啸、水体富营养化、泥石流和雷电引发的森林火灾等。人类只有遵循客观规律，科学的利用和保护生态环境，才能保证人类自然和社会的“可持续性发展”，在生态系统由平衡 - 不平衡 - 平衡的循环发展中，推动人类自身的繁衍和社会的发展进步。

三、人和环境的关系

人类的生存和发展及其一切活动都与环境息息相关，环境既是人类社会赖以生存的物质基础，同时又是人类改造和利用的对象。人类在不断地适应环境、改造环境中，形成了彼此间不可分割的对立统一关系。主要表现在以下三个方面。

（一）人与环境不断进行着物质循环和能量交换

人体从环境中摄取空气、水、食物，在体内经过复杂的代谢过程，合成细胞和组织的各种成分，产生能量供人体生长发育和其他各类生理活动所需。同时，人体的代谢产物，通过排泄途径，进入周围环境，在环境中进一步转化，成为其他生物的营养物质和能量，经转化成为机体必需物质被人体摄取利用，如此循环往复。

人与环境间进行物质循环和能量交换的基本单位是各种元素，两者间化学元素的种类和含量呈现一定的规律性。英国科学家汉密尔顿分析了 220 名英国人血液中 60 余种化学元素的含量，同时测定了当地地壳中各种化学元素的含量，对计算的平均值进行比较，结果发现除碳、氢、氧和硅外，人体血液中化学元素与地壳中化学元素的含量呈明显的正相关性（图 2-2）。因此，化学元素成为人和环境之间密切联系的基本物质要素。

（二）人体对环境的适应性

人类生活在复杂多变的环境之中，需要自身不断地调节自己的适应能力，以适应不断变化的环境，保持人和环境的平衡关系。人体对环境的适应能力是逐步形成的，表明人体的结构和功能是与环境长期相互作用和制约的结果，是人体对环境的适应性变化。在长期的物种进化过程中，人与环境间的这种作用，使人体的结构和功能才得以完善。

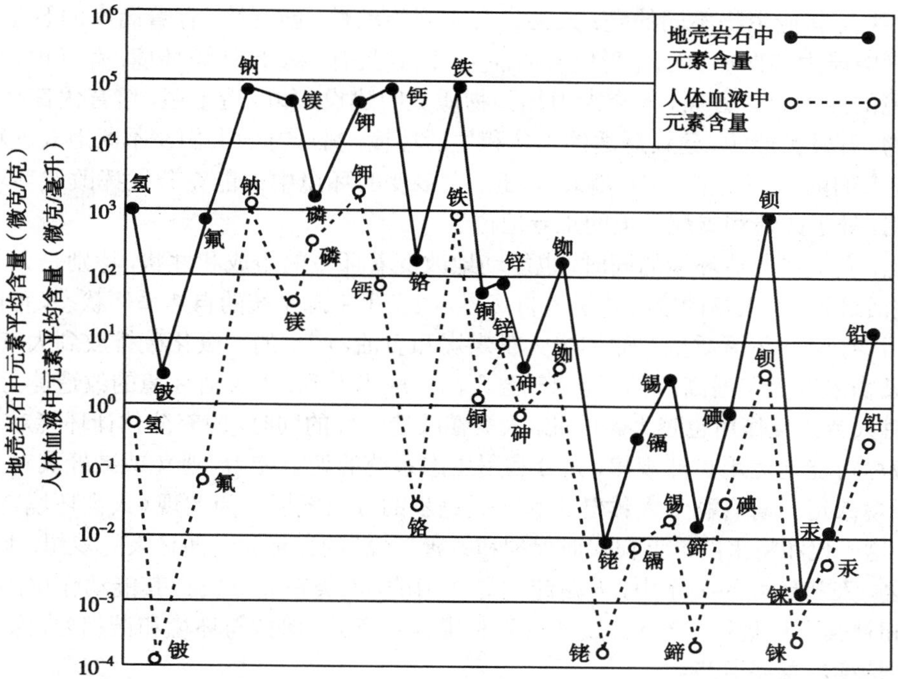

图 2-2　人体血液和地壳中元素含量的相关性

人类生存的自然环境因素对人类呈现“有益”与“有害”两方面，但常常又是对立统一的。如食物是人类生命与健康所必需的，合理、科学膳食有利于人群健康，但膳食不平衡、不科学反而会危害机体健康，可导致人群心血管疾病的发病率增高；适量的紫外线辐射能消毒空气，促进维生素 D 的体内转化形成，照射不足儿童易患佝偻病，但辐射过强则产生皮肤癌增多的不良后果；很多微量元素和化学物质在一定数量范围内，往往为机体所需要或不对机体产生有害作用，但超出一定范围，无论是摄入量过高还是过低，都能对机体健康产生有害影响。有些环境因素在正常情况下对机体产生不良影响，但人类又无法改变这些不利的环境因素，此时人体可通过生理生化的调节机制，通过调动机体完善的神经体液系统与其不利环境因素保持平衡，逐渐对环境产生适应性。如长期居住在高原地区的居民，由于高原低氧环境的影响，机体从空气中吸入的氧低于平原地区的居民，人体神经体液调节，使体内红细胞和血红蛋白代偿性增多，使当地居民适应了高原低氧环境，并得以生存和发展。

人类和其他生物对环境都有不同程度的适应能力和防御能力。当环境条件发生变化时，能改变人体的生理功能，以适应改变了的环境。对于环境中的有害因素，人体又有较强的防御能力，包括特异性和非特异性免疫能力。这种适应能力和防御能力，都是生物在长期进化过程中，由低级到高级逐渐形成的。如无脊椎动物没有形成免疫球蛋白，鱼类有 IgM，两栖类出现了 IgM 和 IgG，家兔有 IgM、IgG 和 IgA，人类则已有 IgM、IgG、IgA、IgD 和 IgE 等五种免疫球蛋白。但人体对环境的适应能力和防御能力是有限的，一旦环境发生了异常变化，超过了这个限度，就会使人体某些结构和功能发生异常改变而引起疾病，甚至危及生命。

（三）人类改造环境的主观能动作用

人是一个有机的整体，人体的一切组织、器官和活动都是受高级神经系统所支配的。

因此，人类与其他生物不同的是：人类具有主观能动性、创造性，有着高度的智慧，不仅有适应环境的能力和保护自己免受侵害的能力，而且具有能动地认识环境，有意识、有目的地改造环境的能力。一方面，人类大力加强物质文明建设，如改造土壤、培育优良品种、驯化野生动物、开发新能源、建设舒适的工作和生活环境；另一方面人们在不断地开展精神文明建设，使人们的精神生活多姿多彩。因此，在多变的环境中人能充分发挥改造环境的主观能动作用，处于改造和支配环境的主导地位。

当然，人类在改造环境的同时，也能动地改变着环境的组成和性状，特别是人类在从事生产、生活过程中，大量的废弃物进入自然界，改变了生态系统的自然循环状态，可能造成严重环境污染，降低环境质量。如燃烧大量煤炭和石油，产生的二氧化碳排放到大气中，使空气中污染物浓度逐年增高，导致地球气温升高。应当看到，人类对环境的改造能力越强，自然环境对人类的反作用也越大。因此，人类在改造环境的同时，应充分估计环境对人类的反作用，应尽可能地运用自然规律，充分利用生态系统的调节能力，避免或减轻其对人类的危害，使环境改造向着有利于人体健康和人类进步的方向发展。为实现《人类环境宣言》提出的“为了这一代和将来的世世代代而保护和改善环境”的目标和十四亿人的梦想，不懈努力。

总之，人和环境的关系中，人是起主导作用的，人类在充分发挥其能动作用的同时，遵循自然和社会发展规律，合理开发和有效利用自然资源，保持与环境和谐相处，保持生态平衡，走可持续性发展道路。

第二节　环境污染及其自净

环境的任何改变，都会不同程度地影响人体的正常生理活动。当大量污染物进入环境，特别是超过环境自净能力时，就可能对人体健康造成危害。自然环境中存在的有害因素主要是由环境污染造成的。

一、环境污染的概念

由于人类活动使有害物质或因素进入环境，使环境的组成成分或状态发生变化，扰乱和破坏了生态系统的平衡以及人类正常的生活、生产条件，对人类和其他生物造成直接的、间接的或潜在的有害影响。严重的环境污染叫环境破坏或称公害。由于严重环境污染引起的地区性疾病称为公害病。

拓展知识

公害病具有以下特点：①在公害影响区域内的人群有与公害相关的共同症状和体征；②病区内人群不分年龄、性别都可能发病，甚至累及胎儿；③除急性中毒外，大多具有低剂量长时期危害下陆续发病的特点；④具有严格的法律意义，必须经过科学的鉴定和国家法律的认可。人类历史上发生的公害病有日本的水俣病、痛痛病及四日市哮喘病、米糠油中毒等。

造成环境污染的原因是多方面的，最根本的原因是自然污染和人为污染两个方面。自然污染有森林火灾、火山爆发、地震等；人为污染包括人们在生产、生活中排放的工业“三废”、生活“三废”、噪声等，污染了空气、水、土壤和食物，使其化学、物理、生物学性状恶化，环境质量下降，生态平衡破坏，影响人类健康甚至有害于人类及其他生物的生存和发展。其中，工矿企业生产过程造成的污染约占环境污染总量70%以上，人为污染成为最主要的污染原因。

> **考点提示**
> 环境污染的概念、种类及其来源。

二、环境污染物的种类和来源

（一）环境污染物的种类

进入环境并引起环境污染或环境破坏的物质，称为环境污染物。环境污染物按其属性可分为化学性污染物、物理性污染物和生物性污染物三大类。

1. 化学性污染物　包括有害气体（二氧化硫、氯气、氮氧化物、一氧化碳、硫化氢等）、重金属（铅、汞、镉等）、农药（有机磷农药、有机氯农药等）以及其他无机及有机化合物。化学性污染物是环境污染物中数量最多、危害最大的一类。

2. 生物性污染物　如病原微生物、寄生虫（卵）和各种有毒有害动植物（鼠类及有害昆虫等）。在一般生活条件下，生物性污染是主要的。

3. 物理性污染物　如噪声、振动、电离辐射、非电离辐射以及热污染等。

根据从污染源排出到造成污染过程中有无性质和成分的改变，环境污染物可分为一次污染物和二次污染物。一次污染物是指由污染源直接排入环境的，其理化性状未发生变化的污染物。一次性污染物引起的污染称一次性污染；二次污染物是指排入环境中的一次污染物在物理、化学因素或生物作用下发生变化，或与环境中的其他物质发生反应，所形成的理化性状与一次污染物不同的新污染物。二次性污染物引起的污染称二次性污染。二次污染物对环境和人体的危害通常比一次污染物严重。如汽车尾气排放中的碳氢化物、氮氧化物为一次污染物，而经太阳紫外线的照射形成的光化学烟雾为二次污染物，后者的危害要大于前者。

> **考点提示**
> 一次污染物和二次污染物。

无论是一次性污染物还是二次性污染物，都可直接经过一系列生物转化和生物富集，通过呼吸道、消化道和皮肤进入人体，影响健康，甚至危及生命。

（二）环境污染物的来源

1. 生产性污染　生产性污染可分为工业生产污染和农业生产污染两大类。前者如工业生产中排放的废气、废水、废渣，后者如农用化肥和农药残留，可污染空气、水、土壤和食物。主要工业“三废”来源，如表2-1。

表2-1　工业“三废”中主要有害物质及其污染来源

有害物质		污染来源
废气	煤烟及粉尘	火力发电站、工业锅炉、交通工具、水泥厂、粮食加工厂
	有毒粉尘：铅、砷、锰、氟、镉、磷及其化合物等	金属冶炼及加工工业、磷肥生产等
	有害气体：二氧化硫、氮氧化物、二氧化碳、硫化氢等	煤燃烧、化工、印染、合成纤维工业等
废水	化学毒物：酚、氰、铅、汞、铬、砷、氯及其化合物、有机磷、苯及其硝基化合物、酸、碱等	化工、机械、冶金、印染、采矿、造纸工业等
	有机物质：油脂、有机悬浮物、细菌及其他病原体	造纸、皮革、屠宰、生物制品、食品加工、制糖、石油化工及医院废水等

续表

	有害物质	污染来源
废渣	无机废渣：废旧矿石、炉渣、灰烬、含无机毒物的金属矿渣、化工生产废渣等	采矿、冶炼、化工、锅炉等
	有机废渣：食品加工厂的废渣、动植物尸体、动物内脏及皮、毛、骨等	生物制品、屠宰业、食品加工、皮革工业等

农业生产中长期、广泛使用的农药（如杀虫剂、杀菌剂、除草剂、植物生长调节剂）、化肥等，会在土壤、农作物、畜产品及野生生物中带来农药残留。空气、土壤、水及生物体也可能受到不同程度的污染。如20世纪80年代已经停止生产和使用“六六六”，由于它在环境中的残留期很长，所以至今还未消除。又如氮肥的使用，促使土壤中氮负荷增高，使该土地生产的植物中硝酸盐的含量增高，并使水体特别是井水受到氮污染。

2. 生活性污染　生活“三废”，即生活垃圾、粪尿、污水，如未经处理或处理不当直接排入环境，也会造成污染环境；人类家庭生活和医院活动中排放的生活污水、有机废弃物等，把合成洗涤剂、氯化物、细菌、病毒和寄生虫（卵）等，通过“三废”直接带入环境，不仅污染空气、土壤及水体，并可孳生蚊蝇，而且还会传播疾病，特别是传染病；另外，居室装潢材料、化妆品等家用化学品，在使用过程中也可能污染室内外环境，成为新的环境污染源；生活炉灶用煤可造成二氧化硫、烟尘及其他污染物对室内空气的污染；吸烟也常使室内、公共场所空气污染，并使同室人被动吸烟。

> **考点提示**
>
> 工业“三废”和生活“三废”的性质及其来源。

3. 交通性污染　汽车、火车、飞机可排放大量碳氢化物、氮氧化物和四乙基铅等，并可产生噪声。船舶往来和海上事故，可造成江、河、海洋的石油污染。

此外，还有电台、电视台和其他电磁波通讯设备所产生的微波以及其他非电离辐射；医用和军用原子能和放射性核素机构所排出的放射性废弃物以及飘尘；自然灾害如火山爆发、洪水泛滥、森林大火、地震等也可带来新的环境污染物。

三、污染物在环境中的变迁

各种污染物进入环境后，发生空间位置的移动，并伴随有富集、分散、转化和消失的复杂过程，其最后的归宿将取决于污染物的理化性质及具体环境条件。同时污染物本身的数量和性质也将发生变化，这种变化过程极为复杂，既有分解过程，又有合成过程；既可使有机物无机化，也可使无机物有机化；可使某些污染物的毒性降低，也可使某些污染物毒性增加。

（一）污染物在环境间的转移

生物圈是个整体，污染物一旦进入环境，就在不断地迁移转化中循环着，只要影响到其中一个环节，必然会影响到其他的环节。例如，土壤中污染物可通过地面水冲刷进入或渗入地下水中，地面水中的污染物又可蒸发或逸出进入大气，空气污染物则经降水而进入土壤或河流。土壤中的污染物可被植物根系所吸收，水中污染物经水生生物蓄积，而植物和水生生物作为食物链的一部分又可进入其他动物或人体内。污染物在环境中的这种转移自然进行的，在一定条件下也会受到人为的影响。

> **考点提示**
>
> 环境自净作用的概念及其影响因素。

（二）环境自净作用

污染物进入环境后，达到一定的数量才能造成环境污染或破坏。少量污染物一时性进入环境，经过各种物理、化学、生物作用使污染物浓度降低或消除，环境的组成和性状恢复到污染前状态，环境的这种作用称为自净作用，又称环境自净功能。环境自净作用是生态系统自我保护、保持相对平衡的重要环节。

1. 物理作用　污染物进入空气、水、土壤，可通过扩散、稀释、沉降、吸附、蒸发等途径使污染物的浓度下降。例如，烟尘进入空气中通过气流扩散，降水淋洗，重力沉降达到净化；进入水体中的污染物可经过水流的扩散、稀释，降低污染物的浓度；某些比重较大的污染物可从空气沉降到地面，使其浓度下降；某些挥发性污染物可蒸发、扩散到空气中，降低水中浓度。但是，物理作用自净环境的能力是很有限的，与环境气象条件变化和污染物本身密切相关。

2. 化学作用　进入环境中的污染物可通过氧化、还原、中和、分解等其他化学反应，使污染物结构和性质发生改变，把有毒的变为无毒的，或把高毒的变成低毒的，从而达到自净。例如，如水中铅、镉、汞等重金属离子与硫离子结合成难溶性的硫化物沉淀或在碱性条件下形成氢氧化物沉淀而利于净化等；含氮有机物可被氧化成亚硝酸盐（或硝酸盐）达到无机化；酸性废水可经碱性废水中和等。但是，有些物质经化学反应生成二次性污染物后，反而毒性增加。例如，汽车排出废气和煤炭燃烧后的烟气，经光化学反应，可形成刺激性更强、毒性更大的光化学烟雾。

3. 生物作用　污染物在环境中，经各种微生物和酶的作用下需氧分解为简单化合物而达到无害化。例如，土壤中含氮有机物在微生物的作用下分解成氨和胺盐。某些致病微生物也可在微生物的分解、拮抗作用下死亡。因此微生物在环境自净中起着重要的作用。

环境自净作用的大小取决于污染物的性质、浓度和环境本身的条件。一般来说，污染物性质越稳定，浓度越大，环境本身容量越小，则自净作用也越小。反之，自净作用越大。但是，环境自净能力是有限度的。大量污染物或低浓度污染物持续进入环境，超过环境自净能力，终将造成严重的环境污染，甚至环境破坏。

（三）生物富集作用

某些污染物（如汞、砷、铅、铬、有机氯农药等）进入生物体内，逐渐蓄积并通过食物链逐级转移，使生物体内污染物浓度逐级提高的作用，称生物富集作用，又叫生物浓集作用。通过生物富集作用可使生物体内污染物的浓度逐级传递放大，比环境中浓度提高几倍、几百倍甚至几十万倍。例如，海水中汞的浓度为 0.0001ppm 时，浮游生物体内含汞量可达 0.001～0.002ppm，小鱼可达 0.2～0.5ppm，大鱼可达 1～5ppm。大鱼比海水浓度提高了 1 万～5 万倍。人、家禽、家畜或鸟类吃了含甲基汞量较高的鱼，就可能引起人体甲基汞中毒。20 世纪中期发生在日本的“水俣病”，就是因环境汞污染后通过生物富集作用最终发生慢性中毒的典型例子，如图 2-3。

（四）生物转化作用

污染物进入生物体内，在相应酶系统的催化作用下的生化代谢过程，称为生物转化。大部分有机物质经过生物转化作用可使毒性降低，但也有一些化学物质经过生物转化后反而发挥其毒性作用或使毒性增强。例如，汞污染水体后，可沉积在淤泥中，淤泥中某些细菌在生长繁殖过程中可释放出甲烷，在酶的催化作用下，淤泥中的汞可转化成毒性更强的甲基汞、二甲基汞。这种汞的生物转化作用称为汞的生物甲基化。

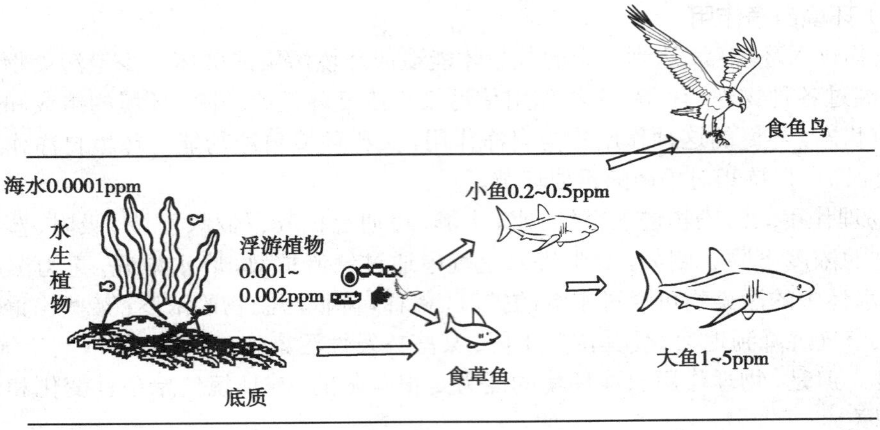

图 2-3 汞在水中的生物富集

四、环境污染的特点

1. 广泛性 环境污染物可使大气、水、食物、土壤受污染，并且波及范围大，不分城乡、地区和国界。如工厂的污染可影响周围的居民区，一个或数个污染源可影响到一个城镇的全体居民。同时，环境污染影响人口众多，不仅是青壮年，还包括老、弱、病、幼，甚至胎儿，因为有些污染物可通过胎盘自母体进入胎儿。

2. 长期性 环境污染一般是长时间、低浓度的慢性危害，需长期作用，可长达数十年，甚至波及后代。污染区的人群长年累月地呼吸被污染了的空气，饮用污染的水或吃带有毒物残留的食物，产生慢性危害或潜在性影响。

3. 复杂性 进入环境的污染物，可经呼吸道、皮肤、胃肠道等途径进入人体。由于污染物种类繁多、成分复杂、变化频繁，对人体的影响，既有多种污染物的影响，也有多种环境因素的影响，还有自身健康方面的影响因素。

4. 多样性 由于环境污染的复杂性，对人体健康产生的影响也是多种多样的。既可有局部刺激作用，也可有全身性危害；既可呈现特异作用，也可有非特异性作用；既有近期或当代的，也有远期的、潜在的，甚至对下一代的损害。因此，需要全面调查研究。

五、全球环境问题

前沿知识

20 世纪 80 年代以来，随着经济的发展，具有全球性影响的环境问题日益突出。不仅发生了区域性的环境污染和大规模的生态破坏，而且出现了温室效应、臭氧层破坏、全球气候变化、酸雨、物种灭绝、土地沙漠化、森林锐减、越境污染、海洋污染、野生物种减少、热带雨林减少、土壤侵蚀等大范围的和全球性环境危机，严重威胁着全人类的生存和发展。国际社会在经济、政治、科技、贸易等方面形成了广泛的合作关系，并建立起了一个庞大的国际环境条约体系，联合治理环境问题。

我国的生物多样性在世界上占有相当重要的位置。但据科学家统计，我国同世界很多地区一样，物种正在以惊人的速度灭绝和丧失。因此，保护生物多样性、保证生物资源的永

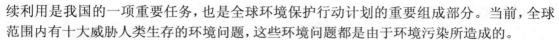

续利用是我国的一项重要任务，也是全球环境保护行动计划的重要组成部分。当前，全球范围内有十大威胁人类生存的环境问题，这些环境问题都是由于环境污染所造成的。

（一）全球气候变暖

由于人口的增加和人类生产活动的规模越来越大，向大气释放的二氧化碳、甲烷、一氧化二氮、氯氟碳化合物、四氯化碳、一氧化碳等气体不断增加，导致大气的组成发生变化，大气质量受到影响，气候逐渐变暖。这种因二氧化碳等气体浓度增加引起气温上升的效应称为温室效应。引起温室效应的气体统称为温室气体。从1950年至今，全球气温已上升0.6～2.4℃。专家估计，到2030年，地球平均气温将升高3℃。由于全球气候变暖，将会对全球产生各种不同的影响，较高的温度可使极地冰川融化，海平面每10年将升高6cm，因而将使一些海岸地区被淹没。全球变暖也可能影响到降雨和大气环流的变化，使气候反常，易造成旱涝灾害，这些都可能导致生态系统发生变化和破坏，全球气候变化将对人类生活产生一系列重大影响。

（二）臭氧层的耗损与破坏

在离地球表面10～50km的大气平流层中集中了地球上90%的臭氧气体，在离地面25km处臭氧浓度最大，形成了厚度约为3mm的臭氧集中层，称为臭氧层。它能吸收太阳的紫外线，以保护地球上的生命免遭过量紫外线的伤害，并将能量贮存在上层大气，起到调节气候的作用。但臭氧层是一个很脆弱的大气层，如果进入一些破坏臭氧的气体，它们就会和臭氧发生化学作用，臭氧层就会遭到破坏。臭氧层被破坏，将使地面受到紫外线辐射的强度增加，给地球上的生命带来很大的危害。研究表明，紫外线辐射能破坏生物蛋白质和基因物质脱氧核糖核酸，造成细胞死亡；使人类皮肤癌发病率增高；伤害眼睛，导致白内障而使眼睛失明；抑制植物如大豆、瓜类、蔬菜等的生长，并穿透10m深的水层，杀死浮游生物和微生物，从而危及水中生物的食物链和自由氧的来源，影响生态平衡和水体的自净能力。

（三）生物多样性减少

在漫长的生物进化过程中会产生一些新的物种，同时，随着生态环境条件的变化，也会使一些物种消失。近百年来，由于人口的急剧增加和人类对资源的不合理开发，加之环境污染等原因，地球上的各种生物及其生态系统受到了极大的冲击，生物多样性也受到了很大的损害。有关学者估计，世界上每年至少有5万种生物物种灭绝，平均每天灭绝的物种达140个。在中国，由于人口增长和经济发展的压力，对生物资源的不合理利用和破坏，生物多样性所遭受的损失也非常严重，大约已有200个物种已经灭绝；估计约有5000种植物在近年内已处于濒危状态，大约还有398种脊椎动物也处在濒危状态。因此，保护和拯救生物多样性以及这些生物赖以生存的生活条件，同样是摆在我们面前的重要任务。

（四）酸雨蔓延

酸雨是指大气降水中酸碱度（pH）低于5.6的雨、雪或其他形式的降水。这是大气污染的一种表现，其造成影响是多方面的。酸雨降落到河流、湖泊中，会妨碍水中鱼、虾的成长，以致鱼虾减少或绝迹；酸雨还导致土壤酸化，破坏土壤的营养，使土壤贫脊化，危害植物的生长，造成作物减产，危害森林的生长。此外，酸雨还腐蚀建筑材料，有关资料说明，近十几年来，酸雨地区的一些古迹特别是石刻、石雕或铜塑像的损坏超过以往百年以上，甚至千年以上。同时，酸雨导致土壤贫瘠、植被破坏、水体酸化、建筑物和其他设施腐蚀，影响动植物的生长和人们生产、生活。目前，加拿大、北欧等地许多湖泊已经成了没有鱼类的“死湖”。

（五）森林锐减

在今天的地球上，我们的绿色屏障——森林正以平均每年4000km^{2}的速度消失。森林的减少使其涵养水源的功能受到破坏，造成了物种的减少和水土流失，对二氧化碳的吸收减少进而又加剧了温室效应。

（六）土地荒漠化

全球陆地面积占60%，其中沙漠和沙漠化面积29%。每年有600万公顷的土地变成沙漠。经济损失每年423亿美元。全球共有干旱、半干旱土地50亿公顷，其中33亿遭到荒漠化威胁，致使每年有600万公顷的农田、900万公顷的牧区失去生产力。人类文明的摇篮底格里斯河、幼发拉底河流域，由沃土变成荒漠。我国的黄河流域，水土流失现象严重，已引起有关方面的高度重视。

（七）大气污染

大气污染的主要因子为悬浮颗粒物、一氧化碳、臭氧、二氧化碳、氮氧化物、铅等。大气污染导致每年有30万～70万人因烟尘污染提前死亡，2500万的儿童患慢性喉炎，400万～700万的农村妇女儿童受害。

（八）水污染

水是我们日常最需要，也是接触最多的物质之一，然而就是水如今也成了危险品。水污染包括城市水资源污染、河流水资源污染等。

（九）海洋污染

人类活动使近海区的氮和磷增加50%～200%；过量营养物导致沿海藻类大量生长；波罗的海、北海、黑海、东中国海等出现赤潮。海洋污染导致赤潮频繁发生，破坏了红树林、珊瑚礁、海草，使近海鱼虾锐减，渔业损失惨重。

（十）危险性废物越境转移

危险性废物是指除放射性废物以外，具有化学活性或毒性、爆炸性、腐蚀性和其他对人类生存环境存在有害特性的废物。美国在资源保护与回收法中规定，所谓危险废物是指一种固体废物和几种固体的混合物，因其数量和浓度较高，可能造成或导致人类死亡率上升，或引起严重的难以治愈疾病或致残的废物。有害废料从工业国家转移到发展中国家，是直接威胁人类生存的重大环境问题。

前沿知识

世界环境日

1972年6月5日，在瑞典首都斯德哥尔摩召开了有113个国家出席的联合国人类环境会议，这是世界各国政府共同讨论当代环境问题，探讨保护全球环境战略的第一次会议，是人类环境保护史上的里程碑。为纪念斯德哥尔摩会议和发扬会议精神，同年第27届联合国大会确定设立联合国环境规划署，每年6月5日为“世界环境日”，并发布一个主题。“世界环境日”的意义在于提醒人们注意全球环境状况的变化，以及人类活动对环境已经造成的危害，要求联合国和世界各国在每年的这一天开展各种活动，以强调保护和改善人类环境的重要性和迫切性。2017年世界环境日主题是“人与自然，相联相生”，中国的主题为“绿水青山就是金山银山”。旨在动员引导社会各界牢固树立“绿水青山就是金山银山”的强烈意识，尊重自然、顺应自然、保护自然，自觉践行绿色生活，共同建设美丽中国。

第三节 人体对环境污染的反应

一、人体对环境污染的反应过程

人体对环境组成成分和状态的任何异常改变，都将会产生不同程度的反应。一般将经历正常调节状态、代偿状态和失代偿状态三个阶段（图 2-4）。

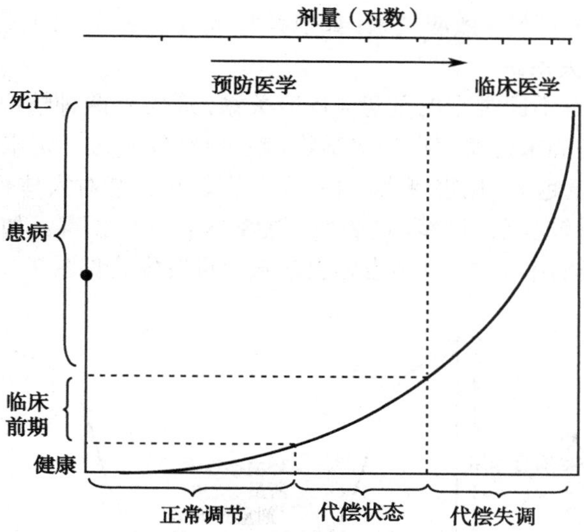

图 2-4 人体对环境异常变化的反应过程

1．正常调节状态　由于人体都具有一定的生理调节功能，少量的污染物作用于人体时，一般都能适应环境的这种异常改变。如接触铅的工人开始时仅出现尿铅值的增高，人体能将进入机体的铅迅速随尿、粪便等排出，不至于立即引起对健康的损害。

2．代偿状态　当环境异常改变的刺激量超过了人体正常的生理调节范围，则可引起人体某些功能和结构的改变，以适应环境的改变，但尚未出现疾病的特殊病理损伤、临床症状和体征。这个过程称为代偿状态。如接触铅的工人，把过量的铅蓄积在骨骼、牙齿等处，虽未损伤机体，也无临床症状，但此阶段已不能认为是健康的人，就看作是临床前期（亚健康状态）。从预防的观点来看，及早发现，及早诊治，是十分重要的环节。

3．失代偿状态　如果环境的异常因素继续作用超过了人体代偿能力，则人体出现代偿功能障碍，最终引起病理损伤，出现疾病特有症状体征，这就是失代偿状态。如接触铅的工人失代偿后，铅可以从骨骼游离出来，进入血液影响血红蛋白的合成和血液循环系统、神经系统，出现铅中毒的临床症状。这些病理损伤，有的是不可逆。从卫生学的观点看，人体进入失代偿状态已为时过晚。

二、影响环境污染对人体作用的因素

环境污染造成的健康损害常受到污染物的化学结构、剂量（浓度）、接触途径和方式、环境因素及机体状况等多种因素的影响。

（一）污染物的化学结构

污染物的化学结构不仅直接决定着它的理化性质，还决定污染物的毒性，也决定着它参与各种化学反应的能力。由于化学结构的改变，会促使污染物的变迁和归宿发生显著变化，从而导致损害结果在质和量上的显著差异。因为污染物的生物活性（毒性）、稳定性、蓄积性、转化能力等都决定于其结构和理化性质，都将与污染物对人体作用的大小直接相关。

（二）作用条件

1．剂量（浓度） 环境因素对人体的危害程度，最主要取决于该因素作用于机体的量多少，体现在作用剂量与持续作用时间两个方面。一定的剂量能引起一定程度的效应，这两者之间的变化规律称为剂量 - 效应关系；如以某种效应在人群中的发生率或反应率表示此规律，则称剂量 - 反应关系。

不同的化学物质有不同类型的剂量 - 反应关系，通常有两种情况：①有毒有害化学物质、非必需元素或体内尚未证实存在的化学物，越少越好，超过一定限值即可引起对人体损害。如铅在人体内含量越多，危害越大。相反，危害越小。②对人体有益的、必需元素或化合物，其剂量反应关系较复杂，过多、过少均可能对人体发生损害。如氟是人体必需微量元素，过少可导致龋齿发病率增高，过多也将引起氟中毒发生。见图 2-5。

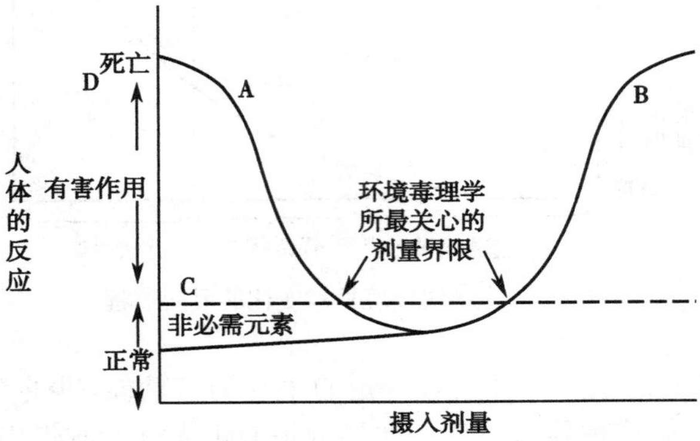

图 2-5 必需元素和非必需元素的剂量 - 反应关系

A．必需元素供给不足对人体健康的损害；B．非必需元素摄入过多对人体健康的损害；C．有害作用的阈值；D．致死剂量界限

2．持续作用时间 许多污染物在人体内具有蓄积作用，蓄积量达中毒阈值才会产生危害。污染物在体内蓄积量与摄入量、生物半减期和作用时间三因素有关。生物半减期（污染物在体内减少一半所需时间）是个常数。当摄入量恒定时，在一定的限度内蓄积量与作用时间呈正比。

污染物的持续作用时间决定着污染物的剂量或浓度，也决定着它对机体的毒性作用和强度。人长时间处于被污染的环境中，即使污染较轻，但由于长时间的浓度蓄积，也易对人体造成慢性危害。持续作用时间越长，剂量或浓度越大，危害越大。

3．进入人体的途径 污染物接触机体的方式不同，使机体对污染物的吸收速度、吸收量、分布和首先到达的器官与组织不同，代谢过程都不相同，从而毒性作用的性质、程度及出现的早晚也不尽相同。一般来说，经皮肤接触较经口摄入的毒性小；相同剂量的物质，浓溶液吸收快，显示毒性作用强；以蒸气形式存在的毒物，由呼吸道进入机体对人体造成的危害更大。

（三）机体状况

机体的生理、生化、遗传特性的差异，对同一污染物的毒性反应有较大差别。不同年龄、性别、营养状况、内分泌功能、免疫功能等的人体，对污染物的毒性反应都产生不同影响。如特殊人群（如婴幼儿、孕妇与乳母、老年人、病人等）比一般人群敏感性高；女性比男性敏感性高；营养不良者，污染物在体内代谢转化后，可使其毒性增加。例如，1952 年英国伦敦烟雾事件死亡的人中，80% 是原患有心肺疾病者。

（四）多因素联合作用

环境污染物对人体的作用，常常不是单一的。几种不同的化学物质或者不同状态和形式的环境因素可同时存在于环境，化学因素还可与物理、生物以及社会因素同时存在，影响机体对污染物的吸收、代谢和排泄，造成污染物对机体产生不同的毒性作用。同时存在的多因素联合作用，可呈现协同，使毒性增强；或产生拮抗作用，使毒性减弱。例如，空气中二氧化硫和飘尘对慢性呼吸系统疾病的发病具有协同促进作用，而锌则可拮抗铅对血红蛋白合成的抑制作用。

总之，环境污染对健康的损害，受着多种因素的影响。评价污染物对机体的毒性作用时，应综合考虑各种影响因素的关系，才能得出正确的结论。

本章小结

环境是人类赖以生存的空间，为机体生命活动提供了一切必需物质元素。人类在漫长和曲折的进化与发展过程中，既依赖于环境，又不断地适应环境、改造环境，人类创造物质文明和精神文明过程中，不仅极大地丰富和提高了人们的生活内容和质量，而且不断地维护着人类和生态的动态平衡。本章通过对环境、环境污染以及对健康影响问题的学习，使学生树立生态学观点，以环境污染物种类、来源、变迁规律为重点，寻求人在不良环境中的反应规律和特征，维持机体环境相对平衡，保证人类可持续地生存与发展，最大限度提高生命的质量和意义。

目标测试

一、名词解释

1. 原生环境　2. 次生环境　3. 食物链　4. 生态平衡　5. 环境自净作用　6. 代偿状态　7. 温室效应

二、最佳选择题

1. 下列哪种疾病属公害病

A. 痛痛病　　B. 克山病
C. 大骨关节病　　D. 地甲病
E. 黑脚病

2. 引起水俣病的化学元素是

A. 铅　　B. 汞
C. 铬　　D. 镉
E. 砷

3. 目前，造成环境污染的最主要原因是
A. 交通运输
B. 自然灾害
C. 生活性污染
D. 生产性污染
E. 物理性污染

4. 酸雨是指降水的pH
A. <6.6
B. <5.6
C. <4.6
D. >3.6
E. >2.6

5. 一次污染物是指
A. 由污染源直接排入环境中的化学性污染物，其理化性状保持未变
B. 由污染源直接排入环境中的化学性污染物，发生了一些物理性变化
C. 由污染源直接排出的化学污染物，进入环境后与其他物质发生了反应
D. 这种污染物不是直接从污染源排放到环境中的，而是原来就存在环境中的化学物
E. 以上都不对

6. 原生环境是指
A. 天然形成，且基本上未受人为活动影响的自然环境
B. 天然形成，且受人为活动影响的自然环境
C. 天然形成，且受动物活动影响的自然环境
D. 天然形成，且受人和动物活动影响的自然环境
E. 人类生存的环境

7. 下列哪项不属于公害事件
A. 痛痛病
B. 水俣病
C. 印度博帕尔毒气泄漏事件
D. 温室效应
E. 光化学烟雾事件

8. 污染水体中的甲基汞通过食物链导致水俣病，主要是因为汞在环境中的
A. 生物降解作用
B. 生物转化作用
C. 生物富集作用
D. 生物蓄积作用
E. 富营养化作用

9. 工业生产中所指的“三废”是
A. 粪便、垃圾、污水
B. 废水、垃圾、粪便
C. 废气、废水、垃圾
D. 废气、废水、废渣
E. 污气、污水、污渣

10. “世界环境日”是每年的
A. 4月7日
B. 5月12日
C. 5月31日
D. 6月5日
E. 12月1日

11. 造成全球变暖的主要原因是空气中的（　　）增多
A. 二氧化碳
B. 二氧化硫
C. 一氧化碳
D. 氮氧化物
E. 三氧化硫

12. “白色污染”主要是指

A. 不可降解塑料所造成的污染

B. 废纸所造成的污染

C. 所有白色物质抛弃后所造成的污染

D. 可降解的塑料所造成的污染

E. 由塑料所造成的污染

13. 我国生态环境保护的基本原则是

A. 坚持生态环境保护

B. 坚持生态环境保护与生态环境建设并举

C. 坚持生态环境建设

D. 坚持生态环境保护第一，生态环境建设第二

E. 坚持生态环境建设第一，生态环境保护第二

三、简答题

1. 什么是生态系统？举例说明生态系统的结构和功能。
2. 什么是环境污染？造成环境污染的主要原因有哪些？
3. 人与环境对立统一的关系主要表现在哪些方面？
4. 如何理解环境自净作用？环境如何实现自净？
5. 全球面临的主要环境问题是什么？

（马永林）

第三章　环境与健康的关系

03章

学习目标

1. 掌握：常见地方病（碘缺乏病、地方性氟病）的概念、流行特征及其防治措施；环境污染对健康的损害（急性危害、慢性危害与远期危害）；光化学烟雾事件。
2. 熟悉：自然环境因素的分类；水俣病、痛痛病等公害病的发病原因；远期危害中的"三致"作用及其有害因素。
3. 了解：环境保护的基本措施；近年来影响较大的环境公害事件；环保"4R"。

第一节　自然环境因素及其对健康影响

一、自然环境因素

（一）化学因素

在人类的生活、生产环境中，存在着种类繁多、性质不同的化学物质，这些化学物质包括天然的和人工合成的，它们在自然界的组成是相对稳定的。但任何自然因素的变动和人为的活动，都有可能使空气、水、土壤及食物等环境因素发生局部和整体改变，表现在各元素组成种类和含量的变化，这些变化无疑使机体受到损害，影响人体健康。如工业企业排放的工业"三废"含有大量有害化学物质；汽车尾气排放的二氧化硫、一氧化碳等气体；农业使用的农药和化肥对土壤的污染等。据报道，全世界人工合成的化学物质约有 500 万种，进入人类环境的就有 96 000 多种，且每年约有 1000 种新化学物进入市场。一方面，这些物质作为人类巨大的物质财富，在生活、生产中广泛应用，为人类造福；另一方面，如果长期过量接触也会对人类的健康产生不良影响，甚至造成严重危害。例如，生活、工业用煤的结果，使空气中二氧化硫和烟尘量增高；工业用汞及其化合物为原料生产，使含汞废水污染水源；适量氟有益于牙齿的正常发育和龋齿预防，但摄入过多则引起慢性氟中毒。洪水、地震、暴风雨、火山爆发等自然灾害，有时也可使局部地区的空气、土壤的化学组成发生很大改变，甚至导致生态破坏。

（二）物理因素

自然环境中，充足的阳光和适宜的气候是人类生存的必要条件。生活和生产环境的气温、气湿、气流、气压等气象条件，以及噪声、振动、电离辐射和非电离辐射等物理因素，无不与人类生活、生产和健康有密切关系。随着科学技术的进步，工农业生产的不断发展，环境的某些物理状态可能因污染而发生改变。例如，机器的运转和交通运输可以产生噪声和振动；高频电磁场和微波的应用，可使周围环境出现高频电磁辐射；放射性物质的人为污染，可使环境中地理辐射强度增大；工业冷却水排放入江河可造成热污染等。

（三）生物因素

环境中的动物、植物、微生物等构成自然环境的生物因素，与人类健康尤为重要的生物因素主要有微生物、寄生虫和支原体等。它们之间互为环境，并通过食物链进行物质转换和能量传递，在相互依存、相互制约中共同生存和发展。例如，绿色植物利用日光进行光合作用，从空气、土壤、水中吸取营养物质组成自身成分并储存大量能量，动物则主要依靠绿色植物提供养料和能量。同样的关系存在于动物和动物之间以及人与动物之间。人类除直接与空气、水、土壤密切接触外，还通过食物链中的多种生物与各种环境因素发生密切联系。

但是，某些生物也可以成为人类疾病的致病因素和传播媒介。例如，病原微生物引起的霍乱、伤寒、鼠疫等传染病，严重威胁人类健康，病毒性肝炎等传染病还在继续流行；许多昆虫、动物传播某些传染病；某些生物还可产生毒素，通过一定的方式与人类接触也能造成危害，如毒蛇、毒蜂咬伤，误食河豚、毒蕈等。

自然环境中有害因素对健康的影响是多种多样的，其危害程度也是受多种因素影响。通常按损害的性质分为特异性损害和非特异性损害。其中特异性损害又包括急性危害、慢性危害和远期危害。

考点提示

地方病的定义及流行特点。

二、地方病

（一）地方病概述

1. 地方病概念　由于不同地区化学元素分布不均衡，一些地区某元素分布过多，而另一些地区该元素分布过少，这种因地球化学成分含量不同，影响人体总摄入量导致的特异性疾病，称生物地球化学性疾病，简称地方病。目前，确定的有 10 多种元素可引起人类和动物的生物地球化学性疾病，如碘、氟、砷、硒、钼等。

前沿知识

中国是世界上地方病病种最多、分布最广的国家之一，也是世界上受地方病危害最严重的国家。目前，我国有 70 余种地方病，其中鼠疫、血吸虫病、布氏杆菌病、碘缺乏病、地方性氟中毒、克山病、大骨节病和地方性砷中毒等 8 种被列为国家重点防治的地方病。据统计，我国有 1983 个病区县，有 5.1 亿人生活在缺碘地区，我国 1000 多万智残者中 80% 以上由碘缺乏造成。全国有 10 万多个村庄在高氟区，而受大骨节病威胁的人口超过 1 亿，受克山病威胁的人口也在 7000 万以上。

2. 地方病的流行特点　地方病的基本特点是明显的地区区域性和依存性，呈现分布广、病种多和危害大，在人类尚不能彻底改变自然环境的情况下，地方病的防治工作也就成为一项长期而艰巨的工作，必须常抓不懈。

3. 地方病的病因分类

（1）地球化学性地方病：由于原生环境的土壤、饮水中某些元素过多或不足造成的人体摄入量与生理需要量的不适应而引起的疾病。元素缺乏性地方病如碘缺乏病；元素过多性地方病如地方性氟中毒、砷中毒等。

（2）生物源性地方病：在人畜共患传染病中的某些自然疫源性疾病，也称传染性地方病。如森林脑炎、狂犬病、鼠疫、布氏杆菌病、炭疽病和血吸虫病等。

（3）病因不明性地方病：有些地方病原因并未完全明确，如大骨节病、克山病等。

4. 地方病防治策略

（1）系统监测：牢固树立长期防治的思想，有计划、有系统、有规律地经常监测病区地方病的发病动态和有关因素的变化情况。

（2）第一级预防为主：第一级预防是地方病防治的重点。对病因明确的地方病，开展环境和机体中缺乏元素的补充和过剩元素的限制策略。消灭生物源性地方病的传染源，切断传播途径。

（3）社会干预和群众自愿相结合：政府制定地方病控制和干预的政策和法规，统一实施社会强制干预。同时，广泛开展宣传教育，站在“致富先治病、治病先治愚”的高度，提高人民群众对地方病危害的认识，增强群防群控的自觉性，广泛参与，形成合力，力争实现彻底消灭地方病的目标。

> **考点提示**
>
> 碘缺乏病的定义、发病原因及流行特征。

（二）常见的地方病

1. 碘缺乏病（IDD） 主要是由于机体在不同生长发育时期，碘摄入不足（或过量碘）造成碘营养不良所表现出的一组疾病的总称，包括地方性甲状腺肿、地方性克汀病，以及碘缺乏造成的早产、死胎、先天畸形、甲状腺功能低下等一系列智力和生殖功能障碍等。IDD 已不单纯是一种疾病的问题，而是影响社会发展公共卫生问题。而缺碘是造成智力残疾的最普通原因，是完全可以预防的。

（1）发病原因

1）碘缺乏：地质环境缺碘导致人体缺碘是地方性甲状腺肿发生的主要原因。碘是合成甲状腺素的原料之一，机体缺碘可影响甲状腺素的合成，使血甲状腺素水平降低，甲状腺发生代偿性功能增大，以增加甲状腺素的合成量。碘作为人体必需微量元素，85% 来自食物。一般认为，成人需碘量的适宜范围是 150～500μg/d，安全范围为 150～1000μg/d，当碘摄入量 <150μg/d 持续一定时间后可发生缺碘性甲状腺肿，>1000μg/d 持续一定时间后可发生高碘甲状腺肿，即可出现 IDD 不同程度的流行。

2）致甲状腺肿物质：某些物质可以干扰甲状腺素的合成和利用，发生或加重碘缺乏导致甲状腺肿。如杏仁、木薯、玉米、核桃仁、卷心菜、芥菜、甘蓝、萝卜等食物和某些抗甲状腺类药物。

3）膳食原因：经济落后，食物结构单一，营养不平衡，膳食中蛋白质、能量、维生素不足时，不仅造成碘摄入不足而且还可出现碘的吸收率低下。从某种意义上说，IDD 是以碘缺乏为主的多种营养素缺乏病。

4）其他原因：多碘可间接导致碘缺乏病的发生；另外钙、镁、锰、铁等元素过多和硒、钴、钼等元素过少等均会对 IDD 产生影响。

（2）流行特征：地方病的流行在不同地区、不同人群、不同时间呈现出不同的特点，即“三间分布”。

1）地区分布：碘缺乏病是一种世界性的、流行最广的疾病。在全球五大洲均有分布，呈现农村多于城市、山区多于平原、内陆多于沿海、不发达地区多于发达地区的分布特征。在我国分布以西北、西南、东北、华北较为广泛，尤其是在山区、农村、边疆和少数民族地区多发，并且成为一些地方致残、致贫、阻碍社会发展的主要因素。据联合国儿童基金会 1999 年提供的资料，全球共有 IDD 流行的国家 130 个，病区人口 7.4 亿，由缺碘造成的智力低下者约 3 亿人，占病区人口数的 18.7%。由于母体缺碘，每年至少有 3 万胎儿流产或死胎，每年约有 12 万新生儿发生不同程度的智能损伤。

2）人群分布：从年龄分布看，该病可发生在任何年龄，儿童期开始出现，随着年龄增长，发病率逐年升高，到青春发育期急剧升高，40 岁以后逐渐下降；从性别分布看，女性多于男性，女性最高患病年龄在 12～18 岁，男性在 9～15 岁。由于女性的生理特点，怀孕期、哺乳期成为碘缺乏病的高发期。越是重病区，该病发病年龄越早，且男女患病率差别越明显。

3）时间分布：碘缺乏病的长期变异与社会防治措施的强化程度明显相关，特别是加碘食盐的质量和覆盖率将影响此病一定时期内的发病水平。

（3）主要临床表现

1）地方性甲状腺肿：主要临床表现为单纯性甲状腺肿大引起的颈部变粗，严重者可出现局部压迫症状，如气短、呼吸困难、声音嘶哑等。其本质上是机体对环境缺碘的一种代偿性反应。早期病变是不可逆的，经过适当补碘完全可以恢复正常。继续发展反复增生形成结节，则病变成为不可逆的。

按腺体是均匀增大或是局灶增生，质硬，可分为弥漫型（甲状腺均匀增大、B 超检查不出结节）、结节型（在甲状腺上可查到一个或几个结节）和混合型（在弥漫肿大的甲状腺上可查到一个或几个结节）三个分度标准；按甲状腺肿大程度，可分为 0 度（甲状腺看不见、不易摸得着）、1 度（甲状腺看不见、容易摸得着）、2 度（甲状腺看得见、摸得着）三种分型标准。

2）地方性克汀病：这是严重碘缺乏病的表现形式，以智力障碍为主要特征的神经精神综合征。由于胚胎发育期和出生后早期严重缺碘造成的，以智力障碍为主要特征的神经综合征，又称地方性呆小病。患儿有不同程度的智力低下、体格矮小、听力障碍、神经运动障碍及不同程度的甲状腺功能低下和甲状腺肿，可概括为痴、呆、小、聋、哑、瘫。

拓展知识

碘缺乏病的诊断标准

1. 地方性甲状腺肿诊断标准　①居住在甲状腺肿病区；②甲状腺肿大超过本人拇指末节或有小于拇指末节的结节；③排除甲亢、甲状腺癌等其他甲状腺疾病。

2. 地方性克汀病诊断标准

（1）必备条件：①出生、居住于低碘地方性甲状腺肿地区；②有精神发育不全，主要表现为不同程度智力障碍。

（2）辅助条件：①有不同程度的听力、语言及运动神经障碍；②甲状腺功能低下症，有不同程度的身体发育障碍和克汀病形象，如傻相、面宽、眼距宽、塌鼻梁、腹部膨隆等；③不同程度的甲状腺功能低下表现，如黏液水肿、皮肤毛发干燥、X 线骨龄落后和骨骺愈合延迟、血清 T_4、TSH 升高等。

具备必备条件和辅助条件中的任何一项或一项以上而又可排除分娩损伤、脑炎、脑膜炎及药物中毒病史者可诊断为地方性克汀病。

（4）防治措施

> **考点提示**
>
> 地方性甲状腺肿的预防和控制措施。

1）一级预防措施：①食用碘盐。在缺碘地区全民补碘，是简单易行、安全有效的预防措施。碘盐是把微量碘化钾或碘酸钾与大量食盐混匀后食用。我国《食用碘盐含量》新标准（GB26878-2011）规定了食盐加碘量的平均水平（以碘离子计为20～301.0mg/kg），含量浓度控制在1/5万至1/2万，有20mg/kg、25mg/kg、30mg/kg三种加碘盐水平，各地可结合病区类型、居民饮用水碘含量、饮食习惯，以及孕妇、哺乳期妇女等特定人群的碘营养状况，以省（区、市）为单位供应一种、两种或三种碘含量的食盐。碘盐就注意严密包装，防潮、防晒、低温、避光，以防止碘的挥发损失。②使用碘油。碘油是碘与植物油化合而制作成的有机碘化物，有碘化油针剂和口服碘油胶囊两种给药方式。优点是长效、快效、副作用小，但投药程度复杂，应用范围小。一般只作为替代或辅助措施，如用于重病区育龄妇女，重点用于妊娠3个月（胚胎期）碘缺乏。

2）二级预防措施：①评估人群碘营养状况及防治措施效果；②了解和掌握碘缺乏病的病情和干预措施落实情况，并决策提供依据；③在病区有组织、有重点地开展产前诊断和先天性疾病的防治性筛检，有效指导干预。

2．地方性氟病　地方性氟病是由于外界环境中氟元素过多，生活在该地区的居民长期摄入高氟水和高氟食物而引起的一种慢性中毒性地方病，又称地方性氟中毒。它是一全身性疾病，病变以氟骨症和氟斑牙为特征，同时也累及中枢神经、心血管、胃肠道、肌肉等多系统。世界上五大洲的五十多个国家都有本病的存在。我国流行病区多达1187个县，受威胁人口达3.3亿，氟斑牙现患者4289万人，氟骨症现患者238万人。

> **考点提示**
>
> 地方性氟病的定义、发病类型、流行特点和防治措施。

（1）发病类型：我国是地方性氟病发病最广、波及人数最多、病情最严重的国家之一。氟是人体必需微量元素，但其在环境中的分布和含量往往不是缺乏，而是过多。长期摄入过量氟是发生本病的主要原因，通常分为以下类型。

1）饮水型：以饮用水为高氟摄入的主要来源。此型最常见、分布也最广，我国北方以此型为主。饮水中氟含量高于国家饮水标准（1.0mg/L），氟中毒的患病率与饮水氟含量呈明显的正相关。

2）燃煤污染型：此型多为高寒山区或气候寒冷、潮湿、烤火期较长的地区，是采用落后的燃烧方式及含氟量高的劣质煤污染室内空气和食物所致，是我国独有的一种病区类型，主要分布在四川、湖北、贵州、云南等省份的边远山区，当地居民长期使用无烟道或炉盖的土炉灶，燃用高氟煤取暖、做饭或烘粮食等，使室内空气和粮食等被严重污染。另外，化工厂也可排出含氟气体污染大气环境，造成周围人群的中毒。

3）饮茶型：是由于长期饮用含氟量很高的砖茶或劣质粗茶所致。多为高寒地区，主要分布在我国四川、青海、西藏、内蒙古、甘肃等省区少数民族居住的地区，病区居民习惯饮用砖茶或用砖茶泡奶茶和酥油茶，人群可经消化道摄入过量的氟。

拓展知识

饮水型地氟病在我国又有三种亚型：①干旱、半干旱地区。多为富含氟的盐湖、盐渍地、低洼地，蒸发量高于降雨量，浅层地下水由于强烈蒸发作用浓缩，含氟盐类积聚而成高氟水，在我国呈由东北向西北（南）带状分布。如陕西定边、宁夏盐池、甘肃河西走廊、黑龙江三肇、吉林白城、山西大同等。②富氟岩石矿床区。在漫长地质发展过程中，经风化、淋溶、吸附作用，氟从岩石中释放出来进入土壤或溶入流经的地下水中。此型高氟区为非带状散在分布，如山东烟台、贵州贵阳、浙江武义、河南洛阳等。③温泉与地热水地区。高温、高压条件下，地下水易溶入氟化物。此型高氟区呈散在局限分布，如浙江义乌、福建龙溪等。

（2）流行因素

1）氟摄入量：地方性氟中毒患病率与患病程度均与氟摄入量有密切关系；饮水型、燃煤污染型、饮茶型病区的氟中毒病情轻重与饮用水、室内空气、食品中氟含量或浓度呈高度相关。

2）营养状况：蛋白质、钙、维生素类物质有抗氟中毒作用，尤其是维生素 C 能促进氟的排出。钙、镁、铝、硼、锌等属于抗氟元素，可影响氟在胃肠道吸收，促进其排出。或者增强某些酶的活性，提高机体抗氧化能力，降低氟的毒性。

3）饮水的化学成分：水中钙离子浓度低，氟浓度就高，患病人数也就多；水的酸度越大，氟的活性越强，越有利于氟的吸收。饮用水的硬度和酸碱度对氟中毒发病也有影响。水氟含量相同的情况下，钙离子浓度越低，硬度越小，氟中毒的患病率越高；水的 pH 增大，可使氟的活性增强，有利于氟的吸收和增加氟的毒性。

4）地理环境和生活方式：饮水型病区大多地势较低、排水难，使饮水中氟含量较高，流行态势较重；燃烧污染型病区多为冬季寒冷潮湿的山区，燃烧量多、燃煤方式落后、使用高氟煤，室内空气和食品污染严重，流行也较重；饮茶型病区的居民的饮茶量与病情相关。

（3）发病机制：氟元素在人体生理作用中属于双向阈值元素，适量的氟能维持机体正常的钙磷代谢，特别是具有护牙防龋作用，而过量则会导致机体中毒。

1）影响钙磷代谢平衡：一方面，摄入过多氟可影响体内钙、磷比例和代谢平衡，形成较易沉积的氟化钙，引起骨密度增加、骨质变硬、骨质增生、骨皮质及骨膜增厚，表面凹凸不平，韧带钙化、椎间管变窄；另一方面，由于血钙降低，血磷和尿磷增高，从而诱发甲状旁腺功能亢进，引起骨骼脱钙、骨质疏松现象。临床上表现为骨质疏松及骨质软化、骨骼变形，即氟骨症。

2）对牙齿的损害：适量氟（0.5～1.0ppm）能被牙釉质中的羟磷灰石吸附，形成坚硬质密的氟磷灰石表面保护层，有防龋作用。缺氟则影响氟磷灰石的形成，较易发生龋齿，高浓度氟可改变牙釉质的正常结构，使之变得异常混浊，有黄褐或近黑色的色素沉着，牙的硬度减弱，导致牙质脆易磨损、断裂或脱落，即氟斑牙。

3）抑制酶的活性：氟进入人体，与钙、镁离子生成难溶的化合物，使许多酶的活性受抑制，从而造成机体的物质代谢及生理功能发生障碍，加重氟斑牙、氟骨症及全身慢性中毒。

4）其他影响：影响中枢神经系统的正常活动，引起记忆减退、精神不振、失眠。造成肾损害，影响肾小管对钙磷的重吸收等。

（4）临床表现

1）氟斑牙：是地方性氟中毒最早出现的体征，发生在恒牙，以切牙为最明显，乳牙也可出现，但为数较少。依牙齿受损性质和程度分为：①白垩型。釉面失去光泽，粗糙呈白垩（粉笔）状。②着色型。釉面呈现淡黄至深褐色斑纹。③缺损型。釉质剥脱呈凹陷、浅窝或花斑样缺损。

2）氟骨症：氟骨症发病缓慢，早期表现为腰背、四肢疼痛，呈持续性、无游走性、与天气变化无关，活动后稍缓解，进而关节活动受限、肢体变形、弯腰驼背、肌肉萎缩、行走困难、肢体麻木，直到关节僵硬固定、全身瘫痪。

（5）防治措施：地方性氟病防治的根本措施在于控制氟的来源、减少氟的摄入量和促进氟的排出等，重在做好第一级预防。

1）改水降氟：改用低氟水源，寻找和开发含氟量低的深井水或引入低氟的地面水；还可采用饮用水除氟，如用明矾、氯化铝等化学药物法或其他物理方法，来降低饮水中氟含量。

2）改良炉灶，更换燃料：要改变落后的燃煤方式，加强排烟措施，减少室内空气氟污染，不用高氟劣质煤，改用其他燃料。

3）控制食物氟污染：改良食物干燥方法，可用烤烟房或火炕烘干，避免烟气直接接触食物。不喝或少喝砖茶。

4）综合措施：改善盐碱土壤，疏通河道，植树造林，以减少氟化物蓄积；进行健康教育，改变不良生活习惯；改善饮食结构，多摄入新鲜蔬菜；补充钙剂、维生素D，保持血钙平衡。总之，结合环境监测和人体健康检查，地方性氟病的防治做到早期发现、早期诊断和早期治疗。

3. 其他地方病

（1）地方性砷中毒：由于长期饮用含砷量过高的水而引起的一地方病。多以慢性中毒为主，主要表现为末梢炎、皮肤色素沉着，手掌脚趾皮肤高度角化，严重者可形成皮肤癌。其病区主要分布在含砷矿区附近、湖沼地区或沿海地区，我国新疆奎屯地区和台湾西南部是该病高发区。当地居民称之为“黑脚病”或“马脚病”。此病病因明确，完全可以通过一级预防措施加以控制，当饮用水中砷含量持续超过0.05mg/L时，应该考虑更换水源，或考虑采用除砷措施。

（2）克山病：克山病是以心肌坏死为主要病变的非特异性地方病。因最早发生于我国黑龙江省克山县，故得此名。本病流行形成从我国东北到西南的狭长地带，主要分布在兴安岭、长白山、太行山、六盘山到云贵高原、青藏高原的山区、丘陵地区的300多个县。育龄妇女和断乳后的学龄儿童多发，发病率低，但病死率高。该病病因未完全阐明，但大量证据显示，该病主要集中在地质环境条件中，硒、钼、镁元素缺乏，而亚硝酸盐过多的地区。外界认为，缺硒是克山病的主要原因。我国从20世纪90年代以来，采用大面积人群补硒的方法，预防控制克山病确实收到了明显的效果。我国北方省份基本消除了急性、亚急性克山病，其他类型克山病大幅下降，并得到有效控制。

第二节 环境污染对健康的损害

一、急性危害

案例分析

2005年3月29日，一辆超载运输液氯的槽罐车在京沪高速公路上翻车，液氯泄漏，造成29人中毒死亡、456人住院治疗、1867人门诊留治的重大人员伤亡事故。同时，10 500名村民紧急疏散转移，近9000头家畜、家禽死亡，2万余亩农作物绝产，大量树木、鱼塘、食用粮等受污染，累计经济损失2000余万元。

请问：1. 发生该急性中毒的直接原因是什么？

2. 急性中毒的紧急处置原则是什么？

短时间内有大量环境污染物被人体接触或进入机体造成的危害为急性危害。急性危害表现为来势凶猛、病情发展迅速、中毒症状明显、出现死亡等严重后果。世界上有些发达国家在发展过程中由于环境遭到严重污染引起的急性中毒和死亡事件曾不断发生。急性中毒主要由烟雾事件和生产事故引起。

（一）烟雾事件

烟雾事件是大气污染造成急性中毒的主要类型，根据烟雾形成的原因，又可分为煤烟型烟雾事件和光化学烟雾事件。

1. 煤烟型烟雾事件　由于煤烟和工业废气大量排入大气且得不到充分扩散而引起。主要污染物为二氧化硫和烟尘。多发生于冬春季的特定气象条件与地理环境下。通常其损害表现快速、剧烈，呈明显中毒症状、疾病暴发甚至死亡。自19世纪末以来，世界各地曾发生过多起较大的烟雾事件。如美国宾州多诺拉事件、英国伦敦烟雾事件等。

2. 光化学烟雾事件　汽车尾气中的氮氧化物和挥发性有机物与工厂排放的废气，在强烈日光紫外线照射下，经过一系列光化学反应而生成的浅蓝色烟雾。其成分极为复杂，主要含有臭氧、过氧酰基硝酸酯、醛类、酮类、过氧化氢等。这种烟雾是一种刺激性很强的强氧化剂，当超过一定浓度时，刺激眼结膜引起流泪和红眼症，同时对鼻、咽、喉、气管及肺组织均有强烈的刺激作用。该事件在许多国家曾发生过，如美国洛杉矶、纽约，日本东京、大阪，澳大利亚悉尼及我国上海、兰州等地。光化学烟雾事件的发生，除了与污染物种类有关外，还受当时的气温、气压的影响。

考点提示

光化学烟雾事件的概念及其对健康的损害。

（二）生产事故和意外事故事件

生产事故和意外事故事件虽不经常发生，但一经发生，其危害往往较为严重，也难以控制。如印度博帕尔异氰酸甲酯事件、我国重庆开县特大天然气井喷事件等。

（三）严重急性中毒事件

20世纪以来，国内外曾发生多次严重急性中毒事件，现介绍如下。

1. 英国伦敦烟雾事件　又称煤烟污染事件。主要是由于燃煤排出的飘尘和二氧化硫造成，多发生在谷地或盆地、无风或微风、常出现大气逆温以及有大量污染物排放的地区。

世界著名的工业城市伦敦，在未治理前每天最多要向大气排放200万吨煤烟尘。当市区上空产生逆温层，再加上特大浓雾降临时，高度集中的工业区排放出来的二氧化硫和烟尘被浓雾笼罩，长时间扩散不开，就造成烟雾事件。伦敦在1873～1965年共发生烟雾事件12次，其中发生在1952年12月5～8日的一次震惊世界的烟雾事件，4天之内非正常死亡达到4000人。当时的逆温层在60～90m的低空，从家庭炉灶和工厂烟囱排放的烟尘、二氧化硫难以扩散，造成市民胸闷、咳嗽、咽痛、呼吸困难、发热，进而出现死亡。

2．洛杉矶光化学烟雾事件　主要是由于汽油、煤炭燃烧排出的氮氧化物和碳氢化物等进入大气，氮氧化物和碳氢化物在太阳紫外线照射下，发生剧烈光化学反应，生成一系列具有刺激性的浅蓝色烟雾，称光化学烟雾。其成分主要有甲醛、臭氧（O_3）、过氧酰基硝酸酯（PAN_S）、过氧化氢等二次性污染物。光化学烟雾使人发生急性中毒，导致严重危害，表现为眼睛红肿疼痛、上呼吸道刺激征、血压下降、呼吸困难、昏迷等，由于烟雾刺激呼吸道黏膜和眼结膜，引起眼结膜炎、流泪，眼睛、咽喉及胸部疼痛，出现晕厥、意识障碍等症状。

洛杉矶是美国第三大城市，有300万～400万辆汽车，每日用汽油近2250m^3（500万加仑）。在内燃机中燃烧不完全的尾气，整日积聚在该城市上空。每当夏秋季节，阳光充足，特别是中午时分又受海陆风的影响，出现逆温天气，气体污染物经太阳紫外线照射，生成具有强刺激性的光化学烟雾。该市在1955年的一次光化学烟雾事件中，65岁以上的老人非正常死亡近400人。美国纽约、日本东京、大阪和我国兰州等曾多次发生光化学烟雾事件。

3．日本森永奶粉中毒事件　1955年日本森永乳粉厂生产的奶粉被三氧化二砷（俗称砒霜）污染，使食用这种奶粉的小儿发热、咳嗽、顽固腹泻、皮肤色素沉着、脱屑、肝大、贫血等。此事件造成2000多名小儿受害，131名死亡。

4．印度博帕尔异氰酸甲酯事件　1984年12月3日凌晨，印度中央邦首府博帕尔市的一家美国联合碳化物属下的联合碳化物（印度）有限公司的农药厂发生氰化物异氰酸甲酯毒气泄漏事件，酿成了一场震惊世界的大悲剧。印度政府估计，博帕尔地区受害面积40km^2，有近100万居民受到不同程度的影响，57.5万人死亡，20多万人永久残疾，5万人失明，孕妇流产或产下死婴。数千头牲畜被毒死，食物和水源受到污染，大批动物死亡。这次事故的主要原因是农药厂设备年久失修，异氰酸甲酯储料罐进水，原料发生剧烈化学反应引发爆炸。这是世界历史上最为严重的一次工业事故性环境污染灾害。

5．乌克兰切尔诺贝利核电站核泄漏事件　1986年4月26日，发生在前苏联的乌克兰基辅以北130km的切尔诺贝利核电站发生核泄漏事件，这是人类和平利用核能历史上最严重的事故。逾8吨强辐射物质泄漏，6万多平方千米的土地遭到直接污染，320多万人不同程度受核辐射侵害，当地放射性污染水平达正常允许量1500倍，因急、慢性放射病死亡人数达237人。30年后的今天，无论是因核事故而废弃的城市，还是受波及的百万民众，切尔诺贝利的影响远未结束。据乌克兰卫生部统计，有超过239万人因事故患病，其中20%是儿童。这些儿童罹患各种各样的疾病：消化道疾病、呼吸道疾病、骨骼问题、眼科疾病、血液疾病、癌症、先天畸形、基因缺陷等。事故发生后，前苏联总计派出50万人参与清理核污染的工作，其中三四十岁的青壮年中有20%于2005年前早逝。

6．日本福岛核电站核泄漏事件　2011年3月11日，日本东北部海域发生里氏9.0级地震并引发海啸，日本福岛县第一核电站1号机组爆炸后释放大量核辐射，造成重大二次灾害。在大地震中受损的福岛第一核电站2号机组的高温核燃料发生“泄漏事故”，核电站正门附近辐射量升到通常的73倍以上，中央控制室辐射量是通常的1000倍，3号机组反应堆面临爆炸风险，有21万人正紧急疏散到安全地带，12万避难者进行全体核辐射状况的检查，疏散范围扩大到方圆20km。有22人遭核辐射，19名医护人员被污染。

7. 重庆开县特大天然气井喷事件　2003年12月23日，重庆市开县高桥镇罗家寨发生了国内乃至世界气井井喷史上罕见的特大井喷事故，是新中国成立以来重庆历史上死亡人数最多、损失最重的一次特大安全事故。当晚，四川石油管理局川东钻探公司川钻12队对该气井起钻时，突然发生井喷，来势特别猛烈，富含硫化氢的气体喷涌达30m高程，随空气迅速扩散，浓度达到100ppm以上。此事故导致短时间内发生大面积灾害，人民群众的生命财产遭受了巨大损失。据统计，井喷事故发生后，离气井较近的4个乡镇，30个村，9.3万余人受灾，6.5万余人被迫疏散转移，累计门诊治疗27011人（次），住院治疗2142人（次），243位无辜人员遇难，直接经济损失达8200余万元。

环境生物性污染，则可以引起传染病的暴发流行。例如，印度1955年，德里自来水厂水源受到生活污水的污染，造成最大规模的一次戊型病毒性肝炎的暴发，170万人口中仅黄疸病例有2.9万人；我国上海市1988年，因生食污染毛蚶，3个月有31万人患甲型病毒性肝炎，实属世界上罕见的暴发流行。

由此可见，在现代社会经济高速发展、城市化进程不断加快的条件下，如不重视科学管理、不加强环境保护，一旦造成严重的环境污染甚至公害，对人类和生态发展危害极大。此外，在生产过程中，因设备事故和管理疏忽等原因造成厂房、车间空气污染，也可能引起急性职业中毒等职业病。

二、慢性危害

案例分析

捷马电化有限公司是三门峡市重点合资企业之一，位于陕县观音堂镇东南，主要生产氯碱、PVC、液氯、苯胺、盐酸等产品，10万吨离子膜烧碱项目于2005年年底开工建设，总投资4150万美元。十多年来，企业尾矿库不间断地排放废水，村前面的南沟河污染严重。2013年以来，村里陆续出现一些灌木枯死、皮肤易发炎、家畜得病不治而亡、村民得怪病现象增多等。据村民反映和记者调查，项目投产以来，当地出现严重环境污染，尾矿库区带着臭味的黑灰色泥渣，远在10m之外便能闻到一股刺鼻的臭味；水库成了臭泥沟，井水不敢饮用；村子上空经常弥漫着尘土颗粒，村民不敢在院子里晾晒衣服；泵房下的河沟向下游排放污水，刺鼻而且流量大，最终流向黄河。

请问：1. 发生该事件的原因是什么？

2. 应如何预防该类事件的发生？

由于环境中有害、有毒的污染物长期、少量、反复作用于机体所产生的危害，称为慢性危害。这是因为污染物在体内负荷量蓄积，其产生的损害不断累积，而造成特定的病理反应。慢性危害最为常见，且影响广泛，是较为潜匿的健康损害方式。其主要特点是症状不明显、潜伏期长、疾病发展慢，因而容易被忽视。临床上主要表现为慢性炎症和慢性阻塞性肺病、变态反应、致癌作用和免疫力降低等。日本四日市哮喘病是由大气污染引起的慢性公害病；由水体污染所引起的慢性危害中，最典型的是日本水俣病和痛痛病。

1. 水俣病　是世界上第一个报告的公害病，因慢性甲基汞中毒所致。

水俣镇是日本熊本县水俣湾附近渔村的一个小镇，因最早在该地发现一种不明真相的“怪病”而得名水俣病。位于水俣湾附近的日本氮肥公司私营厂生产氯乙烯的同时，把大量含汞的废水排入水俣湾，汞经过微生物作用转化为甲基汞，再通过食物链的作用富集到鱼贝类体内，人长期食用这种鱼、贝后引起甲基汞中毒。或用这样的水灌溉农作物，使生物体内甲基汞富集，再通过食物链进入人体导致损害。水俣病的典型症状和体征为肢端感觉麻木、中心视野缩小、运动失调、语言和听力障碍等。从1953年5月日本官方确认首例水俣病病例到1992年3月，日本共有2252人发病，死亡1043人。据报道，美国、加拿大、瑞典均有过类似中毒事件，我国松花江也发现过汞污染。

> **考点提示**
>
> 水俣病的概念及其发生原因。

2. 痛痛病　又称骨痛病，是以全身疼痛为临床特征的一种公害病。因长期食用含镉食物和饮水引起的慢性中毒。

该病最初发生在日本富山县神通川流域，因病人患病后全身非常疼痛，整日喊痛不止而得名。发病是由于神通川上游某铅锌矿厂开采和冶炼铅锌矿排放的含镉废水污染河水和农田，致使水稻和大豆中含镉量增加，食用含镉的食物而中毒。镉进入体后能长期贮存在全身各器官，主要蓄积在肝、肾，其次为脾、胰、甲状腺、肾上腺和睾丸。长期低浓度进入能引起大量蓄积，肾脏受损，肾小管萎缩，重吸收功能受阻，引起蛋白尿、糖尿、氨基酸尿，全身疼痛。该病一般潜伏期2～8年，多见于绝经期女性，男性少见。到1972年3月，日本痛痛病病人已超过280人，死亡34人，有100多人出现可疑症状。

此外，在生产环境中，由各种生产性毒物引起的慢性职业中毒更多见，如铅、汞、苯等生产性毒物引起的慢性中毒是我国职业病防治工作的重点。

三、远期危害

远期危害也称远期效应，是慢性中毒的一种特殊情况，其危害结果的表现时间更长，有的几十年才能在受害者身上出现症状，有的则是通过子孙后代才反映出来的，即遗传效应。环境污染物除侵犯一般器官组织，对接触人群当代或个体本身直接引起急、慢性危害外，更严重的是损伤人的遗传机制、诱导人类遗传物质的变化，引起人类基因库和遗传负荷改变，形成遗传性疾病，并可诱发肿瘤、畸胎和出生缺陷，则最终影响人类当代甚至子孙后代的健康。远期危害的影响综合表现为医学界和生物界所称的“三致”作用，即：致突变、致癌和致畸作用。

> **考点提示**
>
> “三致”作用的含义及其有害因素。

1. 致突变作用　致突变作用是环境因素诱发细胞遗传物质改变而导致的机体可遗传的变异机体。突变原因有尚未阐明的自然突变，但大多数指向环境因素引发的诱发突变。突变可分为两大类：染色体突变或畸变、基因突变。前者包括染色体数目和结构的异常，后者即指脱氧核糖核酸（DNA）分子上的损伤。突变是生物进化的基础，特别是低等动、植物，突变有着有利的一面，然而对人类这样由于长期进化所形成的高等动物，经过自然淘汰，只有那些有利的基因才被选择性地保留下来，由突变产生更有利的基因机会极少，所以一般认为致突变作用是一种对人体健康的损害作用。突变如发生在体细胞，则常导致体细胞的

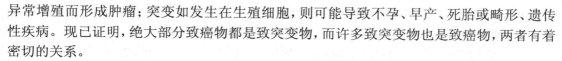

异常增殖而形成肿瘤；突变如发生在生殖细胞，则可能导致不孕、早产、死胎或畸形、遗传性疾病。现已证明，绝大部分致癌物都是致突变物，而许多致突变物也是致癌物，两者有着密切的关系。

环境中有许多因素能诱发突变，这种诱发突变的因素称为诱变原。最常见的诱变原有：

（1）化学诱变原：工业“三废”如烟尘中的苯并（a）芘等；工业毒物如苯、甲醛、铬等；食品添加剂如亚硝酸盐、某些人工甜味剂、着色剂等；农药如有机磷农药、有机氯农药、除草剂等，以及药物如烷化剂等抗癌药，都有诱变作用。化学诱变原在三大诱变原中数量最多，危害最大。目前已知的化学诱变原已有 2000 种以上，而人类疾病中约有 10% 表现有基因突变的影响。

（2）生物诱变原：主要是病毒（如麻疹、风疹、肝炎等病毒）感染可直接影响 DNA 代谢，引起基因突变。真菌和细菌虽不能直接引起突变，但它们的毒素或代谢产物可有诱变作用（如黄曲霉毒素等）。

（3）物理诱变原：α、β、γ 射线，X 射线、中子等电离辐射以及紫外线等都有很强的诱发突变作用，可导致基因突变，也有较强的致染色体畸变的作用。人体内的淋巴细胞和生殖细胞对紫外线的诱变作用也很敏感。

2. 致癌作用　大量调查表明，近年来恶性肿瘤发病率和死亡率持续上升，主要归咎于环境中的致癌因素及其相关的行为生活方式，如空气污染、吸烟、酗酒、饮食不合理等。环境因素引起正常细胞的恶性转化，异常增殖，并发展成肿瘤的过程称为致癌作用。对于肿瘤的病因学问题，至今虽尚未完全阐明，但有些学者认为人类癌症的 70%～80% 与环境因素有关。据估计环境致癌因素中，80%～90% 为化学物质所引起，病毒等生物因素引起的占 5%，放射性因素等物理因素引起的也占 5%。

（1）化学致癌物：人类在生活和生产过程中所接触的环境污染物，主要是化学性污染物，全世界已报道约有 1100 余种化学物质能引发实验动物产生肿瘤，通过流行病学调查证实对人类有致癌作用的达 30 多种，如砷、铬、镍及某些化合物，石棉、多环芳烃、乙 - 萘胺、联苯胺、4- 氨基联苯、苯、氯乙烯、己烯雌酚、黄曲霉毒素等。

（2）物理致癌因素：最主要的是电离辐射、紫外线和机械性刺激。各类电离辐射，不论 α、β、γ 和 X 射线或中子，体外或体内照射，在一定条件下都有可能诱发癌症。长期受强烈紫外线的照射，在皮肤暴露部位可以发生皮肤癌。此外，锐齿、龋齿、错牙等机械性与外伤性长期刺激，黑痣受摩擦，都有可能造成癌变。

（3）生物致癌因素：主要是某些病毒和真菌。在人类肿瘤中，鼻咽癌与 EB 病毒的关系比较肯定，单纯性疱疹Ⅱ型病毒与宫颈癌、乙型肝炎病毒和丙型肝炎病毒与原发性肝癌有关。

3. 致畸作用　环境因素作用于子宫内胚胎，使其发育缺陷形成畸形的过程。一般指引起胎儿形态结构上异常的作用称致畸作用，表现在胎儿体表四肢畸形和内脏器官缺陷。人类先天畸形的原因较为复杂，大多数畸形原因不明或认为是环境因素和遗传因素相互作用引起的。据估计，美国的新生儿畸形率约为 2%。我国新生儿的先天畸形率约为 1.28%，这还未包括先天性愚型病。因此，每年全国先天性畸形儿的数目相当可观。

致畸的因素有两大类：遗传因素和环境因素。先天性畸形的绝大多数是与染色体或基因异常有关，有人推测大约 10% 的先天性畸形与环境因素有关。人类胚胎在器官发育期对致畸物最敏感，称敏感期。人体各器官分化时间不同，各器官的敏感期也不尽相同，一般认为致畸的敏感期为妊娠的第3～8周（即胚胎期）。

常见的环境致畸物有：

（1）化学性致畸物：①有毒化学物质。如铅、甲基汞、磷、氯乙烯、2，4，5-T落叶剂等。例如，日本的水俣病流行区，有些母亲并无水俣病的症状，其婴儿却出现了先天性麻痹痴呆、小头怪胎或其他畸形，这是由于甲基汞能通过胎盘影响到胎儿的结果；美国在越南战争中曾使用过的2，4，5-T落叶剂，使撒布区域内孕妇的流产、死胎、死产和畸形儿的发生率增高。此外，也有报告氯乙烯污染和农药残留地区畸形儿同比增加，这些问题已引起了卫生学界的广泛关注。②药物。很多低分子药物尤其是抗生素药物、抗癌药物及激素类药物均可通过胎盘进入胎儿体内。西欧、日本等国于20世纪60年代初曾给孕妇服用药物沙利度胺（反应停）治疗呕吐，而发生8000多个“海豹短肢”畸形胎儿的事件。

（2）物理性致畸物：主要有X射线、γ射线、高频和超声波等。一般认为怀孕3个月内照射的危险性较大。例如，日本广岛、长崎市因受原子弹爆炸的影响，胎儿畸形率高达18.9%，出现白内障、小头症等。

（3）生物性致畸物：主要有病毒感染，如风疹病毒、埃可病毒、柯萨奇病毒，其中以风疹病毒对胎儿的危害最大，怀孕前3个月内（尤以第1个月末）感染风疹最易引起胎儿畸形。

四、非特异性损害

环境污染物对人类健康的损害除表现为上述特异性作用外，尚可出现一系列非特异性损害。表现为人体抵抗力降低，某些多发病、常见病的发病率增高，劳动能力下降等。环境有害因素只是此类疾病的诱因和加重因素，而非直接的致病因素。例如，流行病学资料表明，受二氧化碳污染严重地区的居民上呼吸道感染的患病率上升，接触含二氧化硅粉尘的人群患肺结核的概率也增高。非特异性损害的机制目前尚未完全阐明，可能与免疫抑制作用有关。

第三节　环境保护的基本措施

环境是人类共同的家园，人类必须依赖环境才能生存与发展。随着人口的增加、城市化进程加快和工业发展，环境压力日趋加重，“污染容易治理难”的后果将愈加深远，全球保护好环境的呼声愈加强烈。1972年我国就提出了“全面规划，合理布局，综合利用，化害为利，依靠群众，大家动手，保护环境，造福人民”环境保护工作方针，随后又将环境保护作为我国的基本国策。改革开放以来，相继颁布施行了《中华人民共和国环境保护法》、《中华人民共和国水污染防治法》、《中华人民共和国大气污染防治法》等29部环境保护方面的法律法规，还制定了《中国环境发展与十大对策》、《中国环境保护战略》、《中国环境保护21世纪议程》、《中国应对气候变化的政策与行动》等一系列政策、方案和计划。同时，加强国际和地区合作，签署了《联合国气候变化框架公约》等国际环境公约。我国在环境保护领域的防治原则，决定了我国的环保事业是推动经济社会和谐、科学、可持续发展的伟大事业，也是实现我国社会又好又快地发展，最终实现伟大复兴的“中国梦”的根本策略。因此，做好环境保护工作，要从以下几方面着手。

一、增强环境保护意识，加大环境监管力度

环境保护是我国的一项基本国策。环境保护，利国利民，人人有责，群防群治，齐抓共

管，要靠整个社会努力才能奏效。全社会各行各业、全体公民都应养成爱护环境、保护环境的良好习惯。学校、社区、家庭和个人都是环境保护的积极参与者、支持者、监督者，同破坏环境的不良行为与现象作斗争应成为每个公民自觉的行动和应尽的义务。为此，国家环保部于2001年12月31日前已在全国县级以上城市开通“12369”环保举报免费热线电话，采用先进的计算机自动受理系统，24小时接受群众的举报投诉和监督，及时处理环境违法案件，接受社会各界和广大人民群众的检验。

考点提示

环境保护的基本措施；“三同时”原则。

二、防治工业“三废”污染

由于工业“三废”是环境污染的主要来源，因此治理“三废”成为有效防止环境污染的主要措施。为此，应在工业企业设计和生产过程中采取有效措施，做到不排放、少排放，或者达标排放，使其达到国家颁布的工业“三废”排放标准和要求。基本措施主要有：

（一）合理布局工业企业

在选择厂址时，对排放有毒废气、废水的企业，按照城镇功能分区，应设在生活居住区常年主导风向的下风侧和水源的下游，工业区与居民区保持一定距离，并种植绿化带。居民区内，不准设立污染环境的工厂，已设立的要改造，少数危害严重的要搬迁。一切新建、扩建和改建企业和项目的防治污染措施，必须要与主体工程同时设计、同时施工、同时投产。

（二）改革工艺，综合利用

这是治理“三废”的根本性措施。采用无污染或低污染的原材料；改革生产工艺与流程，如无氰电镀新工艺替代过去含氰电镀，消除了含氰废水对环境的污染；大搞综合利用，将生产过程中排放的“三废”科学回收，综合利用，化害为利。如造纸厂排出的废液中可以回收大量的烧碱、脂肪酸和木质素等多种产品再次利用；石油化工厂排出的硫化氢和二氧化硫废气可以回收利用制成硫酸等。

（三）净化处理

对于暂时没有适当方法进行综合利用的“三废”，应采取经济有效的方法加以净化。常用的净化方法有：物理方法（如筛滤、沉淀等）、化学方法（如混凝沉淀、氧化、还原等）以及生物方法。近年来，利用微生物学方法处理废水的技术发展很快，自然界存在着大量微生物，其具有氧化分解有机物的巨大能力，利用微生物处理工业废水较化学法要经济实惠，应用它可去除废水中的有机污染物质，特别是在处理有机酚、氯化物等方面已取得很好的效果。

前沿知识

环保“4R”

环保“4R”是四个以“R”为首的环保守则，它们是：① reduction at the source——减少污染量，如买你真正需要的用品，减少包装从而减少垃圾量；② re-use——再使用，如把家里用过的塑料袋洗净后重复使用；③ recycling——再生，即把用过的物品经处理后成为新的产品，如再生纸、再生玻璃等；④ recovery of resources from waste——从垃圾中找回可利用的资源，如猪、牛等动物的排泄物可以制成肥料或燃料。环保“4R”的最终目的就是要减少污染，让地球永远保持干净，这是大家的责任，让我们一起加油吧。

三、预防农药污染

（一）合理使用农药，减少农药残留

农药是消灭害虫的有效药物，已经广泛应用于防治农林的病、虫、草害，在农业增产过程中起着重要的作用。但是在农村，使用农药品种多，用量大，缺乏必要的农药知识，不能科学施药，滥施乱用农药现象比较突出，造成大量农药残留，进而污染环境，危害健康。特别是一些有机氯农药（如六六六、DDT）和含铅、砷、汞等重金属制剂的农药，残留量大、时间长，造成危害更大。

因此，应大力研制和推广高效、低毒、低残留、高选择性农药，规范、科学、合理施用农药，严格执行可用、限用、禁用农药的范围和界限，执行一定间隔期，控制用量，降低农药残留。采取综合防治措施，将化学农药防治、生物防治（利用害虫天敌）和物理防治（如电离辐射使雄性绝育）等方法结合起来，联合或交替使用，不仅能减少化学农药的用量，还能更有效地防治病虫害，起事半功倍的效果。

（二）加强污水灌溉农田的卫生管理

利用城市及乡镇企业污水灌溉农田，既解决了城市污水的处理问题，又可为农业生产提供不可缺少的水和肥料。但是，如果用未经处理或处理不符合要求的含毒工业废水灌溉农田，则可能带来破坏土壤、污染地下水等不良后果，引发公害病，因此，应在引灌前进行预处理，使水质达到灌溉标准后才能使用。

此外，还应防止农药污染食品，防止食物霉变。已发现某些霉菌毒素具有致癌性，所以防止食品霉变具有重要意义。

四、防治生活“三废”污染

生活污染主要是生活“三废”，即垃圾、粪便、污水对环境的污染。垃圾是生活中经常性排放的固体废弃物，其中含有许多有用的物质，是可以回收利用的。例如，垃圾中的有机物是很好的有机肥料，粪便中富含氮、磷、钾等肥料，目前仍然是我国农业生产中重要的肥源之一。但是，垃圾和粪便中含有各种病原微生物和寄生虫卵，因此，在施用前必须进行无害化处理。

另外，特别提出的是医院等医疗卫生机构污水及垃圾的处理相当重要，必须要按照国家关于医疗垃圾收集、处理程序的有关法律法规进行。因为，医疗机构的污水和垃圾中含有大量的病原微生物和放射性废弃物，直接排入环境将会给人群健康带来更大损失，给疾病预防控制工作带来更大隐患。

五、防止噪声污染

凡是干扰人们休息、学习和工作的声音，即不需要的、使人厌烦的声音，都称为噪声。噪声主要来源有工业噪声、交通噪声、社会生活噪声等。噪声的强度用声级表示，单位为dB（A）（分贝、A 声级）。一般噪声级为 30～40dB（A）是比较安静的正常环境，超过 40～50dB（A）的噪声就会影响休息和睡眠，长期工作或生活在 85～90dB（A）以上的噪声环境里，会造成听力损伤，严重时可引起噪声性耳聋、爆震性聋。噪声还能导致其他疾病，如神经衰弱、高血压、消化性溃疡等。防止噪声污染的主要措施有：

（一）贯彻执行环境噪声排放标准

我国规定的环境噪声容许范围和城市区域环境噪声排放标准如表 3-1。表中理想值是

噪声无任何干扰，可作为高标准要求；最高值是容许有一定的干扰和危害，可作为低标准要求。

表 3-1 环境噪声容许范围 [单位：dB（A）]

人的活动	最高值	理想值
体力劳动（保护听力）	90	70
脑力劳动（保证语言清晰度）	60	40
睡眠	50	30

（二）控制噪声声源和防止噪声的传播

防止噪声最根本的措施是减少和减弱噪声源。工矿企业可用无声或低噪声的工艺和设备代替高噪声的工艺设备；交通噪声的控制关键在于控制汽车、摩托车、拖拉机等机动车的噪声，除加强交通管理控制噪声外，我国还规定生产各种机动车辆的噪声标准；生活噪声通过提高人们环保意识，维护社会公德，在居民住宅区、生活区强化对噪声源的管理，落实好公共卫生措施。

防止噪声的传播也是控制噪声的重要措施，如在产生声源的设备周围采取某些隔声装备，控制噪声的传播。此外，在交通干道两旁、工厂、施工现场周围建立隔声屏障，如利用植树造林合理配置绿化带来隔声，也是减轻噪声干扰的经济而有效的措施。

六、积极开发和利用清洁能源

考点提示

清洁能源的含义、类型和意义。

清洁能源，即绿色能源，是指不排放污染物的能源。它包括核能和“可再生能源”。可再生能源，是指在自然界中可以不断再生，永续利用，对环境无害或危害极小的能源。主要包括风能、太阳能、水能、生物质能、地热能、海洋能等非化学能源。可再生能源不存在能源耗竭的可能，因此，可再生能源的开发利用，日益受到许多国家的重视，尤其是能源短缺的国家。可再生能源具有资源分布广、利用潜力大、环境污染小、可永续利用等特点，是有利于人与自然和谐发展的重要能源。

拓展知识

近年全球可再生能源发展取得了明显成效，主要表现在：成本持续下降，市场份额不断扩大，其定位也开始由补充能源向替代常规能源的方向转化。2016 年全国两会政府工作报告中指出，重拳治理大气雾霾，提高清洁能源比重。我国地热资源丰富，有专家认为，在有条件的地区充分利用地热发电和供暖，可显著改善能源结构，有效缓解冬季霾污染的不利状况。

本章小结

按物质属性划分，环境要素分生物因素、化学因素和物理因素。正常情况下，人体和环境中的化学元素保持着动态平衡，但由于地质演变原因形成地壳元素的不均衡性，导致地球化学性疾病（地方病）的发生。其中影响面最大、危害最严重的是碘缺乏病。学习掌握碘缺乏病的发生原因、临床表现和防治措施，可以有效地预防和控制地方病；环境污染对健康的损害复杂多样，受人为等多种因素影响，可导致急性危害、慢性危害和远期危害。熟悉各种环境危害发生的原因，了解国内外各种环境污染危害事件，深刻认识"三致"作用的极大损害，对提高环境保护意识，充分开展环境保护工作极为重要。特别是大力开发和充分利用清洁能源，对维护人类共同家园、促进全民健康意义重大。

目标测试

一、最佳选择题

1. 下列不属于地方病的是
   A. 痛痛病
   B. 克山病
   C. 克汀病
   D. 地方性氟病
   E. 地方性甲状腺肿
2. 伦敦烟雾事件的起因是由于污染物（　　）而引起
   A. 急性作用
   B. 慢性作用
   C. 远期作用
   D. 富集作用
   E. 转化作用
3. 我国地方性氟中毒最主要的病区类型为
   A. 大气型
   B. 生活燃煤型
   C. 土壤型
   D. 饮水型
   E. 食物型
4. 光化学烟雾是一种混合物，其主要成分是
   A. SO_2、NO_2、醛类
   B. 硫酸盐、O_3、醛类
   C. O_3、醛类、过氧酰基硝酸酯
   D. 过氧酰基硝酸盐、硝酸盐、硫酸盐
   E. 醛类、过氧酰基硝酸酯、SO_2
5. 关于判断生物地球化学性疾病的说法，不正确的是
   A. 疾病发生有明显的地区性
   B. 与该地区某种化学元素之间关系密切
   C. 疾病的发生与地质中某种化学元素之间有明显的剂量-反应关系
   D. 疾病的发生在不同时间、地点、人群中有同样的相关性
   E. 受害人群广泛，易暴发流行
6. 下列关于氟中毒的论述中错误的是
   A. 发病有明显的性别差异
   B. 氟斑牙多见于恒牙

C. 从非病区搬入的居民比当地居民易患病
D. 氟骨症发病主要在成年人，发生率随着年龄增长而升高，且病情严重
E. 无论氟斑牙还是氟骨症，其发生率和病情均与氟摄入量呈正相关

7. 环境污染对人群健康的影响主要是
A. 急慢性中毒、三致作用
B. 慢性中毒、致癌作用
C. 急性中毒、亚急性中毒、慢性中毒
D. 致癌、致畸、致突变
E. 慢性中毒、致癌作用

8. 目前我国预防地方性甲状腺肿病最主要的措施是
A. 增加食物中蛋白质的比例
B. 提倡喝开水
C. 多吃海带
D. 供给碘化食盐
E. 改善居住条件

9. 碘缺乏病的流行特征，不正确的是
A. 山区患病率高于平原
B. 农村患病率高于城市
C. 内陆患病率高于沿海
D. 成年人的患病率男性多于女性
E. 青春期发病率高

10. 合理布局工业企业时，强调的“三同时”原则是指
A. 一切新建企业和项目的污染防护措施，必须要与主体工程同时设计、同时施工、同时投产
B. 一切新建、改建、扩建企业和项目的污染防护措施，必须要与主体工程同时设计、同时施工、同时投产
C. 一切新建、改建、扩建企业和项目的污染防护措施，必须要与主体工程同时设计、同时施工、同时建成
D. 所有企业和项目的污染防护措施，必须要与主体工程同时建设、同时投产、同时排污
E. 所有企业和项目的污染防护措施，必须要与主体工程同时设计、同时建设、同时投产

11. 地方性甲状腺肿的流行因素包括
A. 深井水
B. 河流下游多发
C. 青春期发病剧增
D. 男性患者多
E. 家族遗传

12. 全国统一的“环境污染举报”免费环保热线电话是
A. 12315
B. 12306
C. 12369
D. 12112
E. 12121

13. 突变发生在生殖细胞，结果不包括
A. 畸形
B. 早产
C. 肿瘤
D. 死胎
E. 遗传性疾病

14. 环境污染物对人体健康的非特异性损害不包括
  A. 常见病的发病率增加
  B. 人体抵抗力下降
  C. 公害病
  D. 多发病的发病率增加
  E. 劳动能力降低
15. 影响环境污染物毒性大小和毒作用的最主要因素是污染物的
  A. 理化性质
  B. 剂量或强度
  C. 化学结构
  D. 持续作用时间
  E. 联合作用

二、简答题

1. 构成人类自然环境的因素有哪些？各举两例。
2. 原生环境和次生环境有什么不同？
3. 环境污染物可通过哪些形式实现自净作用？
4. 以地方性甲状腺肿为例，谈谈地方病的防治方法有哪些？
5. 远期危害中所说的“三致”作用是什么？有哪些致病因素？
6. 环境保护的基本措施有哪些？

（马永林）

第四章　社会卫生策略

04章

学习目标

1. 掌握：人人享有卫生保健的概念、总目标、具体目标；我国新医改发展目标、基本原则和主要内容；新农合的概念、原则和意义；三级预防原则；社区卫生服务的概念、特点和内容。
2. 熟悉：我国的医药卫生改革；健康中国2020战略目标、原则和步骤；初级卫生保健的含义、原则、内容与实施。
3. 了解：全球卫生面临的主要问题和挑战；我国卫生服务体系存在的弊端；全球卫生政策；新型农村合作医疗制度的建立、意义和现状；我国的预防策略。

第一节　全球卫生策略

随着经济社会和科学技术的发展，各国之间的相互依存和交往与日增多。经济全球化时代，也影响着人类的疾病和社会卫生问题。从全球的角度出发，加强国际间的合作与交流，积极应对全球卫生面临的挑战，制定公平合理的全球卫生策略，对改善人类健康意义重大。

一、全球卫生面临的主要问题和挑战

前沿知识

全球卫生重点领域"千年发展目标"

2000年9月，在联合国千年首脑会议上，包括中国在内的189个国家领导人，在联合国总部就消除贫穷、饥饿、疾病、文盲、环境恶化和对妇女的歧视等问题，共同签署了《联合国千年宣言》，承诺在2015年之前实现有关消除贫困等8项千年发展目标。①消除绝对贫困和饥饿。将每日以不到1美元为生的人口比例减半，将挨饿人口比例减半。②普及小学教育。确保所有男童都能完成全部小学教育课程。③促进男女平等并赋予妇女权利。最好于2005年前在中小学教育中消除两性差异，并于2015年前消除各级教育中的两性差异。④降低儿童死亡率。将5岁以下儿童的死亡率降低2/3。⑤提高产妇健康。将产妇死亡率降低3/4。⑥防治艾滋病、疟疾和其他疾病，遏制并扭转这些疾病的

蔓延。⑦确保环境可持续能力。将可持续发展原则纳入国家政策和规划，扭转环境资源恶化趋势。⑧全球合作促进发展。这是一幅由全世界所有国家和主要发展机构，为满足最穷人需求共同展现的蓝图，是朝着实现人人享有卫生保健前进的重要里程碑。

全球推行初级卫生保健工作以来，世界各国通过不懈努力，推动经济发展，改善环境卫生和营养状态，全球卫生状况和国民健康得到很大改善，期望寿命增加了6～7年。但是，在国与国之间和一个国家内部，仍然存在着一定的贫富差距、性别差距、种族差异和政策差异，有些地区这种差距日益扩大，严重影响卫生的公平性。

2000年9月，在联合国大会上又签署了《联合国千年宣言》，确立了千年发展目标。在联合国发表的《2005年千年发展目标进展报告》中指出：目前全球极端贫困还有10亿，全球妇女和婴儿的死亡率也不理想。在发展中国家，只有57%的妇女在生育时有经过训练的人员接生，产妇死亡率高达4.5‰，5岁以下儿童死亡率降低很慢，按目前的发展速度，在2015将达不到5岁以下儿童死亡率降低2/3的目标，发展中国家还有约一半的儿童营养不良。在千年发展目标实施周期还有一半时，联合国发表的《2007年千年发展目标报告》中仍指出：非洲撒哈拉以南地区人口贫困率仍然高达41%，全球因艾滋病死亡的人数从2001年的220万人上升到2006年的290万人。《2007年世界卫生报告》呼吁全球要关注新型的和重现的传染病、食源性疾病、化学和放射事故以及实验室有害物质泄漏造成的事故等所构成的重要威胁，保障全球公共卫生安全。因此，当今世界全球卫生仍面临着巨大的挑战。

（一）慢性非传染性疾病威胁加重

当今世界，无论是发达国家还是发展中国家，慢性传染性疾病的发病率和死亡率均呈上升趋势，因此造成的疾病负担不断加重。据估计，2005全球慢性非传染性疾病导致的死亡人数达3500万人，占全球总死亡人数的60%，其中80%发生在低收入和中等收入国家，约1600万死于70岁以下。2005年心血管疾病的死亡人数有1700万。2004年在WHO第57届世界卫生大会通过的《饮食、体力活动与健康全球战略》决议中指出：目前全球有60%的死亡病例和47%的疾病负担是由慢性非传染性疾病引起的。

（二）传染性疾病的控制形势依然严峻

传染性疾病曾经严重威胁人类健康，也给人类带来过巨大灾难。20世纪经历的两次卫生革命，从一定程度上解决了传统传染病问题，有的被消灭，有的被控制，起码不死人了。但进入新世纪前后，全球出现了以艾滋病、非典型性肺炎（SARS）、甲型H1N1流感、禽流感等为代表的40种新型传染病，给人类健康和医学带来新的挑战，或是双重威胁。传染病仍是儿童死亡的最大威胁，5岁以下儿童死亡中有60%是由传染病引起。当前，世界各国面临多种传染病的威胁，全世界每年约有100万人死于疟疾，160万死于结核；2005年艾滋病造成310万人死亡，也成为15～59岁成年人主要死亡原因；2003年发生的SARS，全世界有30个国家和地区报告病例8422例，死亡916例，病死率近11%。

（三）人为伤害有增无减

目前，道路交通事故每年导致120万人死亡，受伤者达520万。而在道路交通事故死亡者中，45岁以下的占70%以上。据估计，如果不采取新的更有效的措施进行预防，今后20年道路交通事故死亡人数将增加65%。据世界卫生组织统计，2002年有87.5万人自杀，55万人死于凶杀，17万人死亡与战争有关。

（四）人口和环境压力

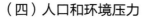

《2010 年世界人口状况报告》预测，到 2050 年，世界人口将超过 90 亿，人口过亿的国家将增至 17 个，印度将取代中国成为世界人口第一大国。报告显示，到 2050 年世界人口将增至 91.5 亿，比目前增加 22.41 亿。而同期老年人口将增加 300% 以上。老年人比例的上升将造成严重的社会负担，加之目前不断恶化的环境条件、营养不足及不健康行为，将会导致更多的慢性病的发生。对发展中国家来说，将面临传染病和慢性病的双重负担。

（五）人力资源危机

人力资源是卫生系统的核心要素，也是卫生事业发展的关键。2006 年世界卫生报告指出，世界卫生人力严重短缺，主要表现在：

1. 总量不足　全球大约缺少 240 万名医生、护士和助产士。短缺比例最大的是次撒哈拉非洲以南地区，而短缺数量最大的是东南亚地区。而由于贫困、劳务市场不完善以及公共资金不足等因素，这些地区往往是卫生人力短缺与卫生技术人员失业并存。

2. 分布不均衡　目前全球共有 5922 万全职医务人员，但分布很不均匀。每千人口中医务人员，非洲只有 2.3 人，大大低于世界平均数 9.3 人；而欧洲有 18.9 人，美洲则高达 24.8 人。美洲地区占全球疾病负担的 10%，医务人员却占 37%；而在非洲地区疾病负担占全球的 24%，但其医务人员只占全球的 3%。从城乡分布看，几乎所有的国家都存在卫生人力向城市集中而农村短缺的现象。在性别上也存在着严重的不平衡，70% 以上医生是男性，而 70% 以上的护士是女性。

3. 技术结构不合理　卫生队伍的综合技能方面也存在巨大差别。医务人员总数中，护士和医生的比例，非洲为近 8∶1，西太平洋地区为 1.5∶1。在国家间，加拿大和美国大约每个医生有 4 个护士，而在智利、秘鲁和墨西哥，每个医生不到 1 名护士。从专业来看，许多国家严重缺乏公共卫生专家和卫生保健管理人员。

二、全球卫生目标

1977 年，第 30 届世界卫生大会决定，WHO 各成员国政府的主要卫生目标是“2000 年人人享有卫生保健”（HFA/2000），即实现“2000 年使全世界全体人民都达到在社会和经济生活两方面富有成效的那种健康水平”的全球卫生战略目标。

（一）2000 年人人享有卫生保健的涵义

1978 年在哈萨克斯坦召开的国际初级卫生保健会议上发表了著名的《阿拉木图宣言》。1981 年第 34 届世界卫生大会通过了这一宣言，并要求各国行动起来，制定相应的国家卫生策略。其基本涵义是：到 2000 年，全世界所有人民都能享有基本的卫生保健服务，并且通过消除和控制影响健康的各种有害因素，使人们都能享有在社会和经济方面富有成效的那种健康水平，达到身体、精神、社会适应的完好状态。重点是让所有生活在发展中国家的人都能享受到最低限度的卫生保健服务。

人人享有卫生保健不是指医护人员将为世界上每一个人治愈全部疾病，也不是不再有人生病或成为残疾。而是指保健从工厂、社区、单位、家庭、学校开始，人们必须在工作和生活场所保持健康；能运用比现在更好的办法去预防，减少不可避免的疾病和伤残导致的痛苦，健康地进入成年和老年并安然地告别人世；公平地分配一切资源，使所有的个人和家庭能在可接受和提供的范围内通过充分参与，享受到基本的卫生保健服务；使人们明白疾病是不可避免的，自己有力量摆脱可以避免的疾病桎梏，创造自己及其家庭的健康幸福生活。

（二）21世纪人人享有卫生保健

自从WHO提出HFA/2000的全球战略目标以来，全球卫生状况和卫生服务得到了明显改善，然而，随着社会的发展和人类生存环境的改变，世界卫生组织仍面临诸如贫困、传染病、意外伤害、人口老龄化、城市化及环境污染等构成的巨大威胁，HFA/2000的目标难以如期实现。为了应对这种新挑战，WHO在1998年召开的第51届世界卫生大会上，发表了《21世纪人人享有卫生保健》宣言，实现全球卫生保健目标的期限顺延，确立了21世纪前20年人人享有卫生保健的全球重点和具体目标。并强调，人人享有卫生保健不是一个单一的、有限的目标，它是促使人民健康状况不断改善的过程。

1. 21世纪人人享有卫生保健的总目标　使全体人民增加期望寿命和提高生活质量；在国家之间和国家内部，改进卫生公平；使全体人民利用可持续发展的卫生系统提供的服务。

2. 21世纪人人享有卫生保健的具体目标

（1）卫生公平：到2005年，将在国家内和国家间使用卫生公平指数，作为促进和检测卫生公平的基础。最初将以测量儿童发育为基础来评价公平。

（2）生存指标：到2020年将实现世界会议上商定的孕妇死亡率100/10万，5岁以下儿童死亡率45%，出生期望寿命均在70岁以上。

（3）扭转主要流行病的上升趋势：到2020年，全世界疾病负担将极大减轻。这将通过实施降低结核、HIV/艾滋病、疟疾、烟草相关疾病和暴力/损伤等引发的发病率和残疾上升的疾病控制规划得以实现。

（4）根除和消灭某些疾病：到2010年，恰加斯病的传播将被阻断，麻风将被消灭。到2020年，麻疹、淋巴丝虫病、沙眼实现消灭。此外，维生素A和碘缺乏症将在2020年前实现消除。

（5）改造生存环境（水、环境、食品、住房）：到2020年，所有国家将通过部门间行动，在提供安全饮用水、适宜卫生的环境、数量充足和质量良好的食物及住房方面取得重大进展。

（6）健康促进：到2020年，所有国家将通过行政管理、经济、教育、组织和以社区为基础的综合规划，采纳有利健康的生活方式并积极管理和检测、减少有损健康的生活方式的战略。

（7）国家政策：到2005年，所有成员国将已经制定、实施和监测与人人享有卫生保健政策相一致的各项具体业务规范和运行机制。

（8）连续性：到2010年，全体人民将在其整个一生获得由基本公共卫生设施支持的综合、基本、优质卫生服务。

（9）信息监测：到2010年，将建立起适宜的全球和国家卫生信息监测、警报系统。

（10）卫生政策与体制研究：到2010年，在世界、区域和国家各级均要实施卫生政策和体制运作机制方面的研究。

三、全球卫生政策

（一）21世纪人人享有卫生保健的社会准则

人人享有卫生保健目标的实现，需要有强有力的社会准则和伦理，才能确保人人受益，这是全球卫生策略制定的行动纲领。其核心包括：

1. 健康权　健康是一项基本人权，既是全世界享有最高可能的一项社会目标，又是充分享有一切其他权利的前提，人人有权利、也有义务参与卫生保健计划的制订与实施，确保

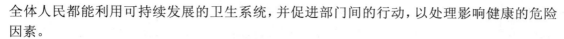

全体人民都能利用可持续发展的卫生系统，并促进部门间的行动，以处理影响健康的危险因素。

2. 公平性　根据人们需要来提供卫生服务，公平、合理分配卫生资源，实施以公平为导向的政策和策略，消除个体间、群体间、国家间卫生政策和支持性服务的不公平性、不合理性。

3. 伦理观　加强在卫生政策制定、科学研究和提供服务过程中的伦理性，用伦理原则指导人人享有卫生保健计划制订和实施的所有方面。

4. 政府责任　政府对人民健康负有责任，这种责任只能通过采取适当的卫生和其他社会措施来实现。实现目标不单只是卫生部门所承担的义务，整个国家的力量和重视才是实现这个目标的必要保证。

21 世纪人人享有卫生保健的卫生政策，充分体现了医学的社会化、卫生资源的公平分配、政府的责任、大众参与、各部门协作等基本方针。

（二）21 世纪人人享有卫生保健的实施策略

21 世纪人人享有卫生保健是 2000 年人人享有卫生保健的继续与发展，各国政府、相关组织机构和全体人民应共同采取行动。其基本实施策略是：

（1）将与贫困作斗争作为工作重点：全球范围内采取行动，包括增加对贫困国家及人民的支持、改善公共卫生基础设施和基本卫生服务、控制阻碍经济发展的疾病等。

（2）全方位促进健康：在包括家庭、学校、工厂在内的各种场所采取干预措施促进健康的生活方式和创造健康的生活环境。

（3）动员各部门合作：影响健康的因素具有多元性和最复杂性特点，有些因素单独依靠卫生部门无力控制，所有部门都应积极协调和参与，共同为健康服务。

第二节　我国卫生策略

一、我国卫生面临的主要问题和挑战

我国的卫生事业是为人民健康服务，为社会主义现代化建设服务的事业。新中国成立以来，特别是改革开放以来，党和政府始终把保护人民健康和生命安全放在重要位置，取得了令世人瞩目的成就，得到国际社会的广泛认可和赞誉。

20 世纪 90 年代以来，随着社会主义市场经济和改革开放的逐步深入，医疗卫生也逐步推入市场，社会力量办医也逐步扩大，政府投入水平逐年下降，政府监管责任缺位严重。我国的卫生保健工作出现了一些新的问题，甚至影响到健康的公平性。随着社会经济的发展，人们生活方式的改变，医疗卫生领域也出现了新情况、新问题，人群健康也受到了新威胁、新挑战。

（一）慢性非传染性疾病负担不容忽视

20 世纪后期以来，随着世界范围内传染性疾病逐步控制或消灭，以心脏病、高血压、恶性肿瘤为代表的慢性非传染性疾病接踵而来。特别在改革开放以后，随着我国社会经济的快速发展，城乡居民生活水平、饮食营养、环境状况等发生了实质性变化，尤其是人口城市化、老龄化和生活方式的变化等诸多因素，城乡居民健康行为和疾病模式也发生了变化。无论城乡，以恶性肿瘤、脑血管病、心脏病为代表的慢性非传染性疾病已排入我国前五位死

因。慢性非传染性疾病占我国人群死因构成已从1975年的43.1%上升至2003年的77.1%（农村74.5%、城市79.8%），每年约370万人因慢性非传染性疾病过早死亡。由此导致的高患病、高死亡、高致残以及带病生存，给人群和社会带来严重的经济负担。

（二）人口老龄化导致压力

人口老龄化是当今世界多数国家都面临的社会问题。我国老年人口规模较大，老龄化速度有所加快。2000年人口普查，我国65岁以上老年人已经占到总人口的7.1%，2010年上升到8.9%，2012年这一比重高达9.4%。我国老年人口增长快于总人口增长，由成年型向老年型人口过渡英国用了45年，瑞典用了85年，德国为45年，法国更是用了115年，而中国仅用了17年。而且我国是在生产力发展水平还不发达的条件下迎来人口老龄化。老年人的高慢性病率，多种慢性病并存，特殊的心理、养老和医疗保障等社会健康问题对卫生保健服务、卫生资源配置提出了新的挑战，对社会负担造成较大压力。

（三）我国现行医疗卫生服务体系存在的弊端

虽然我国的卫生事业发展取得了很大成就，但也清醒地看到，我国卫生改革与发展的目标还远未实现，制约卫生事业发展的体制性和结构性问题仍未能得到根本解决，医疗卫生领域也出现了一些新问题。随着我国老龄化进程的加快，卫生保健需求的增加及城市化、工业化引发的人口流动、环境污染和意外伤害等日益突出，使现行卫生服务体系的弊端暴露更加明显。

1. 卫生资源配置不合理　我国医疗卫生资源配置不合理，公共卫生体系建设长期滞后，存在“重城市轻农村、重治疗轻预防、重生理轻心理、重技术轻社会”的倾向，卫生资源配置呈“倒三角”型，导致人民群众看病难、看病贵、病愈看愈多、健康愈求愈难的被动局面。我国人口80%在农村，但农村拥有的医疗卫生资源仅占总数的20%。在城市，卫生资源过分向大医院集中，基层医院和社区卫生服务机构人、财、物等卫生资源相当匮乏。目前我国的经济发展水平和居民的承受能力，决定了我国的医疗保障体系走“低成本、广覆盖”的路子，应把提供预防保健与基本医疗卫生服务作为卫生事业发展的重点，从“上游”思考，从源头上控制疾病，这是最经济、最有效的卫生投资，才能取得最大的健康效益。

2. 公立医疗机构运行机制不合理　我国举办公立医疗机构的根本目的，是为人民群众提供安全、有效、方便、价廉的基本医疗服务。但由于政府投入不足，缺乏有效监管，长期以来公立医疗机构出现了过分市场化的倾向，趋利动机明显，过分追求机构的经济效益，淡化了公立医疗机构理应承担的社会功能和社会职责，形成了主要通过以药养医等补偿机制维持医院运行的现状，削弱了公立医院的公益属性。

3. 药品生产和流通秩序混乱　改革开放以后，在计划经济体制下构建的药品生产和流通体系被打破，市场经济体系下的药品生产和流通体系未能很好完善，导致一些企业在药品生产和流通过程中违规操作，虚高定价。并且，在医疗机构出现市场化倾向下，药品收入加成机制刺激了医院买卖贵重药、医生开大处方的不良倾向，更加推动药价虚高，加重了“看病贵”现象。

4. 卫生保障系统尚待健全　卫生保障体系是社会保障体系的重要组成部分，对维护社会的稳定与和谐具有重要意义。目前我国虽已初步建立了覆盖城镇居民的医疗保障体系，从2003年起，在农村开展了新型农村合作医疗，但总体来看，筹资力度有限，保障水平不高。

二、我国的医药卫生体制改革

（一）改革历程

我国医药卫生体制改革（简称“医改”）始于20世纪80年代末，为了解决计划经济体制下卫生事业发展存在的体制僵化、机制不活、供给短缺等弊端，引入了经济体制改革的思想，用企业改革的思路进行医改，将医药卫生推向市场。改革在扩大医药卫生服务总量、提高服务能力、调动医务人员积极性等方面取得了较好的成效。但也产生了许多负面效应，医疗机构过度追求经济利益、政府投入减少，使公立医院的公益性淡化。而受经济体制变革影响，农村合作医疗、劳保医疗、公费医疗等医疗保障制度受到冲击，健康的公平性问题突出，人民群众不断提高的健康需求和滞后的医疗卫生服务间问题突显，医患矛盾加剧。

1997年，中共中央、国务院出台了《中共中央、国务院关于卫生改革与发展的决定》，强调了卫生事业的公益属性。2000年，国务院颁布了《关于城镇医药卫生体制改革的指导意见》，在此期间，采取完善城镇职工基本医疗保险制度，启动新型农村合作医疗制度和大病救助制度等一系列举措，以期解决市场条件下卫生工作出现的诸多问题。但受多方面因素影响，问题未能得到很好解决，“看病难，看病贵”逐步成为群众反映强烈的社会问题。

2005年，国务院发展研究中心医改课题组关于“我国医改基本不成功”的结论，不仅在社会各界引起极大关注及激烈争论，也受到政府的高度重视。通过对近30年来的卫生改革进行了系统而客观的评价与反思，对一直以来众说纷纭的卫生改革目标进行了新的思考。

2006年9月，国务院开始研究深化医药卫生体制改革问题。2009年3月，《中共中央、国务院关于深化医药卫生体制改革的意见》（简称《意见》）、国务院《深化医药卫生体制改革近期重点实施方案（2009—2011）》正式颁布，拉开了新医改的序幕。新医改方案提出，到2020年基本建立覆盖城乡居民的基本医疗卫生制度。基本医疗卫生制度由公共卫生服务体系、医疗服务体系、医疗保障体系、药品供应保障体系四大体系组成，四位一体、相辅相成，配套建设、协调发展；首次确立基本公共卫生服务均等化目标，国家制定基本公共卫生服务项目，从2009年起逐步向城乡居民统一提供疾病预防控制、妇幼保健、健康教育等基本公共卫生服务，逐步缩小城乡居民基本公共卫生服务差距，力争让群众少生病；实施国家重大公共卫生服务项目，有效预防控制重大疾病及其危险因素，进一步提高突发重大公共卫生事件处置能力；从2009年开始四年内，实施加快推进基本医疗保障制度建设、初步建立国家基本药物制度、健全基层医疗卫生服务体系、促进基本公共卫生服务均等化和推进公立医院改革的五项改革。

为深入贯彻落实《中共中央、国务院关于深化医药卫生体制改革的意见》和《国务院关于印发“十二五”期间深化医药卫生体制改革规划暨实施方案的通知》精神，从我国国情出发，借鉴国际有益经验，着眼于实现人人享有基本医疗卫生服务的目标，着力解决人民群众最关心、最直接、最现实的利益问题。坚持公共医疗卫生的公益性质，坚持预防为主、以农村为重点、中西医并重的方针，实行政事分开、管办分开、医药分开、营利性和非营利性分开，强化政府责任和投入，完善国民健康政策，健全制度体系，加强监督管理，创新体制机制，鼓励社会参与，建设覆盖城乡居民的基本医疗卫生制度，不断提高全民健康水平，促进社会和谐。《意见》提出，以建设符合我国国情的基本医疗卫生制度为核心，坚持把基本医疗卫生制度作为公共产品向全民提供的核心理念，坚持保基本、强基层、建机制的基本原则，保持医改基本政策的连续性和稳定性，着力在加快健全全民医保体系、巩固完善基本药物制度和基层医疗卫生机构运行新机制、积极推进公立医院改革三个方面取得重点突破，统筹推进相关领域改革，保持医改良好势头，为实现“十二五”阶段性改革目标奠定坚实基础。

前沿知识

健康服务业发展目标

2013 年 9 月，国务院发布《关于促进健康服务业发展的若干意见》（国发[2013]40号）提出，到 2020 年，基本建立覆盖全生命周期、内涵丰富、结构合理的健康服务业体系，打造一批知名品牌和良性循环的健康服务产业集群，并形成一定的国际竞争力，基本满足广大人民群众的健康服务需求。健康服务业总规模达到 8 万亿元以上，成为推动经济社会持续发展的重要力量。发展目标包括：医疗服务能力大幅提升、健康管理与促进服务水平明显提高、健康保险服务进一步完善、健康服务相关支撑产业规模显著扩大、健康服务业发展环境不断优化。

2013 年 9 月，国务院《关于促进健康服务业发展的若干意见》提出，为实现人人享有基本医疗卫生服务的目标，满足人民群众不断增长的健康服务需求，全面深化医药卫生体制改革，要广泛动员社会力量，多措并举发展健康服务业。健康服务业以维护和促进人民群众身心健康为目标，主要包括医疗服务、健康管理与促进、健康保险以及相关服务，涉及药品、医疗器械、保健用品、保健食品、健身产品等支撑产业，覆盖面广，产业链长。加快发展健康服务业，是深化医改、改善民生、提升全民健康素质的必然要求，是进一步扩大内需、促进就业、转变经济发展方式的重要举措，对稳增长、调结构、促改革、惠民生，全面建成小康社会意义重大。

2016 年 3 月 16 日，第十二届全国人大四次会议通过的《中华人民共和国国民经济和社会发展第十三个五年规划纲要》，为确保 2020 年全面建成小康社会，实现第一个百年奋斗目标和中华民族伟大复兴的中国梦。针对未来五年全面深化医改和健康中国建设，提出了新的发展目标和重点任务。实行医疗、医保、医药联动，推进医药分开，建立健全覆盖城乡居民的基本医疗卫生制度；全面推进公立医院综合改革，坚持公益属性，破除逐利机制，降低运行成本，逐步取消药品加成，推进医疗服务价格改革，完善公立医院补偿机制；建立现代医院管理制度，落实公立医院独立法人地位，建立符合医疗卫生行业特点的人事薪酬制度；完善基本药物制度，深化药品、耗材流通体制改革，健全药品供应保障机制；鼓励社会力量兴办健康服务业，推进非营利性民营医院和公立医院同等待遇；强化全行业监管，提高医疗服务质量，保障医疗安全；优化从医环境，完善纠纷调节机制，构建和谐医患关系。“十三五”规划提出“推进健康中国建设”的 8 大措施中，有 7 项与医药产业发展息息相关，在深化医改体制、健全医保制度、完善医疗体系、加强疾病防治、强化保健服务、促进中药发展、保障药品安全等方面均明确了具体任务和目标。

2016 年 8 月 19 日至 20 日全国卫生与健康大会在北京召开，这是新世纪以来我国召开的第一次卫生与健康大会，也是在全面小康决胜阶段召开的一次重要大会。会议主题是：“没有全民健康，就没有全面小康”。习近平总书记发表重要讲话，他明确了卫生与健康工作在党和国家事业全局中的重要位置，深刻阐述了推进健康中国建设的重大意义、指导思想和决策部署，提出了保障人民健康的迫切任务和历史使命，为我们继续开拓中国特色卫生与健康事业指明了前进方向，是我国卫生与健康事业发展史上的里程碑。

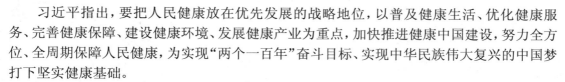

习近平指出，要把人民健康放在优先发展的战略地位，以普及健康生活、优化健康服务、完善健康保障、建设健康环境、发展健康产业为重点，加快推进健康中国建设，努力全方位、全周期保障人民健康，为实现“两个一百年”奋斗目标、实现中华民族伟大复兴的中国梦打下坚实健康基础。

（二）新医改的发展目标、基本原则和主要内容

1. 新医改的发展目标　《中共中央、国务院关于深化医药卫生体制改革的意见》指出，深化医药卫生体制改革的总体目标是：建立健全覆盖城乡居民的基本医疗卫生制度，为群众提供安全、有效、方便、价廉的医疗卫生服务。

到2011年，基本医疗保障制度全面覆盖城乡居民，基本药物制度初步建立，城乡基层医疗卫生服务体系进一步健全，基本公共卫生服务得到普及，公立医院改革试点取得突破，明显提高基本医疗卫生服务可及性，有效减轻居民就医费用负担，切实缓解“看病难、看病贵”问题。

到2020年，覆盖城乡居民的基本医疗卫生制度基本建立。普遍建立比较完善的公共卫生服务体系和医疗服务体系，比较健全的医疗保障体系，比较规范的药品供应保障体系，比较科学的医疗卫生机构管理体制和运行机制，形成多元办医格局，人人享有基本医疗卫生服务，基本适应人民群众多层次的医疗卫生需求，人民群众健康水平进一步提高。

2. 新医改的基本原则　新医改政策设计的基本思路是保基本、强基层、建机制、全民享有。在此思路下，应遵循的基本原则是：

（1）坚持以人为本，把维护人民健康权益放在第一位：强调医药卫生事业的公益性，把基本医疗卫生制度作为公共产品向全民提供，实现人人享有基本医疗卫生服务。

（2）坚持立足国情，建立具有中国特色的医药卫生体制：强调因地制宜，坚持基本医疗卫生服务水平与经济社会发展相协调。

（3）坚持公平和效率统一，政府主导与发挥市场机制作用相结合：强调政府在基本医疗卫生制度的责任，以维护公共医疗卫生的公益性，促进公平公正。但也注重发挥市场机制作用，动员社会力量参与，以提高医疗卫生运行效率、服务水平和质量。

（4）坚持统筹兼顾，把解决当前突出问题与完善制度体系结合起来：在明确总体改革方向目标和基本框架下，突出重点，分步实施，积极稳妥地推进改革。

3. 新医改的主要内容　新医改的主要内容被概括为“一个目标、四大体系和八项支撑”。

（1）一个目标：即新医改的总体发展目标。

（2）四大体系：为构建覆盖城乡居民的基本医疗卫生制度，需要完善的医药卫生四大体系。包括全面加强公共卫生服务体系建设，进一步完善医疗服务体系，加快建设医疗保障体系，建立健全药品供应保障体系等。四大体系相辅相成，应配套建设，协调发展。

（3）八大支撑：为保障医药卫生体系有效规范运行而需要完善的八方面的体制机制。主要包括建立协调统一的医药卫生管理体制、高效规范的医药卫生机构运行机制、政府主导的多元卫生投入机制、科学合理的医药价格形成机制、严格有效的医药卫生监管机制、可持续发展的医药卫生科技创新和人才保障机制、实用共享的医药卫生信息系统和健全的医药卫生法律制度。

新医改方案是我国当前改革发展的最新纲领性文件，对我国当前乃至未来相当长一段时间的卫生政策制定与卫生事业发展起到重要指导作用。医药卫生体制改革是一项复杂的

社会系统工程，涉及各方利益关系的调整，需要统筹兼顾、分阶段、有重点的协调推进，逐步落实。

三、健康中国 2020

为贯彻落实党的十七大提出的卫生改革发展任务，在 2008 年召开的全国卫生工作会议上，卫生部正式提出实施“健康中国 2020”战略。这一战略是从提出开始到 2020 年的卫生发展中长期规划，是提高全民族的健康素质、实现以“健康促小康”、以“小康保健康”的重要战略，是实现人人享有基本医疗卫生服务奋斗目标的重要内容。

（一）健康中国 2020 战略目标

1. 基本目标　针对人民群众最关心的健康问题和影响健康的危险因素，积极采取经济有效的干预措施和适当的卫生策略，努力提高全民健康水平。

2. 具体目标　10 个具体目标是：①国民主要健康指标进一步改善，到 2020 年，人均预期寿命达到 77 岁，5 岁以下儿童死亡率下降到 13‰，孕产妇死亡率降低到 20/10 万，减少地区间健康状况的差距；②完善卫生服务体系，提高卫生服务可及性和公平性；③健全医疗保障制度，减少居民疾病经济风险；④控制危险因素，遏止、扭转和减少慢性病的蔓延和健康危害；⑤强化传染病和地方病防控，降低感染性疾病危害；⑥加强监测与监管，保障食品药品安全；⑦依靠科技进步，适应医学模式的转变，实现重点前移、转化整合战略；⑧继承创新中医药，发挥中医药等我国传统医学在保障国民健康中的作用；⑨发展健康产业，满足多层次、多样化卫生服务需求；⑩履行政府职责，加大健康投入，到 2020 年，卫生总费用占 GDP 的比重达到 6.5%～7%，保障“健康中国 2020”战略目标实现。

（二）健康中国 2020 实施原则与步骤

1. 实施原则　以提高人民群众健康为目标，坚持预防为主，防治结合的方向，采用适宜技术，坚持中西医并重，以危害城乡居民健康的主要问题和健康危险因素为重点，通过健康促进和健康教育，坚持政府主导，动员全社会参与，努力促进人人享有基本医疗卫生服务。

2. 实施步骤　实现健康中国 2020 战略目标，要分三步走。第一步到 2010 年，制订和完善健康中国 2020 战略的规划，初步建立覆盖城乡居民的基本医疗卫生制度框架，实现《卫生事业发展“十一五”规划纲要 》规定的各项目标；第二步到 2015 年，继续落实健康中国 2020 战略的各个行动计划，使我国医疗卫生服务和保健水平进一步提高，人民群众获得卫生服务的方便性和公平性得到持续改善；第三步到 2020 年，建立起比较完善、覆盖城乡居民的基本医疗卫生制度，人民群众获得基本医疗卫生服务的权利得到充分保障，全民健康水平接近中等发达国家。

（三）健康中国 2020 支撑体系

实施健康中国 2020 战略，必须建立体制、投入、科技、人才、文化和国际合作等六大支撑体系。一是深化医药卫生体制改革，建立中国特色的医药卫生管理和运行体制，并将国民健康列为经济社会发展的一项重要指标；二是建立稳定的经费保障机制、投入增长机制和转移支付机制；三是坚持“科技兴卫”，建立健全医学科技创新体系、医学科研协作体系、卫生适宜技术推广体系、卫生科普宣传体系；四是立足“人才强卫”，建立健全卫生人才教育、培养、配置和评价体系，培育和造就一批又一批医德高尚、医术高超的优秀卫生人才；五是加强卫生职业道德和文化建设，坚持为人民健康服务的根本方向；六是加强国际交流合作，充分利用国际资源发展我国卫生事业，帮助不发达国家改善人民健康状况，展示负责任大国的形象。

（四）健康中国2020重点任务

健康中国2020战略确定了卫生事业优先领域筛选原则，提出针对重点人群、重大疾病及可控健康危险因素的三类优先领域，并提出了21项行动计划作为今后一个时期卫生工作的重点任务。21项行动计划包括：针对重点人群的母婴健康行动计划、改善贫困地区人群健康行动计划、职业健康行动计划；针对重大疾病的重点传染病控制行动计划、重点慢性病防控行动计划、伤害监测和干预行动计划；针对健康危险因素的环境与健康行动计划、食品安全行动计划、全民健康生活方式行动计划、减少烟草危害行动计划；促进卫生发展，实现"病有所医"的医疗卫生服务体系建设行动计划；卫生人力资源建设行动计划；强化基本医疗保险制度行动计划；促进合理用药行动计划；保障医疗安全行动计划；提高医疗卫生服务效率行动计划；公告安全和卫生应急行动计划；推动科技创新行动计划；国家健康信息系统行动计划；中医院等我国传统医学行动计划；发展健康产业行动计划。

前沿知识

"健康中国2030"

2016年8月26日，习近平总书记主持召开中共中央政治局会议，审议通过"健康中国2030"规划纲要。会议认为，编制和实施"健康中国2030"规划纲要是贯彻落实党的十八届五中全会精神、保障人民健康的重大举措，对全面建成小康社会、加快推进社会主义现代化具有重大意义。会议强调，"健康中国2030"规划纲要是今后15年推进健康中国建设的行动纲领。要坚持以人民为中心的发展思想，坚持正确的卫生与健康工作方针，坚持健康优先、改革创新、科学发展、公平公正的原则，以提高人民健康水平为核心，从广泛的健康影响因素入手，以普及健康生活、优化健康服务、完善健康保障、建设健康环境、发展健康产业为重点，把健康融入所有政策，全方位、全周期保障人民健康，大幅提高健康水平，显著改善健康公平。会议强调，各级党委和政府要增强责任感和紧迫感，把人民健康放在优先发展的战略地位，抓紧研究制定配套政策。

四、预防原则和预防策略

（一）三级预防原则

三级预防是预防医学工作中的基本原则和核心。随着健康观的演变，使预防贯穿于疾病的发生、发展、转化的全过程。在疾病的病前、病中和病后各个阶段采取相应的预防措施。使人们对健康的重视从"已病"提前到"未病"，真正做到"未病先防、已病防变、病后防复"。

1．一级预防　即病因预防，是预防医学的最终奋斗目标。针对病因（或健康危险因素）采取特异或非特异的预防措施，目的是使健康人免受致病因素的侵袭，防止疾病的发生。第一级预防是社会预防的主干，是预防的前沿，最为积极有效。主要通过采取改善环境和增进健康的各种措施以及特殊人群健康保护等预防手段。

2．二级预防　又称临床前期预防。针对疾病早期采取的有效措施，目的是防止疾病发展、恶化，促使疾病痊愈。主要措施是做好"三早"，即早发现、早诊断、早治疗，也包括普查、定期检查、高危人群的重点监护及专科门诊等。对传染病、职业病、恶性肿瘤等慢性疾病来说，第二级预防同样重要。

3．三级预防　也称临床预防。是着眼于康复，力求减轻疾病的不良后果，对患者采取积极有效的治疗措施，防止病情恶化、复发或转为慢性，防止病残，通过物理、药物、心理的手段促进身心早日康复。对已经丧失劳动能力或残疾者，通过康复治疗，尽量恢复或保留功能。其重要性在于使病人病而不残、残而不废，能自食其力或实现自我照顾，提高生存质量和社会价值，对个人、家庭、社会都有利。

三级预防在疾病的防治过程中是一个有机整体。不同类型的疾病其预防策略和措施应有所区别，有所侧重。对病因明确的疾病，特别是病变不可逆的疾病，一般以一级预防为主；对病因尚不够明确，一级预防效果尚难以确定的疾病，在做好一级预防的同时，重点做好二级预防；对所有已患病的中晚期病人，要重点做好三级预防，促使病人早日康复（表4-1）。

表4-1　疾病的三级预防原则

三级预防	目的	措施
一级预防	增进健康 特殊防护	健康教育，保护环境，合理营养，良好生活方式，体育锻炼，心理卫生等 预防接种，消除致病因素，较少健康危险因素，保护高危人群，提高免疫功能
二级预防	早期发现	定期体检，自我检查，早诊断，早治疗，防止转为慢性病或携带者
三级预防	防治病残 健康促进	防恶化伤残，防后遗症，防复发和转移等。功能恢复 心理康复、爱护病残教育

（二）预防策略

案例分析

扁鹊三兄弟的故事

春秋战国时期名医扁鹊，医术高超、医德高尚。有一次，魏文王问扁鹊："你们家三兄弟都精于医术，到底哪一位医术最好呢？"扁鹊回答说："大哥最好，二哥次之，我最差。"文王再问："那为什么你最出名呢？"扁鹊答说："我大哥治病，是治病于病情发作前。由于一般人不知道他事先已经铲除了病因，所以他的名气无法传出去，只有我们家的人才知道。我二哥治病，是治病于病情刚刚发作之时，一般人以为他只能治轻微的小病，所以他只在我们村子里才有名。而我扁鹊治病，是治病于病情严重之时，一般人看见的都是我在经脉上穿针管来放血、在皮肤上敷药等大手术，所以他们认为我的医术最高明，因此名气响遍全国。"文王连连点头称道："你说的好极了。"

小故事折射出大道理。

请问：1. 为什么说扁鹊最出名？

2. 该故事给我们的启发是什么？

每一种疾病的发生、发展都有本身的规律，掌握疾病形成和发展规律，才能做到有的放矢，获得预期效果。按照疾病的整个过程（发生、发展和结局），一般按以下四个阶段实施预防。

1．发病前期　从病因作用于机体到出现症状前的阶段。此阶段机体调动各种防御功能同病因作斗争，但未出现自觉症状。

2．发病早期　从疾病出现最初症状到出现该病的典型症状之前的阶段，此期内机体有较轻程度的损伤。

3．症状明显期　疾病典型症状出现后的一个阶段，临床上常以此期的典型症状和体征作为疾病的诊断和鉴别诊断的依据。此期机体损害明显，是治疗疾病的重要时期。

4．康复期　疾病的症状和体征逐渐消失，机体逐渐恢复正常功能。

当机体受到健康危险因素的侵袭时就有可能发病，若能早期发现并及时正确治疗，可以很快恢复健康。发病前期和发病早期采取的干预措施有健康促进、健康检查和一些特异性的保护措施。症状明显期做到早发现、早诊断、早治疗，争取尽快治愈。有些疾病还要做好康复期治疗和护理，消除病残，提高生活质量。

五、新型农村合作医疗制度

合作医疗制度创建于建国初期，先后经历了20世纪40年代的萌芽阶段、50年代的初创阶段、60～70年代的发展与鼎盛阶段、80年代的解体阶段和90年代以来的恢复和发展阶段。2003年1月，国务院转发了卫生部、财政部、农业部《关于建立新型合作医疗制度的意见》，逐步在全国范围内开展了新型农村合作医疗制度（简称“新农合”）试点。

（一）新型农村合作医疗制度的定义、目标和原则

1．定义　新型农村合作医疗制度是由政府组织、引导、支持，农民自愿参加，个人、集体和政府多方筹资，以大病统筹为主的农民互助共济制度。

2．目标　2007年要实现新农合制度覆盖全国80%以上的县（市、区）的目标。到2010年，实现在全国建立基本覆盖农村居民的新农合制度的目标，减轻农民因疾病带来的经济负担，提高农民健康水平。

3．原则

（1）自愿参加，多方筹资：以家庭为单位自愿参加新型农村合作医疗，按时足额缴纳合作医疗经费；乡（镇）、村集体要给予资金扶持；中央和地方各级财政每年要安排一定专项资金予以支持。

（2）以收定支，保障适度：要坚持以收定支、收支平衡的原则，既保证这项制度持续有效运行，又使农民能够享有最基本的医疗服务。

（3）先行试点，逐步推广：必须从实际出发，通过试点总结经验，不断完善，稳步发展。要随着农村社会经济的发展和农民收入的增加，逐步提高新型农村合作医疗制度的社会化程度和抗风险能力。

（二）建立新型农村合作医疗制度的意义

1．有利于保障农民享受基本医疗保健服务　全国第三次卫生服务调查结果显示，农村中应住院而没有住院的占30.3%，其中70%是由于经济困难；应就诊而未就诊的比例为45.8%，其中38.2%是由于经济困难。实施新型合作医疗，有利于引导农民合理分配健康投资，避免“小病抗、大病拖”，最终因病致贫或因病返贫；有利于引导农民合理利用卫生保健资源，促进农民及时、主动享受基本医疗保健服务，提高农村人群健康水平。

2．有利于缓解农村因病致贫，构建农村社会保障制度　我国处于社会主义初级阶段，农村人口众多，难以在短时间内建立覆盖全国城乡统一的社会保险制度。实行新农合制度，通过农民互助共济、共担风险，有助于缓解农村因病致贫、因病返贫的问题，构建“广覆盖”

的医疗保障制度。

3. 有利于推动农村卫生事业全面发展　农村三级医疗预防保健网、乡村医生队伍和合作医疗是农村卫生工作的三大支柱，三者之间相辅相成、共同促进。新农合制度的实施，有利于强化农村三级医疗预防保健网的内涵建设，稳定农村卫生技术人员队伍，使农村卫生工作步入良性循环，从根本上解决农村卫生工作面临的困难，促进农村卫生事业的可持续性健康发展。

4. 有利于促进农村经济发展　农村经济建设的核心是生产发展，而农民是农村社会生产力的主体，只有搞好农村卫生工作，才能有效保护农民健康，提高农村劳动力素质，促进农村生产力的发展。发展和完善新型合作医疗制度，可以有效保护农村生产力，保障农民身心健康，促进农村经济和社会的发展。

5. 有利于促进社会和谐稳定　新型合作医疗是党中央、国务院帮助农民抵御重大疾病风险，缓解农民"因病致贫、因病返贫"问题的重大举措，体现了党和政府对农民身体健康的关怀与爱护，加深了党和政府与农民群众的关系，促进了社会的和谐稳定。

（三）新型农村合作医疗制度的发展现状

新型农村合作医疗制度实施以来，在党中央、国务院的正确领导下，各地区、各部门通力合作，广大农民群众积极参与，试点工作积极稳妥地推进，并逐步在全国推广，覆盖面迅速扩大，取得了显著成效。全国参合人口从2003年的0.8亿增至2011年的8.32亿。新农合筹资力度逐年加大，医疗保障水平大幅提升。新农合人均筹资水平从2003年的30元提高到2011年的246元，受益人次数从2004年的0.76亿人次提高到2011年的13.15亿人次，政策范围内住院费用报销比例达到70%以上。2003年建立了新农合重大疾病保障机制和农村、城市医疗救助制度，2011年全国城乡医疗救助总人次达8887万，救助资金支出186.6亿元。2012年，实现新农合基本覆盖全国农村居民。

第三节　社区卫生服务

前沿知识

社区卫生服务是在社区层面为人们提供基本医疗卫生服务的一种模式，在西方发达国家已经形成了比较成熟的服务组织体系和服务模式。随着全社会医疗卫生服务形势和社会需求的改变，我国原有卫生服务体系已越来越不适应人们的健康需要。社区卫生服务的出现，形成现代较为理想的初级卫生保健模式，为解决当代医学与社会发展中的突出矛盾提供了新的途径。WHO认为，全球卫生服务要向"社区化"方向发展，社区卫生服务是改善全人类健康，特别是改善发展中国家贫困人群健康的一项根本措施。

一、社区和社区卫生服务的概念

1. 社区　20世纪30年代，我国著名社会学家费孝通先生将"社区"一词引入我国，并根据我国国情将其定义为：社区是若干社会群体（家族、氏族）或社会组织（机关、团体）聚集在某一地域里所形成的一个生活上相互关联的大集体。社区的构成包括共同的地理环境、生活服务设施、文化背景及生活方式、生活制度及管理机构四大要素。社区是构成社会的基本单位，是宏观社会的一个缩影，即微观社会。在我国，社区一般分为城市社区、农村社区和集镇社区三类。

2. 社区卫生服务　1999 年，中央十部委共同签发了实施社区卫生服务的纲领性文件，在《关于发展城市社区卫生服务的若干意见》的文件中指出：社区卫生服务是社区建设中的重要部分，是在政府领导、社区参与、上级卫生机构指导下，以基层卫生机构为主体，全科医师为骨干，合理使用社区卫生资源和适宜技术，以人的健康为中心，家庭为单位，社区为范围，需求为导向，以妇女、儿童、老年人、慢性病人、残疾人等为重点，以解决社区主要卫生问题、满足基本卫生服务需求为目的，融预防、医疗、保健、康复、健康教育及计划生育技术指导等为一体的，有效、经济、连续的基层卫生服务。

二、社区卫生服务的内容

2001 年，我国卫生部研究制定了《城市社区卫生服务基本工作内容（试行）》，概括起来，当前我国社区卫生服务的主要内容有：

1. 社区卫生诊断　在社区主要健康部门组织领导以及卫生行政部门的指导下，了解社区居民健康状况，针对社区主要健康问题，制订和实施社区卫生工作计划，建立居民家庭健康档案并进行计算机管理。

2. 健康教育和健康促进　针对社区主要健康问题，明确社区健康教育的重点对象、主要内容及适宜方式，在当地卫生部门和健康教育所的指导和帮助下，开展面向群众和个人的健康教育，指导社区居民纠正不利于身心健康的行为和生活方式，开设健康处方。配合开展免疫接种、预防性病和艾滋病、无偿献血、生殖健康、禁毒及控烟等宣传教育活动，积极开展社区健康促进活动。

3. 社区预防　开展传染病、地方病及寄生虫病的社区防治，执行法定传染病登记与报告制度，配合有关部门对传染源予以隔离以及对疫源地进行消毒；开展计划免疫等预防接种工作；开展健康指导、行为干预、重点慢性非传染性疾病的高危人群监测、对重点慢性非传染性疾病的患者实施规范化管理以及对恢复期病人进行随访；开展慢性病人社区系统管理和保健。

4. 社区保健　社区保健的重点是高危人群和脆弱群体，包括婴幼儿保健、妇女保健、老年保健、残疾人保健和精神卫生保健等。

5. 社区医疗　提供一般常见病、多发病和诊断明确的慢性病的医疗服务；提供家庭出诊、家庭护理、家庭病床等家庭医疗服务以及疑难病症的转诊、急危重症的现场紧急救护及转诊。

6. 社区康复　了解社区残疾人、智障人等功能障碍患者的基本情况和医疗康复需求，提供康复治疗和咨询。

7. 计划生育技术服务　指导夫妻双方避孕、节育，提供避孕药具以及相关咨询和技术指导。

8. 社区卫生管理　配合辖区所在地的卫生监督所、疾病预防控制中心和爱国卫生运动委员会等机构，做好食品卫生监督检查、环境保护和公共场所卫生管理。

三、社区卫生服务的对象

社区卫生服务面向整个社区，其服务对象为社区全体居民。

1. 健康人群　健康人群是社区卫生服务的主要对象之一。

2. 亚健康人群　亚健康是介于健康和疾病之间的中间状态。所谓的亚健康人群是指那些没有任何疾病或明显的疾病体征，但呈现出机体活力、反应能力及适应能力下降的人群。据有关调查表明：亚健康人群约占总人口的60%，故亚健康人群应成为社区卫生服务的重点对象。

3. 高危人群　高危人群是指明显存在某些有害健康因素的人群，其疾病发生的概率明显高于其他人群。高危人群包括高危家庭的成员和存在明显危险因素的人群。

4. 重点保健人群　重点保健人群是指由于各种原因需要得到特殊保健的人群，如妇女、儿童、老年人等。

5. 患病人群　社区患病人群主要由居家的各种疾病病人组成，包括常见病病人、慢性病病人等。

6. 残疾人群　社区残疾人群主要包括居家的、因损伤和疾病导致的功能障碍者或先天发育不良者。

四、社区卫生服务的特点

我国的社区卫生服务与医院服务相比，具有以下特点：

1. 公益性　社区卫生服务除基本医疗服务外，其他康复等服务均属于公共卫生服务范围。

2. 主动性　社区卫生服务以家庭为单位，以主动性服务、上门服务为主要服务方式服务于社区居民。

3. 全面性　社区卫生服务以社区全体居民为服务对象。除患病人群外，健康、亚健康、残疾人等人群均为社区卫生服务的对象。

4. 综合性　社区卫生服务是“六位一体”的服务。除基本医疗服务外，还包括预防、治疗、保健、康复、健康教育及计划生育技术指导等服务。

5. 连续性　社区卫生服务始于生命的准备阶段直至生命结束，覆盖生命的各个周期以及疾病发生、发展的全过程。社区卫生服务不因某一健康问题的解决而终止，而是根据生命各周期及疾病各阶段的特点及需求，提供具有针对性的服务。

6. 可及性　社区卫生服务将从服务内容、时间、价格及地点等方面更加贴近社区居民的需求。社区卫生服务以“六位一体”的综合服务内容、适宜的技术，位于社区居民附近，为社区居民提供基本医疗服务、基本药品，使社区居民不仅能承担得起这种服务，而且还使用方便。

拓展知识

我国社区卫生服务存在的主要问题

近年来，我国的社区卫生服务工作取得了一定的成绩，但也存在一些不容忽视的问题，主要表现在：

（1）各级政府公共卫生管理职能缺位：①各级政府职能意识不到位，对社区卫生服务认识不足；②政府投入严重不足；③中央社区卫生服务的相关政策落实不到位。

(2) 城市社区卫生服务功能不完善：根据卫生部门对社区卫生服务中心功能的定位，它包括预防、医疗、保健、康复、健康教育、计划生育等六项功能。但目前绝大部分中心只承担了简单的医疗服务，对其他的功能触及很少，造成健康教育流于形式，预防保健功能缺失，服务形式单一，服务质量下降等一系列问题。

(3) 城市社区卫生服务人才匮乏：我国目前社区卫生服务机构中只有25%的社区医生具有大学本科学历，人员素质不高，全科医生匮乏是现阶段的主要问题。

(4) 社区卫生服务机构自身定位问题：①竞争意识不明确；②服务意识不强。

(5) 城市社区卫生服务机制严重落后：①成熟的政策没有及时法律化；②缺少评价和监督机制。

五、我国发展社区卫生服务的指导思想、基本原则和工作目标

1. 指导思想 《国务院关于发展城市社区卫生服务的指导意见》明确指出，我国发展社区卫生服务：以邓小平理论和“三个代表”重要思想为指导，全面贯彻落实科学发展观，坚持为人民健康服务的方向，将发展社区卫生服务作为深化城市医疗卫生体制改革、有效解决城市居民看病难、看病贵问题的重要举措，作为构建新型城市卫生服务体系的基础，着力推进体制、机制创新，为居民提供安全、有效、便捷、经济的公共卫生服务和基本医疗服务。

2. 基本原则

(1) 坚持社区卫生服务的公益性质，注重公平、效率和可及性：社区卫生服务是社会公益事业，应坚持为人民服务的宗旨，以社会效益为主。要把满足居民的保健服务需求作为首要目标，为居民提供便捷、可及、经济，易于接受的卫生保健服务。

(2) 坚持政府主导，鼓励社会参与，多渠道发展：发展社区卫生服务是地方政府履行社会管理和公共服务职能的一项重要内容，地方政府要承担发展社区卫生服务的主要职责，应将发展社区卫生服务纳入国民经济和社会发展规划及区域卫生规划。应鼓励社会力量参与发展社区卫生服务，以满足社区居民不同层次的卫生保健需求。

(3) 坚持实行区域卫生规划，立足调整和利用现有卫生资源、辅以改扩建和新建，健全社区卫生服务网络：发展社区卫生服务的核心准则是公平、效率和效果，我国目前卫生资源布局和结构不尽合理，资源过分向大医院集中，而基层卫生保健机构资源短缺，有的甚至无法正常开展服务。因此，发展城市社区卫生服务应坚持实行区域卫生规划为先，充分利用社区已有的各种资源，避免重复建设，调整现有卫生资源和适当扩建和新建，逐步健全社区卫生服务网线。

(4) 坚持预防为主，公共卫生和基本医疗并重，中西医并重，防治结合综合服务：作为城市公共卫生服务体系的网底，社区卫生服务承担着大量的公共卫生服务任务，在实施社区卫生服务过程中，要强化预防保健职能，坚持公共卫生基本医疗并重，使两者协调发展，相互促进，不断促进社区居民健康水平的提高。中医药是祖国传统医学的瑰宝，中医药防病治病模式与全科医学服务模式有着异曲同工之妙，在社区推广中医中药服务有利于全科医学思维在社区的运用。实践证明预防保健是最具成本效益的，社区卫生服务应该积极引导居民建立健康的生活方式和行为习惯，注意合理营养，积极参加体育锻炼，做到无病防病，有病早治。

(5) 坚持以地方为主，因地制宜，探索创新，积极推进：我国幅员辽阔，各地社会经济发展水平有巨大差异，同时居民的生活方式、行为习惯以及主要卫生问题等也不尽相同。因此，发展社区卫生服务应坚持地方政府负责、因地制宜发展，探索建立符合本地实际的社区卫生服务发展模式。

3. 工作目标　到2010年，全国地级以上城市和有条件的县级市要建立比较完善的城市社区卫生服务体系。具体目标是：社区卫生服务机构设置合理，服务功能健全，人员素质较高，运行机制科学，监督管理规范，居民可以在社区享受到疾病预防等公共卫生服务和一般常见病、多发病的基本医疗服务。东中部地区地级以上城市和西部地区省会城市及有条件的地级市要加快发展，力争在2～3年内取得明显进展。

第四节　初级卫生保健

一、初级卫生保健的含义

初级卫生保健（PHC）是指最基本的、人人都能得到的、体现社会平等权利的、人民群众和政府都能负担得起的卫生保健服务。

为推动“2000年人人享有卫生保健”这一全球性卫生战略目标的实现，1978年世界卫生组织（WHO）和联合国儿童基金会（UNICEF）在哈萨克斯坦首都阿拉木图召开了国际初级卫生保健会议，并发表了著名的《阿拉木图宣言》。明确指出，推行PHC是实现HFA/2000目标的基本策略和基本途径。

初级卫生保健是一种基本的卫生保健，是国家卫生系统和社会经济发展的组成部分，是国家卫生系统的中心职能和主要环节，是个人、家庭和社区同国家卫生系统保持接触，使卫生保健深入人民生产和生活的第一步，也是整个卫生保健工作的第一要素。它依靠切实可行、学术可靠又受社会欢迎的方法和技术，能为广大群众普遍接受，并通过社区的个人和家庭积极参与而达到普及。其费用也是社区和国家依靠自力更生精神能够负担的。

各个国家根据本国的经济条件水平，在采纳PHC策略时有所不同。我国初级卫生保健的含义可以从以下几方面予以理解。第一，初级卫生保健是一种人人都能享有和参与的、费用能被国家和人民负担得起的卫生保健。第二，从技术上来看应当是切实可行的，学术上可靠的，为社会和社区的个人和家庭所乐于接受的卫生保健。第三，从卫生系统的角度看，初级卫生保健是为全体居民提供基本卫生服务的工作。第四，从政府部门的角度来看，初级卫生保健是各级政府的职责，是各级政府为人民服务，执政为民的具体体现，是各级政府组织有关部门和社会各界人士参与卫生保健的有效形式。第五，从社会发展的趋势看，初级卫生保健是社会经济发展的重要组成部分，同时是社会文明进步的体现。

由此可见，PHC是面向社会、面向广大民众、面向基层的一项卫生保健措施。PHC工作的开展和普及，将体现社会的公正，集中代表了广大人民群众的切实利益。初级卫生保健与社会经济发展相互促进，相得益彰。人民健康水平的提高将极大地促进社会经济的发展，加快国家现代化的进程。我国政府将把深化医药卫生体制改革，保障人民群众健康，提高人口素质，纳入社会经济发展总体目标，使卫生事业与经济发展同步增长。明确提出卫生工作特别是农村卫生以实施初级卫生保健规划为首要目标，带动卫生整体水平的提高。

二、初级卫生保健的基本内容

在HFA/2000的总目标下，PHC致力于解决社区居民的主要卫生问题。其主要内容涉及四个方面。

1. 健康教育和健康促进 通过健康教育和各种政策、法规、组织等环境的支持，促使人们自觉地采纳有益于健康的行为和生活方式，消除或减轻影响健康的危险因素，促进健康和提高生活质量。

2. 疾病预防和保健服务 采取积极有效的措施，预防各种疾病的发生、发展和流行。包括计划免疫接种、传染病防治、慢性病管理、公共卫生服务、健康检查、创建卫生城市（镇）等。保健服务是以优生优育、提高人口素质和提高生活质量为目标，进行妇女儿童和老年人保健系统管理和分类管理，以及育龄妇女的计划生育宣传和技术指导等。

3. 基本治疗 以一级医院（或社区卫生服务中心）为主，面向社区，通过设点、开设家庭病床、巡诊、转诊、会诊相结合，为社区的居民提供及时有效的初级医疗服务。一般包括急性病的治疗和护理、慢性病的连续性治疗和护理、接生和产科小手术、一般常见的外科处理和小手术、合理的会诊和双向转诊、精神病护理、临终关怀服务等。

4. 社区康复 对丧失了正常功能或功能上有缺陷的残疾者，通过设立家庭病床或社区康复点，采取医学和社会的综合措施，尽量恢复患者的功能，使他们重新获得生活、学习和参加社会活动的能力。

三、初级卫生保健的实施

1. 合理分配卫生资源 为全体人民都能有均等的机会享受基本的医疗保健服务。当前，除卫生事业投入不足外，卫生资源分配不合理是目前世界性的问题，它造成卫生资源不能得到有效的利用，浪费与匮乏并存。因此，必须从卫生资源可及性的角度出发，通过医疗卫生保健制度的改革，减少和纠正卫生资源分配不公现象，体现卫生保健制度的公平性。

2. 社区参与 从20世纪60年代以后，人们就已普遍认识到只有通过基层机构接触民众，医疗保健技术才能充分发挥作用。然而，发展基层卫生保健，并不仅仅是简单地将医疗机构搬到社区，各种预防、医疗和康复服务还必须通过社区个人和家庭的积极参与才能达到普及。此外，政府必须对其居民的健康负责，社会各部门须协调一致，对当地卫生保健活动进行管理和评价，保证初级卫生保健事业取得成功。

3. 预防为主 突出预防服务是初级卫生保健的显著特征。各国的实践均表明，预防服务是最经济有效、受益面最广的卫生服务，它有利于充分利用有限的卫生资源，提高全体人民的健康水平。

4. 适宜技术 指学术可靠，适合当地实际，使用方便，群众乐于接受，且费用低廉的方法、技术和设备的总称。适宜技术是实施初级卫生保健的重要基础，均等享受卫生服务要以适宜技术为依托。发展适宜技术不能脱离当地的实际卫生问题、文化习俗和经济水平。

5. 综合应用 仅仅通过扩展医疗服务是不能全面改善全人类的卫生状况的，获得健康的基础是要有较好的生活条件，满足个人生活中最基本和最低的生活要求，如营养、教育、饮用水供应和住房等，因此卫生部门必须与其他部门密切配合、相互支持。

本章小结

卫生事业是一项社会事业，也是全球性事业，必须紧紧依靠全球共同努力与合作。自20世纪70年代WHO提出人人享有卫生保健的全球卫生战略目标以来，全球各国制定了相应的卫生策略和目标，取得了一定成绩。但世界范围内卫生事业发展的能力和水平仍不平衡，甚至面临许多新问题和新挑战，我国也不例外。为此，WHO于20世纪末重新调整战略，提出21世纪人人享有卫生保健的目标。2009年以来，《中共中央、国务院关于深化医药卫生体制改革的意见》、国务院《关于促进健康服务业发展的若干意见》发布，明确了我国大力推行医药卫生改革和推动健康服务业发展的指导思想、目标、任务，并提出2020健康中国战略。实现战略目标的主要措施是实施初级卫生保健，把社区基本卫生服务作为公共产品向社会提供，贯彻三级预防原则和预防策略，为全面建成小康社会提供健康保障。

目标测试

一、名词解释

1. 人人享有卫生保健　2. 三级预防原则　3. 新型农村合作医疗制度
4. 社区卫生服务　5. 初级卫生保健

二、最佳选择题

1. WHO的战略目标是
   A. 人人享有健康　B. 消灭烈性传染病
   C. 人人享有公费医疗　D. 人人享有卫生保健
   E. 人人享有更好的营养
2. “有病防变”即指
   A. 第一级预防　B. 第二级预防
   C. 第三级预防　D. 临床前期预防
   E. 临床后期预防
3. 实现全球卫生战略目标，首先应开展
   A. 健康教育　B. 初级卫生保健
   C. 健康促进　D. 社区卫生保健
   E. 自我保健
4. 初级卫生保健的基本内容包括
   A. 促进健康　B. 预防保健
   C. 合理治疗　D. 社区康复
   E. 以上都是
5. 关于初级卫生保健，不正确的说法是
   A. 适宜、可靠的技术
   B. 费用是社区和国家都能负担得起的
   C. 社区和家庭都能普遍享受的

D. 只在发展中国家需要普及的
E. 属于基本卫生保健

6. 下列哪一个是实现“21世纪年人人享有卫生保健”目标最关键的措施
A. 发动整个社会广泛参与
B. 增加政府对初级卫生保健的投入
C. 实施初级卫生保健
D. 普及全民健康教育
E. 社区卫生服务

7. 我国政府认为，实现HFA/2000的关键是
A. 发展农村医疗卫生事业
B. 培训足够的全科医生
C. 向农村增加更多的医疗投资
D. 建立更多的医疗机构
E. 开展免费医疗与保健服务

8. 推进健康中国建设，要坚持把基本医疗卫生制度作为(　　)向全民提供
A. 公共产品　　B. 公共物品
C. 准公共产品　　D. 准公共物品
E. 公益产品

9. 目前，我国深化医改面临的新挑战，不包括
A. 医疗卫生的资源数量、质量、结构难以满足医疗卫生服务需求变化
B. 经济增长下行压力加大，各级财政收入增幅下降，保持政府对医改投入较大幅度的增长困难较大
C. 卫生体制与卫生发展方式转变之间的矛盾尚未得到根本解决
D. 深层次体制机制改革推进相对缓慢
E. 慢性非传染病带来的新威胁，给人群和社会带来严重的经济负担

10. 实施健康中国战略的重大意义是
A. 维护和促进国民健康
B. 为实现“两个一百年”宏伟目标提供健康支撑
C. 是稳增长、促改革、调结构、惠民生的必然要求
D. 促进“四个全面”战略布局落实，进一步推动深化医改
E. 以上都对

11. 提供基本公共卫生服务主体是
A. 疾控中心　　B. 社区卫生服务中心(站)
C. 妇幼保健院(站)　　D. 医院
E. 个体诊所

12. 我国深化医药卫生体制改革的总体目标是
A. 扩大基本医疗保障覆盖面
B. 建立健全覆盖城乡居民的基本医疗卫生制度，为群众提供安全、有效、方便、价廉的医疗卫生服务。
C. 建立国家基本药物制度

D. 加强医疗卫生队伍建设

E. 采取有效措施，努力提高全民健康水平

13. 我国从哪年开始实施新型农村合作医疗制度

A. 2000年　　B. 2001年

C. 2002年　　D. 2003年

E. 2008年

14. 社区卫生服务是一种注重团队合作的服务方式，应以哪一类人员为主体

A. 卫生行政管理者　　B. 社区管理干部

C. 全科医生和社区护士　　D. 各级卫生技术人员

E. 社区居民

15.《中共中央、国务院关于深化医药卫生体制改革的意见》颁布时间是

A. 2009年3月　　B. 2009年2月

C. 2010年3月　　D. 2010年2月

E. 2006年9月

三、判断题

1. 改革开放以来，不同时期的医改政策体现着经济社会发展的时代特征。

2. 健康需求的变化对医药卫生事业改革发展提出了新要求。

3. 从总体看，农村卫生工作仍比较薄弱，仍然是我国卫生工作的重点。

4. 新一轮医改以来，城乡居民对医疗卫生服务满意度不断提升，“看病难、看病贵”的矛盾基本解决。

5. 深化医改取得的成效并不包括商业健康保险的发展。

6. 目前，我国全民医保体系基本建立。

7. 新一轮医改以来，公立医院改革步伐明显加快。

8. 目前，我国卫生体制与卫生发展方式转变之间的矛盾已经得到根本解决。

9. 到2020年，建立健全覆盖城乡居民的基本医疗卫生制度是健康中国战略的主要目标之一。

10. 推进健康中国建设，婴幼儿死亡率和孕产妇死亡率进一步降低，主要健康指标达到发达国家水平。

四、简答题

1. 我国深化医药卫生体制改革的总体目标、阶段性目标是什么？

2. 什么是“健康中国2020”？如何实施？

（马永林）

第五章　饮用水卫生

05章

学习目标

1. 掌握：水体污染来源及危害；饮用水的基本卫生要求及卫生评价指标。
2. 熟悉：水的净化和消毒；水源选择的基本卫生要求。
3. 了解：水与人类的关系；水源的卫生防护。

水是生命之源，没有水就没有生命，地球上所有生物体中的化学反应都是以水为基础进行的。人体组成大部分是水，人类能因水而生存亦可因水而灭亡。作为人类赖以生存的物质基础之一，水的重要性不言而喻。然而，人类的饮用水资源正在遭受着日趋严重的污染，对人类的生存和健康产生日趋严重的威胁。目前，因各种水污染而导致的环境问题、健康问题层出不穷。为了人类发展和健康，我们应该加强环境保护，控制各类污染，以保证水资源的可持续利用。

前沿知识

世界卫生组织《饮用水中的营养》论文集指出，纯净水的摄入不仅不能帮助身体获取矿物质，反倒增加身体的钠、钾、钙、镁等矿物质排出。长期饮用缺乏矿物元素的水会带来以下风险：直接影响肠道黏膜、新陈代谢和矿物质动态平衡等人体功能；影响钙和镁的摄入；影响其他必需元素和微量元素的摄入；增加饮食中摄入有毒金属元素可能性；增加心脑血管病的风险。

专家提醒：长期饮用纯净水，不利于人体健康，人们感到疲劳、虚弱和头痛、肌肉痉挛或者心律不齐。上述症状，都可能是每天饮用大量纯净水，体内缺乏必要的电解质所致。

第一节　水与人类的关系

众所周知，人如果严重缺水就会导致脱水、休克，而如果连续三天不摄入水就会导致死亡。个体尚且如此，对于整个人类社会，水的影响作用更是不可小觑。水与人类的发展有着什么不可分割的关系呢？

一、水对生命的起源和发展的意义

自古以来，人类就和水结下了不解之缘。在远古时期，我们的祖先为取水之便栖居江河两岸、湖泊周围，在今天这种现象还普遍存在。古代四大文明就是证明水与人类文明的发展密切相关的最好例证。

水在地球上分布很广泛，约占地球总面积的70%，总储水量为$138.6\times10^8m^3$。地球上的淡水总量仅为$3.5\times10^8m^3$，且分布不均匀。我国人均水资源约为世界人均水资源的1/4，是全球人均水资源最贫乏的国家之一，全国有40个城市为贫水危机城市。工业废水和生活污水造成的水体污染已严重威胁水资源的质量，加剧了水资源的紧缺。如不及时采取有效措施，水环境污染将导致水资源枯竭，严重影响经济发展和人民生活。

总之，水不仅是构成机体的重要成分，也是一切生命过程必需的基本物质，在人类生活和一切生产活动中具有极其重要的作用。

二、水是人体重要的组成成分

水是人体重要的生命物质之一，含量居所有物质之首。随着年龄增加，人体水含量会逐渐减少。胚胎期水含量可达98%，新生儿平均为80%，到10～16岁以后，逐渐达到成人水平，成人体内水分含量达到体重的65%左右。60岁以上的男性含水量为50%，女性约45%。因此，正常成人平均一日需水量为2～3L。

水分布在身体各种组织内，维持人体细胞生理活动。血液、泪液和汗液中含水量均在90%以上，其中，脑髓含水73%，血液含水81%，肌肉、心脏、肝脏、肾脏、肺脏、脾脏内含水量在60%～80%之间，即使最硬的骨头也含有20%左右的水。对自愿接受试验者和灾害幸存者的调查结果表明：只喝水不吃饭，可存活20天以上；而如果连续3天不喝水就会因机体严重缺水导致脱水、休克甚至死亡。

三、水对人体正常生理活动的作用

水是一切生物生存的必要条件，在无水环境中，人体正常生理活动及代谢均不能进行。水不仅是人体组织中不可缺少的成分，还有帮助血液流动、调节体温、营养物质消化吸收等多种功能。

1. 水参与人体内新陈代谢的全过程　体内氧化、还原、合成、分解等反应均需在溶液中进行，水还参与水解、水化、加水脱氢等重要反应；如果体内没有水，则一切生物化学反应都不能进行，也不可能有物质代谢。

2. 水是良好的溶剂　水能使许多物质溶解，有利于营养物质及代谢产物的运输。生命代谢的大多数营养素、激素和酶等都依赖水输送。体内代谢产物二氧化碳、尿素、尿酸等废物也靠血液送到肾脏，随尿排出体外；少数废物从汗液中排出。这些代谢活动都离不开水，水能使一切生命活动得以顺利进行。

3. 水对调节人体体温起着重要作用　水的比热大，能吸收代谢过程中产生的大量热量而使体温不致升高，水的蒸发焓也大。故水能维持产热与散热的平衡，对体温调节起重要作用。体内各种细胞在水的帮助下，利用氧气代谢分解生热营养素，放出热能。在高热时多喝水，可冲淡细菌毒素和体内代谢产物，增加尿量，加速细菌毒素和代谢废物排泄；同时，血液流量增加，通过出汗使体温恢复正常。

4. 维持消化吸收功能　食物进入胃肠道后，必须依靠消化器官分泌消化液，包括胃液、胰液、肠液、胆汁等作用，才能进行消化吸收，而消化液中的水分高达90%。

5. 润滑作用　如唾液有助于食物吞咽，泪液有助于眼球转动，滑液有助关节活动等。

6. 结合水的作用　体内还有部分水与蛋白质、黏多糖和磷脂等结合，称为结合水。例如，心肌>9%，其中大部分以结合水的形式存在，并无流动性，这就是使心肌成为坚实有力的舒缩性组织的条件之一。

总之，人体的生命活动可以说是围绕水进行的，水对于人的重要性也就在此。人体的老化就是丧失水分的过程。造成老年人体内水分少的原因是老年人的脂肪组织比率增大。年轻人体重中15%是脂肪，而老年人体内的脂肪则增至30%。由于水分无法进入到人体的脂肪中，老年人体内的水分自然就少了。随着年龄的增长，细胞内的水分会逐渐减少，年轻人细胞内的水分占42%，而老年人细胞内的水分只占33%。

第二节　水体污染及卫生评价

人靠吃饭、饮水、吃水果和蔬菜等不断从外界获得水。水中的污染物，即使极其微量，也可能在人体内存在，并不断积累富集，从而对人体健康产生有害的作用。这与现在人群中某些慢性病不断增加有着不可忽视的关系。我们必须清楚，水是流动的，一处饮用水水源受到污染，也会使别处的水源受到污染，从而对饮用者个人和社会造成显著的、长期的影响。

一、水体污染概述

（一）水体污染的概念

案例分析

2007年5月29日，江苏省某市城区大批市民家中自来水水质突然发生变化，并伴有难闻的气味，无法正常饮用，市民纷纷抢购纯净水和面包。尽管自来水公司已经采取了所有能够使用的过滤和净化手段，几乎不计成本，但还是难以从根本上除掉臭味。事件调查显示：入夏以来，该市区域内的太湖水位出现50年以来最低水位，加上天气连续高温少雨，太湖水富营养化较重，诸多因素导致蓝藻提前暴发，影响了自来水水源地水质。

请问：1. 导致此次事件发生的原因是什么？

2. 如何预防此类事件的发生？

水体污染是指人类活动排放的污染物进入水体后，超过了水体的自净能力，使水体底质的理化特性和水环境中的生物特性、种群及组成等发生改变，从而影响水的使用价值，造成水质恶化，甚至危害人体健康或破坏生态环境的现象。引起水体污染的污染物主要来自人类的生活和生产活动。

（二）水体污染的来源

工业“三废”和生活污水的排放是水体污染的主要原因。根据污染原因，水体污染可来自人类生产、生活等各个方面。

1. 生产性污染　主要来自工业、农业和畜牧业生产。工业生产领域主要是工业“三废，特别是工业垃圾和废水的不合理排放，通过各种途径进入水体，对人类健康造成直接、间接或潜在的有害影响。水体中的无机污染物主要有汞、镉、铅、砷、铬、氮、磷、氰化物；

有机污染物主要有酚类、苯类、卤烃类化合物和油类等。水体遭受有害化学物质污染后，通过饮水或食物可使人群发生急性或慢性中毒。有些污染物虽然对人体不产生直接危害，但可以改变水的感官性状，使水质恶化，妨碍水体的正常利用。如水体污染引发的富营养化现象。

由于占优势藻类的颜色不同，故水面上可呈现绿色、蓝色、红色、棕色、乳白色等。红藻多见于海洋，主要因氮污染造成；蓝藻多见于淡水，主要因大量的磷污染而滋生。这种现象出现在江河湖泊中称为水华，出现在海湾中称为赤潮。

拓展知识

富营养化

富营养化是指含有大量氮、磷等营养物质的污水进入湖泊、河流、海湾等缓流水体，引起藻类及其他浮游生物迅速繁殖，水体溶解氧量下降，水质恶化，鱼类及其他生物大量死亡的现象。

来自农业生产领域的主要是农药、化肥问题，由于农药、化肥经营、管理不规范，在农业生产、仓储中施肥、施药不合理，违反操作流程和用药量、用药范围，造成农药残留过大，在土壤和地下水中造成有害物质的慢性蓄积，最终影响到人体健康。

某些行业（制革、屠宰业）的工业废水、医院污水和生活污水排入水体后，其中所含的病原微生物污染了水体，可造成介水传染病的流行。

2. 生活性污染　日常生活中，人类为保持个人和生活环境卫生，以及从事各类活动时将有害物质排入环境。如生活中排放的垃圾、污水和粪便，简称生活“三废”。人们洗澡、洗衣以及洗涤各类生活用品排放的污水，有高浓度的致病菌和病毒，进入环境后有很强的存活力和繁殖能力；医疗卫生机构排放的生活污水，腐化能力强，致病因素多，有很大危害性，应注意管理和防范；粪便、垃圾污染主要是因长期在地面堆放，经土壤吸收进入地下水，或者雨水冲刷流入水源引起。

3. 其他污染　如热污染、放射性污染等物理性污染，以及粪便、垃圾对水源的污染。热污染是工业企业向水体排放高温废水所致，由于水温升高，使化学反应和生化反应速度加快，水中溶解氧减少影响水中鱼类和生物的生存和繁殖；放射性污染主要来自核动力工厂排放的冷却水、向海洋投弃的放射性废物、核爆炸的散落物、核动力船舶事故泄漏的核燃料等。放射性污染物可附着在生物体表面，也可在生物体内蓄积。

（三）水体污染对健康的危害

1. 生物性危害　最常见的危害是引起介水传染病的流行。介水传染病指通过饮用或接触受病原体污染的水，或食用被这种水污染的食物而传播的疾病，又称水性传染病或肠道性传染病。水中的病原体有三类，即致病菌、病毒及寄生原虫和蠕虫。最易引发的生物性疾病有伤寒、痢疾、霍乱、病毒性肝炎等肠道传染病以及血吸虫病、贾第鞭毛虫病等寄生虫病。其流行原因有二：一是水源水受病原体污染后，未经妥善处理和消毒即供居民饮用；二是处理后的饮用水在输配水和贮水过程中，由于管道渗漏、出现负压等原因，重新被病原体污染。

考点提示

水体污染的来源及其对健康的危害。

拓展知识

常见介水传染病的种类及其传播方式

现行的《中华人民共和国传染病防治法》第三条规定的传染病有39种，其中介水传染病有8种，即甲类传染病中的霍乱；乙类传染病中的病毒性肝炎（其中甲型肝炎、戊型肝炎为介水传染病）、脊髓灰质炎、细菌性和阿米巴性痢疾、伤寒和副伤寒、钩端螺旋体病、血吸虫病；丙类传染病中的感染性腹泻病。上述8种法定介水传染病中，钩端螺旋体病和血吸虫病主要通过皮肤接触含病原体的水而被感染；其他6种介水传染病主要经口摄入含病原体的水而被感染。

介水传染病的流行特点表现为：①水源一次大量污染后，可出现暴发性流行，绝大多数病例的发病日期集中在该病最短和最长潜伏期之间。但如水源经常受污染，则病例可终年不断。②病例的分布与供水范围一致，绝大多数患者都有饮用同一水源的历史。③一旦对污染源采用治理措施，加强饮用水的净化和消毒，疾病的流行能迅速得到控制。

介水传染病的流行来势凶猛，波及面广，目前，不管是发达国家还是发展中国家，介水传染病一直没有得到完全的控制。根据WHO的调查报告，在发展中国家，每年因介水传染病而死亡的人数达500万。联合国发展规划署在《2015年人类发展报告》中指出，全球目前有超过45亿人尚未获得水质良好的饮用水，每年有百万儿童死于不洁净用水引发的腹泻。我国介水传染病的暴发流行也较严重，近几十年来暴发流行数百起，多由井水污染引起。其次是河水、沟水、渠水。近年来，介水传染病在我国病因构成比的位次上虽然有所降低，但其流行仍较普遍，有时还相当严重。

2. 化学性危害　水中危害较大的有机污染物有酚类化合物、苯类化合物、卤烃类化合物、B(a)P、农药等；无机污染物主要包括汞、镉、铅、铬及砷等重金属，氰化物和氟化物等。现将较常见的化学污染物及其危害列举如下。

（1）汞：人类活动造成水体汞污染，主要来自氯碱、塑料、电池、电子等工业排放的废水。污染水体的汞、特别是底泥中的汞，不论呈何种形态，都会直接或间接地在微生物的作用下可被甲基化形成甲基汞或二甲基汞，后者毒性较无机汞增大许多倍，更易为生物体吸收，并可通过食物链在生物体内逐渐富集，致使某些水生生物体内汞含量达到使人产生中毒的水平。日本熊本县水俣湾地区发生的水俣病就是众所周知的当地居民长期食用该流域中含甲基汞甚高的鱼贝类而引起的一种公害病。

甲基汞通过生物体表（皮肤、黏膜及鱼的鳃等）、呼吸道和消化道吸收。呼吸道和消化道吸收率为95%～100%（无机汞为5%）。经吸收进入血液后，被红细胞膜的脂类吸收而侵入红细胞与血红蛋白的巯基结合，随着血流通过血脑屏障侵入脑组织。甲基汞随血流透过胎盘组织，侵入胎儿的脑组织，从而对胎儿脑细胞造成更为广泛的损害。调查报告指出，甲基汞污染区的畸胎率及染色体畸变率增加。甲基汞自体内排出很慢，生物半减期较长，全身平均约为70天，脑组织则为180～245天。甲基汞对神经系统的损害是不可逆的，可产生严重的中枢神经系统中毒症状。

（2）铬：铬广泛存在于自然环境中。地面水中含铬平均约0.05～0.5μg/L，铬及其化合物在工业生产中的应用较为广泛。电镀、制革、铬铁冶炼以及耐火材料、颜料和化工等生产中，均有含铬废水和废渣排出。含铬的工业废水和废渣是污染水体的主要来源。

铬通常有六价铬和三价铬两种形式，其中以六价铬毒性最大，对人的致死剂量约为5g。它可干扰多种重要酶的活性，影响物质的氧化还原和水解过程，并能与核酸、核蛋白结合，还可能诱发癌。关于铬致癌机制，有一些推断，认为六价铬渗入细胞内，与细胞内大分子如蛋白质或核酸等结合，从而造成遗传密码发生改变，进而引起突变乃至癌变。铬中毒主要是由六价铬引起。饮用含铬量高的水时，对消化道可有刺激或腐蚀作用，表现有恶心、呕吐、腹痛、腹泻、血便以致脱水；同时可伴有头痛、头晕、烦躁不安、呼吸急促、口唇指甲青紫、脉速，甚至少尿或无尿等严重中毒现象。

（3）氰化物：根据性质分为无机和有机氰化物两类。无机氰化物主要是氰氢酸及其盐类氰化钠、氰化钾等。有机氰化物（腈）主要有丙烯腈和乙腈等。氰化物在工业中应用很广，如炼焦、电镀、选矿、染料、化工、医药和塑料等工业中均用到氰化物，其废水可导致水源污染。

氰化物污染水体引起人群、家畜及鱼类急性中毒的事例，国内外均有报道。长期饮用被氰化物污染的水（浓度大于0.14mg/L）可出现头痛、头昏、心悸等症状。摄入体内的氰化物，可与硫代硫酸盐在酶促下生成硫氰化物，后者在体内过量蓄积时，能抑制甲状腺激素的合成，造成甲状腺功能低下，使甲状腺增生、肿大。

（4）酚类化合物：天然水中不含有酚，水中的酚均来自含酚的工业废水污染。许多工业废水中可含有不同量的酚或酚类化合物，例如焦化厂（含酚量可大于1000mg/L）、煤气厂、工厂、制药厂、炼油厂、合成纤维厂、染料厂等的工业废水如未经一定的净化处理，直接排放时，都可能污染地面水或地下水。此外，粪便和含氮的有机物在分解过程中，也可能产生少量酚类化合物，故在大量的城市粪便污水中也含有酚。

酚是一种原浆毒，可由消化道及皮肤吸收中毒。进入体内的酚经过肝脏的解毒作用氧化成苯二酚、苯三酚，并与体内的葡糖醛酸结合而失去毒性，随尿液出；少部分可转化为多元酚。因酚有特殊臭味，故极少发生饮用水引起的急性中毒事件。但饮水用氯化消毒时，水中如含酚大于0.001mg/L时，则可形成氯酚，后者使感觉阈显著增高，如长期饮用，可引起记忆力减退、头昏、失眠、贫血、皮疹、皮肤瘙痒等症状，尿酚明显升高。急性表现为大量出汗、肺水肿、吞咽困难、肝及造血器官损害，可出现腹泻、口腔炎、尿色发黑、虚脱甚至死亡。

（5）多氯联苯：此类化合物，为无色或淡黄色油状液体或树脂状，性质稳定，基本不溶于水，不易水解和氧化。工业上常用作增型剂、绝缘剂、高温润滑剂、橡胶软化剂以及油漆的添加剂等。如未经处理任意排放，可造成水源污染。

多氯联苯进人体内可蓄积于脂肪组织及各脏器中。目前人体内的多氯联苯虽然尚不致影响居民的发病率和死亡率，但能否致畸、致突变、致癌却是很值得进一步研究的问题。我国台湾和日本曾发生过多氯联苯中毒事件，但都是多氯联苯污染食物引起的。据报道，人摄入0.2～0.5g多氯联苯即出现中毒症状，表现为皮疹、色素沉着、水肿、无力、呕吐等，已证实多氯联苯可以通过胎盘屏障进入胎儿体内。

二、饮用水基本卫生要求

生活饮用水水质应符合下列四项基本要求：

1．流行病学上是安全的。不得含有病原微生物和寄生虫虫卵，以保证不发生和传播介水传染病。

2. 化学组成无毒无害。所含化学物质及放射性物质不得危害人体健康，有适量的人体必需微量元素，有毒有害化学物质及放射性物质的含量应控制在安全限值以内。

3. 感官性状良好。饮用水应清澈透明、无色、无味，无异臭异味，无任何肉眼可见物，为人们乐于饮用。

4. 应经消毒处理并符合出厂水消毒剂限值及出厂水和管网末梢水消毒剂余量的要求。水量充足，取用方便。

> **考点提示**
>
> 饮用水的基本卫生要求。

三、饮用水卫生标准及其评价指标

制定生活饮用水水质标准时，依据上述基本卫生要求，同时考虑经济和技术上的可行性。我国卫生部在1985年制定了《生活饮用水卫生标准》(GB5749-85)，2001年颁布了《生活饮用水卫生规范》。2006年底，由卫生部、国家标准委员会起草并颁布了新的《生活饮用水卫生标准》(GB5749-2006)(简称“新标准”)，于2007年1月开始实施。卫生部门依照此标准对生活饮用水以及涉及饮用水卫生安全的产品进行检验、卫生安全评价和监督监测工作，以确保人民群众用水安全。

新标准将水质检验和评价指标由原来的35项增加到了106项，分为常规检验项目42项和非常规检验项目64项。常规指标就是能反映生活饮用水水质基本状况的水质指标，常规检验项目分为四类，即感官性状和一般化学指标、毒理学指标、细菌学指标以及放射性指标；非常规指标则是根据地区、时间或特殊情况需要的生活饮用水水质指标。《生活饮用水卫生标准》水质检验项目及限值，见附录表5-1、附录表5-2。

另外，对农村小型集中式供水和分散式供水部分水质指标及限值、饮用水中消毒剂常规指标进行了要求，见附录表5-3。其中感官性状和一般化学指标主要是为了保证水的感官性状良好，毒理学和放射性指标是为了保证水质对人体健康不产生毒性作用和潜在的危害，细菌学指标是为了保证水质流行病学上安全而制订的。

下面对生活饮用水水质的某些常规检验项目做简要说明。

1. 感官性状和一般化学指标

(1) 色：清洁水浅时为无色，深时呈蓝色。水的色度可用铂钴比色法测定。水质标准规定，色度不超过15度，并不得出现其他异色。

(2) 浑浊度：清洁水应是透明的，如水中含有大量悬浮物(如泥沙、黏土、水生生物等)时，则可使水产生浑浊。当浑浊度为10度时，可使正常人感到水的浑浊。水质标准规定，水的浑浊度不超过1度。

> **考点提示**
>
> 水质卫生标准中感官性状指标的分类及其限量标准。

(3) 臭和味：清洁水应不具任何臭气和异味。如水中有异臭和异味，则可能是水被污染或有其他物质。水质标准规定，饮用水不得有异臭异味。

(4) 肉眼可见物：水质标准规定不得含有肉眼可见物。

(5) pH：为了使饮用水既不影响饮用者的健康也不影响氯化消毒的效果，而且自来水管道不受腐蚀。标准规定，饮用水的pH为6.5～8.5。

(6) 总硬度：水的总硬度是指溶于水中的钙、镁等盐类的总含量，以$CaCO_3$(mg/L)表示。长期饮用高硬度的生活用水，会引起心血管、神经、泌尿、造血等系统的病变。硬水还可形成水垢，影响茶味，消耗肥皂，给日常生活带来不便。饮用水水质标准规定，水的总硬度（以 $CaCO_3$ 计）不得超过 450mg/L。

考点提示

总硬度的概念、对健康的影响及其规定限值。

我国地域辽阔，各地区水质软硬度也程度不一，但总的来说，高原山区水质一般硬度偏高，平原与沿海地区的水质硬度偏低，地下水的硬度一般高于地面水。

（7）铝：据研究铝元素与脑损害有关。铝被人体吸收后，沉积在脑、心、肝、肾等器官之中，排泄缓慢，大有“只进不出”的趋势。脑组织对铝元素有亲和性。在 2006 年的《生活饮用水卫生标准》中，正式将其列为常规检测项目，规定饮用水中铝不超过 0.2mg/L。

（8）铁、锰、铜、锌、挥发性酚、阴离子洗涤剂、硫酸盐、氯化物及溶解性固体：当饮用水中含有某些化学物质并超过一定限量时，不仅可使水呈色和产生异味，且能引起胃肠道不适。如含有铁、锰或铜的水可使接触的物品着色；锌可使水产生金属涩味或浑浊；含酚的水在进行氯消毒时，产生氯酚臭；阴离子洗涤剂可使水产生泡沫或异味；硫酸盐和氯化钠可使水产苦味或咸味，并有轻度腹泻作用。为防止产生这些不良作用，水质标准规定了上述各种物质的上限值。

（9）耗氧量：耗氧量代表水体中能被氧化的物质在规定条件下进行化学氧化过程中所消耗氧化物质（如高锰酸钾）的量，以每升水样消耗氧的毫克数表示。它是测定水体中有机物含量的间接指标，可代表水体中能被氧化的有机物和还原性无机物的总量。其意义在于能提示饮用水受到有机物污染的程度，是评价水体受有机污染的一项综合指标，并可以作为验证水处理效果的指示指标。新标准规定耗氧量限值为 3mg/L。

2．毒理学指标　《生活饮用水卫生规范》34 项常规检验项目中毒理学指标有 11 项，主要是为保证水质对人体健康不引起急慢性中毒和潜在危害而制订的。主要毒理学指标是：

（1）氟化物：适量的氟可预防龋齿发生，水中氟过低龋齿发病率增加，但如果长期饮用高氟水和食用高氟食物可引起氟中毒。故规定其不超过 1.0mg/L。

（2）氰化物：大多是剧毒化合物，主要来自工业废水，常以钾、钠盐的形式存在，其溶解度大，毒性高。故规定其不超过 0.05mg/L。

（3）砷、硒、汞、铬、镉、铅：若其含量过高或长期饮用，则可引起慢性中毒。故规定了其含量限度。

（4）硝酸盐：其可转变为亚硝酸盐而致癌，且能引起婴儿变性血红蛋白血症。故规定硝酸盐（以氮计）不超过 20mg/L。

（5）三氯甲烷：它是饮用水加氯消毒后形成副产物的代表，其毒性主要是引起肝和肾的坏死，且有潜在的致癌作用。故规定其不超过 0.06mg/L。

（6）四氯化碳：在生物实验中具有诱发动物肿瘤的致癌性，如果水中的含量超过限量规定，对人类会产生致突变或致癌的潜在危害。故规定其不超过 0.002mg/L。

3．细菌学指标　细菌学指标有 4 项，是为了保证水质在流行病学上安全而制订的。

（1）细菌总数：是指 1ml 水样在营养琼脂培养基中，于 37℃经 24 小时培养后，所生长的细菌菌落的总数，它是评价水质清洁度和考核净化效果的指标。水质标准规定细菌总数限值为 100（CFU/ml）。

考点提示

细菌学指标的类别及其限量标准。

（2）总大肠菌群：系指一组在 37℃培养 24 小时或

35℃培养 48 小时后，能发酵乳糖并产酸产气的革兰阴性无芽胞杆菌。总大肠菌群不仅来自人和温血动物粪便，还可来自植物和土壤。总大肠菌群是评价饮用水水质的重要指标。水质标准规定每 100ml 水样中不得检出总大肠菌群。

（3）粪大肠菌群：粪大肠菌群来源于人和温血动物粪便，检出粪大肠菌群表明水已被粪便污染，它是判断水质是否受粪便污染的重要指标。水质标准规定每 100ml 水样中不得检出粪大肠菌群。

（4）游离性余氯：是指用氯消毒时，加氯接触一定时间后，水中所剩余的氯量。水质标准规定用氯消毒时接触 30 分钟游离性余氯不低于 0.3mg/L，管网末梢水中游离性余氯不应低于 0.05mg/L。

4．放射性指标　正常情况下，生活饮用水中放射性浓度很低，2001 年《生活饮用水卫生规范》中规定总 α 放射性不超过 0.5Bq/L，总 β 放射性不超过 1Bq/L。

第三节　饮用水的净化与消毒

由于水源选择的多样性和水质影响因素的复杂性，既就是天然的水源水往往也不能达到饮用水水质标准的要求，因此，生活饮用水必须进行净化和消毒处理。净化目的是改善水的感官性状，除去悬浮物质和肉眼可见物；消毒用来杀灭水中可能存在的各类病原体，防止介水传染病的流行。

一、水的净化

饮用水的净化方法包括混凝沉淀法和过滤法。

1．混凝沉淀　天然水中常含有各种悬浮物和胶体物质，由于重力作用某些悬浮物可以下沉，使水浑浊程度降低，称为自然沉淀。但天然水中的细小悬浮物，特别是胶体颗粒，难以用自然沉淀的方法加以去除，需加入适当的混凝剂才能将细微颗粒凝聚成较大颗粒而沉降，这种方法叫做混凝沉淀法。

（1）常用混凝剂：主要有明矾、硫酸铝、碱式氯化铝、三氯化铁、聚丙烯酰胺等。其中：①硫酸铝：其腐蚀性小，使用方便，效果好，且对水质无不良影响；②三氯化铁：适应的 pH 范围较广，絮状体大而紧密，对低温和低浊水的效果较好；③聚合氯化铝和碱式氯化铝：其腐蚀性小，对低温和低浊及高浊的效果均好，成本较低；④聚丙烯酰胺：为非离子型聚合物，其混凝效果主要取决于它的水解程度。为改善混凝条件，有时需加一定量的助凝剂，例如，当水的碱度不足时，可加石灰等碱剂；或当铝盐所产生的絮凝体小而松散时，可使用聚丙烯酰胺、活化硅胶、骨胶等高分子助凝剂，使絮状体变粗而紧密，以改善絮状体结构，促进混凝沉淀作用。

（2）影响混凝沉淀的主要因素有：①水中微粒的性质、粒度和含量；②水中溶解性有机物和离子的成分和含量；③水的温度；④水的 pH 和碱度；⑤混凝剂的种类、质量和用量等。由于影响因素复杂，故一般需通过混凝试验来确定混凝剂的用量及条件。

2．过滤　过滤是指浑浊水通过石英砂等滤料层，以截留水中悬浮杂质和微生物等的净水过程。

（1）原理：过滤有几个方面的机制起作用：①筛除

考点提示

混凝沉淀的定义及其影响因素。

作用，水通过滤料时，比滤层孔隙大的颗粒被阻留，随着阻留颗粒的增多，滤层孔隙越来越小，较小的颗粒也会被阻留；②接触凝聚作用，未被沉淀去除的细小絮凝体及悬浮微粒，与滤料接触而被吸附；③沉淀作用，比重较大的颗粒随水流移动时，可因惯性作用直接碰撞到滤料表面而降落。

（2）过滤装置：集中式给水系统中使用各种形式的砂滤池。分散式给水的过滤装置，可因地制宜、就地取材，采用砂滤井、砂滤池和砂滤缸等。砂滤井多用作河水及塘水的过滤，建于河岸边或塘边，使河、塘水经过滤料层渗入井中备用。

二、水的消毒

水经过净化处理后，尚不能保证去除全部病原微生物。为了使水质符合饮用水各项细菌学指标的要求，确保防止介水传染病的发生和传播，必须进行水的消毒以杀灭病原体。

消毒方法可分物理消毒法和化学消毒法，前者如煮沸、紫外线、超声波消毒等；后者如用氯化消毒剂、臭氧、碘和高锰酸钾等进行消毒。目前应用最广的是氯化消毒法。一种好的饮水消毒方法必须是对人无害、不恶化水质、消毒快、效果好、适用范围广、不与水中成分起化学反应而降低消毒效果或形成有害物质，使用方便。

1. 氯化消毒　是饮用水消毒中一种最有效的方法。供消毒的主要有氯气和氯制剂，后者包括游离氯制剂漂白粉[Ca(OCl)C1]和漂白粉精[$Ca(OCl)_2$]以及一氯胺、二氧化氯等。含氯化合物中具有杀菌能力的有效成分称为有效氯，含氯化合物分子团中氯的价数大于 -1 者均为有效氯。

（1）氯化消毒的原理是：氯气或其他氯化消毒剂溶于水后，在常温下很快水解成次氯酸（HOCl），通过次氯酸达到杀菌消毒之功效。

$$Cl_2+H_2O \longrightarrow HOCl+H^++Cl^-$$

$$2Ca(OCl)Cl+2H_2O \longrightarrow 2HOCl+Ca(OH)_2+CaCl_2$$

$$Ca(OCl)_2+2H_2O \longrightarrow 2HOCl+Ca(OH)_2$$

次氯酸的杀菌机制是由于次氯酸体积小，电荷中性，易于穿过微生物的细胞壁。同时，它又是一种强氧化剂，能损害细胞膜，使其通透性增加，使细胞内容物如蛋白质、RNA 和 DNA 漏出，并能干扰多种酶系统。例如，使磷酸葡萄糖脱氢酶的巯基被氧化破坏而导致细菌死亡。次氯酸对病毒的作用在于对核酸的致死性破坏。

> **考点提示**
>
> 氯化消毒的原理及影响氯化消毒效果的主要因素。

（2）常用的氯化消毒方法

1）普通氯化消毒法：是对混凝沉淀及砂滤后的水加氯消毒，加氯量约为 0.5～2.0mg/L，加氯接触时间不少于 30 分钟。本法适用于水源水质变动小、污染轻、不含酚的水。对污染较重的水加氯量可达 3～5mg/L。加氯量的多少要以游离性余氯为标准，水质标准要求加氯接触 30 分钟后出厂水中游离氯（HOCl 和 OCl^-）的限值为 4.0mg/L，出厂水和管网末梢水中游离性余氯分别为≥0.3mg/L 和≥0.05mg/L。

2）过量加氯消毒法：又称超量氯消毒法，用于严重污染的水源水、新开发水源以及野外用水时，加氯量大大高于通常加氯量数倍以至 10 倍以上，使余氯量达到 1～5mg/L。此种消毒后因加氯量过多而产生氯味，影响饮用效果。故可用亚硫酸钠、亚硫酸氢钠、硫代硫酸钠或活性炭脱除过多的余氯，这类物质又称脱氯剂。

3）持续加氯消毒法：由于在井水或缸水一次加氯消毒后，余氯仅可维持数小时，消毒持续的时间较短，如反复进行消毒，则又较繁琐。所以一些地区在实际工作中采用各种持续消毒法，例如可用竹筒、塑料袋、广口瓶或青霉素小玻璃瓶等，容器上面打多个孔，里面放入一次消毒用量20～30倍的漂白粉或漂白粉精，将其以绳悬吊于水中，容器内的消毒剂借水的震荡由小孔中漏出，可持续消毒10～20天。持续消毒器上孔的大小和数目多少可根据余氯测定结果确定。

（3）影响氯化消毒效果的因素

1）加氯量和接触时间：为了保证氯化消毒的效果，必须向水中加入足够量的氯，并有充分的接触时间。加氯量除满足需氯量外，为了抑制水中残存细菌的繁殖，管网中尚需维持少量剩余氯。需氯量是指因杀菌、氧化有机物以及某些氯化反应等所消耗的氯量，余氯是指加氯氧化杀菌后剩余的氯量。

2）水的pH：次氯酸是弱电解质，在水中解离：$HOCl \rightarrow H^{+}+OCl^{-}$。其解离程度取决于水温和pH。故酸性条件有利于消毒，碱性条件不利于消毒，氯化消毒时水的pH不宜太高。

3）水的温度：水温低杀菌效果差，水温高杀菌效果好。水温每提高10℃，病菌杀灭率约提高2～3倍。在0～5℃下，杀灭水中全部大肠菌所需的时间比在20～25℃下所需的时间约多3倍。

4）水的浑浊度：悬浮颗粒可吸附微生物，使之凝集成团，而团块的微生物不易受到消毒剂的作用。因此，消毒前应先进行净化处理，尽量降低水的浑浊度。

5）微生物的种类和数量：不同微生物对氯的耐受性不一样，除腺病毒外，肠道病毒对氯的耐受性高于肠道细菌。如果水中微生物过多，则消毒后水质就不易达到卫生标准。

2. 其他消毒方法

（1）煮沸消毒：这是一种最古老而又最常用的消毒方法之一，其消毒效果可靠，对一般肠道传染病的病原体和寄生虫卵，经煮沸3～5分钟均可全部杀灭。因此，为预防肠道传染病的介水传播，应大力提倡喝开水。

（2）臭氧消毒：臭氧是极强的氧化剂。臭氧消毒的优点在于其对细菌和病毒的杀灭效果均较高，且用量少、接触时间短，不影响水的感官性状。其缺点有技术要求高，投资费用大，投加量不易调节。另外，臭氧在水中不稳定、不易维持剩余消毒剂，因而需用第二消毒剂，否则可引起细菌后生长。

（3）紫外线消毒：紫外线的杀菌效果除与波长有关外，尚取决于照射的时间及强度、被照射的水深及水的透明度等因素。用紫外线消毒的饮用水必须预先通过混凝沉淀及过滤处理。紫外线消毒的优点是接触时间短、效率高、不影响水的臭和味；缺点是消毒后无持续杀菌作用。另外，每支灯管处理水量有限，耗资较大。

（4）碘消毒：用于小规模一时性的饮水消毒和战时军用水壶消毒。优点是效果可靠，使用方便，一般接触10～15分钟即可饮用。缺点是价格较贵，消毒后水呈淡黄色。具体方法有：①2.5%碘酒：每担水（50kg）中加20ml，即含碘10mg/L，10分钟后即可饮用。据研究认为每人每天摄入19.2mg的碘，连续10周后对人体健康未见危害。②有机碘化合物：有机碘消毒剂溶解快、杀菌效率高、对人无害。在部队中用作饮水消毒的有机碘消毒剂主要有三碘化硫酸六脲铝（$Al[CO(NH)_2]_6SO_4I_3$）与三碘化二硝酸六脲铝（$Al[CO(NH)_2]_6(NO_3)_2I_3$）。也可与碘酸钠、氯化钠等压成有机碘片剂实施消毒。有机碘片每片重100mg，含有效碘10mg，每个行军水壶可加1片，振荡后10～15分钟即可饮用。

总之，任何一个水源水要成为生活饮用水，必须要按照生活用水净化和消毒流程，根据水源水质量选择切合实际的水处理方法，消除各种影响净化和消毒的因素，最终使出厂水和管网末梢水达到国家《生活饮用水卫生标准》相关标准。水的净化和消毒流程，见图 5-1。

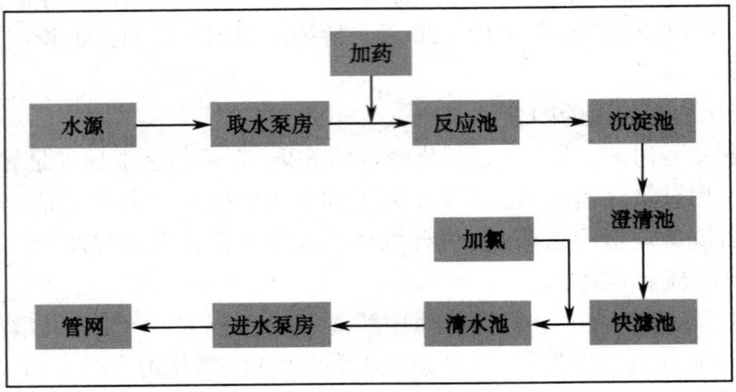

图 5-1　自来水的净化和消毒过程

第四节　水源的选择与卫生防护

一、水源的种类及其卫生特征

考点提示

水源的种类、卫生特点及其选择要求。

地球上的天然水源分为降水、地表水和地下水三大类。

1. 降水　降水是指雨雪雹水。降水的特点是水质较好，矿物质含量较低，但在收集与保存过程中易被污染，且水量没有保证。

2. 地表水　地表水是降水的地表径流和汇集后形成的水体，包括江河水、湖泊水、塘水、水库水等。地面水以降水为主要补充来源，与地下水也有互补关系。因主要来自降水，地面水水质一般较软，含盐量较少。江、河水在涨水期或暴雨后，水中常含有大量泥沙及其他杂质，使水浑浊或带色，细菌含量增高，但盐类含量较低。湖水由于流动较慢，湖岸冲刷较少，水中杂质沉淀较完全，因此水质一般较清。但往往有大量浮游生物生长、繁殖，使水着色并带有臭味。塘水容量较小，自净能力差，受地表生活性污物污染的机会多，因而是地表水中水质较差的水源。

3. 地下水　地下水是由降水和地表水经土壤地层渗透到地面以下而形成。地层是由透水性不同的黏土、砂石、岩石等构成。透水层是由颗粒较大的砂、砾石组成，能渗透与存水，不透水层则由颗粒致密的黏土层和岩石层构成。根据它与地壳不透水层的关系及流动情况，地下水可分为浅层地下水、深层地下水和泉水三种。

深层地下水是在第一个不透水层以下的地下水，往往潜藏在两个不透水层之间。因距地表较深，覆盖的地层厚，不易受到地面的污染，所以水质及水量都比较稳定，感官性状较好，水温恒定，悬浮物和细菌数很少，便于防护。但盐类含量高，硬度大，溶解氧含量较低，水体自净能力差，且地层复杂，受污染后不易查清污染来源和途径，故一旦污染则较难治理。常作为城镇集中式供水的水源之一。地下水地层含水情况，如图 5-2 所示。

泉水来自深层地下水，含有一定量的无机盐、微量元素和游离二氧化碳。

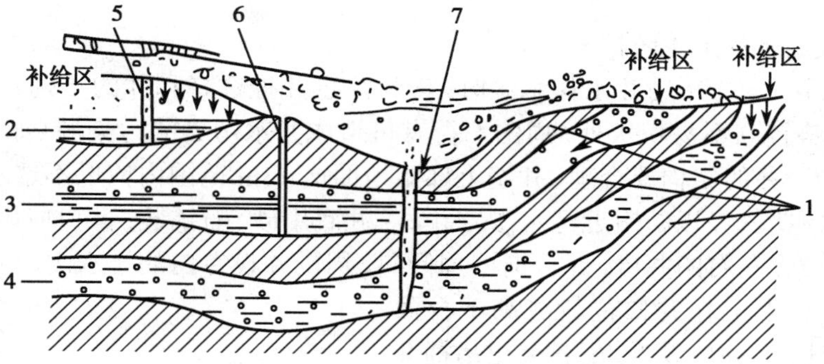

图 5-2　地层含水情况示意图

1. 不透水层；2. 浅层地下水；3. 不承压的深层地下水；4. 承压的深层地下水；
5. 浅井（由浅层地下水补给）；6. 深井（由不承压的深层地下水补给）；
7. 自流井（由承压的深层地下水补给）

二、水源选择的基本卫生要求

选择饮用水水源，一般按照泉水、深层地下水、浅层地下水、地面水的顺序，地面水又按照江河水、水库水、湖泊水、池塘水的顺序选择。一般要满足以下基本要求。

1. 水质良好　水源水质的感观性状、化学指标经净化处理后，应能达到生活饮用水水质标准。毒理学指标和放射性指标也应符合生活饮用水水质标准。如为防止介水传染病的发生，对大肠菌群做了限量要求：只经过加氯消毒即供作生活饮用的水源水，每 100ml 水样中总大肠菌群数（MPN）不应超过 200；经过净化处理及加氯消毒后供生活饮用的水源水，每 100ml 水样中总大肠菌群 MPN 值不应超过 2000。

2. 水量充足　水源水量应能满足城镇或居民点的总用水量，并考虑到近期和远期的发展。

3. 便于防护　选择卫生状况良好，取水点防护条件优越的水源。有条件的地区宜优先考虑选用地下水作为饮用水的水源。采用地面水作水源时，取水点应设在城镇和工矿企业的上游。

4. 要考虑技术、经济合理和方便群众取用等因素。

三、水源的卫生防护

饮用水的给水方式有两种，即集中式给水和分散式给水。集中式给水通常称为自来水，是指由水源集中取水，对水进行净化和消毒后，通过输水管和配水管网送到给水站和用户。集中式给水是城镇居民的主要取水方式；分散式给水是指居民直接从水源分散取水，是广大农村居民的主要取水方式。

1. 集中式给水的卫生防护　采用地表水水源作饮用水应设置卫生防护带。具体要求在取水点周围不小于 100m 半径的水域内，应设有明显标志，不得从事一切可能污染水源的活动，河流取水点上游 1000m 至下游 100m 水域内，不得排入工业废水和生活污水，其沿岸不准堆放污染水源的废渣、垃圾、有毒物品等。采用地下水作饮用水源时，要注意井壁的结构应当严密不漏水，井周围应有一定距离的卫生防护带，在该区域内不得有污染源存在。集中式取水的进水口应设在水面以下1.5m和河床以上1m之间，避免进水浑浊。

2. 分散式给水的卫生防护

（1）井水卫生防护：用井水作水源时，应该注意井址选择和井的结构。井应设在污染源的上游，地势较高不易积水处，周围不得有可造成井水污染的污染源（如厕所、粪坑、污水坑、畜圈等）。井的结构要合理，井壁上部距地面2～3m范围内应以不透水材料构筑，井周以黏土或水泥填实，以防附近污水渗入井内；井底用砂、石铺装；井口应用不透水材料作成高出地面0.2m左右的井台，井台向四周倾斜，周围并设专门的排水沟，以防井台上污水倒流入井；井台上应在井口位建成高于台面0.1～0.2m的井栏；井口设盖，配备公用吊桶并保持桶底清洁。水井结构如图5-3所示。当前我国南北方农村均推广密封水井，用压水机抽水。或筑管井以手压式或脚踏式抽水机取水，既方便取水，又可防止污染，是一种较好的井水防护方法。

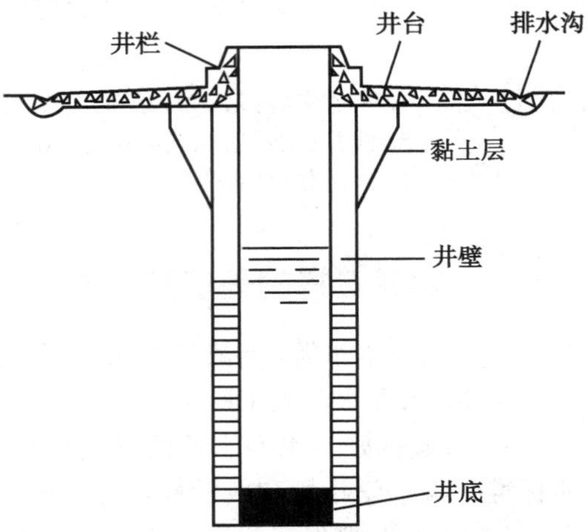

图5-3 水井结构示意图

（2）地面水卫生防护：取水点周围25～30m范围内不得有污染源；江河水应采用分段或分时用水，宜在上游或清晨取水饮用；水库、湖水可分区用水；多塘水地区可分塘用水。应禁止在用水区洗涤、养殖或从事其他可能污染水源的活动，以保证饮用水清洁。有条件地区可建设岸边自然渗井或沙滤井进行过滤取水。

本章小结

水是生命之源，水卫生是维系生命与健康的基础。地球表面水量充裕，但淡水资源却极其有限。我国不仅淡水资源缺乏，而且水污染问题突出。人类的工业生产、农业生产和生活活动中产生各类污染物，通过直接、间接方式造成水污染。为维护人类的健康和发展，保护水资源，必须严格落实环境保护和水污染防治的各项法律法规。本章阐述了水对人类的重要性，水体污染的来源，污染物的种类及其健康危害，饮用水的基本卫生要求及水质卫生评价标准。阐述了城市和农村居民饮用水的水源选择和卫生防护，使学生树立珍惜和保护水资源的意识，加深对水质卫生重要性的认识，以此保证饮用水的安全，维护人民群众的生命与健康。

目标测试

一、名词解释

1. 介水传染病　2. 总硬度　3. 有效氯　4. 富营养化　5. 耗氧量　6. 混凝沉淀
7. 游离性余氯

二、最佳选择题

1. 水体的污染源主要有
   A. 工业废水、生活污水、农业污水
   B. 冷却水、洗涤污水、化工污水
   C. 有机污水、无机污水、混合性污水
   D. 物理性污水、化学性污水、生物性污水
   E. 以上都不对
2. 水体自净是指
   A. 水体中的污染物越来越少
   B. 水体中的污染物浓度逐渐降低，水质恢复到污染前的状况
   C. 水体中的污染物浓度逐渐降低，水质好于污染前的状况
   D. 水中的污染物浓度没有改变，但水体可以使用
   E. 水体中的污染物浓度无限降低，水质越来越好
3. 水的硬度取决于
   A. 水中碳酸盐的含量
   B. 水中硫酸盐的含量
   C. 水中钙、镁离子的含量
   D. 水中钙镁盐的含量
   E. 水中氯化钙的含量
4. 水体被粪便污染的最好的判断指标是
   A. 细菌总数
   B. 大肠菌群
   C. 痢疾杆菌
   D. 伤寒杆菌
   E. 肠球菌
5. 多氯联苯进入人体后，可蓄积在各组织中，其中哪种组织中含量最高
   A. 肝
   B. 血液
   C. 淋巴
   D. 脂肪
   E. 四肢
6. 饮用水卫生要求在流行病学上安全，主要是为了确保不发生
   A. 消化道疾病
   B. 介水传染病
   C. 食物中毒
   D. 急慢性中毒
   E. 水型地方病
7. 我国集中式给水最常用的消毒方法是
   A. 氯化消毒
   B. 紫外线消毒
   C. 臭氧消毒
   D. 碘消毒
   E. 煮沸消毒
8. 饮用水净化的主要目的是为了
   A. 杀灭水中的病原微生物
   B. 除去水中的有毒物质
   C. 使水质达到细菌学检验项目的限值
   D. 降低水中的悬浮物质和胶体物质
   E. 使水质达到卫生学要求

9. 比较理想的饮用水水源是

A. 降水　　B. 江、河水

C. 泉水　　D. 深层地下水

E. 水库水

10. 生活饮用水卫生规范规定细菌总数应低于

A. 3CFU/ml　　B. 100CFU/ml

C. 1000CFU/ml　　D. 3CFU/L

E. 100CFU/L

11. 集中式给水河流取水点，规定不得排入工业废水和生活污水，其防护带范围包括

A. 上游 100m 至下游 50m　　B. 上游 1000m 至下游 100m

C. 上游 1000m 至下游 1000m　　D. 上游 50m 至下游 100m

E. 上游 100m 至下游 1000m

12. 下列哪项不是生活饮用水检验的指标

A. 毒理学指标　　B. 细菌学指标

C. 感观性状和一般化学指标　　D. 放射性指标

E. 流行病学指标

13.《生活饮用水卫生规范》规定，管网末梢水的游离余氯不低于

A. 0.01mg/L　　B. 0.02mg/L

C. 0.03mg/L　　D. 0.04mg/L

E. 0.05mg/L

14. 生活饮用水卫生规范规定总大肠菌群不超过

A. 100 个 /ml　　B. 0 个 /100ml

C. 3 个 /100ml　　D. 3 个 /L

E. 100 个 /L

15. 由于水体中大量氮、磷元素等营养物质增多，使藻类等浮游生物大量繁殖，这种现象出现在江河湖泊中，被称为

A. 赤潮　　B. 水华

C. 富营养化　　D. 腐殖质化

E. 氧化塘形成

16. 成年人一日水的来源和维持量维持在多少

A. 2～3L　　B. 1L

C. 4L　　D. 1.5L

E. 1～2L

17. 下列何者不是影响饮水氯化消毒的因素

A. 加氯量和接触时间　　B. 所用的加氯设备

C. 水的 pH　　D. 水的浑浊度

E. 温度

18. 关于《生活饮用水卫生标准》的 106 项水质指标，以下哪种说法是错误的

A. 重中之重是微生物指标

B. 毒理指标是对人体健康有影响的指标
C. 一般理化指标可以对人体健康产生直接定量影响
D. 微生物指标是防止介水传染病发生和传播的关键指标
E. 感官指标是水质评价的首要指标

19. 关于《生活饮用水卫生标准》，以下哪种说法是错误的
A. 常规指标是指能反映生活饮用水水质基本状况的水质指标，检出率比较高
B. 非常规指标要根据当时、当地的具体情况确定
C. 常规指标和非常规指标具有同等作用
D. 常规指标是必测指标，必需全部检验
E. 常规指标有四类42项

20. 氯化消毒中，起杀菌消毒作用的是
A. 氯气
B. 次氯酸
C. 氯离子
D. 氯化氢
E. 次氯酸根

21. 评价管网是否出现二次污染的指标
A. 细菌总数
B. 总大肠菌群
C. 粪大肠菌群
D. 游离性余氯
E. BOD

22. 直接从事供、管水人员不得患有下列哪些疾病
A. 痢疾、伤寒、病毒性肝炎、活动性肺结核、化脓性皮肤病
B. 痢疾、副伤寒、流感、乙型肝炎、化脓性皮炎
C. 肺结核、痢疾、甲型肝炎、伤寒、化脓性皮炎
D. 痢疾、扁桃体炎、活动性肺结核、病毒性肝炎、肿瘤
E. 痢疾、伤寒、恶性肿瘤、化脓性皮肤病、病毒性肝炎

23. 长期饮用纯净水对健康造成不利影响的原因是
A. 使水质变软，消化功能减退
B. 去除了对人体有益的微量元素和无机矿物质
C. 在生产过程中增加了水中的有害元素
D. 纯净水不利于肝、肾病患者
E. 造成人体钙、磷缺乏

24. 水质监测采样点应设置在
A. 水源取水口
B. 出厂水口
C. 居民经常用水点处
D. 出厂水口和管网末梢
E. 水源取水口、出厂水口和居民经常用水点

25. 集中式给水水质监测的必测项目是
A. 细菌学指标、浑浊度和肉眼可见物
B. 细菌总数、粪大肠菌群和游离性余氯
C. 细菌学指标、色度和游离性余氯
D. 细菌总数、总大肠菌群和浑浊度
E. 细菌总数、大肠菌群和色度

三、简答题

1. 简述水污染的主要来源。
2. 生活饮用水的基本卫生要求是什么?
3. 为什么纯净水长期饮用对健康不利?
4. 集中式供水的概念、方式和优点是什么?
5. 评价饮用水的消毒效果的常用指标是什么?

(杨万龄)

第六章　营养与食品卫生

06章

学习目标

1. 掌握：各类营养素的性质与构成、生理功能、食物来源和参考摄入量；膳食纤维的概念与营养意义；合理膳食、膳食指南的概念与意义；食品常见卫生问题（细菌污染、霉菌毒素、农药残留、N-亚硝基化合物、多环芳烃类、食品添加剂等）；食物中毒的概念、特点、分类。
2. 熟悉：必需氨基酸、必需脂肪酸、蛋白质互补作用的概念与意义；蛋白质营养价值评价方法；营养性疾病（过营养性疾病和营养缺乏症）、病人营养的概念及膳食分类；各类食品的营养价值；食品腐败变质的预防；常见细菌性食物中毒和非细菌性食物中毒的病原、流行特征、发生食物和防治措施。
3. 了解：我国膳食结构调整及目标；平衡膳食宝塔结构和内容；营养调查的概念与方法；方便食品和强化食品；食物中毒的调查与处理。

俗话说，“民以食为天”。食物是人类赖以生存和繁衍的物质条件。随着人类社会发展和人民生活水平的不断提高，食物赋予的新内涵已不再是单纯的能不能吃饱，而是能不能吃好、是否安全、吃的科学与健康与否。人类为维持生存和维护健康，必须不断地从环境中获取食物，保持机体和外界环境平衡。合理的营养可保证人体正常生理功能发挥，促进生长发育，提高机体免疫力，增强体质，预防疾病；相反，则可发生营养性疾病、食物中毒、饮食性传染病或寄生虫病，甚至引起慢性中毒、致癌或致畸等不良后果。

第一节　人体需要的各类营养素

人体摄入、消化、吸收和利用食物中营养成分，以满足机体生长发育、组织更新和滋补身心的生物学过程称为营养。食物中可为人体提供能量、构成机体成分和修复组织以及调节生理功能所必需的化学物质称为营养素。目前认为，营养素包括蛋白质、脂类、碳水化合物、无机盐、微量元素、维生素和膳食纤维七大类。其中，蛋白质、脂类和碳水化合物的摄入量较大，称为宏量营养素，也因为它们能在体内氧化分解时释放能量，又称为产热营养素；维生素和矿物质在人体的需要量较少，故称为微量营养素。各种营养素以不同形式存在于各类食物中，共同维持人类健康。

前沿知识

膳食营养素参考摄入量（DRIs）是一组每日平均膳食营养素摄入量的参考值。制订目的是预防营养缺乏病和营养过剩，减少慢性疾病的发生。

（1）平均需要量（EAR）：某一特定群体对某营养素需要量的平均值。达到此摄入量时，可满足群体中50%个体的需要，而不能满足另外50%。作为制订RNI的基础，可用于评估群体中营养素摄入不足的发生率。

（2）推荐摄入量（RNI）：满足某特定群体中绝大多数（97%～98%）个体营养需要量的摄入水平。长期摄入达到RNI时，可维持适当的储备，对个体可认为没有摄入不足的危险。

（3）适宜摄入量（AI）：通过观察或实验获得的健康人群某种营养素的摄入量。AI能满足目标人群中几乎所有个体的需要，长期超量摄入可引起不良影响。

（4）可耐受最高摄入量（UL）：是平均每日摄入营养素的最高限量。UL不是建议的摄入水平，而是用来检查摄入量是否过高，以免发生中毒。摄入量超过UL时，发生中毒或不良反应的危险性增大。

一、蛋白质

蛋白质是生命的基础物质，没有蛋白质就没有生命。蛋白质在构成人体组织、调节各种生理功能方面是不可缺少的基本材料，可促进机体的生长发育，参与许多重要物质的转运，并能给机体提供能量。缺乏可出现生长发育迟缓、易疲劳、贫血、易感染、病后恢复慢，严重缺乏可致营养不良性水肿；蛋白质过多则可增加肾脏负担。

（一）必需氨基酸

氨基酸是构成蛋白质的基本单位。蛋白质中含有20种氨基酸，其中有一部分氨基酸体内能够自身合成，但有8种氨基酸人体不能合成或合成数量不能满足机体的需要，必须从膳食中补充，称之为必需氨基酸，包括亮氨酸、异亮氨酸、苯丙氨酸、甲硫氨酸、赖氨酸、色氨酸、苏氨酸、缬氨酸。对于婴幼儿来说，组氨酸也是必需氨基酸。除此以外的氨基酸均为非必需氨基酸，可在人体由其他氨基酸转变而来。在人体合成蛋白质时，非必需氨基酸和必需氨基酸同等重要。

不同食物蛋白质所含氨基酸的种类和数量都不尽相同，构成人体各种组织蛋白质的氨基酸间有一定比例，为了满足蛋白质合成的要求，膳食蛋白质所提供的必需氨基酸除数量充足外，各种必需氨基酸之间应有一个适宜的比例，称为必须氨基酸模式。供给人体蛋白质的氨基酸比例越接近必需氨基酸模式时，蛋白质才能充分被利用，营养价值也高；相反，供给人体蛋白质的氨基酸比例越偏离必需氨基酸模式时，蛋白质不能被充分利用，营养价值低，甚至会造成氨基酸的浪费。

（二）氮平衡

氮平衡是指氮摄入量和排出量的关系，是衡量食物蛋白质质量和体内蛋白质营养的重要指标。由于碳水化合物和脂肪中仅含碳、氢、氧，不含氮，因此，蛋白质是人体氮的唯一来源。大多数蛋白质的含氮量相当接近，平均约为16%。氮平衡＝摄入氮－排出氮（尿氮＋粪氮＋经皮肤排出的氮）。

正常成年人体内蛋白质含量稳定，体内每天有3%左右的蛋白质需要更新，其中大部分重新合成新的蛋白质分子，但有一小部分分解成为尿素及其他代谢产物。人体每天必须从膳食中补充蛋白质，才能保证机体摄入氮与排出氮的平衡。当摄入氮与排出氮相等时，为零氮平衡，又称总氮平衡，健康成年人应维持零氮平衡并富余5%；当摄入氮多于排出氮时，为正氮平衡，多为生长发育期的少年儿童和孕妇、乳母、疾病恢复期的患者，以及运动、劳动等需要增加肌肉的人群；当摄入氮少于排出氮时，为负氮平衡，多见于饥饿、衰老和消耗性疾病患者。

蛋白质如长期摄入不足，能量缺乏，活动量过大或应激状态时，都可促使机体趋向负氮平衡，使机体生长发育迟缓、体重减轻、贫血、免疫功能低下、智能发育障碍，易继发感染而患病，严重者可引起营养不良性水肿。蛋白质摄入过多，反而会增加肾脏的负担。

（三）生理功能

1．构成组织与修补组织　人体的任何组织器官都是以蛋白质为主要成分构成的。包括身体发育成长、组织更新与修补，都离不开蛋白质，这是蛋白质的主要功能。

2．构成多种生理活性物质，参与调节生理功能　蛋白质是酶、抗体、某些激素的成分。酶能催化体内一切物质分解和合成；抗体能抵御外来微生物及其他有害物质入侵，机体抵抗力的强弱，蛋白质至关重要；激素使内环境稳定，并调节许多生理过程；细胞膜和血液中的蛋白质担负着各类物质的运输与交换；蛋白质还参与体内渗透压和酸碱平衡的维持，在记忆、遗传和解毒等方面也起重要作用。此外，血液凝固、视觉形成、人体运动等都与蛋白质密不可分。

3．调节渗透压　正常人血浆与组织液之间的水不停地交换，保持着相对平衡，这种平衡有赖于血浆中电解质总量和胶体蛋白质的浓度。膳食长期缺乏蛋白质时，血浆蛋白含量降低，血液中的水分过多地渗入周围组织，可造成营养不良性水肿。

4．供给热能　当机体需要时，食物中摄入的蛋白质被氧化分解而释放能量。所以，蛋白质也可以供给部分热能。1g食物蛋白质在体内约产生16.7kJ（4.0kcal）的能量。

（四）蛋白质营养价值评价

食物中蛋白质营养价值的高低，主要取决于该食物蛋白质含量、氨基酸组成与机体吸收利用的程度。常用以下评价指标。

1．蛋白质含量　是评价食物蛋白质营养价值的基础。一般以凯氏定氮法测定，通常采用测定生物样品中的含氮量乘以6.25，推算得到蛋白质含量。食物中粗蛋白的含量以大豆最高，约为30%～40%，鲜肉类10%～20%，粮谷类含量低于10%。

2．蛋白质消化率　指蛋白质可被消化酶分解的程度。消化率越高，表明该蛋白质被吸收利用的可能性越大，营养价值也越高。

食物蛋白质消化率受到蛋白质性质、膳食纤维、多酚类物质和酶反应等因素影响。由于植物性食物的蛋白质被纤维素包裹，与消化酶接触程度较差，故一般植物蛋白质的消化率比动物蛋白质的低。如鸡蛋和牛奶蛋白质的消化率分别高达97%和95%，玉米和大米的消化率分别只有85%和88%，馒头和土豆仅为79%和74%。另外，植物性食物经加工烹调可提高消化率，加工方法不同的食品消化率也不同，如大豆蛋白质消化率为60%，加工成豆腐后其消化率可提高到90%。

3．蛋白质生物学价值　指蛋白质经消化吸收后，进入机体内被储存和利用的程度，简称生物价。蛋白质生物学价值的高低，取决于必需氨基酸的含量和比值。一般动物蛋白质的生物学价值比植物蛋白质高，各种食物蛋白质生物学价值也不尽相同。食物蛋白质必需氨基酸比值愈接近人体组织蛋白质中氨基酸需要量比值，则该食物蛋白质的生物学价值就愈高。常用食物蛋白质生物学价值，如表6-1。

表6-1 常用食物蛋白质的生物学价值

蛋白质	生物学价值	蛋白质	生物学价值	蛋白质	生物学价值
鸡蛋黄	96	牛 肉	76	玉 米	60
全鸡蛋	94	白 菜	76	花 生	59
牛 奶	90	猪 肉	74	绿 豆	58
鸡蛋白	83	小 麦	67	生黄豆	57
鱼	83	豆 腐	65	小 米	57
大 米	77	熟黄豆	64	高 粱	56

（五）蛋白质互补作用

在膳食中，两种或两种以上食物蛋白质混合食用，其中所含有的必需氨基酸取长补短，互通有无，相互补充，使氨基酸模式更接近人体的需要，提高蛋白质利用率的作用，称为蛋白质互补作用。不同食物蛋白质中的必需氨基酸含量和比例不同，其营养价值不一。

为充分发挥食物蛋白质互补作用，在调配膳食时，应遵循三个原则：一是食物的生物学种属愈远愈好，如动物性和植物性食物之间的混合比单纯植物性食物之间混合要好；二是搭配种类愈多愈好；三是食用时间愈近愈好，同时食用最好。因为单个氨基酸在血液中的停留时间约4小时，然后到达组织器官，再合成组织器官的蛋白质，而合成组织器官蛋白质的氨基酸必须同时到达才能发挥互补作用，合成组织器官蛋白质。

（六）食物来源和参考摄入量

1. 蛋白质的食物来源　优质蛋白质主要来源于肉、鱼、蛋、奶类等动物性食品，我国居民膳食蛋白质的主要来源是粮谷类等植物性食品。大豆是植物性食物中少有的优质蛋白质来源，不仅蛋白质含量高，而且赖氨酸含量较高，在粮谷类食品中有较好的互补作用。

2. 蛋白质的推荐摄入量　成人蛋白质摄入占人体每天总能量的10%～12%，儿童、青少年为12%～14%。

二、脂类

脂类指生物体内不溶于水易溶于有机溶剂的一大类有机物总称，包括中性脂肪和类脂质，前者主要指甘油三酯；后者种类较多，主要包括磷脂、糖脂、类固醇及固醇、脂蛋白等。

（一）生理功能

1. 提供热能　脂肪是机体内产热最高的营养素，进入人体后通过脱氢氧化释放出大量热能，1g脂肪在体内完全氧化能产生37.7kJ（9kcal）能量。

2. 构成机体组织和重要物质　脂类是构成组织细胞的重要成分，脂肪占体重10%～20%。多分布在皮下、腹腔、脏器周围及肌间隙等处。细胞膜含大量脂肪酸，磷脂、固醇和糖脂也是构成细胞、脑髓和神经组织的主要原料。胆固醇是机体合成胆汁酸和类固醇激素的必需物质。磷脂和胆固醇是脂蛋白与细胞膜的组成成分。

3. 供给必需脂肪酸　中性脂肪是一分子甘油和三分子脂肪酸组成的酯，脂肪酸又有饱和脂肪酸、单不饱和脂肪酸、多不饱和脂肪酸之分，其中亚油酸在人体内不能合成，每日必须由食物中供给，故称为必需脂肪酸，人体必需脂肪酸，主要由食物脂肪提供，以维持人体正常发育和健康。

4. 促进脂溶性维生素的吸收　脂肪不仅是维生素 A、D、E、K 等的食物来源，同时也促进脂溶性维生素的吸收和利用。

5. 维持体温，支持和保护脏器　既起供能作用，又因皮下脂肪达到隔热保温，支撑和衬垫内脏器官。

6. 改善食物感官性状，增进食欲，增强饱腹感　脂肪可使食物色、香、味、形俱全，促进食欲，延缓胃排空，达到喜食、易食、不易饿的效果。

拓展知识

必需脂肪酸

必需脂肪酸（EFA）是指人体维持机体正常代谢不可缺少而自身又不能合成、或合成慢无法满足机体需要，必须通过食物供给的脂肪酸。EFA 属于多不饱和脂肪酸，最常见的是亚油酸、亚麻酸和花生四烯酸。EFA 不仅是组成细胞组织的重要成分，而且参与胆固醇的正常代谢，特别是能够吸引水分滋润皮肤细胞，维护皮肤健康，延缓衰老，具有降脂、预防血栓形成的作用。EFA 的主要食物来源是植物油，豆油和菜籽油中含量较多。动物脂肪中，除水产品的 EFA 含量最高外，其他普通较少。

（二）食物来源和参考摄入量

1. 食物来源　动物脂肪含丰富的饱和脂肪酸，植物脂肪含丰富的多不饱和脂肪酸，两种脂肪都含有单不饱和脂肪酸。动物性来源包括肥肉、动物油及鱼油、动物脑及内脏、奶脂、蛋类及其制品等；植物脂肪包括豆油、花生油、芝麻油、菜籽油、葵籽油、橄榄油以及坚果类食品等。蔬菜、水果含脂肪很少，绝大多数<1%。

2. 参考摄入量　我国营养学会推荐脂肪供能占总热能的 20%～25%，必需脂肪酸的摄入量应不少于总能量的 3%，建议膳食中饱和脂肪酸、单不饱和脂肪酸、多不饱和脂肪酸摄入比例以 1∶1∶1 为宜。胆固醇摄入每天不超过 300mg。

三、碳水化合物

碳水化合物俗称糖类，是由碳、氢、氧三种元素组成，可分为单糖、双糖、寡糖和多糖。单糖是不能再被水解的最简单的碳水化合物，有葡萄糖、果糖、半乳糖和山梨醇等，食物中最常见的是葡萄糖和果糖；双糖包括蔗糖、麦芽糖、乳糖；寡糖又称低聚糖，如异麦芽低聚糖、低聚果糖、大豆低聚糖等；多糖包括淀粉、糊精、果胶和纤维素等。人体只能吸收利用单糖，其他糖必须经消化酶分解成单糖后才能被吸收利用。当人体消化酶缺少时，有些多糖不能被消化吸收，这些多糖就是膳食纤维。

（一）生理功能

1. 贮存和提供热量　碳水化合物是人体最重要的能量来源，也是人类最经济、最安全的能量来源。1g 碳水化合物在人体彻底氧化可产生热能 16.8kJ（4.0kcal）。

2. 为脂肪、蛋白质等物质代谢提供条件　三羧酸循环不仅是糖彻底氧化的途径，也是脂肪、甘油、氨基酸等有机物氧化的途径。如机体利用脂肪供能时需要糖的支持，脂肪酸在肝脏氧化分解时产生的酮体要在外周组织经三羧酸循环彻底氧化，此过程需要糖的代谢支持。

3. 构成机体组织细胞的重要成分　如 DNA 中的脱氧核糖、RNA 中的核糖，多种酶、多种血清蛋白等属糖蛋白，皮肤、血管、结缔组织、滑液、玻璃体等组织中有非常丰富的蛋白多糖。此外，糖还有参与受体结构、细胞间信息传递、解毒反应等。

4. 解毒作用　碳水化合物经糖醛酸途径代谢生成的葡糖醛酸是体内重要的结合解毒剂，在肝脏中能与许多有害物质如细菌毒素、乙醇、砷等结合，能起解毒作用。

5. 节约蛋白质作用　碳水化合物供给充足时，蛋白质可执行特有生理功能而避免作为能量消耗。由于脂肪不能转变成葡萄糖，当碳水化合物缺乏时，机体就要动用体内蛋白质，甚至是组织器官的蛋白质，久而久之就会对人体造成损害。过度节食减肥的危害性与此有关。

此外，体内充足的碳水化合物可起到抗生酮作用，人体每天至少 50～100g 碳水化合物，才能有效防止酮血症的发生。

（二）膳食纤维

1. 膳食纤维（DF）　指来自于植物且不能被人体消化吸收利用的多糖类物质，被人类誉为第七大营养素。主要来自于植物的细胞壁，包含纤维素、半纤维素、树脂、果胶及木质素等。根据其水溶性可分为可溶性膳食纤维（树胶、果胶、多糖等）和不可溶性膳食纤维（纤维素、木质素、某些半纤维素等）。

2. 生理功能　膳食纤维的主要生理功能是：①促进肠蠕动，具有很强的吸水性，以增加粪便体积利于排便，改善肠道功能；②维持肠道正常菌群平衡，吸附由细菌分解胆酸等生成的致癌、促癌物，预防肠道疾病和结肠等肿瘤；③降低血糖和胆固醇，减少小肠对糖的吸收，对防治心脑血管疾病、糖尿病和胆石症有良好作用；④控制体重和减肥；⑤对某些添加剂、农药残留和洗涤剂等化学物质有吸附作用。膳食纤维的推荐摄入量为 25～35g/d。摄入过多，会造成腹部不适，肠蠕动增强导致的产气量过多，造成大便次数增多，影响人体对蛋白质脂肪、某些脂溶性维生素和钙、铁、锌等物质的吸收。

3. 食物来源　常见的食物中，大麦、豆类、胡萝卜、柑橘、亚麻、燕麦和燕麦糠等食物都含有丰富的水溶性纤维。水溶性纤维可减缓消化速度和最快速排泄胆固醇，所以可让血液中的血糖和胆固醇控制在最理想的水准之上，还可以帮助糖尿病患者改善胰岛素和甘油三酯水平。非水溶性纤维来自食物中的小麦糠、玉米糠、芹菜、果皮和根茎蔬菜等。

（三）食物来源和参考摄入量

1. 食物来源　主要来源于淀粉，其次来源于是粮谷类、豆类和根茎类，还可来自于各种精制糖。奶和奶制品中的乳糖，是婴儿的主要能量来源。水果、蔬菜含有少量单糖和大量纤维素、果胶，是膳食纤维的主要食物来源。

2. 参考摄入量　碳水化合物的参考摄入量应占总热能的 55%～65%。精制糖占总能量的 10% 以下。碳水化合物摄入量过多可致肥胖和高甘油三酯血症；摄入过少可引起生长发育迟缓、体重减轻。

拓展知识

人体的能量消耗

人体的能量消耗用于基础代谢（BM）、体力活动、食物特殊动力（SDA）三个方面。①基础代谢：是人处于空腹、静卧、室温及清醒状态下维持体温、心跳、呼吸等最基础生命活动所必需的能量消耗，与体型与体表面积、年龄与性别、气温和内分泌等因素有关，占总能量的60%～75%。②体力活动：是影响人体能量消耗的主因之一，占总能量的10%～15%。肌肉、体重、活动强度、熟练程度等均对能量消耗影响较大，以劳动强度的影响最为明显。③食物特殊动力：又称食物热效应（TEF），指机体因摄取食物引起的额外能量消耗，占总能量的5%～10%。摄入食物不同，热效应不同。混合性食物的热效应相当于基础代谢的10%。

四、无机盐和微量元素

人体内各种元素，除碳、氢、氧、氮主要以有机化合物形式存在外，其余元素统称为无机盐，约占体重的2.2%～4.3%。其中钙、镁、钾、钠、磷等含量较多称常量元素，占无机盐总量的99.9%；还有很多种含量极微的元素，在体内含量低于0.01%以下，但也是人体所必需，称必需微量元素，如铁、碘、铜、锌、锰等。无机盐在构成人体组织细胞和维持正常生理功能方面，有其各自的重要作用。

无机盐在体内随着年龄的增长而增加，但元素之间的比例变化不大。机体每天都有一定量无机盐通过各种途径排出体外，故必须从食物和饮水中摄取。无机盐在食物中分布很广，一般都能满足机体需要，但生活环境改变，膳食调配不当，机体需要量增加或消耗排出增多，可引起不足或缺乏。比较容易缺乏的无机盐是钙、铁、碘、锌、硒，在特殊地理环境或其他特殊条件下，也可造成碘、硒的缺乏。特别是儿童、孕妇、乳母多见。有些也可因摄入过多而发生中毒。

1. 钙　人体含量最多的无机元素，正常成人体内含钙总量约为1000～1200g，占体重1.5%～2.0%。其中，99%的钙以羟磷灰石形式存在于骨骼和牙齿中；其余1%存在于混溶钙池，一部分与枸橼酸螯合或与蛋白质结合，另一部分则以离子状态分布于软组织、细胞外液和血液中。

（1）生理功能：参与机体骨骼、牙齿和软组织的构成，促进体内某些酶的活化与血凝，维持体内酸碱平衡，毛细血管正常通透性及降低肌肉兴奋性。

（2）影响钙吸收的因素：①促进钙吸收的因素有：维生素D是促进钙吸收最重要的因素；膳食中蛋白质消化中释放的某些氨基酸可与钙形成可溶性钙盐而促进钙吸收；糖类特别是乳糖与钙形成复合物，可促进钙吸收；食物中适宜的钙、磷比例为2∶1；当机体对钙的需要量大或膳食中钙供给量高时。②干扰肠内钙吸收的因素：谷类、蔬菜中的草酸、植酸、磷酸等与钙形成难溶的盐类，阻碍钙吸收；膳食纤维和一些碱性药物与钙结合，也影响钙的吸收；脂肪摄入过多，未被消化的脂肪酸与钙形成脂肪酸盐也可影响钙的吸收。

（3）缺乏与过量：钙缺乏主要影响骨骼的发育和结构，也可因神经肌肉兴奋性增高而致低钙性手足搐搦症、血液凝固障碍等；摄入过多可使肾结石患病的危险性增多，甚至发生乳碱综合征，表现为高血钙、碱中毒和肾功能障碍，还可因降钙素分泌增多而致骨硬化。

（4）食物来源和供给量：膳食中钙主要来源是豆类及豆制品，是最理想的钙源，含量丰富且吸收率高。小虾皮、海带、豆及豆制品、水产品、芝麻酱、某些绿色蔬菜（如甘蓝菜）含钙丰富，且含草酸少，也是钙的良好来源，儿童也可用食用骨粉或鱼粉补充钙。成人钙的适宜摄入量800mg/d，婴幼儿、青春期前后的儿童少年、孕妇、乳母及老年人因需要量增加，应适当增加钙的供给量。

2．铁　是人体含量最多的必需微量元素，成人体内含铁总量约4～5g，70%存在于血红蛋白、肌红蛋白（功能性铁），30%以铁蛋白和含铁血黄素形式存在于肝、脾与骨髓中（贮存铁）。膳食铁以血红素铁和非血红素铁两种形式存在。世界各地缺铁性贫血发病率都较高，尤其早产儿、儿童、女青少年及孕妇。

（1）生理功能：参与体内氧和二氧化碳的转运、交换和组织呼吸过程；维持正常的造血功能，与红细胞的形成与成熟有关；参与产生抗体，嘌呤和胶原合成、脂类转运和药物解毒等。

（2）影响铁吸收的因素：膳食铁分为血红素铁和非血红素铁两种形式。血红素铁主要存在于动物性食物，可直接被肠黏膜吸收，不受膳食因素影响，吸收率高达10%～30%；非血红素铁主要存在于植物性食物，在吸收前必须与结合的有机物分离，并转化于亚铁后才能吸收，既受植酸、草酸、磷酸等因素影响，也受膳食因素的影响，吸收率较低吸收率仅为（3%～5%）。另外，胱氨酸、赖氨酸、组氨酸等氨基酸及乳糖、维生素C以及生长发育、月经、妊娠、机体对铁需要量增加等因素也是促进非血红素铁吸收的重要因素。

（3）缺乏与过量：铁缺乏易引起以缺铁性贫血为代表的营养缺乏病，对婴幼儿、青少年、孕妇、乳母及老年人更易发生，还可导致工作、学习、抗感染能力下降、生长发育受阻，除有烦躁、疲劳、头晕、免疫力与记忆力下降、神经紊乱症状外，还出现心慌、气短、眼花、乏力、头晕、心悸、耳鸣、疲劳、精力分散等；铁长期过量摄入会积存在肝脏，除引起肝硬化外，还可干扰机体对锌的吸收。

（4）食物来源和供给量：铁的动物性食物来源主要是肝脏、血、禽畜肉类、鱼类，牛奶及奶制品是贫铁食物，蛋黄中的铁受卵黄高磷蛋白的影响，吸收率只有3%。植物性食物主要是蘑菇、发菜、黑木耳、芝麻，少量蔬菜，一般动物性食品铁利用率高于植物性食品。铁的适宜供给量成年男子15mg/d，成年女子20mg/d，孕中期和乳母为25mg/d，孕后期35mg/d；4个月以上婴儿应及时补充含铁食物。UL：50mg/d。

3．锌　人体必需的微量元素，成人体内含量约为2～2.5g，分布于人体所有组织器官，以肝肾、肌肉、视网膜、前列腺内的含量最高。血液中75%～85%的锌存在于红细胞中，3%～5%在白细胞中，其余在血浆中。

（1）生理功能：锌是人体内许多金属酶的组成；促进机体的生长发育和组织再生；维持正常的味觉，促进食欲；促进维生素A的正常代谢和生理功能，对视觉和皮肤有保护作用；促进性器官和性功能的正常发育；参与蛋白质、核酸的合成与代谢，促进机体免疫功能。

（2）影响锌吸收的因素：抑制因素有植物性食物中植酸、鞣酸、膳食纤维，还有Cu、Cd、Ca、Fe等其他元素干扰因素；促进因素有高蛋白、维生素D、葡萄糖、乳糖、半乳糖、肉类、枸橼酸等，某些药物、碘喹啉、苯妥英钠也能促进锌的吸收。

（3）缺乏与过量：锌缺乏可致生长发育迟缓，性器官发育不良；味觉异常或迟钝甚至丧失，食欲减退，可有异食癖；伤口愈合不良，易感染，暗适应能力下降；皮肤干燥、粗糙，面部痤疮及复发性口腔溃疡等症状；先天性锌吸收不良可引起肠病性肢端皮炎；孕妇缺锌可不同程度影响胎儿的生长发育，致畸率增高。但过量补锌或食用镀锌容器污染的食物、饮料可引起锌中毒，表现为上腹疼痛、腹泻、恶心、呕吐等症状。

（4）食物来源和供给量：锌的良好食物来源是牡蛎贝壳类、海产品、红色肉类及其内脏；蛋类、豆类、谷类胚芽、燕麦、鱼、乳及乳制品、花生等也富含锌；蔬菜及水果类锌含量较低。

但动物性食物锌利用率为35%～40%，植物性食物仅1%～20%。锌的推荐摄入量成年男子为15mg/d，女子为11.5mg/d，孕妇增加到16.5mg/d、乳母21.5mg/d。

五、维生素

维生素是维持机体正常代谢和生理功能所必需的一类低分子微量有机化合物，人体需要量很少，但绝不能缺少。既不供热也不构成组织，有特殊的代谢功能，主要功能是调节人体的新陈代谢。多数维生素在体内不能自身合成，必须从食物中摄取。

维生素的种类很多，按其溶解性可分为脂溶性维生素（维生素A、D、E、K）和水溶性维生素（B族、C、PP等）两大类。前者可储存在体内，不需每日供给，过量可致中毒；后者易溶于水，摄入过多时可迅速从尿中排泄，不易在体内储存，必须每日供给，过量不会发生中毒。

拓展知识

维生素缺乏的原因

维生素缺乏的常见原因有：①膳食维生素含量不足或加工时破坏过多。②食物储存及烹调方法不当。③吸收不良或障碍：高纤维膳食、低脂食物、低蛋白饮食会减少维生素吸收；胃肠病患者、老人食物影响吸收。④需要量增加：特殊生理、环境、病理条件的人群、恢复期患者、长期用营养素补充剂者。⑤不合理饮食习惯：挑食、偏食、零食等。

1．维生素A　又称视黄醇，是具有视黄醇结构并具有其生物活性的一类化合物，动物来源的维生素A_1（视黄醇）、维生素A_2（脱氢视黄醇和动物来源的维生素A原（β-胡萝卜素及其他类胡萝卜素），对酸碱热稳定，但易氧化或受紫外线破坏，油脂酸败时可致其破坏。

（1）生理功能：维生素A是视网膜内视紫质的组成成分，并参与其合成与再生，维持正常视觉；参与糖蛋白合成，维持上皮组织的结构完整与功能，防皮肤角化；促进机体正常生长发育及生殖功能健全；维持机体正常的免疫功能，具有抗感染、抗氧化、抗癌作用。

（2）缺乏与过量：维生素A缺乏的早期表现有夜盲症、眼干燥症，表现出暗适应能力下降、角膜干燥、发炎、软化、溃疡、角质化，儿童眼结膜毕脱氏斑失明；上皮干燥、增生及角化，表现出皮肤毛囊丘疹与毛发脱落、上皮黏膜细胞角化变性，容易遭受细菌侵入，食欲降低，引起感染；儿童、老人易发呼吸道炎症，甚至死亡。大量摄入引起维生素A引起中毒，表现为头痛、呕吐、易激动、皮肤瘙痒、皮疹、脱皮、长骨变短和疼痛、肝脾大等；妊娠早期每日大量摄入维生素A可引起胎儿畸形；膳食中胡萝卜素过多可出现高胡萝卜素血症等。

（3）食物来源和供给量：主要食物来源是各种动物肝脏、鱼肝油、全奶、奶油、蛋黄等。维生素A原的良好来源是深色蔬菜和水果，如菠菜、胡萝卜、芹菜、空心菜、青椒、红心甜薯及芒果、杏、柿子、橘子等，建议至少1/3以上维生素A来自动物性食物。维生素A的推荐摄入量14岁以上男性800μg RE/d；14岁以上女性700μg RE/d；孕早期<1000μg RE/d（UL 3000μg RE/d），超过7500～45 000μg RE可造成胎儿畸形。

2．维生素D　主要包括维生素D_2及维生素D_3，分别由酵母细胞中的麦角固醇和人体皮中的7-脱氢胆固醇经红外线照射转化而成。维生素D_2存在于植物油或酵母中的麦角固醇，维生素D_3存在于皮肤中的7-脱氢胆固醇。其性质稳定，在中性和碱性溶液中耐热，不易氧化，一般不因加工烹调而流失。但与维生素A一样，脂肪酸败时可致其破坏。

（1）生理功能：促进钙、磷在肠道的吸收；调节钙磷的正常代谢保持平衡；促进骨骼钙化及骨骼和牙齿的正常生长和发育；调节基因转录和免疫功能，提高机体抗感染能力。

（2）缺乏与过量：缺乏导致骨化不全，对婴儿、儿童可引起佝偻病；成年人可发生骨质软化症，老年人发生骨质疏松。过量导致在体内蓄积，引起维生素 D 过多症或中毒。表现出厌食、呕吐、腹泻、头痛、多尿、烦渴，血液及尿液中钙磷增高、大量沉积导致软组织钙化与肾结石。

（3）食物来源和供给量：维生素 D 主要来自含脂肪高的海鱼、蛋黄、奶油、奶酪、动物肝脏等动物性食品，奶类含量不高。鱼肝油是最佳的维生素 D 补充剂。人奶和牛奶中维生素 D 含量均显不足。使用维生素 A、维生素 D 强化牛奶，可使维生素 D 缺乏症得到有效控制。成年人只要接受日晒，日常膳食不需补充。但对婴儿和儿童来说，经常晒太阳是机体获取维生素 D_3 的重要途径。维生素 D 供给量必须与钙、磷的供给量同时考虑，建议 16 岁以上成年人适宜摄入量每人均 5μg/d，儿童、孕妇、乳母及老年人人均 10μg/d。

3．维生素 B_1　又称硫胺素，也称抗神经炎因子，抗脚气病因子。易溶于水，在酸性条件较稳定，中性、碱性条件遇热极易破坏，故烹调加工中遇水、加碱、加热等易流失。如淘洗、捞煮及蒸、煎炸食品易大量流失。

（1）生理功能：是辅酶，参与物质代谢和能量转化；维持神经、肌肉的正常功能；与心脏活动、食欲、胃肠蠕动、消化液分泌有关。

（2）缺乏与过量：缺乏时早期症状不典型，可有疲乏、淡漠、缺乏食欲、恶心、指趾麻木、心电图异常等，严重者发生脚气病和神经炎。维生素 B_1 过量中毒少见，超过百倍以上才有异常表现。

（3）食物来源和供给量：全谷类、豆类、种子、坚果、酵母制品、蛋类及瘦肉、内脏、强化食品等各类食物中广泛存在。谷物类维生素 B_1 主要存在于谷粒外周部分，加工过精细损失就大。其供给量与能量摄入密切相关，成人 0.5mg/1000kcal，孕妇、乳母和老年人为 0.5～0.6mg/1000kcal。建议推荐摄入量成年男子 1.4mg/d，成年女子 1.3mg/d，孕妇 1.5mg/d、乳母 1.8mg/d。

4．维生素 B_2　又称核黄素，微溶于水，对热和酸性溶液中稳定，碱性溶液和紫外线条件下易分解破坏。

（1）生理功能：构成辅酶，参与生物氧化和能量代谢；与铁的吸收与贮存、视网膜感光作用和生长发育有关；是体内抗氧化防御系统的重要成员。

（2）缺乏与过量：缺乏症常表现出口腔和生殖器官炎症变化，故有“口腔生殖综合征”之称。可出现唇炎，舌炎，地图舌，口角炎，口腔黏膜溃疡以及脂溢性皮炎、阴囊皮炎，女性可有阴唇炎等症状。长期缺乏导致儿童生长迟缓，妊娠期间缺乏可致胎儿骨骼畸形。维生素 B_2 中毒或过量很少见。

（3）食物来源和供给量：维生素 B_2 是我国居民膳食中最易缺乏的营养素之一，要注意补充。主要来自动物性食品，如肝、肾、心、奶、蛋黄、瘦肉；植物性食品中豆类、绿色蔬菜，含量较多。谷类和蔬菜是我国居民的主要食物来源，但谷类和一般蔬菜维生素 B_2 含量较少。其供给量与能量摄入相关，成人 0.5mg/1000kcal。建议推荐摄入量成年男子为 1.4mg/d，女子为 1.2mg/d，孕妇及乳母 1.7mg/d。

5．维生素 C　又称抗坏血酸，易溶于水，洗煮、挤菜汁、烹调过程中损失较多；有较强还原性，极易被氧化，空气、热、光、碱性条件可促其氧化破坏。但植物中的酚类化合物，特别是类黄酮对维生素C的氧化有保护作用。酸性、隔氧环境可延缓食品中维生素C的破坏。

（1）生理功能：参与体内羟化反应，促进体内胶原合成，维护牙齿、骨骼和血管的正常功能，促进伤口愈合；具有抗氧化作用，清除自由基；促进铁、叶酸吸收；提高对疾病的抵抗力，阻断亚硝胺在体内合成，改善心肌功能；与铅、苯、汞、砷等金属离子络合而减少其毒性作用。

（2）缺乏与过量：缺乏症状主要是出血和骨骼变化。表现为毛细血管脆性增强，齿龈出血、肿胀，结膜出血，毛囊角化及皮下瘀斑，皮下、肌肉和关节出血及血肿形成，关节疼痛，易骨折。严重缺乏时，发生维生素C缺乏症（曾称坏血病）。大量摄入时，可因尿中代谢产物草酸增加而形成结石，还可出现腹痛、腹泻，对维生素C产生依赖性。但维生素C一般很少过量。

（3）食物来源和供给量：维生素C的主要食物来源是新鲜蔬菜、水果。含量高的深色蔬菜如辣椒、菜花、西红柿等，含量高的水果如柑橘、柠檬、青枣、山楂、草莓等，猕猴桃、刺梨、沙棘等含量也很高。深色绿色叶菜 > 其他颜色茎类，酸味水果 > 无酸味。植物种子（粮谷豆类）不含维生素C。18岁以上成年人推荐摄入量100mg/d，高温、寒冷、苯和汞作业工人、孕妇、乳母适当增加。

6. 维生素PP　又名烟酸，性质稳定，能溶于水，对酸、碱、光、热稳定，一般烹调加工破坏极少。

（1）生理功能：参与构成辅酶Ⅰ和辅酶Ⅱ，是组织呼吸过程中重要的递氢体，与蛋白质、脂肪和糖代谢中能量的释放有关；维护皮肤和神经系统正常功能，并有降低血胆固醇和扩张血管作用。此外，维生素PP还是葡萄糖耐量因子重要成分，具有增强胰岛素效能的作用。

（2）缺乏与过量：维生素PP缺乏症又称癞皮病。主要损害皮肤、口、舌、胃肠道黏膜及神经系统，典型症状是皮炎、腹泻、痴呆等，即“3D”症状，故又称抗癞皮病因子。目前，尚无维生素PP过量引起中毒的报道。

（3）食物来源与供给量：广泛存在于内脏、瘦肉、鱼、乳、谷豆类等动植物食物。谷类加工越精细，流失越多。玉米含量较高，但因其中为结合型维生素PP，不能被人直接吸收利用，故以玉米为主食的人群易发癞皮病。维生素PP的推荐摄入量为成年男14mg NE/d，女性13mg NE/d，孕妇和乳母均为15mg NE/d。婴幼儿及青少年要相对高于成年人。

第二节　合理膳食与健康

案例分析

患儿杨××，女，10月龄，近2个月来反复腹泻、大便呈稀水样或蛋花样，每日十余次，病初有呕吐，治疗后好转，食欲尚可，进食即泻，小便多，明显消瘦，无抽搐。近2个月主要以米粉喂养、体重不增，第一胎、第一产，足月顺产，出生体重3.5kg，母乳喂养至4个月，添加牛奶及米粉。

请问：1. 该患儿考虑为何种疾病？

2. 诊断的直接依据是什么？是否需要分析一日各营养素和热量的摄入情况？

一、合理膳食的概念

合理膳食又称平衡膳食，是指由多种食物合理搭配并能全面达到营养需求的膳食。合理营养是指每日膳食提供的热能和营养素种类齐全、数量充足、比例恰当，并能被机体充分地消化、吸收和利用，满足机体需要。合理营养是健康的物质基础，是合理膳食的目的所在；而合理膳食是实现合理营养的根本途径。

各种营养素在机体代谢过程中各有其独特的功能，彼此间又密切联系，相辅相成，不能相互替代，故合理的搭配食物，机体才能保持健康。

二、合理膳食的基本卫生要求

1. 满足机体所需要的各种营养素和热量　一方面食物要提供各种营养素，另一方面各营养素之间要按照一定比例摄入。为此，要做到食物各类多样化，食物结构合理化

2. 符合食品卫生与安全的各项要求　一方面食物为我们提供所需的能量和营养素，另一方面，食物中可能存在对人体健康有害的物质，可造成急性、慢性、远期危害（如“三致”作用）。为此，食物在选购、加工处理、烹调、包装和运输过程中必须确保安全，应无毒害、无致病微生物及腐败变质、无农药或化学物质，加入的食品添加剂符合规定。

3. 科学的加工烹调　科学的加工烹调不仅有利食物的消化吸收，减少营养素的损失，并能改善食物的感官性状，使其色、香、味、型及多样化，以促进食欲，提高食物的消化吸收率。如烹饪蔬菜时先洗后切，急火快炒；把大豆制成豆腐或其他豆制品，提高人体对大豆消化与吸收；粗粮细粮搭配，多样食物混合食用。

4. 合理的膳食制度和良好的进餐环境　膳食制度是每天的食物定时、定量地分配食用的一种制度，是保证合理营养的重要环节。制订合理的膳食制度，有利于形成条件反射，促进消化液分泌，促进食物的消化、吸收和利用。成人应养成一日三餐、不吃零食、每餐间隔 5～6 小时的习惯，婴幼儿可酌情加餐。三餐能量合理分配，早餐、午餐、晚餐分别占全天 30%、40%、30%，养成“早吃好、午吃饱、晚吃少”的良好习惯，创造进餐的良好外部环境和身体环境。

三、食物结构调整与营养调查

（一）膳食结构调整及其目标

1. 膳食结构的类型　膳食结构是人群消费的食物种类及数量的相对构成，是衡量一个国家或地区经济发展水平、社会文明程度和膳食质量的重要标志。世界不同地区的膳食结构与其地理、气候条件、经济发展、文化背景以及风俗习惯关系密切。目前，世界范围内的膳食模式，大致分为三种类型：

（1）第一种类型：膳食构成以动物性食物为主的营养过剩类型，属于高热能、高脂肪、高蛋白质的“三高”膳食。这种类型以欧美发达国家的膳食模式为代表，其主要特点是：谷物消费量少而动物性食品及糖类消费量过大，后果之一是引起肥胖病、高血压、冠心病、糖尿病等现代“文明病”。

（2）第二种类型：膳食构成以植物性食品为主，动物性食品为辅。其特点是：膳食结构中素食成分居多，谷物类、薯类消费量大，供热达到总热能的 80% 以上。动物性食品消费量少，动物蛋白只占总蛋白的 10%～20%。这种类型的膳食热能基本可满足人体需要，但蛋白

质、脂肪摄入量均低。尤其是来自动物性食品的营养素不足。这种膳食构成以印度、巴基斯坦、印度尼西亚等南亚和东南亚国家以及部分非洲国家为代表，其经济发展落后，主要后果是营养缺乏病较多。

（3）第三种类型：膳食构成是以植物性食物和动物性食物并重，属于低热能、低脂肪、高蛋白类型，膳食结构比较合理。这种类型主要以日本、希腊、葡萄牙、西班牙、法国、意大利等地中海沿岸国家为代表。其主要特点是：植物和动物蛋白搭配较为合理，以植物性食物为主，动物性食物占一定比例，半数的动物蛋白为水产品蛋白；脂肪摄入中饱和脂肪酸仅占总热量的8%，主要以橄榄油为主；水果、豆类、薯类、鱼类摄入较多，肉禽类摄入少。饮酒量高，但以红葡萄酒为主。热能和脂肪的消费量低于欧美发达国家，既保留了东方膳食的特点，又吸取了西方膳食的长处。这类膳食人群的心血管疾病发病率较低，且营养缺乏病也较少见。地中海沿岸国家尤其是希腊，当地居民的心脑血管疾病和癌症的发病率、死亡率最低，平均寿命更是比西方高17%。

从上述膳食结构来看，以日本和地中海模式为代表膳食结构最为理想，属发达国家与发展中国家的中间类型。得天独厚的条件是鱼类供应充足，蛋白质和脂肪的供给比较合理。我国是人口大国，民族众多，各民族饮食习惯不尽一致，加之幅员辽阔，富裕地区和贫困地区的经济条件有较大差别，城市与农村也有差别，从整体来看，我国的膳食结构以第二种类型为主，经济发达和东南沿海地区接近第三种类型，局部地区和人群“三高”饮食带来的健康问题已经显现。东南沿海地区更有优势，内陆地区差距较远。因此，改善和调整我国膳食结构已成为提高全民身体素质的当务之急。在改善与调整食物结构中，必须考虑我国的国情，遵循“营养、卫生、科学、合理”的原则，并与我国食物生产能力和人们的消费习惯相结合。

2. 我国的营养结构与现状　中国营养学会1992年公布的调查结果显示，中国人普通缺乏维生素和钙、铁、锌、硒。儿童青少年缺锌、妇女缺铁、中老年缺钙更为严重。儿童青少年的维生素类、矿物质摄入普遍不足，导致发育不良、过胖、偏瘦的孩子大量增加，体形正常孩子的比例明显下降。从第三次全国营养调查结果来看，一些比较富裕的家庭动物性食物的消费量已经超过了谷物类的消费量。专家们认为，这种“西方化”的饮食结构提供的能量和脂肪过高，膳食纤维过低，对一些慢性疾病预防极为不利。中国人要使用适合中国人群的膳食配方，盲目“引进”西方膳食配方是不可取的。

3. 我国膳食指南及其目标　膳食指南又称膳食指导方针，我国的膳食指南以促进合理营养、改善健康状况为目的，由营养学家根据营养学原理，结合本国或本地的实际情况及人群存在的营养问题提出的指导性意见。膳食指南是合理膳食的基本规范，通俗易懂，简明扼要，具有可操作性。《中国居民膳食指南（2007）》由一般人群膳食指南、特定人群膳食指南和平衡膳食宝塔三部分组成。

（1）一般人群膳食指南：适用于6岁以上正常人群，共有10个条目：①食物多样，谷类为主，粗细搭配；② 多吃蔬菜水果和薯类；③每天吃奶类、大豆或其制品；④常吃适量的鱼、禽、蛋和瘦肉；⑤减少烹调油用量，吃清淡少盐膳食；⑥食不过量，天天运动，保持健康体重；⑦三餐分配要合理，零食要适当；⑧每天足量饮水，合理选择饮料；⑨如饮酒应限量；⑩吃新鲜卫生的食物。

（2）特定人群膳食指南：特定人群包括孕妇、乳母、婴幼儿、学龄前儿童、青少年以及老年人，根据这些人群的生理特点和营养需要制订相应的膳食指南，其中6岁以上的各特定人群，是在一般人群膳食指南的基础上进行增补形成的。

（3）平衡膳食宝塔：平衡膳食宝塔是以《中国居民膳食指南》为核心内容，结合我国居民膳食的实际情况，把平衡膳食的原则转化成各类食物的重量，建议人们在日常生活中参照实行。平衡膳食宝塔是一个比较理想的膳食模式，并以宝塔形式直观的反映出来，如图6-1。宝塔各层顺序和面积不同，反映了各类食物在膳食中的地位和比重不同。它将以淀粉为主的谷物类食物作为宝塔的最底层，建议成人人均每天的消费底线（生重）是250～400g；蔬菜水果位第二层，人均每天蔬菜类300～500g，水果类200～350g；鱼禽肉蛋类位第三层，人均每天畜禽肉类40～75g，鱼虾类40～75g，蛋类40～50g；奶类及豆类合为第四层，人均每天奶及奶制品300g，大豆及坚果类25g以上；第五层塔尖是油脂类，人均每天不超过25～30g，盐不超过6g。

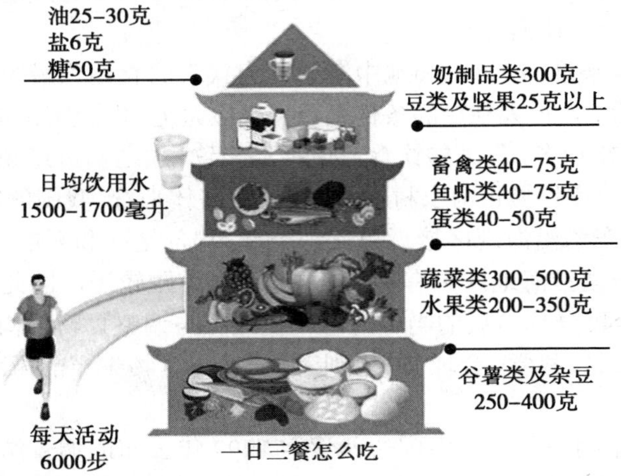

图6-1　中国居民平衡膳食宝塔（2016）

需要说明的是，平衡膳食宝塔建议的各类食物摄入量是一个平均值，不必每天严格按其建议的量吃，但一定要经常遵循宝塔中各类食物的大体比例；各类食物摄入量指食物可食部分一类食物的生重，具体重量可在食物 互换表和食物成分表中查询。

（4）我国的膳食目标：我国提出的2000年居民食物消费和营养的基本目标是："坚持以植物性食物为主，动物性食物为辅的食物模式的同时，重点提高动物性食物的消费水平。"在吃饱的基础上如何吃得科学、吃得合理上作出筹划，要求碳水化合物、脂肪、蛋白质提供能量的配方比控制在：碳水化合物≥55%，脂肪≤30%，蛋白质占15%左右。做到"食物要多样，粗细要搭配，三餐要合理，饥饱要适当，甜食不宜多，油脂要适量，饮酒要节制，食盐要限量"。

前沿知识

"黄金搭档"配方

2002年8月，中国营养学会在人民大会堂举行"微量营养素与国民健康研讨会"。全国营养调查表明，随着经济的发展和居民生活水平的提高，中国居民的膳食结构及生活方式发生了变化，营养过剩或不平衡所致的慢性疾病在增多，维生素和矿物质摄入不足和不均衡的现象普遍存在。其中，我国人群最严重缺乏的营养素有维生素A、B_2和钙，普遍缺乏的有维生素B_1、B_6和维生素C等。此外，儿童缺锌、妇女缺铁、中老年人缺乏钙和维生素C更为严重。针对市场上维生素、矿物质配方十分混乱，为落实《中国营养改善计划》，中国营养学会在长期全国调查、科学分析的基础上，为儿童青少年、女士、中老年人分别开出三个权威配方，命名为“黄金搭档”。它可以一次性、均衡地补充中国人普遍缺乏的钙、铁、锌、硒，维生素A、B_1、B_2、B_6、C、D、E、叶酸等及矿物质元素，且不含有中国人普遍不缺乏的磷、铜、镁、泛酸。

（二）营养调查

1. 概述　营养调查是运用相应的技术手段获取某一人群或个体的各种营养指标，用来判断其当前的营养状况。调查目是了解不同生理状况、生活环境、劳动条件下各类人群营养是否合理，并针对具体情况对个人、家庭和集体按合理营养要求提出营养改善措施，以确保人群健康。通过营养调查，了解我国目标人群或个体的膳食构成及营养水平，为有计划地改善和提高我国人民的营养状况、科学调整膳食结构、保障和促进健康提供科学依据。

全面的营养调查内容分为四部分，即膳食调查、机体检查、临床检查和实验室检查四部分。各部分相互联系，互相验证，故营养调查时一般应同时进行。有时因当时当地的客观条件限制，也可单独进行其中一部分调查。

2. 膳食调查　膳食调查是营养调查的一部分，也是营养调查工作的基本手段。通过调查，了解一定时期内被调查对象膳食中所摄取的热能及各种营养素的数量及质量，计算出每人每日热能和各种营养素的摄入量，并与膳食营养素参考摄入量比较，结合实验室检查和体检的结果，可全面了解人群和个体的营养状况。

（1）膳食调查一般要求：①调查前应对执行调查任务的人员进行培训，做到调查、填表、统计、计算结果评价方法一致；②调查对象要有足够的代表性。要考虑地区、民族、年龄、性别、生活水平和劳动强度，并保证各类调查人群要占被调查人群的10%以上，同时根据调查的目的确定调查的人数至少在15～25人以上；③调查时间一年四季各进行一次为宜，每季调查5～10天，每日膳食情况变化不大者调查3～5天即可，最少不应低于3天。

（2）膳食调查的方法：①询问法：通过询问，了解被调查者在一段时间内各种食物的摄入情况，粗略估计营养素的摄入量。此种方法简便易行，但结果较粗略，可结合其他方法进行。②记账法：通过查账或记录一段时期内各种食物消耗总量和用餐的人日数，计算出每人每日平均消耗某种食物的量，再按食物成分表中每百克食物所含各类营养素的含量，求出每种营养素的摄入。此方法手续简便，节省人力，适用于账目清楚的机关企事业单位、部队、托儿所、学校等集体伙食单位的膳食调查，在账目清晰及用餐人数准确的情况下，能够达到比较准确的调查结果。③称重法：在调查期内统计每餐用餐人数，称重被调查单位每餐各种食物的烹调前生重，熟重以及剩余食物量，按以下公式求出生食物的消耗数再除以调查期内用餐人数，适用于个人（孕妇、乳母、患者）、家庭或集体单位的膳食调查。该方法结果精确，但工作量较大，费人力物力，不宜对较大人群进行调查。

称重法应用中计算公式为：

$$生熟食物比值 = 熟重 / 生净重$$

实吃生重 = 实吃熟重 / 生熟食物比值

实吃熟量 = 熟重 − 剩余熟重

（3）膳食评价：膳食调查结果评价是将膳食调查结果与“每日膳食中营养素供给量标准”进行比较作出合理评价。其依据主要看其是否能满足人体的热能及各种营养素的需求，同时要结合烹饪加工食物方法的合理性。但膳食调查是短期调查，因而必须结合体检与生化检验进行全面分析。

3. 机体检查　常用的人体测量项目有身高、体重、胸围、上臂围和皮褶厚度等。常用评价指标有标准体重、体质指数（BMI）、皮褶厚度等。各指标的测量结果与相应正常人体参考值相比较后，做出评价。

4. 临床检查　营养性疾病的临床检查项目包括皮肤、指甲、头发、口腔、眼、骨骼、肌肉、神经、内脏等。

5. 实验室检验　营养状况的实验室检验是测定受试者血液、尿液、头发等生物材料中各种营养素、营养代谢产物的含量或其他成分的变化。对于早期发现营养不良和轻度营养过剩有特殊意义，便于及时采取预防措施。常用的指标有蛋白质、钙、磷、铁、锌及维生素A、维生素B、维生素C、维生素PP等。

四、营养对健康和疾病的影响

（一）营养性疾病

营养性疾病是指由于营养素摄入不足、消化吸收障碍和消耗增加导致营养缺乏或因营养过剩、营养代谢异常而引起的一类疾病。营养性疾病具有明显的营养状况不正常特征，这种不正常可由不平衡膳食引起，也与遗传、体质及其他疾病或代谢功能异常等有关，在临床上分为营养过剩（过营养）和营养不足（缺营养）两种类型。

1. 过营养性疾病　一般由于摄取过多食物或某种营养素，机体对营养的需要减少或发生某种代谢失调等原因引起，因而有时也称之为代谢病。常见的过营养性疾病有：肥胖症、糖尿病、高脂血症、动脉粥样硬化、维生素A中毒症和痛风等。

2. 营养缺乏病　由于饮食不当或不足，对营养的吸收能力或新陈代谢能力不够所引起的，也可发生在应激、感染、受伤或疾病期间对基本营养需求增加的时候。营养缺乏病常因营养缺乏程度不同分为营养不足症和营养缺乏症。前者指亚临床性营养不良；后者指有明显临床表现的疾病。营养缺乏病可因食物营养未达到膳食供给量标准，机体的消化、吸收、利用功能障碍或因生理、生活、劳动、病理等原因对营养消耗过多引起。常见的营养缺乏病主要有：蛋白质热能营养不良、必需氨基酸缺乏引起的营养不良、佝偻病与骨软化病、营养性贫血、锌缺乏症和维生素缺乏症等。

从世界范围来看，营养不足是引起儿童死亡和健康状况差的首要原因之一。蛋白质热能营养不良是其中最严重的一种营养缺乏病。由于人工喂养和母乳不足，婴儿通常易患此病。这种疾病在不发达国家、发展中国家相对要普遍一些。

（二）病人营养

病人营养又称临床营养，是研究人体处于各种病理状态下的营养需求和营养输注途径的科学。俗话说：“三分治，七分养”，疾病的营养治疗是现代综合治疗的重要组成部分。在正常生理需要量的基础上，制订符合疾病不同时期特征的营养治疗方案和膳食配方，以达到治疗、辅助治疗或诊断的目的。临床病人的膳食可分为基本膳食、治疗膳食及试验膳食。

1. 基本膳食

（1）普通膳食：简称普食，与健康人的膳食基本相同。正常数量、质量、种类、特征的膳食，用于消化道功能正常、无发热、无腹泻患者和产妇以及恢复期患者。

（2）软食：由半流质膳食向普食过渡的中间膳食，一种比普食更易消化的膳食，提供的营养素符合平衡膳食要求。膳食纤维少，便于咀嚼，易消化。适用于轻度发热、消化不良、肠道疾病恢复期、口腔疾病患者及咀嚼不便的幼儿和老人等。忌油炸、辛辣、坚硬的食物。

（3）半流质膳食：介于软食与流质膳食之间，外观呈半流体，易咀嚼和消化。适用于发热、消化道疾病、口腔疾病、体弱患者、刚分娩的产妇及手术前后患者等。

（4）流质膳食：呈液体状或在口中能溶化为液体的膳食。属不平衡膳食，所提供能量、蛋白质及其他营养素均较缺乏，应辅以肠外营养，补充能量和营养素的不足。易消化，含渣少，易吞咽，少食多餐。适用于高热、急性传染病、消化道出血、吞咽极困难、术后及危重患者等。

2. 治疗膳食　某种疾病与营养密切时，可采用治疗膳食，在平衡膳食基础上调整某种营养素和能量，以改善健康状况或治疗疾病。

（1）低蛋白膳食：控制膳食中的蛋白质，减少含氮的代谢产物，减轻肝、肾负担。适用于肾脏疾病如急慢性肾炎、急慢性肾衰竭、肾病综合征、尿毒症、肾透析、肝衰竭及各期肝性脑病。

（2）低盐膳食：调整食盐尤其是钠盐摄入来纠正水、钠潴留，以维持机体水、电解质的平衡。适用于高血压、心力衰竭、急慢性肾炎、妊娠毒血症及肝硬化等各种原因引起的水、钠潴留患者。

（3）低嘌呤膳食：限制膳食高 / 中嘌呤的摄入，减少外源性嘌呤的来源，降低血清尿酸的水平。增加水分的摄入，促进尿酸排出体外，防治急性痛风发作。适用于急慢性痛风、高尿酸血症、尿酸性结石患者。

第三节　各类食物的营养价值

食品营养价值高低取决于营养素种类是否齐全，含量多少，相互比例是否合适，是否易于被人体消化、吸收和利用。同一种食物其营养价值受品种、部位、产地、成熟程度、储存、加工、烹调方法等影响，故了解各类食物的营养价值，对有效地促进营养合理化，保持平衡膳食意义重大。

一、粮谷类

粮谷类是人体能量的主要来源，主要包括小麦、稻米、玉米、高粱、小米等。谷类中碳水化合物含量达 70%～80%，主要为淀粉。谷类中蛋白质含量约 8%～10%，大部分谷类蛋白质所含的必需氨基酸中赖氨酸、苏氨酸较低，玉米色氨酸含量较低，小米色氨酸和甲硫氨酸含量较多。谷类也是无机盐及 B 族维生素的良好来源，无机盐含量约 1.5%～3%，含丰富的维生素 B_1 及烟酸，谷类不含维生素 A、维生素 C，但小麦胚（谷粒的发芽部分）中含有较多的维生素 E。谷类中脂肪含量约 1%～2% 左右，其中玉米和小米含脂肪量稍高，约 4% 左右。

谷粒由谷皮、糊粉层、胚乳与胚芽四部分组成。无机盐、纤维素主要存在于谷皮；B 族维生素和维生素 E 多集中在谷胚中；谷粒的胚乳则含有大量淀粉、较多的蛋白质、少量脂肪和无机盐。谷粒构造的特点决定了所含营养素的分布很不平衡，谷粒所含的维生素、无机盐和含赖氨酸较高的蛋白质集中在谷粒的周围部分和胚芽，而向胚乳内部则逐渐降低，尤其是以 B 族维生素的改变最为显著。由此可见，谷粒外层的营养素种类要比内层多，碾磨加工过细、过精，将损失较多营养素；粗加工的粮食纤维素、半纤维素保留率较高，但妨碍消化吸收。小麦制粉时，采取科学、合理的加工工艺，不仅能保证面粉精白质优，满足食品加工烹调的需要，而且能有效地保护各种营养素，特别是防止维生素、矿物质的流失。另外，烹调方法和加工方式对营养素流失影响较大。做米饭、面类食品时，水煮、油煎、加碱等均对营养素保留产生很大影响。特别是 B 族维生素，捞比蒸损失多，煎比煮损失多，高温加碱烹调时可绝大部分损失。

二、豆类

豆类品种很多，根据其营养成分含量可分为两类，一类是大豆（黄豆、黑豆、青豆），另一类是杂豆（豌豆、蚕豆、绿豆、小豆和芸豆等）。大豆蛋白质含量为 35%～40%，是植物蛋白质含量最多的食品。豆类的必需氨基酸组成接近人体需要，而且富含人类蛋白较为缺乏的赖氨酸，是谷类蛋白质互补的天然理想食品。大豆含脂肪约 15%～20%，不饱和脂肪酸占 85%，亚油酸含量高达 50% 以上，还含有较多的磷脂、钙、维生素 B_1、维生素 B_2 和维生素 E。大豆卵磷脂有利于防止动脉粥样斑块的发生，大豆中多不饱和脂肪酸在卵磷脂胆固醇酰基转移酶作用下，可使游离胆固醇酯化，从而使胆固醇不易在血管壁沉积或使胆固醇经酯化后又移入血浆。大豆含碳水化合物 20%～30%，其组成复杂，多为纤维素和可溶性糖，几乎不含或含极少淀粉，在体内较难消化，其中的低聚糖如木苏糖、棉籽糖经细菌发酵产气，而引起肠胀气。绿豆、赤豆含碳水化合物 55%～65%，并含有丰富的维生素和矿物质，其中以 B 族维生素和铁的含量较高。豆类制成豆制品可提高蛋白质消化率，如整粒熟大豆蛋白质消化率为 65.3%，豆腐为 92%～96%、豆浆 85%。干豆类几乎不含维生素 C，但经发芽成豆芽后，其含量明显提高。

三、蔬菜水果类

蔬菜和水果含有人体所需要的多种营养成分，是我国居民膳食中的重要食品，是某些维生素、无机盐、纤维素和果胶的主要来源。蔬菜按结构及可食部分不同，分为叶菜类、根茎类、瓜茄类和鲜豆类。蔬菜含丰富的维生素、无机盐，尤其以维生素 C、维生素 A 原、B 族维生素和碱性无机盐含量较多；蔬菜含丰富的膳食纤维和一定量的碳水化合物，蛋白质、脂类含量低；一般深色蔬菜维生素含量较浅色蔬菜高，叶菜比瓜、茄含量高。水果含丰富的维生素 C，尤其以鲜枣、草莓、山楂、柑橘较多；芒果、杏子中胡萝卜系含量较多。蔬菜和水果含有芳香物质、色素和有机酸，赋予食品香味，刺激胃肠，促进食欲，有助于消化和吸收。蔬菜食用前加工方法不当，可引起水溶性维生素的损失和破坏，故加工烹调蔬菜时，应先洗后切、急火快炒或少量淀粉，以减少维生素 C 流失。水果生食营养价值高，但经过加工后（如罐头、果脯等）营养价值会损失一部分。

四、肉禽鱼蛋奶类

动物性食物包括畜禽肉、禽蛋类、水产类和奶类，营养成分齐全，消化吸收率高，饱腹作用强。动物性食物是人体优质蛋白、脂肪、脂溶性维生素、B族维生素和矿物质的主要来源。

肉类食品包括牲畜的肌肉、内脏及制品，肉类蛋白质含量为10%～20%，其赖氨酸、苏氨酸、甲硫氨酸高于粮谷类；肉类脂肪含量一般在10%～30%左右，以饱和脂肪酸为主；肉类无机盐含量约0.8%～1.2%，是铁、磷的良好来源，B族维生素含量也较多；动物肝脏中富含维生素A、维生素D。肉类食品中含氮浸出物烹调后味道鲜美，成年动物肌肉中含氮浸出物较幼小动物多，故肉汤味浓厚。

禽、鱼、虾、蟹蛋白质含量为12%～22%，必需氨基酸比值接近肉蛋。一般鱼类脂肪含量约1%～5%，个别品种含量较高，鱼贝类脂肪含多不饱和脂肪酸较多（约80%），消化吸收率达95%。鱼类脂肪中含有的长链多不饱和脂肪酸，如二十碳五烯酸（EPA）和二十二碳六烯酸（DHA）具有降低血脂、防治动脉硬化的作用。海鱼含碘较多，鱼肝中含大量维生素A。

蛋类蛋白质约为12.8%，含人体所需的各种必需氨基酸，且氨基酸模式与人体组织蛋白质相近，易消化吸收，生物价在95%以上，是食物中最优良的蛋白质之一。蛋中脂肪绝大部分存在于蛋黄内，大部分为中性脂肪，且分散成小颗粒易于吸收。蛋黄是维生素A、维生素D和核黄素的良好来源，富含钙、磷、铁，但铁主要与卵黄高磷蛋白结合，故吸收率低。蛋黄中胆固醇含量较高，每100g含1510mg胆固醇。生蛋中有抗生物素蛋白和抗胰蛋白酶因子，能妨碍生物素的吸收和抑制蛋白酶的活性，故不宜生吃鲜蛋。

奶类是营养成分齐全、组成比例适宜、易消化吸收的天然食品。人乳和其他动物乳成分有一定的差异，母乳是婴儿最好的食物。鲜牛乳含蛋白质3%左右，含脂肪为2.5%～7%，脂肪颗粒小，易于消化吸收。乳中含钙、磷较多，但含铁量较少。乳中维生素B_2和维生素A含量较多，维生素D含量不高。乳汁中含乳糖量为4.6%～6.8%，乳糖有调节胃酸，促进胃肠蠕动和消化腺的分泌，并可促使乳酸杆菌繁殖，有助于胃肠道功能。但有些人缺乏乳糖酶，不能利用乳糖，饮用乳制品后发生腹泻称乳糖不耐症。故在奶品加工中，利用乳糖酶使奶中乳糖预先分解，则可预防乳糖不耐症的发生。

五、油脂类

油脂是油和脂肪的总称，是脂肪族羧酸与甘油所形成的酯，故又称为甘油三酯，来源于植物种子和动物脂肪。油脂在室温下呈液态的称为油，呈固态的称为脂肪。从植物种子中得到的大多为油，来自动物的大多为脂肪。食用油是人们膳食中的重要组成部分，是提供人体内热能和脂肪的主要来源；可延长食物在胃肠中停留时间而产生饱腹感；能供给人体组织不能自行合成的必需脂肪酸（亚油酸、亚麻酸、花生四烯酸等）和不同量的脂溶性维生素（维生素A、D、E、K）；它还能使食物多样化，提高食物感官性质，增进食欲，并可促使食品中脂溶性维生素的吸收。

第四节 食品常见问题及其预防

如果说“民以食为天”是指有吃、吃的营养和合理的话，那“食以安为先”则是指吃的科学、吃的安全和健康。20世纪末期以来，随着生态环境日益恶化，新科技、新技术的应用、人类饮食生活的多样性需求及食品市场的混乱，食品卫生问题已成为威胁人类健康的主要因素。尤其近年来，我国食品问题频发，食品卫生成为全社会普遍关注的热点和焦点问题。

2009年6月起施行的《中华人民共和国食品安全法》首次将食品卫生提升到食品安全高度，彰显了食品安全是个综合性概念，涉及从农田到餐桌的各个环节，同时具有相对性、政治性、社会性、法律性和经济性等特征。

当前，影响食品安全问题仍较多，有些还较复杂，但主要还是食品卫生问题。食品卫生问题主要集中在食品污染、食品添加剂使用、食品储存、食品包装和运输过程中产生的有害物质，以及方便和快餐食品等方面，尤其突出的是食品污染。

前沿知识

食品污染有三种类型：①生物性污染：主要有细菌及其毒素、霉菌及其霉菌毒素、肠道病毒、寄生虫及虫卵和昆虫等；②化学性污染：主要来自生产、生活环境中的污染物，滥用食品添加剂和不符合卫生质量的食品容器及包装材料；③放射性污染：主要来自生产、生活中放射性核素的应用和排放，特别是半衰期较长的放射性核素的污染。食品污染造成的危害可引起人体急性中毒、慢性中毒，甚至引起致癌、致畸、致突变作用。

一、细菌污染及其腐败变质

食品的细菌污染以及由此引起的腐败变质是食品领域常见的危害现象，也是造成食品污染和导致食品卫生问题的主要原因。

（一）食品的细菌污染

食品中的细菌包括致病菌和非致病菌。致病菌如沙门菌、副溶血性弧菌、葡萄球菌、痢疾杆菌、大肠杆菌、伤寒杆菌等，可引起食物中毒和肠道传染病；非致病菌又称腐败菌，虽然不直接致病，但由于分布广泛，在适宜条件下可大量生长繁殖，使食品腐败变质，并出现色、香、味的改变，影响食品的品质，严重的可使食品失去食用价值。

菌落总数代表食品被细菌污染的程度，是反映食品卫生质量和卫生管理水平的重要指标。检测食品中菌落总数，一方面可作为食品清洁状态的标志，另一方面利用菌落总数还可以预测食品的保质期限。因为，食品中菌落总数越多，食品腐败变质的速度越快，对食品的影响也就越大。

（二）食品腐败变质

指食品在一定环境中，在以微生物为主的各种因素作用下所发生的食品失去或降低食用价值的各种变化，包括食品成分和感官性质的各种变化。如肉鱼禽蛋的发臭、粮食的霉变、蔬菜水果的腐烂、油脂的酸败等。食品腐败变质是生活中经常遇到的食品卫生问题，因此，应了解食品腐败变质的原因，采取有效的控制措施，预防食品腐败变质，确保食用者安全。

1. 食品腐败变质的原因

（1）微生物污染：这是引起食品腐败变质主要原因。食品在生产、加工、运输、贮存和销售过程中可能被微生物污染，在适宜的条件下微生物大量繁殖，使食品的蛋白质、脂肪和碳水化合物分解并产生不良的气味和味道。引起食品腐败变质的微生物主要是各种非致病菌，其次是真菌和酵母菌。

（2）食品本身的组成和性质：食品自身含有丰富的营养成分和各种酶，在适宜的湿度下酶的活性增加，引起食品组成成分的分解并加速食品的腐败变质。食品中所含营养素、水分、pH 和渗透压对食品中微生物存在的种类及其生长繁殖速度有重要影响，从而决定食品的保质期限和腐败变质的特征。如肉、鱼、禽、蛋等含蛋白质丰富的食品以腐臭为主，含碳水化合物丰富的米面类食品以产酸发酵为主，食品脂肪以酸败为主。水分是微生物赖以生存的基础，因此水分含量高的食品易发生腐败变质。

（3）食品所处的环境因素：气温、湿度、紫外线和氧等环境因素对食品腐败变质有一定的影响。环境温度较高，空气的相对湿度较大，微生物生长、繁殖能力增强，食品容易发生腐败变质。另外，氧和紫外线可促使脂肪酸氧化，引起油脂酸败。

拓展知识

食品腐败变质的鉴定

食品腐败变质的鉴定包括感官、物理、化学和微生物等方面，主要指标是：①蛋白质腐败：肉类、蛋类等富含蛋白质的食品，腐败变质的判断仍以感官指标最为敏感和可靠。如通过嗅觉可以判断食品是否有轻度的变质，理化指标可测定挥发性盐基总氮、二甲胺与三甲胺等。②脂肪酸败：与脂肪饱和程度有关，受紫外线、氧、水分、天然抗氧化剂以及铜、铁等金属催化的影响，脂肪自身氧化成脂肪酸、甘油，并进一步氧化生成醛、酮，出现特殊的刺激性气味，即哈喇味。③碳水化合物分解：含碳水化合物较多的食品，在细菌、真菌和酵母酶作用下发酵或酵解，生成各种低级分解产物，如醇、醛、CO_2、H_2O 等，食物酸度增加，出现甜味、醇类气味等。

2. 食品腐败变质的卫生学意义

（1）感官性状恶化：腐败变质的食品失去了原有的色、香、味，感官性状改变，产生厌恶感，如刺激性气味、异常颜色、组织溃烂及黏液污秽等。

（2）营养价值降低：腐败变质的食品中蛋白质、脂肪、碳水化合物、维生素等营养成分受到分解破坏，营养价值严重降低甚至失去食用价值。

（3）对健康的危害：腐败变质的食品中含大量细菌，食用后可能引起食物中毒或肠道传染病。蔬菜放置过久或腐烂过程中可产生大量亚硝酸盐，有些鱼变质后产生组胺，食用后引起中毒。

（三）食品腐败变质的预防

预防食品腐败变质主要办法是加强食品保藏，即针对腐败变质采取系列控制措施。主要措施和手段是改变食品的存贮温度、控制水分、pH 和渗透压，达到抑菌或杀菌的目的，从而防止食品腐败变质，延长食品可供食用的时间。

1. 低温保藏　由于低温环境可抑制食品中微生物繁殖的速度，降低食品中酶的活性和一切化学反应的速度，对食品组成成分的影响也较小。选择低温保藏法保存食品成为防止食品腐败变质、延长食品保质时间的重要措施之一。低温保藏有冷藏和冷冻两种，冷藏一般控制温度在 0～10℃，食品可贮存几天到数周；冷冻一般控制温度以 −18℃以内，食品可贮存数月。低温保藏食品无论冷藏或冷冻，一般仅能抑制微生物生长繁殖的速度，不能杀灭微生物。因此，要求食品在保藏时必须新鲜、质量良好，不能有腐败变质的迹象，保藏前应尽量减少污染。低温保藏食品有一定的期限，存放时间过久，食品仍会发生变质。长期低温保藏时，应定期检查食品卫生质量，保藏的熟食必须重新加热后才能食用。

2. 高温灭菌保藏　食品经高温处理，可杀灭其中大部分微生物，并可破坏食品中的酶类。如果结合密封、真空、迅速冷却等处理，便可有效控制食品腐败变质，延长保存时间。高温灭菌的方法很多，最普通的是加热烹调，如蒸、煮、炒、炸等。在通常情况下，普通食品只要把饭菜烧熟煮透，就可杀死食品中的大部分细菌。但做好的熟食要防止再次被污染，放置时间不宜过久；罐头食品宜采用高压灭菌的方法，经 120℃高温处理，灭菌较彻底，食品可长期保存，但营养成分破坏较大；鲜奶、果汁、啤酒、酱油等食品多采用巴氏消毒法，这种方法使用温度较低，只要求杀死食品中的繁殖型微生物，包括一些病原菌，但不能完全灭菌，由于温度较低，可保存食品中的营养素和食品原有的风味，但此类食品只能短期保藏。

3. 脱水保藏　脱水保藏是一种常用的食品保藏方法，也称干法保藏。其原理是将食品中水分降至微生物生长繁殖所必需的含量以下。如奶粉含水量控制在 8% 以下，粮食为 12%～14%，豆类为 10%～13%，脱水蔬菜在 20% 以下，微生物就不能生长繁殖。脱水食品一般要求密封或真空保存，放在阴凉干燥处，防止因吸潮而腐败变质。

4. 高渗保藏　通过提高食品的渗透压，抑制微生物生长、繁殖，防止食品腐败变质的方法。如用盐腌、糖渍、酸渍等方法保藏食品可大大提高食品的保鲜水平。腌制食品要新鲜，盐腌食品加盐量大约为食品的 15%～20%，大多数腐败菌与致病菌在含食盐 15% 的情况下很难生长，如腌菜、腌肉等；糖渍食品含糖量要达到 50%～65% 可抑制许多繁菌，达到 80% 时几乎抑制所有微生物的生长，如炼乳、蜜饯等；酸渍或酸发酵的方法，是通过提高食品酸度，抑制或杀灭大多数腐败菌，如酸泡菜、杏脯等。

二、霉菌及其毒素的污染

霉菌在自然界分布极广，约有 45 000 多种。多数霉菌对人体有益，但有些霉菌对人体有害。其污染食品后可引起食品霉变，某些霉菌还可以产生对人体有害的霉菌毒素。

（一）概述

1. 霉菌产毒的特点　霉菌产毒只限于霉菌中的少数菌种或菌株，与食品卫生关系密切的霉菌大部分属于曲霉菌属、青霉菌属和镰刀菌属。产毒霉菌的产毒能力具有变异性，产生的霉菌毒素没有严格的专一性，即一种产毒霉菌可产生几种霉菌毒素，而同一种霉菌毒素可由几种产毒霉菌产生。

2. 影响霉菌繁殖和产毒的因素　食品的水分含量和环境的温度、湿度及空气流通情况是影响霉菌繁殖和产毒的主要因素。在粮食含水分 17%～18%，环境温度 25～30℃，相对湿度 80%～90% 的条件下，最适合霉菌生长繁殖和产生毒素。

3. 霉菌毒素　是霉菌在其所污染的食品中产生的有毒代谢产物。目前已知的霉菌毒素约 200 种左右，其中影响最大、危害最严重的是黄曲霉素。霉菌毒素中毒的表现有急性中毒、慢性中毒、致癌、致畸、致突变等，发病往往有较明显的地区性和季节性。

（二）黄曲霉毒素

黄曲霉毒素是黄曲霉和寄生曲霉产生的一类代谢产物，是霉菌毒素危害的代表物质，具有极强的毒性与致癌性。

1. 理化特性　黄曲霉毒素（AFT）是黄曲霉和寄生曲霉的代谢产物，它是一类化学结构类似的化合物，目前已分离鉴定出 20 多种，分为 B 系和 G 系两类，有黄曲霉毒素 B1、B2、M1、M2、G1、G2 等，其中黄曲霉毒素 B1（AFTB1）是最为常见、毒性最大和致癌性最强的一种，故食品卫生监督监测中以 AFTB1 作为检测指标。黄曲霉毒素不溶于水，在紫外线下可产生荧光。该毒素耐热，一般在加工烹调温度下破坏很少，只有在 280℃以上高温和加碱时才裂解破坏。除菌株本身条件外，环境温度（25～30℃）、相对湿度（80%～90%）、氧气（1%以上）均是黄曲霉毒素生长、繁殖和产毒所必要的条件。

2．主要污染的食品 黄曲霉毒素对食品的污染有食品种类和地区等差别。各类食品中花生、花生油、玉米污染严重，大米、小麦、面粉污染较轻，豆类很少受到污染。我国长江沿岸及以南地区黄曲霉毒素污染严重，北方各省污染较轻。

3．主要危害 黄曲霉毒素是目前发现的较强的化学致癌物质。其主要造成肝脏损害，可抑制肝细胞DNA、RNA的合成和蛋白质合成，具有很强的急性毒性、慢性毒性和致癌性。

（1）急性毒性：主要表现为肝实质细胞坏死、胆管增生、肝脂肪浸润及肝出血等急性病变。国内外均有急性中毒报道，主要发生急性中毒性肝炎，表现为一过性发热、呕吐、厌食、黄疸，以后出现腹水，下肢水肿，严重者很快死亡。

（2）慢性毒性：长期少量摄入黄曲霉毒素可引起慢性中毒。表现为肝脏出现亚急性或慢性损害，肝功能异常，严重者可发展为肝硬化。

（3）致癌性：黄曲霉毒素能诱发人体肝癌的发生，经国内外流行病学调查研究发现，某些地区人群膳食中黄曲霉毒素水平与原发性肝癌的发病率呈正相关。动物实验主要诱发肝癌外，还可以诱发胃、肾、肠、乳腺、卵巢等部位肿瘤。实验证明，小剂量反复摄入或大剂量一次摄入都能诱发癌症。

（三）预防措施

1．防霉 防霉是预防食品被黄曲霉毒素及其他霉菌毒素污染的根本，主要措施是控制食品的水分。一般粮食含水分在13%以下，玉米在12.5%以下，花生在8%以下，霉菌即不容易繁殖。粮食保藏要求通风、低温、低湿等，也可以采用密封除氧充氮或二氧化碳的方法。

2．去毒 用物理、化学、生物学等方法将毒素去除或破坏。

（1）挑选霉粒法：霉菌毒素主要集中在霉变颗粒中。适用于玉米、花生等去毒效果较好。

（2）碾轧加工法：一般适用于受污染的大米和其他粮食经碾轧加工可降低粮食中毒素含量。

（3）加水搓洗、加碱或用高压锅煮饭：适用于家庭中大米去毒。

（4）植物油碱炼：黄曲霉毒素在碱性条件下易被破坏，形成溶于水的香豆素钠盐，植物油加碱处理后再用水洗，可将毒素去除。

3．加强食品卫生监督 强化食品监管，严格限制各类食品中黄曲霉毒素含量。我国食品卫生标准规定：玉米、花生及其制品中黄曲霉毒素B1含量不得超过20μg/kg；大米及其他食用油不得超过10μg/kg；其他粮食、豆类、发酵食品不得超过5μg/kg；婴儿代乳食品不得检出。

三、农药残留及其危害

农药是指用于预防、消灭或者控制危害农业、林业的病、虫、草和其他有害生物的化学合成物、制剂和其他混合物质。使用农药后农作物、土壤、水体、食品中残留的农药母体、衍生物、代谢物、降解物等统称为农药残留。

1．农药残留的来源 食品中农药残留主要来源是：①喷洒农药对农作物直接污染；②农作物从污染的环境（空气、水、土壤等）中吸收农药；③由于食物链的作用农药在生物体内聚集；④不合理的施用农药。

2. 农药种类及其毒性　①有机磷农药：此类农药有神经毒性作用，主要抑制生物体内胆碱酯酶活性，部分农药有迟发性神经毒作用；②有机氯农药：主要损害肝脏、血液、神经系统；③氨基甲酸酯类农药：有潜在致癌作用。

3. 控制农药残留的预防措施　①加强和规范对农药生产经营的销售和管理。防止和减少农药对粮食、果树、蔬菜等农作物的直接污染，根据农药的性质严格限制使用范围，严格掌握用药浓度、用药量及次数等，严格控制作物收获前施药的安全间隔期，使农药进入农副产品的残留尽可能的减少。②科学、合理施用农药。防止和减少农药在环境中转移的间接污染而导致农副产品中的残留。切断在环境中的转移水流传带、空气传带、生物传带农药的途径。③严格执行食品中农药残留限量标准，制定适合我国实际的农药政策，研发低毒、高选择、低残留农药。

四、N-亚硝基化合物

N-亚硝基化合物是一类具有较强致癌作用和毒性的化合物。目前人们已研究了300多种亚硝基化合物中有90%具有致癌性。根据其分子结构不同，可分为亚硝胺和亚硝酰胺两类。天然食品中N-亚硝基化合物含量一般不高，但其前体物硝酸盐、亚硝酸盐和胺类在自然界广泛存在，在适宜的条件下可形成N-亚硝基化合物。

（一）N-亚硝基化合物的来源

1. N-亚硝基化合物的前体物　硝酸盐和亚硝酸盐广泛存在于人类环境之中（土壤、水和植物），硝酸盐在某些细菌作用下可还原为亚硝酸盐。蔬菜特别是腌菜中含较多的亚硝酸盐。此外，硝酸盐和亚硝酸盐还作为发色剂加入肉类制品中。胺类是蛋白质的分解产物，食物中普遍存在。N-亚硝基化合物的最大特点是只要有亚硝酸盐和胺类这两个前体物，就可以在适宜的条件下体内或体外的合成亚硝胺。

2. 亚硝胺在人体内的合成　亚硝胺在人体内合成其适宜的 $pH<3$，正常人胃液pH为1～4，因此胃是合成亚硝胺的主要场所。胃酸缺乏的人胃液pH较高，当 $pH>5$ 时，含硝酸盐还原酶的细菌有高度代谢活性，使硝酸盐还原成亚硝酸盐，亚硝酸盐和胺类反应合成亚硝胺。

3. 食物中的亚硝胺　食物中天然存在的N-亚硝基化合物含量甚微，某些食物如腌制肉、鱼、蔬菜制品以及霉变、腐败变质的食品中亚硝胺含量较高，长期贮存的蔬菜、水果中也含一定量的亚硝胺。啤酒中的亚硝胺含量虽然很低，但由于饮用量大，也应予以重视。

（二）N-亚硝基化合物对人体的危害

N-亚硝基化合物的致癌作用迅速，少量多次摄入或一次大剂量摄入都是诱发因素。此外，N-亚硝基化合物还可以通过胎盘或乳汁使胎儿及子代发生中毒、畸形或肿瘤。N-亚硝基化合物对胃癌、食管癌、肝癌、肠癌、膀胱癌等的发病都起一定作用。流行病学调查资料表明：人类某些肿瘤具有明显的地区性分布，且与饮食习惯及N-亚硝基化合物含量有关。如我国河南省林县是食管癌高发区，当地食品中亚硝胺检出率高达23.3%，而低发区仅为1.2%；日本人爱吃咸鱼和咸菜，胃癌的发病率也较高。

（三）预防措施

1. 严格执行食品卫生标准　按规定限量标准，肉类制品及肉类罐头中硝酸钠的量不得超过0.5g/kg，亚硝酸钠不得超过0.15g/kg；残留量以亚硝酸钠计，肉类罐头不得超过0.05g/

kg，肉制品不得超过0.03g/kg。经常性开展食品中亚硝基化合物含量的监测工作，以减少亚硝基化合物对人群健康的危害。

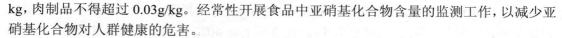

2. 防止食品霉变及其他微生物污染　某些微生物可使硝酸盐还原成亚硝酸盐，使蛋白质分解成胺类化合物，并且还有酶促亚硝基化作用。因此，保持食品新鲜，防止微生物污染和食品霉变是预防亚硝基化合物形成的重要措施。

3. 施用钼肥　农业用肥和用水与蔬菜中硝酸盐、亚硝酸盐含量有关，使用钼肥可降低蔬菜中硝酸盐含量。

4. 提高维生素C摄入量　维生素C可阻断亚硝基化合物在体内的合成。流行病学调查也发现，食管癌高发地区居民维生素C的摄入量较低，因而提高维生素C摄入量对预防N-亚硝基化合物危害有重要意义。此外，猕猴桃、沙棘、果汁、茶叶等也有阻断亚硝胺形成的作用。食用大蒜可抑制胃内硝酸盐还原酶，使胃内亚硝酸盐含量明显降低，减少亚硝胺的形成。

五、多环芳烃类化合物

多环芳烃化合物指两个以上苯环以稠环形式相连的化合物，是有机物不完全燃烧和地球化学过程中产生的一类致癌物质，目前已鉴定出数百种，其中苯并(a)芘系多环芳烃的典型代表，主要来源是环境污染和食品加工过程污染。

(一) 概述

1. 理化特性　苯并(a)芘简称B(a)p，是由5个苯环构成的多环芳烃类物质。主要由各种有机物如煤、香烟、油类等不完全燃烧而产生。不溶于水，稍溶于甲醇和乙醇，易溶于苯、甲苯、二甲苯及环己烷等有机溶剂。能被活性炭、木炭或氢氧化铁等带正电荷的吸附剂吸附。

2. 对食品的污染　①烘烤或熏制食品造成的直接污染。苯并(a)芘的形成与烘烤或熏制食品的时间成正比，食物外表部分高于其内部含量。②环境中苯并(a)芘直接污染食品。含碳物质不完全燃烧，产生的苯并(a)芘附在空气尘粒中，农作物通过叶面或根部吸收；生产沥青、炭黑、炼油等行业产生的工业废物含有较多的苯并(a)芘，污染环境后，通过食物链传递，使其浓缩于水产品中；在柏油路面上晾晒粮食等农产品，油溶化黏着在农产品上。③食品加工时的污染。食品加工时的很多接触环节，如食品加工机械用的润滑油滴于食品中，食品包装材料等的污染。

(二) 主要危害

苯并(a)芘能对各种动物致癌，对人体的主要危害是可能引起各种癌症。同时，它还是一种间接致突变物，造成上皮分化不良、细胞破坏、柱状上皮变形等。苯并芘通过食物及水进入机体经胃肠吸收，入血后分布于全身，在体内通过混合功能氧化酶系中的芳烃羟化酶作用，代谢转化为多环芳烃环氧化物，与DNA、RNA和蛋白质大分子结合而呈现致癌作用，成为终致癌物。

(三) 预防措施

1. 科学、合理的加工烹调食品　改进食品加工烹调方法，特别是粮食烘干或熏烤食品时，改进燃烧过程和加工工艺，改良食品烟熏剂，尽量避免炭火与食品直接接触，控制温度与时间，减轻食品的焦化热解程度，最大限度地控制和减少苯并(a)芘含量。

2. 加强环境污染的管理与监测　加强环境保护与治理，减少环境中多环芳烃类物质的污染。如不在柏油路面上晾晒农作物、生产食品的机械润滑油改为可食用的油润滑剂等。

3. 去毒措施　食品如被苯并(a)芘污染，可用吸附方法除去，如用活性炭吸附；污染的粮食在碾磨加工去皮的同时，可使苯并(a)芘含量下降40%～60%。此外，日光或紫外线照射污染的食品也有一定效果。

4. 制定食品中允许含量标准　如我国规定熏烤动物性食品中苯并(a)芘含量<5μg/kg，食用植物油中苯并芘含量<10μg/kg。粮食中苯并(a)芘含量较高时，可根据含量情况经过稀释使其含量降低到允许标准之内方可食用。

另外，少量或不吃熏、烤、煎、炸类食品，是减少多环芳烃类物质摄入，预防此类危害的有效措施。

六、食品添加剂

(一)概述

食品添加剂是指为改善食品品质和色、香、味以及加工工艺需要，加入食品中的人工合成物质或者天然物质。目前列入我国食品添加剂使用卫生标准的已达一千余种。按其来源分为天然食品添加剂和化学合成食品添加剂两大类，按其用途可分为酸度调节剂、防腐剂、抗氧化剂、着色剂、增味剂、甜味剂、漂白剂、疏松剂、增稠剂、营养强化剂、食用香料等。我国目前允许使用的食品添加剂共21类，有1460种。

(二)食品添加剂的使用要求

食品添加剂的使用，改善了食物环境和食品的营养条件，满足了人们对饮食多样化的需求，但食品添加剂带来的卫生和安全问题危害极大。食品添加剂使用应遵循以下基本要求：

1. 严格执行我国食品添加剂使用卫生标准，控制使用品种、范围与剂量，在使用限量内长期使用对人体安全无害。

2. 不影响食品感官和理化性质，对食品营养成分不应有破坏作用。

3. 食品添加剂应有严格的卫生标准和质量标准。

4. 不得使用食品添加剂作为掩盖食品缺陷或作为食品掺假、伪造的手段。

5. 不得使用非定点生产企业、无生产许可证及污染或变质的食品添加剂。

6. 婴幼儿食品除按规定可以加入的食品强化剂外，一律不得使用如甜味剂、香精、色素、防腐剂等。

(三)常用的食品添加剂

1. 防腐剂　防腐剂是一类能抑制食品中微生物繁殖，防止食品变质腐败，延长食品保存期的食品添加剂。我国允许使用的防腐剂有8类30多种，常用的有苯甲酸及其钠盐、山梨酸及其钾盐等。

(1)苯甲酸及其钠盐：在酸性环境中苯甲酸对多种微生物有明显的抑菌作用，但对产酸菌作用较弱。在pH 5.5以上时，对很多霉菌和酵母菌的效果也较差，因而适合在酸性食品中使用。苯甲酸进入人体后与甘氨酸结合形成马尿酸或与葡糖醛酸结合形成葡糖苷酸，经尿排出体外，不在体内蓄积。因本品价格低廉，是我国目前应用最广的防腐剂。

(2)山梨酸及其钾盐：是目前国际上公认的较好的防腐剂，抗菌能力强，能抑制细菌、霉菌和酵母菌生长，防腐效果好，当pH<4时抑菌活性强，pH>6时抑菌活性降低。山梨酸是一种不饱和脂肪酸，可参与体内正常代谢，最后被氧化为二氧化碳和水，故对人体无害。

2. 抗氧化剂　食品在贮藏、运输过程可与空气中的氧发生化学作用降低食品营养，使风味和颜色劣变，并产生有害物质，危及健康。主要用于防止食用油脂及含油脂丰富的食品氧化酸败。常用的化学合成抗氧化剂有丁基羟基茴香醚（BHA）、二丁基羟基甲苯（BHT）和没食子酸丙酯（PG），天然抗氧化剂有异抗坏血酸、茶多酚和维生素E等。

3. 甜味剂　甜味剂按其来源可分为天然甜味剂和人工合成甜味剂。天然甜味剂有蔗糖、果糖、麦芽糖、木糖醇、甜菊糖苷、甘草苷等，它们可按正常生产需要加入食品中，安全无毒害。人工合成甜味剂有糖精、甜蜜素（环己基氨基磺酸钠）和阿斯巴甜（天门冬酰苯丙氨酸甲酯）。

（1）糖精：是世界上广泛使用的一种人工合成甜味剂。其甜度为蔗糖的300～500倍，在水中的溶解度较低，故多使用其钠盐——糖精钠。无任何营养价值，大部分从尿中排出，在正常使用量下对人体安全无害。目前尚未发现对人体毒害的表现，但长期过量使用糖精必然无益，动物试验的致癌特征得到流行病学专家的证实。因此，对特殊人群如婴幼儿、孕妇、乳母食品中不宜添加糖精。

（2）木糖醇：是食品工业中使用较多的天然甜味剂，因其不影响血糖，故常用作糖尿病、肥胖症患者的食品甜味剂。本品还具有防龋齿等作用，但大量食用可引起腹泻。

（3）甜菊糖苷：是从甜叶菊的叶子中提取的一种天然甜味剂，甜度为蔗糖的300倍。但其口感差，有甘草味和后苦味，因此往往与蔗糖、果糖等到混用以矫正甜味。

（4）天门冬酰苯丙氨酸甲酯：本品甜度高，味感接近于蔗糖，我国规定除罐头食品外，可用于各类食品。

4. 着色剂　着色剂又称食用色素，主要用于食品的着色，对于改善食品的感官性状有很大的作用。分为天然色素和人工合成色素两类。人工合成色素比天然色素色泽更鲜艳，着色力更强，性质更稳定，但具有一定的毒性，一些品种已经禁止使用。天然色素虽然无危害、安全性高，但由于生产量少、价格较贵，故没有人工合成色素使用普及。

（1）天然色素：天然色素有焦糖色、红曲红、辣椒红、栀子黄、β-胡萝卜素、姜黄素、叶绿素、红花黄、高粱红、紫胶红及可可壳色素等。主要由植物组织中提取，也有来自动物和微生物的一些色素。天然色素品种多、危害小，但稳定性和着色力一般不如人工合成色素。

（2）人工合成色素：人工合成色素有苋菜红、胭脂红、赤鲜红、柠檬黄、日落黄、亮蓝、靛蓝等。此类色素多属偶氮化合物，具有一定的毒性。对人体的毒性主要有一般毒性、致泻性和致癌性三个方面。我国指定上海染料研究所为唯一的人工食用合成色素生产单位，并严格规定生产种类、纯度、规格、允许使用的食品范围和使用量等。

（四）发色剂

发色剂是指在食品生产过程中加入能与食品中特定成分发生化学反应而使食品呈现喜人鲜艳颜色的物质。发色剂本身无着色作用，其发色机制为硝酸盐先被细菌还原为亚硝酸盐，亚硝酸盐与肉制品中的肌红蛋白发生化学反应，形成对热稳定的亚硝基肌红蛋白，使肉制品成鲜红颜色。亚硝酸盐除了发色作用外，还有一定的抑菌作用，并使肉制品具有特殊的风味。但大量摄入亚硝酸盐可引起肠原性青紫，且亚硝酸盐为亚硝胺的前体，有致癌作用，故使用中应限制范围，并降低含量。我国允许使用的发色剂为硝酸盐和亚硝酸盐，只能用于肉制品和肉类罐头。

（五）漂白剂

漂白剂能破坏或抑制食品中的有色成分，使食品免于褐变。可分为氧化型漂白剂和还原型漂白剂两类。氧化型漂白剂是通过自身强烈的氧化作用使着色物质被氧化破坏，从而达到漂白的目的。常用的有偶氮甲酰胺、过氧化苯甲酰等，但其用途及用量均有限制，主要用于面粉漂白处理；还原型漂白剂大都是亚硫酸及其盐类，通过产生二氧化硫的还原作用使其他物质褪色。亚硫酸除了漂白作用外还具有较好的防腐作用，但不适用于动物性食品，可产生不愉快气味。近年来发现一些不法厂商在面粉、米粉、粉丝、银耳、豆腐等食物中添加一种叫“吊白块”的物质，可使一些品质差的食品变得“白净”，达到以次充好的目的，牟取暴利。因为“吊白块”化学名为次硫酸氢钠甲醛，分解时产生的甲醛对人体健康有很大的危害，故禁止使用。

七、方便食品和强化食品

（一）方便食品

方便食品又称快速食品，是指事前不需要再行烹调或少经处理即可食用，并且易保存和运输方便的食品，如方便面、盒饭、披萨、罐头等食物。近年来，市场销售食品中方便食品发展最快，呈现规模化和多样化趋势，它以节省时间、减少家务、制作规范、配送方便、节约能源等特点，赢得社会和消费者青睐。目前，方便食品主要有方便主食、冷冻方便制品、方便小食品、方便早餐、罐头制品、快餐食品、微波食品、焙烤制品等多种类型。

方便食品应具备该类食品特有的色、香、味等感官特征，保证食品的营养价值，符合不同消费群体的饮食习惯和个性化需求。生产、加工、存储、保存、运输、销售等环节应符合相应的卫生标准和安全要求，对消费者健康不造成任何直接、间接和潜在的危害。

（二）强化食品

强化食品是根据各类人群营养需求，在食品中添加一种或多种营养强化剂，以提高食品营养价值的一类食品。食品营养强化的目的是：向食品中添加天然含量不足的营养素，补充食品在加工、贮藏等过程中损失的营养素，满足特殊人群食品的需要，简化膳食处理，适应特殊职业人群的需要等。根据目的不同，食品强化中分为营养素的强化、营养素的恢复、营养素的标准化、维生素化等四类，如向谷类食品中添加赖氨酸、母乳化配方奶粉、宇航食品等。强化食品要求强化目的明确、针对性强、符合营养学原理、确保安全性和营养有效性，营养强化剂除了对人体无害外，还要有一定的营养效应。同时，强化食品应不影响食品原有色、香、味等感官性状，稳定性高，价格合理，易于推广。

第五节 食物中毒

案例分析

2008年4月28日至5月19日，我国南方某市某大学陆续有学生出现腹痛、腹泻症状，累计发病167人。5月19日，该市卫生监督所接到某大学学生举报称该校出现疑似食物中毒，该市、区两级卫生监督人员前往学校调查处理。检查发现：该校学生食堂存在操作间无明显功能分区、无冷藏间，食品储存、加工生熟不分，缺乏“三防”设施，苍蝇密度大，食品冷藏、通风排气设施不足等现象。经过学校、医院、卫生计生行政部门紧急处置，密切配合，科学施救，5月22日，发病学生全部治愈出院。

请问：1. 此事件应如何认定？

2. 如果是细菌性食物中毒事件，学校食堂管理方面存在哪些过失？应如何纠正？

一、概述

（一）食物中毒的概念

食物中毒是指摄入了含有生物性、化学性有毒有害物质的食品或把有毒有害物质当作食品摄入后所出现的以急性胃肠炎症状为主要表现的急性、亚急性疾病。食物中毒是最常见的食源性疾病，但不包括因暴饮暴食而引起的急性胃肠炎以及经食物而感染的肠道传染病和寄生虫病，也不包括因摄入有毒有害物质而引起的慢性中毒和致癌、致畸、致突变作用。食物本身无毒无害，食物带毒的原因是多方面的，主要包括：

1. 食品被致病微生物和真菌毒素污染。
2. 食品从生产到食用的各个环节中混入有毒有害的化学物质污染。
3. 某些食品的特定部位有毒或在一定条件下因贮存不当而产生了大量的有毒成分。
4. 误食外形与正常食物相似的物质。

（二）食物中毒的特点

食物中毒多种多样，发生原因各异，但其具有相同或相似的临床特点。

1. 发病与某种食物有关　中毒病人在发病前相近的时间内都食用过同样的有毒食物，食用该食物者发病，未食用者不发病，停止食用该食物后发病很快停止。

2. 潜伏期短　食用有毒食物后很快发病，集体食物中毒在短时间内达到发病高峰，来势急剧，呈暴发性。

3. 临床表现相似　同期中毒病人的临床表现基本相似。常见的是恶心、呕吐、腹痛、腹泻等急性胃肠炎症状。

4. 人与人之间不直接传染　发病曲线在突然上升后又很快下降，无传染病具有的余波。

（三）食物中毒的分类

常见食物中毒，按其发生的原因分为以下四类。

1. 细菌性食物中毒　指被致病菌或其毒素污染的食物而引起的中毒。主要包括沙门菌、副溶血性弧菌、变形杆菌等致病菌和葡萄球菌肠毒素、肉毒梭菌毒素等细菌毒素引起的食物中毒。

2. 真菌毒素及霉变食物中毒　食用被产毒真菌及其毒素污染的食物引起的中毒。如赤霉病麦中毒、霉变甘蔗中毒等。

3. 有毒动植物中毒　指误食有毒或摄入因加工、烹饪不当未去除有毒成分的动植物引起的中毒。如河豚中毒、毒蕈中毒、发芽马铃薯中毒等。

4. 化学性食物中毒　误食有毒化学物质或食用被其污染的食物而引起的中毒。如有机磷农药、亚硝酸盐等引起的食物中毒。

二、细菌性食物中毒

细菌性食物中毒因摄入被致病菌或其毒素污染的食品而引起，属所有食物中毒中数量最多、危害最大的一类，多发生于夏秋季节。因其他物质（非细菌）引发的食物中毒数量较少，一般统称为非细菌性食物中毒。

（一）细菌性食物中毒概述

1. 流行病学特点

(1) 发病率高，病死率低：大多数细菌性食物中毒病程短，预后好。

（2）季节性明显：夏秋季节发病率高，大多数细菌性食物中毒发生在每年的5～10月。

（3）中毒食物以动物性食物为主：肉类及其制成品居首位，其次为变质禽肉和病死畜肉，鱼、蛋、奶类亦占一定比例。植物性食品加工、贮藏不当也可引起细菌性食物中毒。

2. 发生原因

（1）食品被致病菌污染：食品在生产、加工、运输、贮存和销售的过程中受到致病菌污染的机会很多，如食品自身腐败变质、病死畜肉、食品加工用具和容器未清洗消毒或生熟不分造成交叉污染、食品从业人员带菌、带毒等。

（2）微生物不断繁殖、产毒：被致病菌污染的食品在较高的温度下存放，在适宜的条件下致病菌大量生长繁殖或产生毒素。

（3）未加热或加热不彻底：食用前未彻底加热或烹调后的熟食加工、贮存不当，受到二次污染。

（二）沙门菌属食物中毒

1. 病原　沙门菌属是一大群寄生在人和动物肠道的革兰阴性杆菌，其中有些可致病，如伤寒杆菌、副伤寒杆菌。引起食物中毒的沙门菌主要有鼠伤寒沙门菌、猪霍乱沙门菌和肠炎沙门菌。沙门菌生长繁殖的最适温度为20～30℃，水中可生存2～3周，在粪便或冰水中可存活1～2个月，在咸肉中可存活75天。但沙门菌不耐热，100℃时立即死亡，70℃加热5分钟、65℃加热15～20分钟可被杀灭。此外，沙门菌不分解蛋白质，污染食品感官性状无明显变化，易引起食物中毒。

2. 流行病学特点　沙门菌食物中毒全年均可发生，但多见于夏季。发病率较高，一般为40%～60%。引起中毒的食品多为动物性食品，特别是肉类及其制成品，其次为禽蛋、奶类制品。沙门菌在自然界分布广泛，健康家畜、家禽肠道沙门菌检出率为2%～15%，病猪可高达70%。畜、禽在宰杀前已感染沙门菌，是肉类食品中沙门菌的主要来源。宰后污染可发生在从宰杀到烹调处理的各个环节，各种肉类食品沙门菌检出率从6.2%～42.1%不等。禽蛋及其制成品沙门菌污染也比较常见，尤其是鸭、鹅等水禽及其蛋类，带菌率一般为30%～40%。值得注意的是，烹调后的熟制品如酱肉、煎蛋等可再次受到带菌的刀具、砧板、容器污染或食品从业人员带菌者污染，是引起沙门菌食物中毒的重要原因。

3. 中毒表现　沙门菌食物中毒有多种多样的中毒表现，临床有5种类型，即胃肠炎型、类霍乱型、类伤寒型、类感冒型和败血症型，其共同特点是：①潜伏期一般为12～36小时。短者6小时，长者48～72小时。②中毒初期表现为头痛、恶心、食欲缺乏，以后出现呕吐、腹泻、腹痛、发热，重者可引起痉挛、脱水、休克等。③腹泻一日数次至十余次，或数十次不等，主要为水样便，少数带有黏液或血。

4. 预防措施

（1）防止污染：屠宰前的家畜、家禽要做好兽医卫生检验，发现病畜、病禽要严格按有关规定处理；屠宰过程中要防止肉尸受到粪便、污水污染；加强肉类食品在贮藏、运输、加工、烹调及销售等各个环节的卫生管理，尤其要防止熟食被带菌的生食品、容器、刀具和砧板污染以及食品从业人员带菌污染；食品加工用具及容器应生熟分开使用；食品从业人员应定期体检，肠道传染病患者及带菌者不得参加直接入口食品的工作。不食用病死牲畜肉，要采取积极措施控制感染沙门菌的病畜肉类流入市场。

（2）高温杀灭：食品烧熟、煮透是防止细菌性食物中毒的重要措施。为彻底杀灭肉类中可能存在的沙门菌，应保证烹调时肉块不宜过大，禽蛋煮沸8分钟以上，隔夜饭菜食用前应重新加热等。

(3) 控制繁殖：沙门菌繁殖的最适温度为37℃，但在20℃以上即能大量繁殖，因此低温储存食品是一项重要预防措施。冷藏食品如果控制在5℃以下，并做到避光、断氧，则效果更佳。

(三) 副溶血性弧菌食物中毒

1. 病原　副溶血性弧菌是一种嗜盐菌，在含3.5%NaCl的培养基中生长最佳，在淡水中生存不超过2天，但在海水中可生存50天。引起食物中毒的副溶血性弧菌能使红细胞发生溶血。副溶血性弧菌抵抗力较弱，在90℃加热1分钟、56℃加热5分钟或用稀释1倍的食醋处理1分钟均可将其杀灭。

2. 流行病学特点　副溶血性弧菌食物中毒是我国沿海地区最常见的一种食物中毒。夏秋季节，尤其是7～9月是副溶血性弧菌食物中毒的高发季节。引起中毒的食品主要是海产品和盐腌食品，沿海地区海产品中副溶血性弧菌检出率可达50%以上，淡水鱼、虾也可受到污染。此外，副溶血性弧菌还可以通过食品加工用具、容器和带菌者污染其他食品。食用前加热不彻底或生吃水产品、加工熟食时刀具、砧板、容器生熟不分造成交叉污染，是引起副溶血性弧菌食物中毒的常见原因。

3. 中毒表现

(1) 潜伏期一般在10～18小时，最短1小时，长者24～48小时。

(2) 发病急剧，主要症状为上腹部阵发性绞痛，继而恶心、呕吐、腹泻、发热，伴有头痛、多汗、口渴等症状。

(3) 呕吐、腹泻严重，腹泻多为水样便，重者为黏液便和黏血便，失水过多者可引起虚脱并伴有血压下降。

(4) 大部分病人发病后2～3天恢复正常，少数重症病人可休克、昏迷而死亡。

4. 预防措施　应抓住防止污染、控制繁殖和杀灭病原菌三个环节。食品加工用具、容器应生熟分开，防止交叉污染；接触过海产品的工具、容器、水池应洗刷干净，避免污染其他食品；食品要低温贮存；海产品食用前要烧熟煮透，凉拌海鲜要清洗干净后用食醋浸泡10分钟或在沸水中漂烫几分钟，以杀灭副溶血性弧菌。

(四) 变形杆菌食物中毒

1. 病原　变形杆菌属在自然界分布广泛，并可寄生于人或动物肠道。引起食物中毒的变形杆菌主要是普通变形杆菌、奇异变形杆菌和摩根变形杆菌三种，摩根变形杆菌还与组胺中毒有关。该菌属抵抗力不强，55℃加热1小时或100℃数分钟均可杀死。

2. 流行病学特点　变形杆菌食物中毒大多发生于夏秋季节，以7～9月最为多见。引起中毒的食物主要是动物性食品，特别是熟肉及内脏的熟制品。此外，凉拌菜、剩饭、豆制品、水产品也可引起。夏秋季节肉类、水产等食品变形杆菌带菌率较高，在食品烹调加工过程中，处理生熟食品的工具、容器未严格分开或食品从业人员带菌，即可造成对熟制品的污染。被污染的食品在较高温度下存放，食用前又没有回锅加热或加热不彻底，食后即引起食物中毒。

3. 中毒表现　潜伏期一般为5～18小时不等。主要临床表现为恶心、呕吐、发冷、发热、头晕、头痛、乏力、脐周阵发性剧烈腹痛，腹泻为水样便，常伴有黏液恶臭，体温多在39℃以下。发病率较高，病程较短，一般为1～3天，预后良好。

4. 预防措施　防止污染、控制繁殖和食用前彻底加热是预防细菌性食物中毒的三个主要环节，尤其要注意防止带菌者污染和生熟食品交叉污染。因此，食品企业、集体食堂应建立严格的卫生管理制度，食品加工烹调中处理生熟食品的工具、容器应严格分开，熟食存放时间较长者，食用前必须彻底加热。

（五）葡萄球菌食物中毒

1．病原　葡萄球菌食物中毒是因摄入被葡萄球菌肠毒素污染的食品而引起。葡萄球菌对热具有较强的抵抗力，70℃需 1 小时方可灭活。产生的葡萄球菌肠毒素 100℃能耐 30 分钟，并能抵抗胃肠道中蛋白酶的水解作用。破坏食品中的葡萄球菌肠毒素需加热至 100℃并持续 2 小时。

2．流行病学特点　葡萄球菌食物中毒全年皆可发生，但多见于夏秋季节。引起中毒的食品很多，如奶、肉、鱼、蛋及其制品，我国以奶油糕点、冰激凌最为常见。此外，还有剩饭、荷包蛋、糯米凉糕、凉粉、米酒等。葡萄球菌分布广泛，健康人带菌率为 20%～30%，人和动物的化脓性感染部位常成为污染源。被污染的食品在较高温度下存放，葡萄球菌可大量繁殖并产生毒素。特别是含蛋白质、水分和淀粉或油脂较多的食物，污染后易产生大量毒素。

3．中毒表现　潜伏期短，一般 2～4 小时。主要症状为恶心、剧烈而频繁的呕吐，呕吐物中常有胆汁、黏液和血。同时伴有上腹部剧烈疼痛。腹泻为水样便，体温一般正常。因剧烈频繁呕吐加之腹泻，可致虚脱和严重脱水。儿童对肠毒素比成人更敏感，故其发病率较成人高，症状也较重。病程 1～2 天，预后一般良好。

4．预防措施

（1）防止带菌人群对各种食物的污染：定期对食品加工人员、饮食从业人员、保育员进行健康检查，对患局部化脓性感染、上呼吸道感染者，应暂时调换其工作。

（2）防止葡萄球菌对奶的污染：要定期对奶牛的乳房进行检查，患化脓性乳腺炎时其奶不能食用，健康奶牛的奶在挤出后，除应防止葡萄球菌污染外，亦应迅速冷却至 10℃以下，防止在较高温度下，该菌繁殖和毒素的形成。此外，奶制品应以消毒奶为原料。

（3）去除患局部化脓性感染的畜禽肉：应按病畜、病禽肉处理，将病变部位除去后，按条件可食肉经高温处理，以熟制品出售。

（4）防止肠毒素的形成：在低温、通风良好条件下储存食物不仅可防止葡萄球菌生长繁殖，亦是防止毒素形成的重要条件。因此，食物应冷藏或置阴凉通风的地方。如剩饭在常温下存放应置于阴凉通风的地方，其放置时间亦不应超过 6 小时，在气温较高的夏秋季节，食前还应彻底加热。

（六）肉毒梭菌食物中毒

1．病原　肉毒梭菌食物中毒是由肉毒梭菌产生的外毒素即肉毒毒素引起的。肉毒梭菌厌氧，形成芽胞后抵抗力强。食品被本菌污染后，在厌氧条件下产生肉毒毒素，食后引起中毒。肉毒毒素不耐热，75～85℃加热 5～15 分钟或 100℃加热 1 分钟即被破坏。

2．流行病学特点　肉毒梭菌食物中毒一年四季均可发生，但大多发生在 3～5 月，1～2 月也有发生。引起中毒的食物绝大多数为家庭自制的发酵食品以及在厌氧条件下保存的肉类食品，如臭豆腐、豆酱、面酱、豆豉和罐头食品等。这些食品在加工制作过程中未能杀灭肉毒梭菌芽胞，以后在厌氧环境中发酵，提供了肉毒梭菌芽胞成为繁殖体产生毒素的条件，食品制成后一般不经加热而食用，引起中毒。

3．中毒表现　潜伏期数小时至数天，一般 12～48 小时。通常潜伏期越短，病死率越高。中毒初期症状为乏力、头晕、头痛、食欲缺乏、走路不稳等，少数患者有恶心、呕吐等胃肠道症状。临床表现以对称性脑神经受损的症状为其特征。表现为视力模糊、眼睑下垂、复视、斜视、瞳孔散大，接着出现咀嚼吞咽困难、言语不清、声音嘶哑、颈无力、头下垂等，继续发展可出现呼吸困难、呼吸衰竭而死亡。患者多神志清楚、体温正常。如不及时进行抗毒素治疗，病死率可高达30%～70%。

4．预防措施 食品加工前原料应彻底清洗，罐头食品应彻底灭菌，贮存中发现胖听或破裂时不能食用。家庭自制发酵食品应彻底蒸煮，加工后的食品应避免再污染和在较高温度或缺氧条件下存放。对可疑食物食用前彻底加热是破坏毒素防止中毒的可靠措施。

（七）其他细菌性食物中毒

其他细菌性食物中毒见表6-2。

表6-2 其他细菌性食物中毒

中毒名称	病原体	临床表现	中毒食物	预防措施
链球菌食物中毒	D族链球菌中的粪链球菌	感染型、毒素型或混合型，潜伏期6～24小时，急性胃肠炎症状，体温略高，偶有头痛、头晕等	动物性食品，尤其熟肉制品	防止对熟肉制品再污染
志贺菌属食物中毒	宋内志贺菌及其肠毒素	感染型、毒素型或混合型，潜伏期6～24小时，剧烈腹痛，腹泻，水样，血样或黏液便，体温40℃	肉、奶及其制品	防止肉、奶及其制品的污染
致病性大肠杆菌食物中毒	致病性大肠感杆菌及其产生的肠毒素	感染型潜伏期4～48小时，表现为急性胃肠炎型、急性菌痢型、体温38～40℃	动物性食品，特别是熟肉制品、凉拌菜	防止对熟肉制品再污染
变形杆菌食物中毒	普通变形杆菌、奇异变形杆菌及其摩根变形杆菌	潜伏期一般为5～18小时不等，表现为恶心、发冷、发热、头晕、头痛、脐周阵发性剧烈腹疼，腹泻为水便样，常伴有黏液恶臭，体温多在39℃以下，发病率高，病程较短，一般为1～3天，预后良好	动物性食品，特别是熟肉及内脏的熟制品，凉拌菜等	防止带菌者污染和生熟交叉污染
空肠弯曲菌食物中毒	空肠弯曲菌及其霍乱样肠毒素	感染型、毒素型或混合型，潜伏期1～5天，急性胃肠炎症状，体温38～40℃	动物性食品、奶制品	重点为幼儿食品及奶类食品卫生管理

三、有毒动植物食物中毒

（一）河豚中毒

河豚产于我国沿海和长江中下游地区，是一种味道鲜美但含有剧毒物质的鱼类，在我国沿海及江浙一带盛产，自古以来民间就流传“拼死食河豚”的说法。

1．有毒成分 河豚体内的剧毒物质为河豚毒素，其主要分布在河豚内脏、皮肤和血液中，其中以卵巢、子宫的毒性最强，其次为肝脏。新鲜洗净的鱼肉一般不含毒素，但鱼死后较久，内脏中的毒素可渗入肌肉中。河豚毒素性质稳定，盐腌、日晒、煮沸均不能破坏。

2．中毒症状与急救治疗 河豚中毒的特点是发病急速而剧烈，潜伏期很短，一般在食后10分钟至5小时即发病。患者出现恶心，呕吐，腹痛等胃肠症状，口唇、舌尖和手指末端刺痛发麻，直至感觉消失。接着四肢肌肉麻痹，逐渐失去运动能力以至呈瘫痪状态。可有言语不清、瞳孔散大、血压下降，常因呼吸麻痹、循环衰竭而于4～6小时内死亡，病死率高达40%～60%。一旦发生河豚中毒，必须迅速进行抢救。以催吐、洗胃和导泻为主，及时排除毒素，配合对症治疗。目前尚无特效解毒药。

3. 预防措施

（1）提高捕捞和辨别河豚的知识和技能，捕捞时必须将河豚剔除。

（2）水产部门必须严格执行《水产品卫生管理办法》，严禁私自加工、出售鲜河豚。加工干制品必须严格执行规定的操作程序。

（3）加强对河豚毒性及危害性的宣传教育，学会识别河豚，不擅自吃沿海地区捕捞或捡拾的不认识的鱼。河豚外形较特殊，为长椭圆形或纺锤形，头扁鳃小，口中上下有4个大板牙，背部有花纹，腹部呈黄白色，体表无鳞。

（4）不吃新鲜河豚，严禁饭店、酒店自行加工河豚。

（二）毒蕈中毒

毒蕈又称毒蘑菇，是指食后可引起中毒的蕈类。在我国目前已鉴定的蕈类中，可食用蕈近300种，有毒蕈类约有100种，可致人死亡的至少有10种。由于生长条件的差异，不同地区发现的毒蕈种类、大小、形态不同，所含毒素也不一样。毒蕈的有毒成分十分复杂，一种毒蕈可以含有几种毒素，而一种毒素又可存在于数种毒蕈之中。毒蕈中毒全国各地均有发生，多发生在高温多雨的夏秋季节，以家庭散发为主，有时在一个地区连续发生多起，常常是由于误采毒蘑菇食用而中毒。

1. 中毒症状与急救治疗　毒蕈中毒的临床表现复杂多样，因毒蕈种类不同，其有毒成分、临床表现也不同。目前，一般将毒蕈中毒临床表现分为5种类型：胃肠毒型、神经精神型、溶血型、脏器损害型、光过敏性皮炎型，其中以脏器损害型中毒最严重，病死率也较高。

一旦发生毒蕈中毒后，应及时采用催吐、洗胃、导泻、灌肠等方法，迅速排除尚未被吸收的有毒物质。

2. 预防措施　目前对毒蕈和食用蕈的鉴别尚无可靠而简易方法。因此，为预防毒蕈中毒，最根本的方法是不要采摘自己不认识和未食用过的草类食用。

（三）其他有毒动植物中毒

其他有毒动植物中毒见表6-3。

表6-3　其他有毒动植物中毒

中毒名称	有毒成分	临床表现	预防措施
甲状腺中毒	甲状腺素	潜伏期10～24小时，头痛、乏力、抽搐、四肢肌肉痛，重者狂躁、昏迷	屠宰时去除甲状腺
有毒蜂蜜中毒	雷公藤碱及其他生物碱	潜伏期1～2天，口干、舌麻、恶心、呕吐、心慌、腹痛，肝大，肾区痛	加强蜂蜜检验
四季豆中毒	皂素、植物血凝	潜伏期2～4小时，恶心、呕吐等，胃肠症状，四肢麻木	充分煮熟至失去原有的生绿色
发芽马铃薯中毒	龙葵素	潜伏期数十分钟至数小时，咽喉瘙痒烧灼感，胃肠炎，重者有溶血性黄疸	马铃薯应储存于干燥阴凉处，食用前削皮去芽，烹调时加醋
鲜黄花菜中毒	类秋水仙碱	潜伏期0.5～4小时，以胃肠症状为主	食鲜黄花应用水浸泡或用开水烫后弃 水炒煮食用
贝类中毒	石房蛤毒素	潜伏期数分钟至数小时，开始唇、舌、指尖麻，继而腿、臂和颈部麻木，运动失调	在贝类生长的水域采取藻类检查

四、化学性食物中毒

（一）亚硝酸盐中毒

1. 亚硝酸盐的来源和中毒原因

（1）蔬菜贮存过久，所含硝酸盐在细菌作用下还原为亚硝酸盐。

（2）腌制时间较短的蔬菜中含大量亚硝酸盐。

（3）苦井水中含较多硝酸盐。如用这种水煮食物，并在不洁容器中存放过夜，则硝酸盐在细菌作用下还原为亚硝酸盐。

（4）胃肠功能紊乱者食用蔬菜过多，肠道内的细菌可将蔬菜中的硝酸盐还原为亚硝酸盐引起中毒，通常称为“肠源性青紫症”。

（5）腌肉制品中加入过量硝酸盐及亚硝酸盐。

（6）误将亚硝酸盐当作食盐。

2. 中毒表现　亚硝酸盐可使血红蛋白中的二价铁离子氧化为三价铁离子，形成高铁血红蛋白，从而失去输送氧的能力，致使组织缺氧而中毒。潜伏期一般1～3小时，误食大量亚硝酸盐者潜伏期仅10～15分钟。中毒表现主要为口唇、指甲和全身皮肤出现发绀，并出现头痛、头晕、恶心、呕吐、乏力、胸闷、心跳加速，严重者昏迷，因呼吸衰竭而死亡。

3. 急救治疗　早期应洗胃、灌肠以排出毒物。特效解毒药可采用1%亚甲蓝，治疗应用小剂量。大剂量维生素C可使高铁血红蛋白还原，但作用缓慢，与亚甲蓝合用效果较好。

4. 预防措施　加强亚硝酸盐管理，防止误食。蔬菜应注意保鲜，不吃变质蔬菜。咸菜应腌制15天以上再食用，肉制品中硝酸盐和亚硝酸盐用量应严格按照国家卫生标准的规定，不能用苦井水煮饭，尤其不要存放过夜。

（二）食源性有机磷农药中毒

有机磷农药在农村中应用广泛，具有杀虫效果好、在农作物中残留时间短、残留量少等优点。但使用过程中如不注意防护，可发生食物中毒。

1. 毒性　有机磷农药多为无色或黄色油状液体，有特殊的蒜臭味。根据毒性大小可分为高毒、中毒、低毒。①高毒类：如对硫磷（1605）、内吸磷（1059）、甲拌磷（911）；②中毒类：如敌敌畏、甲基1059、异丙磷；③低毒类：如敌百虫、乐果、杀螟松、马拉硫磷（4049）。有机磷农药进入人体后，可以抑制胆碱酯酶的活性，使乙酰胆碱在人体内大量蓄积而产生中毒症状。

2. 中毒原因

（1）食用不久前施用过有机磷农药的蔬菜、水果。

（2）误食拌过有机磷农药的种粮。

（3）用有机磷农药的容器盛装食品（如油、醋、酱油等）。

（4）误食被有机磷农药毒死的畜、禽及水产品。

（5）食用了运输、贮藏过程中污染了有机磷农药的食品。

3. 中毒表现　潜伏期30分钟左右，一般不超过2小时。轻度中毒患者有头晕、头痛、恶心、呕吐、多汗、视力模糊、全身乏力等症状。中度中毒出现肌束震颤、瞳孔缩小、流涎、步态蹒跚和轻度呼吸困难，呼吸有大蒜臭味。重度中毒出现肺水肿、昏迷，少数病人因呼吸麻痹而死亡。

4. 急救治疗　首先应尽快排出毒物，立即进行催吐和洗胃。洗胃液可用接近体温的清水、生理盐水，需反复、多次洗胃直至洗出液无有机磷农药臭味为止。特效解毒药为阿托品和氯解磷定、解磷定，使用剂量和方法需根据病情而定。

5. 预防措施

(1) 加强有机磷农药管理，应有专人保管，单独存放。废弃农药瓶应砸碎并深埋，严禁用来盛装食品。拌过药的种粮严禁与食用粮混放。

(2) 喷洒农药应严格遵守安全间隔期。蔬菜中不得使用甲拌磷等剧毒农药。食品中有机磷农药残留量不得超过国家规定的卫生标准。

(3) 运输农药的车、船需彻底洗刷干净才能运输粮食、蔬菜，严禁有机磷农药与食品同车运送。

(4) 喷洒农药时禁止进食和饮水，喷洒后必须洗手才能进食。

(5) 禁止食用被剧毒农药毒死的畜、禽和水产。

五、食物中毒的调查与处理

(一) 食物中毒的调查

1. 调查目的　通过调查可查明发生中毒的原因，有助于食物中毒的诊断，并为中毒病人急救治疗和中毒现场处理提供依据。同时，不断总结经验，采取有效措施以减少和控制食物中毒的发生。

2. 调查内容和步骤

(1) 调查前准备：接到食物中毒报告后，应尽快赶赴现场调查。调查人员一般要两名以上，调查前应准备好采样用品、食物中毒调查表、有关法律文书和取证工具等物品。

(2) 现场调查：首先应了解发病情况并参与抢救病人。临床症状调查要按统一制订的“食物中毒患者临床表现调查表”逐项询问填写，对住院病人应抄录病历有关症状、体征及化验结果；进餐情况调查要按统一制订的调查表对患者发病前24～48小时进餐食谱逐项询问填写，以便确定可疑食物。此项调查还要对同单位或共同生活的部分健康人进行膳食史调查，作为对照；对调查结果进行分析，可初步确定引起中毒的可疑食物。进一步调查可疑食物的来源、原料质量、加工烹调方法、用具容器的清洁度以及加工后食品的贮存条件；对疑似细菌性食物中毒还应进行食品从业人员健康状况调查，以查明发生食物中毒的原因。

(3) 现场采样和检验：尽量采集剩余的可疑食物并及时送检。无剩余食物时可采集用灭菌生理盐水洗刷可疑食物容器的洗液，必要时也可采集可疑食物的半成品或原料。在对可疑食物制作、销售环节进行调查时对食品加工用具、容器如刀具、砧板、盆、筐、桶、水池等用无菌棉拭浸生理盐水涂抹采样。采集患者吐泻物应在服药前进行，无吐泻物时可取洗胃液。对疑似细菌性食物中毒应采集患者急性期(3天内)和恢复期(2周左右)静脉血，对疑似化学性食物中毒者尚需采集患者尿液。从业人员带菌检查应用采便管直接采样，不宜留便。对患有呼吸道感染或皮肤病的从业人员应对其咽部和皮肤病灶处进行涂抹采样。采样中必须严格遵守无菌操作规程，样品应做好标记并作好采样记录，及时送检。

(二) 食物中毒的处理原则

1. 及时报告当地卫生计生行政部门　根据《食物中毒事故处理办法》规定，发生食物中毒或疑似食物中毒事故的单位、接受病人进行治疗的单位，都有责任及时向当地卫生计生行政部门报告食物中毒事故的发生。中毒人数超过30人应当于6小时内报告同级人民政府和上一级人民政府卫生计生行政部门；超过100人以上集体食物中毒或有死亡病例的重大食物中毒要求及时逐级上报，并在6小时内报至国家卫生计生委。

2. 对病人采取紧急处理　①停止食用可疑中毒食品。②采集病人血液、尿液、呕吐物、排泄物等标本，以备送检。③制订急救处理方案，包括催吐、洗胃、导泻和清肠，对症治疗与特殊治疗，如纠正水和电解质失衡。根据调查深入和情况变化，对方案提出必要的纠正和补充，如使用特效解毒剂，防止心、脑、肝、肾损伤等。

3. 对中毒食品控制处理　①保护和控制现场，封存中毒食品或可疑中毒食品，以及原料和被污染的食品工具、容器、加工设备；②采集剩余可疑中毒食品，以备送检；③追回已售出的中毒食品或可疑中毒食品并销毁；④对确认的中毒食品，卫生计生部门可进行无害化处理或直接销毁。

4. 对中毒场所消毒处理　对接触细菌性、真菌性食物中毒食品的餐具、工具、容器设备等，用1%～2%碱水煮沸消毒或用有效氯含量为150～200mg/L的氯制剂溶液浸泡、擦拭消毒。对接触化学性食物中毒的物品要用碱水进行彻底清洗。

（三）食物中毒调查处理程序

1. 初步调查　通过初步调查和检查，确定事件的性质和类别，同时积极救治病人。

2. 现场调查　通过对病人和进食者的个案调查以及对可疑中毒食品加工过程、中毒场所和环境的调查，初步确定中毒原因。

3. 样品采集与检验　根据初步病因假设，有针对性地采集食物样品、中毒者的生物样品以及相关的环境样品中，并且尽快送实验室进行检验；对可疑中毒食物样品可采用简易动物试验的方法进行现场毒性（力）鉴定。

4. 采取控制措施　对病人采取紧急救治措施；对同一饮食史人群的进行医学观察和预防性服药；对危险因素包括对中毒的食品或可疑中毒食品的控制和处理等。

5. 总结评价和责任追求　全面分析现场调查资料、临床资料及实验室检验结果，作出综合判断；依据《中华人民共和国食品安全法》有关法律、法规，对造成食物中毒的单位和个人进行行政处罚。违反法律的，移交司法部门处理。

调查时要收集有关证据，在提出处罚意见时要严格依据法律法规条文和法定程序进行。撰写食物中毒调查总结报告，指出存在的隐患，提出具体改进意见和预防措施，防止中毒事件再次发生。

本章小结

本章主要阐述人体需要的各类营养素的性质、生理功能、主要食物来源和参考摄入量；阐述了合理膳食基本要求、食物结构调整（平衡膳食指南）和营养调查；解释说明了必需氨基酸、必需脂肪酸、膳食纤维在现代营养学中的重要意义；简要介绍了营养对健康和疾病（治疗膳食）的影响以及各类食物的营养价值；提出食品安全属综合性概念，从社会、政治、法律、卫生高度彰显食品安全的重要地位；概述了食品中常见的卫生问题及其预防措施，并方便食品和强化食品使用提出更高的要求；阐述了食物中毒的概念、特点、分类，介绍了常见细菌性食物中毒和非细菌性食物中毒的发生过程、食物来源和预防措施，并简述了食物中毒调查与处理原则、程序、方法。

目标测试

一、名词解释

1. 营养素 2. 膳食纤维 3. 蛋白质消化率 4. 食物特殊动力 5. 膳食指南 6. 强化食品 7. 食品腐败变质

二、最佳选择题

1. 食物中1g碳水化合物产生的热量是
   A. 36.7kJ　B. 16.7kJ
   C. 29.3kJ　D. 7.0kcal
   E. 9.0kcal
2. 总氮平衡是指
   A. 摄入氮量大于排出氮量　B. 摄入氮量小于排出氮量
   C. 摄入氮量等于排出氮量　D. 摄入氮量与排出氮量之间的关系
   E. 以上均不对
3. 在下列食品中蛋白质消化率最高的是
   A. 整粒大豆　B. 豆腐
   C. 豆芽　D. 豆浆
   E. 豆干
4. 下面哪一组氨基酸都是必需氨基酸
   A. 赖氨酸、亮氨酸、胱氨酸　B. 赖氨酸、苯丙氨酸、酪氨酸
   C. 苯丙氨酸、苏氨酸、缬氨酸　D. 苏氨酸、缬氨酸、甘氨酸
   E. 苯丙氨酸、缬氨酸、组氨酸
5. 蛋白质的基本组成单位是
   A. 脂肪酸　B. 氨基酸
   C. 核苷酸　D. 甲硫氨酸
   E. 葡萄糖
6. 治疗铁缺乏应该多吃的食物是
   A. 鱼、蛋、蔬菜和水果　B. 瘦肉、动物全血、鸡蛋
   C. 牛奶、大豆及其制品　D. 营养强化食品
   E. 酸奶、肉松和骨粉
7. 食物中蛋白质含量的测定，一般使用
   A. 称量法　B. 微量凯氏定氮法
   C. 灰化法　D. 系数计算法
   E. 氨基酸换算法
8. 在以下食物中饱和脂肪酸含量最低的油脂是
   A. 鱼油　B. 猪油
   C. 牛油　D. 菜籽油
   E. 豆油
9. 夜盲症可能是由于缺乏

A. 维生素A
B. 维生素D
C. 维生素B_1
D. 维生素B_2
E. 维生素C

10. 与能量代谢关系密切的维生素是
A. 维生素E
B. 维生素C
C. 维生素D
D. 维生素B_2
E. 维生素A

11. 人体含量最多，又是我国人民最易缺乏的矿物质元素是
A. 钾
B. 镁
C. 铁
D. 钙
E. 锌

12. 味觉减退或有异食癖可能是由于缺乏
A. 锌
B. 铬
C. 硒
D. 钙
E. 铁

13. 在食物加工烹调过程中，以下维生素最容易损失的是
A. 维生素A
B. 维生素B_1
C. 维生素D
D. 维生素E
E. 维生素B_2

14. 食物中毒的特点不包括
A. 共同饮食史
B. 潜伏期短
C. 症状相似
D. 病人与健康之间相互传染
E. 多为胃肠炎传染

15. 亚硝酸盐的食物来源不包括
A. 添加发色剂的肉制品
B. 苦井水
C. 刚腌制不久的蔬菜
D. 高温油炸食品
E. 腐败变质的蔬菜

16. 黄曲霉毒素主要损害的部位是
A. 神经
B. 肝脏
C. 肾脏
D. 膀胱
E. 心脏

17. 关于营养性疾病的论述，不正确的是
A. 由于营养素摄入不足引起的营养缺乏性疾病
B. 具有明显的营养状况不正常特征
C. 这种不正常可由不平衡膳食引起
D. 可能与遗传、体质及其他疾病或代谢功能异常等有关
E. 在临床上分为营养过剩(过营养)和营养不良两种类型

18. 平衡膳食宝塔自下而上顺序各层的食物类型是
A. 谷物类、蔬菜水果类、奶类及豆类、鱼禽肉蛋类、油脂类
B. 油脂类、奶类及豆类、鱼禽肉蛋类、蔬菜水果类、谷物类

C. 谷物类、鱼禽肉蛋类、蔬菜水果类、奶类及豆类、油脂类
D. 油脂类、鱼禽肉蛋类、奶类及豆类、蔬菜水果类、谷物类
E. 谷物类、蔬菜水果类、奶类及豆类、鱼禽肉蛋类、油脂类

19. 一般建议脂肪的热能比恰当的是

A. 10%～12%
B. 20%～30%
C. 30%～35%
D. 55%～65%
E. 60%～65%

20. 儿童出现生长发育迟缓、消瘦、食欲不佳、味觉减退、伤口愈合慢、智力发育障碍，最可能的原因是

A. 热能不足
B. 蛋白质营养不良
C. 铁缺乏
D. 锌缺乏
E. 碘缺乏

三、简答题

1. 蛋白质的主要生理功能有哪些？
2. “第七大营养素”是指什么？有哪些营养意义？
3. 如何合理分配一日三餐？
4. 各举三例过营养性疾病和营养缺乏病。
5. 如何预防食品的细菌污染和腐败变质？
6. 食品添加剂有哪些卫生学要求？
7. 什么是食物中毒？细菌性食物中毒的预防措施有哪些？
8. 如何评价蛋白质的营养价值？

（熊永红　马永林）

第七章 空 气 卫 生

学习目标

1. 掌握：空气的物理性状与卫生学意义。
2. 熟悉：室内空气污染的来源；室内空气污染对健康的危害。
3. 了解：空气污染的卫生防护。

前沿知识

自然状态的大气是无色、无味、无臭的混合气体，据估计大气的质量约为6000万亿吨。在一般情况下，空气的组成几乎是恒定的，其主要成分为氮（占78.10%）、氧（占20.93%）、氩（占0.93%）、二氧化碳（0.03%）和微量惰性气体。一个正常成人每日呼吸两万多次，吸入10～15m^3的空气，通过吸入氧气，排出二氧化碳，以保证人体正常的生理功能和健康。

围绕地球四周的空气称为大气，是人类赖以生存的重要外界环境因素之一。人和动物呼吸所需要的氧气，植物光合作用所需的二氧化碳均来自大气。大气层是包围在地球表面，并随地球旋转的空气层，其厚度约为2000～3000km以上，没有明显的上界。当大气组成发生明显改变时，可影响人体健康，甚至危及生命。如果在人员密集、通风不良等特殊条件下，均可导致二氧化碳浓度升高。当空气中氧含量降至12%时，人体发生呼吸困难；降至10%时，可发生智力减退；降到7%～8%以下时可危及生命。当空气中二氧化碳浓度增至8%时，可抑制呼吸，超过8%时，可因呼吸麻痹而死亡。故二氧化碳的浓度升高，能在一定程度上反映空气污染情况，可作为评价大气清洁程度的重要指标之一。大气层还可以保护地球上的生物免受外层空间短波射线的影响，起到维持地表温度的稳定及防止水分流失的作用。

考点提示

大气的主要组成及其卫生学意义

大气自下而上分成5层，即对流层、平流层、中间层（上界为85km）、热层（上界为800km）、逸散层（没有明显上界）。对流层最靠近地表，夏季较厚，冬季较薄，同时是大气层里密度最高的一层，蕴涵了整个大气层约75%的质量和几乎所有的水蒸气，自然界所发生的风、雨、雷、电等主要天气现象，以及人类活动所产生的绝大多数污染物聚集在这一层，因此对流层与人类健康的关系最为密切；平流层空气较为稀薄，基本没有水蒸气和尘埃，很少有天气变化，适合飞机航行。在高约 15～35km 处有臭氧层，能吸收太阳的短波紫外线和宇宙射线，保护地球上所有生物的生存和地表免受阳光强紫外线致命的侵袭；中间层空气更为稀薄，气温随高度增加而迅速下降，空气的垂直对流强烈；热层从 85～800km，温度随高度增加而迅速增加，能反射无线电波，对无线电通讯有重要意义；逸散层空气极为稀薄，因为离人类最远，对人类健康影响极小。

第一节　空气的物理性状与卫生学意义

大气的物理性状主要有太阳辐射、气象条件和空气离子化。

一、太阳辐射

太阳是一个巨大的能量团，产生大量的辐射能，太阳产生的辐射能量流以电磁波的形式向宇宙空间散布，称为太阳辐射。它是产生各种天气现象的根本原因，同时也是地表上光和热的源泉。太阳辐射与纬度、海拔高度、季节、气象条件等因素有关，辐射通过的大气层越厚，吸收和被散射的越多，到达地面的就越少。辐射按其生物学作用可分为电离辐射和非电离辐射两大类，电离辐射的波长较短，能量水平较高，可引起物质电离，使机体产生严重损害；非电离辐射的波长较长，能量水平较电离辐射低，不足以导致组织电离。太阳辐射对健康的影响主要体现在紫外线、红外线和可见光等非电离辐射上。

（一）紫外线

紫外线对机体的生物效应表现在：

1. 色素沉着作用　紫外线对衣物和皮肤的穿透力很强，可达到真皮深处，能使人皮肤中的黑色素通过氧化酶的作用沉积在皮肤中，使皮肤变黑，从而使表皮吸收短波紫外线，并转化为热能而散失，保护皮肤及深处组织不致过热。

2. 红斑作用　紫外线可破坏细胞，使其释放出组胺和类组胺物质，刺激神经末梢，反射性引起皮肤毛细血管扩张、血管通透性增强，使皮肤充血、红肿，局部出现皮肤潮红称为红斑。

3. 抗佝偻病作用　紫外线可使皮肤和皮下组织中的麦角固醇和 7- 脱氢胆固醇合成为维生素 D_2 和 D_3，可以促进机体对钙的吸收。研究发现，儿童佝偻病的发病率与季节有关，冬季较高，夏季较低，因此接受阳光照射是儿童预防佝偻病最有效的途径。

> **考点提示**
>
> 太阳紫外线的抗佝偻病作用。

4. 杀菌作用　紫外线能使细胞质中蛋白质发生光化学分解，260nm 的紫外线还能破坏 DNA，引起核蛋白变性、凝固，导致细菌死亡。一般中午 12 点到下午 2 点时，太阳紫外线的波长最短，强度也最大。

5. 保健作用　紫外线照射人体后，能引起机体的光化学过程和光电反应，使皮肤产生许多活性物质，能调节高级神经活动、改善睡眠、降低血压，从而起到维护健康与保健作用。经常接受紫外线照射，能加强白细胞的吞噬能力，增强人的免疫功能。

但是过量的紫外线可能引起严重的健康危害，如短波紫外线可导致雪盲和电光性眼炎；长期暴露在紫外线下会加速皮肤的老化，使皮肤弹性减弱，严重者可出现白内障和皮肤癌。

调查显示，90% 以上的皮肤癌发生在皮肤暴露的位置，提示与紫外线照射有关。

（二）红外线

红外线生物学作用的基础是热效应，适量的红外线经皮肤吸收后，可使人体局部皮肤温度升高，毛细血管扩张，血流加快，物质代谢增强，组织细胞活力及再生能力提高，具有消炎、杀菌、加快伤口愈合等作用。过量的红外线可引起皮肤烧伤、体温升高，还可引起热射病、日射病、白内障等疾病。

（三）可见光

可见光综合作用于机体的高级神经系统，能提高视觉和代谢能力，平衡兴奋和镇静作用，提高情绪与工作效率，是生物生存的必需条件。

根据波长长短呈现紫、蓝、绿、黄、靛、橙、红色，不同颜色的可见光具有不同的生理作用。例如，红色有兴奋作用，蓝、绿色具有镇静作用，橙色可增强食欲等。

二、气象条件

气象条件包括气温、气湿、气流、气压等，对机体的冷热感觉、体温调节、心血管功能、神经功能、免疫功能和新陈代谢功能具有一定的调节作用。

1．气温　人类对大气温度的变化和适应有一定的范围，昼夜温差过大，人体的体温调节中枢就会发生障碍，甚至影响健康。高温可以导致中暑，低温引起冻伤，低温高湿可引发关节炎、肌炎、陈旧性软组织损伤的复发和腰背酸痛等。

2．气湿　气湿即大气的湿度，与大气中的水蒸气量直接相关，一般用相对湿度作为评价指标。空气相对湿度以 40%～60% 为宜，气湿过低或过高均对机体产生不利的影响。低温潮湿易使机体着凉，发生感冒、支气管炎和风湿性疾病的危险性增大；高温高湿则会影响机体的散热机制，容易引起中暑。但过于干燥的空气（相对湿度低于 20%）不仅使口腔、皮肤、黏膜干燥，甚至发生皲裂，而且又会使空气中尘埃增多，导致呼吸道疾病传播。另外，高气湿环境则适宜于细菌、霉菌的生长繁殖，对食品存放和生活环境产生不利的影响。

3．气流　气流又称为风。气流作用于人体，可加速体表的散热和加强机体内物质代谢过程，对调节人的身心状态产生一定的影响。一般认为，室内气流以 0.5m/s 为宜，气流过大则会影响人体的体温调节中枢和主观感觉。

4．气压　气压的微小变化对健康无不利影响，但对某些神经痛、关节炎、风湿性疾病的病人或具有陈旧伤口、手术瘢痕者，可能有局部症状加剧或旧伤口疼痛的现象。

考点提示

空气离子化概念；空气负离子的作用。

三、空气离子化

一般情况下，空气中的气体分子呈中性。在某些外界因素的作用下，空气中的气体或原子的外层电子逸出，形成带正电的阳离子即空气正离子，一部分逸出的电子与中性分子结合成为阴离子即空气负离子，也叫负氧离子。这种产生空气正、负离子的过程称为空气离子化，又称空气电离。

空气中的离子把周围 10～15 个中性气体分子吸附在一起，称为轻离子。轻离子在运动中与空气中的灰尘、烟雾等结合就形成为重离子，重离子已失去了轻离子对人的健康效应，当重离子与轻离子的比值小于 50 时，空气清洁；比值大于 50 时，空气污浊。

空气负离子具有一定的生物学作用，在医学界享有“维他氧”、“空气维生素”、“长寿素”等美称。空气负离子对机体有镇静、催眠、镇痛、镇咳、降压功效，同时具有改善食欲、促进睡眠、消除疲劳、提高工作能力等作用。自然界的放电（闪电）现象、光电效应、喷泉、海滨、瀑布等环境都能使周围空气电离，空气负离子含量较高，有利于机体健康。

第二节　室内空气污染

案例分析

2001年杨老师在北京某家具商场订购一套价值6400元的卧室家具，使用不到1个月，杨老师全家人都有身体不适的感觉。经检测，摆放家具的房间，空气中某种有害物质浓度超出国家标准6倍多！

请问：1. 这种有害物质可能是什么？

2. 室内空气中为什么会出现该有害物质？

近年来，室内空气污染受到越来越多的重视，这是因为随着人们生活方式现代化和消费水平的提高，室内污染物的来源和种类日趋增多，人的一生80%以上的时间都在室内度过，而婴幼儿、孕产妇、老弱病残者等敏感人群在室内活动的时间更长，加之新型装饰材料的大量使用，建筑物密闭程度的不断加强，室内污染物不易扩散，使室内污染的程度往往较室外污染更为严重。室内空气污染可引起机体产生急慢性中毒、诱发癌症、传播传染病以及变态反应性疾病等危害。因此，室内空气污染已成为影响人类健康的直接因素。调查显示，室内空气污染的程度是室外的1～3倍，68%的人体疾病都与室内空气污染有关。

室内主要有害因素与大气中的主要污染物相同或相似，除SO_2、NO_x、O_3、可吸入颗粒物、苯并(a)芘、铅等之外，室内有害因素还包括CO_2、CO、甲醛、烟气(尘)、氡、尘螨等。

一、室内空气污染的来源与特点

(一) 室内空气污染的来源

1. 生活炉灶　使用炉灶、火炕、火盆等做饭、取暖时所用的各种燃料，如煤炭、石油液化气、天然气、木材、秸秆等，在燃烧过程中均可产生有害物质，是室内空气污染的主要来源。另外，室内烹调产生的油烟和尘埃，不仅有碍于居室卫生，更重要的是对人体有致突变作用和致癌作用。

2. 室内人的活动　人在室内的一系列活动空气质量产生重大影响，如吸烟、呼吸、衣物和生活用品使用中均产生或挥发出各种各样污染物。烟草燃烧产生的烟气中含有数千种有害成分，主要有CO、烟碱(尼古丁)、煤焦油、PAH、重金属及其颗粒物质，其中不乏中毒性、致癌性、致畸性、致突变性物质，可对人体产生多种损害。此外，人通过呼吸不断排出二氧化碳、水蒸气和氨类化合物，使空气中氧含量减少。呼吸道传染病患者和带菌者通过说话、咳嗽、打喷嚏，将病原体以飞沫形式逸散到室内空气中，引发新的疫情。在炎热季节人体皮肤出汗和所用衣物及其他生活用品也散发出多种气味，在空间狭小和人员拥挤的室内这种污染尤为严重。

> **考点提示**
>
> 防止甲醛污染从室内装饰装修入手。

3. 建筑材料及家具　当前，建筑和装饰材料带来的室内空气卫生问题已成为影响健康又一主要问题，引起社会和家庭的广泛关注。特别值得注意的是甲醛、苯、氨气和氡等的污染，轻者感到憋闷、恶心、头晕目眩，甚至有刺眼、刺鼻和刺激性异味，重者发展为致癌、致敏危害，影响极大。室内空气中的甲醛主要来自地板、黏合剂、胶合板、刨花板、泡沫塑料与壁纸，这类材料广泛用于房屋的美化、隔音、隔热及满足装饰、装潢的工艺需要。部分甲醛可来自室外的工业废气、汽车尾气、光化学烟雾、室内燃料和烟叶的不完全燃烧、生活用品等化工产品。氡主要来自砖、混凝土、石块、土壤及粉煤灰预制构件中，有的地区居室内氡浓度相当高，值得引起重视。此外，在油漆、涂料、各种黏合剂中有苯的污染，在贴墙布、墙纸、化纤地毯、防水材料中还有氨气的污染等。

4. 其他　如使用杀虫剂、清洁剂、除臭剂、化妆品（如发胶）等家用化学品，可造成挥发性有机物污染。微波炉、电热器等家用电器，可增加人们接触电磁辐射的机会。家养狗、猫、鸟等宠物时，不但可传播疾病，也是室内空气不容忽视的生物性污染源。同时，室外工业、交通运输所排放的污染物，亦污染室内空气。

（二）室内空气污染的特点

1. 影响范围广　室内环境污染不同于特定的工矿企业环境，它包括居室环境、办公室环境、交通工具环境、娱乐场所环境、医院疗养院环境和其他大型公共场所环境等，故所涉及的人群数量大，几乎包括了所有年龄组。

2. 接触时间长　人一生大多数时间是在室内度过，当人们长期地暴露在有污染的室内环境时，污染物对人体的作用时间也相应的增加，慢性危害也就相应的加剧。

3. 污染物浓度高　很多室内环境特别是刚刚装修完的室内，从各种装修材料中释放出来的污染物浓度均很大，并且在通风换气不充分的条件下污染物不能对流到室外，大量的污染物长时间滞留室内，造成室内污染物浓度很高，严重时可超过室外的几十倍之多。

4. 污染物种类多　室内空气污染多种多样，有物理污染、化学污染、生物污染、放射性污染等，特别是化学污染物不仅数量多而且危害也大，加之生物转化作用，这些污染物又可以重新发生化学变化产生新的污染物。

5. 污染物排放周期长　由于室内相对封闭的特点，决定了室内污染物半衰减周期都比较长，即使在通风充足的情况下，其释放有害物质周期长达数月、数年甚至数十年。研究表明，甲醛的释放可达十几年之久，而对于放射性污染其发生危害作用的时间可能更长。

6. 危害表现时间不一　有的污染物在短期内就可对人体产生极大的危害，而有的则潜伏期很长。比如对于放射性污染，有的潜伏期可达到几十年之久，直到人死亡都没有表现出来。

二、室内空气污染对健康的危害

室内空气污染和高血压、胆固醇过高症与肥胖症等共同列入人类健康的十大威胁。研究表明，35.7% 的呼吸道疾病、22% 的慢性肺病和 15% 的气管炎、肺癌均与室内环境污染有关，我国每年因为室内空气污染引起的超额死亡可达 11.1 万人，严重的室内空气污染也造成了巨大的经济损失。

1. 诱发癌症　甲醛、烟草烟气、氡、石棉等是确认的致癌物质。其中甲醛的主要影响是刺激眼和呼吸道黏膜、产生变态反应、免疫功能异常、肝损伤、中枢神经系统受影响，还可损伤细胞内的遗传物质。有足够证据证明甲醛可引起人类的鼻咽癌、鼻腔癌和鼻窦癌，甚至可引发白血病。许多研究证实，吸烟可引起肺癌、喉癌、咽癌、口腔癌等。同时，吸烟还能通过污染室内空气形成环境烟草烟雾，造成被动吸烟而影响非吸烟人群。室内空气中常见的致癌物质还有苯、苯并(a)芘等，主要来自地板、家具、装潢材料和烹调油烟等。

2. 引起中毒性疾病　由于排烟不畅或燃料燃烧不完全，室内出现高浓度CO而引起急性中毒是常见的中毒事故。CO的低浓度污染则与动脉粥样硬化、心肌梗死、心绞痛发病有密切关系。如吸烟对生殖系统的毒性作用，空调系统使人出现头痛、胸闷、疲乏等症状。

3. 引起不良建筑物综合征　该综合征多发生于新建或重新装修的办公室工作人员，表现为一系列非特异的症状，一般症状有眼、鼻、喉刺激感，头痛、疲劳、胸闷、憋气等。当发病者离开该环境一段时间后，症状会缓解。目前认为这是一种非特异性建筑物相关疾病。

4. 传播传染病　人群聚集的公共场所，居住拥挤的地方，若通气不良、空气污浊，病原体可随空气中尘埃、飞沫进入人体而引起呼吸道传染病。如流感、麻疹、肺结核、流行性脑脊髓膜炎、白喉等。

5. 诱发呼吸道感染　已证实生物燃料烟雾可诱发急性下呼吸道感染。

6. 引起变态反应　尘螨等多种室内变应原，可引起哮喘、过敏性鼻炎、荨麻疹等变态反应症状。

三、室内空气污染的卫生防护

居室空气污染的来源较多，保证居室空气清洁的措施应是多方面的，政府、企业、个人、立法机构等均须共同努力。

1. 贯彻执行室内空气污染的法规　2003年3月1日，我国卫生部颁布的《室内空气质量卫生规范》，提出了室内空气质量的卫生要求，其中污染物控制指标有12项。该规范的出台，对提高室内空气质量有了强有力的法律依据。

2. 合理规划住宅区　住宅区应选择在空气清洁、日照通风良好、周围环境无污染源的当地常年主导风向的上风侧，并与工业区、交通运输区保持一定的卫生防护距离。

3. 住宅各室的平面配置　住宅各室的平面配置应合理，布局科学，防止厨房煤烟和烹调油烟进入卧室，也要防止厕所的不良气味进入卧室，还要避免各室间的干扰。

4. 改善炉灶和采暖设备　保证烟道畅通，加强炉灶改良，使燃料充分燃烧。有条件的地方可使用煤气、天然气或电热烹调，厨房须安装抽油烟机，将燃烧产物与烹调油烟排出室外。同时，以集中式采暖取代分散式采暖。

5. 加强通风换气　加强通风换气，适时排除室内污浊空气，是保证室内空气质量的基本办法。尤其是刚装修的房间或新家具放置后，需经一定时间充分通风后再居住和使用。同时禁止室内吸烟，保持室内空气清新。

6. 合理选择和使用建筑材料与装饰材料　室内装修时，要按照国家《室内装饰装修材料有害物质限量》标准，认清装饰、装潢材料的绿色环保标识，选择对室内环境污染小的优质材料和施工工艺，从源头上严防有毒有害物质超标的建筑与装饰材料进入室内。同时，不要购买有强烈刺激气味的、没有质检合格证的家具。

本章小结

大气的物理性状主要有太阳辐射、气象条件和空气离子化。太阳辐射的组成分为：红外线、紫外线和可见光。空气负离子对机体有镇静、催眠、镇痛、镇咳、降压、改善食欲及改善睡眠、消除疲劳、提高工作能力等作用。室内空气污染的来源有家庭装修材料、燃料的燃烧、人类活动、来自室外污染物的进入。空气污染的防护既要加强建设规划和科学布局，又要重视室内平面配置和设施使用。同时，做好室外大气污染防治，也是室内空气卫生防护的首要措施。

目标测试

一、名词解释

1. 太阳辐射　2. 空气负离子

二、填空题

1. 紫外线的生物效应有________、________、________、________、________。

2. 室内空气污染的来源有________、________、________、________。

三、最佳选择题

1. 大气层分为五层，其中空气污染主要发生在
   A. 对流层　　B. 平流层
   C. 中间层　　D. 热层
   E. 逸散层

2. 大气圈中与人类生命活动关系最密切的是
   A. 平流层　　B. 外大气层
   C. 热层　　D. 对流层
   E. 中间层

3. 红外线生物学作用的基础是
   A. 免疫增强作用　　B. 促进生物氧化过程
   C. 蛋白质变性　　D. 热效应
   E. 色素沉着

4. 过量红外线照射对人体健康的有害作用不包括
   A. 皮肤癌　　B. 热射病
   C. 日射病　　D. 皮肤灼伤
   E. 白内障

5. 紫外线的生物学作用不包括
   A. 红斑作用　　B. 色素沉着作用
   C. 免疫调节作用　　D. 抗佝偻病作用
   E. 镇静降压作用

6. 室内空气中氡的健康危害是
   A. 中毒　　B. 致癌

C. 免疫抑制
D. 致敏
E. 非特异效应

7. 下列哪一个不是空气负离子的作用
A. 镇静
B. 镇痛
C. 降低血压
D. 兴奋作用
E. 改善食欲

8. 新建住宅和办公区经装修后，可能造成室内空气中什么污染物超标
A. 一氧化碳
B. 二氧化碳
C. 甲醛
D. 噪声
E. 苯

9. 室内摆放或使用烫发剂、染发剂等美发用品，可能导致何污染：
A. 甲醛
B. 二氧化碳
C. 可吸入颗粒物
D. 氨
E. 汞

10. 室内空气传播的主要传染病有
A. 流行性感冒
B. 急性结膜炎
C. 手脚癣
D. 艾滋病
E. 肺结核

11. 室内甲醛对健康的影响不包括：
A. 刺激眼睛，引起流泪
B. 引起咽喉不适或疼痛
C. 心绞痛
D. 引起恶心呕吐、咳嗽胸闷
E. 免疫功能异常

12. 香烟中的成瘾物质是
A. 一氧化碳
B. 烟焦油
C. 尼古丁
D. 多环芳烃类
E. 重金属

13. 下列不是室内空气污染特点的是
A. 影响范围广
B. 接触时间长
C. 污染物浓度高
D. 污染物种类多
E. 比室外污染影响小

四、简答题

1. 简述气象条件对健康的影响。
2. 简述室内空气污染对健康的危害。

（刘　凌　马永林）

第八章　住宅及公共场所卫生

学习目标

1. 掌握：住宅的基本卫生要求；居室的卫生规模及其对健康的影响；住宅微小气候及其对健康的影响；卫生厕所的概念与要求。
2. 熟悉：住宅平面配置；常见公共场所的卫生管理及其要求；住宅卫生与人体健康的关系；粪便的无害化处理方法；垃圾的处理方法。
3. 了解：粪便无害化处理的基本要求；公共场所的概念及其卫生学特征；绿色生态住宅的基本要素。

第一节　住宅卫生

前沿知识

"健康住宅"的标准

根据WHO的定义，"健康住宅"是指能够使居住者在身体上、精神上、社会上完全处于良好状态的住宅，具体标准有：①引起过敏症的化学物质的浓度很低；②尽可能不使用有毒、有害、易挥发性的建筑装饰材料，如挥发性有机物、甲醛、放射性材料的胶合板、墙体装修材料等；③有良好的通风换气设备，能将室内污染物质排到室外，特别是对高气密性、高隔热性来说，必须采用具有风管的中央换气系统，定期适时换气；④房灶具或吸烟处要设局部排气设备；⑤起居室、卧室、厨房、厕所、走廊、浴室等，室温保持在17～27℃之间；⑥噪声级小于50dB；⑦室内湿度全年保持在40%～70%之间；⑧二氧化碳要低于1000ppm；⑨悬浮粉尘浓度要低于0.15mg/m³；⑩一天的日照确保在3小时以上；⑪足够亮度的照明设备和运行良好的换气设备；⑫住宅具有足够的抗自然灾害的能力；⑬具有足够的人均建筑面积，并确保私密性；⑭住宅要便于护理老龄者和残疾人；⑮因建筑材料中含有有害挥发性有机物质，所有住宅竣工后要隔一段时间才能入住，在此期间要注意换气。

住宅是由一个至若干个房间组成的建筑单元，是供家庭成员生活、学习、休息和团聚的综合场所。人的一生中有2/3以上的时间是在住宅内度过的，其住宅卫生条件与质量直接影响到居民的身心健康。安静、整洁、光线充足、空气清新、微小气候适宜的住宅可提供良好的居住环境，从而发挥良好的调节作用，提高机体各系统的生理功能和抗病力；拥挤、阴暗、潮湿、寒冷或炎热、空气污浊、嘈杂喧嚣的住宅环境，则会使机体生理调节处于紧张状态，导致器官功能紊乱，降低抗病力，对居民健康产生不良影响。

> **考点提示**
>
> 住宅的概念及其对健康的影响。

一、住宅卫生与人体健康的关系

住宅卫生是环境卫生学的内容之一。住宅内的环境因素包括小气候、日照、采光、噪声、绿化和空气清洁状况等。住宅内各种环境因素对人体健康的影响一般呈现长期的、慢性的作用。住宅室内环境与室外环境有密切关系，但住宅内环境可以经过人工处理，包括建筑用地和建材的选择、设计、建造工艺以及有关设备的使用和管理等措施，建造适应人们需要的局部小环境。

1. 良好的住宅环境有利于人体健康　安静整洁、明亮宽敞、小气候适宜、空气清洁的住宅环境，对机体是一种良性刺激，从而使机体精神焕发，提高机体各系统的生理功能，增强机体免疫功能，防止疾病的传播，降低人群患病率和死亡率，达到增强体质、延长寿命的作用。

2. 不良的住宅环境有损于人体健康　拥挤、寒冷、炎热、潮湿、阴暗、空气污浊、噪声、含有病原体或有毒有害物质的住宅环境，对机体是一种恶性刺激，可使中枢神经系统功能紊乱，失调，降低机体各系统的功能和抵抗力，使居住者精神或心理发生异常、记忆力减退、生活质量和工作效率下降、患病率和死亡率增高，不利于健康的恢复和保护。

3. 住宅卫生可影响数代人和众多家庭成员的健康　住宅一旦建成可使用几十年乃至近百年。因此，住宅卫生状况通常可能影响到一个家庭几代人的健康。加之，人口的流动以及住房条件的改善，使同一住宅居住的家庭（或人员）不断变更，因此住宅的卫生状况可对新迁入居住的家庭成员的健康产生影响。如果原住宅中存在传染性疾病的病原体，则可引起新迁入居住的家庭成员感染疾病。

4. 住宅环境对健康影响的特点　住宅环境对健康的影响具有长期性和复杂性。一般情况下，住宅内单一污染物的室内浓度并不太高，不易在较短的时间内产生对健康影响，因而其影响往往表现为慢性、潜在性和功能上的不良影响。加之，住宅内往往同时存在各种各样具有物理性、化学性、生物性和放射性的环境因素，常常以联合作用方式作用于人体，因而它们之间的关系及其对居民健康的影响是十分复杂的。

二、住宅的基本卫生要求

为了保证住宅内有良好的居住条件，住宅建筑应采取各种措施，以满足下列各项基本卫生要求：

1. 具有良好的地段，环境优雅，空气清新，生活、工作便利。
2. 朝向和间距得当，平面配置合理，组成适当，有足够的人均居住面积。
3. 日照良好，光线充足，冬暖夏凉，便于通风，保持适宜的微小气候。
4. 卫生设施齐全，应有上下水道和卫生设备，便于保持室内清洁。
5. 能满足人们对隐私性的社会心理需求。
6. 能防止病媒虫害的侵袭和疾病的传播。

> **考点提示**
>
> 住宅的基本卫生要求；住宅建设的主要卫生要求。

三、住宅建设的主要卫生学要求

(一) 住宅朝向和间距

1. 朝向　是指建筑物主要窗户所面对的方向。选择的原则是使居室在冬季能得到尽量多的日照,夏季能避免过多的日照并有利于自然通风的要求。我国的绝大部分国土在北纬 45° 及其以南地区,在此区域内坐北朝南的居室最为理想,一年中除夏季外可获得最多的日照时间,取得冬暖夏凉的效果。

2. 间距　是指相邻两建筑物之间的距离。前后两排建筑物之间应有足够的间距,以保证后排建筑物有充足的日照、良好的采光和适当的通风。按卫生学要求来说,呈行列式建筑的住宅正面间距至少应为前排住宅高度的 1.5～2.0 倍,侧面间距不应小于较高住宅高度的 1.0～1.5 倍。

(二) 住宅的平面配置

住宅内部各户之间分隔和一户之中各个房间的相互配置,即住宅的平面配置。每户应有自己独用的成套房间,一般包括主室和辅室。主室包括寝室和客厅;辅室包括厨房、卫生间、贮藏室、过道和阳台等。主室应与其他房间充分隔离,两个卧室之间也要充分隔离,以免相互干扰,卧室应配置最好的朝向。主室和厨房应有直接采光,厨房和卫生间有良好的通风,夏季炎热地区应使主室内能形成过堂风。

(三) 居室的卫生规模

居室的卫生规模是指根据卫生要求确定的居室容积、净高、面积和进深等应有的规模大小。

1. 居室容积　是指每个居住者所占有的居室空间大小。其容积的大小不仅影响居住者的生活方便程度,还关系到室内微小气候和空气质量。我国当前卫生标准规定,城镇住宅居室容积的卫生标准暂定为每人 $20m^3$。

2. 居室净高　是指室内地板到天花板的高度。净高越高,越有利于室内采光和通风,有利于室内空气卫生。但净高太高,不仅可增加房屋的成本,还不利于取暖保温,应综合考虑。一般规定居室净高:北方为 2.6～2.8m、南方为 2.8～3.0m。

拓展知识

现代住宅卫生标准

随着住宅不断向空中发展,高层建筑越来越多,人们也越来越开始重视住宅室内卫生。为此,专家们对现代住宅提出以下卫生标准:①日照。为了维护人体健康和正常发育,居室日照时间每天必须在 2 小时以上。②采光。是指住宅内能够得到的自然光线,一般窗户的有效面积和房间地面面积之比应大于 1∶15。③室内净高:净高不得低于 2.8m,过低会使人感到压抑。实验表明,当净高低于 2.55m 时,室内二氧化碳浓度较高,对室内空气质量有明显影响。④微小气候。要使居室卫生保持良好的状况,一般要求冬天室温不低于 12℃,夏天不高于 30℃。⑤空气清洁度。是指居室内空气中某些有害气体、代谢物质、飘尘和细菌总数不能超过一定的含量,这些有害气体主要有二氧化碳、二氧化硫、氡气、甲醛、挥发性苯等。此外,居室还应当在照明、隔离、防潮、防射线等方面达到相应的卫生要求。

3. 居室面积　是指居住者所占有的一定面积。为保证居室空气清新，有足够的活动范围，能放置家具，避免拥挤和减少传染病传播的机会，每人居住面积应为 8～10m^2。随着国民经济发展和社会进步，我国城镇居民人均居住面积正在增加，居住条件不断改善。

4. 居室进深　是指开设窗户的外墙内表面至对面墙内表面的距离。它与室内日照、采光和通风换气有关。居室进深以不超过地板到窗上缘的 2～2.5 倍为宜。

（四）住宅的采光和照明

1. 自然采光　室内采光状况可用采光系数和自然照度系数来评价。

（1）采光系数：是指窗户玻璃面积与室内地面面积之比。一般居室应在 1/8～1/10 之间。

（2）自然照度系数：是指室内与室外水平面上散射光照度的百分比，室外应取空阔无遮光物处为准。通常规定主室最暗处自然照度系数不应低于 1%。

2. 人工照明　在自然光线不足时应采用人工光源照明。人工照明的卫生要求是照度足够、分布均匀、光谱适宜（接近日光）、避免眩目和使用安全。照度以勒克司（lx）为单位。室内工作面照度应不低于 100lx，厨房、卧室等不低于 50～25lx。

> **考点提示**
>
> 居室微小气候及其对健康的影响。

（五）住宅微小气候

住宅内部由于墙、房顶、地板、门窗等围护结构的作用，形成了与室外不同的室内气候，称为室内微小气候。住宅的微小气候由室温、气湿、气流和热辐射四个要素组成。良好的微小气候是维持机体温热平衡与正常体温调节的重要条件。冬季居室内适宜温度为 18～20℃（最低不低于 13℃），相对湿度为 30%～40%，气流速度为 0.1～0.15m/s 为宜；夏季居室内适宜温度为 21～32℃（最适宜范围 24～26℃），相对湿度为 30%～65%，气流速度为 0.2～0.5m/s 为宜。

四、绿色生态住宅的基本要素

绿色生态住宅的建造，应包括以下六个方面的要素：①规划设计合理，建筑物与周围环境相协调，房间光照充足，通风良好；②房屋围护结构要有较好的御寒、隔热功能，门窗密封性能及隔音效果符合规范要求；③供暖、制冷及炊烧等要尽量利用清洁能源、自然能源或再生能源，全年日照在 2500 小时以上的地区普遍安装太阳能设备；④饮用水符合国家标准，给、排水系统普遍安装节水器具，10 万平方米以上新建小区，应当设置中水系统，排水实现深度净化，达到二级环保规定指标；⑤室内装修简洁适用，化学污染和辐射要低于环保规定指标；⑥要有足够的户外活动空间，小区绿化覆盖率不低于 40%，无裸露地面。

第二节　公共场所卫生

公共场所是人们生活中不可缺少的重要组成部分，是反映一个国家、民族物质条件和精神文明的窗口。由于我国幅员辽阔，社会经济发展水平差异较大，即使同一城市或地区不同阶层人群的经济收入、消费需求、生活方式也各不相同，因此各类公共场所的功能、范围和空间、活动人群、大小和档次也很悬殊，既有车马小店，也有星级宾馆；既有单纯的理发小店，也有高档的美容美发厅；既有宽阔美丽的公园和广场，也有狭小单一的公交和会议室等。这也给公共场所的统一管理带来了一定的困难。无论何种公共场所首先应保证使用者的健康、防止疾病的传播，以达到人们丰富生活内容、提高生活质量的美好愿望。

一、公共场所的概念

公共场所是指人群经常聚集、供公众使用或服务于人民大众的一切活动场所、公用建筑物及其设施的总称。公共场所以服务公众为目的，可为大众工作、学习、社交、休息、娱乐、经济、文化、体育、参观、医疗、卫生、旅游和满足部分生活需求提供各种服务。根据功能不同，公共场所一般分为食宿与交际类、洗浴与美容类、文化娱乐类、体育与游乐类、文化交流类、购物类、卫生与交通类、特殊人群活动等八大类。公共场所的环境卫生管理质量和服务水平对整体人群的健康影响极大，也代表着整个社会和人群的文明程度。

拓展知识

目前主要的公共场所

①食宿与交际场所：酒店、宾馆、餐馆、旅店、招待所、咖啡馆、酒吧、茶座等；②洗浴与美容场所：公共浴室、理发店、美容店、健体、修身、美体等；③文化娱乐场所：影（歌、舞）剧院、咖啡厅（屋）、游艺厅（室）、歌（舞）厅、音乐吧、休闲娱乐中心（室）等；④体育与游乐场所：体育场（馆）、游泳馆（场）、游乐场（园）、公园、健身（美）室等；⑤文化交流场所：展览馆、博物馆、美术馆、图书馆、阅览室等；⑥购物场所：商场（店）、书店等；⑦卫生与交通场所：医院（诊所）、疾控中心、妇幼保健院（站）、康复中心、车站、机场、码头、高速公路服务区、公共交通工具等；⑧特殊人群场所：儿童活动中心（馆）、少年宫、老年大学（活动中心）、养老院（站、中心）、残疾人活动中心（站）等。

二、公共场所的卫生学特征

从卫生学的角度看，公共场所有共同的卫生学特点：设备物品供公众重复使用，易污染；健康与非健康个体混杂，易造成疾病特别是传染病的传播。

1．人群密集，流动性大，易传播疾病　随着社会的发展与进步，人们生活水平逐渐提高，外出活动时间也日渐增多，人口相对集中，相互接触频繁，尤其在节假日，公共场所显得更为拥挤，加之现代快捷的公共交通工具，极易造成疾病的快速传播。

2．公共设备及物品被公众重复使用，易造成病原微生物的污染　公共场所的一些物品和设备，如浴具、餐具、卧具、洁具、美容美体和体育健身器具等均为顾客重复使用，极易造成病原微生物的污染。

3．健康与非健康个体混杂，易造成疾病传播　在各类公共场所中，健康人群与非健康人群混杂在一起，可通过直接或间接途径接触，以多种形式造成疾病的传播。

4．卫生状况的好坏是反映物质及精神文明建设的窗口　公共场所与公众生活息息相关，其卫生状况的好坏，直接反映一个国家、一个城市和一个单位精神文明程度和卫生管理水平的高低。

三、主要公共场所对健康的影响及卫生要求

公共场所种类繁多，其环境受多种因素影响，对公共场所的卫生要求和管理，首先必须综合考虑，特殊服务行业公共场所工作人员要求身体健康，无身心疾病；其次，公共场所各种设施、设备均符合国家有关行业设计标准和卫生要求。下面介绍几种对健康影响较大的公共场所。

（一）旅店业

旅店是为人们提供食宿的商业性建筑设施。旅店除提供食宿外，还兼有会议、办公、娱乐、健身、医疗保健等多种功能。

1. 对健康的影响　旅店的特点是接待客人多、人员流动性大、健康状态不一、卧具重复使用。同时旅客出门在外，旅途劳累，抵抗力低下，旅客的年龄、性别、生活卫生习惯等不同，若旅店卫生服务质量差、卫生条件不完善，易造成污染而传播疾病，严重影响旅客的身心健康。

2. 卫生要求　旅店应选择交通便利、环境良好、安静整洁的地段；建筑严格执行国家建筑设计规范中的有关卫生标准，其建筑及内部装饰材料应对人体无毒无害；室内空气质量和微小气候应达到国家关于旅店业卫生标准；旅店均须设有消毒及防蚊、蝇和鼠害设施；被套、床单等床上用品应一客一换，长住旅客至少每周一换；水质应符合国家《生活饮用水卫生标准》等。

（二）文化娱乐场所

文化娱乐场所是丰富群众生活、调节情绪、增进身心健康的活动场所，是公共设施的一个重要组成部分。

1. 对健康的影响　文化娱乐场所能达到丰富人们生活、消除疲劳、调节精神、促进身心健康的目的。若档次低、条件差、管理不善，便会出现过度拥挤、空气污染、噪声刺耳、用具不洁、光线差等现象，从而引起呼吸系统和胃肠道传染病的传播。

2. 卫生要求　地址应选择接近居民区，位于工业废气排放及最大风向频率的上风侧，并设有一定卫生防护距离和绿化面积。同时，我国卫生部发布的《文化娱乐场所卫生标准》对文化娱乐场所的微小气候、空气质量、照度、噪声、通风等提出了相应的卫生标准。

（三）美发美容店

美发业除修剪、整理头发外还包括修剪胡须、修面，以达到美观、清洁和卫生的目的。美容业是借助某些物理方法、化学药品和外科手术等技术，修理面部的某些缺陷、化妆、漂唇以及做双眼皮、隆鼻、隆胸等。

1. 对健康的影响　不符合卫生要求的理发店、美容店可引起机体的化学损伤和生物交互污染。对健康引起的不良影响主要有头癣、化脓性球菌感染、急性出血性结膜炎、创面传播乙型肝炎、化妆品使用不当引起的皮肤过敏和色素沉着等。

2. 卫生要求　我国卫生部发布的《理发店、美容店卫生标准》规定，理发刀具、胡须刷、毛巾等不得检出大肠菌群和金黄色葡萄球菌。理发店须备有专供头癣等皮肤传染病顾客专用的理发用具，用后应及时消毒，并单独存放。美容用唇膏、唇笔等应做到一次性使用，一般美容店不得做创伤性美容术。美容店工作人员在美容前双手必须清洗消毒，工作时应戴口罩等。

（四）公共浴室

1. 对健康的影响　公共浴室的环境条件特殊，极易造成皮肤病、阴道滴虫、寄生虫等疾病的传播。

2. 卫生要求　浴室内空气质量、通风、池水温度和浊度及有关卫生设施应符合我国卫生部发布的《公共浴室卫生标准》的要求；用水水质应符合《生活饮用水卫生标准》；公共浴室应以淋浴为主，内设有等候室、更衣室、浴室等房间，并配有消毒间或消毒设施；其地面应防渗、防滑和便于清洗消毒。

（五）游泳场所

1. 对健康的影响　随着我国体育事业的蓬勃发展，游泳场所日渐增多，参加人数与日俱增，相互之间接触机会增多，若卫生质量差，管理不到位，易造成游泳者感染某些疾病，如脚癣、结膜炎等。

2. 卫生要求　选择游泳场馆时应选远离易产生烟尘、有毒、有害气体的工业区；场馆内应设有池水净化与消毒的设施；池壁与池底应光洁不渗水，呈浅色；人工游泳池水质应符合国家卫生部发布的《游泳场所卫生标准》的规定。

第三节　粪便、垃圾卫生管理

为贯彻“预防为主”的卫生工作方针，切实搞好住宅和公共场所卫生，加强除害、灭病、防污的技术指导，改善城乡环境卫生面貌，保障人民身体健康，必须加强垃圾、粪便的卫生管理，预防致病性微生物滋生、繁殖，以及污染环境，最终引起疾病流行，危害人体健康。

前沿知识

“世界厕所日”由来

2013 年 7 月 24 日，第 67 届联合国大会通过决议，将每年的 11 月 19 日设立为“世界厕所日”，以推动安全饮用水和基本卫生设施的建设。根据联合国儿童基金会和世界卫生组织 2012 年发布的一份最新报告统计，全球还有 1/3 的人口缺乏厕所等基本环境卫生设施，导致水源污染，使公共健康和安全受到严重威胁。

一、粪便的卫生管理

粪便是农业生产中有机肥的主要来源，其中含有大量的氮、磷、钾，是植物生长不可缺少的肥料。但是如果管理或处理不当，不仅可造成肥力丢失，而且造成土壤、水源的污染，导致肠道传染病和寄生虫病的发生和流行，特别是严重影响公共场所卫生。因此，加强粪便的无害化处理和卫生管理，对预防疾病，保护人民健康，提高粪便的利用率等都具有十分重要的意义。

（一）卫生厕所的概念与要求

考点提示

卫生厕所的概念；粪便无害化处理的方法。

厕所是指暂时用来收集和储存粪便的场所。无害化卫生厕所指的是符合卫生厕所的基本要求，具有粪便无害化处理设施，按规范进行使用与管理的厕所。

卫生厕所要求有墙、有顶、有门窗及玻璃，厕坑及贮粪池不渗漏，厕内清洁，无蝇蛆，无臭或基本无臭，粪便不裸露，贮粪池密闭，并具备有效降低粪便中生物性致病因子传染性设施，有专人管理，粪便能定期清除。全国农村改厕工作发展很不平衡。目前，全国仍有近70%的农户未能使用上无害化卫生厕所。

案例分析

1988年初春，一场突如其来的甲肝大流行，打乱了上海这座大都市的正常生活。空前拥挤的医院门诊，摆满病床的工厂仓库，甚至是旅馆和学校教室，还有街头关于疫情蔓延的传闻和流言……这场疫病流行，整整持续了2个月，甲肝感染者超过35万人，死亡31人。这次甲肝流行，就是因为生食不洁毛蚶所致。毛蚶被污染的其中一条重要原因是粪便，从流行病学的角度分析，是受到污染的毛蚶引起了痢疾流行，同时对病人的粪便未加处理与管理，污染了水域，水又污染了毛蚶，结果引起上海、杭州等地甲肝大流行，损失惨重。这一点，通过对病人粪便的细菌培养得到的结果进一步证实。

请问：1. 这次灾难发生的原因是什么？

2. 如何避免这类危害的发生？

（二）粪便无害化处理的基本要求

1. 杀灭粪便中的病原微生物和寄生虫卵　经无害化处理的粪便，要求杀灭全部钩虫卵、血吸虫卵及95%的蛔虫卵，粪大肠菌群值为大于10^{-4}～10^{-3}g。

2. 防止苍蝇、蛆的孳生和繁殖　高温堆肥后应有效控制苍蝇孳生，堆肥周围没有活的蛆、蛹或新羽化的成蝇。

3. 防止污染　避免居民区的空气、水源、土壤和周围环境的污染。

4. 防止肥效损失。

（三）粪便的无害化处理方法

粪便无害化处理方法很多，适合我国国情的方法有：粪尿混合发酵法、高温堆肥法和沼气发酵法。

1. 粪尿混合发酵法　又称密封发酵法，是将粪便和尿液按一定的比例混合密封在粪池或粪缸内，粪便中的有机物快速分解而形成厌氧环境，此时厌氧菌大量繁殖使粪便中的含氮有机物分解而产生大量氨。游离氨可以渗入血吸虫和钩虫的卵壳进入卵内，杀死虫卵。厌氧的环境也使其他病原菌死亡、粪便腐化为良好的肥料。该法常用于稀粪施肥地区，特别适用于南方血吸虫病、钩虫病地区。

2. 高温堆肥法　这是适合我国情况的处理垃圾、粪便的良好方法。此法历史悠久，效果良好。其原理是将人畜粪便、有机垃圾、杂草等按一定比例混合堆积起来，在一定温度和微生物作用下有机物分解并产生高温（50～70℃），使病原体、寄生虫卵、蝇、蛆死亡，并形成大量无臭、含氮量高、质地松软的腐殖质。

3. 沼气发酵法　是将人畜粪便、垃圾、杂草、污水等放入密闭的沼气池内，在厌氧菌作用下分解有机物，产生大量沼气。在发酵过程中，病原菌被杀灭，寄生虫卵减少95%以上。沼气通过管道引出可作能源，供煮饭、烧菜、照明等，是变废为宝的有效手段。

拓展知识

我国卫生厕所目标

在联合国千年发展目标中，中国政府承诺到2015年农村卫生厕所普及率达到75%；在《中国妇女发展纲要(2011—2020)》中提出，到2020年，农村卫生厕所普及率达到85%。1993年，全国开展第一次农村环境卫生调查，结果显示全国卫生厕所普及率仅为7.5%。2004年以来，中央财政累计投入70.7亿元人民币，为1840万户农户新建、改建了卫生厕所，深化医改又把农村改厕任务纳入重点工作统筹安排。截至2012年底，全国农村卫生厕所普及率已达到72%。这一目标的实现，必将进一步改善环境卫生质量，促进人人享有卫生设施，推进城乡一体化建设。

二、垃圾的卫生管理

（一）垃圾的收集与运送

在人群密集处和公共场所设置垃圾收集器，并建立收集制度。收集器应密闭、美观、坚固耐用，能防蝇、防鼠、防雨雪进入，便于清洁。家庭生活垃圾提倡分类收集，分别置于不同颜色或有不同标志的容器中。垃圾收集后，用专用运输工具及时运出，防止垃圾飞扬或散落在地以免影响环境。

（二）垃圾的处理方法

1. 压缩、粉碎和筛选　垃圾收集后进行压缩，能减少容积，便于运输；垃圾粉碎后便于堆肥、焚烧或填埋等处理；垃圾筛选后进一步分开，便于分类处理和综合利用。

2. 填埋　填埋法是最常用的垃圾处理方法，是将垃圾填入已备好的坑中盖上压实，通过物理、化学、生物等反应分解有机物，达到减量化和无害化的目的。优点是处理费用低，方法简单；缺点是容易造成地下水资源的二次污染。

3. 焚烧　是将垃圾置于高温炉内，使其中的可燃成分充分氧化的一种方法。焚烧产生的热量用于发电和供暖。焚烧法处理垃圾处理效果好，处理彻底。但是，焚烧厂的建设和生产费用极为昂贵，而且垃圾中含有某些金属，焚烧产生很大的毒性，对环境可产生二次污染。

4. "白色污染"的防治　"白色污染"是人们对塑料垃圾污染环境的一种形象称谓。由各种生活塑料制品使用后被弃置，由于难于降解处理，以致造成环境严重污染的现象称为"白色污染"。治理"白色污染"，首先要加强管理，如列车上采用袋装垃圾后，铁路两侧的"白色污染"已基本消除；其次，加大各种绿色替代品的开发，禁止使用一次性难降解的泡沫塑料餐具、容器。

（三）垃圾的综合利用

随着人口的增长，大量的垃圾仅靠填埋、焚烧等处理显然已不能满足要求，应对其进行回收利用和综合处理。大约80%的城市垃圾是潜在的原料资源，收集、分选和富集费用要比开采初始原料低好几倍。如处理100万吨废纸，可免伐600km^{2}森林。

根据许多工业发达国家垃圾处理的经验，将垃圾分类收集后再分别处理可大大降低处理成本，并提高处理和利用效果。将成分复杂的城市垃圾分成纸类、塑料、有机物、不可燃物、有色金属等类别后，再根据其性质分别进行回收再利用、焚烧、堆肥等处理。目前，在国内实现垃圾从源头分类的处理工作还需进一步完善和推广。

本章小结

住宅卫生是环境卫生学的内容之一。它主要研究住宅平面配置、室内微小气候、居室日照、采光照明等住宅环境因素对人体健康的影响，探讨住宅卫生标准和基本卫生要求，以及满足住宅设计、建造和使用管理中的技术措施。公共场所是人们生活不可缺少的重要组成部分，是反映一个社会物质条件和精神文明的窗口，对预防和控制疾病、丰富人民生活、提高生活质量意义重大。通过学习，全面认识并掌握住宅与人类健康的关系、住宅的基本卫生要求、住宅的平面配置和微小气候、公共场所的卫生特征和粪便、垃圾无害化处理方法，按住宅建筑的卫生学要求和主要公共场所的卫生要求加强住宅管理，初步掌握粪便、垃圾卫生处理和管理方法。采取综合措施，预防和控制住宅卫生、公共场所卫生、垃圾粪便卫生给环境带来的影响。大力倡导"绿色住宅"、"健康住宅"建设。

目标测试

一、名词解释

1. 住宅平面配置　2. 居室卫生规模　3. 住宅微小气候　4. 卫生厕所　5. 密封发酵法

二、最佳选择题

1. 关于住宅的朝向，下面描述正确的是
   A. 指建筑物主要窗户所背对的方向
   B. 建筑物后墙所面对的方向
   C. 我国绝大部分地区选择坐南朝北居室较为理想
   D. 我国绝大部分地区选择坐北朝南居室较为理想
   E. 选择住宅朝向的原则是夏季能有较多光照
2. 关于沼气发酵法的论述中，哪项是不正确的
   A. 节省能源　　B. 防止污染
   C. 甲烷菌适合于低温环境　　D. 原料需按比例配制
   E. 通过发酵，病原菌被杀灭，寄生虫卵减少 95% 以上
3. 目前，我国在公共卫生方面取得的成就，不包括
   A. 基本上控制了许多危害严重的传染病，消灭了天花
   B. 地方病的防治工作全面告捷
   C. 建立了环境污染物监测系统
   D. 居民营养状态明显改善
   E. 公共卫生的法律、条例、标准更加完善
4. 居室的卫生规模不包括
   A. 居室容积　　B. 居室净高
   C. 居室面积　　D. 居室进深
   E. 居室采光
5. 每年的 11 月 19 日是

A. 世界无烟日
B. 世界卫生日
C. 世界环境日
D. 世界厕所日
E. 世界艾滋病日

6. WHO曾把（　　）称为“20世纪的瘟疫”
A. 鼠疫
B. 吸烟
C. 肺结核
D. 艾滋病
E. 癌症

7. 垃圾在进一步处理前，先进行压缩，粉碎和分选，何种分选方法可回收金属
A. 筛选
B. 静电分选
C. 磁选
D. 浮选
E. 粉碎

8. 下面哪项不是住宅的基本卫生要求
A. 微小气候适宜
B. 空气清洁卫生，环境安静整洁
C. 装修简洁明快
D. 采光照明良好
E. 卫生设施齐全

9. 堆肥法的原理是
A. 人畜粪便和有机垃圾在适宜条件下和微生物作用产生高温并形成大量腐殖质
B. 人畜粪便在有氧条件下发生化学分解达到无机化
C. 人畜粪便、垃圾在密封容器中氧化分解，达到无害化
D. 人畜粪便、有机垃圾在密封容器中氧化分解，然后又在厌氧菌作用下发酵腐熟
E. 以上都不是

10. 公共场所的主要特点
A. 人群密集，非健康个体混杂，易混杂各种污染物
B. 人群密集，健康个体混杂，易混杂各种污染物
C. 人群密集，流动性小，健康与非健康个体混杂，易混杂各种污染物
D. 人群密集，流动性大，健康与非健康个体混杂，易混杂各种污染物
E. 人群固定，流动性小，健康与非健康个体混杂，易混杂各种污染物

三、判断题

1. 堆肥法是最常用的垃圾处理方法，处理费用低，但容易造成地下水资源的二次污染。

2. 粪便是农业生产中有机肥的主要来源，其中含大量的氮、磷、钾，是植物生长不可缺少的营养物质。

3. 公共场所卫生状况的好坏，直接反映一个国家、一个城市和一个单位精神文明程度和卫生管理水平的高低。

4. 采光系数是指窗户面积与窗户对面墙面积之比。

5. 按卫生学要求，呈行列式建筑的住宅正面间距至少为前排住宅高度的1.0～1.5倍。

6. 住宅卫生可影响几代人和众多家庭成员的健康。

7. 居室净高越高越好，有利于室内采光和通风，有利于室内空气卫生。

四、简答题

1. 住宅的基本卫生要求是什么？

2. 什么是公共场所？其卫生要求有哪些？

3. 适宜的住宅微小气候有哪些要求?
4. 推进卫生厕所建设有什么重要意义?
5. 粪便、垃圾无害化处理方法有哪些?
6. 健康住宅的具体标准有哪些?

(马永林)

第九章　职业卫生及职业性损害

学习目标

1. 掌握：职业性有害因素的分类；职业病的概念、分类、特点；生产性毒物的来源和进入人体的途径；常见职业中毒的预防；粉尘的来源与接触作业；高温作业与中暑。
2. 熟悉：工作有关疾病和工伤的概念；影响毒物作用的因素；粉尘的分类、理化性质及其卫生学意义；硅沉着病（矽肺）的预防；常见的物理性有害因素。
3. 了解：常见的工作有关疾病及其致病条件；毒物在体内的代谢。毒物在体内的代谢；常见职业中毒的诊断、治疗；硅沉着病（矽肺）的诊断、治疗。

劳动是人类最基本的生活活动方式，人类在从事一定职业，进行各种劳动的过程中，良好的劳动环境条件，可通过机体神经、体液的调节与适应，促进劳动者健康，提高劳动能力；相反，不良的劳动和生产环境条件，对职业人群的健康可造成不同程度的损害，严重的可致职业病。因此，学习和探讨职业卫生对劳动者健康的影响因素，提出改善和创造良好劳动条件的措施，对保护和促进劳动者健康，预防和控制职业病，提高劳动能力和劳动质量，具有极其重要的意义。

职业卫生是预防医学的一个重要分支，旨在研究劳动条件对健康的影响以及如何改善劳动条件，创造安全、卫生、满意和高效的作业环境，提高劳动者的职业生活质量。据统计，全球人口的45%属于职业人群。1996年召开的世界卫生大会上通过了“世界卫生组织对人人享有职业卫生”的全球策略（WHO Global Strategy for Occupational Health for All）的新决议。

第一节　职业性有害因素和职业病

人类在生产和劳动过程中存在和产生的环境因素，称为职业因素。通常把在生产和劳动过程中以及生产环境中存在的各种有损于职业人群健康的因素统称为职业有害因素。在一定条件下，对劳动者健康、劳动能力等产生不同程度的损害，统称为职业性损害。职业性损害是在不同劳动条件下存在各种职业性有害因素，它们对职业人群健康的不良影响，可导致职业性病损，统称为职业性损害。

一、职业性有害因素分类

案例分析

刘某，男，32岁，工程师。某年暑夏的一天，陪同市里检查团进行露天安全检查，当天下午阳光强烈，室外气温很高，他未戴遮阳帽。不久刘某开始大量流汗，稍后感到头痛、头晕、眼花、恶心、呕吐，最后不省人事，晕倒在地。工地办公室的工作人员立即将刘某抬到树荫下，并呼叫120急救。

请问：1. 初步诊断这是什么性质的疾病？

2. 说出其发生原因？并提出预防措施。

职业性有害因素按其来源可分为下列三类：

考点提示

职业因素、职业性有害因素以及职业性损害的概念。

1. 生产工艺过程中产生的有害因素

（1）化学因素：①生产性毒物：如铅、汞、苯、氯、一氧化碳、有机磷农药等；②生产性粉尘：如矽尘、石棉尘、煤尘、有机粉尘等。

（2）物理因素：①异常气象条件：如高温、高湿、低温；②异常气压：如高气压、低气压；③噪声、振动：如强烈的噪声可导致噪声性耳聋，长期局部振动可引起肢体小动脉痉挛而出现振动病；④电离辐射：如X射线、γ射线、α粒子、β粒子等，可引起放射性疾病；⑤非电离辐射：如可见光、紫外线、红外线、射频辐射、激光等。

（3）生物因素：①致病微生物：如从事农业、畜牧、皮革、毛纺、森林等作业者，可能被布氏杆菌、炭疽杆菌、森林脑炎病毒等感染而引起布氏杆菌病、炭疽病、职业性森林脑炎等疾病；②致病寄生虫：如农业生产劳动时，接触被钩虫感染期幼虫污染的土壤，可引起钩虫病等寄生虫病。

2. 劳动过程中的有害因素

（1）劳动组织和制度不合理，劳动作息制度不合理。

（2）精神（心理）性职业紧张。

（3）劳动强度过大或生产定额不当，如安排的作业与劳动者生理状况不适应等。

（4）个别器官或系统过度紧张，如视力紧张等。

（5）长时间处于不良体位或使用不合理的工具等。

3. 生产环境中的有害因素

（1）自然环境中的因素，如炎热季节的太阳辐射。

（2）厂房建筑或布局不合理，如有毒工段与无毒工段安排在一个车间。

（3）由不合理生产过程所致环境污染。

在实际生产场所中，往往同时存在多种有害因素对劳动者的健康产生联合作用。

考点提示

职业病的概念、种类及其特点。

二、职业性损害

职业性有害因素可导致多种职业性损害，主要包括职业病、工作有关疾病、工伤三大类。

（一）职业病

1. 职业病的概念 《中华人民共和国职业病防治法》中规定：“职业病是指企业、事业单位和个体经济组织（以下统称用人单位）的劳动者在职业活动中，因接触粉尘、放射性物质和其他有毒、有害物质等因素而引起的疾病”。当职业性有害因素作用于人体的强度与时间超过一定限度时，人体不能代偿其所造成的功能性或器质性病理改变，从而出现相应的临床征象，影响劳动能力，这类疾病通称职业病。

医学上所称的职业病泛指职业性有害因素所引起的疾病，而在立法意义上，职业病却有其特定的范围，即指政府所规定的法定职业病。由于职业病有害因素种类很多，导致职业病的范围很广，不可能把所有职业病都纳入到法定职业病范围。凡属法定职业病的患者，在治疗和休息期间及在确定为伤残或治疗无效而死亡时，均应按劳动保险条例有关规定给予劳保待遇。

2. 职业病范围 根据我国的经济发展水平，并参考国际上通行的做法，卫生部、劳动和社会保障部于 2002 年 4 月 18 日颁布《职业病名单》，新的职业病名单分 10 类共 115 种，见附录八《我国法定职业病分类和目录》。其中，尘肺 13 种；职业性放射性疾病 11 种；职业中毒 56 种；物理因素所致职业病 5 种；生物因素所致职业病 3 种；职业性皮肤病 8 种；职业性眼病 3 种；职业性耳鼻喉口腔疾病 3 种；职业性肿瘤 8 种；其他职业病 5 种。另外，还制订了《职业病诊断管理办法》、《职业病报告办法》、《尘肺防治条例》等。

3. 职业病的特点

（1）病因明确，病因即职业性有害因素，在控制病因或作用条件后，可消除或减少发病。

（2）所接触的病因大多是可检测的，需达到一定的强度（浓度或剂量）才能致病，一般存在接触水平（剂量）- 效应（反应）关系。

（3）在接触同一因素的人群中常有一定的发病率，很少只出现个别病人。

（4）大多数职业病如能早期诊断、处理，康复效果较好，但有些职业病（例如矽肺），目前尚无特效疗法，只能对症综合处理，故发现愈晚，疗效愈差。

（5）除职业性传染病外，治疗个体无助于控制人群发病。

从病因学上说，职业病是完全可以预防的，故必须强调预防为主，着重抓好第一级和第二级预防。

> **考点提示**
>
> 工作有关疾病的定义、特点和致病方式。

（二）工作有关疾病

1. 工作有关疾病的概念 又称职业性多发病，是指不同的人们在一般的工作环境中，由各种一般性工作不良因素引起的一组与职业有关的非特异性疾病。工作有关疾病的病因并不像职业病那样直接取决于职业性有害因素，而是由职业因素、生活因素、社会因素以及心理行为因素综合作用的结果，表现为职业人群常见病发病率上升、潜伏的疾病发作或现患疾病病情加重等。通过控制职业性有害因素和改善职业环境，可减少此类疾病的发生。

常见的工作有关疾病有：矿工的消化性溃疡；建筑工的肌肉骨骼疾病（如腰背痛）；与职业有关的肺部疾病；特殊作业方式和体位引起的急性腰扭伤、腰颈椎间盘突出症等。

2. 工作有关疾病的特点：①职业因素是该病发生和发展的诸多因素之一，但不是唯一的直接因素；②职业因素影响了健康，从而促使潜在的疾病显露或加重已有疾病的病情；

③通过控制和改善劳动条件，可使所患疾病得到控制或缓解。

3. 工作有关疾病的致病条件　与工作有关的职业性损害取决于多种作用条件，只有当有害因素、作用条件和接触者个体特征三者联系在一起，符合一般疾病的致病模式，才能形成损害。

(1) 接触机会：如在生产工艺过程中，经常接触某些有毒有害因素。

(2) 接触方式：经呼吸道、皮肤或其他途径可进入人体或由于意外事故造成病伤。

(3) 接触时间与接触强度：此两个条件是决定机体接受危害剂量的主要因素，常用接触水平表示，与实际接受量有所区别。

(4) 个体危险因素：在同一作业条件下，不同个体发生职业性病损的机会和程度也有一定的差别，这与遗传因素和疾病、年龄和性别差异、营养不良、文化水平和生活方式因素密切相关。

(三) 工伤

工伤即职业性外伤，系指劳动者从事生产劳动过程中，由于外部原因直接作用而引起机体组织的突发性意外损伤。工伤有机械伤、烧伤、化学伤及电伤等，严重的工伤可致伤、致残或致死。轻者误工误时，重者丧失劳动能力，甚至导致死亡。

产生工伤的原因一般有：①生产设备质量差或本身有缺陷；②防护设备缺乏或不全；③组织与管理制度不严、不得力；④缺乏安全教育，个人安全意识不强，自救、互救能力低；⑤生产劳动环境布局不合理，照明不良；⑥职工的健康状况或心理素质不良等。

针对上述原因采取相应的措施，可有效预防工伤的发生。

第二节　生产性毒物

生产性毒物是指在生产劳动过程中接触的对职业人群健康产生功能性或器质性损害，甚至危及生命的化学物质。职业中毒是指在生产劳动过程中组织器官受到工作场所毒物的毒性作用引起的功能性和器质性疾病。

一、毒物的来源及其形态

在生产过程中，生产性毒物主要来源于原料、辅助材料、中间产品、夹杂物、半成品、成品、废气、废水及废渣，有时也可能来自加热分解的产物，如聚氯乙烯塑料加热至160～170℃时可分解产生氯化氢。

生产性毒物可以固体、液体、气体的形态存在于生产环境中。悬浮于空气中的粉尘、烟和雾等微粒，统称为气溶胶。生产性毒物的存在形态不同，毒物进入机体的途径也不同，发病原因不同，采取的采样方法也各有不同。详见第十四章第一节空气样品的采集。

二、毒物进入人体的途径

(一) 呼吸道

> **考点提示**
>
> 生产性毒物的概念及其进入人体的途径。

生产条件下的化学物质，主要是通过呼吸道侵入人体，经研究证明，在全部职业中毒病例中，有95%是由于工矿企业空气中的蒸气、烟雾、粉尘等各种有毒物质，经呼吸道侵入引起的。人体肺泡表面积约90～

$160m^2$，每天吸入空气约 $12m^3$（约 15kg）。空气在肺泡内流速慢，接触时间长，肺泡上有大量的毛细血管且壁薄，这些都有利于有毒气体、蒸气以及液体和粉尘的迅速吸入，而后由血液分布到全身各个器官而造成中毒。吸入的毒物愈多，中毒就愈厉害。

从鼻腔至肺泡整个呼吸道各部分的结构是不同的，因此，对毒物的吸收程度就不一样，愈入深部，体表面积愈大，停留时间愈长，吸收量愈大。劳动强度、环境温度、湿度、接触毒物的条件和毒物的性质等因素，都将对吸收量有影响。肺泡内的二氧化碳，也能增加某些物质的溶解度，从而促进毒物的吸收。

（二）皮肤

有些毒物可透过无损皮肤和经毛囊的皮脂腺被吸收。经表皮进入体内的毒物要经三道屏障，第一道是皮肤的角质层，一般分子量大于 300 的物质，不易透过无损的皮肤；第二道是位于表角质层下面的连接角质层，其表皮细胞，富有固醇磷脂，可阻碍水溶性毒物通过，能让脂溶性毒物透过，并扩散，经乳头毛细血管而进入血液；第三道是表皮与真皮连接处的基膜。脂溶性毒物经表皮吸收后，还需有水溶性才能进一步扩散和吸收。所以水、脂溶性的物质（如苯胺），易被皮肤吸收。只脂溶而水溶极微的苯，经皮肤吸收量较少。

毒物经皮肤进入毛囊后，可绕过表皮的屏障直接透过皮脂腺细胞和毛囊壁而进入真皮，再从下面向表皮扩散。但这个途径不如表皮吸收重要。如果表皮屏障的完整性被破坏，如外伤、灼伤等，可促进毒物的吸收。黏膜吸收毒物的能力远较皮肤强，部分粉尘可以通过黏膜吸收。

（三）消化道

许多毒物可通过口腔进入消化道被吸收。胃肠道的酸碱度是影响毒物吸收的重要因素。胃内食物能促进或阻止毒物通过胃壁的吸收。胃液呈酸性，具有阻止电离作用，因而能增加其吸收。胃内的食物，蛋白质和黏液蛋白类等，则可减少毒物的吸收。

小肠吸收毒物的重要原因是肠内碱性环境和较大的吸收面积。弱碱性毒物在胃内不易被吸收，当到小肠后，就转化为非电离物质被吸收。小肠内分布不少酶系统，可使与毒物结合的蛋白质或脂肪分解，从而释放出游离的毒物而促进其吸收。在小肠内，物质可经细胞壁直接透入细胞，此种吸收方式，对毒物的吸收起重要作用，特别是对大分子的吸收。

三、毒物在体内的代谢

1．分布　毒物被吸收后，可随血液、淋巴分布到全身各组织和器官中。例如，一氧化碳主要在红细胞；铅、汞、砷主要集中在骨髓、肝、肾等组织；苯、二硫化碳多分布于骨骼等富于脂肪的组织中并可通过富于类脂质的血脑屏障作用于中枢。

2．蓄积　有些毒物可以在某些组织内或器官内蓄积，当毒物蓄积到一定量时，才引起中毒。毒物蓄积后，可大量进入血液循环，而引起中毒的急性发作。毒物也可因接触毒物的时间逐渐延长，累积而发生慢性中毒。蓄积类型有物质蓄积：蓄积部位与其靶器官一致，如有机汞蓄积于脑组织致中枢神经系统损伤；有功能蓄积：如有机磷农药，多次胆碱酯酶活性下降叠加作用；也有储存库形式：如铅蓄积在骨骼内。

3．转化　毒物被吸收后参与体内生化过程，称为生物转化而逐渐降低毒性。这种变化称为解毒。例如，醛类还原为醇类，再逐渐氧化为水和二氧化碳。也有的毒物在体内转化过程中，其毒作用反而增强，这种变化称为活化。例如，苯胺在体内氧化转化为毒作用较强的物质。解毒功能是有限度的，进入体内的毒物超过一定限量时，则引起中毒。

4. 排泄 进入体内的毒物可不经转化或经过转化后由呼吸道、肾脏和肠道等途径排出。在体内不易分解的气体或易挥发性毒物（如一氧化碳、苯等），主要经肺随呼气排出；金属和类金属、芳香烃等许多毒物，可经肾脏随尿排出。铅、汞、砷等毒物还可经毛发、唾液、乳汁和月经排出。

四、影响毒物作用的因素

> 考点提示
>
> 影响生产性毒物作用于人体的有关因素。

1. 毒物的毒性 化学物质的毒性是由物质的结构和理化性质决定的，如毒物的分子量、熔点、沸点、分散度、挥发性、水溶性等理化特性，以及在外环境中的稳定性、进入人体的机会以及在体内的代谢转化过程等。如分散度越大，危害越大；挥发性越大，中毒的危险性越大；水溶性不同，作用部位不同。水溶性低的毒物主要损害呼吸道深部，引起肺水肿。

2. 剂量、浓度、接触时间 毒物接触时间越长，蓄积有害物质浓度越大，危害越大。毒物的剂量或浓度与接触时间呈明显正相关。

3. 毒物的联合作用 毒物的联合作用是指生产环境中常同时存在多种毒物，两种或两种以上毒物对机体的相互作用称为联合作用。此外，还应注意到生产性毒物与生活性毒物的联合作用，如乙醇可增加苯胺、硝基苯的毒性作用。

4. 气象条件与劳动强度 在高温或低温环境中毒物的毒性作用比在常温条件下大，如高温环境可增强氯酚的毒害作用，亦可增加皮肤对硫磷的吸收；紫外线、噪声和振动可增加某些毒物的毒害作用。体力劳动强度大时，机体的呼吸、循环加快，可加速毒物的吸收；重体力劳动时，机体耗氧量增加，使机体对导致缺氧的毒物更为敏感。

5. 机体状态 接触同一剂量的毒物，不同的个体可出现迥然不同的反应。造成这种差别的因素很多，如健康状况、年龄、性别、生理变化、营养和免疫状况等。肝、肾病患者，由于其解毒、排泄功能受损，易发生中毒；未成年人，由于各器官，系统的发育及功能不够成熟，对某些毒物的敏感性可能增高；在怀孕期，铅、汞等毒物可由母体进入胎儿体内，影响胎儿的正常发育或导致流产、早产；免疫功能降低或营养不良，对某些毒物的抵抗能力减低等。

五、常见职业中毒的诊断、治疗与预防

（一）铅中毒

铅是一种银灰色柔软的重金属，比重 11.3，熔点 327℃，沸点 1620℃。加热到 400℃以上时即有大量蒸气逸出，在空气中迅速氧化为氧化亚铅，并凝集成铅烟，污染生产环境。接触铅的作业在工业上有 120 种以上，如铅矿开采、金属冶炼、熔铁、印刷业、造船业、电线制造业等。

1. 临床表现 职业性铅中毒主要表现为慢性中毒，以神经系统、消化系统和血液系统的症状为主。神经系统主要表现为神经衰弱综合征、多发性神经炎、中毒性脑病等；消化系统表现出病人口中有金属味，齿龈边缘见蓝色铅线，出现食欲缺乏、腹胀、腹部隐痛、恶心、便秘或腹泻等症状；血液系统表现为铅溶和贫血，女性患者常有月经不调、流产及早产等。

2. 诊断 铅中毒一般不难诊断，根据职业史、实验室检查、劳动卫生调查，结合我国现

行职业性慢性铅中毒诊断和分级标准进行。

（1）铅吸收：有密切接触史，尚无铅中毒的临床表现，尿铅≥0.39μmol/L或0.48μmol/24h；血铅≥2.40μmol/L或诊断性驱铅试验后尿铅≥1.44μmol/L而<3.84μmol/L者。

（2）轻度中毒：轻度神经衰弱，可伴有腹泻、便秘等症状，尿铅或血铅高并具有下列一项者为轻度中毒：①δ-ALA≥30.5μmol/L；②UCP半定量≥（++）；③FEP≥2.31μmol/L或ZPP≥2.08μmol/L；④诊断性驱铅试验，尿铅值≥3.86μmol/L。

（3）中度中毒：在轻度中毒基础上，具有下列一项表现者，可诊断为中度中毒：①腹绞痛；②贫血；③中毒性周围神经痛。

（4）重度中毒：除上述表现外，具有下列一项者，可诊断为重度中毒：①铅麻痹；②中毒性脑病。

3．治疗和预防

（1）治疗：除要注意休息、合理营养和补充维生素外，轻度铅中毒，可作驱铅治疗和对症治疗，一般不必调离原工作。如用依地酸钙钠（$CaNa_2EDTA$）或二巯基丁二酸钠等药物治疗；中度中毒除治疗外，原则上应调离铅作业；重度中毒必须调离铅作业，并给予积极治疗。

（2）预防：预防铅中毒，关键在于消除和控制铅发生源。用无毒或低毒物质代替铅及其化合物，降低车间空气中的铅浓度；如控制熔铅温度，减少铅蒸气逸出，密闭光源除尘净化等；加强防护与监测，定期进行健康检查，定期监测空气中铅的浓度等。

（二）汞中毒

汞为银白色液态金属，原子量200.7，比重13.59，熔点为-38.9℃，沸点为356.6℃，蒸气比重为6.9，在常温下即能蒸发，随温度增高，蒸发量也增高。汞不溶于水和有机溶剂，能溶于脂肪。汞的表面张力大，洒落在地面或工作台上，立即散成许多小汞珠，增加蒸发的表面积，易被墙壁、衣服、毛发及皮肤吸附，成为二次污染源。汞蒸气易沉于车间空气的下部。

1．临床表现　汞中毒一般以慢性中毒为主，急性中毒较少见。

（1）急性中毒：多见于意外事故，系短时间内吸入高浓度汞蒸气所致。主要表现为呼吸道刺激、明显的口腔炎、消化道症状、皮炎，严重者发生化学性间质性肺炎。口服汞盐，可引起腐蚀性胃肠炎、中毒性肾炎，严重者致肾衰竭。

（2）慢性中毒：初期表现为神经衰弱，进一步发展出现特异症状和体征，主要为易兴奋性、震颤和口腔炎三大典型症状。易兴奋症为性格改变乃至精神症状，如易激动、烦躁、易怒、爱哭、易笑，或呈抑郁状态、胆小、怕羞、沉默。震颤早期手指、舌、眼睑呈非对称性的无节律细小震颤，渐发展为粗大的意向性震颤；口腔炎为黏膜糜烂、牙龈肿胀、牙齿松动，有时可见“汞线”。

2．诊断　根据职业史、临床表现、参考尿汞含量，在排除其他疾患后可作出诊断。我国职业性汞中毒诊断分级标准为：

（1）轻度中毒：有神经衰弱综合征和轻度易兴奋症的表现，可伴有轻微震颤、口腔炎，尿汞量超过0.25μmol/L（双硫腙法）。

（2）中度中毒：上述症状加重，牙龈萎缩，牙松动，尿汞增高，并有精神、性格的改变，震颤加剧，可影响工作能力。

（3）重度中毒：在中度中毒基础上出现精神性格的显著改变，手、足及全身有粗大震颤，并伴有共济运动失调等中毒性脑病的表现。

（4）根据职业史和临床表现，怀疑有慢性汞中毒但尿汞不高者可进行驱汞试验以辅助诊断。其方法是：给患者一次肌内注射驱汞药物，如5%二巯基丙磺酸钠3ml，或静脉注射二巯基丁二酸钠1g，注射后收集24小时尿样进行汞含量测定，如高于正常值上限即有诊断价值。

3. 治疗和预防

（1）治疗：患者应脱离汞接触，进行驱汞治疗和对症治疗。驱汞治疗常用的药物是二巯基丙磺酸钠或二巯基丁二酸钠等。对症治疗原则同内科疾病相似。口腔患者可局部用药。

（2）预防：一是控制污染源；二是清除污染，加强管理，注意个人卫生与防护，发现隐患及早处理。

（三）苯中毒

苯属于芳香烃类化合物，具有特殊芳香气味。分子量为78，常温下为油状液体、无色、透明，沸点80.1℃，蒸气比重为2.8，极易挥发。苯主要从煤焦油提炼或石油高温裂解获得。微溶于水，易溶于乙醇、醋酸、脂肪等有机溶剂。

苯广泛用于工农业生产中的有机溶剂和化工原料，主要接触机会是煤焦油分馏或石油裂解产生苯及其同系物、作化工原料、作稀释剂及溶剂等，在制鞋、喷漆行业中用作稀释剂等。

1. 临床表现　苯中毒主要表现为急性中毒和慢性中毒。

（1）急性中毒：为短时间内吸入大量苯蒸气而引起，主要表现为中枢神经系统麻醉作用。轻者出现黏膜刺激症状、皮肤潮红、酒醉状态、眩晕、恶心、呕吐等。严重时发生昏迷、抽搐、血压下降、呼吸和循环衰竭。尿酚、血苯测定升高。

（2）慢性中毒：以造血系统损害为主要特征，早期常有神经衰弱表现。血象异常时，先以白细胞和中性粒细胞减少为主，中期出现血小板减少，伴皮肤、黏膜的出血倾向；严重者出现再生障碍性贫血或白血病。

苯是确认的人类致癌物，苯作业者急性白血病发病率较一般人群高20倍。我国已将苯致白血病，列入职业病肿瘤名单。

2. 诊断　应根据职业接触史，结合临床表现，参考车间空气中苯浓度的测定资料，进行综合分析诊断。我国慢性苯中毒诊断分级标准为：

（1）观察对象：有神经衰弱综合征的表现，如头昏、头痛、乏力、失眠、记忆力减退等，且白细胞波动在4.0～4.5（$\times10^9$/L），或者血小板波动在80～100（$\times10^9$/L），兼有出血倾向者。

（2）慢性轻度苯中毒：除上述症状外，在3个月内重复检查三次以上，其白细胞数均低于4×10^9/L，或者中性粒细胞数低于2×10^9/L者，可予诊断。或者白细胞数波动于4.0～4.5（$\times10^9$/L），具有下列情况之一者也可诊断：①血小板低于80×10^9/L，并伴有出血倾向；②中性粒细胞、碱性磷酸酶活性明显提高；③中性粒细胞胞质中毒性颗粒明显增多。

（3）慢性中度苯中毒：具有下列情况之一者，即可诊断：①白细胞数低于3×10^9/L；②白细胞数低于4×10^9/L，血小板数低于60×10^9/L，并有明显出血倾向。

（4）慢性重度苯中毒：在上述临床表现的基础上，经血象及骨髓象检查，确定有再生障碍性贫血或白血病者，可诊断为重度中毒。

3. 治疗与预防

（1）治疗：急性苯中毒者应立即移至空气新鲜处，脱去污染衣服，清除体表污染物，注意安静和保温。若呼吸抑制，应给予氧气和辅以人工呼吸，切忌用肾上腺素。静脉注射大量维生素C和葡糖醛酸，可辅助解毒；慢性苯中毒治疗的关键是设法恢复骨髓造血功能，增升白细胞，改善中枢神经系统功能。苯中毒一经确诊，应调离苯作业，并根据病情安排休息。

（2）预防：以综合性预防措施为主。如以无毒、低毒物质代替苯，用乙醇代替苯作萃取剂，用汽油代替苯作溶剂等；改革生产工艺，通风排毒，加强卫生保健措施，定期的检查等。

第三节 生产性粉尘

生产性粉尘是指在生产中形成的，并能长时间漂浮在空气中的固体微粒。

一、粉尘的来源与接触粉尘作业

在地质勘探、爆破、过筛、拌匀缩分、清扫及选矿等过程中各种接触有害粉尘的作业，称接触粉尘作业。生产性粉尘的来源很多，几乎所有的工农业生产过程均可产生粉尘。有些工艺产生的粉尘浓度还很高，严重影响着职业人群的身体健康。粉尘的主要来源可归纳为：

1. 固体物质的破碎和加工　常见于矿石开采和冶炼；铸造工艺；耐火材料、玻璃等工业原料的加工；粮谷脱粒等过程。

2. 物质的不完全燃烧　煤炭不完全燃烧的烟尘、烃类热分解产生的碳黑。

3. 蒸气的冷凝或氧化　如铅熔炼时产生的氧化铅烟尘。

4. 颗粒物质过筛与包装。

二、粉尘的分类

> **考点提示**
>
> 生产性粉尘的概念、来源和分类。

生产性粉尘按性质可分为以下三类：即无机粉尘、有机粉尘、混合性粉尘。

1. 无机粉尘　金属矿物粉尘如铅、锌、铝、铁、锡等金属及其化合物等；非金属矿物粉尘如石英、石棉、滑石、煤等；人工无机粉尘如水泥、玻璃纤维、金刚砂等。

2. 有机粉尘　植物性粉尘如棉、麻、谷物、亚麻、甘蔗、木、茶等粉尘；动物性粉尘如皮、毛、骨、丝等；人工有机粉尘如树脂、有机染料、合成纤维、合成橡胶等粉尘。

3. 混合性粉尘　指上述各类粉尘的两种或多种混合存在，称为混合性粉尘。此种粉尘在生产中最常见。如清砂车间的粉尘含有金属和砂尘。

在防尘工作中，常根据粉尘的性质初步判定其对人体的危害程度。对混合性粉尘，查明其中所含成分，尤其游离二氧化硅所占比例，对进一步确定其致病作用具有重要的意义。

三、粉尘的理化性质及其卫生学意义

1. 粉尘的化学组成　直接决定其对人体危害性质和严重程度的重要因素，据其化学成分不同可分别致纤维化、刺激、中毒和致敏作用。如含有游离二氧化硅的粉尘，可引起矽肺，而且含矽量越高，病变发展越快，危害性就越大；石棉尘可引起石棉肺；如果粉尘含铅、锰等有毒物质，吸收后可引起相应的全身铅、锰中毒；如果是棉、麻、牧草、谷物、茶等尘，不但可阻塞呼吸道，而且可以引起呼吸道炎症和变态反应等肺部疾患。

2. 浓度和暴露时间　浓度高和暴露时间也是决定其对人体危害严重程度的重要因素。生产环境中的粉尘浓度越高，暴露时间越长，进入人体内的粉尘剂量越大，对人体的危害就

越大。为保护粉尘作业工人的身体健康，对车间空气中生产性粉尘的最高容许浓度作了具体的规定。

3．分散度　分散度越高，对人体的危害越大。因为分散度越高，粉尘的颗粒越细小，在空气中漂浮的时间越长，进入体内的机会就大，危害越大；分散度越高，进入呼吸道深部的机会越多，直径<5μm 的粉尘可以进入呼吸道深部及肺泡区，称为呼吸性粉尘，卫生学意义特别大。

4．硬度　硬度越大的粉尘，对呼吸道黏膜和肺泡的物理损伤越大。

5．溶解度　有毒粉尘如铅等，溶解度越高，毒作用越强；相对无毒尘如面粉，溶解度越高作用越低；石英尘很难溶解，在体内持续产生危害作用。

6．荷电性　固体物质在被粉碎和流动的过程中，相互摩擦或吸附空气中的离子带电，漂浮在空气中的粉尘约 90%～95% 的粉尘带正电或带负电，同性电荷相排斥，异性电荷相吸引，带电尘粒易在肺内阻留，危害大。

7．爆炸性　有些粉尘达到一定的浓度，遇到明火、电火花和放电时会爆炸，导致人员伤亡和财产损失，加重危害。煤尘的爆炸极限是 $35g/m^3$，面粉、铝、硫磺为 $7g/m^3$，糖为 $10.3g/m^3$。

四、硅沉着病（矽肺）的诊断、治疗与预防

硅沉着病又称矽肺，是指在长期生产过程中因长期吸入游离的二氧化硅粉尘而引起的肺组织纤维化为主的疾病。

通常接触含有 10% 以上游离二氧化硅的粉尘作业，称为矽尘作业。接触矽尘作业在矿山有掘进、采矿、筛选、拌料等作业；修建水利工程、开山筑路；铸造车间的原料粉碎、配料、铸型、开箱、清砂、喷砂等作业。

（一）影响矽肺的发病因素

矽肺的发病与矽尘作业的工龄、防护措施、粉尘中游离二氧化硅的含量和类型、生产场所粉尘浓度和分散度密切相关。此外，个体因素如健康和营养状况等，在矽肺的发生和发展上也有一定的影响。呼吸道疾病，特别是呼吸系统结核患者，能加速矽肺的发生频率和加重病情。

矽肺发病一般较慢，多在持续吸入矽尘 5～10 年发病，有的长达 15～20 年以上。但持续吸入高浓度的矽尘，有的 1～2 年内即可发病，称之为“速发型矽肺”；有的矽尘作业工人吸入矽尘浓度高、时间短，接尘期间未见发病，但在脱离矽尘作业若干年后却发现矽肺，称之为“晚发型矽肺”。

（二）临床表现

1．症状和体征　矽肺患者早期无明显症状、体征，随着病程进展，尤其出现并发症后症状、体征才渐趋明显。最常见的症状是气短、胸痛、咳嗽、心悸，并逐渐加重和增多。体征可有干啰音、哮鸣音、湿性啰音等。

2．X 线表现　比较典型的有类圆形、不规则形小阴影及大阴影，是矽肺诊断的重要依据。其他表现如肺纹理、肺门、胸膜等改变对矽肺诊断有重要的参考价值。

（1）类圆形小阴影：矽肺类圆形小阴影是典型矽肺最常见和最重要的一种 X 线表现形态，可以看成是矽结节的影像学反映。其形态大小、致密度与粉尘的游离二氧化硅含量有关。其形态呈圆形或近似圆形，边缘整齐或不整齐，直径小于 10mm。

（2）不规则形小阴影：是指粗细、长短、形态不一的致密阴影，宽度小于 10mm。多见于

游离二氧化硅含量低和浓度较高或游离二氧化硅含量低的混合型粉尘所致矽肺。

（3）大阴影：是指其长径超过 20mm、宽径超过 10mm 的阴影。为晚期矽肺的重要 X 线表现。形态为长条形、椭圆形和圆形，多出现在双肺中、上肺区，多对称呈八字型。

（4）其他：胸膜、肺门、肺气肿、肺纹理变化。胸膜粘连增厚，以肋膈角变钝或消失最常见；肺门阴影可扩大，密度增高，边缘模糊不清，甚至有增大的淋巴结阴影；肺气肿为弥漫性、局灶性、边缘性及泡性肺气肿；肺纹理增多、增粗、延伸至肺野外带，甚至扭曲变形、紊乱断裂。晚期可因结节阴影的增多而减少。

（三）诊断

根据患者有密切的矽尘接触史及翔实的职业史，结合上述临床表现及相应的必要检查以排除其他疾病的可能，再根据 X 线胸片结合我国矽肺诊断标准，进行综合分析，作出诊断分期。

矽肺患者一旦确诊，即应脱离粉尘作业，并给予积极综合治疗，寿命可以延长到一般人的平均寿命，但其劳动力可有丧失。矽肺的致死常因并发严重的肺结核、自发性气胸和呼吸衰竭。对于矽肺合并肺结核者，由于治疗见效慢，对肺结核应采用标准化疗方案而非短程化疗。

考点提示

矽肺发生原因和预防措施。

（四）治疗与预防

1. 治疗　矽肺一经确诊，不论其期别，都应及时调离接尘岗位，矽肺尚无根治方法，在临床试验中在某种程度上有减轻症状，延缓病情进展的疗效，有待继续观察和评估。可采取综合疗法，积极预防并发症和对症治疗，以延缓病情进展，减轻痛苦，延长寿命。

2. 预防　矽肺是一种不可逆的病理改变，一经发生，病变呈进行性发展。但矽肺的病因明确，是完全可以预防的。矽肺的预防应以一级预防为主，采取综合性的防尘措施。预防矽肺的关键在于防尘，根据国情，从我国总结出预防粉尘危害的八字经验“革、水、密、风、护、管、教、查”做起，从根本上才能预防和控制矽尘带来的危害。

第四节　物理因素职业危害

物理因素一般为自然存在的因素，具有特定的物理参数，且有明确的来源。

一、常见的物理性有害因素

物理性有害因素主要见于生产劳动过程中和生产环境中，其对人体的危害表现为在某一强度范围内对人体无害，高于或低于这一范围才对人体产生有害。

1. 异常气象条件　主要包括气温、气流、气压、气湿和太阳辐射等因素。

（1）气温：生产环境中的气温除决定于大气温度外，还受太阳辐射、生产上的热源和人体散热等的影响。热源通过传导、对流使生产环境中的空气加热，并通过辐射加热四周物体，形成第二次热源，扩大了直接加热空气的面积，使气温升高。气温过高引起中暑，过低引起冷伤。

（2）气湿：生产环境中的气湿以相对湿度表示，相对湿度大于 80% 为高气湿，低于 30% 称为低气湿。高气湿主要由于水分蒸发和释放蒸汽所致，如液体蒸煮、印染、屠宰等工艺和矿井作业。低气湿可见冬季高温车间的作业。

（3）气流：生产环境中的气流动力来自于外界风力和厂房中的热源。室内外温差越大，产生的气流越大。

（4）气压：长期处在高气压、低气压的生活条件和环境下，易引发高压病（潜涵病）、低压病（航空病）等。

2．噪声、振动　生产和劳动环境中产生的噪声、振动，引起噪声性耳聋（职业性耳聋）、振动病（包括局部或全身性疾病）等慢性损伤。

3．电离辐射　长期接触X射线、γ射线等放射线放射病。

4．非电离辐射　长期接触强紫外线、红外线、激光等引起眼睛、皮肤损伤。

5．热辐射　太阳和生产环境中的各种熔炉、开放的火焰、熔化的金属等热源均能产生大量热辐射。红外线不直接加热空气，但可使周围物体加热。

二、高温作业与中暑

（一）高温作业

> 考点提示
>
> 常见的物理性有害因素。

高温作业系指工作地点有生产性热源，当室外实际出现本地区夏季通风室外计算温度时，工作地点的气温高于室外2℃或2℃以上的作业。高温作业有以下类型：

1．高温、强热辐射作业　如冶金工业的炼焦、炼铁、轧钢等车间；机械铸造工业的铸造、锻造、热处理等车间；陶瓷、玻璃、搪瓷、砖瓦等工业的炉窑车间；火力发电厂和轮船的锅炉间等。这些场所的气象条件是气温高、热辐射强度大，而相对湿度较低，形成干热环境。

2．高湿作业　其特点是高气温、高气湿，而热辐射强度不大。主要是由于生产过程中产生大量水蒸气或生产上要求车间内保持较高的相对湿度所致。如造纸、印染、纺织工业中的蒸煮作业。

3．夏季露天作业　南方的夏季露天作业，如建筑、搬运、露天采矿以及各种农田劳动等。

（二）中暑

> 考点提示
>
> 高温作业的概念及类型；中暑的类型及表现。

中暑是高温环境下发生的急性职业病。环境温度过高、湿度过大、风速小、劳动强度过大、劳动时间过长是中暑的主要致病因素。过度劳累、睡眠不足、体弱、肥胖、尚未产生热适应都易诱发中暑。

1．临床分型及表现

（1）热射病：在热环境下，散热途径受阻，体温调节机制紊乱所致。其临床特点是，在高温环境中突然发病，体温可高达40℃以上，开始时大量出汗，以后无汗，并伴有干热和意识障碍、嗜睡、昏迷等中枢神经系统症状。

（2）热痉挛：由于高温过量出汗，体内钠、钾过量丢失所致。其临床特点是骨骼肌突然痉挛，并伴有收缩痛。痉挛以腓肠肌等四肢肌肉和腹肌为多见。痉挛发作多对称性，自行缓解，患者神志清醒，体温正常。

（3）热衰竭：发病机制不明确，多数认为在高温、高湿环境下，皮肤血流的增加不伴有内脏血管收缩或血容量的相应增加，导致脑部暂时供血减少而晕厥。发病一般迅速，先有头昏、头痛、心悸、出汗、恶心、呕吐、皮肤湿冷、面色苍白、血压下降，继而晕厥，体温不高或稍高；休息片刻即可清醒，一般不引起循环衰竭。

2．诊断　按照《防暑降温措施暂行办法》将中暑诊断分为三级。

（1）先兆中暑：在高温作业场所劳动一定时间后，出现大量出汗、口渴、头昏、耳鸣、胸闷、心悸、恶心、全身疲乏、四肢无力、注意力不集中等症状。体温正常或略有升高。

（2）轻症中暑：除上述先兆中暑的症状外，尚有下列综合征之一而被迫停止劳动者，列为轻症中暑：体温超过38℃，有面色潮红、皮肤灼热等现象；有呼吸、循环衰竭的早期症状。

（3）重症中暑：除上述症状外，不能继续劳动，在工作中出现昏迷或痉挛，皮肤干燥无汗，体温在40℃以上。

3. 治疗原则　先兆中暑和轻症中暑者，应迅速离开高温作业环境，到通风良好的阴凉处安静休息。补充含盐清凉饮料，必要时给予仁丹、解暑片、藿香正气水。对热痉挛者，及时口服含盐清凉饮料，必要时给予葡萄糖生理盐水静脉滴注。对重症中暑者，应迅速送入医院进行抢救。

4. 防暑降温措施

（1）技术措施：合理工艺设计，疏散、隔离热源，通风降温等。

（2）卫生保健措施：合理饮水、饮食，一般每人每天供水3～5L、盐20g，以高蛋白、高维生素、易消化膳食为主。加强个人防护（白色帆布工作服、草帽等）、医疗预防（上岗前查体、入暑前查体）。凡有心血管疾病、持久高血压、溃疡病、活动性肺结核、肝肾疾病、甲亢等患者，均不宜从事高温作业。

（3）组织措施：严格执行高温作业卫生标准，合理安排作息，进行高温作业前热适应锻炼。

拓展知识

职业性损害的三级预防原则

一级预防是指病因预防，是预防职业性损害的根本性措施。要求从根本上使劳动者不接触或少接触有害因素。其主要措施是：①改革工艺，从根本上消除或降低职业性有害因素的剂量；②制定职业接触限值，定期监测，严防超标；③制定就业禁忌证，做好就业前健康检查，筛出高危人群；④加强职业安全卫生知识的健康教育，提高职工自我保护和保健意识。

二级预防是指临床前期预防，是一级预防的补救措施。要求早期发现病损，及时处理和控制在临床前期或使其康复。其主要措施是：①经常性体检。②及时合理的处理。对个体采取治疗、疗养、脱离有害作业现场；对群体采取预防措施。

三级预防是指临床预防，是一、二级预防的补救措施。要求对已发生职业性疾病或工伤的患者，做出正确诊断，妥善处理。其主要措施是：①正确诊断，即患何种职业病，属哪一级；②及时脱离职业危害因素；③积极进行综合性治疗，促进康复、防止恶化、延长寿命。

本章小结

本章通过对职业性有害因素、生产性毒物、生产性粉尘等知识点的描述，让同学们掌握职业性有害因素和职业病概念，毒物进入人体的途径，常见职业中毒的诊断、治疗与预防，硅沉着病（矽肺）的诊断、治疗与预防，常见的物理性有害因素的危害，高温作业的类型以及中暑判断和处理等内容。在理论知识学习的同时，通过案例分析加深对实际处置的感性认识，使学习理论知识的过程增添兴趣性。

目标测试

一、名词解释

1. 高温作业 2. 中暑 3. 矽肺 4. 热射病 5. 职业病

二、最佳选择题

1. 下列粉尘的理化性质决定对人体危害性质和严重程度的重要因素是

A. 粉尘的化学组成 B. 浓度和暴露时间
C. 分散度 D. 硬度
E. 爆炸性

2. 呼吸性粉尘的卫生学意义特别大，与下面哪项理化性质有关

A. 粉尘的化学组成 B. 浓度和暴露时间
C. 分散度 D. 硬度
E. 爆炸性

3. 下列哪项不是生产环境的气象条件

A. 气温 B. 气湿
C. 气流 D. 噪声
E. 气压

4. 下列哪项不是常见的物理性有害因素

A. 电离辐射 B. 噪声
C. 非电离辐射 D. 传染病
E. 振动

5. 如吸入含有游离二氧化硅的粉尘，易引起

A. 石棉肺 B. 矽肺
C. 农民肺 D. 尘肺
E. 硅酸盐肺

6. 如吸入含有石棉的粉尘，易引起

A. 石棉肺 B. 矽肺
C. 农民肺 D. 尘肺
E. 硅酸盐肺

7. 如吸入含有棉花的有机粉尘，易引起

A. 石棉肺 B. 矽肺
C. 农民肺 D. 棉尘肺
E. 硅酸盐肺

8. 下列哪项不是电离辐射

A. X线 B. γ射线
C. α粒子 D. 激光
E. β粒子

9. 下列哪项不是非电离辐射：

A. X线 B. 紫外线

C. 红外线
D. 激光
E. 可见光

10. 毒物一次或短时间内大量进入人体后所引起的中毒称
A. 急性中毒
B. 亚急性中毒
C. 食物中毒
D. 慢性中毒
E. 远期危害

11. 指毒物少量长期进入人体后所引起的中毒称
A. 急性中毒
B. 亚急性中毒
C. 食物中毒
D. 慢性中毒
E. 远期危害

12. 铅中毒是属于
A. 急性中毒
B. 亚急性中毒
C. 慢性中毒
D. 食物中毒
E. 远期危害

13. 下列关于高温作业的描述，错误的是
A. 指室外作业
B. 高温、强热辐射作业
C. 高温、高湿作业
D. 高温露天作业
E. 作业天气和工作场所高温

14. 下列哪项不属于职业性损害
A. 放射病
B. 矽肺
C. 食物中毒
D. 噪声性耳聋
E. 工伤

15. 铅中毒的治疗和预防中，不正确的是
A. 轻度铅中毒，可作驱铅治疗和对症治疗，一般不必调离原工作
B. 可以选择用依地酸钙钠或二巯基丁二酸钠等药物治疗
C. 重度中毒原则上调离铅作业，并给予积极治疗
D. 预防铅中毒，关键在于消除和控制铅发生源
E. 定期进行健康检查，定期监测空气中铅的浓度是预防的重要措施

三、填空题

1. 中暑分为________、________、________三种类型。

2. 分散度越高，粉尘进入呼吸道深部的机会________，直径________的粉尘可以进入呼吸道深部及肺泡区，称为呼吸性粉尘，卫生学意义特别大。

3. 高温作业的类型有________、________、________。

4. 生产环境的气象条件主要是指________、________、________、________。

5. 矽肺预防有________、________、________、________、________、________、________、________八字方针。

6. 粉尘的理化性质有________、________、________、________、________、________、________。

7. 粉尘的理化性质中直接决定其对人体危害性质和严重程度的重要因素是________。

8. 矽肺的并发症包括________、________、________、________。

9. 在生产中形成的，并能长时间漂浮在空气中的固体微粒称________。

10. 由不同劳动条件存在各种职业性有害因素，它们对职业人群健康的不良影响，可导致职业性病损，统称________。

11. 在生产过程、劳动过程和生产环境中存在的各种对职业人群健康有损害的因素统称为________。

12. 中暑诊断分为________、________、________三级。

四、简答题

1. 矽肺的临床表现是什么，X 线胸片表现及预防措施有哪些？

2. 高温作业时，安全生产注意事项有哪些？有哪些防暑降温措施？

3. 中暑的临床表现及处理原则有哪些？

4. 正确诊断职业病应具备哪些条件？职业病和工作有关疾病的区别有哪些？

（沈　健）

第十章　常用卫生统计方法

学习目标

1. 掌握：统计学的基本概念；统计资料的类型；不同分布类型资料常用描述性指标的计算；均数和标准差的应用。
2. 熟悉：统计工作的基本步骤；统计表与统计图；应用相对数的注意事项。
3. 了解：常用的相对数指标。

统计方法是认识社会现象和自然现象数量特征的重要工具，是数据的收集、整理、分析和推断的方法。而医学现象和结果也是由大量的数据表现出来的。医学工作者和医学生掌握卫生统计学这门工具，就可以通过相应指标的计算和分析，了解人类健康问题的发生及其影响因素；也可以通过对比分析评价卫生措施、卫生手段以及取得的效果。药物分析师可以应用统计学分析各种药物的疗效差别，卫生检验工作者可以利用统计学进行检验结果的质量控制，护理人员可以通过统计分析评价护理措施取得的效果，以有效地减少院内感染等。因此，卫生统计学是每个医务工作者不可缺少的工具，并以此科学揭示大量医学现象背后的隐藏的本质规律。

第一节　概　　述

一、统计学中的几个基本概念

（一）同质与变异

同质即事物性质相同。变异是指同质研究对象或现象之间存在的差异，即同质基础上的变异。

事物性质相同却彼此间存在差异，似乎存在着矛盾，但其实不然。例如，同为一群健康人（同质）却彼此在身高、血压、肺活量等方面均存在差异；又如，来源于同一个人（同质）的血液样品，多次测定其血细胞、蛋白质、血清胆固醇等的含量，每一次测定的结果也不尽相同。这种同质事物彼此之间可能相同，更可能不同，少数相同，大多数不同的现象，就是变异。无论是自然现象或者社会现象，变异是客观存在的，统计研究的是有变异的事物。

对于非变异事物，只要观察一个个体，其结果就足以反映全部对象。但对于变异事物的观察却要复杂许多，必须在群体观察的基础上科学地反映变异事物的总体特征。

例如，从一批对象（群体）的测量值中计算出平均数作为观察事物的代表值；也可以调查一群对象，经统计分析建立一个数值范围来反映事物的变异情况，临床诊断常用的医学参考值范围就是如此。比如舒张压的医学参考值范围为 8～12kPa（60～90mmHg），这是正常人舒张压的变异范围。凡血压测量值在这一范围内的个人，虽然都可以被定性为血压正常，但因变异的存在，他们彼此的血压值高低不一。

（二）总体与样本

1. 总体　是指根据研究目的确定的同质研究对象的全体。它是由同质的个体所组成，每个同质的个体为研究对象，又称观察单位。欲了解某社区 6 岁健康男孩的身高水平，那么该社区所有 6 岁健康男孩的身高值就是总体。

2. 样本　样本是从总体中随机抽取有代表性的一部分。如欲了解某社区 6 岁健康男孩的身高水平时，从该社区随机抽取 100 名 6 岁健康男孩，分别进行身高测量，这 100 个身高值就构成了样本。每个样本可以含有不同的观察单位数，样本中所包含的观察单位（观察值）个数称为样本含量，用 n 表示。

总体与样本的关系是全部与局部的辩证关系，两者只有量的不同，没有质的不同。总体与样本的概念与定义随着人们研究的目的不同而改变。如上例某社区 6 岁健康男孩的身高值为总体，我们随机测量的 100 个身高值为样本；如果我们研究的目的是了解全市 6 岁健康男孩的身高水平，则某社区的 6 岁健康男孩的身高值就成为样本了。

考点提示

总体与样本的关系及其样本的代表性问题。

样本要对总体具有充分的代表性。为此，样本必须满足三个条件：①样本必须来源于欲反映的总体；②抽样必须遵循“随机化”原则；③样本含量要适当。

观察样本只是手段，反映总体才是目的。通过样本观察结果反映总体情况时，通常存在着抽样误差。但只要是随机抽样形成的样本，这种误差有一定的规律性，可用统计学方法将其控制或消除。

（三）误差

统计学上所说的误差，泛指测得值与真实值之差或样本指标与总体参数之差。根据其性质和来源，误差主要分以下几种：

1. 系统误差　在收集资料工作中，由于仪器、试剂未校准，操作方法或操作条件不相同，收集资料的人员掌握的标准偏高或偏低，使观察结果成倾向性的偏大或偏小，即为系统误差。系统误差差值较大，原因明确，方向单一，是可以避免的，一旦查明原因，可以立即纠正。

2. 随机测量误差　由于各种偶然因素的影响，造成对同一对象多次测定的结果不完全一致，这种误差往往没有固定的倾向性，有时偏高有时偏低，称随机测量误差。随机测量误差是不可避免的，一般差值较小，方向双向，但可以通过主观努力，控制实验条件或通过多次测定取平均值的方法，使误差值控制在允许范围内。因此，此误差只能控制，不可消除。

考点提示

抽样误差的概念、特点和产生原因。

3. 抽样误差　由于个体变异性，每次抽样时得到的样本指标与总体指标之间有差别，这种差异称抽样误差。当消除了系统误差，并控制随机测量误差在允许范围内之后，样本指标与总体指标仍有差异，这是由于总体中各观察单位间存在个体差异造成的。因此，抽样误差是不可避免的，只要抽样，必然存在。但抽样误差有一定的规律性，通过增加样本观察单位个数（即样本含量），可有效减少抽样误差。统计推断就是建立在产生抽样误差概率大小的基础上进行的。

（四）概率

概率又称频率，指某事件发生的可能性大小，常用字母 P 表示。概率在数值上介于 0 与 1 之间，即 $0 \leqslant P \leqslant 1$；也可以用百分数表示，即 $0 \leqslant P \leqslant 100\%$。$P$ 越接近 1，说明事件发生的可能性越大；P 越接近 0，说明某事件发生的可能性越小。

拓展知识

小概率事件原理应用

1. 一位身高 1.53m 的女青年，其身高健康吗？科学判断应该是：经统计推断，如果判定为该女青年身高值位于健康女青年身高范围内的概率 >5%，则可以定性为身高正常；反之判定概率 ≤5%，则可以定性为不健康，即该女青年的身高属于健康的概率极低。

2. 分别调查两地儿童的龋齿患病情况，农村和城市的患病率分别为 56% 和 32%，两地患病率有区别吗？科学的判断应该是：经统计推断，如果判定两样本患病率属于同一总体的概率 >5%，则可以认为样本的区别是由抽样误差造成的，从总体层面上看两地患病率相同；反之判定属于同一总体的概率 ≤5%，属于小概率事件，则可以认为从总体层面上看两地龋齿患病不同，农村患病率更高。

习惯上将 $P \leqslant 0.05$（5%）的事件称为小概率事件。由于出现的可能性极低，故在一次性观察中可以认为小概率事件不会发生，统计学将之称为小概率事件原理，此原理几乎应用于所有统计推断的结果判断。

（五）统计资料的类型

1. 计量资料　用定量的方法对每个观察单位测定某项指标数值的大小所得的资料，称为计量资料，又称数值变量资料。一般用度量衡单位表示，如身高（cm）、体重（kg）、浓度（mg/L）等。计量资料多为连续型变量，并能按大小分组，通常将一个计量数据叫做一个观察值，一群计量数据叫做一组观察值。

考点提示

统计资料的不同类型和特点。

2. 计数资料　将观察单位按性质或类别分组计数，然后清点各观察单位的个数所得的资料，称为计数资料，又称分类变量资料。一般无度量衡单位。如对一组人群检验乙型肝炎表面抗原，其结果分为阳性组和阴性组，然后清点各组的人数；又如对一组人群检验其血型情况，把检验结果按 A、B、AB、O 型四种血型分组、清点得到各血型的人数。

3. 等级资料　将观察单位按某种属性或类别的不同程度或级别分组计数所得的资料，称为等级资料。等级资料既有计数资料的属性，又有计量资料的属性。形式上数据被分组计数，而组与组之间又有定量等级，因此又称半定量资料。如尿糖根据测定结果有“-”、“+”、“++”、“+++”、“++++”等级，也可以阴性、弱阳性、阳性、强阳性、极强阳性划分不同等级分组。

二、统计工作的基本步骤

统计工作有四个基本步骤，即统计设计、收集资料、整理资料和分析资料。这四个步骤紧密相连，不可分割。科学、严谨、周密的设计是收集可靠资料的保证，准确、及时的收集资料、整理资料是统计分析的基础，在此基础上经过统计分析最终才能得出科学的结论。

（一）统计设计

统计设计是统计工作的第一步，也是最为关键的一步。事先对工作的全过程进行规划、安排和设想，实际上是制订周密的医学研究计划。根据研究方法，统计设计一般分调查设计和实验设计两种。

1. 调查设计　包括专业设计和统计设计。

（1）专业设计：反映研究者对专业知识的把握程度，主要与医学科研课题或项目的深度和水平有关。

（2）统计设计：主要包括：①明确研究目的及其指标；②明确要收集哪些资料；③确定研究对象单位；④选择采用什么调查方式、方法；⑤设计调查表、项目、记录方式；⑥实验仪器、试剂准备；⑦样本含量的估算，预算结果；⑧人、财、物的估算。

2. 实验设计　实验设计是根据研究目的对实验研究所做的周密计划，设计遵循的基本原则是对照、随机、均衡、重复。一个良好的实验设计能合理安排各种实验因素，正确估计样本含量，严格控制实验误差，最大限度地获得可靠资料和实验结果。

（二）收集资料

收集资料是统计工作的基础，根据要求获得可靠的原始资料，才能得到正确可靠的分析结果。只有了解资料的来源，可以帮助选取收集资料的途径。

卫生统计资料的来源主要有：

1. 统计报表　我国医疗卫生机构和其他行业一样，按国家有关规定有一套完整的统计报告制度，以统计报表形式定期报告各行业统计资料。统计报表由行业主管部门和统计主管部门共同设计制作，实行逐层填写、逐级上报制度。如反映疾病防治工作的医院工作报表、疫情报表，反映卫生工作基本情况的年（季、月）报表，反映职工病、伤、死亡情况报表，反映人口和计划生育情况的年（季、月）报表等。统计报表要求完整、准确、及时，能如实反映和准确掌握居民的健康状况和卫生工作基本信息，为制定卫生事业发展规划、医学教育科研提供基础信息，也是管理和评价卫生工作进展、目标完成情况以及疫情预测的重要依据。

2. 报告卡　制订调查所需要的简明扼要的卡片，如预防接种卡、传染病报告卡、职业病报告卡，肿瘤发病卡、出生卡、死亡报告卡、住院卡等，基层卫生工作人员应及时填写报出，发送到有关部门。

3. 日常医疗卫生工作记录　日常医疗卫生实践活动中所作的各种登记，是最有价值的原始资料，俗称第一手资料。如健康体检记录、门诊和住院记录、护理记录、检验报告记录、卫生监测记录、病历（案）等。要及时记录、准确无误、实事求是，防止误报、漏报、重报，为卫生工作评价和科学管理提供可靠信息。

4. 专题调查与实验研究　根据调查研究的目的选定专题性研究，收集资料要有明确的针对性，为医学科研资料提供依据。

（三）整理资料

整理资料是将杂乱无章的原始资料进行归类、梳理，目的是使收集得到的原始资料系统化、条理化，便于进一步计算统计指标和深入分析。资料整理前先检查和核对资料，查漏补缺，发现缺项和漏项较多的调查表，能补则补，不能补的则剔除。检查无误后，再进行设计分组。

1．质量分组　将观察单位按属性或类别分组，如按性别、职业、疾病分类，按民族、婚姻、来源等归类分组。

2．数量分组　将观察单位按数值大小分组，如年龄大小、血压高低等，多使用频数表法。

两种分组方法结合使用，一般在质量分组基础上进行数量分组。如先按性别分组，再按身高的数值大小分组。

整理资料的过程就是频数表的制作过程，编制频数表的目的是为了找到数据的分布规律，以便于选择统计指标，下面以表10-1资料为例制作频数表。具体步骤如下：

表10-1　某年某市120名12岁健康男孩身高（cm）测量资料

142.3	156.6	142.7	145.7	138.2	141.6	142.5	130.5	132.1	135.5
134.5	148.8	134.4	148.8	137.9	151.3	140.8	149.8	143.6	149.0
145.2	141.8	146.8	135.1	150.3	133.1	142.7	143.9	142.4	139.6
151.1	144.0	145.4	146.2	143.3	156.3	141.9	140.7	145.9	144.4
141.2	141.5	148.8	140.1	150.6	139.5	146.4	143.8	150.0	142.1
143.5	129.2	144.7	139.3	141.9	154.8	140.5	138.9	148.9	142.4
134.7	147.3	138.1	135.2	137.4	145.1	145.8	147.9	146.7	143.4
150.8	144.5	137.1	147.1	142.9	134.9	143.6	142.3	143.3	140.2
125.9①	132.7	152.9	147.9	141.8	141.4	140.9	141.4	146.7	138.7
160.9②	154.2	137.9	139.9	149.7	147.5	136.9	148.1	144.0	137.4
134.7	138.5	138.9	137.7	138.5	129.6	143.5	142.9	146.5	145.4
129.4	142.5	141.2	148.9	154.0	147.7	152.3	146.6	139.2	139.9

注：①最小值；②最大值

（1）求全距：全距又称极差，最大值与最小值之差，用R表示。即：R=最大值－最小值。本例全距R=160.9−125.9=35cm。

（2）确定组段数与组距：一个组又称一个组段，由上限与下限构成，组数即组段数。为确保每个个体同等发挥作用，组段数确定时依据样本大小，不宜过多，也不宜过少，一般取8～15个为宜，本例取10个组段；组距是组段上限与下限间的距离，即相邻两组段下限值之差，用i表示。组距可以相等也可以不相等，实际应用时一般采用等组距分组。

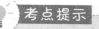

> **考点提示**
>
> 频数分布表的概念及其编制步骤。

组距的确定采取以下估算方式：组距＝全距/组段数。为了方便整理资料和计算，组距一般取整数或合适的小数。本例组距i=R/10=35/10=3.5（cm），取整数，即i≈4cm。

（3）划分组段：划分组段就是将变量值依次划分若干个段落，这些段落称为组段。每个组段的起点称为该组段的下限（初始值），终点称为上限（终末值），上限＝下限＋组距。划分组段时，第一组段应包括最小值，其下限可略小于或等于最小值；最后一组段应包括最大值，其上限应略大于或等于最大值。为避免两组段界限互相包含，组段常用各组段的下限及波纹（～）表示。例如，本例第一组段125～，第二组段129～，第三组段133～，……，最后组段157～161。

(4) 拟整理表，划记归组：组段划定后，列出整理表，如表10-2形式。表中第(1)栏为组段，原定10个组段实际划分为9个(因组距由3.5扩大为4)。采用划记法如划“正”计数法，把原始数据按其大小不同归在不同组段中，得第(2)栏。然后清点各组段内的变量值个数，即得各组段频数，用f表示，得第(3)栏。各组段频数之和为总频数。

表10-2　120名12岁男孩身高(cm)资料的频数分布

组段(1)	划记(2)	频数f(3)
125～	一	1
129～	正一	6
133～	正正	10
137～	正正正正正	25
141～	正正正正正正正	35
145～	正正正正正一	26
149～	正正一	11
153～	正	5
157～161	一	1
合计	—	120

(四) 分析资料

分析资料是按设计的要求，根据研究目的、资料类型和分布特征，选择正确的统计方法进行计算分析和统计处理。常用的统计分析方法：一是统计描述，如平均数、标准差、发病率、死亡率等；二是统计推断，如用样本均数推断总体均数、用样本率推断总体率以及可信区间估计、显著性检验等，并用适当的图表表示，结合专业最后做出科学的结论。

三、统计表与统计图

统计表与统计图是整理、分析和表达数字资料的重要工具。用统计表和统计图可以形象、直观地描述事物的数量、分布情况、变动趋势及其相互关系，便于阅读、比较、分析。

(一) 统计表

统计表是用表格的形式来表达统计资料和指标。一个绘制合理的统计表可代替冗长的文字叙述，便于计算、分析和对比。

1. 统计表的基本结构和制表要求　从结构上看，统计表有标题、标目、线条及数字四个基本要素。统计表的基本结构和样式，见表10-3。

表10-3　标题

	纵标目
横标目	数字
合计	

(1) 标题：写在表的上方中央。以文字概括说明统计表的主要内容，即表格信息所涉及的时间、地点、对象和内容。标题内容不可过于简单，也不可过于繁琐。有多个表格时，标

题前面标明表序。

（2）线条：统计表线条力求简洁，不宜过多。一般选用三线表或四线表，即顶线、标目线、底线、合计线（根据喜好选择）。表格不含竖线，也不可有说明标目内容分割用的斜线。有时为突出统计表整体美观、大方，把顶线和底线做成粗线，其他线为细线。

（3）标目：标目是用来说明表中数字含义的部分，分为横标目和纵标目。横标目说明横行数字的含义，纵标目说明纵行数字的含义。纵、横标目的合理组合是制作表格的关键，直接决定着表格的质量和读表的效果。因此，编制统计表时，把说明表中主要内容（主语）的部分放在横标目位置，把说明结果的部分（谓语）放在纵标目位置。读表时，先看横标目，再看纵标目，如同说一句话。

（4）数字：统计表内一律用阿拉伯数字，要求填写准确、完整。同一指标的数字位数对齐、小数点后位数一致。表中不得留有空格，数字为零时填写“0”；确无数字时用“-”表示；数字暂缺时用“…”；某数字需说明时，在其右上角用符号“＊”备注，然后在表下加以说明。

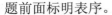

> 考点提示
> 统计表的结构和制作要求。

2. 统计表的种类　常用统计表有两类，即简单表和组合表。

（1）简单表：只按一个特征或标志分组，即横标目和纵标目不经任何分组的统计表。如表 10-4 是按年龄组一个标志分组的，只说明初产妇年龄构成。

表 10-4　某地某年初产妇年龄构成

年龄组	人数	构成比（%）
20～	10	3.5
22～	77	26.7
24～	80	27.8
26～	75	26.0
28～	29	10.0
30～	8	2.0
32～	3	1.0
34～	2	0.7
36～	4	1.4
合计	288	100.0

（2）组合表：按两个或两个以上特征或标志结合起来分组的统计表称组合表或复合表。组合表有一组横标目和两组以上纵标目结合起来，以表达它们间关系。如表 10-5 将调查年龄和性别两个标志结合起来分组，可以分析不同年龄、不同性别组的 HBsAg 阳性率。

表 10-5　某地某年不同年龄、性别 HBsAg 阳性率

年龄组（岁）	男		女	
	调查人数	阳性率（%）	调查人数	阳性率（%）
0～	726	4.27	1706	1.58
10～	1392	8.26	1013	4.64

续表

年龄组（岁）	男		女	
	调查人数	阳性率(%)	调查人数	阳性率(%)
20～	834	8.63	782	6.14
30～	701	11.70	640	9.53
40～	592	6.08	503	5.57
50～	308	5.52	294	2.72
≥60	247	3.23	153	2.61
合计	4800	7.52	5091	4.38

一个规范的统计表往往不是一次设计成功的，一般需要经过反复推敲修改。对于不符合制表原则的统计表，通常经过大表改小表、复杂表改简单表、标目层次与位置的合并、调整、删除等方法处理，最终达到要求。

（二）统计图

统计图是利用几何图形、直条长短、线段升降、面积大小等形式反映事物之间的数量关系。把被研究事物的特征、内容、相互关系等直观、形象、鲜明地表达出来，形象直观，通俗易懂，使人一目了然，印象深刻。它比统计表更容易理解和比较，但不能确切地表达数据，使用中不能完全代替统计表，必要时可将统计表一并列出。

卫生工作中常用的统计图有直条图、线图、构成图和直方图等。

1. 直条图　简称条图，它是以等宽直条的长短来表示各指标的数值大小，适用于相互独立各项统计指标（均数或率）之间的比较。直条图有单式直条图及复式直条图两种，其绘制方法如下：

（1）直条图为坐标图，纵横轴比例应以 5∶7 为宜。横轴为观察角度，表示各独立指标，标出所对应的观察事物名称；纵轴为统计指标轴，表示各项统计指标的名称为标目，可以是绝对数、相对数和平均数，并标明单位和尺度，纵横尺度必须从 0 开始。

（2）直条高度代表统计指标的数值大小。

（3）各直条应等宽、等间距，间隔宽一般等于直条宽或为直条宽的一半。

（4）为便于比较，通常各直条按由高到低或习惯顺序排列。

（5）由于统计图来源于统计表，简单表（如表 10-4）可以制成单式图（图 10-1），组合表（表 10-7）可以制成复式图（图 10-2）。

（6）各类统计图都应有标题，其要求与统计表相同，一般放在图的下方正中。

表 10-6 或图 10-1 的应用意义是：反映同一年份的某县人群几种主要致死疾病及其死亡情况。

表 10-6　2010 年我国某县几种主要疾病的死亡率

死亡原因	死亡人数	死亡率（1/10万）
脑血管疾病	806	137.26
恶性肿瘤	798	135.89
心脏病	634	107.97
呼吸系统疾病	543	92.47
损伤与中毒	324	55.18

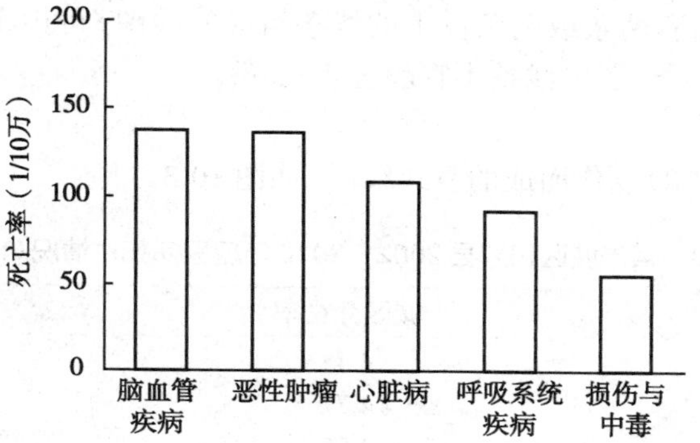

图 10-1　2010 年我国某县几种主要疾病的死亡率

复式直条图由两个或多个直条组构成，同组的直条间不留间隔，每组直条排列的次序要前后一致。

组合表（如表 10-7）是两组独立疾病的统计指标的比较，对应的复式直条图（如图 10-2）中，右上方为图例，以区别两种直条分别代表的含义。

表 10-7 或图 10-2 的应用意义是：反映不同年份的某地中学生常见病的患病情况。

表 10-7　某地中学生 1998 年与 2008 年三种疾病患病率（%）

病种	1998 年	2008 年
近视	23.4	30.5
沙眼	24.8	26.2
龋齿	32.9	25.6

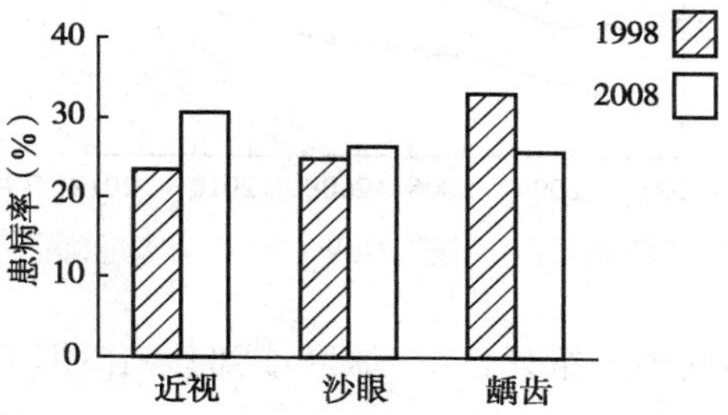

图 10-2　某地中学生 1998 年与 2008 年三种疾病的患病率

该资料也可以将年份作为主要观察角度制图。纵轴与图 10-2 相同，横轴则替换为两个年份标记；可形成两组，每组三根直条（三种疾病）的图形，图例则标记为病种即可。

2. 线图　用线段的升降说明某事物在时间上的发展变化趋势，适用于连续性观察的统计指标（均数或率）的动态变化趋势，或某现象随另一现象变化的情况。其绘制方法如下：

（1）以纵轴表示某统计指标，如发病率、死亡率等，尺度一般从零开始，也可不从零开始；横轴表示连续性的观察资料，如时间、年龄、距离、浓度等，应以同样的距离表示相等的时期或数量。纵横轴比例应以 5∶7 为宜。

（2）线图为点线图，即先按数值在坐标图中作点，然后将各点用折线连接，切勿制作成光滑曲线，也不能将线任意外延。

（3）复式线图是由有两条或两条以上的线条组成的线图，可用不同颜色或线段加以区别，并用图例说明。但同一图内线条不宜超过4～5条。

（4）注明图的标题。

根据组合表（表10-8）制作而成的复式线图，如图10-3。

表10-8 某市城区和郊县2002～2012年糖尿病死亡情况（1/10万）

年度	城区死亡率	郊县死亡率
2002	4.45	2.12
2003	4.77	2.46
2004	4.65	2.89
2005	5.64	3.56
2006	5.78	3.87
2007	6.86	4.12
2008	7.45	4.28
2009	7.73	4.59
2010	8.91	5.32
2011	10.59	6.22
2012	11.78	7.54

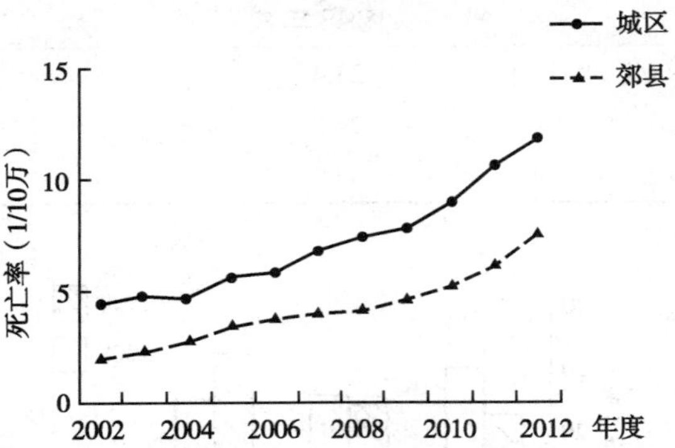

图10-3 某市城区和郊县2002～2012年糖尿病死亡情况

如果仅对表10-8中的其中一组死亡率（城区或郊县）作图，可形成单式线图，即由一条线组成的统计图。

与统计表相比，使用统计图表达资料更为直观。从图10-3中可以观察到城市居民糖尿病死亡率高于郊县居民；且无论城区还是郊县，糖尿病死亡率均呈逐年递增的趋势（连续性观察）。

3. 构成图 表示全体中各部分所占的比重，适用于间断性的构成比资料，有圆图和百分条图两种。通常反映1～2组构成比资料时，采用圆图较为美观，若反映多组构成比资料，则建议采用百分条图。其绘制方法如下：

（1）圆图：①以圆代表事物的整体，将圆的面积定为100%（360°），即1%相当于3.6°；②将事物的各组成比重乘以3.6°，即为某构成部分扇形所夹的圆心角。以扇形面积表示；③以时钟12点位置作起始点，将代表各组成部分的扇形面积按顺时针方向依次排列；④用不同的颜色或图案区别代表不同的部分，标记出所代表的百分比，并在适当位置用图例加以说明；⑤最后写明图的标题。

图 10-4 是根据表 10-9 制作的圆图，图中右侧为图例。

表 10-9 某医院 224 例院内感染患者感染部位的构成情况

感染部位	感染患者数	构成比(%)
肺部	94	41.9
尿路	71	31.7
外科伤口	21	9.3
血液	12	5.5
其他	26	11.6
合计	224	100.0

(2) 百分条图：①作水平状的矩形直条，以其总长度为 100%，并在同长度的水平线上标出构成比标尺；②将事物的各组成部分按构成比大小，以相应长度的矩形面积表示；③每块矩形面积用不同颜色或图案区别，在图中标出矩形面积所代表的百分比，并配备图例说明；④比较几组构成比资料，可以制作几根并列、等长的直条，同法制作并区分面积，以便直观地比较。

图 10-5 是根据表 10-10 制作的百分条图。图中下方附有图例，可以很直观的看出城市和农村各种死因构成的区别。

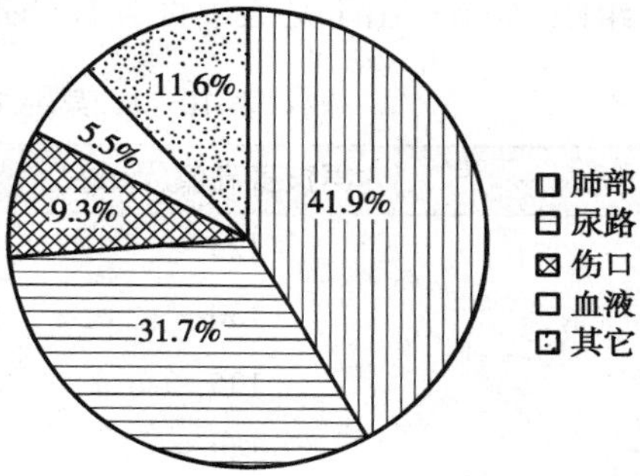

图 10-4 某医院 224 例院内感染患者感染部位的构成

表 10-10 某地某年居民主要死因构成比

死亡原因	城市		农村	
	死亡人数	构成比(%)	死亡人数	构成比(%)
恶性肿瘤	1808	27.79	3075	20.39
脑血管病	1254	19.27	2696	14.84
呼吸疾病	918	14.11	3716	20.45
心脏疾病	707	10.87	1281	7.05
损伤中毒	434	6.67	2481	13.66
其他	1384	21.29	4291	23.61

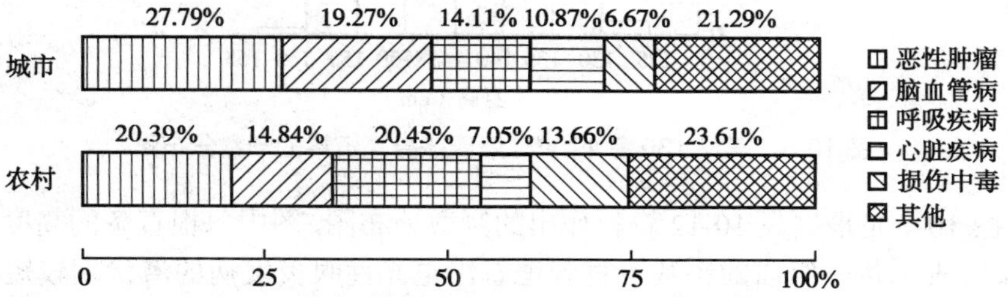

图 10-5 某地某年居民主要死因构成比

4. 直方图　直方图是用一系列宽度相等、高度不等的矩形表示数据分布的统计图，适用于连续性资料，可以用来反映连续性的计量资料是否存在正态分布的趋势，又称为频数分布图。具体介绍见下一节。

第二节　计量资料的统计指标

统计指标可以合理地反映客观事物的数学特征。通过对事物特征的对比，可进一步验证事物之间的区别和关联。计量资料采用何种统计指标分析，取决于资料的频数分布情况。

资料频数分布的不同，意味着统计分析的数学背景不同。即不同频数分布的资料应采用不同的统计描述指标和分析方法。用频数分布图表达计量资料的频数分布更为直观。频数分布图是根据频数表制作的，以纵轴表示频数，横轴表示数据的分组。以表 10-11 为例，制成频数分布图 10-6，又称直方图。图中每个直条的高度表示每一组段的频数，宽度表示组距（5cm），由于是连续性频数分布资料，故直条间不留间隔。

表 10-11　某地 130 名 12 岁健康男孩身高资料的频数分布

男孩身高值(cm)	频数(f)
125～	2
130～	7
135～	21
140～	36
145～	40
150～	17
155～	6
160～165	1
合计	130

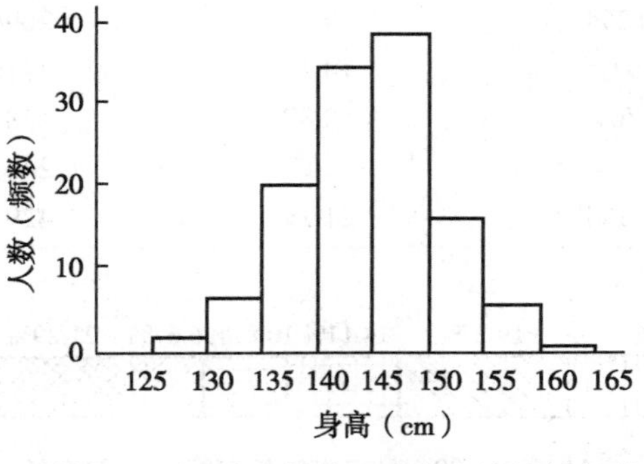

图 10-6　某地 130 名 12 岁健康男孩身高资料的频数分布图

又如，图 10-7 是根据表 10-12 资料作出的频数分布图，图中每根直条的高度，宽度表示组距（2 小时）表示每一组段的频数可直观地看出电光性眼炎发病的潜伏期较短，大部分集中在 2～8 小时。

表 10-12 某地 99 名电光性眼炎患者发病潜伏期的频数分布

发病潜伏期(h)	病例数(f)
0～	7
2～	12
4～	22
6～	25
8～	14
10～	9
12～	4
14～	2
16～	2
18～	0
20～	1
22～	0
24～	1
合计	99

表 10-11 资料频数分布的特点是：中间组段的频数较多，数值越大或越小的组段，频数逐渐减少，两侧组段频数分布大体对称，此类频数分布称之为正态分布（图 10-8）。

表 10-12 资料频数分布的特点是：频数主要集中在左侧（或右侧）的组段中，此类频数分布称之为偏态分布（图 10-9）。

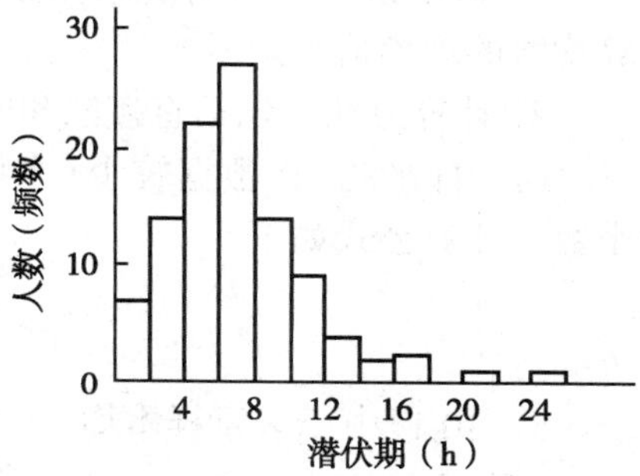

图 10-7 某地 99 名电光性眼炎患者发病潜伏期的频数分布图

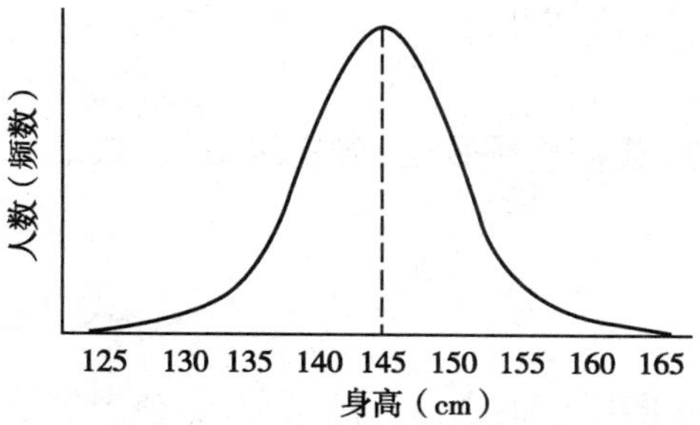

图 10-8 总体频数呈正态分布的示意图

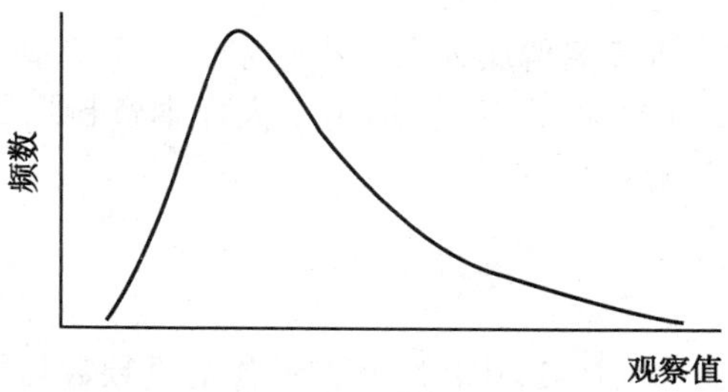

图 10-9 总体频数呈偏态分布的示意图

在统计学中，不仅要认识统计资料的分布特征，还要使用统计指标对资料进行描述。统计指标的应用意义就是表达客观事物本质的数学特征，是事物之间比较异同、判断关联的基本依据和分析基础。

> **考点提示**
>
> 频数的分布类型及其特点。

计量资料的统计描述指标包括两大类：集中趋势

和离散程度。统计指标的正确选择取决于资料的频数分布，见表10-13。

表10-13 计量资料频数分布与统计指标的选择

频数分布	集中趋势指标	离散程度指标
正态分布	算术平均数	标准差
对数正态分布	几何均数	几何标准差
其他分布	中位数	四分位数间距

一、集中趋势指标及计算

集中趋势是指一组数据向某一中心值靠拢的倾向，测度集中趋势也就是寻找数据一般水平的代表值和中心值，即平均数。根据计量资料频数分布类型，对应的集中趋势统计指标常见的有算术平均数、几何平均数、中位数。

（一）算术平均数

算术平均数又称算术均数，简称均数，是最常用的平均数。通常用符号 μ 表示总体均数，$\bar{x}$表示样本均数。

1．适用条件　适用于总体频数分布呈正态或近似正态分布的计量资料。同时要求计算均数的观察值是同质的。

2．计算方法　包括直接法和间接法（频数表法）。

（1）直接法：在数据较少（小样本）的情况下，可直接将各观察值相加后除以观察值的个数。计算公式如下：

$$\bar{x}=\frac{\sum x}{n} \qquad \text{式(10-1)}$$

式（10-1）中：$\bar{x}$表示样本均数；Σ 为求和符号，Σx 表示所有观察值之和；n 表示样本含量。

［例10-1］　测定5名健康人第一小时末血沉，分别是6、3、2、9、10mm，求均数。

根据［例10-1］资料，小样本同质观察值均数的计算，选用式（10-1），计算结果如下：

$$\bar{x}=\frac{\sum x}{n}=\frac{6+3+\cdots+10}{5}=6\text{(mm)}$$

即5名健康人第一小时末血沉平均值为6mm。

（2）频数表法：适用于大样本资料均数的计算，先制作频数表，确定组中值，依下列公式计算：

$$\bar{x}=\frac{\sum fx}{\sum f} \qquad \text{式(10-2)}$$

式（10-2）中：$\sum fx$表示各组段频数与组中值的乘积之和；$\sum f$为总频数，数值上等于样本含量。

［例10-2］　某地某年随机抽样调查130名12岁健康男孩身高资料，如表10-14所示，计算其平均身高。

此资料频数分布呈近似正态分布，又为大样本资料，故用频数表法计算均数，即：

$$\bar{x}=\frac{\sum fx}{\sum f}=\frac{18\,800.0}{130}=144.62\text{(cm)}$$

表 10-14 130名12岁健康男孩身高算术均数的频数表法计算

组段(cm)	组中值(x)	频数(f)	fx
125～	127.5	2	255.0
130～	132.5	7	927.5
135～	137.5	21	2887.5
140～	142.5	36	5130.0
145～	147.5	40	5900.0
150～	152.5	17	2592.5
155～	157.5	6	945.0
160～165	162.5	1	162.5
合计	—	130($\sum f$)	18 800.0($\sum fx$)

即某地某年130名12岁健康男孩的平均身高为144.62cm。

(二)几何平均数

几何平均数简称几何均数，是多个观察值连乘积开n次方所得的根，用G表示。即：

$$G=\sqrt[n]{x_1 \cdot x_2 \cdots x_n} \qquad \text{式(10-3)}$$

1. 适用条件 用于原始数据呈偏态分布资料；等比关系或倍数关系的资料；总体呈对数正态分布的计量资料。实践中常用于血清抗体滴度(效价)等资料平均数的计算。

2. 计算方法 分直接法和频数表法两种。

(1)直接法：当观察值较少时，可用直接法计算。按几何均数定义直接计算不够方便，通常是把式(10-3)取常用对数后求其反对数值，以此求得几何均数大小。计算公式如下：

$$G=\lg^{-1}\left(\frac{\sum \lg x}{n}\right) \qquad \text{式(10-4)}$$

[例10-3] 测得5名儿童的血清抗体滴度分别为1∶2、1∶4、1∶8、1∶16、1∶32，求平均滴度。

此资料呈倍数关系或等比关系，适合于用几何均数表示其平均数。取其倒数值，按公式10-4计算。

$$G=\lg^{-1}\left(\frac{\lg 2+\lg 4+\lg 8+\lg 16+\lg 32}{5}\right)=8$$

故该样本的血清抗体平均滴度为1∶8。

(2)频数表法：样本含量较多时，先编制频数表资料，再以加权法计算。计算公式如下：

$$G=\lg^{-1}\left(\frac{\sum f\lg x}{\sum f}\right) \qquad \text{式(10-5)}$$

[例10-4] 某地55名儿童接种某疫苗，一月后测定其血凝抑制抗体滴度，求平均抗体滴度，见表10-15。

表 10-15 某地55名儿童接种某疫苗后血凝抑制抗体滴度

抗体滴度	取值x	$\lg x$	频数f	$f\lg x$
1∶4	4	0.602	3	1.806
1∶8	8	0.903	6	5.418
1∶16	16	1.204	7	8.428

续表

抗体滴度	取值 x	lgx	频数 f	flgx
1∶32	32	1.505	8	12.04
1∶64	64	1.806	10	18.06
1∶128	128	2.107	12	25.28
1∶256	256	2.408	5	12.04
1∶512	512	2.709	4	10.84
合计	—	13.244	55	93.91

$$G = \lg^{-1}\left(\frac{3\times 0.602 + 6\times 0.903 + \cdots + 4\times 2.709}{55}\right) = \lg^{-1}\left(\frac{93.91}{55}\right) = 50.99$$

故 55 名儿童接种某疫苗一月后血凝抑制抗体平均滴度为 1∶51。

考点提示

算术均数、几何均数、中位数的概念、适用条件以及计算方法。

（三）中位数

将观察值按数值大小依次排序，位居中央的数就是中位数。中位数是常用的平均数之一，以字母 M 表示。

1. 适用条件　用于总体频数呈偏态分布或分布特征不明的资料；也用于一端或两端无界的资料，即“开口”资料。

2. 计算方法　中位数的计算方法也分为直接法和频数表法。

(1) 直接法：适用于小样本资料。当资料个数较少时，先将变量值按大小顺序排列，然后根据变量值为奇数还是偶数选择式(10-6)或式(10-7)进行计算。

当 n 为奇数时，计算公式为：

$$M = X_{\left(\frac{n+1}{2}\right)} \qquad \text{式(10-6)}$$

当 n 为偶数时，计算公式为：

$$M = \left(X_{\frac{n}{2}} + X_{\frac{n}{2}+1}\right)/2 \qquad \text{式(10-7)}$$

式(10-6)(10-7)中：n 为变量值的个数，X 的下标为变量值的位次，X 为相应位次上的变量值。从公式可以看，当 n 为奇数时，最中间的观察值只有一个，此值即中位数；当 n 为偶数时，最中间的观察值有两个，这两个观察值的算术均数即中位数。

[例 10-5]　某地 11 例某传染病患者，其潜伏期(天)分别为 2，2，4，3，5，6，3，8，9，11，15，求其平均潜伏期。

本例 n=11，为奇数，先由小至大排序，按式(10-6)计算。

$$M = X_{\left(\frac{n+1}{2}\right)} = X_6 = 5(\text{天})$$

即有序数列中，第 6 位的变量值为 5，故平均潜伏期为 5 天。

[例 10-6]　如上例资料中，在第 21 天又发生 1 例该传染病患者，求其平均潜伏期。

本例 n=12，为偶数，先由小至大排序，按式(10-7)计算。

$$M = \left(X_{\frac{n}{2}} + X_{\frac{n}{2}+1} \right) / 2 = (X_6 + X_7) / 2 = 5.5 (天)$$

即有序数列中，第 6 位和第 7 位所对应的变量值为 5 和 6，故平均潜伏期为 5.5 天。

（2）频数表法：适用于大样本资料，可先将资料整理成频数表，然后再计算中位数。其原理与直接法相同。即将数据从小到大排序，找到整理表中最中间的组段，即中位数所在组段，然后按式（10-8）计算出中位数值。计算公式如下：

$$M = L + \frac{i}{f_m}\left(n \cdot 50\% - \sum f_L\right) \qquad 式(10\text{-}8)$$

式（10-8）中：L、i、f_m 为中位数所在组段的下限、组距、频数；$\sum f_L$为中位数所在组段之前的累计频数；n 为样本含量，即观察值个数。

［例 10-7］ 根据表 10-16 资料，采用频数表法计算中位数。

计算方法如下：先确定中位数所在的组段，确定方法是：累计频数≥$n/2$ 的这一组，为中位数所在组段。即 $n/2=99/2=49.5$，累计频数刚好超过 49.5 的是第四组段，此组段为 6～8。故得出：$L=6$，$f_m=25$，$i=2$，$n=99$，$\sum f_L=41$。代入式（10-8）计算：

$$M = L + \frac{i}{f_m}\left(n \cdot 50\% - \sum f_L\right) = 6 + \frac{2}{25}(49.5 - 41) = 6.68(h)$$

即某地 99 名电光性眼炎患者发病潜伏期平均为 6.68 小时。

表 10-16 某地 99 名电光性眼炎患者发病潜伏期的频数分布

发病潜伏期（h）	频数（f）	累计频数（$\sum f$）
0～	7	7
2～	12	19
4～	22	41
6～	25	66
8～	14	80
10～	9	89
12～	4	93
14～	2	95
16～	2	97
18～	0	97
20～	1	98
22～	0	98
24～	1	99
合计	99	99

二、离散趋势指标及计算

［例 10-8］ 有三组同性别、同年龄儿童的体重（kg）资料，试分析其集中趋势和离散趋势。

甲组：28、29、30、31、32

乙组：26、28、30、32、34

丙组：26、29、30、31、34

每组资料均有 5 个数据，其平均体重都是 30kg，即$\bar{x}_{甲}=\bar{x}_{乙}=\bar{x}_{丙}=30$。虽然三者集中趋势相同，但分布却明显不同。甲组数据比较集中，相邻间相差 1；乙组数据比较分散，相邻间相差 2；丙组资料分布不一，两侧相差 3 而中间相差 1。换句话说，三组资料的离散趋势不尽相同。

离散程度指标又称变异指标，用来描述一组同质观察值之间的参差不齐程度，又称离散度或变异度。离散趋势指标和集中趋势指标结合使用，才能准确、完整地反映计量资料的基本特征。

医疗卫生实践中常见的离散程度指标较多，下面主要介绍全距、标准差和变异系数。

（一）全距

全距又称极差，用 R 表示，是全部观察值中最大值与最小值之差。全距大即说明离散程度大；反之，说明离散程度小。如上例中甲组数据 R 为 4，乙组数据 R 为 8。因此，前者资料离散程度小于后者。

用全距描述计量资料离散程度，计算方便，简单明了。但缺点是仅考虑了所有资料中两个值，即最大值与最小值，对其他观察值未加考虑，故全距的可靠性和稳定性较差。特别是在样本含量相差悬殊时，全距极不稳定，更不宜用全距比较资料的变异程度。如上例中乙组和丙组资料 R 均为 8，但两组资料的离散程度其实并不完全相同。

（二）标准差

标准差是反映计量资料离散程度最常用的统计指标。通常用符号 σ 表示总体标准差，s 表示样本标准差。对于正态分布的计量资料，在各种统计分析之中标准差和算术均数总是形影不离。

总体标准差的计算公式为：

$$\sigma=\sqrt{\frac{\sum(X-\mu)^2}{N}} \qquad 式(10\text{-}9)$$

样本标准差的计算公式为：

$$S=\sqrt{\frac{\sum(X-\bar{X})^2}{n-1}} \qquad 式(10\text{-}10)$$

标准差是反映资料变异程度最准确、最完整的指标。标准差大，表示资料的离散程度大，资料变异度大，图形“矮胖”；标准差小，表示资料离散程度小，资料变异度小，数据越集中，图形“瘦高”（图 10-10）。

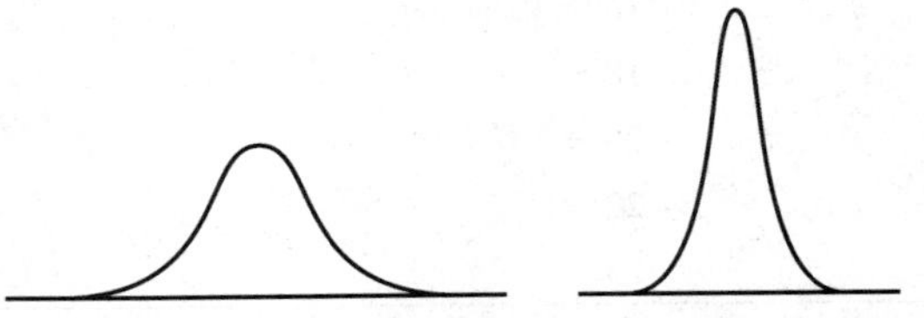

图 10-10　标准差的应用意义示意图

1. 适用条件　用于总体频数分布呈正态或近似正态分布的计量资料。

2. 计算方法　标准差的计算同样有直接法和加权法两种。

（1）直接法：观察值较少（小样本）时，可用直接法计算。为计算方便，式（10-10）经数学推导处理，可演变为如下公式：

> **考点提示**
>
> 标准差的意义、计算方法和适用条件。

$$S=\sqrt{\frac{\sum x^2-\frac{\left(\sum x\right)^2}{n}}{n-1}}$$ 式(10-11)

式(10-11)中：s 为样本标准差，$\sum x$为观察值之和，$\sum x^2$为观察值平方之和，n 为观察值的个数，即样本含量。

用式(10-11)计算并比较例10-8中，乙组和丙组儿童体重资料的变异度，得到 $S_{乙}$=3.16kg，$S_{丙}$=2.92kg，即乙组资料的变异度大于丙组。

［例10-9］ 某地抽样测定10名7岁男孩体重(kg)分别为：17.3、18.0、19.4、20.6、21.2、21.8、23.2、22.5、25.5、24.0。求其标准差。

本例中，$\sum x$ =17.3+18.0+19.4+…+24.0=213.5；$\sum x^2$ =$17.3^2+18.0^2+19.4^2+\cdots+24.0^2$=4619.43；$n$=10。代入式(10-11)计算：

$$S=\sqrt{\frac{\sum x^2-\frac{\left(\sum x\right)^2}{n}}{n-1}}=\sqrt{\frac{4619.43-\frac{(213.5)^2}{10}}{10-1}}=2.6\text{(kg)}$$

即10名7岁男孩体重的标准差为2.6kg。

(2) 频数表法：若观察值较多(大样本)，可将资料制作成频数表，再按公式10-12计算：

$$S=\sqrt{\frac{\sum fx^2-\frac{\left(\sum fx\right)^2}{n}}{n-1}}$$ 式(10-12)

式(10-12)中：$\sum fx$为各组段的频数与组中值的乘积之和；$\sum fx^2$为各组段的频数与组中值平方的乘积之和，n 为样本含量，即$\sum f$。均可以从频数表的合计行中获取。

［例10-10］ 根据表10-17资料，用频数表法计算标准差。

表10-17 130名12岁健康男孩身高算术均数的频数表法计算

组段(cm)	组中值(x)	频数(f)	fx	fx^2
125～	127.5	2	255.0	32 512.5
130～	132.5	7	927.5	122 893.8
135～	137.5	21	2887.5	397 031.3
140～	142.5	36	5130.0	731 025.0
145～	147.5	40	5900.0	870 250.0
150～	152.5	17	2592.5	395 356.3
155～	157.5	6	945.0	148 837.5
160～165	162.5	1	162.5	26 406.3
合计	-	130	18 800.0	2724 312.5

该资料是大样本资料，频数分布呈近似正态分布，用式(10-12)计算其标准差。即：

$$S=\sqrt{\frac{\sum fx^2-\frac{\left(\sum fx\right)^2}{n}}{n-1}}=\sqrt{\frac{2\,724\,312.5-\frac{18\,800.0^2}{130}}{130-1}}=6.56\text{(cm)}$$

即130名12岁健康男孩身高的标准差为6.56cm。

三、均数与标准差的应用

考点提示

均数与标准差的应用；变异系数的计算及适用条件；医学参考值范围的确定；标准误的计算及其意义。

1. 描述计量资料总体特征的基本指标　对于正态或近似正态分布的计量资料，用均数和标准差可以全面描述其集中趋势和离散趋势，两者在描述资料总体特征时缺一不可，故缺少哪个方面都是不完整的。

2. 用标准差衡量均数的代表性大小　两组或多组变量值在单位相同、均数相等或相近的条件下，标准差较大的那一组，说明变量值的变异程度较大，即变量值围绕均数的分布较离散，均数的代表性较差；而标准差较小的那一组，表示变量值的变异程度较小，即变量值围绕均数的分布较密集，均数的代表性较好。因此，通常用$\bar{X} \pm S$形式，既说明资料的平均水平，同时通过标准差（个体变异性）大小判断此平均值的代表性强弱。

3. 计算变异系数　变异系数是描述计量资料离散程度常用的统计指标之一，常适用于均数相差悬殊或不同性质的资料之间离散程度比较，用符号 CV 表示。

因此，当两组变量值均数相差较大或单位不同时，不能直接用标准差比较其变异程度，这时则要用变异系数。CV 愈大，表示观察值的离散程度愈大；反之，CV 愈小，表示观察值的离散程度愈小。其计算公式如下：

$$CV = \frac{S}{\bar{X}} \times 100\% \qquad \text{式(10-13)}$$

式（10-13）中，CV 为变异系数，S 为标准差，$\bar{X}$ 为均数。

［例 10-11］　某地 20 岁男子 160 人，身高均数为 166.06cm，标准差为 4.95cm；体重均数为 53.72kg，标准差为 4.96kg。试比较身高与体重的变异程度。

因身高和体重的单位不同，故不能直接用标准差做比较，而应用式（10-13）计算变异系数。故：

身高　$$CV = \frac{4.95}{166.06} \times 100\% = 2.98\%$$

体重　$$CV = \frac{4.96}{53.72} \times 100\% = 9.23\%$$

即该地 20 岁男子体重间的变异程度比身高间的变异程度大。

［例 10-12］　某地 130 名 10 岁女生体重均数为 26.96kg，标准差为 3.90kg；150 名 17 岁女生体重均数为 49.18kg，标准差为 5.30kg，试比较两个年龄别女生体重的离散程度。

因两年龄段女生体重相差较大，故不能直接用标准差作比较，而应用式（10-13）计算变异系数。故：

10 岁女生　$$CV = \frac{3.90}{26.96} \times 100\% = 14.49\%$$

17 岁女生　$$CV = \frac{5.30}{49.18} \times 100\% = 10.92\%$$

可见，10 岁女生体重的离散程度大于 17 岁女生。如用标准差直接比较，则会得出相反的结论。

4．概括估计观察值频数分布和制定医学参考值范围　对于正态或近似正态分布的资料，根据正态分布曲线下面积分布规律，均数加减一定倍数的标准差范围内包含的面积，理论上等于该区间内包含的频数。即理论上$\overline{X} \pm 1.96S$范围内包括 95% 的观察值；$\overline{X} \pm 2.58S$范围内包括 99% 的观察值。

在医疗卫生实践中，可根据上述频数分布规律确定生物医学领域生理、生化指标的医学参考值范围，继而判断人体某项指标或结果正常与否。医学参考值范围是根据大多数健康人的生理、生化等指标确定的界限值，对于正态或近似正态分布资料，在求出均数和标准差后，可用$\overline{X} \pm 1.96S$计算出 95% 的医学参考值范围，该范围也可用区间表达为（$\overline{X} - 1.96S$，$\overline{X} \pm 1.96S$）。95% 的医学参考值范围的含义是：该范围理论上包括了 95% 的健康人，仅有 5% 的健康人（观察值）落在范围之外，可能被误判为异常（假阳性）。此外，少数异常者的观察值也可能会落在范围之内，可能被误判为正常（假阴性）。因而医学参考值范围是相对的，在应用中不能绝对化。

5．用标准差计算标准误　标准误是用来描述均数抽样误差大小的指标。理论上总体标准误用$\sigma_{\bar{x}}$表示，样本标准误用$s_{\bar{x}}$表示。抽样误差是由于个体变异性，每次抽样时得到的均数结果不完全一致，即使从同一总体中随机抽样，所得样本均数与总体均数之间或者多次抽样的各样本均数之间也有差别，这种差别只要抽样就必然存在。

在实际工作中，通常用标准误来估计均数抽样误差的大小。

标准误是样本均数的标准差，反映均数间的离散程度。标准误大，即抽样误差大，表明样本均数与总体均数的差异大；反之，标准误小，即抽样误差越小，表明样本均数与总体均数越接近。由于总体标准差一般未知，故用样本标准差除以样本含量的平方根估算出样本均数的标准误。即标准误的计算公式为：

$$S_{\bar{x}} = \frac{S}{\sqrt{n}} \qquad \text{式(10-14)}$$

由此可见，标准误的大小与标准差成正比，与样本含量平方根成反比。即在同一总体中随机抽样，样本含量越大，标准误越小。因此，可以通过增加样本含量适当减小抽样误差。

［例 10-13］　某市 2004 年血清胆固醇的抽样调查中，随机抽取该地 200 名正常成年男性，测得血清胆固醇的均数为 3.64mmol/L，标准差为 1.20mmol/L。试估计样本均数的抽样误差。

$$S_{\bar{x}} = \frac{S}{\sqrt{n}} = \frac{1.20}{\sqrt{200}} = 0.085\text{（mmol/L）}$$

故该正常成年男性血清胆固醇样本均数的抽样误差为 0.085mmol/L。

第三节　计数资料的统计指标

案例分析

某部队野营训练，发生中暑 12 人，北方籍战士 10 人，南方籍战士 2 人。结论：北方籍战士容易中暑。

请问：1. 该调查资料属于何种资料类型？

2. 调查者的结论是否正确？为什么？

分析：案例调查所得的中暑人数“12”、“10”、“2”为绝对数，表达的是具有不同属性的人其数量的多少，反映情况事物的实际水平，且不可以计算出平均数。该调查结论是错误的，因为该部队北方籍战士和南方籍战士的总人数未知，单纯通过中暑实际人数作比较是无意义的。

在医疗卫生工作中，通过日常工作记录、统计报表、现场调查、实验研究所收集得到的一些数据，如人口数、出生数、治愈数、阳性数、阴性数等都是绝对数。绝对数只反映事物在某时某地出现的实际水平，是统计分析和制订计划的基础。但绝对数的大小，常受基数多少的影响，不便于进行深入分析比较。科学、合理的比较资料，必须通过计算相对数，才能得出正确的结论。

一、相对数的概念及计算

1. 相对数的概念　相对数是两个有联系的指标比值，是计数资料统计描述中常用的一类指标。计算方法是：

$$相对数=\frac{甲指标}{乙指标}$$

甲、乙两指标要有关联性，两者可以是绝对数，也可以是相对数。

［例 10-14］ 甲、乙两地某年流感流行，甲地发病 50 人，乙地发病 75 人，乙地发病较甲地多 25 人，能否说明乙地发病情况比甲地更为严重。

要比较两地发病的严重程度，需考虑两地人口数。如甲地有 1000 人，乙地有 1500 人，则两地发病的相对数为：

$$甲地流感发病率=\frac{50}{1000}\times100\%=5\%$$

$$乙地流感发病率=\frac{75}{1500}\times100\%=5\%$$

可见，甲乙两地流感发病严重情况相同。这里两地流感发病率就是相对数，通过相对数可以了解事物相互之间的关系，方便比较和分析。

2. 相对数的种类及计算方法　常用的相对数有率、构成比、相对比。

> **考点提示**
>
> 率、构成比、相对比的概念及其应用特点。

（1）率：为频率指标，表示在一定范围内某现象的实际发生观察单位数与可能发生观察单位总数之比，说明某现象发生的频率或强度。常以百分率（%）、千分率（‰）、万分率（1/万）、10 万分率（1/10 万）等表示。计算公式为：

$$率=\frac{发生某现象的观察单位数}{可能发生某现象的观察单位总数}\times K \qquad 式(10\text{-}15)$$

式（10-15）中：K 为比例基数（可为 100%、1000‰、10 000/万等）。

比例基数的选择，主要依据习惯用法或使求得的率至少保留一位整数，以便于阅读、比较。如有效率、发病率、治愈率，习惯上用百分率；出生率、死亡率、人口自然增长率，习惯上用千分率；某病死亡专率、恶性肿瘤发病率，习惯上用万分率或10万分率等。

［例10-15］ 某研究者为了解某年某地男性肝癌死亡情况，获得资料见表10-18。

在表10-18中，第(2)、(3)栏是绝对数，表示某年某地不同年龄男性人口数和肝癌死亡的实际水平，第(4)栏是相对数指标死亡率，表示其死亡发生的频率水平和强度。因此，0～岁组共有688 100人，死亡46人，其死亡率 $=\frac{46}{688\,100}\times 100\,000/10万=6.69/10万$。同理，可以计算出其他年龄段肝癌死亡率。

表10-18 某年某地男性肝癌死亡情况

年龄(岁) (1)	人口数 (2)	死亡数 (3)	死亡率(1/10万) (4)	死亡构成比(%) (5)
0～	688 100	46	6.69	6.12
30～	121 100	150	123.86	19.95
40～	82 500	207	250.91	27.53
50～	59 300	171	288.36	22.74
60～	37 500	123	328.00	16.36
70～	29 700	55	185.19	7.31
合计	1018 200	752	73.86	100.00

(2) 构成比：为构成指标，它表示某一事物内部各组成部分所占的比重或分布。常用100为基数，以百分比表示，计算公式为：

$$构成比=\frac{某事物内部某一组成部分的观察单位数}{同一事物各组成部分的观察单位总数}\times 100\% \qquad 式(10\text{-}16)$$

一般来说，构成比的总和为100%(即为1)，但有时由于计算尾数取舍的关系，其总和不一定恰好等于100%，需对各构成比的尾数作适当调整，使构成比的总和等于100%。如表10-18第(5)栏是构成比指标，表示每个年龄段死亡人数占总死亡人数的构成比重。因此，0～岁组死亡46人，总共死亡752人，其死亡构成比 $=\frac{46}{752}\times 100\%=6.12\%$。同理，可以计算出其他年龄段肝癌的死亡构成比。

事物内部各构成部分比重的大小，受两方面因素的影响，一是该部分自身数值变化的影响，这一影响易被人们所察觉；二是其他部分数值变化的影响，这一影响往往被人们所忽视。

［例10-16］ 某医院1998年与2000年各科病床数见表10-19，试计算各科病床构成比。

表10-19 某医院两年各科病床构成情况

科室	1998年		2000年	
	病床数	构成比(%)	病床数	构成比(%)
内科	200	50.0	300	60.0
外科	100	25.0	100	20.0
传染科	100	25.0	100	20.0
合计	400	100.0	500	100.0

由于2000年内科病床数的增加，虽然外科、传染科病床数未变，但构成比却下降了。

（3）相对比：简称比，是两个有关联的指标之比，说明两者的对比关系或相对比水平，常用百分数或倍数表示，计算公式：

$$相对比=\frac{甲指标}{乙指标}(或\times 100\%) \quad 式(10\text{-}17)$$

甲、乙两指标可以是相对数、绝对数或平均数。习惯上，在计算相对比指标时，若分子大于分母，计算结果用倍数表示，说明一个是另一个的几倍；若分子小于分母，计算结果用百分数表示，说明一个是另一个的百分之几。

［例 10-17］ 某年某地出生男婴28 750人，女婴27 860人，试计算男女性别比。

$$性别比=\frac{28\ 750}{27\ 860}=1.03(倍)$$

表示男婴人数为女婴人数的1.03倍。

二、应用相对数的注意事项

相对数看起来比较简单，但使用中考虑不当会很容易出错，因此，在使用相对数时应特别注意以下几个问题。

（一）计算相对数的分母不宜过小

一般说来，观察例数越多，计算的相对数越稳定，越能反映客观实际；反之，计算的相对数越不稳定，甚至会造成误导和错误。例如，某医师用某中药治疗尿结石患者5例，4例治愈，即报道治愈率80%。显然该结论是不可靠的，原因是治疗例数太少，即分母过小，容易受各种偶然因素的影响。因此，例数过少时，一般不用相对数，用绝对数来表达即可。

（二）不要把构成比与率相混淆

在实际工作中最容易犯的错误就是把构成比当作率来对待。构成比与率存在本质区别，构成比只能说明某事物内部各组成部分的比重和分布，不能说明该事物某一部分发生的频率和强度。例如，某年某地各年龄组妇女宫颈癌普查资料见表10-20，从第（3）列可以看出，50～年龄组患者数最多，其所对应的第（4）列的构成比因此也是最大的（37.2%），但我们不能据此认为该年龄组是患宫颈癌最危险的年龄。因为构成比最大只能说明该组的患者人数最多，而是否容易患宫颈癌反映的是宫颈癌发生的频率和强度，显然这应该用率来表示，即表中的第（5）列。可以看出，60～年龄组才是最易患宫颈癌的年龄，该组对应的构成比之所以不是最大的，是由于该组的检查人数较少的缘故。

表10-20　某地某年各年龄组妇女宫颈癌患病情况

年龄（岁） （1）	检查人数 （2）	患者数 （3）	患者构成比（%） （4）	患病率（1/万） （5）
<30	100 000	3	1.2	0.3
30～	96 667	29	11.2	3.0
40～	63 000	82	31.2	13.0
50～	24 000	96	37.2	40.0
60～	6000	48	18.6	80.0
合计	289 667	258	100.0	8.9

（三）正确计算合计率

合计率又称平均率或总率，计算时不能将几个分率简单相加，也不可将几个分率相加后取其平均数。

例如，某年某市 3 个区牙龈炎患病率如表 10-21 所示，求全市牙龈炎总患病率时，就不能用 48.0%+77.3%+68.0% =193.2% 的方法，也不能用（48.0% +77.3% +68.0%）/3=64.4% 方式求得，而应将甲、乙、丙三个区的总患病人数除以三个区的总受检人数，即（307/510）×100%=60.2%。

表 10-21 某市某年 3 个区牙龈炎患病率

分区	受检人数	患病人数	患病率（%）
甲区	250	120	48.0
乙区	110	85	77.3
丙区	150	100	68.0
合计	510	307	60.2

（四）相对数比较时，应注意资料的可比性

所谓可比性，是指除了要研究的因素之外，其余对率（或构成比）可能产生影响的因素应尽可能相同或相近。实际分析当中，资料的可比性从以下两方面来考虑：①观察对象是否同质：包括性质是否相同，观察方法和时间是否相同，地区、周围环境、民族或种族等客观条件是否一致。②内部构成是否一致：要比较的资料之间内部构成保持相同或相近。若比较双方内部构成不同时，不能直接进行比较，需先对资料进行标准化处理以后，再作比较。

例如，要比较甲、乙两种护理方法对某病护理结果的良好率，在设计或分析时就应考虑甲、乙两种方法所护理患者的病情程度是否相同，患者的性别、年龄构成是否一致，观察时间和护理效果判断的标准是否统一等。否则，这两个率的比较无可比性，对比无实际意义。

（五）样本率（或比）之间进行比较时，应作假设检验

实际研究当中，一般很难获得总体的率（或比），往往采用样本的率（或比）来估计。既然是样本，就必然存在抽样误差，故在作样本率（或比）的比较时，不能单凭样本率（或比）数字表面的大小直接做出结论，而必须通过假设检验的结果做出差别有无显著意义的判断。

> **考点提示**
>
> 相对数应用中应注意的问题；常用相对数指标的意义、计算方法。

三、常用的相对数指标

（一）疾病统计指标

1. 发病率 表示一定时期内（通常为 1 年）某人群发生某病新病例的频率。所谓新病例指每发生一种病算一种新病例，如某病治愈后再次发作，算两个新病例。计算公式为：

$$发病率=\frac{观察期某人群中某病新病例数}{同期暴露人口数}\times K \qquad 式（10-18）$$

式（10-18）中，K=100%、1000‰、10 000/ 万或 100 000/10 万等。

新发病例的确定有赖于该病的发病时间。急性病的发病时间很容易确定，但对于发病时间不易确定的慢性病，一般以首次确诊时间为发病时间，如高血压、冠心病和肿瘤等疾

病。如果在观察时期内同一个人多次发生同种疾病，则应按多个新发病例计算；暴露人口数又称危险人群，必须是观察期间观察范围内可能发生所观察疾病的人群，而不应包括不可能发病者，如正在患病、已感染了传染病或因接种疫苗而获得免疫力者。但在工作实际中暴露人口不易获得，分母多用同期平均人口数。

2．患病率　又称现患率，表示某一时点（一般不超过1个月）某人群中患某病的病例数（新、旧病例数）所占的比例。计算公式为：

$$患病率=\frac{某观察期某人群中现患某病新旧病例数}{同期平均人口数}\times K \quad 式(10\text{-}19)$$

K=100%、1000‰、10 000/万或100 000/10万等。

患病率的影响因素较多，其中受发病率和病程的影响较大，当某地某病的发病率和病程在相当长的时间内保持稳定时，患病率等于发病率和病程的乘积。

3．感染率　表示某个时点上人群中感染某病原体的频率，常用于传染病及寄生虫病的调查。

$$感染率=\frac{观察时点内感染的病例数}{该时点受检查人数}\times K \quad 式(10\text{-}20)$$

K=100%、1000‰、10 000/万或100 000/10万等。

（二）死亡统计指标

1．死亡率或称粗死亡率　表示某地某年每千人口中的死亡人数。是衡量人群死亡危险的指标，可以反映一个国家或地区经济、文化和卫生水平。常用于探讨疾病病因和评价疾病防制措施的效果，受各地人口、年龄、性别等构成因素的影响。其计算公式为：

$$死亡率=\frac{某年某人群死亡总人数}{同年平均人口数}\times 1000‰ \quad 式(10\text{-}21)$$

同年平均人口数以上年底人口数加本年底人口数再除以2求得，也可用该年7月1日零时人口数计算。

粗死亡率是指某地某年人群中未经调整的死于所有原因的死亡率，表示每1000人口中死于所有原因的人数。不同地区死亡率比较时，应注意不同人群的内部构成不同，就不能直接进行比较，需进行标准化分析或直接比较死亡专率。

死亡专率是按疾病的种类、人群的年龄、性别、职业、民族、种族等分别计算的死亡率。计算死亡专率时，要注意分子与分母一致。如计算某地35～40岁女性乳腺癌的死亡率，分子为该地该年35～40岁女性人口中因乳腺癌死亡的总人数，分母为该地该年35～40岁的女性人口数，而不能为全部人口数。常用的死亡专率如年龄别死亡率、死因别死亡率、婴儿死亡率、新生儿死亡率、孕产妇死亡率等。

2．病死率　指在观察期内，某病患者中因该病而死亡的频率。病死率反映疾病的严重程度，也反映医疗水平和诊断能力的高低。其计算公式为：

$$病死率=\frac{某时期内因某病死亡人数}{同期该病的患病人数}\times 100\% \quad 式(10\text{-}22)$$

病死率应与死亡率相区别，两者分母不同，计算结果的意义也不同。当某种疾病的发病与病程处于比较稳定状态时，则病死率为死亡率与发病率之比。

（三）疾病防治效果指标

1．治愈率　表示受治病人中治愈人数的频率，用于疾病治疗效果的评价。计算公式为：

$$治愈率=\frac{治愈病人数}{受治疗病人数}\times 100\% \quad 式(10\text{-}23)$$

2. 有效率　表示受治病人中治疗有效的频率，是疾病治疗效果的又一评价指标。计算公式为：

$$有效率=\frac{治疗有效人数}{受治疗病人数}\times 100\% \quad 式(10\text{-}24)$$

3. 生存率　又称存活率，通常指患某种疾病的人或接受某种治疗措施的病人中，随访满 n 年后，还存活的病人数所占的比例。常用于评价恶性肿瘤或其他慢性病的远期疗效。计算公式为：

$$n年生存率=\frac{随访n年还存活的病例数}{随访满n年的病例数}\times 100\% \quad 式(10\text{-}25)$$

本章小结

卫生统计学是把统计学原理和方法应用于居民健康状况研究、医疗卫生实践和医学科研的一门应用性方法学，它是卫生工作者必不可少的工具。本章所讲内容，是统计学的入门和基础知识，主要介绍了统计学的基本概念，统计研究的基本步骤，引导学生对常见的两大类数据资料进行识别，并进行最基本的统计描述工作。根本目的是让学生掌握卫生统计学的基本概念、基本原理、常用描述性指标的计算方法和应用，学会用统计表、统计图对统计数据资料分析结果进行正确、直观的表达，初步形成统计思维方法，为以后进一步学习统计学知识、从事医疗卫生实践和医学科研、养成严谨的科学思维和态度奠定基础。

目标测试

一、名词解释

1. 总体　2. 抽样误差　3. 小概率事件　4. 计量资料　5. 统计图　6. 频数表
7. 均数　8. 标准差　9. 医学参考值范围

二、最佳选择题

1. 下面的变量中，属于分类变量的是
   A. 脉搏　　B. 血型
   C. 肺活量　　D. 红细胞计数
   E. 血压

2. 下面的变量值形成的资料为计量资料的是
   A. 性别　　B. 体重
   C. 血型　　D. 职业
   E. 民族

3. 下面变量值形成的资料为等级分组资料的是
   A. 脉搏　　B. 血型
   C. 职业　　D. 民族

E. 矽尘接触者肺部放射检查后的记录结果

4. 某研究者测定50名病人体重结果：小于50kg的13人，50～70kg间的20人，大于70kg的17人，此种资料属于

A. 计量资料
B. 计数资料
C. 有序资料
D. 二分类资料
E. 名义变量资料

5. 若要通过样本作统计推断，样本应是

A. 总体中典型的一部分
B. 总体中任一部分
C. 总体中随机抽取的一部分
D. 总体中选取的有意义的一部分
E. 总体中信息明确的一部分

6. 根据某地6～16岁学生近视情况的调查资料，反映患者的年龄分布可用

A. 普通线图
B. 百分条图
C. 直方图
D. 直条图
E. 复式直条图

7. 表达某地两年几种疾病的患病率可用

A. 直方图
B. 单式直条图
C. 复式直条图
D. 线图
E. 百分直条图

8. 统计表中不应当出现的项目为

A. 备注
B. 横标目
C. 纵标目
D. 线条
E. 数据

9. 欲反映两家医疗机构近15年来床位数的增加幅度，应当使用的统计图为

A. 复式条图
B. 百分条图
C. 线图
D. 直方图
E. 圆图

10. 变异系数越大说明

A. 标准差越大
B. 平均数越大
C. 标准差、平均数都大
D. 平均数小
E. 以均数为准变异程度大

11. 均数和标准差的关系是

A. 均数越大，标准差越小
B. 均数越大，标准差越大
C. 标准差越大，均数对各变量值的代表性越好
D. 标准差越小，均数对各变量值的代表性越好
E. 均数和标准差都可以描述资料的离散趋势

12. 已知某疾病患者10人的潜伏期(天)分别为：6，13，5，9，12，10，8，11，8，>20，其平均潜伏期为

A. 9
B. 9.5
C. 10
D. 10.2

E. 11

13. 已知某地一群7岁男童身高均数为100cm，标准差为5cm；体重均数为20kg，标准差为3kg，则身高和体重的变异程度有

A. 身高的变异程度大于体重的变异程度

B. 身高的变异程度等于体重的变异程度

C. 身高的变异程度小于体重的变异程度

D. 身高的变异程度与体重的变异程度之比为5∶3

E. 因单位不同，无法比较

14. 测定10名正常人的脉搏(次/分)，结果为68，79，75，74，80，79，71，75，73，84. 则10名正常人的脉搏标准差为

A. 4.73　　B. 22.4

C. 75.8　　D. 75.0

E. 1.50

15. 计算麻疹疫苗接种后血清检查的阳转率，分母为

A. 麻疹易感人群　　B. 麻疹患者数

C. 麻疹疫苗接种人数　　D. 麻疹疫苗接种后的阳转人数

E. 麻疹疫苗接种后的阴性人数

16. 某病患者120人，其中男性114人，女性6人，分别占95%与5%，则结论为

A. 该病男性易得　　B. 该病女性易得

C. 该病男性、女性易患程度相等　　D. 尚不能得出结论

E. 根据该资料可计算出男女性的患病率

17. 一项新的治疗方法可延长病人的生命，但不能治愈该病，则最有可能发生的情况是

A. 该病的患病率增加　　B. 该病的患病率减少

C. 该病的发病率增加　　D. 该病的发病率减少

E. 该病的发病率与患病率均减少

18. 欲计算某地人群某年某病的死亡率，对分母的平均人口数，应选择

A. 年初的人口数

B. 年末的人口数

C. 调查时的人口数

D. 上年年终的人口数与本年年终的人口数之和除以2

E. 普查时登记的人口数

19. 某市有30万人口，2002年共发现2500名肺结核患者，全年总死亡人数为3000人，其中肺结核死亡98人，要说明肺结核死亡的严重程度，最好应用

A. 粗死亡率　　B. 肺结核死亡人数

C. 肺结核死亡率　　D. 肺结核死亡构成

E. 肺结核的病死率

20. 在一项研究的最初检查中，人们发现30～44岁男女两组人群的冠心病患病率均为4%，于是，认为该年龄组男女两性发生冠心病的危险相同。这个结论是

A. 正确的

B. 不正确的，因为没有区分发病率与患病率

C. 不正确的，因为没有可识别的队列现象

D. 不正确的，因为用百分比代替率来支持该结论

E. 不正确的，因为没有设立对照组

21. 减少抽样误差的有效方法是

A. 避免系统误差　　B. 控制随机测量误差

C. 增大样本含量　　D. 减少样本含量

E. 以上都不对

22. 最小组段无下限或最大无上限的频数分布资料，可以用哪个指标描述其集中趋势

A. 算术均数　　B. 几何均数

C. 中位数　　D. 标准差

E. 标准误

23. 关于统计表的制作，不正确的叙述是

A. 统计表不用竖线和斜线分隔表、标目和数据

B. 统计表的标题放在表的上方

C. 统计表包含的内容越多越好

D. 统计表中的数字按小数点位对齐

E. 统计表一般用纵标目和横标目说明数字的意义和单位

24. 下面哪个指标大，表明资料的个体变异度大

A. S　　B. $S_{\bar{X}}$

C. R　　D. CV

E. P

25. 频数表法计算中位数公式中，字母L代表

A. 中位数所在组的频数　　B. 组距

C. 中位数　　D. 中位数所在组的下限

E. 累计频数

三、简答题

1. 均数、几何均数、中位数的适用条件是什么？

2. 试比较发病率与患病率、死亡率与病死率之间的差别。

四、应用题

1. 下面是某作者在论文中呈现的一个表格，请按要求完成下列问题：

表　职业、性别与高脂血症的患病情况

职业	性别	调查例数	患病例数	患病率(%)
工人	男	102	3	2.9
	女	80	20	25.0
农民	男	77	7	9.1
	女	86	2	2.3
职员	男	107	18	16.8
	女	91	10	11.0

(1) 该表制作存在哪些问题？试作修改。

(2) 根据资料选择并制作适宜的统计图。

2. 某社区某年，年均人口数为80 000人，60岁及以上人口为20 000人。该社区年内死亡总数为80人，60岁及以上死亡人数为50人；年内共发现肺癌患者20人，其中年内新发现肺癌患者15人；年内因肺癌死亡共18人。此外，该社区死亡总人数中，因肺癌死亡者占50%；该年度该社区共出生婴儿80名。为完成该社区的年度卫生与健康统计，试计算：

(1) 总死亡率、年内肺癌死亡率、60岁及以上人群死亡率。

(2) 肺癌患病率、发病率、病死率。

(3) 肺癌的死因构成比、出生率。

3. 某班15名学生的某课程考试成绩如下：50、70、71、72、73、72、60、68、69、70、81、82、75、76、78，计算该考试成绩的算术均数和标准差，并解释其含义。

（郎晓辉　杨万龄）

下篇　卫生理化检验技术

第十一章　卫生理化检验概述

学习目标

1. 掌握：卫生理化检验的概念，样品采样原则，常用的处理方法。
2. 熟悉：卫生理化检验的常用分析方法；检验质量保证中的有关概念。
3. 了解：检验结果的表示方法、报告书写格式；检验工作质量保证的措施及评价的方法；卫生理化检验工作的一般程序。

第一节　卫生理化检验的概念、意义与内容

卫生理化检验技术就是以物理、化学的基础理论与方法，特别是现代的仪器分析理论与技术为手段，检测分析环境因素中与人体健康密切相关的物质种类和数量的一门技术性学科。卫生理化检验是卫生监督的重要组成部分，也是预防医学一门重要学科，可为制定卫生标准、评价卫生措施效果提供科学依据，在疾病控制、外界环境因素与人体健康关系的研究、制定和执行卫生政策法规等工作中起着极为重要的作用。

在疾病控制工作中，卫生理化检验机构可以为现场调查、疾病监测和疾病控制提供检验结果和检测数据，确保卫生防疫工作的科学性；可以为预防医学的理论研究、探索人体保持健康、防止和消除危害健康的各种因素提供第一手材料；为及时控制疫情提供决策依据。

按照卫生专业类型、卫生检验工作的性质及用途可将卫生检验归纳为以下两类：

（一）根据卫生理化专业分类

考点提示

卫生理化专业分类。

1. 营养与食品卫生检验　以及时发现食品中各种有害化学物质、病原物质、毒素等对人体健康有害或可能有潜在危害的物质为目的，既包含了依据国家有关食品卫生法律法规所实施的长期性检验，也包括了对各种突发性食源性疾病所采取的紧急性检验。检验内容包括食品的一般成分分析，食品中微量元素测定，食品添加剂的检验，食品中有害物质测定，餐具消毒效果测定，食品容器、包装材料的检验，保健食品功能性实验，新资源食品的毒理学实验等。

2. 水质卫生检验 以保证地面水、地下水、生活饮用水等符合国家水质卫生标准，保障人民健康为目的的水质卫生检验，是进行卫生监督、卫生检疫的主要技术手段。检验内容包括水的感官性状检验，水的一般化学性状检验，水质污染指标检验，水质毒理学指标检验，饮水消毒检验，涉及生活饮用水安全的产品检验等。

3. 劳动卫生检验 主要以发现作业场所、环境中的有害物质，保障作业者健康为目的。检验内容包括车间空气中有害物质测定，生产环境空气中粉尘的测定，生物样品中有毒物质的检验等。

4. 化妆品卫生检验 主要以发现化妆品中各种对人体有害的组分和可能受到病原微生物污染为目的。检验内容包括化妆品理化指标检验，化妆品微生物学指标检验，特殊用途化妆品毒理学及功能性实验等。

5. 公共场所卫生检验 主要针对公共卫生场所实施卫生监督、卫生检疫工作，目的是发现公共卫生场所环境及各种公用物品被病原微生物污染的情况。检验内容包括微小气候检测，茶具、被服、卫生洁具消毒检测，一次性用品等健康相关产品检验等。

6. 消毒杀虫卫生检验 主要包括消毒杀虫药品、机械效果检验，一次性医疗卫生用品和其他健康相关产品的检验，医院消毒效果检验，医学昆虫检验等。

7. 生物学材料检验 主要以检测生物学材料中病原体及其相关产物为目的。生物学材料检验的内容主要包括病原微生物的分离与鉴定，抗原、抗体的检测等。

（二）根据检验的性质分类

可分为委托检验、监督检验和鉴定检验。委托检验是对委托者提供的样品进行检验；监督检验是卫生监督过程中开展的检验工作，是卫生执法的一个重要环节；鉴定检验是对产品是否符合相应的卫生标准或对卫生措施的效果进行评价时进行的检验，是卫生管理工作中一部分。委托检验的结果仅对样品负责，检验者不对检品来源负责；而监督检验和鉴定检验要对检验的要求和全过程负责，一般分为样品的采集、样品分析前处理、样品分析和报告检测结果四个步骤，其中的每一个环节都可影响分析数据的质量。

卫生理化检验是疾病预防与控制工作的重要组成部分，有卫生防疫和医疗工作的眼睛之称，其依照国家卫生标准进行日常微生物和理化项目的检测，对污染、中毒、疫情等进行技术鉴定，为卫生监督、疾病预防控制和临床医疗提供技术支持。

第二节 样品采集

案例分析

2004 年 2 月至 3 月，四川某化工公司在试生产过程中发生故障，致使含大量氨氮的工艺冷凝液（氨氮含量在每升 1000mg 以上）外排出厂流入沱江，导致沿江五个市区近百万居民顿时陷入了无水可用的困境，直接经济损失高达 2.19 亿元。造成此次特大水污染事故的直接原因是该公司排放废水中氨氮含量超过 75mg/L（国家标准为<60mg/L），且持续时间长，最终造成沱江干流特大水污染事故的发生。

请问：1. 如果检验水质，应如何采集水样，需要注意哪些事项？

2. 样品送达后，如何开展检验工作？应检测哪些项目？

3. 结合以上案例，谈谈卫生理化检验的重要性。

在实际工作中，工作人员对目标进行检测，往往只能从目标中选取出极少部分分析，即从整体中抽出有代表性的一部分进行检测分析，然后用以判断和说明整体，这种方法称样品采集；采集到的这部分代表性物质，称样品。一般说来，采集的样品与总体特征是有差异的，称为采样误差。制订科学、完整、严谨的样品采集方案，实施规范、合理的采样技术可有效地降低采样误差。

> 考点提示
> 采集样品的基本原则。

一、采集原则

卫生检验的工作程序包括样品的采集、样品的处理、分析测定、数据处理、报告结果，其中样品采集是实施卫生检验的第一步，也是至关检验结果准确与否的关键一步。采集样品时，应遵循下列采样原则：

1. 代表性　样品的代表性是关系到检验结果真实性和可靠性的重要保证。因此，为保证所采到的样品能真实反映总体，对总体有代表性，在采集时特别强调采样的设点、布局、随机化等方面的问题。

2. 目的性　不同检验目的所要求采集的样品种类、数量不同，采样的时间和操作方法等也不相同。因而，在开展采样工作之前，必须要明确采样的目的，以便做到心中有数，合理安排工作。

3. 时效性　卫生检验的结果可为卫生执法工作提供可靠的依据，这就要求卫生检验结果不仅要准确，而且应及时。涉及有时效性成分的检验和样品的采集，根据季节和环境的变化，应注意把握时间，以免因时间延误出现实际上结果的变化，因而造成误检、误判。

4. 安全性　卫生检验的标本中有一部分是含有致病性病原体的物质，在采集过程中，操作者应做好个人防护，如戴口罩、手套，穿防护服等，同时也要防止标本对环境和社区的污染，做好各项采样后的处理工作。

二、采集过程和注意事项

（一）样品的采集方法

卫生理化检验工作与卫生政策法规的实施密切相关，因此在采样时应严格执行国家现行的相关政策条款中采样的有关规定，如《全国疾病预防控制机构工作规范》、《全国卫生监督机构工作规范》、《公共场所卫生监测技术规范》、《公共场所卫生标准检验方法》、《食（饮）具消毒卫生标准》、《生活饮用水水质卫生规范》、《化妆品卫生规范》、《卫生部健康相关产品审批工作程序》、《卫生部涉及饮用水卫生安全产品申报与受理规定》等。不同样品的采样方法见各章节分论。

（二）样品采集的程序

在样品采集过程中需要遵循以下采样程序。

1. 采样至少要有 2 人，到达被检查单位时应出示“采（抽）样员证”，由被检查单位派员陪同。按规定方法和原则要求采集样品。

2. 对样品进行编号、签封，并填写“样品采集记录表”一式 3 份，详细记录样品名称。采样的时间、地点、方法、数量等，最后采样者和被检查单位在“样品采集记录表”上签字。

> 考点提示
> 样品运送时间。

3. 必要时，应作现场情况调查，对原料来源、加工方法、运输保存条件、销售各环节的卫生状况及有关证件等进行调查，并作详细记录。现场监测时，应准确记录所测数据。

（三）样品运送与保存

1. 样品的运送　为保持样品原有的真实性，采样后至送样前不能因时间而发生任何质量的变化，通常而言，样品应在 3～4 小时内送至检验室，部分特殊标本（如培养用标本）应立即送检。气温较高季节，样品应保存在有隔热材料的采样箱内，箱中最好放干冰。

送样时，每件样品应贴上标签，必须标记清楚名称、来源、数量、采样地点、采样人及采样时间等，填写送检单，交检验室验收。实验室收到样品应按送检单逐项核对，检查样品是否符合检验要求，确保无误才可签收待检。

2. 样品的保存

（1）空气、水、食物样品：通常在 4 小时内要求测定，需保存的水样在采样时要加入保存剂如 H_2SO_4、NaOH、醋酸锌等。对于备检样品，应视样品的特性采取适宜的保存方式，如肉类食品应冰冻（−25℃）、蛋类食品应冷藏（−4℃）保存。

（2）生物标本：血液标本一般在 24 小时内完成测定，如需保存，可离心后将血清或血浆置 −25℃保存；组织标本需于 −80℃以下或液氮保存；尿液、粪便标本可视保存时间长短选择合适的保存温度。

（四）注意事项

1. 每次现场采样前，应对采样人员进行培训，内容包括采样目的、计划安排、采样技术及具体要求、记录填写以及职业道德综合素质培养，保证采样人员具有强烈的责任心和过硬的技术水平。

2. 现场采样前，必须详细阅读仪器操作作业指导书和卫生采样规范，熟悉仪器性能及适用范围，正确使用仪器。

3. 每件仪器应按计量规定，定期检定，每次连续采样前，应对仪器进行常规检查。

第三节　样品分析前常用处理方法

卫生理化检验的样品组成十分复杂，待测组分与杂质共存。有些样品，如食品、生物材料、化妆品等，往往含有大量的有机化合物甚至高分子化合物，它们或将待测组分包裹起来，或吸附待测组分，或与待测组分结合；有些样品，如天然水、污水、空气等，常含有大量与待测组分性质相近的其他成分（称为干扰组分），它们或在实验中产生与待测组分相似的化学变化，或与待测组分直接反应。另外，有些待测组分含量很少，且又极为分散。这些因素的存在，使得待测组分不便直接测定。因此，在样品分析前应根据待测组分及干扰组分的性质，选择适宜的方法对样品进行一定的预先处理，或将待测组分与干扰组分分离开来，或破坏有机质使待测组分释放出来，再进行定性、定量分析。这种为消除或减少干扰因素而采取的预先处理措施称为样品分析前的处理，简称样品的前处理。

根据样品的性质不同，样品分析前处理一般包括干燥、粉碎、研磨、溶解、滤过、提取、分离和富集（浓缩）等步骤。此外，样品分析前处理应该进行空白试验或回收试验等来估计样品处理过程中可能带来的误差。由于样品处理也可能存在误差及其本身组成成分复杂性因素等存在，因此样品的前处理是关系到检验成败的关键一步，在卫生理化检验中具有十分重要的意义。

卫生理化检验工作中，常用的样品前处理方法有以下几种。实际运用时，可单独选用一种方法，也可选择几种方法配合使用。

一、有机质分解法

有机质分解法是将样品经长时间的高温处理，或同时与强氧化剂作用，使有机物质的分子结构受到彻底的氧化分解，其中的碳、氢、氧元素生成二氧化碳和水，而其他元素被释放出来，以简单的无机离子形式存在。本方法适宜于金属元素和某些非金属元素的测定。实际运用时可分为干法分解和湿法分解。

（一）干法

干法分解又称灰化法，是在高温灼烧下使样品脱水、炭化，并在空气中氧的作用下，使有机物彻底氧化分解，生成的二氧化碳、水和其他气体挥发逸去，剩下的无机物（盐类或氧化物）用盐酸或硝酸溶解后供测定用。灰化法操作简单，需要的设备和试剂少，省时省事，适合于大批量样品的前处理。卫生理化检验中，灰化法可用于铅、铜、锌、铬、铁等金属元素的测定，但不适用于砷、汞等元素的测定。

> **考点提示**
> 干法的操作步骤。

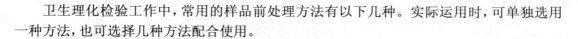

1．操作方法　干法操作可分为炭化、灰化、溶解三步。

（1）炭化：将粉碎均匀的固体样品置于坩埚中，用可调式电炉，采用逐步提高温度的方法（温度控制在300℃以内），小心将样品炭化至无烟。若为液体样品应先置于水浴上蒸发浓缩至干。

（2）灰化：将炭化的样品连同坩埚移入高温电炉（马福炉）中，在500～600℃高温下灼烧一定时间至得到灰白色粉末为止。若不易灰化完全，可待冷却后向坩埚内加入数滴稀硝酸使残渣润湿，置于水浴上蒸干后再灼烧至灰化完全。

（3）溶解：灰化完全后的灰分用酸（多数情况下用盐酸）溶解后过滤，再定容供测定用。

2．注意事项

（1）控制温度：炭化时注意调节温度，以防样品溅出。对于含糖、蛋白质较多的样品，炭化前可滴加无灰植物油（如橄榄油），以防加热时样品膨胀流溢。

（2）采取适宜的灰化温度和时间：通常选用500～550℃灰化2小时，或600℃灰化0.5小时。一般不超过600℃，因为温度高，容易造成待测组分的挥发损失，同时会引起坩埚壁对待测组分的吸附。为了克服这种缺点，近年来采用了低温灰化技术：使用低温灰化炉，当样品放入后，先将炉内抽至近真空，然后不断通入氧气，并用射频照射使氧活化，在低于150℃的温度下可将样品灰化完全。

（3）加助灰化剂：为加速有机物的氧化，并防止某些待测组分的挥发损失和坩埚壁的吸附，可加助灰化剂。常用的助灰化剂有硝酸铵、硝酸镁、硝酸钠、过氧化氢等。

（4）防组分流失：为防止待测组分的挥发损失，可加入某些物质使其转变为难挥发性物质。如测氟和碘，先加入氢氧化钠或氢氧化钙，灰化时生成难挥发的碘化钠或氟化钙；又如测砷，加入氧化镁或硝酸镁，使其生成难挥发的焦砷酸镁。

（二）湿法

湿法分解又称消化法，是在样品中加入氧化性的强酸（如浓硫酸、硝酸、高氯酸等），在加热的条件下使有机化合物氧化分解，有时还要加入一些强氧化剂（如高锰酸钾、过氧化氢等），或催化剂（如硫酸铜、硫酸汞、五氧化二钒等），以加速有机物的氧化分解，使待测组分以离子形式留存于溶液中，供进一步检测。

湿法分解根据使用酸及氧化剂的种类分为多种方法，如硝酸-硫酸法、硝酸-高氯酸法、硝酸-高氯酸-硫酸法、高锰酸钾-硫酸法、硝酸-硫酸-五氧化二钒法等。我们主要以硝酸-硫酸法和硝酸-高氯酸法为例，学习湿法有机质破坏的有关知识。

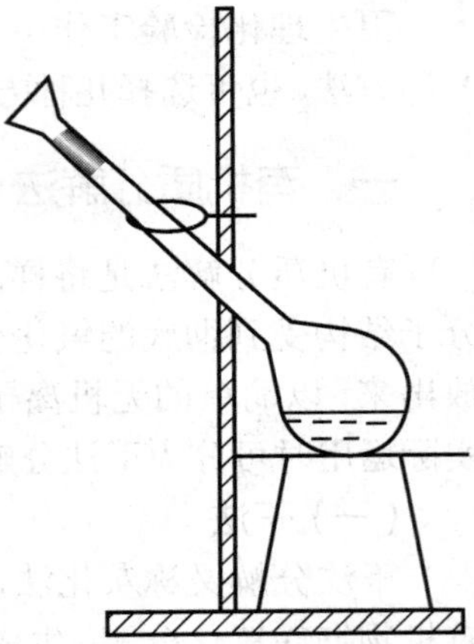

图 11-1 湿法破解样品装置

1．硝酸-硫酸法 是以浓硝酸和浓硫酸在高温加热下氧化分解有机质，有机物中的C、H、O、N、S被氧化成CO_2、H_2O、SO_2和氮氧化物逸出，而待测组分则留存于溶液中（图11-1）。此法适用于测定食品、土壤、污水及生物样品中的铅、铜、锌、锰、镉、砷等元素。

硝酸受热易分解：

$$4HNO_3 \xleftrightarrow{\Delta} 2H_2O + 4NO_2\uparrow + 2[O]$$

产生的新生态氧具有极强的氧化能力，使有机物氧化分解。浓硫酸沸点较高，同时具有很强的脱水性，因而可利用高温和脱水性加速有机物的氧化分解。

> **考点提示**
>
> 硝酸-高氯酸法消化中，三种酸加入顺序。

硝酸-硫酸消化法操作可分五步：①取适量样品于凯氏烧瓶中，加水少许使之湿润（液体样品可不加水），加数粒玻璃珠和数毫升硝酸，混匀，放置片刻后，小火缓缓加热，待作用缓和后，放冷，消化液呈黄色；②沿瓶壁加入适量的浓硫酸，渐渐加强火力，保持瓶内溶液处于微沸状态，直至溶液变成棕色；③不断沿瓶壁补加硝酸，直至瓶内溶液澄清、无色或微带黄色；④加大火力继续强热数分钟，至瓶内产生浓厚白烟，停止消化，放冷；⑤加水20ml，继续加热至产生白烟，以除去消化液中残留的硝酸和氮氧化物（称脱硝），如此再脱硝一次，放冷，将消化液定容供测定用。

本法消化操作时应注意以下几点：①整个消化过程注意调节火力，以防产生爆沸或爆炸；②消化时一般先加硝酸，使易氧化的物质先反应，待反应缓和后，将消化液放冷再沿瓶壁慢慢加入浓硫酸，但消化含油脂量较多的样品时，应先加浓硫酸与油脂发生反应，加快油脂的溶解，再加硝酸，这样有利于消化的进行；③消化过程要防止发生炭化现象，因炭化后的样品难以消化完全，同时碳的还原性会将铅、砷等元素还原成单质而挥发损失，防止炭化的方法是及时补加硝酸，在消化过程中，当产生NO_2红棕色气体减少，消化液颜色变深时，应停止加热，待消化液冷却后，沿瓶壁慢慢滴加适量硝酸；④由于消化液中残留的硝酸和氮氧化物能破坏有机显色剂，对后续测定产生干扰，因此必须脱硝，脱硝的方法除加水加热外，还可加饱和草酸铵溶液或亚硫酸钠、尿素等，再加热。

2．硝酸-高氯酸法 是先加硝酸进行消化，待大量有机物分解后，再加高氯酸消化。也可直接使用硝酸-高氯酸混合液将样品浸泡过夜，或先小火加热至大量泡沫消失后，再逐渐提高温度使消化完全。由于高氯酸的氧化能力强于硝酸和硫酸，几乎能氧化分解所有的有机物，因而可明显缩短消化时间，并且由于消化温度低，不易发生炭化，挥发损失少。

此法操作与硝酸 - 硫酸法相似，但要注意：①由于硝酸、高氯酸加热都容易挥发，当温度过高，加热时间过长时，容易使消化液烧干，并能引起残余物燃烧或爆炸，因此，实际操作时往往加入少量硫酸（即硝酸 - 高氯酸 - 硫酸法）；②三种酸加入的顺序为硝酸、硫酸、高氯酸。先加硫酸易炭化，使消化难以完全；先加高氯酸，反应过于激烈会引起爆炸。因此，必须严格遵循酸的加入顺序；③消化过程中一般不单独补加高氯酸，而使用硝酸 - 高氯酸（1+1）混合酸；④对于含有较多的乙醇、甘油、油脂等的样品，不宜使用本法消化。

与干法相比，湿法分解是在溶液中进行，反应温度较低，某些挥发性待测组分的损失可大大减少。另外，湿法所用的设备较简单，消化时间短，因此使用较广泛，常用于铅、锌、铜、镉、砷、铬等元素的测定。湿法有机质破坏，硫酸、硝酸、高氯酸等在加热时分解，会产生大量的刺激性有害气体，既危害环境，又伤害操作者的身体，所以湿法破坏有机质必须在通风橱内进行。另外，湿法有机质破坏耗用酸及氧化剂的量较大，给测定带来干扰的可能性大大增加。所以消化一般选用分析纯以上的试剂，并应做空白试验，以消除试剂引入的误差。

3．为了克服湿法破坏有机质的带来的不足，近年来对湿法破坏法使用的仪器进行了一些改进，并出现了一些新的消化法。

（1）自动回流消化仪法：使消化过程中产生的酸蒸气冷凝回流，有效克服了污染空气的缺点，节约了试剂，减少了由试剂引入的误差。它是全玻璃组合仪器，由消化瓶、回流冷凝管和加液漏斗三部分组成（图 11-2）。由于消化瓶上端连有冷凝管，因而加热形成的酸雾可被冷凝成酸液，将挥发性组分重新带回消化瓶中。这样，既可避免待测组分的挥发损失，也可防止消化液被烧干。为简化回流消化操作，节省人力和时间，此法适用于测定具有挥发性的组分，如汞的测定。

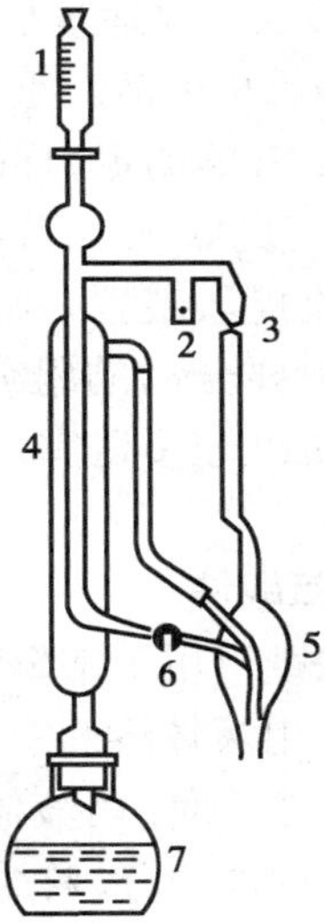

图 11-2 自动回流消化仪

1. 消化瓶；2. 回流冷凝管；3. 加液漏斗；4. 调压浮子；5. 止逆浮子；6. 气水混合器；7. 排液悬塞

（2）高压密封消化罐法：是使用耐腐蚀、耐压、耐温的密封罐作为消化的反应容器，加少量的样品和试剂，密封后置于 150℃烘箱消化 1～2 小时，待自然冷却至室温后取出，开盖，消化液供测定。此法可避免敞口消化易使挥发组分逸出而引起的损失，并且由于是在加压和较高的温度下操作，可促进试样分解。同时由于使用的试剂量很少，因而由试剂带入干扰物的机会大大减少。

（3）冷消化法：是在室温下或放在 37～40℃烘箱内，放置过夜使样品消化完全，故又称低温消化法。由于消化温度低，可避免极易挥发组分的挥发损失。此法仅适用于消化含有机物较少的样品。

（4）微波消解法：是一种新的消化技术，它采用密封罐作为消化反应的容器，利用微波辐射加热，对样品进行湿法消化。与传统的靠热传导加热消化相比，微波加热可以深入液体内部，消化液受热均匀，升温快，可使试样快速消化。此法具有污染小，时间短，安全等特点，应用越来越广泛。

二、溶剂提取法

提取法是一种将样品与待测组分或干扰组分分离的方法。被提取的样品可以是固体、半固体，也可以是液体。它利用样品中不同组分在不同溶剂中溶解度的不同，选用对要分离的组分溶解度大，对其他组分溶解度小的溶剂，将要分离的组分从样品中溶解出来。溶剂提取法根据样品的形态可分为浸渍法和萃取法。

（一）浸渍法

浸渍法是利用液体溶剂浸泡固体样品，将其中要分离的组分溶解，以达到提取分离的目的。由于溶剂向固体样品中渗透和组分溶解扩散都需要有一个过程，并最终达到平衡状态，因此用浸渍法提取，往往需要重复几次，才能将要分离的组分中的绝大部分或大部分提取分离出来。

为提高提取效率，固体样品应粉碎均匀。溶剂的选择也是十分重要的，常用的溶剂有水、酸性或碱性水溶液以及乙醚、乙醇、丙酮、氯仿、苯、石油醚等有机溶剂。用浸渍法提取，样品中易溶于溶剂的杂质也同时会被浸出，因此浸出的溶液往往需要净化才能供后续测定用。根据操作方法的不同，浸渍法分为冷浸法和回流提取法。

1. 冷浸法　将适量粉碎的样品放入合适的溶剂中，混匀，并振摇30分钟以上，静置，倾出或过滤分离出溶液。重复操作2～3次，合并溶液供后续测定操作。食品中农药残留量和黄曲霉毒素B_1的测定，样品就采用此法处理。

2. 回流提取法　当提取过程需要加热时，为避免挥发性组分和溶剂的挥发损失，应采用回流提取装置，即利用蒸馏烧瓶和冷凝管作为提取仪器，通过水浴加热回流，以保证样品中要分离的组分被溶剂充分溶解提取。此法的提取效率比冷浸法高，但对受热易分解的组分不适宜。有关操作可参见第十三章第二节索氏抽提法测定固体食品中的脂肪。

（二）萃取法

萃取法既可用于常量物质的分离，又可用于痕量物质的分离和富集。用液体溶剂浸泡固体样品以提取其中的成分，习惯上称为固-液萃取；用液体溶剂提取与它互不相溶或部分相溶的液体样品中的成分，称为液-液萃取。

> **考点提示**
> 萃取法基本原理。

1. 萃取法的基本原理　萃取法分离混合物质的基本原理是分配定律。

在恒温恒压下，互不相溶或部分相溶的两种溶液（如有机溶剂和样品水溶液），在彼此达到平衡时分为两液层。分配系数大的物质，易进入有机溶剂中，而分配系数小的物质，则易留在水溶液中，从而将其分离。溶质（被测组分或干扰组分）以一定的浓度比溶解（分配）在两液层中。溶质在两液层中分配的浓度比，我们称之为分配比或分配系数（D）。表示为：

$$D=\frac{C_{有}}{C_{水}}$$

式中：D为分配比；$C_{有}$为溶质在有机溶剂中的各种存在形式的总浓度；$C_{水}$为溶质在水溶液中的各种存在形式的总浓度。

从式中可知：分配比愈大，表示被萃取的物质在有机溶剂中的溶解度愈大，被萃取物就能愈容易从水溶液中被萃取出来。当$D>10$时，就可以较好地把被萃取物从水溶液中萃取到有机溶剂中。

通常用萃取百分率来表示萃取效率 $E\%$ 的大小。即：

$$E\% = \frac{\text{被萃取物在有机溶剂中的总量}}{\text{被萃取物的总量}} \times 100\%$$

利用物质的量与浓度、体积的关系：$n=cV$，可导出：

$$E\% = \frac{C_{有}V_{有}}{C_{有}V_{有} + C_{有}V_{有}} \times 100\%$$

可简化得：

$$E\% = \frac{D}{D + \frac{V_{水}}{V_{有}}} \times 100\%$$

式中：$E\%$ 为萃取效率；D 为分配比；$V_{水}$表示水相体积，$V_{有}$表示萃取时使用有机溶剂的体积。

由此可以看出：分配比愈大，萃取百分率愈大，萃取效率愈高。

如果用 m_n 表示经过 n 次萃取后滞留在水相中溶质的质量，m_0 表示萃取前水相中溶质的质量，n 为萃取的次数。经推导它们之间的关系为：

$$m_n = m_0(\frac{V_{水}}{D \cdot V_{有} + V_{水}})$$

显而易见，m_n 越小萃取效率越高。因此，可以通过讨论此公式，研究提高萃取效率的途径。

（1）选择合适萃取剂：萃取剂对被提取物质的分配比越大越好。

（2）增加萃取剂的体积：萃取剂的体积越大，萃取率越高。但其用量过大，会增加成本，并对后续操作带来不便。因此在实际操作时，萃取剂用量一般与试样溶液的体积相等或为其一半。

（3）增加萃取次数：当萃取剂用量相同时，萃取次数越多，萃取效率越高。但萃取次数过多会增加工作量，因此实际操作时，一般萃取 3～4 次即可。

（4）选择适宜的萃取条件：为了有较高的萃取效率，萃取时还要考虑其他影响因素，即采取一定的措施，以保证样品溶液中被提取的组分尽可能完全被萃取，而其他组分不进入萃取剂中被萃取，使得分离更彻底。如调节溶液的酸度，加入掩蔽剂，利用氧化还原反应，采取反萃取技术等。

在实际分析工作中，还要考虑其他影响萃取效果的因素。如调节溶液酸、碱度，以提高萃取效果；加入掩蔽剂，使干扰组分生成更稳定的水溶性物质（掩蔽干扰组分），使它不被萃取，干扰组分与被测组分分离更彻底；还可以利用反萃取技术，即把已经萃取的物质用适当的试剂改变萃取条件，使组分从有机相中重新分离出来，以达到去除与被测组分共同进入有机相的干扰组分的目的。另外，出现“乳化”现象对萃取不利，不仅使萃取困难、消耗时间，有时还难以达到使待测组分与干扰组分分离的目的，因此在萃取工作中还要考虑防“乳化”。

2．萃取操作　取一定量的试样溶液于分液漏斗中，调节至适宜的酸度后，加试剂和萃取剂，充分振荡。静置分层后，打开分液漏斗的玻璃塞，再将旋塞缓缓旋开，将水层或有机层放入另一容器中，使两相分离。再取新的萃取剂，反复萃取 3～4 次，合并萃取液。将萃取液或萃取后剩余的溶液再经过洗涤、过滤或反萃取，定容后供分析测定。

3. 注意事项 ①振荡要充分，以增加两相间接触界面，有利于被提取的物质由试样溶液中进入萃取剂中，振荡的方式有往复振摇、颠倒振摇、回旋振摇等；②振荡过程中注意打开分液漏斗玻璃塞放气，由于振荡产热，而萃取剂通常是低沸点的有机溶剂，容易气化使分液漏斗中压力增大，会导致液体冲开瓶塞，造成待测组分的丢失；③分配定律只适用于稀溶液，并且溶质在有机溶剂和水溶液中以同一种形式存在。

三、挥发分离法

挥发分离法是利用物质挥发性的差别，在常温或低温加热下，使样品中易挥发的组分与不挥发的组分分离的方法。本法既可用于被测组分的分离，也可用于除去干扰组分。挥发分离法有气化、蒸发、蒸馏、升华、顶空等多种形式。

（一）气化法

气化法是利用被测物质在常温下所具有的挥发性，与不挥发的干扰组分分离的方法。通常是利用氧化还原反应使待测组分形成低沸点的单质或化合物，从样品溶液中逸出供分析测定。如利用氯化亚锡将汞盐还原成为在常温下具有挥发性的汞原子，再用空气吹出，导入测汞仪进行测定。

低沸点化合物最常见的是氢化物，因此可用化学方法将待测组分转变成气态的氢化物。如氰化物、硫化物和磷化物加酸后即可生成氰化氢、硫化氢和磷化氢气体逸出；又如砷、锑、锡、铋等元素，可用锌（或硼氢化钠）和酸来还原成气态的氢化物。

（二）蒸发法

蒸发法是在低温加热的条件下使挥发性组分气化逸出，达到分离的目的。当样品中含有受热易分解的组分时，通过减压便可在更低的温度甚至是室温下，使挥发性组分气化。如水中溶解性总固体、食品中水分和脂肪含量的测定，即采用蒸发法。

（三）升华法

升华法是利用固体样品中待测组分具有升华的性质，通过加热使其升华成气态后再冷凝，达到与其他组分分离的目的。如食品中砷、汞的快速定性。

（四）顶空法

顶空法是利用待测组分的挥发性，在密闭的容器中，通过适当加温或结合通入氮气的方法，使其从样品溶液中挥发出来，再进行测定。顶空法可分为静态顶空法和动态顶空法。

1. 静态顶空法 取一个 10～30ml 带密封盖的小瓶或容器（图 11-3），放入少量液体或粉末状样品，立即盖严，将整个容器置于 60～80℃水浴中恒温 30 分钟，使易挥发组分挥发到上部空气中，并达到平衡，用注射器抽取顶部空气进行测定，再间接推算出样品中待测组分的含量。此法设备简单，操作方便，应用广泛，但灵敏度较低。

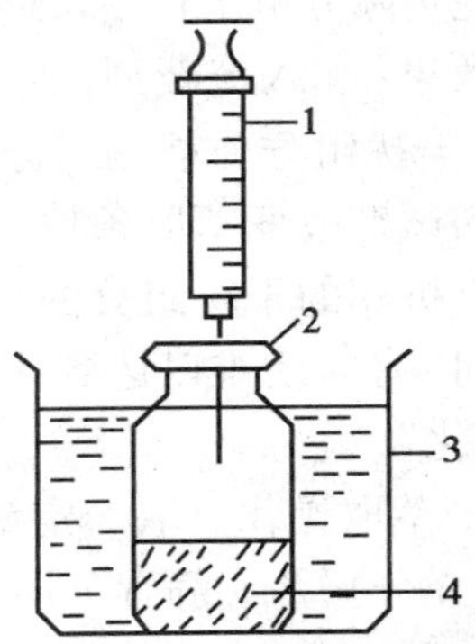

图 11-3 静态顶空分析装置
1. 水浴；2. 样品；3. 密封塞；4. 注射器

2. 动态顶空法 将样品溶液放入密封容器中，适当加温并连续通氮气，将挥发性组分带出，或用吸收液吸收，或经吸附柱吸附后再解吸，或在冷肼中冷凝下来，供下一步分析。此法提取较彻底，灵敏度较高，适用于痕量低沸点物质的测定。

四、蒸馏法

蒸馏法是在较高的温度下，利用蒸馏装置，将样品中挥发性组分或经处理后转变成的挥发性组分更快、更完全地蒸馏出来，以达到与无挥发性组分分离的目的。蒸馏法有直接蒸馏法（又称常压蒸馏法）、水蒸气蒸馏法和减压蒸馏法等形式。

1. 蒸馏方法类型及装置

（1）直接蒸馏法：是将样品溶液或样品处理液在常压下直接加热蒸馏。采用直接蒸馏装置（图 11-4）。适用于沸点在 40～150℃之间的物质的蒸馏分离。如水中氨氮、氟化物、氰化物等测定项目的水样预处理，均采用直接蒸馏法。

（2）水蒸气蒸馏法：由于样品中的某些组分，特别是有些有机化合物，沸点较高，又容易受热分解，因而采用水蒸气蒸馏法。它是利用水蒸气对样品溶液加热进行蒸馏，加热温度不超过 100℃，装置见图 11-5。适用于具有一定蒸气压而沸点较高的组分，如水中挥发酚的测定。

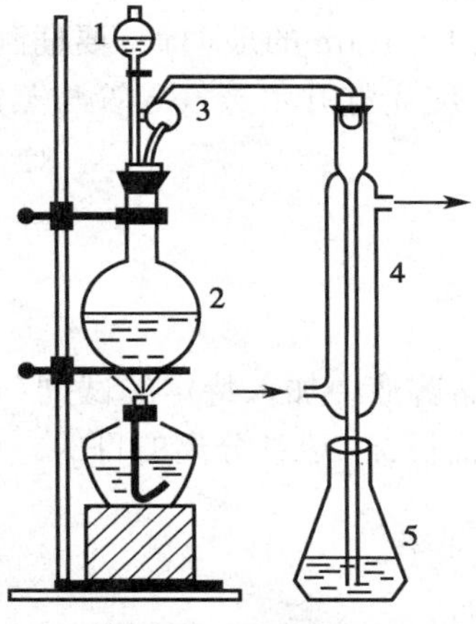

图 11-4 直接蒸馏装置

1. 加液漏斗；2. 蒸馏烧瓶；3. 缓冲球；4. 冷凝管；5. 接收瓶

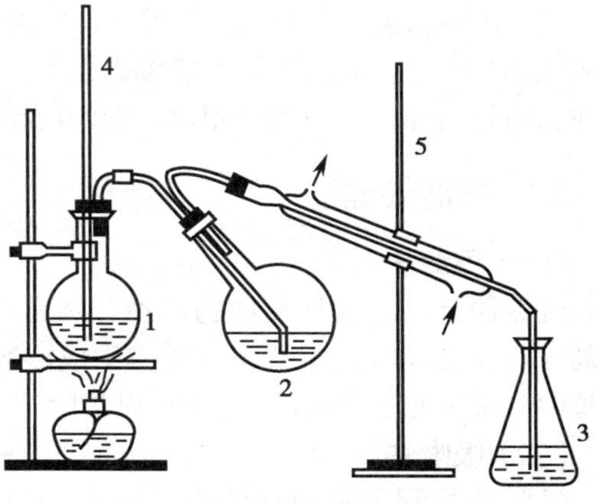

图 11-5 水蒸气蒸馏装置

1. 水蒸气发生瓶；2. 蒸馏烧瓶；3. 吸收瓶；4. 安全管；5. 冷凝管

（3）减压蒸馏法：是在低于常压的条件下进行蒸馏，常用的减压蒸馏装置如图 11-6。适用于高沸点、易分解的有机化合物的蒸馏分离。减压可降低沸点，因而可在较低的温度下蒸馏，防止组分分解。

2. 蒸馏法应注意以下事项

（1）安装蒸馏装置时，应先确定蒸馏烧瓶的位置，再依次连接好其他部分。

（2）蒸馏装置应严密不漏气，特别是减压蒸馏装置。

（3）样品溶液的体积不超过蒸馏烧瓶体积的 2/3（一般为 1/2～2/3）。

（4）蒸馏烧瓶中要加入助沸物如玻璃珠、瓷片等，加热时注意控制火力，防止产生爆沸，以免样品溶液冲出。

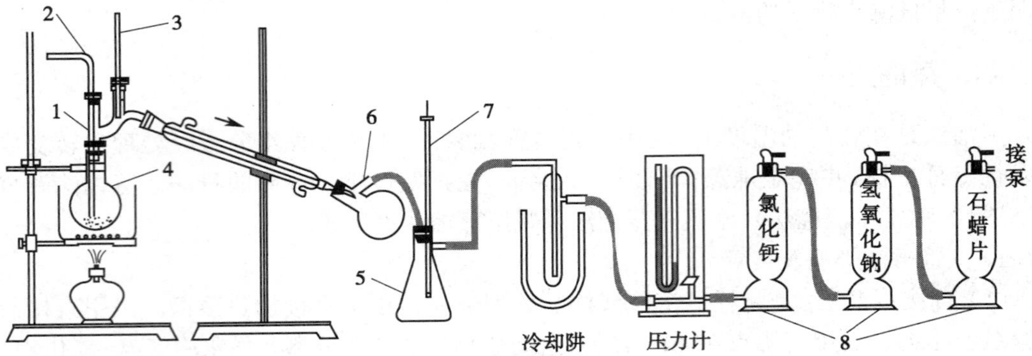

图 11-6 减压蒸馏装置

1. 克氏蒸馏头；2. 毛细管；3. 温度计；4. 蒸馏烧瓶；5. 吸收瓶；6. 接收器；7. 二通活塞；8. 干燥塔

(5) 若用吸收液来接受馏出液时，冷凝管的尾接管下端应插入吸收液的液面下，防止馏出液中易挥发组分的挥发损失。蒸馏结束时先将尾接管移离液面，再停止加热，以防馏出液被倒吸。

(6) 注意通过调节火力来控制馏出液的速度，并注意冷凝效果。

(7) 当蒸馏物质是低沸点易燃物时，不能使用明火加热，应改用电热恒温水浴加热。

(8) 使用水蒸气蒸馏时，水蒸气发生器的安全管（长 1～1.5m 的玻璃管）要插到底部。加热火力要均匀，水蒸气量不能忽大忽小。蒸馏结束时，应先打开水蒸气导管与蒸馏烧瓶之间三通管的弹簧夹与大气相通，再停止加热。

五、其他处理法

（一）沉淀法

沉淀法是基于沉淀反应的一种分离方法，它是在样品溶液中加入特定的试剂（称为沉淀剂），与待测组分或干扰组分反应生成溶解度小的物质而沉淀，达到分离的目的。如食品检验中常采用此法来沉淀蛋白质，以消除其干扰。

（二）吸附法

> **考点提示**
>
> 吸附法的基本原理。

吸附法是利用吸附剂的吸附能力，对样品溶液中的待测组分或干扰组分进行选择性吸附，达到分离的目的。若被吸附的是待测组分，再用解吸溶液解吸下来，供分析测定；若被吸附的是干扰组分，则取吸附后剩余的溶液进行分析测定。操作时，吸附剂可直接加到样品溶液中，吸附后再进行过滤、洗涤、解吸等操作，也可将吸附剂装填在玻璃管中制成吸附柱，倾倒样品溶液流经吸附柱，组分被吸附留在柱中，再进行洗涤、解吸等操作。如食品中人工合成色素的测定，即用此法对色素进行提取分离。

（三）透析法

透析法是利用高分子化合物不能通过透析膜的性质，将低分子的待测组分与高分子的干扰组分分离的方法。透析膜是一种带微孔的薄膜，它能允许直径较小的分子透过，而将大分子阻留，故又称为半透膜。常用的透析膜有醋酸纤维薄膜（俗称玻璃纸）、羊皮纸膜、火棉胶膜、动物的膀胱和肠衣等，应根据欲分离组分的分子直径大小选用。

实际操作是用由透析膜制成的袋子盛装样品溶液，扎紧袋口后放入盛有一定体积的水或水溶液的烧杯中，盖上表面皿，透析过夜，并不时搅动浸泡液或适当升温（图 11-7）。透析结束后取烧杯中的透析液进行分析。食品中糖精钠的测定及蛋白质、脂肪、淀粉含量高的食品样品处理就采用透析法。

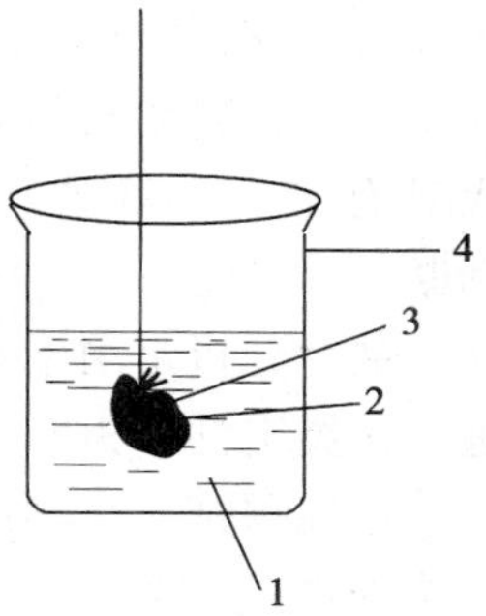

图 11-7 透析法
1. 浸泡溶液；2. 样品溶液；3. 半透膜；4. 烧杯

（四）离子交换法

离子交换法是将样品溶液通过装有离子交换剂的柱子，阳离子（或阴离子）组分与阳离子交换剂中的氢离子（或阴离子交换剂中的氢氧根离子）发生交换，而被留在柱子中，达到与其他组分分离的目的。

阳离子交换：R−H+M⇔M+HX

阴离子交换：R−OH+M⇔R−X+MOH

实验室中常用此法制备去离子水、无铅水、无氨水等。

第四节 常用分析方法与检验报告

一、常用分析方法

卫生理化检验工作，就是要对被测物中某些组分是否存在进行鉴定，或者对这些组分存在的数量进行定量测定。由于检验目的的不同，被测物的种类及待测组分的性质、存在状态和数量不同，所选用的检验方法也不同。常用的分析方法有感官检查法、物理检查法、化学分析法、物理化学分析法等。

（一）感官检查法

感官检查法就是依靠检验者的感觉器官，即视觉、嗅觉、味觉、触觉和听觉，来鉴定被测物的外观、颜色、气味、滋味、弹性和声响等。此法可初步鉴别被测物有无异常，并可为进一步检验提供线索。所以，感官检查法是卫生理化检验工作者首先使用的检验方法。感官检查法简单易行，可在短时间内对大量样品做出判断，有时甚至成为必不可少的检验方法。如检查水体是否有异臭或异味，食品是否腐败变质等，只能依靠感官检查法。我国生活饮用水水质规范和各类食品卫生标准，都规定了感官指标。如感官检查不符合卫生标准，可不必再进行理化检验。

（二）物理检查法

> **考点提示**
> 常用的分析方法。

物理检查法是不经过化学反应，利用特定的仪器直接测定某些被测物的物理性状，如温度、密度、熔点、折射率、旋光度等。物理检查项目中，有的是用于判断物质的纯度和浓度的，如用电导仪测定电导率来反映水体中杂质含量水平，用酒精计来测定蒸馏酒中乙醇的含量，有些则是计算结果时不可缺少的依据，如水中溶解氧含量与水温有关，因此在采集水样时应同时测定水温等。

（三）化学分析法

化学分析法是利用被测物在化学反应中表现的特性进行检测的方法，可分为定性分析和定量分析。化学分析法是卫生理化检验工作中应用较早也是较多的方法。

1. 定性分析　定性分析的目的是确定某一或某些物质是否存在。它是在一定的条件下，让被测物与特定的试剂反应，检验者通过对反应现象的观察和识别，确定是否生成具有某些特殊性质（气味、颜色、沉淀等）的新物质，从而对待测组分是否存在做出判断。

定性分析常用于毒物分析，如食物中毒，往往通过快速定性的方法来确定毒物的种类。进行这类定性分析时，要经过定性预试验和确证试验。

定性预试验是利用一类物质的通性进行定性。具有简便、快速的特点，一般灵敏度高，但选择性差。若测定结果为阴性时，则可排除待测组分的存在，直接给出否定结论；若测定结果为阳性，应进一步确证。确证试验是在定性预试验的基础上，根据某一物质的特性进行定性。若测定结果为阴性，可做出否定结论；若结果为阳性，可做出“检出”该组分的结论。

2. 定量分析　定量分析的目的是准确测定待测组分的含量。它是化学分析中的主要部分，包括重量分析和滴定分析（或称容量分析）。

（1）重量分析：重量分析将被测组分与样品中的其他成分分离，然后称量被测组分的质量，计算被测组分在样品中的含量称重量分析法。重量法是化学分析中最基本、最直接的定量方法。尽管它的操作麻烦、费时，但准确度较高。卫生理化检验中，溶解性总固体、水分、灰分、脂肪、粉尘及游离二氧化硅含量等项目的测定，均采用重量分析法。

重量分析根据分离方法不同，分为以下四种：①挥发法：通过加热或其他方法，使待测组分或样品中其他组分挥发逸去，再称量剩余部分的质量，来计算待测组分的含量。如食品中水分、水中溶解性总固体等项目的测定。②萃取法：利用有机溶剂将待测组分从样品中提取出来，再将有机溶剂挥发去，然后称取干燥提取物的质量，计算出待测组分的含量。如食品中脂肪含量等项目的测定。③沉淀法：是在样品溶液中加入某种沉淀剂，使待测组分形成难溶化合物沉淀出来，经过滤、洗涤、烘干、称量，再根据沉淀物的质量计算待测组分的含量。如用硫酸钡沉淀法测定水中硫酸盐含量。④吸附阻留法：使待测组分被吸附或阻留在特定的滤料上，再称量该滤料增加的质量，计算待测组分的含量。如用滤膜法测定空气中粉尘的含量。

（2）滴定分析法：用已知准确浓度的标准溶液，与含待测组分的待测溶液进行滴定操作，根据至化学计量点（常用指示剂颜色变化来指示，称滴定终点）时反应所消耗的标准溶液和待测溶液体积来计算待测组分的含量。

$$n_{\text{待测物质}}V_{\text{待测物质}} = n_{\text{标准物质}}V_{\text{标准物质}}$$

根据化学反应性质不同，滴定分析法可分为以下四种。即：①酸碱滴定法：以酸碱中和反应为基础的滴定分析法。如食醋中醋酸含量、食品中蛋白质含量等项目的测定。②沉淀滴定法：以沉淀反应为基础的滴定分析法。如用铬酸钾为指示剂的银盐法（摩尔法）测定水中的氯化物或食品中的食盐含量。③氧化还原滴定法：以氧化还原反应为基础的滴定分析法。如溶解氧、耗氧量、还原糖等项目的测定。④配和滴定法：以配和反应为基础的滴定分析法。如水中总硬度的测定。

（四）物理化学分析法

物理化学分析法是利用待测组分或其化学反应生成物所表现出来的物理或物理化学特性，如光学特性、电化学特性等，应用分析仪器进行测量，来计算待测组分含量的方法，也称为仪器分析法。

与传统的化学分析法相比，物理化学分析法具有操作简便、分析快速、选择性好、灵敏度高、应用广泛、易于自动化等特点，适用于微量、超微量组分和批量试样的分析，是目前最重要的分析方法之一。卫生理化检验中常用的物理化学分析法有光化学分析法、色谱法和电化学分析法。

1. 光学分析法　主要有吸收光谱分析法(如可见紫外分光光度法、原子吸收分光光度法等)，发射光谱分析法(火焰分光光度法、荧光分光光度法等)。

2. 色谱分析法　主要有液相色谱法(如柱色谱、纸色谱、薄层色谱法等)、气相色谱法、高压液相色谱法和离子色谱法等。

3. 电化学分析法　主要有电位分析法(如电位法、离子选择性电极法)、极谱分析法等。

二、检验报告

卫生理化检验工作中，检验者使用适当的方法完成对样品的检测分析后，剩下的工作就是发出检验报告。检验结果的报告包括两方面的内容：其一是以实验原始记录为依据，经过统计处理得出实验结果；其二是填写检验报告书。

> **考点提示**
>
> 检验报告的格式及其要求；检验结果的表示方法。

（一）检验报告书的一般格式

检验报告书是样品检验结果的最终体现，也常常是对被检验对象(或产品)进行综合评价的依据。检测的类型不同，检验报告的效用也不同。如监督检验，是依据国家相关的卫生法规。严格按照标准方法进行检测，其报告书具有法律效力，是对被检验对象进行卫生学评价和依法处理的依据。因此，应本着对人民群众身体健康高度负责的精神和实事求是的科学态度，以实验的原始记录为依据，认真、慎重地填写报告书，严禁对实验结果进行估计、猜测或伪造。填写时字迹要端正清楚，更改应按规定进行。现在，已普遍使用计算机对检验报告进行管理，使检测结果的报告更科学、更规范。

报告书包括封面、首页、正文(附页)、封底，并盖有计量认证章、检测章和骑缝章。

1. 封面检验　报告书的封面一般要有检验报告编号、样品名称、检验受理号、检验类型、检测单位名称(盖章)及报告日期等。

2. 首页　检验报告书的首页一般有样品的一般情况(名称、规格、来源等)，检验依据和项目，检验结论，有关人员(检验者、评价者、签发人)签字等，见表 11-1。

3. 正文　检验报告书的正文主要包括检测项目(含检测结果的单位)、标准值(注明国家标准编号)、检测值、评价等，见表 11-2。

4. 说明　此部分是对检验报告书的效力、用途等情况作出备注性说明，一般包括以下内容：

(1) 说明检验报告仅对送检样品负责。

(2) 检验报告涂改、增删无效，未加单位印章无效。

(3) 若送检单位对检验报告有异议，可在收到报告之日起 15 日内提出复核申请，逾期不予受理。

(4) 检验报告不得用于产品标签、广告、商品宣传和评优等。

表 11-1 检验报告书首页

某某单位检验报告书　　　　编号：

检品名称：　　　　检测类别：
被检单位：　　　　检品编号：
生产厂家：　　　　检测目的：　　　　生产日期：
检品数量：　　　　包装情况：　　　　采样日期：
采样地点：　　　　检品性状：　　　　送检日期：
检测项目：
检测及评价依据：

结论及评价：

检品描述及备注：

感官描述：

检测环境条件：　　温度：　℃　　相对湿度：　%　　气压：　kPa

主要检测仪器：

名称：　　编号：　　型号：　　名称：　　编号：　　型号：

检验者：　　评价者：　　签发：　　盖章

检测审核：　　评价审核：

年　月　日

表 11-2　检验报告书正文

检验报告书编号：

项目名称	化学描述及单位	标准值	评价	测定值

（二）检验结果的表示方法

检验者在处理实验数据和计算检验结果时，要涉及数值的有效数字和结果的表示单位。

数据的运算和有效数字的修约应符合国家标准规定，具体见附录四《检验数据的处理》。在实际报告结果时，有效数字的位数应与相应的国家标准相同，或者多保留一位。

如果分析结果在方法的检出限以下，报告时可以用“未检出”表述分析结果（但要注明该方法的检出限数值），或者用小于检出限表示。如可表述为未检出（方法检出限为0.002mg/L），或<0.002mg//L。

检验结果的单位应与相应的国家标准一致，以便与标准值比较做出评价。卫生理化检验中，所涉及的物理量及检验结果的单位，根据样品的形态、检测项目的要求、待测成分的存在形式及含量，常见的表示方法如下。

1. 通用物理量均统一使用中华人民共和国法定计量单位，即包括国际单位制中单位，国家选定的非国际单位制的单位，用于构成十进倍数和分数单位的词头等。

2. 下列 4 种浓度表示方法可用来表述大多数检测项目的检验结果。

（1）物质的量浓度或物质浓度：

$$c(\mathrm{B})=\frac{n_{\mathrm{B}}}{V}$$

常用单位：mol/L。

（2）质量浓度：

$$\rho(\mathrm{B})=\frac{m_{\mathrm{B}}}{V}$$

常用单位：g/L、mg/L、μg/L。空气中有害物质的含量常用 mg/m^3 表示。

（3）质量分数：

$$\omega(\mathrm{B})=\frac{m_{\mathrm{B}}}{m}$$

无量纲，可用 % 表示。食品检验中还常用 mg/kg、μg/kg 表示。

（4）体积分数：

$$\varphi(\mathrm{B})=\frac{V_{\mathrm{B}}}{V}$$

无量纲，可用 % 表示。

以上各式中：B 代表待测组分，一般用化学式表示，不能用化学式时则用汉字；n_{B}、m_{B}、V_{B} 分别为物质 B 的物质的量、质量、体积；m、V 分别为样品的质量、体积。

3. 对于一些特殊的检测指标，结果表示则执行国家标准。如色度（铂 - 钴标准，度）、臭和味（性质和强度等级）、浑浊度（散射浊度，NTU）、总硬度（以 $CaCO_3$ 计，mg/L）、植物油的过氧化值（单位为毫摩尔每千克，mmol/kg）等。

第五节　检验工作的质量保证

在卫生理化检验领域，质量保证是指为保证检测数据的精密、准确、有代表性和完备性而采取的活动的总和。质量保证既是技术措施又是行政手段。质量保证应贯穿于检验工作的全过程，其目的是为了获得准确可靠的检测结果，也就是把分析工作中的误差，即系统误差、随机误差和过失误差减小到允许范围之内。

检验质量保证涉及质量控制和质量评价两方面的工作。质量控制指的是为了使检验结果能达到一定的准确度和精密度而采取的一系列措施；质量评价是指为检查检验质量控制的效果而使用的一系列技术手段。

一、有关概念

（一）误差与偏差

误差是衡量一个测定值的不确定性的尺度，反映检测准确性的高低。误差越小，检

测结果的准确性越高。误差(偏差)主要有两种表示方法:

绝对误差(偏差)=测定值-真实值(平均值)

$$相对误差(偏差)=\frac{绝对误差(偏差)}{真实值(平均值)}\times 100\%$$

考点提示

质量控制与质量评价的概念;准确度和精密度的定义与相互关系。

根据误差的性质和来源,误差可分为系统误差、随机误差和过失误差三类。实际检验工作中,误差用精密度和准确度来表达。

(二)准确度与精密度

准确度和精密度是实验室内检验质量控制的主要依据指标。准确度指单个检测值或多次平行测定的平均值与真实值接近的程度。表示检验结果的准确程度和可靠性。测定值与真实值越接近,准确度越高,越准确。准确度大小用绝对误差或相对误差表示。

精密度是指对同一均匀试样的多次平行测量值之间的彼此符合程度,是测量结果中随机误差大小的程度。各测定值间越接近,精密度越高,越精密。精密度可用偏差、相对偏差、标准偏差或相对标准偏差表示。

精密度是准确度的保证,只有在精密度好的前提下,才能有好的准确度。实际检验工作中,常用加标回收表达准确度,用平行测定的标准偏差或相对标准偏差表达精密度。在常规分析工作中应用质量控制图的方法对分析质量进行经常的检查与评价,控制分析结果的精密度和准确度,以保证分析结果的误差控制在允许的范围内。

(三)平行测定和回收实验

平行测定是指在人员、实验室、仪器、方法等相同的条件下,短时间内对同一样品进行反复测定。要减小操作过程中产生的随机误差,采用平行测定是非常有效的措施。方法的精密度表示为:

$$标准差(s)=\sqrt{\frac{\sum_{i=1}^{n}(x_i-\overline{x})^2}{n-1}}=\sqrt{\frac{\sum_{i=1}^{n}x_i^2-(\sum_{i=1}^{n}x_i)^2/n}{n-1}}$$

$$相对标准差(RSD)=\frac{s}{\overline{x}}\times 100\%$$

式中:$\overline{x}$为 n 次测定值的算数平均数;x_i 为第 i 次测定的测定值;n 为平行测定次数。

回收实验是指向样品中加入一定量的待测组分(通常加入一定量的标准溶液,称为加标样品),然后将其与样品同时测定,进行对照,观察加入的待测组分的质量能否定量回收。方法的准确度表示为:

$$回收率=\frac{x_i-x_o}{m}\times 100\%$$

式中:x_i 加标样品测定值;x_0 为未加标样品的测定值;m 为加入标准物的质量。

(四)检出限与测定下限

把 3 倍空白值的标准偏差(至少测定 20 次)相对应的质量或浓度称为检出限。按 IUPAC(国际理论与应用化学联合会)规定,检出限的计算方法为:

$$x_L=|\overline{x}|-K_S$$

$$L=\frac{|x_L-\overline{x}_i|}{b}=\frac{K_S}{b}$$

式中:X_L 为全试剂空白响应值;$\overline{x}_i$为测定 n 次空白溶液的平均值($n\geqslant 20$);s 为 n 次空白

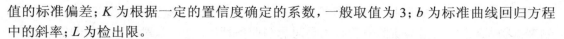

值的标准偏差；K 为根据一定的置信度确定的系数，一般取值为 3；b 为标准曲线回归方程中的斜率；L 为检出限。

测定下限是在限定误差能满足预定要求的前提下，用特定方法能够准确定量测定待测组分的最低浓度或含量，故有时称为最低检测浓度或最低检测质量。

二、常规检验质量控制的措施

检验质量控制贯穿于检测分析的全过程，即包括样品的采集、保存、运送、分析前处理，仪器的校正，试剂的配制与标定，检验方法的选择，分析条件和操作的掌握，直到读取实验检测值和数据处理等在内的各个环节，都处于严格的监督和控制之下。

（一）采样现场的质量控制

1. 采样器材的准备　选择合适的采样用容器、试剂、材料、仪器等器材，并使其保持清洁，处于正常工作状态。不得因计量不准、污染、吸附等因素的影响，使得样品中待测组分发生改变。

2. 样品的采集　除采用标准化的现场采样步骤外，还应检查采样方法、设备、位置及采样量是否合适，采样记录是否完整。样品收集后应观察是否有浑浊、受潮、分解、扩散等变化。同时，还要在现场采集以下几种样品。

（1）空白样：即在采样现场制备空白样。以水样采集为例，包括采样瓶空白、采样器空白和过滤器空白。在采样之前，从每 10 个采样瓶中随机抽出 1 个，装满纯水，按样品保存方法操作，称为“采样瓶空白”；同样将纯水倾入或通过采样器，得到“采样器的空白”，待采样完毕，与样品一起运送到实验室进行分析，可以发现采样瓶对样品质量的影响；如果需要在现场将水样过滤，以分别测定水中可溶性的和颗粒中吸附的组分时，应该用纯水通过每一批中的一个以得到“过滤器空白”样品，按样品同样的方法保存和运输到实验室进行分析，以发现滤器对样品质量的影响。

（2）平行样：是由一份样品平分成两份或更多份相同的子样。平行样品是为了解样品受到系统因素和偶然因素以及从采集到分析之前的变化等影响的最好方法。一般是做双份平行。

（3）重复样：包括时间重复样和空间重复样。时间重复样是在指定的时间内，按一定的时间间隔连续在同一采样点采集两份或更多的样品。空间重复样是在采样点的某一横向或纵向断面上，同时在不同的地点采集两份或更多份样品，以了解被分析组分在断面上的变化。

（4）加标样：是将一份样品分成平行样，取其中一份或几份在现场加标制成。例如选择具代表性的水样，分析 4 份，3 份加入测量范围内不同浓度的被测组分的标准物，配成加标样品，分析这些样品可以获得系统因素影响或偏性的资料，这些分析数据的表达或校正是极为重要的。

3. 样品的保存　采集后的样品，包括现场采集的空白样、平行样、重复样和加标样，在检测分析前的保存和运输过程中，应根据具体待测组分选择适宜的保存方法。常用的保存方法有密封、避光、冷藏或冷冻，控制 pH，加保存剂等。

（二）实验室检验过程的质量控制

1. 以通过质量认证为手段，建立科学的质量管理体系　通过质量认证是提高检测分析质量的重要保证。为此，卫生理化检验实验室应做好以下几方面的工作：①建立和健全科学、规范的实验室规章制度是做好检验工作的重要基础，是检验人员的工作规范和工作制度；②提高检验人员与实验室管理人员思想与业务素质；③加强对检验人员的继续教育；④分析仪器必须定期检定和经常维护，并有详细的记录。

2．选择适宜的检测方法　各类样品的卫生理化检验方法的选择，基本依据是相对应的国家标准检验方法。

（1）标准方法：标准方法的内容包括适用范围、原理、试剂、仪器、采样、分析操作、结果计算和结果的数据处理以及方法的说明等。标准方法在技术上不一定是最先进的，准确度也可能不是最高的，而是具有一定可靠性，在一般条件下简便易行、经济实用的成熟方法。一个理想的检验方法应是准确度好、精密度高、灵敏度高、检出限低、分析空白低、线性范围宽、基体效应小和特异性强，此外，实用的方法还要求具有适用性强、操作简便、容易掌握、消耗费用低等。因此，标准方法不一定满足理想分析方法的要求。卫生理化检测中，应该优先选用与检测内容相应的标准方法，严格按照标准方法中规定的分析步骤进行检验，检验工作科学化、制度化和规范化。

（2）标准物质：标准物质是标准的一种形式，它具有一种或多种良好特性，这种特性可用来鉴定和标定仪器的准确度，确定原材料和产品的质量，评价检测方法的水平、检测数据的准确度。

标准物质具有以下基本特性：①标准物质的材质应是均匀的；②具有良好的稳定性，标准物质在有效期内，理化性质和特性量值应稳定不变，稳定期一般要求在半年以上；③标准物质必须具有量值的准确性；④标准物质必须有证书。

随着科技的进步，新的分析技术和手段不断地被推广、运用，特别是分析仪器的普及，使得许多灵敏度好、准确度高、试剂用量少、自动化程度高、操作简便、分析速度快、适用于大批量样品分析的方法被列入国家标准方法。这些方法也将逐步成为检验工作者首选的检测方法。

（三）检验结果处理的质量控制

（1）在读取仪器响应信号值时，可采用多次读数的办法来减少随机误差，一般反复读数2～3次，取平均值。

（2）对检验数据的有效数字及数值修约必须严格按照有关规定处理：实际检验时，在一组检测数据中常有个别值或少数值与其他值相差较大，检验者应先检查该数据是否记错，或实验过程中是否有严重错误等，如果找到原因，就有充分理由决定舍弃。否则就要用统计检验的方法（如 Q 检验法、狄克逊检验法）对这些可疑值作出判定。

（3）绘制校准曲线：理化检验中，一般不直接用检测值来计算待测组分的含量，而是用查找校准曲线的方法。即是用与样品中的待测组分相同的标准物质配成一系列已知浓度或含量的标准溶液（称为标准系列），再进行分析检测，然后以待测组分的浓度或含量为横坐标、检测值为纵坐标绘制校准曲线，最后用样品的检测值查校准曲线得到待测组分的浓度或含量。

校准曲线包括标准曲线和工作曲线。标准溶液的分析步骤比样品溶液的分析步骤有所省略时（如省略样品的前处理），绘制的校准曲线称为标准曲线；当标准溶液的分析步骤与样品完全相同时，绘制的校准曲线则称为工作曲线。校准曲线的绘制方法有目视法和一元线性回归法。

目视法绘制校准曲线：将各检测值（应有 7 个）标在坐标纸上，用目测法穿过各点作一条直线（图 11-8）。用此法绘制校准曲线时，应尽量与各点接近，但不一定通过各点，特别是曲线两端的点。此法很难避免有人的主观因素的影响，有时会引起较大的误差。

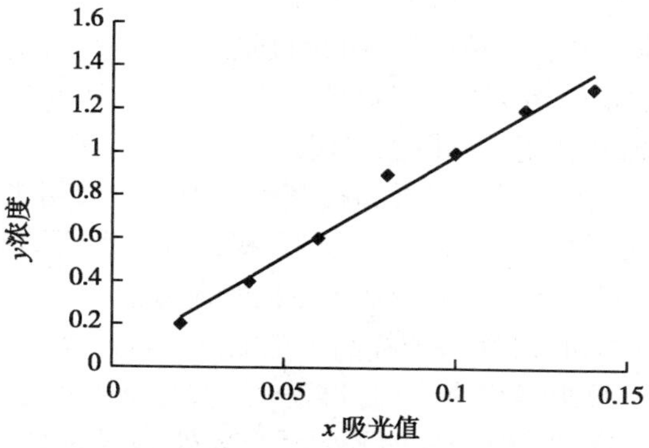

图 11-8　标准曲线

一元线性回归法制作校准曲线：设 x 为待测物质的浓度，y 为检测值，则 y 对 x 的直线回归方程为：

$$x=ay+b$$

式中：a 为 y 对 x 回归方程的回归系数（斜率）；b 为常数项（截距）。回归直线的斜率代表检验方法的灵敏度，b 值越大，灵敏度越高。

a 和 b 可由下式求得：

$$a=\frac{n\sum xy-\sum x\sum y}{n\sum y^2-(\sum y)^2}$$

$$b=\frac{\sum y^2\sum x-\sum y\sum xy}{n\sum y^2-(\sum y)^2}$$

式中：n 为检测值个数。

求得 a 和 b 后，分别令检测值为 y_1，y_2，代入回归方程求得 x_1，x_2，然后在坐标纸上连接（x_1，y_1）和（x_2，y_2）两点，所得的直线即为回归后的校准曲线。在实际检测中，得到检测值后，也可直接用回归方程计算样品中待测组分的浓度或含量，而不再绘制校准曲线。

校准曲线常受到温度、试剂、仪器、检验者等因素的影响而发生改变，故一般要求在测定样品的同时绘制校准曲线。当实验条件发生改变，如更换了试剂、仪器设备等，则必须重新绘制校准曲线。

三、检验质量评价的方法

为保证获得准确可靠的检验结果，在检验过程中采取了一系列的质量控制措施，而这些质量控制措施的效果，还要经过适当的检查手段才能反映出来，即要求进行检验质量评价。在实际检验工作中，我们并不严格划分出质量控制和质量评价两个阶段，而是将其贯穿于整个检验质量控制体系中，对检验的全过程实施质量控制，因此可统称为检验质量控制。检验质量控制包括实验室内部质量控制和实验室之间质量控制。

（一）实验室内部质量控制

实验室内部质量控制可简称为室内质控，是指实验室内部的自我质量控制，由实验室自身完成，自身评价。它要求检验者首先测出分析方法的精密度和准确度，然后在日常检验工作中，利用质控样品（包括标准物质、标准样品、加标样品等）的检测结果，系统地、经常地对方法的精密度、准确度进行核对和控制，使得检测质量始终保持在良好的水平上。室内质控通常可通过编制和使用控制图来实现。

> **考点提示**
>
> 实验室内部质量控制与实验室之间质量控制；质控图的应用。

1. 质控图的绘制　质控制图是记录和控制所获得的检验结果精密度和准确度最好的方法。其种类很多，如均值控制图（$\bar{\chi}$图）、均值 - 极差控制图（$\bar{\chi}$ -R 图）、回收率控制图等。下面以较简单的均值控制图为例，来介绍质控图的绘制方法。

按一定的时间间隔（如每天）随待测样品一道加测一份质控样品，至少测定 20 次，得到 20 个质控样品的数据，计算求得均值$\bar{\chi}$和标准差 s。以质控样品的检测结果为纵坐标，以测定日期或次序为横坐标，然后在纵坐标的$\bar{\chi}$处、$\bar{\chi}$ ±2s 处、$\bar{\chi}$ ±3s 处为起点，划出与横坐标平行的 5 条线，分别称之为中心线，上、下警告限，上、下控制限，如图 11-9。

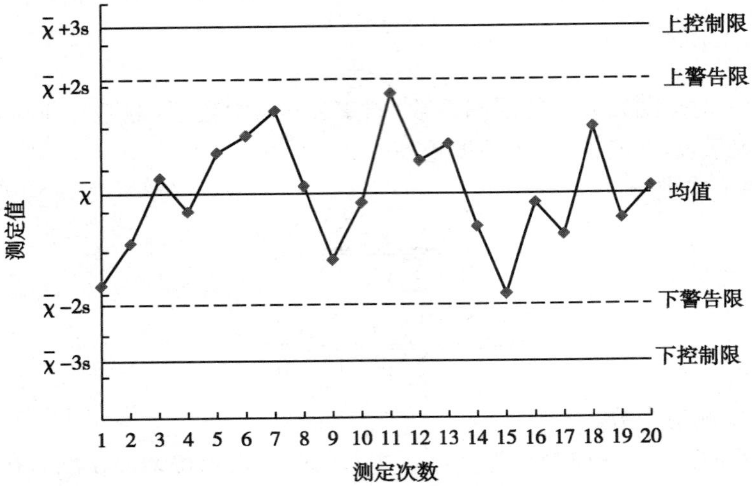

图 11-9　$\bar{\chi}$控制图

2. 质控图的应用　在每测一批样品时，加测一份质控样品，并及时将检测结果描点于质控图中。然后根据新点在质控图中的分布情况，对检测工作质量是否处于受控状况作出判断。

（1）当新点位于上、下警告限之间，表示检验正常，结果准确可靠，可以发出检验报告。

（2）当新点位于上、下警告限之外，但未超出上、下控制限时，检测结果可以接受，但可靠性下降，有失控倾向，注意校正测定系统。

（3）当新点位于上、下控制线之外时，表示检验已失控，检测结果不可信，不能报出。应找出原因，采取措施，纠正后重新测定。

（4）若有连续 7 个点位于中心线的同一侧为异常，表明检验工作已产生了一定的偏差趋势，应及时查找原因并予以纠正。

（5）若有连续 3 个点位于警告限和控制限之间，说明检验工作已失控，应及时查找原因并纠正。

3. 质控图的校正　在检验工作处于正常受控状态下，随着样品的检测，质控样品检测的次数也会不断地增加。当质控样品的检测结果积累到一定数量后，可与原有的检测结果合在一起，重新计算平均值和标准差，来校正原来的质控图。当实验条件或质控样品改变时，应重新绘制质控图。控制图的绘制和使用，需要一个相应的标准溶液或标准样品，它的浓度和稳定性都应经过证实。

（二）实验室间检验质量控制

实验室间检验质量控制可简称为室间质控，主要用于检查室内质控工作的情况，了解各实验室的技能，评价检验工作的质量。主持室间质控工作的一般是上级实验室或主管实验室。室间质控的具体做法是：首先选定统一的检验方法（要求方法的准确度和精密度较好，适合于参加室间质控的全部实验室）和检测项目；再由上级实验室或主管实验室提供质控样品（标准物质或实样），各参加实验室在规定时间内完成检测分析，并上报结果；然后上级实验室或主管实验室对这些结果进行统计分析和质量评价，并将其分发给各实验室；最后各实验室根据评价结果，查找工作中的薄弱环节，及时采取措施予以纠正，以提高检验质量。

本章小结

卫生理化检验技术就是以物理、化学的基础理论与方法，特别用现代的仪器分析理论与技术为手段，根据不同方法对不同类别的样品进行检验、检测。检验过程包括样品的采集、样品的处理、分析测定、数据处理、报告结果，其中样品采集是实施卫生检验的第一步。样品采集时，应遵循代表性、目的性、时效性、安全性采样原则。常用的样品前处理方法包括有机质分解法、溶剂提取法、挥发分离法、蒸馏法、其他处理法等；常用分析方法有感官检查法、物理检查法、化学分析法、物理化学分析法等。检验报告书是样品检验结果的最终体现，一般由封面、首页、正文、封底四部分组成，完成科学、规范、正确的检验报告是卫生理化检验的最终目的。检验质量保证涉及质量控制和质量评价两方面的，检验质量控制贯穿于检测分析的全过程，包括实验室内部质量控制和实验室之间质量控制，质控制图是记录和控制所获得的检验结果精密度和准确度最好的方法。

目标测试

一、名词解释

1. 湿法　2. 样品采集　3. 样品前处理　4. 感官检查法　5. 挥发分离法　6. 萃取法　7. 重量分析法　8. 质量保证

二、判断题

1. 为保持样品原有的真实性，通常而言，样品应在3～4小时内送至检验室，部分特殊标本（如培养用标本）应立即送检。

2. 灰化的适宜温度和时间通常选用500～550℃灰化2小时，或600℃灰化1小时。

3. 为提高萃取效率，萃取剂的体积越大越好。

4. 检验结果报告数据的运算和有效数字的修约应符合国家标准规定，如有效数字的修约采用“四舍六入五成双”原则。

5. 吸附法可用于食品中人工合成色素的测定，对色素进行提取分离。

三、最佳选择题

1. 卫生理化检验分类中，下面那一项不是根据卫生理化检验研究领域分类
   A. 营养与食品卫生检验　　B. 环境卫生检验
   C. 劳动卫生检验　　D. 监督检验
   E. 消毒杀虫卫生检验
2. 卫生检验的过程中，最关键的一步是
   A. 样品的采集　　B. 样品的处理
   C. 分析测定　　D. 数据处理
   E. 报告结果
3. 蒸馏操作时，样品溶液的体积不超过蒸馏烧瓶体积的
   A. 1/3　　B. 1/2
   C. 2/3　　D. 3/4
   E. 4/5
4. 下列属于湿法分解的是
   A. 硝酸 - 硫酸法　　B. 硝酸 - 高氯酸法
   C. 硝酸 - 高氯酸 - 硫酸法　　D. 高锰酸钾 - 硫酸法
   E. 以上都是
5. 最常用的湿法分解法是
   A. 敞口消化　　B. 回流消化
   C. 冷消化　　D. 密封罐消化
   E. 微波消解法
6. 下列不属于挥发分离法的是
   A. 气化法　　B. 蒸发法
   C. 蒸馏法　　D. 升华法
   E. 吸附法
7. 采用硝酸 - 高氯酸法进行有机物消化时，加入三种酸的顺序是
   A. 硝酸、硫酸、高氯酸　　B. 硫酸、高氯酸、硝酸
   C. 硝酸、高氯酸、硫酸　　D. 高氯酸、硝酸、硫酸
   E. 高氯酸、硫酸、硝酸
8. 下面哪一项不是物理检查法
   A. 用酒精计测定乙醇含量　　B. 水温的测定
   C. 用电导仪测定电导率　　D. 用 pH 计测定水的 pH
   E. 有机溶剂密度的测定
9. 采样现场的质量控制中，现场采集的样品是
   A. 平行样　　B. 重复样
   C. 加标样　　D. 空白样
   E. 以上都是

10. 若有连续（　　）个点位于警告限和控制限之间，说明检验工作已失控，应及时查找原因并纠正

A. 2
B. 3
C. 4
D. 5
E. 7

四、简答题

1. 简述卫生理化检验技术的一般工作程序。
2. 样品的采集原则。
3. 简述卫生理化检验常用的分析方法。
4. 如何提高萃取效率？
5. 简述干法的操作原理及其操作步骤。
6. 简述$\overline{x}$控制图的应用意义。

（张红宾）

第十二章　水质检验

学习目标

1. 熟练掌握：水样采集的设备及使用方法；水的色度、浑浊度、"三氧"、"三氮"的概念和测定原理以及测定结果的计算；水的总硬度、铜、铁、锰、铬等项目测定原理及注意事项；水中氟化物、氰化物、碘化物、氯化物、砷、硒的测定原理；挥发性酚测定原理。
2. 初步掌握：水样保存的方法及要求；水中"三氧"、"三氮"测定的操作技术，并能根据测定数据正确评判水中有机污染状况；水中金属、非金属成分的检验方法。
3. 了解：水质检验的意义；电导率的测定；水中有机污染物的来源与卫生学意义；水中金属、非金属成分的来源以及检验的卫生学意义。

水是生命之源，是机体的重要组成部分，参与体内的所有生理活动和生化反应。水在孕育生命的同时，还直接影响着人类的生存与发展。在社会生活中，人们在开采、利用水资源的同时，又在不同程度地破坏和污染着它，从而导致各种健康损害，为了保护人民群众的身体健康，国家和各级卫生部门颁布了相关的水质卫生标准及标准检测方法，通过检测，对摸清我国水污染范围、程度，保护环境，改善水质，保护人民健康具有重要意义。

案例分析

2005年11月13日，中石油吉林石化公司双苯厂苯胺车间发生爆炸事故。事故产生的约100吨苯、苯胺和硝基苯等有机污染物流入松花江，导致松花江发生重大水污染事件。哈尔滨市政府当即决定，于11月23日零时起关闭松花江哈尔滨段取水口，停止向市区供水，并向社会发布警示。哈尔滨市各大超市随即出现抢购饮用水的场面。

请问：1. 此次水污染属于何种性质的污染？

2. 污染发生后应如何进行水质采样及分析项目的确定？

我国政府一向关心和重视饮用水卫生工作，多次发布和修改饮用水卫生标准和卫生规范。从1985年8月16日发布《生活饮用水卫生标准》(GB5749-85)，2001年6月颁布《生活饮用水水质卫生规范》，2006年12月29日由国家标准委和卫生部联合发布新的《生活饮用水卫生标准》(GB5749-2006)，同时发布生活饮用水卫生检验方法的国家标准。经过多次修订，目前的新标准水质检验评价指标由原来的35项增至106项，并对原标准的8项指标进行了修订，指标限量也与发达国家的饮用水标准具有可比性。可以预计，随着污染物、特别是有机污染物测定方法的完善，检测项目会越来越多。

从卫生学角度出发，水质指标可分为感官性状指标和一般化学指标、毒理学指标、细菌学指标和放射性指标等类；从污染监测角度出发，可将其分成一般性状指标、有机污染的“三氧”平衡参数、富营养污染指标、无机污染指标、有机毒物污染指标、放射性污染指标、病原微生物污染指标、水生生物相组成指标等类。本书主要按卫生学分类进行介绍，检测项目主要包括物理性状指标和化学指标，检验方法参考《生活饮用水检验规范》，但不包括细菌学指标和放射性指标，有关此类指标的测定可参阅相应的教材。本书涉及的水质检验方法，以生活饮用水水质检测为主，适当兼顾水源水和污水相应指标的检验。

第一节 水样的采集与保存

水质检验的准确性，首先取决于水样采集的质量。采集方法是否科学、合理，采集的水样是否真实、有代表性，是水质检验结果准确可靠的前提保证。为保证水样采集质量，应合理选择采样设备、方法，确定采样时间、地点和采样量，并根据检测目的，选择合适的水样保存方法。

一、水样的采集

（一）采样设备

采样设备包括采样瓶、采集器和测定溶解性气体采样装置等，采样时应根据水体情况和检验项目合理选择。

1．采样瓶 一般为硼硅玻璃瓶或聚乙烯塑料瓶，要求瓶口能用塞或盖密封严实。瓶体材质选择应遵循以下基本原则：①采样瓶不得含有与水样中待测组分相同或类似的物质，亦不能吸附待测组分。如检测水样金属成分时，不能选用玻璃瓶，而应选用塑料瓶；测定水中有机物指标时，则应选用玻璃瓶，不用塑料瓶，避免对水样造成污染或干扰。②采样瓶不可与待测组分发生反应，如氟化物可与玻璃发生反应，故不能选用玻璃瓶，而应选用塑料瓶。

2．采样器 主要有人工采样器和自动采样器两种，可根据采样方法加以选择。自动采样器可按一定的时间间隔或连续地采集水样，但不能用于测定悬浮性固体的水样采集。手工采样简便、灵活，适用于各种水样的采集，有多种形式供选择。

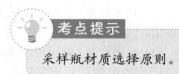

> **考点提示**
>
> 采样瓶材质选择原则。

（1）塑料（或不锈钢）水桶：绳子拴于桶把手，投入水中待盛满后提出，然后转移至采样瓶中。正式取样前水桶应在水中荡摆 2～3 次，一般用来采集表层水样。

（2）深水采样器：深水采样器是将一个容积为 2～3L 的细口瓶套在金属框中，框底部附加铅块增加重量，便于沉入水中采样，框上系有带刻度的绳子，便于控制采样深度，瓶口塞有带细绳瓶塞，见图 12-1。

采样时将深水采样器沉入水中，达到预定深度后，上提细绳打开瓶塞，使水样进入瓶内，水装满后放松细绳，瓶塞回位，再将采样器提出水面。

（3）测溶解气体水样采样器：溶解性气体的测定，要求水样隔绝空气，须用特殊的采样装置或方法单独采样，以免空气混入或导致挥发性成分逸散而导致待测成分损失，所以采用测溶解性气体水样采样器采样，见图 12-2。

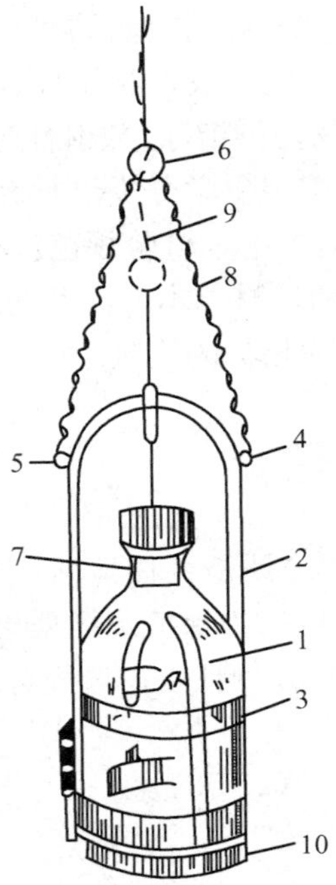

图 12-1 深水采样器

1. 水样瓶；2～3. 采水瓶架；4～5. 控制平衡挂钩；6. 固定采水瓶绳挂钩；7. 瓶塞；8. 采水瓶绳；9. 开瓶塞软绳；10. 增重铅块

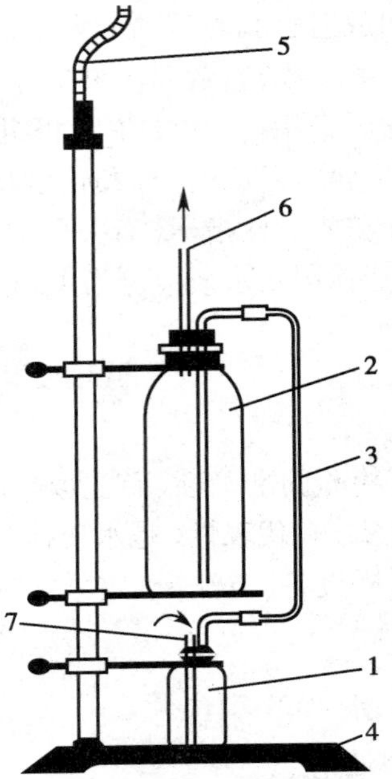

图 12-2 溶解性气体采样装置

1. 小采样瓶；2. 大采样瓶；3. 橡皮管；4. 铁架台；5. 绳子（有刻度）；6. 排气口；7. 水流入口

采样时将采样器快速沉入水中一定深度，水样先流入小瓶，并缓慢驱除空气，进而进入大瓶，待大瓶中空气驱除干净，无气泡冒出，迅速提出水面，取下小瓶，塞紧瓶口（注意勿混入气泡），再按要求进行测定。

3. 采样瓶的清洗　采样瓶的清洗原则应按水样中待测组分要求来确定。

（1）新采样瓶：先用 2% 硝酸溶液浸泡 24 小时，再依次用自来水和蒸馏水冲洗干净，晾干备用。

（2）旧采样瓶：先用毛刷蘸洗涤剂内外刷洗，再依次用自来水和蒸馏水冲洗，晾干备用；污染严重的旧瓶需要用重铬酸钾 - 硫酸洗液荡涤内壁，倒出后，再用自来水、蒸馏水冲洗；需要注意的是，测铬的水样瓶不能采用重铬酸钾 - 硫酸洗液清洗，可用合成洗涤剂洗涤。

（3）处理好的采样瓶在采样时，先用水样荡涤 2～3 次，再采集水样。

（二）采样量

不同的检测项目对水样的用量有不同要求，采样量以能够满足待测项目的需要为原则，具体需要量应根据检测项目分别计算，再相应增加 20%～30%。一般理化分析项目用水量为 3～5L，如采样器容积有限，一次无法采够所需水量，则应多次采集，并在较大容器内混匀后，再转移到样品容器中。有特殊要求的检验项目，可根据需要分别采集水样。

（三）采样点的选择

1. 自来水　采样点可设置在水厂取水口、出水口及用户家中，以便了解水源水、处理后水及饮用水管网输送过程中水质变化情况。

2. 河水　根据河水流量及水深，选取有代表性的区段，设置 2～6 个采样点；如河流较长，水深较大，应在不同流域，不同深度，酌情增加采样点，见表 12-1。

表 12-1 不同水深采样点设置（垂直深度）

水深(m)	采样点数及位置	说明
≤5	1（水面下 0.5m）	水深低于 1m 时，于水深 1/2 处采样
5～10	2（水面下 0.5m，河底上 0.5m）	冰冻河流，冰下 0.5m 处
>10	3（水面下 0.5m、1/2 深、河底上 0.5m）	若能证明垂线上水质均匀，可减少采样点数目

3．湖泊、水库　采样点应分别设置在入口、出口及中心处，按水深采样，采样点数目参照表 12-1。

4．地下水　地下水的采样点一般设置在水井及泉水的涌水处。

（四）各类水样采集方法

1．生活饮用水

（1）管网水：采集前先放水几分钟，以排出管中杂质及陈旧水，再采集水样。

（2）地面水：一般采集表层水样，采样点距岸边 1～2m，采样瓶口浸于水面下 0.2～0.5m 采样；浅水区取样时，瓶口应距水底至少 10～15cm，避免搅起泥沙。

（3）没抽水设备的井水：一般采用深水采样器或简易装置采集水样，见图 12-1。

2．生活污水及工业废水　此类水因人们的生活习惯、作息时间及食物的季节性等因素，成分复杂且不断变化。工业废水也因受生产工艺、原材料、生产时间等影响，成分和含量更不稳定。为保证所采水样的代表性，常采取以下采样方法：

（1）间隔式等量采样：指间隔相同时间，每次采集等量水样混合后取样检测。废水流量稳定时采用此法，通常采集一昼夜，间隔 4～6 小时的水样。

（2）平均比例采样：指根据流量大小按比例采样，即流量大时多采，流量小时少采，混匀后分析，多在废水流量不稳时采用。通常采取一昼夜的混合水样进行分析。

（3）瞬间采样：每隔一段时间，采集一次水样，分别进行检测，主要目的是了解不同时段内水质变化情况。

（4）单独采样：主要针对水中组分不匀，如水中油类、悬浮物等，对水样各组分单独采集，分别检测。

3．测定溶解性气体水样的采集　测溶解氧气体的水样必须隔绝空气，以避免空气中相应的气体溶入水样或水样中溶解的待测气体组分挥发逸出，因此要单独采集。

> **考点提示**
> 各类水样的采集方法

（1）自来水：先放水数分钟，然后用洁净橡皮管接在水龙头上，另一端插入采样瓶底，缓慢放水，使水充满后溢出片刻，再慢慢抽出皮管，塞紧瓶盖，不能留有气泡。

（2）桶装水：用皮管或玻璃管虹吸入采样瓶，虹吸管须插到采样瓶底，充满后塞紧瓶口。

（3）地面及地下水：采用测溶解性气体水样采样器采样，见图 12-2。

二、水样的保存

水样采集后，在运输、保存过程中，可受多种因素的影响，使其某些成分发生改变，从而影响结果的真实性，故应采取相应措施，妥善保存，及时分析。

（一）影响水样组分稳定性的因素

1．物理因素　气温、气压、光照、密封性等可对挥发性组分造成影响，如二氧化碳、溶解氧等；采样容器的材质也会对某些组分产生影响，如玻璃材质对金属组分的影响，塑料材质对有机组分的影响等。

2．化学因素　某些组分可被氧化还原，如六价铬在 pH 低的情况下被还原为三价铬；pH 升高或降低，可导致二氧化碳含量的变化。

3．生物性因素　微生物的繁殖和代谢会导致水样中某些待测组分的改变，如溶解氧和生化需氧量的降低，有机化合物的分解、亚硝酸盐和硝酸盐在微生物作用下的相互转化等。

（二）水样保存的方法和要求

1．保存方法　①选择合适的采样容器；②控制水样的 pH；③控制保存温度，用冷冻或冷藏降低微生物活性和化学反应速度；④加入化学试剂，抑制氧化还原和生化反应。常用水质检验项目的水样保存方法，见表 12-2。

考点提示

水样保存的基本方法和要求。

2．保存要求　①减少待测组分的挥发；②降低容器的吸附损失；③减缓水样的生化反应速度；④减缓待测组分的水解和氧化还原反应。

表 12-2　常用水样保存方法

测定项目	容器类别	保存方法	最长时间	备注
色、臭、味	G	冷藏	24 小时	
浑浊度	P，G	冷藏	24 小时	
pH	P，G	冷藏	6 小时	最好现场测定
总硬度	P，G	加硝酸至 pH<2	6 个月	
溶解氧	G（溶解氧瓶）	现场加硫酸锰和碱性碘化钾固定	8 小时	
高锰酸盐指数	G	每升水样加 0.8ml 硫酸（ρ_{20}=1.84g/ml）	24 小时	
氨氮、硝酸盐氮	P，G	每升水样加 0.8ml 硫酸（ρ_{20}=1.84g/ml），冷藏	24 小时	
亚硝酸盐氮	P，G	冷藏	立即测定	
一般金属	P（A），G（A）	加硝酸至 pH<2	6 个月	
六价铬	G（A）	加氢氧化钠至 pH 7～9	尽快测定	瓶内无磨损
汞	G（A）	加硝酸（1+9，含重铬酸钾 50g/L）至 pH<2	1 个月	
银	G（A）（棕色）	加硝酸至 pH<2		
砷	G（A），P（A）	加硫酸至 pH<2	7 天	
硒	G（A），P（A）	冷藏		
硼	P	无要求	28 天	
余氯	G	现场测定		
氟化物	P	无要求	28 天	
氯化物、硫酸盐	G，P	冷藏	28 天	
碘化物	G	2～5℃	24 小时	

续表

测定项目	容器类别	保存方法	最长时间	备注
硫化物	G	每100ml水样加4滴醋酸锌溶液（220g/L）及1ml氢氧化钠溶液（40g/L），暗处	7天	
氰化物、挥发酚	G	加氢氧化钠至pH>12，冷藏，若含游离余氯，加亚砷酸钠除去	24小时	
阴离子合成洗涤剂	G	冷藏	24小时	
石油	G（S），（有刻度广口瓶）	现场萃取	24小时	
卤代烃类（氯仿、四氯化碳）	G	现场处理后冷藏	4小时	
苯及同系物	G	冷藏	24小时	
甲醛、乙醛、丙烯醛	G	每升水样加1ml硫酸（ρ_{20}=1.84g/ml），冷藏	24小时	
苯并（a）芘	G	冷藏	尽快测定	
有机氯农药（六六六、滴滴涕）	G（S）（衬聚四氟乙烯盖）	冷藏，若有游离余氯，每升水样加100mg维生素C	7天	现场萃取，冷藏，可保存较长时间
有机磷农药	G	冷藏	24小时	

注：①P为聚乙烯塑料瓶，G为硬质玻璃瓶，P（A）或G（A）表示用（1+1）硝酸浸泡，G（S）表示用有机溶剂洗涤；②此表未列入的项目可用G或P，采样后冷藏并尽快测定；③冷藏指存放于暗处，温度为4℃

第二节 物理性状及pH检验

水质检验的物理性状指标主要包括色度、浑浊度、臭和味、肉眼可见物、水温、电导率等，其中前5项是我国《生活饮用水水质卫生规范》常规检验项目，又称感官性状指标；水温、电导率则属于水源水及地表水的检验项目。该类项目一般采用感官或物理检查法进行检验，操作简单，是其他项目检验的基础。本章主要介绍温度、臭和味、色度、浑浊度、电导率以及一般化学指标中的pH测定。

一、水温

水温即水体温度，正常情况下地表水水温易随日照、气温及水深变化而变化；地下水和泉水受地层深度和地质条件的影响，水温变化更大。同一地区的地下水，温度往往比较恒定，但在不同地区，则差异较大。在同一地区或区域，出现水温突然异常波动，多表示有污染的可能，如工业冷却水温度较高，大量流入地下，可使水温明显升高；冬季地面污水温度较低，大量流入地下，则可使地下水温降低。城市供水系统的水源多为地面水，水温随季节变化大，但其变化是有规律的，若在某一水域水温明显增高，则说明可能有工厂高温废水排入，水体可能受到污染；亦可能被大量有机物污染后，有机物腐败分解释放大量热能使水温升高。所以，水温检测既可以推断水源种类，也可以为判断水源是否被污染提供参考，同时，水温测定也是水质分析中其他测定项目的基础数据。水温的测定应在现场进行，同时测定气温，作好记录。

检验方法——物理检查法

【原理】

根据物质热胀冷缩原理，利用水银温度计、酒精温度计测定，或利用热敏半导体阻值随温度变化而改变原理使用热敏温度计测量。

【仪器】

1. 水银温度计　棒状温度计（需事先校正），分度值为 0.1℃。

2. 深水温度计　分度值 0.2℃，见图 12-3。

3. 热敏温度计　用标准的水银温度计校正后使用，探头连接导线长度一般为 5m。

【操作步骤】

1. 表层水测定　将温度计浸入水中，3 分钟后读数；使用热敏温度计，将其探头沉入水中至预定的深度，3 分钟后读数；测流动水水温时，可 1 分钟后读数。

2. 井水或深水　将深水温度计沉入预定的深度，感温 3 分钟后，迅速提出水面，立即读数。

【注意事项】

1. 测定结果记录一般读至 0.5℃，测定溶解氧饱和度等项目，应准确读至 0.1℃。

2. 如必须取出水样才能进行测定时，注意水样体积不得小于 1L，并用水样冲洗采样器，使采样容器与水样温度平衡后，再行测定，并避免热源、日光对水样温度的影响。

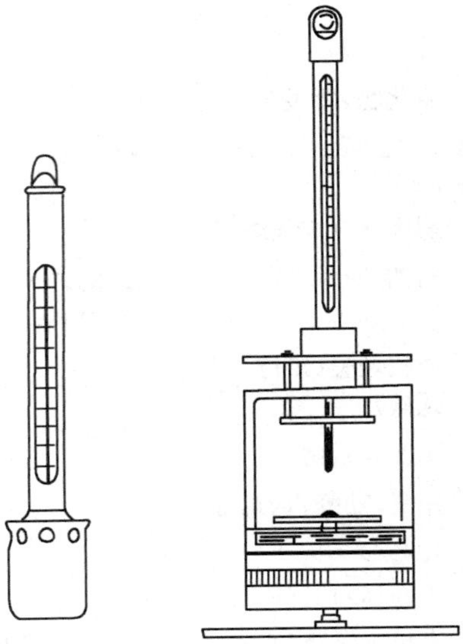

a　　b

图 12-3　水温测定仪

a. 水温计；b. 深水温度计

考点提示

温度计读取数据的时间。

二、臭和味

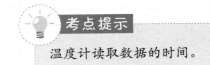

臭和味指被检水体可以闻到的气味和可以尝出的味道，属于人的感官可以检验的项目。洁净的天然水无臭无味，当水能被嗅到气味或尝出味道时，说明水体中存在有臭和味的物质，水体已受到污染。臭和味的检验对于判断水体是否被污染、评价水处理效果、追踪污染源都有重要意义。

臭和味很难用数量表示，我国《生活饮用水水质卫生规范》规定用嗅气和尝味法测定臭和味，该法主要适用于生活饮用水和水源水的测定。臭的定性可用无味、泥土味、鱼腥味、霉烂味、青草味、酚臭味、污水味等词语来描述；味的定性可用酸、甜、苦、辣、咸、涩、麻等词语描述；臭和味的强度等级分为六级，见表 12-3。

表 12-3　臭和味的强度分级

等级	强度	说明
0	无	无任何臭和味
1	微弱	一般饮用者很难察觉，嗅、味灵敏者可以发觉

续表

等级	强度	说明
2	弱	一般饮用者刚能察觉
3	明显	能明显察觉
4	强	有很明显臭味
5	很强	有强烈恶臭和异味

注：必要时可用活性炭脱臭的纯水作无臭对照水

检验方法——感官检查法

【原理】

用鼻嗅气味，用口、舌尝味道。

【仪器】

1. 锥形瓶（250ml）。

2. 电炉。

【操作步骤】

1. 嗅气、尝味法　分为水样在冷热两种状态下臭和味的测定。

（1）冷法测定：①玻璃瓶采样；②室温下（20℃），取100ml水样于250ml锥形瓶中，振摇后从瓶口嗅水的气味，同时品尝水的味道（切勿咽下）。

（2）热法测定：将上述水样加热至开始沸腾，立即取下锥形瓶，稍冷，约60℃同上法嗅气、尝味并记录。

2. 臭阈值法（稀释倍数法）　主要适用于污染严重水样的测定。嗅到和尝到臭和味时的浓度，称为臭阈浓度，水样稀释到臭阈浓度时的稀释倍数，称为臭阈值。测定时臭和味的性质记录同上，以臭（味）阈值表示臭和味的强度。

$$\text{嗅（味）阈值}=\frac{\text{水样（ml）}+\text{稀释水样（ml）}}{\text{水样（ml）}}$$

【说明及讨论】

1. 臭味的检验，需要检验人员直接用口尝，因此，必须确保被检水样的安全性。对于可能被细菌、病毒、寄生虫污染及含有有毒有害物质的水样，不进行味的检验！此类水样的臭的检验，可采用臭阈值法测臭。

2. 臭和味的强度既与产臭、产味物质的量有关，同时也与人的嗅觉、味觉敏感度有关，故相关测定人员必须无感觉器官方面的疾病（鼻炎、口腔炎、感冒等），检测前半小时停止进食刺激性食物和吸烟，不能化妆。测定时间不宜过长，避免疲劳对嗅觉产生影响。

3. 测定臭、味的水样应用玻璃瓶采集，最好现场立即测定，否则应将采样瓶充满水样，冷藏，6小时内测定。

三、色度

水体的颜色是反映水体外观的指标。清洁水的水层浅时为无色透明，水层深则为浅蓝或浅绿色。当天然水中存在腐殖质、泥土、浮游生物和矿物质时，水体会随其浓度不同而呈现不同的颜色；工业废水中含有染料、生物色素及有色悬浮物等，使水体受到污染而着色；生活污水中含有大量氮、磷等有机物质，致使水中藻类及其他浮游生物迅速繁殖，水体会出现绿色、红色、乳白色、棕色等颜色，甚至会引起水中溶解氧下降，水质恶化，造成水中鱼类及其他生物大量死亡、腐烂，水体变黑发臭。

水的色度指标并不能清楚地说明水的安全性，但它可以在一定程度上反映水体是否被污染及污染的程度，为其他项目的测定或水处理提供依据。

水的色度可分为“真色”和“表色”两种。真色是指去除水中悬浮物之后测得水的色度，它是由水中溶解性有色物质产生；表色是指没有去除悬浮物测得的色度，它是由水中溶解性有色物质和悬浮物所产生的颜色。水的色度一般指的是真色。《生活饮用水卫生标准》（GB5749-2006）规定，生活饮用水色度不超过 15 度，并不能呈现其他异色。水的色度测定常用铂钴标准比色法、稀释倍数法和分光光度法，此处主要介绍铂钴标准比色法。

拓展知识

赤潮

赤潮又名红潮，是一种水华现象，是海洋灾害的一种。它是指在特定的环境条件下，海水中某些微小浮游生物、原生动物或细菌突发性地增殖或聚集而引起海水变色现象。发生赤潮时，通常根据引发赤潮的生物种类、数量不同，海洋水体会呈红、黄、绿和褐色等。

引起赤潮相关因素很多，但其中一个极其重要的因素是海洋污染，大量城市污水、农业污水、食品等工业废水排入海水中，促使海水富营养化，海洋藻类大量繁殖。藻体在分解过程中大量消耗水中的溶解氧，水质恶化，导致鱼类及其他海洋生物因缺氧死亡，同时还会释放出大量有害气体和毒素，严重污染海洋环境，使海洋的正常生态系统遭到严重破坏，同时对海洋渔业和海水养殖业造成严重危害。

检验方法——铂钴标准比色法

【原理】

铂钴标准比色法是用氯铂酸钾和氯化钴配成与天然水黄色色调相同的标准系列，再与水样进行目视比色确定水样的色度。规定 1L 水中含有 1mg 铂［Pt，以 $(PtCl)_6^{2-}$ 形式存在］和 0.5mg 钴所具有的颜色为 1 度，作为标准色度单位。

考点提示

铂钴标准比色法测定水的色度的原理。

【仪器】

1. 无色具塞比色管（成套高型 50ml）。

2. 离心机。

【试剂】

铂钴标准溶液：称取 1.246g 氯铂酸钾（K_2PtCl_6）和 1.000g 干燥的氯化钴（$CoCl_2 \cdot 6H_2O$），溶于 100ml 纯水中，加入盐酸（ρ_{20}=1.19g/ml）100ml，用纯水定容至 1000ml，此标准溶液的色度为 500 度。保存在密塞玻璃瓶，放于暗处。

【操作步骤】

1. 标准色列的配制　向 13 支 50ml 无色具塞比色管中分别加入 0.00、0.50、1.00、1.50、2.00、2.50、3.00、3.50、4.00、4.50、5.00、6.00、7.00ml 铂钴标准溶液，加纯水稀释至标线，摇匀，即配制成色度依次为 0、5、10、15、20、25、30、35、40、45、50、60、70 度的标准色列，密塞保存，可长期使用。

2. 水样的测定

(1) 水样处理：取适量水样，离心去除悬浮物。

(2) 取水样：取 50ml 上述水样于比色管中。如水样色度过高，可酌情减少取水样的量，加纯水稀释后比色，测定结果乘以稀释倍数。

(3) 目视比色：将水样与铂钴标准色列进行目视比较。如水样与标准色列的色调不一致，为异色，可用文字描述。

【结果计算】

按下式计算水样的色度：

$$色度(度)=\frac{V_1\times 500}{V}$$

式中：V_1 为相当于铂钴标准溶液的用量(ml)；V 为水样的体积(ml)。

【说明与讨论】

1. 注意水样的代表性。所取水样应无树叶、枯枝等漂浮杂物。将水样盛于无色、清洁的玻璃瓶中，尽快测定。否则应在约 4℃冷藏保存，24 小时内必须测定。

2. 若水样浑浊，可放置澄清，亦可用离心法或用滤膜(孔径为 0.45μm)过滤以除去悬浮物，但不能用滤纸过滤水样，因为滤纸能吸附部分溶于水的有色物质，改变色度。

3. 目视比色时，可将比色管置于白瓷板或白纸上，使光线从管底部向上透过液柱，目光从管口垂直向下观察。

4. 如果水样中有泥土或其他分散很细的悬浮物，虽经处理也得不到透明的水样时，也可直接测定表色。对表色或异色需做文字说明。

四、浑浊度

浑浊度是表示水中悬浮物等对光线透过时所产生的阻碍程度，是水的一种光学性质。浑浊度是由于水中含有泥沙、黏土、有机物、无机物、浮游生物和微生物等悬浮物质和胶体物质，当光线通过悬浮液时，光线会被吸收、反射、散射而呈现出浑浊现象。水的浑浊度测定可帮助了解水中所含微生物及其他污染物质情况，对水质净化处理具有指导意义。

由于产生浑浊度的物质颗粒大小和构成成分不同，沉降速度不同，而且细微的颗粒也会聚合而沉降，使浑浊度发生改变，故应在取样后尽快测定。样品收集于具塞玻璃瓶内，如需保存，可在 4℃冷藏、暗处保存 24 小时，测试前要激烈振荡水样并恢复到室温。

水的浑浊度测定常用福尔马肼标准目视比浊法和福尔马肼标准散射比浊法，此处介绍前者。浑浊度测定结果以福尔马肼散射浑浊度单位(NTU)表示。NTU 规定：将 10g/L 硫酸肼溶液 5.00ml 与 100g/L 六亚甲基四胺溶液 5.00ml 置于 100ml 容量瓶内，混匀，在(25±3)℃放置 24 小时后，加入纯水稀释至标线，混匀。规定此标准混悬液浑浊度为 400(NTU)。

生活饮用水浑浊度不超过 1 度(NTU)，特殊情况下不超过 5 度(NTU)。

检验方法——福尔马肼标准目视比浊法

【原理】

硫酸肼与六亚甲基四胺在适当温度下可聚合形成福尔马肼，作为浑浊度标准溶液，在相同条件下用福尔马肼标准混悬液散射光强度与水样散射光的强度进行目视比浊，散射光强度越大，表示浑浊度越高。

【仪器】

无色具塞比色管(成套高型 50ml)。

> 考点提示
>
> 福尔马肼标准目视比浊法测定水的浑浊度原理。

【试剂】

1. 纯水　将蒸馏水经 0.2μm 孔径薄膜滤片过滤，收集于用滤过水荡洗两次的烧瓶中。

2. 硫酸肼溶液(10g/L)　称取硫酸肼[$(NH_2)_2 \cdot H_2SO_4$，又名硫酸联胺]1.000g 溶于纯水，并于 100ml 容量瓶中定容。

3. 六亚甲基四胺溶液(100g/L)　称取六亚甲基四胺[$(CH_2)_6N_4$]10.00g 加纯水溶解，于 100ml 容量瓶中定容。

4. 福尔马肼浑浊度标准溶液　分别吸取硫酸肼溶液 5.00ml、六亚甲基四胺溶液 5.00ml 置于 100ml 容量瓶内，混匀，在(25±3)℃放置 24 小时后，加入纯水稀释至标线，混匀。此标准混悬液浑浊度为 400 度(NTU)，可使用 1 个月。

【操作步骤】

1. 配制标准系列　向 9 支 50ml 无色具塞比色管中分别加入 0.00、0.25、0.50、0.75、1.00、1.25、2.50、3.75、5.00ml 福尔马肼浑浊度标准溶液，加纯水稀释至标线，摇匀，各管浑浊度依次为 0、2、4、6、8、10、20、30、40 度。

2. 比色测定　取 50ml 混匀的水样置于 50ml 比色管中，与浑浊度标准溶液进行比较。若水样浑浊度过高，可适度减少水样用量，用纯水稀释后比色，测定结果乘以稀释倍数。

【结果计算】

测定时直接比较读取浑浊度结果，乘以稀释倍数。不同浑浊度范围所对应的读数精度要求，见表 12-4。

表 12-4　不同浑浊度范围的读数精度要求

浑浊度范围 /NUT	对应的精度值 /NUT
2～10	1
10～100	5
100～400	10
400～700	50
700 以上	100

【说明与讨论】

1. 硫酸肼毒性较强，属致癌物质，取用时应注意。

2. 稀释标准溶液或水样应使用无浑浊度水。无浑浊度水的制备：使蒸馏水通过 0.2μm 孔径薄膜滤片过滤制得。收集容器至少用滤过水淋洗 2 次，并将 200ml 初滤液弃去，然后收集备用。

3. 硫酸肼、六亚甲基四胺可在干燥器中干燥 24 小时后称重。

4. 水样浑浊度过高，则将水样稀释后再比浊，测定结果乘以稀释倍数。

5. 若水样测定精度要求较高，可用浊度仪进行比浊测定。

五、电导率

电导率也称比电导，是由距离 1cm、截面积为 1cm^2 的两个电导电极测得的电阻率的倒数，它是用数字来表示水溶液传导电流的能力，与水中矿物质有密切关系。纯水电导率很小，当水中含有无机酸、碱、盐时电导率增加，可见电导率可间接推测水中离子成分的总浓度或含量，所以，电导率可用于检测生活饮用水及其水源水中溶解性矿物质浓度的变化和估计水中离子化合物的总量，也可作为水体被矿物质污染的指标，但它不能反映非电解质的污染。

新蒸馏水的电导率为 0.5～2μS/cm，存放一段时间后，由于空气中二氧化碳或氨的溶入，电导率可上升至 2～4μS/cm；海水的电导率约为 30 000μS/cm；清洁河水电导率约为 100μS/cm；生活饮用水电导率一般在 50～500μS/cm。

电导率随温度变化而变化，温度每升高 1℃，电导率增加约 2%，通常规定 25℃为测定电导率的标准温度。

> **考点提示**
>
> 电导率的概念、特点和测定意义。

检验方法——电极法

【原理】

电解质溶液电导（S）是电阻（R）的倒数，即：

$$S=\frac{1}{R}$$

式中：S 为电导，单位为西门子，简称西，用 S 表示；R 为电阻，单位为欧姆，用 Ω 表示。

根据欧姆定律，温度一定时，电阻 R 与电极间距离 L 成正比，与电极的截面积 A 成反比，即：

$$R=\rho\frac{L}{A}$$

式中：ρ 为电阻率，单位为 Ω•cm；L 为电极间距离，单位为 cm；A 电极截面积，单位为 cm^2。

实际工作中，一般将两只电极组合在一起构成一个整体，称电导池。所以电极面积 A 和电极间距离 L 都是固定不变的，故 L/A 是一个常数，称为电导池常数，用 C 表示，则上式可写成以下公式：

$$S=\frac{1}{\rho C}$$

由于电阻率的倒数称为电导率，用 K 表示，即：

$$K=\frac{1}{\rho}$$

电导率又叫比电导，单位为 S/cm。实际工作中常用 μS/cm 为单位。结合上式，可得：

$$K=CS$$

电导池常数 C 的值，通常由已知电导率 K 的氯化钾溶液（25℃时，0.0100mol/L KCl 溶液的电导率为 1413μS/cm）通过实验方法测得电导后求得，即：

$$C=\frac{K_{KCl}}{S_{KCl}}$$

因此，水样的电导率最终可以通过测水样电导的方法求得，即：

$$K_{水样}=CS_{水样}$$

目前测定水样的电导率使用电导率仪。水的电导率与其所含电解质的量成正比，在一定浓度范围，离子浓度越大，所带电荷越多，则电导率越高。将一对电导电极插入电导池中，利用电导率仪在相同温度下测定已知电导率的氯化钾标准溶液和水样的电导值或电阻值，计算得出电导池常数，即可求出水样的电导率。

【仪器】

1. 电导率仪。

2. 电导池及电极。

3. 温度计（±0.1℃）。

4. 烧杯（50ml）。

5. 恒温水浴锅。

【试剂】

1. 纯水　将蒸馏水通过离子交换柱制得，电导率小于1μS/cm。

2. 0.0100mol/L 氯化钾标准溶液　准确称取0.7456g于105℃干燥2小时并冷却后的优级纯氯化钾，溶于新煮沸放冷的蒸馏水中（电导率小于1μS/cm），于25℃下定容至1000ml，储于塑料瓶中备用。此溶液在25℃时电导率为1413μS/cm。

【操作步骤】

1. 水浴恒温　将氯化钾标准溶液分别注入4支试管，另取2支试管注入水样，将此6支试管同时放入恒温水浴锅中约30分钟，使管内温度达到25℃。

2. 测标准溶液的电导或电阻　用其中的3管氯化钾标准溶液依次冲洗电导池和电导电极，留下的一管氯化钾标准溶液倒入电导池中，插入电导电极测量氯化钾标准溶液的电导（S_{KCl}）或电阻（R_{KCl}）。

3. 测水样的电导或电阻　用水冲洗数次电导池和电导电极，再用一管水样冲洗，测量另一管水样的电导（S_S）或电阻（R_S）。

【结果计算】

1. 电导池常数 C

$$C=\frac{1413}{S_{KCl}}=0.001\,413R_{KCl}$$

式中：C 为电导池常数（1/cm）；1413为氯化钾标准溶液的电导率（μS/cm）；S_{KCl} 为氯化钾标准溶液的电导（μS）；R_{KCl} 为氯化钾标准溶液的电阻（Ω）。

2. 水样的电导率 K

$$K=CS_S=\frac{C}{R_S}\times10^6$$

式中：K 为水样的电导率（μS/cm）；C 为电导池常数（1/cm）；S_S 为水样的电导（μS）；R_S 为水样的电阻（Ω）。

【说明与讨论】

1. 最好使用和水样电导率相近的KCl标准溶液测定电导池常数。

2. 商品电极上均标明了该电极的电导池常数。也可以用已知电导率的KCl标准溶液测定电导池常数。

3. 如使用已知电导池常数的电导池，不需测定电导池常数，可调节好仪器直接测定，但要经常用KCl标准溶液校准仪器。

4. 为防止铂黑电极惰化，使用前后应浸在水中。如发现电极惰化，可将电极浸入10%

硝酸溶液中2分钟，使用前需水洗。

5. 测量时注意电极表面不能有气泡。

6. 恒温25℃下测定水样的电导率，仪器的读数即为水样的电导率。若测定时温度不在25℃，必须记录水样温度，用下式换算成25℃时的电导率。

$$K_{25℃} = \frac{K_t}{1+\alpha(t-25)}$$

式中：$K_{25℃}$为25℃时的电导率；t为测定电导率时的温度；K_t为t℃时的电导率；α为各种离子的平均温度系数，定为0.022。

7. 电导率随温度变化而变化，温度每升高1℃，电导率增加2%。若测定过程中温度变化小于0.2℃，可不必再次测定氯化钾标准溶液的电导或电阻，但在不同批次（日）测定时还需重新测定。

六、pH

在水质分析中，pH是评价水质的重要参数，是水质检验中的重要指标，又是其他检验项目必须测定的参数。因为pH不仅可以表示水的酸碱程度，还可以间接反映水体的污染状况。水体pH与大气中CO_2浓度、酸雨、工业三废、生活污水、粪便等污染物均有关，这些因素会使水的pH发生明显改变，pH改变常常提示水体被污染。

水体的pH对于生活用水及饮用水水体的卫生状况、水生植物、生物生长、微生物繁殖、腐蚀性、水质净化、消毒等均具有一定影响。水体遭到工业废水或生活污水的污染时，pH会升高或降低。不管水体呈酸或碱性，均会对人民生活和工农业生产造成危害。酸性或碱性水不仅会腐蚀管道、危害作物生长，还可以将水中某些已呈化合状的有害或有毒物质释放出来从而给人类及其他生物带来危险。如水的pH降低，氰化物转为氢氰酸，使毒性增大；pH升高不仅使铵盐转为氨的浓度增加，而且毒性增大。若水体长期受酸、碱污染，还会对生态平衡产生不良影响，使水体生物的种群逐渐变化，鱼类减少，甚至绝迹。

我国水质卫生标准规定：生活饮用水的pH为6.5～8.5。对于工业及渔业用水的pH也做了相应的规定。由于大气中二氧化碳与水反应生成碳酸而影响pH，可使pH降低至6.5甚至更低。所以在水样采集时应现场测定pH或将水样送到实验室后立即测定。

测定水样pH最常用的方法是玻璃电极法和标准缓冲溶液比色法。

检验方法——玻璃电极法

【原理】

> **考点提示**
>
> 玻璃电极法测定水样pH的原理和注意事项。

玻璃电极法测定pH属于直接电位法。以玻璃电极为指示电极，饱和甘汞电极为参比电极组成原电池。

当氢离子浓度发生变化时，原电池电动势发生改变，可测得原电池的电动势的变化值。在25℃时，每单位pH相当于59.1mV电位差变化值，即电位差每改变59.1mV，溶液中的pH相应改变1个单位。可以在仪器上直接读出pH，温度差异在仪器上有补偿装置。为了提高测定准确度，校准仪器时选用的标准缓冲溶液的pH应与水样的pH接近。此方法可准确到0.01pH单位。

该法使用仪器简单、操作容易、准确度高；水样不要求进行繁琐的样品分析前处理，可直接测定，电极响应快；水样色度，浑浊度、胶体物、氧化剂、还原剂及较高的含盐量等均不影响测定；可测物质种类多，应用广泛。水质检验中 pH、氰化物等测定都采用直接电位法。

【仪器】

1. 精密酸度计　测量范围 0～14pH 单位；读数精度≤0.02pH 单位。

2. pH 玻璃电极。

3. 饱和甘汞电极。

4. 聚乙烯烧杯（50ml）。

5. 温度计（0～50℃）。

【试剂】

1. 苯二甲酸氢钾标准缓冲溶液　称取在 105℃烘干 2 小时的苯二甲酸氢钾（$KHC_8H_4O_4$）10.12g，溶于纯水中，并稀释至 1000ml，此溶液的 pH 在 20℃时为 4.00。

2. 混合磷酸盐标准缓冲溶液　称取在 105℃烘干 2 小时的磷酸二氢钾（KH_2PO_4）3.40g 和磷酸氢二钠（Na_2HPO_4）3.55g，溶于纯水中，并稀释至 1000ml。此溶液的 pH 在 20℃时为 6.88。

3. 四硼酸钠标准缓冲溶液　称取四硼酸钠（$Na_2B_4O_7 \cdot 10H_2O$）3.81g，溶于纯水中，并稀释至 1000ml，此溶液的 pH 在 20℃时为 9.22。

配制上述缓冲溶液所用纯水均为新煮沸放冷的蒸馏水。配成的溶液应储存在聚乙烯瓶或硬质玻璃瓶内。此类溶液可以稳定 1～2 个月。

苯二甲酸氢钾、混合磷酸盐、四硼酸钠三种缓冲溶液的 pH 随温度变化而稍有差异，见表 12-5。

表 12-5　不同温度时常用标准缓冲溶液的 pH

温度℃	标准缓冲溶液的 pH		
	$KHC_8H_4O_4$	$KH_2PO_4+Na_2HPO_4$	$Na_2B_4O_7$
0	4.00	6.98	9.46
5	4.00	6.95	9.40
10	4.00	6.92	9.33
15	4.00	6.90	9.28
20	4.00	6.88	9.22
25	4.01	6.86	9.18
30	4.02	6.85	9.14
35	4.02	6.84	9.10
40	4.04	6.84	9.07

【操作步骤】

1. 浸泡玻璃电极　玻璃电极在使用前应放入纯水中浸泡 24 小时以上。

2. 仪器校正　仪器开启预热半小时后，按仪器使用说明书操作，进行调零、温度补偿及满刻度校正等工作。

3. pH 定位　选用一种与被测水样 pH 接近的标准缓冲溶液，重复定位 1～2 次，当水样 pH<7.0 时，使用苯二甲酸氢钾缓冲溶液定位，以四硼酸钠或混合磷酸盐缓冲溶液复定位；如果水样 pH>7.0 时，则用四硼酸钠缓冲溶液定位，以苯二甲酸氢钾或混合磷酸盐缓冲溶液复定位。

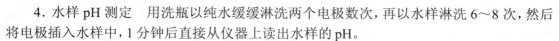

4. 水样 pH 测定　用洗瓶以纯水缓缓淋洗两个电极数次，再以水样淋洗 6～8 次，然后将电极插入水样中，1 分钟后直接从仪器上读出水样的 pH。

【说明与讨论】

1. 玻璃电极球泡部分特别薄，在使用和保存时，切勿与硬物相碰或用手触摸。

2. 甘汞电极内为氯化钾的饱和溶液，当室温升高后，溶液可能由饱和状态变为不饱和状态，故应保持一定量氯化钾晶体。甘汞电极在使用时，要拔去侧面的胶塞。

3. pH 大于 9 的溶液，应使用高碱玻璃电极测定 pH。一般普通玻璃电极测 pH 范围在 1～9 之间，其电极值与 pH 呈线性关系；如果用 Li_2O 代替 Na_2O 制玻璃电极，其测定范围可扩大到 pH 1～13.5。

4. 温度对 pH 测定影响大，应注意测定溶液与标准溶液温度一致。

第三节　化学指标检验

案例分析

2012 年 3 月广州东莞松木山水库出现大面积死鱼现象。据调查，造成此次大面积死鱼的原因是大量污染物经排污口流入，导致水体质量下降，加上近期气温升高，水底微生物大量繁殖，消耗水中溶解氧，造成水体底部缺氧，导致鱼类大面积死亡。

请问：1. 大量污染物为何造成水质下降？

2. 什么是溶解氧？如何测定水中溶解氧含量？

一、有机污染项目

人类每年排放到环境中人工合成的有机污染物有数千万吨，品种达几十万种。有机污染物进入水体后，通过物理、化学和生物作用能降解和消失。但当水体有机污染物超过水体自净能力后，就不能被分解，此时水质恶化，从而破坏我们的生存环境，危害人类健康。

水中有机污染物种类繁多，直接测定水中各种有机物难度较大，一般采用综合项目指标来间接反映水体受到有机物污染的状况，即测定“三氧”、“三氮”。“三氧”是指水中溶解氧、生化需氧量和耗氧量，“三氮”是指水中氨氮、亚硝酸盐氮和硝酸盐氮。

（一）溶解氧

考点提示

溶解氧的概念和碘量法测定水中溶解氧的原理。

溶解氧（DO）是指溶解于水中的分子态氧，以 $\rho(O_2)$ 表示，单位为 mg/L。水中溶解氧的含量与空气中氧的分压、大气压力、水温有密切关系。当空气中氧的分压恒定时，水温越低，水中溶解氧含量越高；当水温恒定时，空气中氧分压越高，水中溶解氧含量则越高。清洁地面水中溶解氧接近饱和状态，高于地下水的溶解氧含量。

溶解氧是有机物氧化分解、水体自净和水生生物生存的必要条件，是评价水质好坏的重要指标之一。当水体受到人、畜粪便等有机物污染时，有机物分解将消耗水中的溶解氧，当大气中的氧来不及补充时，水中溶解氧逐渐降低，以致趋近于零，此时水中厌氧菌大量繁殖，有机物在厌氧菌作用下腐烂，水体发黑、发臭，水质恶化，从而影响水生生物的生存。若水中溶解氧<4mg/L 时，许多鱼类会窒息死亡。故水中溶解氧含量可反映水体有机污染情况。

为保证水源质量和发展渔业生产，我国地表水环境质量标准规定Ⅲ类水域溶解氧≥5mg/L。

测定水中溶解氧的方法有碘量法、修正碘量法、膜电极法和现场快速溶解氧仪法。清洁水可直接采用碘量法测定，受污染的地表水和工业废水，必须采用修正碘量法或膜电极法测定。膜电极法是根据分子氧透过薄膜的扩散速率来测定水中溶解氧，此法简便、快速、干扰少，可用于现场测定。下面重点介绍碘量法测定水中溶解氧。

检验方法——碘量法

【原理】

碘量法测定溶解氧的依据是利用氧的氧化性，在碱性环境中将低价锰氧化为高价锰。在水样中加入硫酸锰和碱性碘化钾溶液，硫酸锰和氢氧化钠反应生成氢氧化锰，氢氧化锰极不稳定，迅速被水中溶解氧氧化为含氧氢氧化锰，含氧氢氧化锰又与过量的氢氧化锰反应生成偏亚锰酸锰棕色沉淀。再加入硫酸，偏亚锰酸锰将碘化钾氧化释放出与溶解氧量相当的单质碘。以淀粉为指示剂，硫代硫酸钠为标准溶液滴定释出的碘，滴定至蓝色刚好褪去为终点。根据消耗硫代硫酸钠标液的量，计算水中溶解氧的含量。反应式为：

$$MnSO_4 + 2NaOH \longrightarrow Mn(OH)_2\downarrow + Na_2SO_4$$

$$2Mn(OH)_2 + O_2 \longrightarrow 2H_2MnO_3\downarrow$$

$$H_2MnO_3 + Mn(OH)_2 \longrightarrow MnMnO_3\downarrow(\text{棕色沉淀}) + 2H_2O$$

$$2KI + H_2SO_4 \longrightarrow 2HI + K_2SO_4$$

$$MnMnO_3 + 2H_2SO_4 + 2HI \longrightarrow 2MnSO_4 + I_2 + 3H_2O$$

$$I_2 + 2Na_2S_2O_3 \longrightarrow 2NaI + Na_2S_4O_6$$

从上述反应式得出 $Na_2S_2O_3$、I_2、O_2 三者之间定量关系为：1mol（$Na_2S_2O_3$）=1mol（1/2I_2）=1mol（1/4O_2）。

【仪器】

1．溶解氧瓶（250～300ml）。

2．滴定管（25ml）。

3．碘量瓶（250ml）。

4．移液管（100ml）。

5．温度计（精确到0.1℃）。

6．气压计。

【试剂】

1．硫酸锰溶液　称取 400g 硫酸锰（$MnSO_4\cdot 2H_2O$）或 480g 硫酸锰（$MnSO_4\cdot 4H_2O$）溶于水中，若有不溶物，应过滤，稀释至 1000ml。此溶液与硫酸及碘化钾作用后，不得产生游离碘，即遇淀粉不会产生蓝色。

2．碱性碘化钾溶液　称取 500g 氢氧化钠，溶于 300～400ml 水中；另称取 150g 碘化钾（或 135g 碘化钠）溶于 200ml 水中，待氢氧化钠溶液冷却后，将两种溶液合并，混匀，加水稀释至 1000ml。如有沉淀，放置 24 小时后倾出上清液，贮于棕色塑料瓶中，用橡皮塞塞紧，避光保存。此液在稀释或酸化后不得产生游离碘。

3．0.025mol/L 重铬酸钾标准溶液　称取 7.3548g 在 105～110℃烘干 2 小时的优级纯重铬酸钾，溶解后转入 1000ml 容量瓶中，用水稀释至刻度，摇匀。

4. 0.025mol/L 硫代硫酸钠标准溶液　称取 6.2g $Na_2S_2O_3 \cdot 5H_2O$，溶于经煮沸冷却的蒸馏水中，加入 0.2g 无水硫酸钠，稀释至 1000ml，储于棕色瓶中，使用前用重铬酸钾标准溶液标定。标定方法如下：

在 250ml 碘量瓶中加入 100ml 水、1.0g 的碘化钾、5.00ml 0.025mol/L 重铬酸钾标准溶液和 5ml 3mol/L 硫酸，摇匀，加塞后置于暗处 5 分钟，用待标定的硫代硫酸钠溶液滴定至浅黄色，然后加入 1% 淀粉 1.0ml，继续滴定至蓝色刚好消失，记录用量。平行做三份。

$$\text{硫代硫酸钠(mol/L)} = \frac{6 \times c_1 \times V_1}{V}$$

式中：c_1 为重铬酸钾标准溶液的浓度（mol/L）；V_1 为重铬酸钾标准溶液的体积（ml）；V 为滴定时所消耗硫代硫酸钠溶液的体积（ml）。

5. 浓硫酸　相对密度 1.84。

6. 3mol/L 硫酸溶液。

7. 1% 淀粉溶液　称取 1g 可溶性淀粉，用少量水调成糊状，然后加入刚煮沸的水冲稀至 100ml，冷却后加 0.1g 水杨酸或 0.4g 氯化锌防腐。若此溶液与碘生成蓝紫色，表示淀粉已经变质，应重新配制。

【操作步骤】

1. 水样采集　水样常采集到溶解氧瓶中，按溶解性气体水样采集方法采集水样。采样同时记录水温与气压。

2. 固定溶解氧　取下瓶塞，将吸管插入水样液面以下，慢慢分别加入 1.0ml 硫酸锰溶液和 2.0ml 碱性碘化钾溶液，盖上瓶塞，注意瓶内不能留有气泡，然后将碘量瓶颠倒混合数次，此时有黄至棕色沉淀物形成，静置，当沉淀物降至瓶高一半时，再颠倒混合一次。此步操作应在现场完成。

3. 析出碘　再次待沉淀下降到液层中部时，轻启瓶塞，沿瓶口缓慢加入 2.0ml 硫酸，小心盖好瓶塞，颠倒摇匀，使沉淀全部溶解，若溶解不完全，可再加入少量浓硫酸至全溶，放置暗处 5 分钟。

4. 滴定碘　准确移取上述处理过的 2 份 100.0ml 水样分别置于 250ml 碘量瓶中，用硫代硫酸钠标准溶液滴定至溶液呈微黄色时，加入 1% 淀粉溶液 1ml，继续滴定至蓝色刚好消失为止，记录消耗体积。

【结果计算】

$$\text{溶解氧}(O_2, \text{mol/L}) = \frac{c \times V \times 8 \times 1000}{100.0}$$

式中：c 为 $Na_2S_2O_3$ 标准溶液的浓度（mol/L）；V 为消耗 $Na_2S_2O_3$ 标准溶液的体积（ml）；8 表示每消耗 1mol $Na_2S_2O_3$ 相当于含有 8g 溶解氧（O_2）。

【说明与讨论】

1. 测定溶解氧时，试剂的加入比较特殊，应将吸管管尖插入液面之下，慢慢加入，以免将空气中氧带入水样中引起误差。

2. 水样呈强酸或强碱时，先用氢氧化钠或硫酸溶液调至中性后测定。

3. 水样中游离氯含量大于 0.1mg/L 时，应先加入硫代硫酸钠预先除去，方法如下：

取两个 250ml 的溶解氧瓶装满水样，将其中一瓶转入 500ml 碘量瓶中，加入 5.0ml（1+5）

硫酸和碘化钾 1g，摇匀，此时析出黄色或棕色碘，用硫代硫酸钠标准溶液滴定至浅黄色，加入 1% 淀粉溶液 1.0ml，再滴定至蓝色刚好消失，记录用量。向另一瓶水样中加入等量的硫代硫酸钠标准溶液（以消除游离氯的影响），混匀后，再固定溶解氧，并按正常操作进行测定。

4. 加硫酸后再盖上瓶塞，则会溢出同体积的液体，因溶解氧已经固定，因此不会影响测定结果。

5. 当滴定到终点后，30 秒内溶液蓝色没有返回是正常现象。否则，说明水样中可能含有过量的亚硝酸盐，反应如下：

$$2I^- + 2NO_2^- + 4H^+ \longrightarrow I_2 + 2NO + 2H_2O$$

遇此情况，应改用叠氮化钠碘量法。

6. 当水中有大量干扰物时，可用修正的碘量法，如亚硝酸盐氮可用叠氮化钠碘量法（用叠氮化钠分解亚硝酸盐氮）、Fe^{2+} 用高锰酸钾碘量法（用高锰酸钾氧化 Fe^{2+}）。水有颜色或含有藻类和悬浮物时可用硫酸铝钾混凝沉淀除去。

（二）生化需氧量

生化需氧量（BOD）是指在溶解氧足量的条件下，需氧微生物在分解水中有机物的生物化学氧化过程中所消耗的溶解氧量，以 $\rho(O_2)$ 表示，单位为 mg/L。它是以测定水样在密闭容器中于 20℃培养 5 天后溶解氧的减少量来表示，称为五日生化需氧量（BOD_5）。水中有机物含量越多，被微生物分解所消耗的溶解氧也越多，即 BOD 越高。因此，BOD 值是间接反映水体被有机物污染的程度和衡量生活污水处理过程中净化效率的综合指标。我国地表水环境质量标准规定Ⅲ类水域 $BOD_5 \leq 4mg/L$。

目前绝大多数国家以直接培养法及稀释培养法作为测定 BOD 的标准方法，但我国也普遍采用此法。对于较清洁水样可用直接培养法。稀释培养法适用于测定污染较为严重的水源水或工业废水（$2mg/L \leq BOD_5 \leq 6000mg/L$），因含较多有机物，消耗溶解氧必定多，甚至耗尽，需用稀释水稀释后再培养测定。稀释水一般用蒸馏水配制，要求含有足够的溶解氧，使之达到饱和或近饱和，所以，通常要进行曝气（2～8 小时）或通入氧气；稀释水还应含有一定量的无机营养物和 pH 缓冲物质（钙、镁、铁盐及磷酸盐等，pH 为 7.2），以保证微生物生长的需要。如果待测水样不含或只含少量微生物（如某些酸性、碱性、高温或氯化处理的工业废水），此时，还须在稀释水中接种能降解废水中有机物的微生物。当某些废水中存在着难于被一般环境中的微生物以正常速度分解的有机物或含有剧毒物质时，应接种经过驯化后的微生物，以利于有机物的分解。

测定生化需氧量的水样，采集时应充满并密闭于瓶中，在 0～4℃下进行保存，一般应在 6 小时内进行分析。若需要远距离转运，在任何情况下，贮存时间不应超过 24 小时。

五日生化需氧量（BOD_5）需测定培养前后的溶解氧，直接培养法常用碘量法，稀释培养法用叠氮化钠修正碘量法。

> **考点提示**
>
> 生化需氧量的概念和直接培养法测定水中生化需氧量的原理。

检验方法——碘量法

【原理】

直接培养法是用虹吸法吸出水样二份置于溶解氧瓶中，一份立即测定溶解氧，另一份于（20±1）℃的恒温培养箱中培养 5 昼夜后取出，再测定溶解氧，两者之差即为 BOD_5。稀释培养法是将一定量的水样，用稀释水稀释后培养测定BOD_5。

【仪器】

1．溶解氧瓶（250ml）。

2．培养瓶（250ml）。

3．量筒（1000ml）。

4．虹吸管。

5．恒温培养箱（20℃±1℃）。

6．玻璃搅拌棒。

7．其他仪器同碘量法测定溶解氧所用仪器。

【试剂】

1．氯化钙溶液（27.5g/L） 将27.5g无水氯化钙溶于水，稀释至1000ml。

2．氯化铁溶液（0.25g/L） 将0.25g氯化铁（$FeCl_3 \cdot 6H_2O$）溶于水，稀释至1000ml。

3．硫酸镁溶液（22.5g/L） 将22.5g硫酸镁（$MgSO_4 \cdot 7H_2O$）溶于水中，稀释至1000ml。

4．磷酸盐缓冲溶液（pH=7.2） 将8.5g磷酸二氢钾（KH_2PO_4），21.75g磷酸氢二钾（K_2HPO_4），33.4g磷酸氢二钠（$Na_2HPO_4 \cdot 7H_2O$）和1.7g氯化铵（NH_4Cl）溶于水中，稀释至1000ml。此溶液的pH应为7.2。

5．稀释水 在20L玻璃瓶内装入蒸馏水，控制水温在20℃左右，然后用无油空气压缩机或薄膜泵，将吸入的空气先后经活性炭吸附管及水洗涤管后，导入稀释水内曝气2～8小时，使稀释水中溶解氧接近于饱和。曝气亦可导入适量纯氧。瓶口盖以两层经洗涤晾干的纱布，置于20℃培养箱中放置数小时，使水中溶解氧含量达8mg/L左右。

临用前每升水中加入上述氯化钙溶液、氯化铁溶液、硫酸镁溶液、磷酸盐缓冲溶液各1ml，混匀。稀释水pH应为7.2，其BOD_5应在0.2mg/L之下。

6．接种稀释水

（1）接种液：将生活污水在20℃条件下放置24～36小时，取上清液，备用。

（2）接种稀释液：在每升稀释水中加入接种液10～100ml。

7．葡萄糖-谷氨酸标准溶液 将葡萄糖和谷氨酸在103℃干燥1小时后，各称取150mg溶于水中，稀释至1000ml，混合均匀，此标准溶液临用前配制。

8．硫酸溶液（0.5mol/L）。

9．氢氧化钠溶液（1mol/L）。

10．叠氮化钠溶液（2g/L）。

11．氟化钾溶液（40g/L）。

12．其他试剂同碘量法测定溶解氧所用试剂。

【操作步骤】

1．水样预处理

（1）水样中含有大量的悬浮物时，会影响测定结果，有些活性污泥耗氧很多，必须在测定之前用$KAl(SO_4)_2$混凝沉淀的方法除去悬浮物。

（2）水样的pH若超过6.5～7.5范围时，可用盐酸或氢氧化钠溶液调节pH接近7，但用量不要超过水样体积的0.5%。

（3）含有少量余氯的水样，放置1～2小时后即可消失。余氯大于0.1mol/L，可加入硫代硫酸钠除去，加入量可用碘量法测定。

（4）水样中含有亚硝酸盐超过 0.1mg/L 时，在每升稀释水中加入 2mg 亚甲蓝或 3ml 叠氮化钠溶液处理。

（5）水样中亚铁盐超过 1mg/L 时，在每升稀释水中加入 2ml 氟化钾溶液。

（6）水样中含有铜、铅、锌、镉、铬、砷、氰等有害物质时，可使用经驯化的微生物接种液的稀释水进行稀释，或提高稀释倍数以减少毒物的浓度。

2．直接培养法　以虹吸法将约 20℃ 上述处理的水样转移至溶解氧瓶内，转移过程中应注意不使其产生气泡。立即测定其中一瓶溶解氧；将另一瓶加塞水封后放入培养箱中，在（20±1）℃培养 5 昼夜后，测其溶解氧。两者之差即为水样的生化需氧量。

3．稀释培养法

（1）稀释倍数的确定：将高锰酸钾法测定的耗氧量以 1～3 除之，商为水样的稀释倍数。

（2）水样的稀释：将水样小心混合均匀（勿产生气泡），按照确定的稀释倍数，取出所需体积的水，分别沿壁加入 1000ml 的量筒中，小心地用虹吸管将配好的稀释水或接种稀释水加至 1000ml。用一个特制的玻璃搅拌器，在水面以下缓缓地上下搅动 4～5 次，混合均匀后，用虹吸管将稀释水样转入预先编号的溶解氧瓶中，直至水由瓶口溢出时为止，立即密塞，以防产生气泡。每个稀释倍数做 2 个平行样。另取两个编号的溶解氧瓶，用虹吸法注满稀释水或接种水，密塞后用稀释水封口作空白。

（3）培养：从空白及每一个稀释倍数水样瓶中各取出一瓶，记下编号，用煮沸放冷的蒸馏水将瓶口凹处注水封闭，放入（20±1）℃恒温培养箱中，每天检查培养箱温度及瓶口的封口两次，及时调整温度，并观察瓶口是否有水封口。培养五昼夜后取出，倾去封口水，测定培养后的溶解氧。

（4）溶解氧测定：分别测定各个稀释倍数第 1 天和 5 天后的 DO 值。溶解氧测定从固定溶解氧开始按碘量法操作进行。

（5）检查稀释水和接种液的质量：将 20ml 葡萄糖 - 谷氨酸标准溶液用接种稀释水稀释至 1000ml，按测定 BOD_5 的操作步骤，测得 BOD_5 应在 200mg/L±37mg/L 范围，若不在此范围，说明实验有误，应检查接种液、稀释水质量或操作技术是否存在问题。

【结果计算】

1．直接培养法

$$\rho(BOD_5,\ mg/L)=\rho_1-\rho_2$$

2．稀释培养法

$$\rho(BOD_5,\ mg/L)=\frac{(\rho_1-\rho_2)-(\rho_3-\rho_4)f_1}{f_2}$$

式中：ρ_1 为水样培养液在培养前的溶解氧（mg/L）；ρ_2 为水样培养液在培养后的溶解氧（mg/L）；ρ_3 为稀释水（或接种稀释水）在培养前的溶解氧（mg/L）；ρ_4 为稀释水（或接种稀释水）在培养后的溶解氧（mg/L）；f_1 为稀释水（或接种稀释水）在培养液中所占的比例；f_2 为水样在稀释培养液中所占的比例。

$$f_1=\frac{V_{稀释水}}{V_{水样}+V_{稀释水}}$$

$$f_2=\frac{V_{水样}}{V_{水样}+V_{稀释水}}$$

一般认为稀释过的培养液在20℃，培养5天后，溶解氧减少40%～70%为宜。减少量过多或过少都会带来较大误差，故一份水样应同时做2～3稀释度，最后测定结果采用溶解氧降低在40%～70%的平均值。

溶解氧降低率计算公式如下：

$$X = \frac{\rho_1 - \rho_2}{\rho_1} \times 100\%$$

式中：X为水样稀释后溶解氧降低率（%）；ρ_1、ρ_2同上。

【说明与讨论】

1. 水中有机物的生物氧化过程，分为两个阶段：第一阶段为有机物中碳氢化合物氧化生成二氧化碳和水，此阶段称为碳化阶段；第二阶段为含氮物质及部分氨被氧化为亚硝酸盐和硝酸盐，称为硝化阶段，一般测定水样生化需氧量时，硝化作用不是很显著，除研究工作外，无实际应用价值。由于硝化阶段只有存在硝化细菌时才会发生，所以生化需氧量一般是指第一阶段有机物经微生物氧化分解所需的氧量。

微生物分解有机物的速度、程度受时间、温度等因素影响，如在20℃时，污水中的有机物需要20天左右才能基本完成第一阶段的生化氧化，但在20℃ 5天第一阶段的转化就可达70%左右。为缩短测定时间，同时使生化需氧量值有可比性，故采用在20℃条件下，培养5天测定生化需氧量作为标准方法，称为五日生化需氧量，以BOD_5表示。

2. 用虹吸法取水样和稀释过程中要防止产生气泡，加塞水封后瓶内也不能有气泡。混匀时搅拌棒不能露出水面。溶解氧瓶塞必须是完全磨口，如果是很轻的空心塞，必须用金属夹或橡皮筋固定，否则瓶塞易上浮，造成实验失败。

3. 玻璃器皿应彻底洗净。先用洗涤剂浸泡，然后用稀盐酸浸泡，最后依次用自来水、蒸馏水洗净。

4. 水样稀释倍数超过100倍时，应预先在容量瓶中用水初步稀释后，再取适量进行最后稀释培养。

（三）耗氧量

耗氧量是指在一定条件下，用强氧化剂氧化1L水中还原性物质所需消耗氧化剂的量，用$\rho(O_2)$表示，单位为mg/L。国际标准化组织（ISO）把使用高锰酸钾为氧化剂测定天然水与纯净水所得耗氧量称为高锰酸钾指数，用COD_{Mn}表示，用来表征饮用水和较清洁水中所含可被高锰酸钾（在酸性或碱性条件下）氧化的物质所消耗氧的量。

水中的还原性物质包括无机物和有机物两类，当水体受到生活污水、某些工业废水及人畜粪便污染时，水中还原性物质增多，耗氧量就会增加，故耗氧量可反映水体中还原性污染物的含量，由于一般生活饮用水和水源水中还原性污染物以有机物为主，故常用耗氧量来间接反映水体受到有机物污染的程度。

我国生活饮用水规定耗氧量≤3mg/L；地表水环境质量标准规定Ⅲ类水域耗氧量≤6mg/L。

测定耗氧量的方法有酸性高锰酸钾法和碱性高锰酸钾法。前者简便快速，适用于氯化物含量低于300mg/L的水样；当水中氯化物大于300mg/L时，可将水样稀释后测定，或用碱性高锰酸钾法测定。下面介绍酸性高锰酸钾法测定水中耗氧量。

考点提示

耗氧量的概念和酸性高锰酸钾测定水中耗氧量的原理。

检验方法——酸性高锰酸钾法

【原理】

1. 氧化水样中还原性物质　在水样中加入硫酸使呈酸性，再加入一定量的高锰酸钾溶液，在沸水浴中准确加热30分钟，以氧化水样中还原性物质。反应式为：

$$4KMnO_4+5[C](\text{代表有机物})+6H_2SO_4 \longrightarrow 2K_2SO_4+4MnSO_4+5CO_2\uparrow+6H_2O$$

2. 滴定　剩余的高锰酸钾用草酸钠溶液还原并过量，再用高锰酸钾标准溶液回滴过量的草酸钠，即滴定方式为回滴法。反应式为：

$$2KMnO_4+5Na_2C_2O_4+8H_2SO_4 \longrightarrow K_2SO_4+2MnSO_4+10CO_2\uparrow+8H_2O+5Na_2SO_4$$

本法是通过消耗高锰酸钾的量反映水样中还原性物质消耗氧的能力。则高锰酸钾消耗量与耗氧量之间关系：

$$2KMnO_4+3H_2SO_4 \longrightarrow K_2SO_4+2MnSO_4+3H_2O+5[O]$$

从上式看出，每消耗1mol（$1/5KMnO_4$）相当于消耗了8g的氧气（O_2）。根据消耗高锰酸钾标准溶液的量，计算耗氧量。

【仪器】

1. 锥形瓶（250ml）。
2. 棕色酸式滴定管（50ml）。
3. 恒温水浴箱。
4. 定时钟。

【试剂】

1. 草酸钠标准储备溶液[$c(1/2Na_2C_2O_4)$=0.1000mol/L]　称取在105～110℃烘烤1小时并冷却的基准草酸钠0.6705g，溶于少量蒸馏水，转移并定容于100ml容量瓶中，置暗处保存。

2. 草酸钠标准使用溶液[$c(1/2Na_2C_2O_4)$=0.0100mol/L]　吸取10.00ml上述草酸钠标准溶液于100ml容量瓶中，加蒸馏水稀释至标线，混匀。

3. 高锰酸钾储备溶液[$c(1/5KMnO_4)$=0.1000mol/L]　称取3.2g高锰酸钾溶于1.2L蒸馏水中，煮沸30分钟，使体积减少至1L左右，放置过夜，用G_3型垂熔漏斗过滤，滤液贮于棕色瓶中保存。

4. 高锰酸钾使用溶液[$c(1/5KMnO_4)$=0.0100mol/L]　取上述高锰酸钾溶液[$c(1/5KMnO_4)$=0.1000mol/L]100.0ml于1L容量瓶中，用蒸馏水稀释至刻线。临用时按测定方法校正其准确浓度。

5. 硫酸溶液（1+3）　将硫酸1份缓缓加入3份蒸馏水中，边搅拌边加入。趁热滴加高锰酸钾溶液呈微红色。

【操作步骤】

1. 处理锥形瓶　测定前须先处理锥形瓶，使其耗氧量为零。向250ml锥形瓶中加玻璃珠数粒，加入蒸馏水50ml、硫酸（1+3）溶液2.5ml及少量高锰酸钾标准使用溶液，加热煮沸数分钟，取下锥形瓶，用草酸钠标准使用溶液滴定至微红色，将溶液小心倾去（不要再洗涤，保留玻璃珠）。

2. 吸取水样　取100.0ml混匀的水样（或根据其中有机物含量取适量水样，以蒸馏水稀释至100ml），置于已处理过的锥形瓶中，加入5ml硫酸溶液（1+3），混匀。自滴定管中加入10.00ml高锰酸钾标准使用溶液，混匀。

3．水浴加热　立即将锥形瓶放入沸水浴中准确加热30分钟从水浴重新沸腾开始计时，水浴液面要高于锥形瓶内液面），如加热过程中红色明显减退，须将水样稀释重做。

4．滴定　取下锥形瓶，于白色背景下，趁热自滴定管中加入10.00ml草酸钠标准使用溶液，充分振摇，使红色褪尽。立即用高锰酸钾标准使用溶液滴定至微红色即为终点，记录高锰酸钾标准使用溶液的用量V_1（ml）。如果V_1超过5ml，应另取少量水样稀释后重做。

5．校正高锰酸钾浓度　将上述已滴定完毕的溶液加热至70℃，准确加入10.00ml草酸钠标准使用溶液，再用高锰酸钾标准使用溶液滴定至微红色，记录用量V_2（ml）。如高锰酸钾标准使用溶液的浓度是准确的，滴定时的用量应10.00ml，否则可按下式求得高锰酸钾标准使用溶液的校正系数K：

$$K=\frac{10.00}{V_2}$$

6．空白试验　若水样经过稀释，则另取100ml蒸馏水，按上述步骤滴定，记录高锰酸钾标准使用溶液用量V_0（ml）。

【结果计算】

1．水样不经稀释，取样量为100ml时：

$$\rho(O_2,\ mg/L)=\frac{[(10.00+V_1)K-10.00]\times 0.0100\times 8\times 1000}{100}$$
$$=[(10.00+V_1)K-10]\times 0.8$$

2．水样经稀释时：

$$\rho(O_2,\ mg/L)=\frac{\{[(10.00+V_1)K-10.00]-[(10.00+V_0)K-10.00]R\}\times 0.0100\times 8\times 1000}{V}$$

上两式中：V_1为测定过程中加入10.00ml草酸钠标准使用溶液后，再滴定时消耗高锰酸钾标准使用溶液的体积（ml）；V_0为空白试验时消耗高锰酸钾标准使用溶液的体积（ml）；V为水样体积（ml）；R为稀释水样时蒸馏水在100ml体积内所占比例。例如，将水样25ml加水稀释至100ml，则：

$$R=\frac{100-25}{100}=0.75$$

K为高锰酸钾标准使用溶液的校正系数。

【说明与讨论】

1．酸度以0.43mol/L（$1/2H_2SO_4$）硫酸环境为宜。酸度过高，高锰酸钾易自动分解；酸度过低，反应速度慢，结果偏低。酸度只能用硫酸来维持，因盐酸与高锰酸钾反应生成氯气，硝酸具有氧化性及混杂的亚硝酸的干扰。

2．有机还原性物质与高锰酸钾反应速度慢，故反应第一步加入过量的高锰酸钾，并在沸水浴中加热30分钟。加热温度必须保持在100℃，即水浴沸腾的温度，使还原性有机物与高锰酸钾作用完全。

3．高锰酸钾与草酸钠的反应需在60～80℃进行，不得低于60℃，以保证在较短时间内高锰酸钾与草酸钠定量反应。但是，温度也不能太高，以免引起草酸钠分解。

4．观察滴定终点，对人视觉敏感性而言，从无色至有色的感觉更敏锐，因此，加入过量草酸钠与高锰酸钾反应，过量的草酸再用高锰酸钾滴定，滴定至溶液由无色变为微红色，即为终点。

5. 高锰酸钾标准使用溶液的浓度应等于或略小于 0.01mol/L，否则取蒸馏水 100ml 滴定空白时，加入高锰酸钾标准使用溶液 10.00ml 后，再加 0.0100mol/L 草酸钠标准使用溶液 10.00ml 时，不能全部褪去高锰酸钾的红色，则不能得出空白值。

6. 水中氯离子浓度超过 300mg/L 时，在酸性介质中被高锰酸钾氧化而生成氯气，而消耗高锰酸钾，使结果偏高，此时可用碱性高锰酸钾法测定，或将水样稀释，使氯化物浓度降低，再用酸性高锰酸钾法。

7. 采水样最好用玻璃瓶采集，塑料瓶恐有有机物溶出。采集的水样应尽快测定。锥形瓶在使用前要用高锰酸钾或重铬酸钾洗液进行专门处理，充分洗净后备用。

8. 当取水样 100ml 时，本法最低检测质量浓度 0.05mg/L，最高可测耗氧量 5.0mg/L（以 O_2 计）。

（四）氨氮

氨氮（NH_3-N）是指水中以游离氨（NH_3）和铵离子（NH_4^+）形式存在的氮。两者组成比取决于水的 pH 和水温。当 pH 偏高时，游离氨的比例偏高，反之，则铵盐的比例高。

水中氨氮除了主要来源于生活污水中含氮有机物在微生物作用下的分解产物外，还来源于施用氮肥的农田排水和某些工业废水。水中含氮有机物进入水体后很不稳定，如蛋白质在微生物的作用下按下列方式进行无机化过程：蛋白质→蛋白胨→肽→氨基酸→氨氮→亚硝酸盐氮→硝酸盐氮。水中含氮有机物在微生物作用下的无机化过程，是水体自净的方式之一。在有机物的无机化过程中，病原微生物会逐渐消除。水中溶解氧充足时，上述无机化过程得以进行到底（最终产物是硝酸盐氮），否则其产物可能是氨、亚硝酸盐。在水质卫生检验中，测定各类含氮化合物的含量，有助于评价水体受污染情况，了解水体自净能力，并正确评价水质卫生。一般认为水体中氨氮含量高，说明水体新近受到污染。鱼类对水中氨氮比较敏感，当氨氮含量高时会导致鱼类死亡，对人体也有不同程度的伤害。

洁净的水体不应检出氨氮，水源水氨氮不应超过 0.02mg/L。

氨氮测定方法有纳氏试剂分光光度法、水杨酸 - 次氯酸盐分光光度法、电极法和气相分子吸收法等。分光光度法操作简便、灵敏，但干扰因素多，需作相应的抗干扰处理；电极法对水样不需要进行处理，测定范围较宽，但电极的寿命和再现性尚存在一定问题；气相分子吸收法比较简单，使用专用仪器或原子吸收仪都可达到良好的效果。氨氮含量较高时，可采用蒸馏 - 酸滴定法。下面着重介绍纳氏试剂分光光度法。

检验方法——纳氏试剂分光光度法

【原理】

水中氨与纳氏试剂[碘化汞钾，$K_2(HgI_4)$]在碱性条件下反应，生成黄色至棕色的胶体配合物，其颜色深浅与氨氮含量成正比，比色定量。反应式：

$$2K_2HgI_4 + 3KOH + NH_3 \longrightarrow \left[O \begin{matrix} Hg \\ \\ Hg \end{matrix} NH_2 \right]\downarrow + 7KI + 2H_2O$$

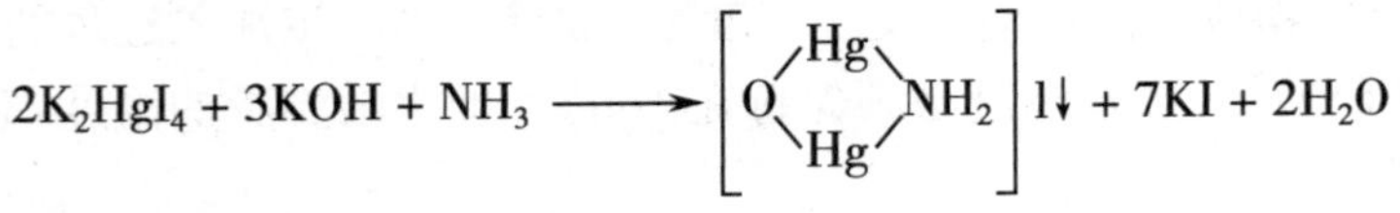

本法对无色、澄清的水样不需预处理，可直接进行测定。但出现以下情况会干扰测定，需做水样预处理：①水样浑浊或有颜色会产生干扰，可利用硫酸锌和氢氧化钠混凝沉淀而除去。②水中含有硫化物、醛等，在测定时会使溶液变浑浊；脂肪胺、芳香胺等可与碘化汞

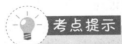

考点提示

纳氏试剂分光光度法测定氨氮的原理和操作。

钾产生颜色，可对水样进行蒸馏除去。③水中钙、镁、铁等离子在测定过程中生成沉淀，可加入酒石酸钾钠掩蔽。④水样中含有余氯时，可与氨结合生成氯胺，使测定结果偏低，可在测定前加入相应量的硫代硫酸钠脱氯。

此法通常测定用波长在410～425nm范围。若用分光光度法测定，取50ml水样，最低检出浓度0.025mg/L，测量范围为0.025～2mg/L；采用目视比色法，取50ml水样，最低检出浓度为0.02mg/L。当氨氮含量低于0.2mg/L时，用目视比色法。本法适用于测定生活饮用水及其水源水中氨氮的含量。

【仪器】

1. 具塞比色管（50ml）。

2. 全玻璃磨口蒸馏器（500～1000ml）。

3. 分光光度计。

【试剂】

1. 无氨水　于每升蒸馏水中加入2ml硫酸，少量高锰酸钾，玻璃珠数粒，在全玻璃磨口蒸馏器中加热蒸馏，弃去初馏液约100ml，收集馏液。或将蒸馏水用阳离子交换树脂处理，检查至不含氨为止。配制试剂及测定中均用无氨水。

2. 酒石酸钾钠溶液（500g/L）　称取50g酒石酸钾钠（$KNaC_4H_4O_6 \cdot 4H_2O$）溶于100ml无氨水中，煮沸至不含氨为止（约减少20ml）。冷却后，加无氨水至100ml。

3. 碱性碘化汞钾（纳氏试剂）　可选择下列一种方法配制。

（1）称取100g碘化汞（HgI_2），70g碘化钾（KI），溶于少量无氨水中，将此混合液缓缓加入已冷却的500ml 320g/L的氢氧化钠溶液中，并不断搅拌，然后加无氨水至1L。贮于棕色瓶或聚乙烯瓶中，用橡皮塞塞紧，避光保存。此试剂有毒应谨慎使用。

（2）称取碘化钾20g溶于约100ml水中，边搅拌边分次加入少量二氯化汞（$HgCl_2$）结晶粉末约10g，至出现朱红色沉淀不易溶解时，改为滴加饱和二氯化汞溶液，并充分搅拌，当出现微量朱红色沉淀不易溶解时，停止滴加二氯化汞溶液。另称取氢氧化钾60g溶于水，稀释至250ml，冷却至室温后，将上述溶液在搅拌下，慢慢注入氢氧化钾溶液中，用水稀释至400ml，混匀。静置过夜，取上清液移入聚乙烯瓶中，密塞保存。

4. 氨氮标准贮备液[$\rho(NH_3\text{-}N)$=1.00mg/ ml]　称取已于105℃烘烤1小时、在干燥器内冷却30分钟的分析纯氯化铵（NH_4Cl）3.8190g，溶于无氨水中，转入1L容量瓶中，并稀释至标线。此溶液每毫升含1.00mg氨氮。

5. 氨氮标准应用液[$\rho(NH_3\text{-}N)$=10.0μg/ml]　吸取上述贮备液10.00ml，置于1L容量瓶中，加无氨水至标线。

6. 硫代硫酸钠溶液[$\rho(Na_2S_2O_3 \cdot 5H_2O)$=3.5g/L]　称取硫代硫酸钠（$Na_2S_2O_3 \cdot 5H_2O$）0.35g，溶于无氨水中，稀释至100ml。此溶液0.4ml能除去200ml水样中浓度为1mg/L的余氯。

【操作步骤】

1. 水样预处理　无色澄清的水样可直接测定；色度、浑浊度较高和含干扰物质较多的水样，需经过蒸馏或混凝沉淀等方法进行预处理。

混凝沉淀：取水样200ml，加100g/L硫酸锌溶液2.0ml，混匀，加240g/L氢氧化钠溶液0.8～1ml，使pH为10.5，静置数分钟，倾出上清液，以供测定。

以无氨水代替水样，同上法做全程试剂空白，作空白样。

2. 配制标准系列 取 50ml 具塞比色管 8 支作为标准管，与水样管、空白管按照表 12-6 操作。

表 12-6 纳氏试剂分光光度法测氨氮时各管试剂加入量 单位：ml

管号	0	1	2	3	4	5	6	7	水样	空白
氨氮标准应用液	0.00	0.30	0.50	1.00	3.00	5.00	7.00	10.00	—	—
无氨水	加至 50ml 刻度，混匀								—	—
水样（或处理后水样）	—	—	—	—	—	—	—	—	50.00	—
试剂空白样	—	—	—	—	—	—	—	—	—	50.00
酒石酸钾钠溶液	各加 1.00ml									
纳氏试剂	各加 1.5ml，混匀，放置 10 分钟									

注：若水样中氨氮含量大于 0.1mg，则取适量水样加无氨水稀释至 50.0ml；经蒸馏处理的水样，各标准管先加 5ml 硼酸溶液，再加无氨水定容至 50ml，然后向标准管、水样管、空白管中各加 2ml 纳氏试剂

3. 比色定量

(1) 测吸光度：在波长 420nm 处，用 2cm 比色皿，以标准零浓度空白管调零，测定各管的吸光度。

(2) 绘制标准曲线：将各管吸光度减去标准零浓度吸光度值，得校正吸光度值，绘制以氨氮含量（μg）对校正吸光度的标准曲线。

【结果计算】

由水样测得的吸光度减去标准零浓度吸光度值后，从标准曲线上查得氨氮含量（μg）。

$$\rho(NH_3\text{-}N, mg/L) = \frac{m}{V}$$

式中：m 为校准曲线上查得的氨氮含量（μg）；V 为水样体积（ml）。

【说明与讨论】

1. 水样中氨氮不稳定，采样时每升水样加硫酸 0.8ml，4℃保存且尽快分析。

2. 测氨氮时，实验室应避免使用氨水，无氨水应临用时制备。

3. 蒸馏处理水样时，溶液的 pH 应控制在 7.4 为宜。pH 过高，部分蛋白质分解，使结果偏高；pH 过低，形成稳定的铵盐而不易蒸出，使结果偏低。

4. 经蒸馏处理的水样配制标准系列时，水样管和标准管均不加酒石酸钾钠溶液，只向标准管各加 5ml 的硼酸溶液。

5. 经硫酸锌和氢氧化钠混凝沉淀的水样，静置后一般均能澄清。如必须过滤，应注意滤纸中铵盐对水样的污染，应预先用无氨水反复冲洗滤纸，至纳氏试剂检不出氨后才能使用。

6. 标准管加入氨氮标准应用液后，必须先加无氨水稀释，混匀后，再加其他试剂，否则会生成浓厚的沉淀而无法测定。

7. 纳氏试剂的配制方法较多，配制时应严格遵守配制程序，应注意勿使碘化钾过量，否则，过量的碘离子将影响有色配合物的生成，使呈色变浅。碘化汞用量过多，试剂则过于灵敏，显色液很快出现浑浊或沉淀。该试剂应储于棕色瓶中，暗处保存，约可稳定一年。

8. 若加入纳氏试剂时，水样管出现浑浊，而标准系列不浑浊，则表明水样硬度很大，1ml 酒石酸钾钠溶液不足以掩蔽钙、镁、铁等离子。此时，可改变方法重测。如氨氮量较高，

可取水样少许，稀释后再按操作步骤测定；如氨氮含量较低，则增加酒石酸钾钠溶液的用量至2～3ml，可除去干扰。

9. 显色时，溶液的碱性条件对测定结果影响较大。碱度不足，不易显色或显色较浅；碱度过大，易产生浑浊。故必须严格按纳氏试剂的配方加氢氧化钠，且测定前水样必须接近中性。

10. 本方法采用的标准系列范围适用于氨氮含量较高的水样，当氨氮含量低于0.2mg/L时，应采用范围为0.02～0.24mg/L的标准系列，采用目视比色法。

(五) 亚硝酸盐氮

亚硝酸盐氮（NO_2^--N）是氮循环的中间产物，不稳定。根据水环境条件，可被氧化成硝酸盐，也可被还原为氨。一般认为水中检出亚硝酸盐氮，表示水中有机物的分解正在激烈地进行，水体正在净化，污染的危险性依然存在。所以水中亚硝酸盐氮的含量是反映水体被有机物污染的指标之一。

亚硝酸盐进入人体后，可使人体正常的血红蛋白（亚铁血红蛋白）氧化成为高铁血红蛋白，使其失去运输氧的能力，从而出现组织缺氧症状；亚硝酸盐可与仲胺类反应生成致癌性的亚硝胺类物质。

我国地表水环境质量标准规定Ⅲ类水域亚硝酸盐氮含量≤0.15mg/L。生活饮用水中不应含有亚硝酸盐氮。

水中亚硝酸盐氮的测定方法主要有分光光度法、离子色谱法、气相色谱法和极谱法等。我国生活饮用水卫生标准检验方法采用的是重氮化偶合分光光度法（盐酸萘乙二胺分光光度法）。此法灵敏，选择性强，适用于测定各类水中的亚硝酸盐氮。离子色谱法可连续测定饮用水、地面水、地下水、雨水等较清洁水中的F^-、Cl^-、Br^-、NO_2^-、NO_3^-，PO_4^{3-}和SO_4^{2-}等多种阴离子。

检验方法——盐酸萘乙二胺分光光度法

【原理】

在pH1.7以下的磷酸介质中，水中亚硝酸盐与对氨基苯磺酰胺发生重氮化反应，生成重氮盐。该重氮盐再与盐酸萘乙二胺[又叫盐酸N-(l-萘基)-乙二胺]发生偶合反应，生成紫红色的偶氮染料，其颜色深浅与亚硝酸盐含量成正比，在540nm处进行比色定量。显色反应式为：

> **考点提示**
>
> 盐酸萘乙二胺分光光度法测定水中亚硝酸盐氮的原理和操作要点。

$$NH_2SO_2C_6H_4NH_2 \cdot HCl + HNO_2 \xrightarrow{\text{重氮化}} NH_2SO_2C_6H_4N \equiv NCl + 2H_2O$$

$$NH_2SO_2C_6H_4N \equiv NCl + C_{10}H_7NHCH_2CH_2NH_2 \cdot 2HCl \xrightarrow{\text{偶联}}$$

$$NH_2SO_2C_6H_4N = NC_{10}H_6NHCH_2CH_2NH_2 \cdot 2HCl + HCl$$

（红色染料）

本法出现测定时，以下情况会干扰测定：①水样浑浊或色度较大，可加入氢氧化铝悬浮液，利用混凝沉淀的原理消除干扰；②有些金属离子如铁、铅、汞、银等含量较高时，在测定中会产生沉淀，Cu^{2+}能催化分解重氮盐而产生干扰，可加入适量EDTA形成配合物来消除干扰。

本法适用于测定生活饮用水、地表水、地下水、生活污水和工业废水中亚硝酸盐氮的含量。最低检出浓度为0.003mg/L，测定上限为0.20mg/L亚硝酸盐氮。

【仪器】

1. 具塞比色管（50ml）。

2. 分光光度计。

【试剂】

1. 无亚硝酸盐水　蒸馏水中加入少量高锰酸钾晶体，使呈红色；再加氢氧化钠使呈碱性。置于全玻璃蒸馏器中进行蒸馏，弃去最初50ml馏液，收集中间70%部分，即为无亚硝酸盐水。本实验用水均为无亚硝酸盐水。

2. 对氨基苯磺酰胺溶液　称取5g对氨基苯磺酰胺，溶于350ml盐酸溶液（1+6）中，用无亚硝酸盐水稀释至500ml。此溶液可稳定数月。

3. 盐酸萘乙二胺[N-（1-萘基）-乙二胺二盐酸盐]溶液　称取盐酸萘乙二胺0.5g，溶于500ml无亚硝酸盐水中，贮于棕色瓶内置冰箱保存，可稳定数周。如变为深棕色，则应重配。本试剂有毒，应避免与皮肤接触或吸入体内。

4. 草酸钠标准溶液[$c(1/2Na_2C_2O_4)=0.0500mol/L$]　称取经105℃干燥1小时的草酸钠3.350g，溶于无亚硝酸盐水中，并定溶于1L容量瓶中。

5. 高锰酸钾溶液[$c(1/5KMnO_4)=0.05mol/L$]　称取高锰酸钾1.6g，溶于1.2L无亚硝酸盐水中，煮沸30分钟，使体积减少至1L左右，放置过夜，用G_3型玻砂漏斗过滤，滤液贮于棕色瓶中保存。

6. 亚硝酸盐氮标准贮备液　称取亚硝酸钠（$NaNO_2$）1.2320g，溶于150ml无亚硝酸盐水中，并稀释至1L，每升加入三氯甲烷2ml，此溶液1ml含亚硝酸盐氮约0.25mg。此溶液贮于棕色瓶中，保存在2～5℃，至少稳定1个月。

7. 亚硝酸盐氮标准应用液[$\rho(NO_2^{-}\text{-}N)=1.00\mu g/ml$]　取50.00ml亚硝酸盐氮标准贮备液置于250ml容量瓶中，用无亚硝酸盐水稀释至标线。再从中取10.00ml于500ml容量瓶中，用无亚硝酸盐水稀释至标线，此溶液1ml含亚硝酸盐氮1.00μg。临用前配制。

8. 氢氧化铝悬浮液　称取125g硫酸铝钾[$KAl(SO_4)_2\cdot 12H_2O$]或硫酸铝铵[$NH_4Al(SO_4)_2\cdot 12H_2O$]125g，溶于1L无亚硝酸盐水中。加热至60℃，在不断搅拌下，缓缓加入55ml浓氨水，使成氢氧化铝沉淀。静置，弃去上清液，用无亚硝酸盐水反复洗涤沉淀，至倾出液用硝酸银检查无Cl^-，最后加入300ml无亚硝酸盐水使成悬浮液。使用前振荡均匀。此试剂放置较长时间后，应注意检查有无亚硝酸盐，必要时再用无亚硝酸盐水反复洗涤沉淀至无亚硝酸盐为止。

【操作步骤】

1. 水样预处理　若水样浑浊或色度较大，可先取水样100ml，加入氢氧化铝悬浮液2ml，搅拌，静置数分钟，过滤，弃去初滤液25ml，收集余下滤液备用；若水样pH≥11，可加入1滴酚酞指示剂，边搅拌便逐滴加入（1+9）磷酸溶液至红色刚好消失；若水样呈酸性，可加氢氧化钠溶液调节至中性。

2. 配制标准系列　取50ml具塞比色管8支作为标准管，与样品管按表12-7操作。

3. 比色定量

（1）测吸光度：显色后，在2小时内于波长540nm处，用1cm比色皿（若亚硝酸盐氮浓度低于4μg/L时，用3cm比色皿），以无亚硝酸盐水调零，测各管的吸光度。

表 12-7 盐酸萘乙二胺分光光度法测定亚硝酸盐氮时各管试剂加入量 单位：ml

管号	0	1	2	3	4	5	6	7	水样
亚硝酸盐氮标准应用液	0.00	0.50	1.00	2.50	5.00	7.50	10.00	12.50	—
无亚硝酸盐水	加至 50ml 刻度								—
水样（或经预处理水样）	—	—	—	—	—	—	—	—	50.00
对氨基苯磺酰胺溶液	各加 1.00ml，混匀，放置 2～8 分钟								
盐酸萘乙二胺溶液	各加 1.00ml，立即混匀，静置 10 分钟								

（2）绘制标准曲线：将各管吸光度减去标准零浓度空白管吸光度值，得校正吸光度值，绘制以亚硝酸盐氮含量（μg）对吸光度的标准曲线。

4．空白试验　若水样进行了预处理，则应以无亚硝酸盐水代替水样，作全程空白测定。

【结果计算】

由水样测得的吸光度（若水样进行了预处理，则为水样管吸光度减去空白管吸光度值），从标准曲线上查得亚硝酸盐氮含量（μg）。

$$\rho(NO_2^- - N, mg/L) = \frac{m}{V}$$

式中：m 为标准曲线上查得的亚硝酸盐氮含量（μg）；V 为水样体积（ml）。

【说明与讨论】

1．为防止亚硝酸盐氧化或还原而损失，采样后应立即测定。若不能立即测定，在每升水样中加 54mg 氯化汞，于 4℃以下可保存 2 天。

2．由于重氮化反应的灵敏度很高，测定中应注意避免外来 NO_2^- 的污染，如煤气燃烧可产生大量的氮氧化物，溶于水可形成亚硝酸盐氮。

3．生成的偶氮染料可在空气中氧化，则颜色加深，所以标准管和样品管应同时配制。染料的稳定性与温度有关，温度越高吸光度值下降越明显，故在气温高时应及时测定，否则放冰箱保存。

4．亚硝酸盐氮在潮湿的空气中易被氧化，因此，亚硝酸盐氮标准贮备液需标定。

标定：吸取 50.0ml 高锰酸钾溶液［$c(1/5KMnO_4)=0.05mol/L$］，置于 300ml 锥形瓶中，沿瓶壁缓缓加入硫酸 5.0ml；将吸管插入液面下，加入 50.0ml 亚硝酸盐氮标准贮备液，混匀。置于热水浴中加热至 70～80℃，准确滴入草酸钠标准溶液［$c(1/2Na_2C_2O_4)=0.0500mol/L$］，使高锰酸钾溶液褪色并过量数毫升，记录草酸钠标准溶液用量 V_2（ml）。再用高锰酸钾溶液［$c(1/5KMnO_4)=0.05mol/L$］滴定过量的草酸钠溶液至呈微红色，记录高锰酸钾标准溶液总量 V_1（ml）（包括前面的 50.0ml）。

标定高锰酸钾溶液：用无亚硝酸盐水 50ml 代替亚硝酸盐氮标准贮备液，同上操作，记录草酸钠标准溶液的体积 V_4（ml）和高锰酸钾溶液的体积 V_3（ml）。按下式计算高锰酸钾溶液的准确浓度 c_1：

$$c_1(1/5KMnO_4, mol/L) = \frac{0.0500 \times V_4}{V_3}$$

按下式计算亚硝酸盐氮标准贮备液的准确浓度：

$$\rho(NO_2^- - N, mg/L) = \frac{(c_1V_1 - 0.0500 \times V_2) \times 7}{50.0} \times 1000$$

式中：7 为亚硝酸盐氮（$1/2NO_2^-$-N）的摩尔质量（g/mol）。

$$2KMnO_4+5NaNO_2+3H_2SO_4=5NaNO_3+K_2SO_4+2MnSO_4+3H_2O$$

由反应式可知，1mol（$1/5KMnO_4$）可与 1mol（$1/2NaNO_2$）等物质的量反应，即每消耗 1mol（$1/5KMnO_4$）相当于滴定 7g（NO_2^--N）。

拓展知识

离子色谱法

离子色谱法利用离子交换的原理连续对多种阴离子进行定性和定量分析。水样注入碳酸盐 - 碳酸氢盐溶液，并流经系列的离子交换树脂，基于待测阴离子对低容量强碱性阴离子树脂（分离柱）的相对亲和作用不同进行分离。被分离的阴离子在流经强酸性阳离子树脂或抑制膜时，转换成具有高电导的酸型，碳酸盐 - 碳酸氢盐则转变为弱电导的碳酸。用电导检测器测量被转换为相应酸型的阴离子的电导率，以相对保留时间定性，以峰高或峰面积定量。

本方法可连续测定饮用水、地表水、地下水、雨水中 F^-、Br^-、Cl^-、NO_2^-、NO_3^-、PO_4^{3-}、SO_4^{2-} 等。

（六）硝酸盐氮

水中硝酸盐（NO_3^--N）是在有氧环境下，亚硝酸盐氮、氨氮等各种形态的含氮化合物中最稳定的氮化合物，也是含氮有机物经无机化作用分解的最终产物。亚硝酸盐可经氧化生成硝酸盐，硝酸盐在无氧环境中，亦可受微生物的作用而还原为亚硝酸盐氮。清洁的地表水中硝酸盐氮含量较低，受污染的水体和一些深层地下水中硝酸盐氮含量较高，制革、化肥厂等排出的工业废水和施用化肥的农田排水可含有大量的硝酸盐。如果水中仅有硝酸盐氮，亚硝酸盐氮和氨氮含量甚微或无，表示有机污染物已分解完全，水体已达到自净，介水传染病发生的危险性也基本消除。

饮水中硝酸盐氮含量过高，会对人体健康产生不良影响。摄入硝酸盐氮后，经肠道中微生物作用，转变成亚硝酸盐而出现毒性作用，文献报道，水中硝酸盐氮含量达到数十毫克 / 升时，可致婴儿中毒。我国生活饮用水卫生标准规定硝酸盐氮≤20mg/L。

水中硝酸盐氮测定方法主要有二磺酸酚分光光度法、紫外分光光度法、离子色谱法和电极法等。二磺酸酚分光光度法测量范围宽，且显色稳定，但干扰离子较多，特别是氯化物的干扰更为严重，水样的预处理较麻烦；紫外分光光度法和电极法适用于清洁地面水和未受明显污染的地下水中硝酸盐氮的测定；离子色谱法需要专用仪器，但可同时测定其他阴离子。下面着重介绍二磺酸酚分光光度法测定水中硝酸盐氮。

检验方法 1——二磺酸酚分光光度法

【原理】

二磺酸酚在无水情况下与硝酸根离子作用，生成硝基二磺酸酚，该产物在氨碱性溶液中发生分子重排，生成黄色化合物，其颜色深浅与硝酸盐含量成正比，在波长 410nm 处比色定量。反应式为：

考点提示

二磺酸酚分光光度法测定水中硝酸盐氮的原理。

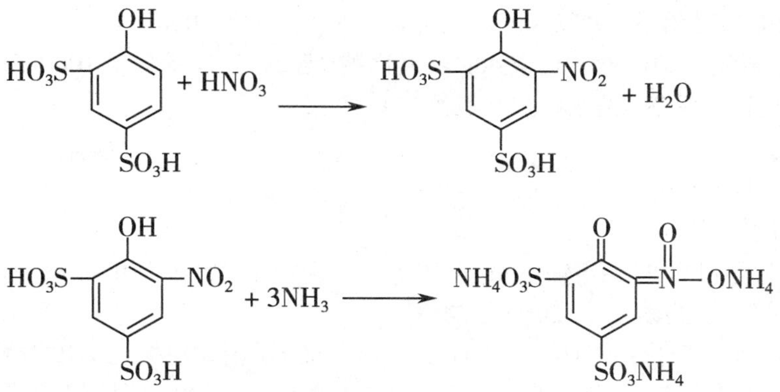

黄色化合物

本法测定中，以下会干扰测定：①水样本身有颜色或浑浊，可加入氢氧化铝悬浮液除去。②水样中含有 Cl^-、NO_2^-、NH_4^+ 会使测定结果偏低或偏高，可用硫酸银除去 Cl^-；用高锰酸钾将 NO_2^- 氧化为 NO_3^-；可调节溶液为弱碱性（pH7～8），让氨自行挥发。③有些金属离子如铁、铅、钙、镁等，在加碱显色时会产生浑浊而干扰，可加入适量 EDTA 溶液消除干扰。

本法适用于测定饮用水、地下水和清洁的地面水中硝酸盐氮。最低检出浓度为 0.02mg/L，测定上限为 2.0mg/L。

【仪器】

1. 具塞比色管（50ml）。

2. 分光光度计。

【试剂】

1. 二磺酸酚　称取 15g 精致苯酚，置于 250ml 锥形瓶中，加 105ml 浓硫酸使之溶解，瓶口插一小漏斗，置于沸水浴中加热 6 小时，得淡棕色浓稠液，贮于棕色瓶中，密塞保存。

2. 苯酚的精制　将盛有苯酚的容器置于热水中加热，融化后倾出适量于具有空气冷凝管的蒸馏瓶中，加热蒸馏，收集 182～184℃的蒸出部分，冷却后应为无色纯净的结晶，贮于棕色瓶中，冷暗处保存。

3. 硝酸盐氮标准贮备液[$\rho(NO_3^- \text{-N})$=0.100mg/ml]　称取 0.7218g 经 105～110℃干燥 2 小时的优质纯硝酸钾（KNO_3）溶于纯水，定容至 1000ml，混匀。加 2ml 三氯甲烷作保存剂，至少可保存 6 个月。此溶液每毫升含 0.100mg 硝酸盐氮。

4. 硝酸盐氮标准应用液[$\rho(NO_3^- \text{-N})$=0.010mg/ml]　吸取 50.00ml 硝酸盐氮标准贮备液置于蒸发皿中，加 0.1mol/L 氢氧化钠溶液，调 pH 为 8，在水浴上加热蒸干。加 2ml 二磺酸酚，迅速用玻璃棒研磨蒸发皿内壁，使残渣与试剂充分接触，放置片刻，重复研磨一次，放置 10 分钟，加入少量水，移入 500ml 容量瓶中，再用纯水冲洗蒸发皿，合并于容量瓶，最后用纯水稀释至标线，混匀。贮于棕色瓶中，此溶液至少稳定 6 个月。该溶液每毫升含 0.010mg 硝酸盐氮。

5. 硫酸银溶液　称取 4.397g 硫酸银（Ag_2SO_4），溶于纯水中，定容至 1000ml。此溶液 1.00ml 可除去 1.00mg 氯离子。

6. 0.02mol/L 高锰酸钾溶液　称取 3.16g 高锰酸钾溶于纯水，稀释至 1L。

7. 乙二胺四乙酸二钠溶液　称取乙二胺四乙酸二钠（Na_2EDTA）50g，用 20ml 纯水调成糊状，加浓氨水 60ml，充分混合，并使之溶解。

8. 0.5mol/L 硫酸溶液　取 2.8ml 浓硫酸，用纯水稀释至 100ml。

9. 1mol/L 氢氧化钠溶液　称取 40g 氢氧化钠，溶于纯水，稀释至 1000ml。

10. 氢氧化铝悬浮液（见亚硝酸盐氮测定）。

11. 浓氨水。

【操作步骤】

1. 水样的预处理

（1）去除颜色和浑浊度：取 100ml 水样于具塞量筒中，加入 2ml 氢氧化铝悬浮液，密塞振摇，静置数分钟后过滤，弃去 20ml 初滤液。

（2）去除氯离子干扰：取 100ml 水样于 250ml 锥形瓶中，根据已测出的氯离子含量，加入相当量的硫酸银溶液，充分混合，在暗处放置 0.5 小时，使氯化银沉淀凝聚，然后用慢速滤纸过滤，弃去 20ml 初滤液。

（3）去除亚硝酸盐的干扰：水样中亚硝酸盐含量超过 0.2mg/L 时，可取 100ml 水样加 0.5mol/L 硫酸 1.0ml，混匀后滴加高锰酸钾溶液，至淡红色保持 15 秒不褪色为止，使亚硝酸盐氧化为硝酸盐，最后从硝酸盐氮测定结果中减去亚硝酸盐氮量。

2. 水样的蒸发、硝基化、显色

（1）蒸发：取 50.0ml 预处理的水样于蒸发皿中，用 pH 试纸检验，必要时用硫酸（0.5mol/L）或氢氧化钠（0.1mol/L）溶液调至 pH 约为 8，置水浴上蒸发至干。

（2）硝基化：取下蒸发皿，加入二磺酸酚 1.0ml，用玻璃棒研磨，使试剂与蒸发皿内残渣充分混合接触，静置片刻，再研磨一次，放置 10 分钟，加入约 10ml 水。

（3）显色：在搅拌下加入 3～4ml 氨水，使溶液呈现最深的黄色。如有沉淀，则过滤。将溶液移入 50ml 比色管中，用纯水稀释至标线，混匀。

3. 配制标准系列　取 50ml 具塞比色管 9 支作为标准管，按表 12-8 操作。

表 12-8　二磺酸酚分光光度法测定硝酸盐氮时各管试剂加入量　　单位：ml

管号	0	1	2	3	4	5	6	7	8
硝酸盐氮标准应用液	0.00	0.10	0.30	0.50	0.70	1.00	5.00	7.00	10.00
二磺酸酚	各加 1.00ml								
纯水	各加 10.0ml								
氨水	在搅拌下滴加 3～4ml 至溶液颜色最深，加纯水至标线								

4. 比色定量

（1）测吸光度：显色后，在波长 410nm 处，用 1cm 或 3cm 比色皿，以纯水调零，测各标准管以及样品管的吸光度。

（2）绘制标准曲线：将各标准管吸光度减去标准零浓度空白管吸光度值，得校正吸光度值，绘制以硝酸盐氮含量（mg）对吸光度的标准曲线。

5. 空白试验　以纯水代替水样，按相同步骤进行全程序空白测定。

【结果计算】

由水样测得的吸光度，从标准曲线上查得硝酸盐氮含量（μg）。

$$\rho(NO_3^- - N, mg/L) = \frac{m}{V} \times 1000$$

式中：m 为标准曲线上查得的硝酸盐氮含量（μg）；V 为水样体积（ml）。

经去除氯离子的水样，按下式计算：

$$\rho(NO_3^- - N, mg/L) = \frac{m}{V} \times 1000 \times \frac{V_1 + V_2}{V_2}$$

式中：V_1 为水样体积（ml）；V_2 为硝酸银加入量（ml）。

【说明与讨论】

1. 若吸光度值超过标准曲线范围，可将显色溶液用水进行定量稀释，然后再测量吸光度，计算时乘以稀释倍数。

2. 在水样去除氯离子时，加硝酸银不能获得澄清滤液，可将已加硝酸银溶液的水样，在近80℃水浴上加热并用力振摇，使氯化银沉淀充分凝聚，冷却后再进行过滤。

检验方法2——紫外分光光度法

【原理】

利用硝酸盐在220nm波长处有吸收而在275nm处没有吸收，溶解的有机物在220nm和275nm处均有吸收，分别在两个波长下测量，来校正并测量硝酸盐氮的含量。

【仪器】

1. 紫外分光光度计。

2. 具塞比色管（50ml）。

3. 比色皿

【试剂】

1. 无硝酸盐水　采用重蒸馏或蒸馏 - 去离子法制备。配制试剂和稀释样品均需无硝酸盐水。

2. 硝酸盐氮标准贮备液［$\rho(NO_3^-{-}N)$=100μg/ml］　称取0.7218g经105～110℃干燥2小时的优质纯硝酸钾（KNO_3）溶于无硝酸盐水，定容至1000ml，混匀。每升加2ml三氯甲烷作保存剂，至少可保存6个月。

3. 硝酸盐氮标准应用液［$\rho(NO_3^-{-}N)$=10μg/ml］　取硝酸盐氮标准贮备液10ml，稀释定容至100ml。

【操作步骤】

1. 水样预处理　量取50ml水样于50ml比色管中（必要时用滤膜除去浑浊物），加1ml盐酸溶液（1+11）酸化。

2. 配制标准系列　取6支50ml同型具塞比色管，分别加入硝酸盐氮标准应用液0.00ml、1.00ml、2.00ml、3.00ml、4.00ml、7.00ml，定容至标线。各加1.0ml盐酸溶液（1+11）酸化，摇匀。

3. 比色测定　于220nm及275nm波长处，以无硝酸盐水调零，测定水样和标准系列各管的吸光度。

4. 绘制标准曲线　将标准系列各管在220nm波长与2倍275nm波长处吸光度之差（$A_{220}-2A_{275}$），以硝酸盐氮质量浓度（mg/L）对吸光度作标准曲线。

【结果计算】

根据水样在220nm波长处的吸光度与2倍275nm波长处的吸光度之差（$A_{220}-2A_{275}$），直接从标准曲线上查出水样中硝酸盐氮的含量（mg/L）。若水样经过稀释，测定结果再乘以稀释倍数。

二、金属成分

天然水中的金属成分主要来自水对地层矿物质的溶解。一般来说，地下水金属成分含量比地面水要高。如果地面水中含有大量的金属物质，大多数情况下是由于污染所引起的。如选矿、冶炼、电镀等企业排出废水所引起的。

许多金属成分是人体所必需的矿物元素，比如钙、镁是人体骨骼和牙齿的重要组成部分，铁是组成人体血红蛋白和肌红蛋白的主要成分，而有些金属则对人体的健康有害，如铅对人体神经系统及肾的损害作用，人体皮肤接触六价铬可导致过敏等现象。除对人体健康产生影响外，水中金属成分还可对水质物理性状产生影响，如水中铁含量过高，可使水带有铁锈色及金属味，从而降低水的使用价值。正由于上述原因，国家颁布了相应的水质卫生标准，分为地面水水质卫生标准和生活饮用水水质卫生标准。

（一）总硬度

水的总硬度指水中钙、镁等盐类的总含量，分为暂时硬度和永久硬度。暂时硬度主要是由钙、镁的碳酸氢盐〔$Ca(HCO_3)_2$、$Mg(HCO_3)_2$〕所形成，通过加热能以碳酸盐形式沉淀下来而除去。永久硬度主要由钙、镁的硫酸盐、硝酸盐、氯化物〔$MgSO_4$、$CaCl_2$、$MgCl_2$、$Ca(NO_3)_2$、$Mg(NO_3)_2$〕所形成，即使加热也不能除去。

> **考点提示**
>
> 总硬度的概念、意义及其分类。

$$Ca(HCO_3)_2 \xrightarrow{\triangle} CO_2\uparrow + CaCO_3\downarrow + H_2O$$

$$Mg(HCO_3)_2 \xrightarrow{\triangle} CO_2\uparrow + MgCO_3\downarrow + H_2O$$

水的硬度大致分为极软水（0～75mg/L）、软水（>75～150mg/L）、中硬水（>150～300mg/L）、硬水（>300～450mg/L）、高硬水（>450～700mg/L）、超高硬水（>700～1000mg/L）、特硬水（>1000mg/L）等几种类型。水的硬度过高，常可引起人体胃肠道功能失调。另外，它给日常生活也带来一定的影响，如洗衣物时，肥皂与水中钙、镁离子产生沉淀而要消耗大量的肥皂；如果将硬度较高的水用在工业锅炉上，钙、镁离子可在管道内形成水垢，不但降低了锅炉的热效率，也给工业生产留下了事故隐患。因此，根据水的用途不同，对水的硬度也提出了不同要求。

国家标准规定，生活饮用水的总硬度（以 $CaCO_3$ 计）不得超过 450mg/L。

检验方法——乙二胺四乙酸二钠滴定法（EDTA 滴定法）

【原理】

在 pH=10 的条件下，向水样中加入铬黑 T 后，水样中钙、镁离子立即与其形成紫红色配合物，当用乙二胺四乙酸二钠标准液滴定时，由于乙二胺四乙酸二钠与钙、镁离子所形成的配合物的稳定性大于钙、镁离子与铬黑 T 所形成的配合物，达到化学计量点时，铬黑 T 指示剂游离出来，溶液由紫红色变为蓝色，指示终点。根据乙二胺四乙酸二钠标准液的消耗量，计算水样的硬度。

【仪器】

1. 滴定管（25ml）。
2. 锥形瓶（250ml）。

【试剂】

1. 缓冲溶液（pH=10）

> **考点提示**
>
> 乙二胺四乙酸二钠滴定法测定水总硬度的原理。

（1）称取 16.9g 氯化氨（NH_4Cl），溶于 143ml 浓氨水中。

（2）称取 0.8g 硫酸镁（$MgSO_4 \cdot 7H_2O$）及 1.1g 乙二胺四乙酸二钠，溶于 50ml 去离子水中，加入 2ml 上述 NH_4Cl-NH_4OH 溶液和 5 滴铬黑 T 指示剂（此时溶液应成紫红色，若为蓝色，应加极少量 $MgSO_4$ 使成紫红色）。用 EDTA 溶液滴定至溶液由紫红色变为蓝色。

（3）合并（1）、（2）两种溶液，并用去离子水稀释至 250ml，即为 pH=l0 的缓冲溶液。

2．铬黑 T 指示剂　称取 0.5g 铬黑 T，用乙醇溶解并稀释至 100ml，放置于冰箱中保存，可稳定 1 个月。

3．EDTA 标准溶液［C（EDTA）=0.0100mol/L］　配制与标定方法见附录二。

4．硫化钠溶液（50g/L）　称取 5.0g 硫化钠（$Na_2S \cdot 9H_2O$）溶于去离子水中，稀释至 100ml。

5．盐酸羟胺溶液（10g/L）　称取 1.0g 盐酸羟胺（$NH_2OH \cdot HCl$），溶于去离子水中，稀释至 100ml。

6．氰化钾溶液（100g/L）　称取 10.0g 氰化钾（KCN）溶于去离子水中，稀释至 l00ml。注意：此溶液剧毒！

【操作步骤】

1．用移液管吸取 50.0ml 水样（若硬度过大，可取适量水样用去离子水稀释至 50ml，硬度过小，则取 100ml），于 250ml 锥形瓶中。

2．加入 1～2ml 缓冲溶液及 5 滴铬黑 T 指示剂，立刻用 EDTA 标准溶液滴定，充分振摇，至溶液由紫红色变为蓝色，即表示终点到达，记录 EDTA 消耗的用量，同时做空白试验。

3．若水样中含有金属干扰离子使滴定终点延迟或颜色发暗，可另取水样，加入 0.5ml 盐酸羟胺溶液及 1ml Na_2S 溶液或 0.5ml KCN 溶液后，再按 2 继续进行。

【结果计算】

$$\rho(CaCO_3, mg/L) = \frac{(V_1 - V_0) \times C \times 100.09 \times 1000}{V}$$

式中：V_0 为滴定空白 EDTA 溶液的消耗量（ml）；V_1 为滴定样品 EDTA 溶液的消耗量（ml）；V 为水样体积（ml）；C 为 EDTA 的浓度（mol/L）；100.09 为 1.00ml EDTA 标准溶液〔C（EDTA）=1.000mol/L〕相当于以 mg 表示的总硬度（以 $CaCO_3$ 计，mg/mmol）。

考点提示

铬黑 T 的性质；总硬度测定时的注意事项。

【说明与讨论】

1．指示剂铬黑 T，其本身是二元弱酸，随着溶液 pH 的变化，可呈现不同的颜色，电离式如下：

$$H_2In^- \rightleftharpoons HIn^{2-} \rightleftharpoons In^{3-}$$

H_2In^-	HIn^{2-}	In^{3-}
pH<6.3（红紫色）	pH8~11（蓝色）	pH>11.5（橙黄色）

同时，铬黑 T 也是一种配位剂，可与钙、镁离子形成紫红色配合物，反应式如下：

$$Ca^{2+} + HIn^{2-} \longrightarrow CaIn^- + H^+$$

$$Mg^{2+} + HIn^{2-} \longrightarrow MgIn^- + H^+$$

（蓝色）　　　　（紫红色）

由于 pH<6.3 或 pH>11.5 时，铬黑 T 自身颜色为紫红色或橙黄色而其与钙、镁配合物的颜色为紫红色，所以，滴定达化学计量点时，变色不敏锐。因此，应用铬黑 T 作指示剂滴定水硬度时，溶液的 pH 应在 8～11 范围内选择，本法选择 pH=10。

2. 水样中的铁、锰、铝、铜、镍、钴等金属离子，能使指示剂褪色，或终点不明显。加硫化钠及氰化钾可掩蔽重金属的干扰，加盐酸羟胺可使高价离子还原为低价离子而消除其干扰。

3. 在 pH 9.7～11 范围内，溶液愈偏碱性，滴定终点愈敏锐，但碱性过强可使碳酸钙和氢氧化镁沉淀而造成滴定误差。

4. 加入缓冲溶液后，应立即滴定，并于 5 分钟内完成，以防沉淀的发生。

5. 缓冲溶液在使用中应防止因反复开盖而使氨水浓度较低，影响到 pH。

6. 滴定时室温过低，会使滴定终点延长或终点不明显，可将溶液加温至 30～40℃。

（二）铜

铜是人体所必需的一种微量元素，是人体内许多酶的组成成分，但过量对人体和动物、植物都有害。在自然界中，铜常与其他一些物质结合形成铜矿，重要的有黄铜矿、辉铜矿、赤铜矿、孔雀石等。铜在天然水中，常以化合物的形式存在，如硫酸铜、氯化铜等，而且含量极低。铜对水生生物具有较强的毒性，人们常用硫酸铜来抑制蓄水池或湖泊中藻类的生长。另一方面，水中铜超过一定量时，可使水产生异味，从而影响水的饮用。

我国生活饮用水水质卫生标准规定，铜的含量不得超过 1.0mg/L。常用卫生检验方法有二乙基二硫代氨基甲酸钠分光光度法和原子吸收分光光度法。这里主要介绍二乙基二硫代氨基甲酸钠分光光度法。

检验方法——二乙基二硫代氨基甲酸钠分光光度法

【原理】

在 pH 9～11 的氨碱性溶液中，铜离子可与铜试剂即二乙基二硫代氨基甲酸钠〔$(C_2H_5)_2NCS_2Na$〕发生配位反应，生成黄棕色配合物，用四氯化碳或三氯甲烷萃取后比色定量。

本法最低检出质量为 2μg。测定时，实际取水样 100ml，由此推算得最低检出浓度为 0.02mg/L。

【仪器】

1. 分液漏斗（250ml）。
2. 具塞比色管（10ml）。
3. 分光光度计。

【试剂】

所有试剂均须使用不含铜的蒸馏水或去离子水配制。

1. 氨水（1+1）。

2. 二乙基二硫代氨基甲酸钠溶液（1g/L） 称取 0.1g 二乙基二硫代氨基甲酸钠[$(C_2H_5)_2NCS_2Na$]，溶于纯水中并稀释至 100ml，储存于棕色瓶中，在冰箱内保存。

3. 四氯化碳或三氯甲烷。

4. 乙二胺四乙酸二钠 - 柠檬酸三铵溶液 称取 5g 乙二胺四乙酸二钠（Na_2-EDTA）和 20g 柠檬酸三铵，溶于纯水中，并稀释至 100ml。

5. 铜标准储备液[ρ（Cu）=1.00mg/ml] 称取 1.000g 纯铜粉，溶于 15ml 硝酸溶液（1+1）中，用纯水定容至 1000ml。

6. 铜标准使用液[ρ（Cu）=10.0μg/ml] 吸取铜标准储备液 10.0ml，用纯水定容至

1000ml。

7. 甲酚红溶液（1.0g/L） 称取0.1g甲酚红，溶于乙醇，稀释至100ml。

【操作步骤】

1. 取7个250ml分液漏斗作标准管与样品管，按表(12-9)加入试剂和操作(若水样色度过高时，可置于烧杯中，加入少量过硫酸铵，煮沸，使体积浓缩至70ml，冷却后加水稀释至100ml)。

表12-9 二乙基二硫代氨基甲酸钠法测铜时各管试剂加入量

单位：ml

编号	0	1	2	3	4	5	样品
纯水	各加100ml						—
铜标准使用液	0.00	0.20	0.40	0.60	0.80	1.00	—
水样或处理样	—	—	—	—	—	—	100.0
乙二胺四乙酸二钠-柠檬酸三铵	各加5ml						
甲酚红指示剂	各加3滴						
氨水	滴加至溶液由黄色变浅红色						
二乙基二硫代氨基甲酸钠	各加5ml，混匀，放置5分钟						
四氯化碳或三氯甲烷	各加10.0ml，振摇2分钟，静置分层						

2. 用脱脂棉擦去分液漏斗颈内水膜，将四氯化碳或三氯甲烷层（下层）放入干燥的10ml具塞比色管中。

3. 于436nm波长处，用2cm比色皿，以四氯化碳或三氯甲烷为参比测定样品及标准系列的吸光度。

【结果计算】

$$\rho(\text{Cu, mg/L})=\frac{m}{V}$$

式中：m为从标准曲线上查出的样品中铜含量(μg)；V为水样体积(ml)。

【说明与讨论】

1. 加入乙二胺四乙酸二钠-柠檬酸三铵掩蔽剂，可除去铅、锌、锰、钴、铁、镍等金属离子的干扰。

2. 在用有机溶剂进行萃取操作时如果振摇不充分，时间少于2分钟，就有可能萃取不完全，使得测定结果偏低。

3. 铜离子形成的黄棕色配合物在提取后仅稳定1小时，因此，在萃取后应尽快进行比色测定。

4. 含铜量高的水样，也可在水相中进行比色，不必用有机溶液萃取。

（三）铁

铁是人体必需的微量元素之一，铁在水中主要是以Fe^{2+}（亚铁）和Fe^{3+}（高铁）的形式存在，但只有二价铁才能被人体所吸收。通过二价铁与三价铁的相互转换，在机体内可以完成许多重要的生理过程，如氧气的运输、生物氧化等，如果缺乏铁，机体将发生缺铁性贫血等疾患。铁对水质造成的影响主要是，当超过一定限量时，虽不对人体健康产生危害，但带有铁锈味的水，能引起人们的不愉快感觉，同时，往往使洗涤衣物染上锈色斑点，给生活带来不良影响。

国家生活饮用水水质卫生标准规定，总铁含量不超过0.3mg/L。

水中铁含量测定的方法有二氮杂菲分光光度法和原子吸收分光光度法。这里主要介绍二氮杂菲分光光度法。

检验方法——二氮杂菲分光光度法

【原理】

在pH 3～9的条件下，亚铁离子能与二氮杂菲生成稳定的橙红色络合物，溶液颜色的深浅与亚铁离子的含量成正比，通过比色，可对水中的亚铁离子定量。

本法最低检测量为2.5μg，若取50ml水样测定，则最低检测浓度为0.05mg/L。

【仪器】

1. 三角瓶（150ml）。
2. 具塞比色管（50ml）。
3. 分光光度计。

【试剂】

1. 醋酸铵缓冲溶液（pH=4.2） 称取250g醋酸铵（$NH_4C_2H_3O_2$），溶于150ml纯水中，再加入700ml冰醋酸混匀。

2. 二氮杂菲溶液（1.0g/L） 称取0.1g二氮杂菲（$C_{12}H_8N_2 \cdot H_2O$），溶解于加有2滴浓盐酸的纯水中，并稀释至100ml。此溶液1ml可测定100μg以下的低铁。

注：二氮杂菲又名邻二氮菲、邻菲啰啉，作为试剂使用的有水合物（$C_{12}H_8N_2 \cdot H_2O$）及盐酸盐两种，都可用。

3. 盐酸溶液（1+1）。

4. 盐酸羟胺溶液（100g/L） 称取10g盐酸羟胺（$NH_2OH \cdot HCl$），溶于纯水中，稀释至100ml。

5. 铁标准贮备溶液〔ρ（Fe）=0.10mg/ml〕 称取0.7022g硫酸亚铁铵[$Fe(NH_4)_2(SO_4)_2 \cdot 6H_2O$]，溶于少量纯水中，滴加3ml盐酸于容量瓶中，用纯水定容至1000ml。

6. 铁标准使用液〔ρ（Fe）=10μg/ml〕（使用时现配） 吸取10.00ml铁标准贮备溶液，移入容量瓶中，纯水定容至100ml。

【操作步骤】

1. 取9个150ml三角瓶，按表12-10加入试剂和操作。若水样含铁量超过50μg时，可取适量水样加纯水稀释至50.0ml。

表12-10 二氮杂菲分光光度法测铁时各管试剂加入量

单位：ml

编号	0	1	2	3	4	5	6	7	样品
铁标准使用液	0.00	0.25	0.50	1.00	2.00	3.00	4.00	5.00	—
水样	—	—	—	—	—	—	—	—	50.00
纯水	各加至50ml								—
盐酸	各加4ml								
盐酸羟胺溶液	各加1ml，摇匀，小火加热煮沸至约剩30ml，冷却至室温后转移到50ml比色管中								
二氮杂菲溶液	各加2ml，摇匀								
醋酸铵缓冲溶液	各加10ml，摇匀								
纯水	加至50ml，摇匀，放置10～15分钟								

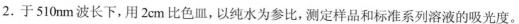

2. 于510nm波长下，用2cm比色皿，以纯水为参比，测定样品和标准系列溶液的吸光度。

3. 绘制校准曲线，从曲线上查出样品管中铁的含量。

【结果计算】

$$\rho(\text{Fe, mg/L})=\frac{m}{V}$$

式中：m为从标准曲线上查得的样品管中铁的含量（μg）；V为水样体积（ml）。

【说明与讨论】

1. 总铁包括水体中悬浮性铁和微生物体中的铁，取样时应剧烈振摇成均匀的样品，并立即量取。取样方法不同，可能会引起很大的操作误差。

2. 醋酸铵试剂可能含有微量铁，故缓冲溶液的加入量要准确一致。

3. 测总铁时，既要加盐酸煮沸（有些难溶性亚铁盐，要在pH=2左右才能溶解，煮沸是促使这些亚铁盐的溶解，必要时可煮沸至约剩15ml，以保证亚铁盐溶解完全），又要加盐酸羟胺（将高价铁还原为低价铁）。测亚铁时，既不需要加盐酸煮沸，又不需要加盐酸羟胺。高铁的含量为总铁减去亚铁的含量。

（四）锰

锰是人体正常生理活动所必需的，它是体内许多酶，特别是磷酸酶的激活剂。自然状态下，锰可有7种化合价，其中以Mn^{2+}最为稳定。当水中锰的含量大于0.1mg/L时，水即可出现颜色并使水带有异味。如果超过1mg/L，水呈现黑色，对人体感官产生强烈的不良刺激，并可使衣物、器皿等染色，对人们的生活造成严重影响。我国生活饮用水水质卫生标准规定，锰不得超过0.1mg/L。

水中锰的测定方法有过硫酸铵分光光度法和原子吸收分光光度法。这里主要介绍过硫酸铵分光光度法。

检验方法——过硫酸铵分光光度法

【原理】

二价锰离子在银离子的催化下，被过硫酸铵氧化成紫红色的高锰酸根离子，根据被测溶液颜色的深浅通过与标准系列溶液的比较，即可定量分析水中锰的含量。

$$2Mn^{2+}+5S_2O_8^{2-}+8H_2O\xrightarrow{Ag^+}2MnO_4^-(\text{紫红色})+10SO_4^{2-}+16H^+$$

最低检出质量为5μg，按取水样100ml计算，本法最低检出浓度为0.05mg/L。

【仪器】

1. 锥形瓶（150ml）。

2. 具塞比色管（50ml）。

3. 分光光度计。

【试剂】

配制试剂及稀释溶液所用的纯水不得含还原性物质，否则可加过硫酸铵处理。例如，取500ml去离子水，加0.5g过硫酸铵煮沸2分钟，冷却后使用。

1. 硝酸银-硫酸汞溶液　称取75g硫酸汞（$HgSO_4$），溶于600ml硝酸溶液（2+1）中，再加200ml磷酸及35mg硝酸银，冷却后加纯水至1000ml，储于棕色瓶中。

2. 过硫酸铵。

3. 锰标准储备液〔ρ（Mn）=1.0mg/L〕　称取1.2912g氧化锰（MnO，优级纯）或称取1.00g

金属锰，加硝酸溶液（1+1）溶解后，用纯水定容至1000ml。

4. 锰标准使用液〔ρ（Mn）=10μg/L〕 吸取5.00ml锰标准储备液，用纯水定容至500ml。

【操作步骤】

1. 取9只150ml锥形瓶，按表12-11加入试剂和操作。

表12-11　过硫酸铵分光光度法测锰时各管试剂加入量　　单位：ml

编号	0	1	2	3	4	5	6	7	样品
样品	—	—	—	—	—	—	—	—	50.00
纯水	各加至50ml								—
硝酸银-硫酸汞溶液	各加2.5ml，煮沸至剩45ml，取下稍冷。如有浑浊，可用滤纸过滤								
过硫酸铵	各加1g，慢慢加热至沸腾，取下，放置1分钟后，用水冷却								
纯水	溶液分别转移到50ml比色管中，定容至刻度，混匀								

2. 比色测定　于530nm波长处，用5cm比色皿，以纯水为参比，测量各管吸光度值。

3. 绘制工作曲线　以标准管的吸光度值对相应的标准管中锰的质量绘制工作曲线。

【结果计算】

$$\rho(\text{Mn, mg/L})=\frac{m}{V}$$

式中：m为从校准曲线上查得的样品管中锰的含量（μg）；V为水样体积（ml）。

【说明与讨论】

1. 氯离子因能沉淀银离子而抑制催化作用，可由试剂中所含的汞离子予以消除，加入磷酸可配位铁等干扰元素。如水样中有机物较多，可多加过硫酸铵，并适当延长加热时间。

2. 过硫酸铵在干燥时较为稳定，水溶液或受潮的固体容易分解放出过氧化氢而失效，常导致测定失败，应加以注意。

3. 含锰量较高的水样，接触空气后，锰可迅速被氧化形成悬浮胶体，还可与铁等发生共沉淀，造成被测组分的损失，此时须对水样进行消化处理。

4. 水样中含有大量的有机物时，测定过程中可消耗氧化剂过硫酸铵，使反应不完全，产生负干扰，有可能使测定结果偏低，这时需对水样进行消化处理，以排除有机物的干扰。

5. 高温可使过硫酸铵分解，测定时，在加入过硫酸铵后，需用冷水对锥形瓶进行冷却。

拓展知识

原子吸收分光光度法

原子吸收分光光度法的测量对象是呈原子状态的金属元素和部分非金属元素，系由待测元素灯发出的特征谱线通过供试品经原子化产生的原子蒸气时，通过测定辐射光强度检测的程度，求出供试品中待测元素的含量。单色光辐射穿过被测物质溶液时，在一定浓度范围内，其吸收强度与试液中被测元素的含量成正比。其定量关系可用郎伯-比耳定律表示：

$$A=-\lg I/I_0=-\lg T=KCL$$

式中A为吸光度；I为透射光强度；I_0为发射光强度；T为透射比；L为光通过原子化器光程（长度），每台仪器的L值是固定的；C是被测样品浓度；所以$A=KC$。

（五）总铬

水中的铬主要以三价和六价两种价态存在，三价铬是人体必需的一种微量元素，通过参与机体的糖、脂肪、核酸和蛋白质代谢，在防治动脉粥样硬化、冠心病、高血压、脑血管疾病、糖尿病以及促进生长发育、延长寿命等许多方面发挥着重要作用。六价铬对人体则具有较强的毒性，其危害主要表现在致敏性，可引起接触性皮炎和过敏性鼻炎；腐蚀性，可引发上呼吸道炎症；根据目前的研究结果，六价铬被列为可疑致癌物。一般认为，水中六价铬达 1mg/L 时，水呈淡黄色并有涩味，三价铬达 1mg/L 时，水的浑浊度明显增加。

我国生活饮用水水质标准规定：水中铬（六价铬）的含量不得超过 0.05mg/L。

总铬指的是水中三价铬和六价铬的总量。常用测定铬的方法是二苯碳酰二肼分光光度法，测定时，要将水中的三价铬氧化为六价铬。目前常用的方法为碱性高锰酸钾法和酸性高锰酸钾法两种。这里主要介绍碱性高锰酸钾法。

检验方法——碱性高锰酸钾法（二苯碳酰二肼分光光度法）

【原理】

在碱性条件下，用高锰酸钾将水样中的三价铬氧化为六价铬，过量的高锰酸钾用乙醇还原，调节溶液至酸性，六价铬与二苯碳酰二肼反应，生成紫红色的螯合物，根据颜色深浅比色定量。

本法最低检出质量为 0.2μg 六价铬，按取 50ml 水样计算，则最低检出浓度为 0.004mg/L。

> **考点提示**
>
> 铬的测定原理及其注意事项。

【仪器】

所有玻璃仪器（包括采样瓶）要求内壁光滑，不能用铬酸洗液浸泡，可用合成洗涤剂洗涤后再用浓硝酸洗涤，然后用自来水、纯水淋洗干净。

1．三角瓶（250ml）。

2．具塞比色管（50ml）。

3．分光光度计。

> **拓展知识**
>
> **铬酸洗液**
>
> 成分：铬酸洗液的组成部分主要是重铬酸钾。
>
> 配制：将浓 H_2SO_4 徐徐加入 $K_2Cr_2O_7$ 溶液中，边倒边用玻璃棒搅拌，并注意不要溅出，混合均匀，冷却后，装入洗液瓶备用。新配制的洗液为红褐色，氧化能力很强，当洗液用久后变为黑绿色（可加入固体高锰酸钾使其再生），即说明洗液无氧化洗涤力。

【试剂】

1．二苯碳酰二肼丙酮溶液（2.5g/L） 称取二苯碳酰二肼［$CO(NHNHC_6H_5)_2$］0.25g，溶于 100ml 丙酮中，摇匀，贮于棕色瓶并于冰箱中保存。此试剂应为无色液体，颜色变深不能使用。

2．硫酸溶液（1+7） 将 10ml 硫酸缓慢加入到 70ml 纯水中。

3．硫酸溶液［$c(1/2H_2SO_4)=1mol/L$］。

4．六价铬标准贮备溶液［$\rho(Cr^{6+})=0.1mg/ml$］ 精密称取经过 105～110℃干燥至恒重的重铬酸钾（$K_2Cr_2O_7$）0.1414g，溶于蒸馏水后，转入 500ml 容量瓶，用蒸馏水稀释至标线，摇匀，贮存于塑料瓶中备用。

5．六价铬标准应用溶液[ρ(Cr^{6+})=1.00μg/ml] 准确吸取六价铬标准贮备溶液10.00ml，置于1000ml容量瓶中，用蒸馏水稀释至标线，摇匀，贮存于塑料瓶中备用。

6．氢氧化钠溶液[c(NaOH)=lmol/L]。

7．乙醇(ϕ=95%)。

8．高锰酸钾溶液(25g/L) 称取高锰酸钾2.5g，溶于蒸馏水中，并稀释至100ml。

【操作步骤】

1．吸取澄清的水样50ml，置于250ml三角瓶中。将水样pH调至中性后，加0.5ml氢氧化钠[c(NaOH)=lmol/L]，此时溶液应呈碱性。再加25g/L高锰酸钾溶液至明显红色，加数粒玻璃珠，煮沸5～10分钟，使剩下水样体积约为35ml。

2．取下三角瓶，稍冷后，沿瓶壁缓缓加入乙醇(φ=95%)2ml，继续加热煮沸，直至溶液变为棕色为止。

3．取下三角瓶，加入0.5ml硫酸溶液[c(1/2H_2SO_4)=lmol/L]，此时溶液应呈中性。用定量中速滤纸过滤于50ml具塞比色管中，并用蒸馏水洗涤三角瓶、沉淀及滤纸数次，将滤液并入50ml具塞比色管中，冷却后，加蒸馏水至50ml，作为样品处理液。

4．另取9支50ml比色管，按表12-12加试剂操作。

表12-12 二苯碳酰二肼分光光度法测总铬时各管试剂加入量 单位：ml

编号	0	1	2	3	4	5	6	7	8	样品
水样处理液	—	—	—	—	—	—	—	—	—	50.00
六价铬标准使用液	0.00	0.25	0.50	1.00	2.00	4.00	6.00	8.00	10.00	—
纯水	各加至50ml									—
硫酸溶液(1+7)	各加2.5ml									
二苯碳酰二肼丙酮溶液	各加2.5ml，混匀，放置10分钟									

5．于540nm波长，3cm比色皿，以纯水做参比测定吸光度(A)，以铬含量(μg)对吸光度(A)绘制标准曲线。

【结果计算】

$$\rho(\text{Cr}, \text{mg/L})=\frac{m}{V}$$

式中：m为从标准曲线上查出的样品中铬含量(μg)；V为水样体积(ml)。

【说明及讨论】

1．总铬指的是水中三价铬和六价铬的总量，水样经高锰酸钾氧化处理测得总铬，水样不经高锰酸钾氧化处理，直接测得的铬为六价铬，总铬减去六价铬即为三价铬。

2．对含有难以破坏的有机物的水样，可采用硝酸-高氯酸法进行消化。

3．在加热煮沸氧化过程中，水样应维持微红色，如出现水样褪色，应滴加高锰酸钾，使水样中有足够的氧化剂存在。

4．水样中含铁大于1mg/L时，则干扰六价铬的测定，测定前应除去，其方法如下：取水样50ml置于锥形瓶中(此时水样pH应为7～9)，加入氧化镁0.1g，在小火上煮沸20分钟左右，此时铁与三价铬形成沉淀物，过滤，并用热水洗涤锥形瓶与滤纸，洗液与滤液合并，最后加水至50ml。再按测定六价铬的方法进行操作。

5. 铬与二苯碳酰二肼反应时，酸度[c（H^+）]应控制在0.05～0.3mol/L，以0.2mol/L时显色最稳定。酸的浓度低显色慢，0.3mol/L以上时可使颜色减弱。所用50ml溶液中，加入1+1盐酸溶液2ml，酸度约为0.24mol/L。

6. 加入乙醇时，一定要把三角烧瓶从电炉上取下，将溶液稍冷后，沿瓶壁缓缓加入，否则可引起暴沸，使溶液冲出，造成被测成分的损失。

三、非金属成分

水中的非金属成分很多，如硫酸盐、硫化物、氰化物、氟化物、碘化物、氯化物、砷、硒、磷、硼等，统属为非金属成分，它们有的属于一般化学指标，有的属于毒理学指标，测定其含量可反映水体受污染情况和评价水质质量。

（一）氟化物

氟（F）是自然界最活泼的非金属元素，电负性最大，原子半径最小，氧化活性很强。氟单质是一种淡黄色的气体，具有强烈的刺激性臭味。常温下，氟能与许多化学元素发生化学反应而形成各种化合物，因此，在自然情况下，不存在游离状态的氟。氟化物是指含负价氟的有机或无机化合物，种类繁多，最常见的氟化物是Na_3AlF_6（冰晶石）、CaF_2（萤石）和$Ca_5F(PO_4)_3$（氟磷灰石）等。氟化氢在空气中常呈雾状，有毒，可溶于水而成为氢氟酸，它是一种弱酸，但可以腐蚀玻璃，因此，氢氟酸常保存在铅皿或聚乙烯塑料瓶中。

氟是人体生长发育过程中所必需的微量元素，主要积聚在牙齿和骨骼中。适量的氟是人体所必需的，发挥着相应的生理功能，如预防龋齿、预防老年骨质疏松。氟缺乏或过多均会对机体产生不良影响，若机体长期摄入氟不足，会增加患龋齿的风险（尤其是婴幼儿），但过量摄入，则会引起氟中毒，其特异性的临床表现主要为氟斑牙和氟骨症。成人每日需摄入2～3mg，一般通过饮水与食物获取。因此，控制水中氟化物含量，在饮水卫生方面有着重要的意义，我国集中式供水常进行加氟或脱氟处理，以使饮水中氟含量达到适宜的浓度。我国《生活饮用水卫生标准》规定的限值为1.0mg/L。

检测水中氟化物的方法主要有氟离子选择电极法、氟试剂分光光度法、茜素磺酸锆比色法以及离子色谱法等。目前大多采用氟离子电极法，该法选择性好、操作简单、对仪器要求不高、测量范围宽，抗干扰能力较强，对有色、浑浊水样也可以测定。

检验方法——氟离子选择电极法

【原理】

氟离子选择电极的氟化镧单晶膜对氟离子有选择性响应，测定时以饱和甘汞电极为参比电极，氟离子选择电极为指示电极，组成一对化学原电池，当氟电极与含氟溶液接触时，由于氟化镧电极膜两侧溶液的F^-浓度不同而形成电位差（即膜电位），因为电极内充溶液的氟离子活度是固定的，内参比电极电位也就固定不变，故氟离子选择电极的电极电位只随被测溶液中氟离子活度而变化，两者的关系符合能斯特方程。

【仪器】

1. 氟离子选择电极。
2. 饱和甘汞电极。
3. 离子活度计或精密酸度计。
4. 电磁搅拌器。

考点提示

测定氟化物的采样容器该如何选择。

【试剂】

1. 冰醋酸。

2. 氢氧化钠溶液（400g/L） 称取 40g NaOH，溶于纯水中并稀释至 100ml。

3. 盐酸溶液（1+1） 将盐酸与纯水等体积混合。

4. 氟化物标准液贮备液［ρ（F^-）=lmg/ml］ 将 NaF 在 105～110℃下烘烤 2 小时，冷却后取 0.2210g，溶于纯水中，定量转移入 100ml 容量瓶中，加水稀释至标线，混匀。由于玻璃瓶壁对 F^- 有吸附作用，该试剂应贮于聚乙烯瓶中备用。

5. 氟化物标准应用液［ρ（F^-）=10μg/ml］ 吸取贮备液 10.0ml 于 1000ml 容量瓶中，加水稀释至标线，摇匀。

6. 总离子强度缓冲液Ⅰ 称取枸橼酸三钠（$Na_3C_6H_5O_7·5H_2O$）348.2g，溶于纯水，用 1+1 盐酸溶液调 pH 为 6，用纯水稀释至 1000ml，适用于干扰物浓度较高的水样。

7. 总离子强度缓冲液Ⅱ 称取氯化钠 58g，枸橼酸三钠（$Na_3C_6H_5O_7·5H_2O$）3.48g，冰醋酸 57ml，溶于纯水中，用氢氧化钠溶液［c（NaOH）=10mol/L］溶液调节 pH 至 5.0～5.5，用纯水稀释至 1000ml。适用于较清洁的水样。

【操作步骤】

1. 标准曲线法

（1）取 9 支同型号的 50ml 聚乙烯杯，按表 12-13 加试剂操作。

表 12-13 离子选择电极法测氟化物的标准系列配制

单位：ml

编号	0	1	2	3	4	5	6	7	样品
氟化物标准使用液	0.00	0.20	0.40	0.60	1.00	1.50	2.00	3.00	—
样品液	—	—	—	—	—	—	—	—	10.0
纯水	各加至 10ml								—
离子强度缓冲液	各加至 10ml，摇匀								
氟化物含量（mg/L）	0.00	0.20	0.40	0.60	1.00	1.50	2.00	3.00	

（2）测量电位值：①水样电位值的测定：在水样溶液中（若水样中总离子强度过高，应取少量水样，置于 50ml 容量瓶中，加水稀释至标线，再取 10ml 稀释液）放入一根塑料搅拌子，插入电极，调节温度补偿装置至 25℃，打开搅拌器，连续搅拌 2～5 分钟，待电位值达到稳定后，在继续搅拌的条件下（搅拌速度不宜太快），读取电位值（mV）。②标准系列电位值的测定：将标准系列从低浓度到高浓度依次测出各浓度对应的电位值。在每次测量之前，都要用水将电极冲洗净，并用滤纸吸干。

（3）绘制标准曲线：在半对数坐标纸上，以普通格为纵坐标，表示电位值（mV）；以对数格为横坐标，表示氟化物浓度［F^-］（mg/ml），绘制标准曲线。根据测出的水样电位值，即可从校准曲线上查出水样中氟化物浓度。若水样经过稀释，则应乘上稀释倍数。

2. 标准加入法（已知添加法） 取水样 50.00ml，置于 200ml 聚乙烯杯中，按标准曲线法测定样品的条件和步骤，测出电位值（ϕ_1，mV），然后加入一小体积（0.1～0.50ml）的氟化物标准贮备溶液［ρ（F^-）=1mg/ml］，按前述操作连续搅拌 2～5 分钟，读取电位值（ϕ_2，mV），ϕ_2 应比 ϕ_1 大 30～40mV。按下式计算氟化物浓度：

$$\rho(F^-, mg/L)=\frac{\rho_1\times\frac{V_1}{V_2}}{\left(\lg^{-1}\frac{\phi_2-\phi_1}{K}\right)-1}$$

式中：K 为测定时水温t℃时的斜率，其值为0.1985（273+t），25℃时等于59.153；ρ_1 为标准贮备溶液的质量浓度（mg/L）；V_1 为氟化物标准贮备液的体积（ml）；V_2 为水样体积（ml）；φ_1 为水样未加氟化物标准储备液时的平衡电位；ϕ_2 为水样中加入氟化物标准储备液后的平衡电位。

【说明与讨论】

1. 氟离子选择电极法选择性好，测量范围宽，对有色、浑浊水样均可测定，目前多采用此法。

2. 加入离子强度缓冲液可以消除试样中离子强度的差别，同时去除干扰离子的影响，避免试样酸度的干扰，补偿由于搅拌或不搅拌产生的电位差异，从而缩短电位平衡的时间。

3. 标准曲线法适用于组成已知、含量恒定的样品；标准加入法适用于组成复杂，含量范围不明且变化大的样品，比标准曲线法准确性高，但计算较麻烦。

4. 电极浸入溶液前，先不要开动搅拌器搅拌，以免电极晶体周围产生气泡而引起指针摆动或读数错误。

5. 氟离子选择电极在使用前，宜在水中浸泡数小时或过夜。连续使用的间隙，可浸泡在水中，长时间不用时应风干后保存。

6. 为防止电极的"记忆效应"，应按从低浓度到高浓度次序进行测量，且每次测定前，都要用水冲洗电极，并用滤纸吸干。

7. 温度直接影响电极电位、电极的斜率和溶液中组分的离解程度，因此必须调节温度补偿装置使试样与标准溶液的温度一致。由于25℃时，每改变一个单位，电位就变化59.153mV，故通常情况下将温度补偿在25℃。

（二）氯化物

氯属于卤族元素，氯化物是指氯的化合物。氯离子是天然水和废水中常见的阴离子，常以钠、钙、镁盐的形式存在于几乎所有的天然水中，含量随地区而异，一般在2～300mg/L之间。在河流、湖泊、沼泽地区，氯离子的含量一般较低，但在海水、盐湖及某些流经氯化物地层水域的地下水中含量相对较高，海水中含量可高达1900mg/L。通常在一个地区，水中氯化物含量比较恒定，如水体被含有大量氯化物的生活污水或工业废水污染后，则水中氯化物含量会突然升高，所以氯化物可作为水体的污染指标。

氯化物含量高，对人体无多大影响，但若饮水中氯化物含量达到250mg/L，相应的阳离子为钠离子时，会感到水有咸味。同时氯化物过高，会损害金属管道和建筑物，并妨碍植物的生长。

我国《地表水环境质量标准》（GB3838-2002）规定，集中式生活饮用水地表水源氯化物（以 Cl^- 计）的限量为250mg/L。《生活饮用水卫生标准》和《生活饮用水水质卫生规范》规定的限量也均为250mg/L。《地下水质量标准》（GB/T14848-93）规定，Ⅰ类≤50mg/L，Ⅱ类≤150mg/L，Ⅲ类≤250mg/L。

水中氯化物的测定方法有硝酸银体积法、硝酸汞体积法、电位滴定法、离子色谱法。硝酸银体积法和硝酸汞体积法所需仪器设备简单，在许多方面相似，可任意选用，但水的颜色和浑浊度会影响滴定终点判断，故适用于较清洁水样的测定。硝酸汞体积法的终点较硝酸银体积法容易判断。电位滴定法的终点不受水样颜色或浑浊度的影响，离子色谱法能同时快速灵敏地测定包括氰化物在内的多种阴离子，具备仪器条件时可选用。

检验方法——硝酸银体积法

【原理】

在中性至弱碱性范围内（pH 6.5～10.5），以铬酸钾为指示剂，用硝酸银滴定氯化物时，由于氯化银的溶解度小于铬酸银的溶解度，氯离子首先被完全沉淀出来，然后铬酸盐以铬酸银的形式被沉淀，产生砖红色，指示滴定终点到达。该沉淀滴定的反应如下：

$$Ag^{+}+Cl^{-} \longrightarrow AgCl\downarrow$$

$$2Ag^{+}+CrO_4^{2-} \longrightarrow Ag_2CrO_4\downarrow \text{（砖红色）}$$

【仪器】

1. 锥形瓶（250ml）。
2. 棕色滴定管（25ml）。
3. 吸量管（50ml，25ml）。

【试剂】

1. 高锰酸钾〔$C(1/5KMnO_4)$=0.01mol/L〕。
2. 过氧化氢〔$\omega(H_2O_2)$=30%〕。
3. 乙醇〔$\phi(C_2H_5OH)$= 95%〕。
4. 硫酸溶液〔$C(1/2H_2SO_4)$=0.05mol/L〕。
5. 氢氧化钠溶液〔$C(NaOH)$=0.05mol/L〕。
6. 氢氧化铝悬浮液 溶解125g硫酸铝钾［$KAl(SO_4)_2\cdot12H_2O$］于1L蒸馏水中，加热至60℃，然后边搅拌边缓缓加入55ml浓氨水放置约1小时，弃去上清液，用倾泻法反复洗涤沉淀物，直到洗出液不含氯离子为止（硝酸银检验），用水稀释至约为300ml。
7. 氯化钠标准溶液〔$C(NaCl)$=0.0141mol/L〕 相当于500mg/L氯化物含量：将氯化钠（NaCl）置于瓷坩埚内，在500～600℃下灼烧40～50分钟，在干燥器中冷却后称取8.2400g，溶于蒸馏水中，在容量瓶中稀释至1000ml。用吸管吸取10.0ml，在容量瓶中准确稀释至100ml，1.00ml此标准溶液含0.50mg氯化物（Cl^-）。
8. 硝酸银标准溶液〔$C(AgNO_3)$=0.0141mol/L〕 称取2.3950g硝酸银，溶于蒸馏水中，在容量瓶中稀释至1000ml，贮于棕色瓶中，用氯化钠标准溶液标定其浓度：用吸管准确吸取25.00ml氯化钠标准溶液于250ml锥形瓶中，加蒸馏水25ml。另取一锥形瓶，量取蒸馏水50ml作空白。各加入1ml铬酸钾溶液，在不断的摇动下用硝酸银标准溶液滴定至砖红色沉淀刚刚出现为终点。计算每毫升硝酸银溶液所相当的氯化物量，然后校正其浓度，再作最后标定。1.00ml此标准溶液相当于0.50mg氯化物（Cl^-）。
9. 铬酸钾溶液（50g/L） 称取5g铬酸钾（K_2CrO_4）溶于少量蒸馏水中，滴加硝酸银溶液至有红色沉淀生成，摇匀，静置12小时，然后过滤并用蒸馏水将滤液稀释至100ml。
10. 酚酞指示剂溶液 称取0.5g酚酞，溶于50ml 95%乙醇中，加入50ml蒸馏水，再滴加0.05mol/L氢氧化钠溶液使呈微红色。

【操作步骤】

1. 水样预处理 若无以下各种干扰，此操作可省去。

（1）如水样浑浊及带有颜色，则取150ml或取适量水样稀释至150ml，置于250ml锥形瓶中，加入 2ml 氢氧化铝悬浮液，振荡过滤，弃去最初滤下的 20ml，用干的清洁锥形瓶接取滤液备用。

（2）如果有机物含量高或色度高，可用马弗炉灰化法预先处理水样：取适量水样于瓷蒸发皿中，调节 pH 至 8～9，置水浴上蒸干，然后放入马弗炉中在 600℃下灼烧 1 小时，取出冷却后，加 10ml 蒸馏水，移入 250ml 锥形瓶中，并用蒸馏水清洗三次，一并转入锥形瓶中，调节 pH 到 7 左右，稀释至 50ml。

（3）由有机质而产生的较轻色度，可以加入 0.01mol/L 高锰酸钾 2ml，煮沸，再滴加乙醇以除去多余的高锰酸钾至水样褪色，过滤，滤液贮于锥形瓶中备用。

（4）如果水样中含有硫化物、亚硫酸盐或硫代硫酸盐，则加氢氧化钠溶液将水样调至中性或弱碱性，加入 1ml 30% 过氧化氢，摇匀，一分钟后加热至 70～80℃，以除去过量的过氧化氢。

2．测定

（1）用吸管吸取 50ml 水样或经过预处理的水样（若氯化物含量高，可取适量水样用蒸馏水稀释至 50ml），置于锥形瓶中。另取一锥形瓶加入 50ml 蒸馏水作空白试验。

（2）如水样 pH 在 6.5～10.5 范围时，可直接滴定，超出此范围的水样应以酚酞作指示剂，用稀硫酸或氢氧化钠的溶液调节至红色刚刚褪去。

（3）加入 1ml 铬酸钾溶液，用硝酸银标准溶液滴定至砖红色沉淀刚刚出现即为滴定终点。

【结果计算】

$$\rho(Cl^-,\text{mg/L})=\frac{(V_1-V_0)\times 0.50\times 1000}{V}$$

式中：V_0 为蒸馏水消耗硝酸银标准溶液量（ml）；V_1 为试样消耗硝酸银标准溶液量（ml）；V 为试样体积（ml）。

【说明与讨论】

1．铬酸钾在水样中的浓度影响终点到达的迟早，在 50～100ml 滴定液中加入 1ml 5% 铬酸钾溶液，使 CrO_4^{2-} 浓度为 2.6×10^{-3}～5.2×10^{-3}mol/L。在滴定终点时，硝酸银加入量略过终点，可用空白测定值消除。

2．采集代表性水样，放在干净且化学性质稳定的玻璃瓶或聚乙烯瓶内，保存时不必加入特别的防腐剂。

3．本方法的滴定过程只能在中性及弱碱性溶液中进行，因为在酸性溶液中铬酸银溶解度增高，到达终点时不能形成铬酸银沉淀，而在碱性溶液中会形成氧化银沉淀。

4．滴定速度不能太快，不能成线状滴定，特别在临近终点时，滴定速度要慢，搅拌速度要快，当滴定产生的红色消失再进行下一滴的滴定，以免滴过终点。

5．水中的溴化物和碘化物均起同样的反应，均以氯化物计入结果。

（三）碘化物

碘是卤族元素之一，其化学性质较为活泼，能与许多金属、非金属元素发生化学反应。单质碘在常温下为紫红色固体，易升华。碘是人体必需微量元素之一，是合成甲状腺素的重要元素。一般认为胚胎期与出生后早期缺碘可引起克汀病、单纯聋哑病、亚克汀病；而长期缺碘，可引起甲状腺肿大（俗称“大脖子病”），甲状腺功能低下，生殖衰退、性发育迟缓等。我国政府规定在食盐中添加一定量的碘，以保证人的正常摄入量。应当指出的是水中碘化物含量过高时，也可导致高碘甲状腺肿。

人体的碘主要来自食物，少量来自水和空气，虽然人体从饮用水中摄入碘只占摄入量的10%～20%，但水中的碘可反映环境碘的含量，在无外来含碘食物情况下，常以水中的碘来衡量当地居民的摄入量。

我国《地下水质量标准》(GB/T 14848-93)规定，Ⅰ类和Ⅱ类地下水的碘化物≤0.1mg/L，Ⅲ类地下水≤0.2mg/L，Ⅳ类≤1.0mg/L，Ⅴ类>1.0mg/L。《生活饮用水卫生标准》无此限量标准。

检测水中碘化物的方法较多，有催化分光光度法、分光光度法、离子选择电极法、离子色谱法、气相色谱法、阴极溶出伏安法、化学发光抑制法等。分光光度法灵敏度不够高，难以满足水中微量碘化物的测定；而催化分光光度法灵敏度较高，对仪器设备无特别要求，容易普及应用。

检验方法——硫酸高铈催化分光光度法

【原理】

在酸性条件下，亚砷酸与硫酸高铈发生缓慢的氧化还原反应。当存在碘离子时，碘离子也能与硫酸高铈和亚砷酸发生反应。碘离子有催化作用，可使反应加速进行，在一定的条件和特定的时间内，碘离子越多，反应的速率就越快，剩余的高铈离子(Ce^{4+})就越少。经过一定的反应时间后，用亚铁离子(如硫酸亚铁铵)还原剩余的高铈离子，亚铁离子(Fe^{2+})与剩余的高铈离子反应生成高铁离子(Fe^{3+})，从而终止亚砷酸-高铈间的氧化还原反应。氧化产生的高铁离子(Fe^{3+})再与硫氰酸钾生成稳定的红色络合物，溶液颜色越深，剩余的高铈离子就越多，即水中的碘离子就越少，反之，水样中碘离子就越多。通过比色定量，间接测定碘化物的含量。反应原理和过程是：

$$2Ce^{4+}+As^{3+} \longrightarrow 2Ce^{3+}+As^{5+}$$

$$2Ce^{4+}+2I^{-} \longrightarrow 2Ce^{3+}+I_2$$

$$I_2+As^{3+} \longrightarrow 2I^{-}+As^{5+}$$

$$2Ce^{4+}+As^{3+} \longrightarrow 2Ce^{3+}+As^{5+}$$

$$Ce^{4+}+Fe^{2+} \longrightarrow Ce^{3+}+Fe^{3+}$$

$$Fe^{3+}+3SCN^{-} \longrightarrow Fe(SCN)_3\text{(红色)}$$

【仪器】

1. 恒温水浴箱(30℃±0.5℃)。
2. 秒表。
3. 分光光度计。
4. 具塞比色管。

【试剂】

1. 纯水(无碘化物) 将蒸馏水按每升加2g氢氧化钠后重蒸馏。

2. 氯化钠溶液(260g/L) 称取26g经700℃灼烧2小时的优级纯氯化钠(NaCl)，溶于纯水并稀释至100ml。

3. 亚砷酸(As_2O_3)溶液 称取4.946g三氧化二砷(As_2O_3)，加入500ml纯水，10滴硫酸(ρ_{20}=1.84g/ml)，加热使之全部溶解，用纯水稀释至1000ml。注意：此溶液剧毒！

4. 硫酸溶液(1+3)。

5. 硫酸铈 {c[$Ce(SO_4)_2$]=0.02mol/L} 溶液 称取8.086g硫酸铈或12.65g硫酸铈铵溶

于500ml纯水中，加硫酸（ρ_{20}=1.84g/ml）44ml，用纯水稀释至1L。

6. 硫酸亚铁铵溶液（15g/L） 称取1.5g硫酸亚铁铵，溶于纯水中，加入2.5ml硫酸溶液并用纯水稀释至100ml。临用前配制。

7. 硫氰酸钾（40g/L） 称取4.0g硫氰酸钾，溶于纯水中，并稀释至100ml。

8. 碘化物标准储备液［$\rho(I^-)$=100μg/ml］ 称取0.1308g经硅胶干燥器干燥24小时的碘化钾，溶于纯水并定容至1L。

9. 碘化物标准使用液Ⅰ［$\rho(I^-)$=1.00μg/ml］ 临用时吸取碘化钾标准储备液5.00ml于500ml容量瓶中，用纯水定容至刻度。

10. 碘化物标准使用液Ⅱ［$\rho(I^-)$=0.010μg/ml］ 临用时吸取碘化钾标准使用液15.00ml于500ml容量瓶中，用纯水定容至刻度。

【操作步骤】

1. 取9支同型具塞比色管，按表12-14加入试剂和操作。

表12-14 硫酸高铈催化分光光度法测碘化物时各管试剂加入量

单位：ml

编号	0	1	2	3	4	5	样品	A	B
标准溶液Ⅱ	0.00	1.0	3.0	5.0	7.0	10.0	—	—	—
水样	—	—	—	—	—	—	10.0	—	10.0
纯水	10.0	9.0	7.0	5.0	3.0	0	—	10.5	0.5
氯化钠溶液	各加1.0ml								
亚砷酸溶液	各加0.5ml							—	—
硫酸溶液	各加1.0ml，摇匀，置于30℃±0.5℃恒温水浴箱中20±0.1分钟，使温度达到平衡								
硫酸铈溶液	每隔30秒，依次向各管加入0.5ml，密塞，摇匀，放回水浴中保温								
硫酸亚铁铵溶液	保温20±0.1分钟后，每隔30秒，依次向各管加1.0ml								
硫氰酸钾溶液	保温20±0.1分钟后，每隔30秒，依次向各管加入1.0ml								

2. 比色测定 室温放置45分钟，于510nm波长处，1cm比色皿，以纯水作参比，测量吸光度。

3. 绘制标准曲线 以标准管吸光度对相应管的碘的含量绘制标准曲线。根据A管、B管的吸光度来校正样品管的吸光度：若A管吸光度大于B管，水样管的吸光度加上（A−B）；若B管吸光度大于A管，水样管的吸光度减去（B−A）；再在标准曲线上查出碘化物的含量。

【结果计算】

$$\rho(I^-, mg/L)=\frac{m}{V}$$

式中：m为从标准曲线查得的样品管中碘化物的质量（μg）；V为分析用水样的体积（ml）。

【说明与讨论】

1. 溶液中的Ag^+和Hg^{2+}能抑制碘化物的催化能力，氯离子与碘有类似的催化作用，加入大量氯化钠，其中的氯离子可抑制上述干扰。

2. A、B管起校正作用，目的是消除水样中氧化还原物质对测定的干扰。当A管吸光度大于B管，说明水样中存在还原性物质，还原部分高铈离子，故水样管的吸光度加上（A−B），以校正还原性物质造成的差异；当B管吸光度大于A管，说明水样中可能存在氧化性物质的干扰，故水样管的吸光度减去（B−A），以校正氧化性物质造成的干扰。

3. 温度及反应时间对该分析方法的影响极大，要注意严格按规定控制操作条件。每管加硫酸铈溶液到加硫酸亚铁铵溶液的间隔均严格控制在20±0.1分钟。

4. 当水样中碘化物的浓度在10～100μg/L时，将表12-14中的碘化物标准使用液Ⅱ换成标准使用液Ⅰ，其余同前操作。但恒温水浴温度改为20℃±0.5℃，时间改为8分钟。且不必设A管、B管的测定。

5. 检测过程中所用水须不含碘，因此，检测分析用水是普通蒸馏水按每升加2g氧氧化钠后的重蒸馏水。另外，硫酸亚铁、碘化物标准应用液需临时配制。

6. 用分光光度计测定溶液的吸光值后，可绘制标准曲线或求回归方程t，但回归方程的线性不好，一般不用。

（四）氰化物

氰化物广泛地存在于自然界，如动植物体内、土壤等，但天然水中一般不含氰化物。自然界的氰化物主要以简单氰化物、有机氰化物（腈类）、氰配合物等几种形式存在。简单氰化物主要包括氢氰酸、氰化钠、氰化钾、氰化铵等，它们易溶于水，在水溶液中解离出CN^-，并与氢离子结合形成对水生生物有害的HCN，形成量取决于水中pH，pH越低，HCN形成越多，毒性越大。有机氰化物主要有乙腈、丁腈和丙烯腈等，可溶于水，多有特殊臭味。

水中的氰化物主要来源于工业企业（如冶金、电镀、选矿、炼焦、腈类化工、合成氨、制革、塑料、农药、合成纤维等）排放的生产性废水及实验室废水。水中的铁、铜、银、汞、镍、铅等能与CN^-形成氰配合物，如$[Cd(CN)_4]^{2-}$、$[Fe(CN)_6]^{3-}$等，其毒性强弱与所形成配合物的稳定性有关，铁、钴的氰配合物较稳定，用强酸也难以破坏，但稀溶液中的铁氰配合物在日光照射下可分解而产生HCN；与铜、镍、银等形成的氰配合物则不很稳定，在中性或酸性环境中易分解并形成HCN。碱金属氰化物（氰化钠、氰化钾）易溶于水，水解呈碱性：

$$CN^- + H_2O \rightleftharpoons HCN + OH^-$$

氰化物在水中不够稳定，通过挥发和氧化途径最终得以净化：

$$CN^- + CO_2 + H_2O = HCN\uparrow + HCO_3^-\text{（挥发）}$$

$$2CN^- + O_2 = 2CNO^-\text{（氧化）}$$

$$CNO^- + 2H_2O = NH_4^+ + CO_3^{2-}$$

氰化物是一类含有氰酸根（CN^-）的化合物，有剧毒，经消化道进入体内，在胃酸的作用下形成氢氰酸（HCN），CN^-可抑制机体内42种酶的活性，其中，与细胞呼吸酶的亲和力最大，能迅速与细胞色素氧化酶的高铁离子（Fe^{3+}）结合，导致细胞丧失传递电子的能力，呼吸链中断，机体组织摄取和利用氧的能力丧失，导致细胞内窒息死亡。硫氰酸盐无毒，但如果机体摄入较多，则会导致甲状腺功能障碍。水中氰化物浓度达到或超过0.05mg/L时，会引起某些敏感鱼类致死，超过0.2mg/L时，可使大多数鱼类快速致死，超过0.3mg/L时，则会影响水体的生物净化，如果达到0.5mg/L，会导致一级异臭。因此，世界各国对各种水质中氰化物的含量均作了限定。我国规定饮用水源水中乙腈的限值为5.0mg/L，Ⅰ类和Ⅱ类地表水的氰化物分别为≤0.005mg/L和≤0.05mg/L，Ⅲ类、Ⅳ类和Ⅴ类地表水≤0.2mg/L，农业灌溉用水不得超过0.5mg/L，生活饮用水则不得超过0.05mg/L。

检测水中氰化物的方法主要有吡啶-联苯胺、吡啶-吡唑啉酮等分光光度法，鉴于吡啶的毒性较大，又先后研究并应用了用异烟酸替代吡啶，用吡唑啉酮、巴比妥酸（丙二酰脲）替代联苯胺的改良方法。目前大多采用异烟酸-吡唑啉酮分光光度法、硝酸银滴定法和电极法等，尤其是异烟酸-吡唑啉酮分光光度法应用普遍。当水样氰化物含量在1mg/L以上时可选用硝酸银滴定法。电极法的测量范围则较大，且不受水样颜色和浑浊度的影响，但灵敏度不高。

检验方法——异烟酸-吡唑啉酮分光光度法

【原理】

水样中的氰化物在酸性（pH=4）情况下以HCN形式蒸馏出，用氢氧化钠溶液固定。在pH=7.0的溶液中，氯胺T将氰化物转变为氯化氰，再与异烟酸-吡唑啉酮作用，生成蓝色染料，溶液颜色深浅与水样中氰化物含量成正比，比色定量。

本方法最低检测质量为0.1μg氰化物（以CN^-计），若取250ml水样测定，最低检测质量浓度为0.02mg/L（以CN^-计）。

【仪器】

1. 500ml全玻璃蒸馏器。
2. 25ml具塞比色管。
3. 恒温水浴锅。
4. 分光光度计。

【试剂】

1. 0.5g/L甲基橙指示剂　称取50mg甲基橙，溶于纯水，稀释至100ml。

2. 100g/L醋酸锌溶液　称取50g醋酸锌［$Zn(CH_3COO_2 \cdot 2H_2O$］，溶于纯水中，稀释至500ml。

3. 20g/L氢氧化钠溶液　称取2.0g氢氧化钠（NaOH），溶于纯水并稀释至100ml。

4. 1g/L氢氧化钠溶液　将20g/L氢氧化钠溶液用纯水稀释20倍即得。

5. 磷酸盐缓冲液（pH=7.0）　称取34.0g无水磷酸二氢钾（KH_2PO_4）和35.5g磷酸氢二钠（Na_2HPO_4）溶于纯水，稀释至1000ml。

6. 异烟酸-吡唑啉酮溶液　称取1.5g异烟酸（$C_6H_5O_2N$），溶于24ml氢氧化钠溶液（20g/L）中，用纯水稀释至100ml；另称取0.25g吡唑啉酮（$C_{10}H_{10}N_2O$），溶于20ml N-二甲基甲酰胺中。临用前将两种溶液合并，混匀。

7. 10g/L氯胺T溶液　称取1g氯胺T（$C_7H_7SO_2NClNa \cdot 3H_2O$），溶于纯水中，稀释至100ml。临用时配制。

8. 硝酸银标准溶液［$c(AgNO_3)=0.0192mol/L$］　称取3.2617g基准硝酸银（$AgNO_3$），溶于纯水，定容至1000ml，储存于棕色试剂瓶内。用氯化钠标准溶液标定（参照附录二）。

9. 0.2g/L试银灵溶液　称取0.02g试银灵（对二甲氨基苄基罗丹明，$C_{12}H_{12}NO_2S_2$）溶于100ml丙酮中，混匀。

10. 氰化钾标准储备液［$\rho(CN^-)=100\mu g/ml$］　称取0.25g氰化钾（KCN），溶于纯水中，用1000ml容量瓶定容至刻度。此溶液1ml约含0.1mg氰化物。准确浓度在临用前用硝酸银标准溶液［$c(AgNO_3)=0.0192mol/L$］标定。注意：此溶液有剧毒！

氰化钾标准储备液的标定：吸取10.00ml氰化钾溶液于100ml锥形瓶中，加入1ml氢氧化钠溶液（20g/L）使pH在11以上，加入0.1ml试银灵指示剂，用硝酸银标准溶液滴定至溶液由黄色变为橙色。所消耗硝酸银溶液的毫升数即为10.00ml氰化钾溶液中氰化物（以CN^-计）的质量（以mg为单位）。

11. 氰化钾标准应用液［$\rho(CN^-)= 1.0\mu g/ml$］　临用前取氰化钾标准储备液1ml于

100ml 棕色容量瓶中，用氢氧化钠溶液（1g/L）稀释到标线，混匀即成，避光保存。

12．酒石酸（$C_4H_6O_6$）固体。

【操作步骤】

> **考点提示**
>
> 氰化物测定原理；测定氰化物接收液中加入氢氧化钠的原因。

1．取水样 250ml（氰化物含量超过 20μg 时，可取适量水样用纯水稀释至 250ml），置于 500ml 全玻璃蒸馏器内，加玻璃珠数粒，3 滴甲基橙指示剂，再加 5ml 醋酸锌溶液，1～2g 固体酒石酸，此时溶液由橙黄变成橙红，迅速蒸馏。蒸馏速度控制在 2～3ml/min。蒸馏液收集于预先放置有 5ml 氢氧化钠溶液（20g/L）的 50ml 具塞比色管中。馏出液至 50ml 停止蒸馏，混匀待测。

2．测定　取 10 只 25ml 具塞比色管中，按表 12-15 加入试剂和操作。

表 12-15　异烟酸 - 吡唑啉酮分光光度法测氰化物时各管试剂加入量　　单位：ml

编号	0	1	2	3	4	5	6	7	8	样品
氰化物标准使用液	0	0.10	0.20	0.40	0.60	0.80	1.00	1.50	2.00	—
氢氧化钠溶液（1g/L）	各加至 10.0ml									—
蒸馏水样	—	—	—	—	—	—	—	—	—	10.0
磷酸盐缓冲液	各加 5.0ml，摇匀置于 37℃左右恒温水浴箱中									
氯胺 T	各加 0.25ml，立即加塞混匀，水浴中放置 5 分钟									
异烟酸 - 吡唑啉酮溶液	各加 5.0ml									
纯水	定容至 25ml，混匀，置于 25～40℃恒温水浴 40 分钟									

3．绘制标准曲线　用 3cm 比色皿以纯水作参比，在 630nm 波长处测定吸光度值，以氰化物含量（μg）为横坐标，吸光度为纵坐标，绘制标准曲线。

【结果计算】

根据从标准曲线上查出的水样氰化物含量，按下式计算：

$$\rho(CN^-, mg/ml) = \frac{mV_1}{VV_2}$$

式中：m 为从标准曲线上查得的样品管中氰化物（以 CN^- 计）的质量（μg）；V_1 为馏出液总体积（ml）；V_2 为比色所用馏出液体积（ml）；V 为水样体积（ml）。

【说明与讨论】

1．如水质清洁，不含干扰物质，可采用直接比色法测定，测得结果为游离氰。

2．水样蒸馏时，不能用硫酸、盐酸、硝酸等强酸调节酸度，只能用酒石酸，否则，除$[Co(CN)_4]^{2-}$外，其他的氰配合物都可以分解出 HCN，增加挥发量，影响检测结果的准确性。

3．根据检测目的，应选择合适的蒸馏体系。测定游离氰化物时，选用醋酸锌 - 酒石酸蒸馏体系；若测定总氰，则应选用磷酸或磷酸 -EDTA 蒸馏体系。往蒸馏瓶中加酸时操作要快速，并立即塞紧瓶塞。

4．多数氰化物在水中极不稳定，取样后应尽快分析测定。若不能立即分析时，可加入适量氢氧化钠，使 pH≥12，并低温保存，24 小时内测定。

5．水样中的硫化物、重金属离子、脂肪酸以及某些影响滴定和比色的物质会干扰测定，在蒸馏前应作适当处理。

6. 试剂氯胺 T 中有效氯的含量对测定影响较大，要求其中的有效氯≥11%，最好用碘量法测定有效氯含量后再使用，并在临用前配制。

7. 由于氰化氢易挥发，每步操作均要加塞进行，蒸馏装置的各连接部位要严密，确保氰化氢气体不会沿磨口逸出，并严格控制操作时间。蒸馏时取样量要适度，氰化物浓度高时，稀释后蒸馏；蒸馏过程中温度不能过高，以 30 分钟蒸馏出 90ml 为宜，做到蒸馏完全，吸收完全。

8. 蒸馏速度和馏出液体积对氰配合物的馏出率有较大影响。蒸馏速度应控制在 2～3ml/min；250ml 水样，馏出液一般收集 90ml 左右即可完全回收各种氰配合物。为防氰化物挥发损失，馏出液收集管内要预先加入一定量的氢氧化钠溶液，并且冷凝管下端必须插入吸收液中。

9. 水中余氯可使氰化物受到破坏，故在检测氯化消毒饮用水氰化物含量时，须在水样中加入 0.1g/L 的亚砷酸钠或低于 0.1g/L 的硫代硫酸钠去除干扰。

10. 异烟酸 - 吡唑啉酮分光光度法是标准分析方法，对仪器要求不高，操作简便，灵敏度较高，应用广泛。但该法影响因素也较多，如温度、pH、显色剂的纯度、蒸馏时间和速度、氯胺 T 的用量及质量、显色时间等，所以要求严格按照操作规程进行操作，以保证样品管和标准系列管反应条件的一致性，减少测定误差。

11. 氰化钾标准液属于剧毒化学物质，使用时要特别小心，含氰化物废液不可随意倾倒，要倒入事先备好存有硫酸亚铁和氢氧化钠的废液缸。试验完成后须将手彻底清洗干净后方可离开实验室。

（五）砷

砷是周期表中第四周期、第五族元素，砷常见的化合物有三氧化二砷（As_2O_3，即砒霜）和五氧化二砷（H_3AsO_4）等，其价态与水的基本性状尤其是 pH 有关。砷主要通过消化道进入人体，易溶于水的 As^{3+} 和 As^{5+} 在消化道的吸收率可达 90% 以上，As^{5+} 较 As^{3+} 易吸收。砷具有较强的蓄积毒性，可与角蛋白结合使皮肤、毛发和指（趾）甲的砷含量明显升高；血液中则易与血红蛋白结合，不易通过血脑屏障，但可通过胎盘屏障对胎儿造成影响。As^{5+} 较 As^{3+} 易排泄，蓄积毒性也相对较小。

地方性砷中毒近年来被发现并列入地方病，虽然历史较短，仅有十几年，但涉及的面积广、人口多、病区复杂、病情严重，已成为潜在的公共卫生问题，也是 21 世纪中国急需解决的饮水卫生重大问题之一。

我国生活饮用水规定砷的限量标准为≤0.01mg/L。

砷的测定方法较多，如砷斑法、二乙基二硫代氨基甲酸银（Ag-DDC）分光光度法、硼氢化钾 - 硝酸银分光光度法，氢化物发生一原子荧光法及氢化物发生法。其中二乙基二硫代氨基甲酸银（Ag - DDC）分光光光度法仪器简单，精密度和准确度较高，易于推广应用，是目前水砷测定常用的方法。

检验方法——二乙基二硫代氨基甲酸银（Ag-DDC）分光光度法

【原理】

锌与酸作用产生新生态氢，在碘化钾和氯化亚锡存在下，使五价砷还原为三价砷，三价砷与新生态氢生成砷化氢气体，通过醋酸铅棉花除去硫化氢的干扰，然后与溶于三乙醇胺 - 氯仿中的二乙氨基二硫代甲酸银作用，生成棕红色的胶态银，比色定量。

$$H_3AsO_4+2KI+H_2SO_4= H_3AsO_3+I_2 + K_2SO_4+H_2O$$

$$I_2 + SnCl_2 + 2HCl = SnCl_4 + 2HI$$

$$H_3AsO_3 + 3Zn + 3H_2SO_4 = AsH_3\uparrow + 3ZnSO_4 + 3H_2O$$

$$AsH_3 + 6Ag(DDC) = 6Ag + 3HDDC + As(DDC)_3$$

【仪器】

1．砷化氢发生和接收装置　如图12-4。

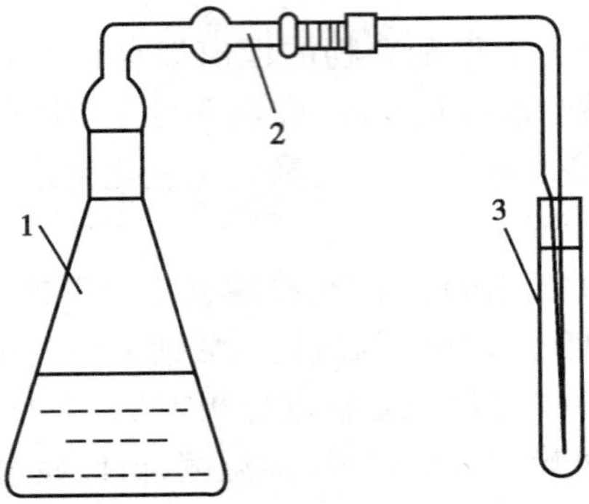

图12-4　砷化氢发生及吸收装置

1．砷化氢发生瓶；2．玻璃导管；3．吸收管

2．分光光度计。

> **考点提示**
>
> 氯化亚锡悬液的配制及其加入数粒金属锡粒的作用；气体发生器中塞入醋酸铅棉花的作用。

【试剂】

1．无砷锌粒。

2．硫酸溶液（1+1）。

3．碘化钾溶液（150g/L）　称取15g碘化钾（KI），溶于纯水并稀释至100ml，储于棕色瓶内。

4．氯化亚锡悬液（400g/L）　称取40g氯化亚锡（$SnCl_2\cdot 2H_2O$），溶于40ml盐酸中（ρ_{20}=1.19g/ml），用纯水稀释至100ml，加入数粒金属锡粒。

5．醋酸铅棉花　将脱脂棉浸入醋酸铅溶液（100g/L）中，2小时取出，自然干燥。

6．氯仿。

7．吸收液　称取0.25g二乙基二硫代氨基甲酸银，研碎后用少量氯仿溶解，加入1.0ml三乙醇胺，再用氯仿稀释到100ml。必要时，静置过滤至棕色瓶内，储存于冰箱中。

8．砷标准储备液[ρ（As）= 1mg/ml]　称取0.6600g经105℃干燥2小时的三氧化二砷，溶于5ml氢氧化钠溶液（200g/L）中，用酚酞作指示剂，以硫酸溶液（1+17）中和到中性后，再加入15ml硫酸溶液（1+17），转入500ml容量瓶，加纯水定容。

9．砷标准使用液[ρ（As）=1μg/ml]　吸取砷标准储备液10.00ml，置入100ml容量瓶中，加纯水定容至刻度，混匀。临用时，吸取此液10.00ml注入1000ml容量瓶中，加纯水定容，混匀。

【操作步骤】

1．在9个同型号的砷化氢发生瓶里完成下列试剂的加入和操作，按表12-16。

2．向9个同型号的吸收管内各加入5.0ml吸收液，向发生瓶内依次倾入预先称好的5g无砷锌粒，迅速连接玻璃导管，并塞紧瓶塞，在瓶口处加水封闭，勿使漏气，室温（不宜低于15℃，必要时置于25℃温水浴中）反应1小时。用氯仿将吸收液体积补足至5.0ml。

表 12-16 二乙基二硫代氨基甲酸银分光光度法测砷时各管试剂加入量 单位：ml

编号	0	1	2	3	4	5	6	7	样品
水样	—	—	—	—	—	—	—	—	50.0
砷标准使用液	0.00	0.50	1.00	2.00	3.00	5.00	7.00	10.00	—
纯水	各加至 50ml								—
硫酸溶液	各加 4.0ml								
碘化钾溶液	各加 2.5ml								
氯化亚锡溶液	各加 2ml，摇匀，静置 15 分钟								

3. 比色测定　在 1 小时内于 515nm 波长处，用 1cm 比色皿，以氯仿作参比，比色测定吸光度。

4. 绘制标准曲线　根据测得的标准系列吸光度，绘制标准曲线或建立回归方程，从曲线上查出或用回归方程计算出水样中砷的质量。

【结果计算】

$$\rho(\text{As, mg/L})=\frac{m}{V}$$

式中：m 为从标准曲线查得的样品管中砷的质量（μg）；V 为分析用水样的体积（ml）。

【说明与讨论】

1. 水样中钴、镍、汞、银、铂、铬和钼的浓度较高，可干扰砷化氢的测定。锑的含量超过 0.1mg/L，对测定也有干扰，氯化亚锡可除去锑的干扰。

2. 硝酸会干扰砷化氢的产生，故拟检测水样不能加硝酸保存。

3. 水样中高价铁的浓度较高时，会使检测结果偏低，用酒石酸可除去此干扰。

4. 三氧化二砷为剧毒药品，使用中要注意安全。

5. 氯仿对人体有害，操作应在通风橱内进行。由于氯仿易挥发，比色时要注意补足体积。还要注意各吸收管容量刻度的准确性，否则会因吸收液量的差异而产生测量误差。

6. 吸收液中 Ag-DDC 的浓度过低会影响测定方法的灵敏度及重现性，最佳浓度为 2.0～2.5g/L。

7. 酸对反应速度的影响较大，对有机污染较重而需要消解的样品，要根据消解后剩余的酸量加酸，未消解水样以 50ml 不超过 8ml 为宜。

8. 醋酸铅棉花主要是用来除去反应中产生的硫化氢对结果的干扰，因此，要均匀地分布在导气管的球部，数量适宜。发生装置的各连接口处要密封好（可用水封闭），吸收管、比色皿等要干燥。

9. 有机碱三乙醇胺可中和反应生成的二乙基二硫代氨基甲酸（HDDC），有利于反应的进行。

（六）硒

硒是人体内必需的微量元素，过多过少都会对人体产生不良影响。克山病是最早发现于我国黑龙江克山县的一种心脏疾病，调查发现，病区土壤、粮食及当地人体内硒含量明显低于非病区，在病区投放亚硒酸钠预防该病有一定效果，提示克山病的发生与环境缺硒有一定的联系。过量的硒则会导致人体中毒，出现脱发、脱指甲、四肢麻木甚至偏瘫。健康人体内硒的总量约为 6～21mg，专家建议硒的每人每日安全摄入量为 400μg。

硒广泛存在于自然界中，但在自然界中没有单质存在，主要以化合物的形式存在于土壤和含磷矿石中，环境中的硒主要来源于火山爆发及岩石风化。水中的硒则主要来源于工业废水、水源及流经的地质环境，含硒工业废水主要来自炼油、冶金、陶瓷和特种玻璃、农药生产、硫酸制造等行业。天然水中，硒多呈 +6 或 +4 价态，往往以含氧酸根离子形式存在，如 SeO_3^{2-}、$HSeO^{3-}$、SeO_4^{2-}，含量一般在 1μg/L 以下。

我国地表水及生活饮用水标准规定，硒含量均为≤0.01mg/L。

硒的测定方法有荧光分光光度法、分光光度法、催化示波极谱法、气相色谱法及原子荧光法，其中 2，3- 二氨基萘荧光法准确、灵敏，可以测定硒含量低于 10μg/L 的水样，故为常用；二氨基联苯胺光度法灵敏度较低，只适合测定硒含量 5μg/L 以上的水样；催化示波极谱法、气相色谱法及原子荧光法灵敏度相似，操作简便、快速，但对设备要求较高。这里主要介绍二氨基萘荧光法。

检验方法——二氨基萘荧光法

【原理】

水样经硝酸和高氯酸消化，再经盐酸处理后，水中的硒以 Se^{4+} 存在，在 pH=1.5～2.0 条件下，2，3- 二氨基萘能选择性地与 Se^{4+} 反应生成 4，5- 苯并芘硒绿色荧光物质，用环己烷萃取，产生的荧光强度 Se^{4+} 含量成正比。用荧光分光光度计在激发光波长 376nm，发射光波长 520nm 条件下进行测定。

本法最低检测质量为 0.005μg，若取水样 20ml 测定，最低检测质量浓度为 0.25μg/L。

【仪器】

1. 荧光分光光度计。
2. 分液漏斗（25ml、250ml）。
3. 具塞比色管（5ml）。
4. 磨口锥形瓶（100ml）。
5. 水浴锅。
6. 电热板。

【试剂】

1. 高氯酸。
2. 硝酸（优级纯）。
3. 盐酸。
4. 盐酸溶液[c（HCl）=0.1mol/L] 取 8.4ml 盐酸，用纯水稀释至 1000ml。
5. 硝酸 + 高氯酸（1+1） 量取 100ml 硝酸，加入高氯酸 100ml，混匀。
6. 盐酸溶液（1+4） 量取 50ml 盐酸，加入 200ml 纯水，混匀。
7. 氨水（1+1）。
8. 混合试剂 称取乙二胺四乙酸二钠（Na_2-EDTA·$2H_2O$）10g 于少量纯水中，加热溶解，冷却后加入 10g 盐酸羟胺及 0.2g/L 甲酚红溶液 10ml，用纯水稀释至 200ml，贮于冰箱内保存。此溶液临用前用水稀释 10 倍后使用。
9. 环己烷 必须纯净，不得含有荧光杂质，若不纯需重蒸馏后使用。
10. 2，3- 二氨基萘溶液（1g/L） 称取 100mg 2，3- 二氨基萘[$C_{10}H_6(NH_2)_2$，简称 DAN]于 250ml 锥形瓶中，加入 100ml 盐酸溶液[c（HCl）= 0.1mol/L]，振摇约 15 分钟，待全部溶解后，加入环己烷 20ml，继续振摇 5 分钟，然后移入底部塞有玻璃棉（脱脂棉亦可）的分液漏斗中，静置分层，将水相放回原锥形瓶中，继续用环已烷萃取多次（萃取次数视 DAN 试剂中荧光杂质多少而定，一般 5～6 次），直至环已烷荧光最低为止。弃掉有机相，将纯化后的 DAN 溶液贮于棕色瓶中，上加一层约 1cm 厚的环已烷，以便隔绝空气，置冰箱内保存，如不经常使用可保存一年。临用前用环已烷再萃取一次。此试剂需在暗室内配制。

11. 硒标准贮备液[ρ(Se)=100μg/ml] 称取优级纯试剂硒 0.1000g 溶于少量浓硝酸中，加入高氯酸 2.00ml，于沸水浴上加热 3～4 小时，蒸至冒白烟以除尽硝酸，稍冷后加入 4.80ml 盐酸，继续加热 2 分钟，冷却后转移至 1000ml 容量瓶中，用纯水稀释至标线。

12. 硒标准应用液[ρ(Se)= 0.05μg/ml] 将上述硒标准贮备溶液用盐酸溶液[c(HCl)= 0.1mol/L]逐级稀释成 1ml=0.05μg 的硒标准应用液，于冰箱内保存。

【操作步骤】

1. 吸取 20ml 水样及硒标准应用溶液 0.00ml，0.10ml，0.30ml，0.50ml，0.70ml，1.00ml，1.50ml 及 2.00ml 分别于 100ml 磨口锥形瓶中，除水样瓶外，各加水至 20ml，配成水样和标准系列。

2. 沿瓶壁分别缓缓加入硝酸 + 高氯酸（1+1）2.5ml，在电热板（或电炉）上加热至瓶内产生浓厚白烟（勿盖塞），溶液由无色变成浅黄色（瓶内溶液如果太少，颜色变化不明显，以观察浓白烟为准）为止，立即取下。

3. 稍冷后加入 2.5ml 盐酸溶液，继续加热至再冒白烟，立即取下。

4. 消化完毕的溶液冷却后，各瓶均加入 10ml 混合试剂，摇匀，此时溶液应呈桃红色，用氨水调节至浅橙色，此时溶液 pH 为 1.5～2.0。若氨水过量，溶液将呈黄色或桃红（微带蓝）色，需用盐酸溶液再调回至浅橙色，必要时需用 pH 为 0.5～5.0 精密度纸检验，然后冷却。

5. 向各瓶内加入 2ml 2，3- 二氨基萘溶液，摇匀。置沸水浴中加热 5 分钟（计时自放入沸水浴中算起），取出，冷却。

6. 向各瓶加入 4.0ml 环已烷，塞紧瓶盖，振摇 2 分钟。全部移入分液漏斗中，待分层后，弃去水相，将环已烷层由分液漏斗上口（先用滤纸擦净）倾入具塞试管中，塞紧待测。

7. 用荧光分光光度计，选择 376nm 激发光波长，520nm 发射光波长，以环已烷作参比液，测定荧光强度。

8. 以水样中硒含量（μg）为横坐标，荧光强度为纵坐标，绘制标准曲线。

【计算】

根据从标准曲线中查出的硒含量，按下式计算：

$$\rho(\text{Se, mg/L})=\frac{m}{V}$$

式中：m 为从标准曲线中查出的水样硒含量（μg）；V 为水样体积（ml）。

【说明与讨论】

1. 水样采集完毕，最好尽快分析，否则必须贮于事先用 1+1 盐酸或 1+1 硝酸浸泡 4 小时以上，冲洗干净的玻璃或塑料容器中，一般天然水及饮用水可于室内阴凉处保存，工业废水则最好贮于冰箱中（勿加酸）。

2. 水样未经消化测得的硒为 Se^{4+}；若经硝酸 - 高氯酸混合酸消化，则为四价或四价以下的无机硒和有机硒的总和；若消化后再与盐酸作用，水样中存在的 Se^{6+} 将还原为 Se^{4+}，测定的为总硒含量。

3. 本法所用的玻璃器皿如果为首次使用，均须先用硝酸溶液（1+1）浸泡4小时以上，用自来水冲洗后，再用蒸馏水洗净；如是本法用过的玻璃器皿，则以自来水淋洗后，于洗涤剂溶液（5g/L）中浸泡2小时以上，用自来水冲洗后，再用蒸馏水洗净待用。

4. 分液漏斗活塞勿涂凡士林等油状物。

5. 消化终点要掌握恰当。如消化未到终点过早取下，会因荧光杂质未被完全分解而产生干扰，使测定结果偏高；消化过度将会造成硒的损失。临近消化终点时，一定要注意观察白烟的变化，不要过多摇动锥形瓶，当瓶内白烟开始分层滚动时，即为消化终点，应立即取下。消化过程最好在毒气柜内进行。

6. 硒标准贮备液也可用亚硒酸配制，方法：准确称取亚硒酸（H_2SeO_3）0.1633g溶于盐酸溶液[c（HCl）=0.1mol/L]中，定量转移入1000ml容量瓶内，加水稀释至标线。此溶液1ml含硒100μg。

7. Se^{4+}与2，3-二氨基萘必须在酸性溶液中反应，pH以1.5～2.0为最佳，pH过低时溶液易乳化，太高测定结果偏高。甲酚红指示剂有pH 2～3及7.2～8.8两个变色范围，前者由桃红色变为黄色，后者由黄色变成桃红色（微带蓝）。本法采用前一个变色范围。

8. 荧光强度也可用荧光光度计测定。仪器型号不同，所备的滤光片也不同，应合理选择滤光片。可用激发光滤光片为330nm，荧光滤光片为510nm（截止型）和530nm组合滤光。

拓展知识

水中硒的其他标准检验方法

1. 催化示波极谱法　在高氯酸介质中，Se^{4+}与亚硫酸钠形成硒的配位化合物，用EDTA作掩蔽剂，在氨-氯化铵-碘酸钾催化体系中，在锋电位−0.85V（对饱和甘汞电池）产生灵敏的催化波，其波高与硒含量成正比，根据波高可计算出硒含量。本方法的最低检测质量为0.004μg，若取10ml水样测定，则最低检测质量浓度为0.4μg/L。

2. 氢化物原子吸收分光光度法　用盐酸将水样调至适当酸度，加入铁氰化钾，置于氢化物发生器中用硼氢化钾还原Se^{4+}，生成气态硒化氢，用纯氮气导入高温电热石英原子化器中原子化，气态硒原子可以吸收196nm的特征谱线，测定吸光度，根据标准曲线定量测出硒含量。该法不受水样中其他物质的干扰，最低检测质量为0.01μg，若取水样50ml，则最低检测质量浓度为0.2μg/L。

3. 氢化物原子荧光法　在盐酸介质中，用硼氢化钾还原Se^{4+}，以氩气为载体将其导入电热石英原子化器中原子化，用原子荧光分析仪，以硒特种空心阴极灯作激发光源，使硒原子发出荧光，在一定浓度范围内，其荧光强度与硒含量成正比，定量测定。该法最低检出限与仪器有关，国内产品一般为5.0ng，如取水样10ml进样，则最低检测质量浓度为0.5μg/L。

四、有机成分

水中有机物质种类繁多，通过有机污染综合项目指标的检测，只能从总体上反映水中有机物的含量，但有些有机物能明显改变水体的感官性状，有些对人和其他生物体有很强的毒害作用，有些则很难通过水体的自净作用被氧化分解，故这类有机物需单独进行检测。

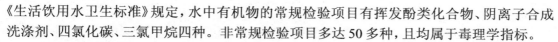

《生活饮用水卫生标准》规定，水中有机物的常规检验项目有挥发酚类化合物、阴离子合成洗涤剂、四氯化碳、三氯甲烷四种。非常规检验项目多达50多种，且均属于毒理学指标。

（一）挥发性酚类

酚是羟基与苯环或稠苯环直接连接而形成的化合物，估计大约有2000多种。酚的通式可表示为ArOH，Ar表示苯环或稠苯环。根据连接在Ar上羟基数目的多少，酚可分为一元酚、二元酚以及多元酚（含有3个或3个以上的羟基），其性质也随之发生变化，如一元酚及部分二元酚在230℃以下可随水蒸气一起蒸馏出来，这一部分酚又称为挥发性酚，而大部分二元酚及多元酚不随水蒸气被蒸馏出来，称为不挥发性酚。

酚是十分重要的化学工业原料，它可用于合成树脂、合成纤维、合成氨以及木材防腐等方面，同时它也是某些生产企业的副产品，如炼油、炼焦、煤气站等，农业上也用各种氯酚酸作除草剂。由于水中微生物对酚类化合物有很强的分解能力，所以天然水中一般不含酚类化合物，只有在遭受工业废水污染时，水体中才可能含有酚。从总体上看，酚类对人体的毒性较低，但不同种类的酚，其毒性的大小及表现也有所差别，一元酚对人体可表现出较强的毒性，主要是使细胞蛋白质变性和损害神经系统，而多元酚的毒性都较低，相对而言，酚类化合物对鱼类及水生生物则有明显的危害，同时，酚类化合物多有强烈的异臭，特别是苯酚、甲苯酚、苯二酚等，这些化合物在饮用水加氯消毒时，可形成臭味更强烈的氯酚，往往引起饮用者的厌恶。

国家生活饮用水水质卫生标准规定，挥发性酚（以苯酚计）不得超0.002mg/L。

水中酚类化合物的测定方法有高压液相色谱法、离子色谱法、气相色谱法、分光光度法等多种方法。目前，在对生活饮用水检验时，国家规定挥发性酚的测定方法是4-氨基安替比林分光光度法。

检验方法——4-氨基安替比林分光光度法

【原理】

水样中的挥发酚类在酸性条件下（pH$<$4）经蒸馏分离，挥发酚类与4-氨基安替比林在pH 10±0.2和铁氰化钾存在的情况下作用，生成红色的安替比林染料，其呈色深浅与水样中酚的含量成正比，用三氯甲烷提取后比色定量。

【仪器】

1. 分光光度计。
2. 全玻璃蒸馏器（500ml）。
3. 分液漏斗（500ml）。
4. 碘量瓶（250ml）。
5. 具塞比色管（10ml或25ml）。

【试剂】

本实验全部试剂均不得含酚和游离氯。

1. 无酚蒸馏水　于全玻璃蒸馏器中加入普通蒸馏水，再加氢氧化钠至强碱性（pH$>$12），加热进行蒸馏，这时酚生成酚盐，不再被蒸出，收集蒸馏液（无酚蒸馏水）于硬质玻璃瓶中，如含有游离氯，可煮沸蒸发至体积减少1/4即可。
2. 浓盐酸。
3. 三氯甲烷。
4. 磷酸溶液（1+9）　取85%磷酸10ml用无酚水稀释至

> **考点提示**
> 无酚蒸馏水的制备。

100ml。

5. 硫酸铜溶液（100g/L） 称取硫酸铜（$CuSO_4 \cdot 5H_2O$）10g，溶于无酚水中，并稀释至100ml。

6. 氯化铵 - 氨水缓冲溶液（pH=9.8） 称取氯化铵 20mg 溶于 100ml 浓氨水中。

7. 4- 氨基安替比林溶液（20g/L） 称取 4- 氨基安替比林（$C_{11}H_{13}ON_3$）2.0g，溶于无酚水中，并稀释至 100ml，贮于棕色瓶中，置于冰箱中保存，可使用一周或临用时配制。

8. 铁氰化钾溶液 称取铁氰化钾[$K_3Fe(CN)_6$] 8.0g，溶于无酚水中，并稀释至 1000ml。

9. 溴酸钾 - 溴化钾溶液[C（1/6$KBrO_3$）=0.1mol] 称取干燥的溴酸钾（$KBrO_3$）2.7840g，溶于无酚水中，加入溴化钾 10g，并稀释至 1000ml。

10. 淀粉溶液 称取可溶性淀粉 0.5g，用少量无酚水调成糊状，再加刚煮沸的无酚水至 100ml，冷却后加入水杨酸 0.1g，或氯化锌 0.4g 保存。

11. 硫代硫酸钠标准溶液[c（$Na_2S_2O_3$）=0.0500mol/L] 该溶液的配制与标定见附录二。

12. 酚标准贮备液 称取精制苯酚 1g，溶于 1000ml 蒸馏水中，充分混匀后按下法标定，标定后保存棕色瓶中，放于冰箱内。酚标准液的标定原理为：溴酸钾和溴化钾与浓盐酸作用产生溴，溴与酚作用，生成 2，4，6- 三溴酚沉淀，剩余的溴与碘化钾作用，析出碘，然后用硫代硫酸钠溶液滴定，求出酚标准液的准确浓度。化学反应过程可表示如下：

$$KBrO_3+5KBr+6HCl \longrightarrow 3Br_2+6KCl+3H_2O$$

$$C_6H_5OH+3Br_2 \longrightarrow C_6H_2Br_3OH+3HBr$$

$$Br_2+2KI \longrightarrow I_2+2KBr$$

$$2Na_2S_2O_3+I_2 \longrightarrow 2NaI+Na_2S_4O_6$$

标定过程、酚与溴作用时间的长短、反应的温度、加入的溴量均可影响标定结果，因此，必须严格控制反应条件。如果水样中酚含量大于 10mg/L 时，可采用此法测定。

酚的标定方法如下：吸取 10.00ml 待标定的酚标准贮备液，置于 250ml 碘量瓶中，加入无酚水 50ml，同时另取一碘量瓶加无酚水 60ml 作为试剂空白对照，然后于各瓶中分别准确加入溴酸钾 - 溴化钾溶液 10.00ml，立即加入浓盐酸 5ml，盖紧瓶塞，缓缓旋摇后静置 10 分钟，加入碘化钾 1g，盖紧瓶塞，摇匀，于暗处放置 5 分钟后，分别用硫代硫酸钠溶液滴定，至呈淡黄色时，加入淀粉溶液 1ml，继续滴定至蓝色褪去为止。记录消耗硫代硫酸钠溶液的体积，按下式计算酚含量。

$$\rho(\text{ArOH}, \mu g/L)=\frac{(V_1-V_2)\times 0.0250\times 15.67\times 1000}{10}$$

式中：V_1 为试剂空白消耗硫代硫酸钠标准溶液体积（ml）；V_2 为酚标准贮备液消耗硫代硫酸钠标准液体积（ml）；15.67 为与 1mol 硫代硫酸钠（$Na_2S_2O_3$）相当的以 mg 表示的苯酚质量。

13. 酚标准应用液Ⅰ[ρ（ArOH）=10μg/ml] 将酚标准贮备液稀释配制。

14. 酚标准应用液Ⅱ[ρ（ArOH）=1μg/ml] 取酚标准应用液Ⅰ溶液 10.00ml，用无酚水稀释成 100ml，即为酚标准应用液，临用配制。

【操作步骤】

1. 水样预处理

（1）干扰物质的排除：当水样中存在下列干扰物质时，应在蒸馏前作相应的处理：

1）氧化剂：水样经磷酸溶液（1+9）酸化至 pH 为 3～4 后，滴于碘化钾 - 淀粉试纸上出现

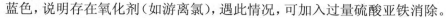

蓝色，说明存在氧化剂（如游离氯），遇此情况，可加入过量硫酸亚铁消除。

2）硫化物：水样含有少硫化物时，用磷酸把水样 pH 调至 4.0（用甲基橙作指示剂），加入适量硫酸铜（1g/L），使其生成硫化铜沉淀除去，当含量高时，则将用磷酸酸化的水样，置通风橱内进行搅拌曝气，使其生成硫化氢逸出。

3）油类：将水样移入分液漏斗中，静置分离出浮油加氢氧化钠调节至 pH 12～12.5，用四氯化碳萃取（每升水样用 40ml 四氯化碳萃取两次），弃去四氯化碳层，萃取后的水样移入烧杯中，在通风橱中于水浴上加温以除去残留的四氯化碳层，用磷酸调节 pH 至 4.0。

4）甲醛、亚硫酸盐等有机或无机还原性物质：取适量水样于分液漏斗中，加（1+1）硫酸溶液使呈酸性，分次加入 50ml、30ml、30ml 乙醚或二氯甲烷萃取酚，合并乙醚或二氯甲烷萃取液于另一分液漏斗中，分次加入 40ml、30ml、30ml 氢氧化钠溶液（100g/L）进行反萃取，使酚类转入氢氧化钠溶液中，合并碱萃取液，并移入烧杯中，置水浴上加热，以除去残余萃取剂，然后用无酚水将碱萃取液稀释至原水样体积。

5）芳香胺类：芳香胺类也可与 4- 氨基安替比林产生显色反应，使结果偏高，可在 pH<4 的介质中蒸馏，以减少干扰。

（2）蒸馏

1）量取水样 250ml 于 500ml 全玻璃蒸馏器中，用磷酸溶液调节 pH<4.0（以甲基橙作指示剂，使水样由橘黄色变为橙红色），充分振摇或搅拌曝光。

2）加入硫酸铜溶液（100g/L）5ml 和数粒玻璃珠，接好冷凝管，加热蒸馏，接收器用 250ml 棕色容量瓶，待蒸馏出总体积的 90% 左右，停止蒸馏。

3）待稍冷后，向蒸馏器内加入无酚水 25ml，继续加热蒸馏直到收集 250ml 蒸馏液为止。

2．氯仿萃取比色

（1）将 250ml 水样蒸馏液全部移入 500ml 分液漏斗中，作为水样。

（2）另取 8 只 500ml 分液漏斗配制标准系列：向 8 只分液漏斗各加入 100ml 无酚水，然后按表 12-17 操作。

表 12-17　4- 氨基安替比林分光光度法测挥发性酚时各管试剂加入量　　单位：ml

编号	0	1	2	3	4	5	6	7	样品
酚标准溶液Ⅱ	0.00	0.50	1.00	2.00	4.00	6.00	8.00	10.00	—
无酚水	加至 250ml								—
水样蒸馏液	—	—	—	—	—	—	—	—	250.00
氨 - 氯化铵缓冲液	各加 2.0ml，摇匀								
4- 氨基安替比林	各加 1.5ml，摇匀								
铁氰化钾溶液	各加 1.5ml，摇匀，准确放置 10 分钟								
三氯甲烷	各加 10.00ml，振摇萃取 2 分钟，静置分层								

（3）用脱脂棉拭干分液漏斗颈管内壁，并在颈管内塞入滤纸卷，将三氯甲烷层放入干燥的 10ml 比色管中（若提取液混浊，可加少许无水硫酸钠脱水）。

（4）于 460nm 波长，3cm 比色皿条件下，以三氯甲烷调零，测定水样管和标准管的吸光度（A）。

3．直接比色　当水样中酚含量大于 0.1mg/L 时，蒸馏液可直接进行比色测定。

（1）取 8 只 50ml 比色管，按表 12-18 加入试剂和操作。

表 12-18 4-氨基安替比林直接分光光度法测挥发性酚时各管试剂加入量　　单位：ml

编号	0	1	2	3	4	5	6	样品
酚标准溶液Ⅰ	0.00	0.50	1.00	3.00	5.00	7.00	10.00	—
无酚水	加至 50ml							—
水样蒸馏液	—	—	—	—	—	—	—	50.00
氨-氯化铵缓冲液	各加 0.5ml，摇匀							
4-氨基安替比林	各加 1.0ml，摇匀							
铁氰化钾溶液	各加 1.0ml，摇匀，准确放置 10 分钟							

（2）于 510nm 波长，3cm 比色皿条件下，以蒸馏水调零，测定吸光度（A）。

4．绘制标准曲线　以酚含量（μg）对吸光度（A）绘制标准曲线。

【结果计算】

$$\rho(C_5H_5OH,\ mg/L)=\frac{m}{V}$$

式中：m 为从标准曲线查得的样品管挥发性酚中的质量（μg）；V 为分析用水样的体积（ml）。

【说明与讨论】

1．酚类易被氧化成醌型化合物，也能被微生物分解，采样时于每升水样中加氢氧化钠溶液（400g/L）5ml，或固体氢氧化钠 2g，至 pH 达 12～13，使形成酚钠，而酚钠也不够稳定，故仍须于 4℃条件下保存。

2．由于酚随水蒸气挥发速度缓慢，收集蒸馏液的体积数必须与原水样体积相等，否则影响测定结果。

3．测定过程中，由于反应分步进行，加入试剂的顺序不能颠倒，必须是：缓冲溶液→ 4-氨基安替比林→铁氰化钾，并保证一定的作用时间。

（二）阴离子合成洗涤剂

合成洗涤剂也称表面活性剂，是能够显著降低液体表面张力的一类物质。我国日常用的合成洗涤剂主要是阴离子合成洗涤剂，代表物是烷基苯磺酸钠，常见的还有烷基磺酸钠、烷基硫酸酯、烷基磷酸酯、烷基苯磷酸钠等。

阴离子合成洗涤剂成分除烷基苯磺酸钠外，还需添加一些辅助剂，常见的有：三聚磷酸盐、硫酸钠、碳酸钠、羧甲基纤维素钠、香料及蛋白酶等，因此，阴离子合成洗涤剂污染水体所造成的危害是多方面的。

首先，阴离子合成洗涤剂在水中容易发泡，影响水的感官性状，使人感到厌恶，同时，由于阴离子合成洗涤剂本身也是一种有机物，一方面水体微生物分解它的过程需要消耗水中的溶解氧，另一方面它所形成的泡沫覆盖在水面上，会阻碍空气中氧气溶解进入水体，从而加速了水体缺氧，使得水质进一步恶化，对水生生物造成很大危害。

虽然阴离子合成洗涤剂的毒性尚无定论，但目前认为它对人体的危害主要表现在对消化道和皮肤的损害。随饮水进入消化道的阴离子合成洗涤剂，因表面活性作用一方面影响机体对营养物质的吸收，另一方面改变肠道黏膜的通透性，使得机体中有毒物质的吸收增多，从而增强了毒性。长期接触阴离子合成洗涤剂的人如生产工人、洗衣工等，因洗涤剂的脱脂作用，皮肤出现干燥、皲裂等。研究证实，某些阴离子合成洗涤剂还具有致癌作用。

我国《生活饮用水卫生标准》规定，阴离子合成洗涤剂含量不得超过0.3mg/L。

检验方法——亚甲蓝分光光度法

【原理】

阴离子洗涤剂（烷基苯磺酸钠以及烷基磺酸钠）和亚甲蓝作用生成蓝色化合物，易溶于有机溶剂中，用氯仿萃取后，此蓝色化合物进入氯仿层中，而未作用的亚甲蓝则仍留在水相中，根据氯仿层蓝色的深浅，测定水中阴离子洗涤剂的含量。

该法的最低检测量为5μg，若取100ml水样进行测定，最低检测浓度为0.05mg/L。

【仪器】

1. 分光光度计。

2. 分液漏斗（250ml）。

3. 比色管（25ml）。

【试剂】

1. 三氯甲烷。

2. 亚甲蓝溶液　称取30mg亚甲蓝溶于500ml纯水中，加入6.8ml硫酸（ρ=1.84g/ml），加50g磷酸二氢钠（$NaH_2PO_4 \cdot H_2O$），溶解后用纯水稀释至1000ml。

3. 洗涤液　取6.8ml硫酸（ρ=1.84g/ml）及50g磷酸二氢钠溶于纯水中，并稀释至1000ml。

4. 十二烷基苯磺酸钠标准贮备溶液〔ρ（DBS）=1.00mg/ml〕　称取0.5000g十二烷基苯磺酸钠溶于纯水中，移入500ml容量瓶中并稀释至刻度，摇匀。

5. 十二烷基苯磺酸钠标准溶液〔ρ（DBS）=10.0μg/ml〕　吸取10.00ml十二烷基苯磺酸钠标准贮备溶液于1000ml容量瓶中，用纯水稀释至刻度，摇匀。

【操作步骤】

1. 取8支250ml同型号的分液漏斗，按表12-19操作。

表12-19　亚甲蓝分光光度法测阴离子合成洗涤剂时各管试剂加入量　　单位：ml

编号	0	1	2	3	4	5	6	样品
十二烷基苯磺酸钠标准溶液	0.00	1.00	2.00	5.00	10.00	15.00	20.00	—
蒸馏水	加至50ml							—
水样	—	—	—	—	—	—	—	50.00
酚酞指示剂	各加3滴，摇匀							
氢氧化钠溶液	滴加至溶液呈红色							
硫酸溶液	滴加至红色褪去							
三氯甲烷	各加5.0ml							
亚甲蓝	各加10.0ml，剧烈振摇30秒，注意放气（若出现乳化现象，可向各管中加少于10ml的异丙醇）							

2. 慢慢旋转分液漏斗，使滞留在内壁的三氯甲烷液珠降落，静置分层。

3. 将上述三氯甲烷相放入第二套分液漏斗中。向原分液漏斗中再加5ml三氯甲烷，再振荡萃取1分钟，静置分层后，将三氯甲烷相合并到第二套分液漏斗中。

4. 向第二套分液漏斗中各加入25ml洗涤液，振摇萃取0.5分钟，静置分层。

5. 往分液漏斗的颈管中塞入少许洁净的玻璃棉（用以滤除水珠），将三氯甲烷缓缓放入25ml比色管中。

6. 加5ml三氯甲烷于分液漏斗中，振摇并放置分层后，三氯甲烷相也放入25ml比色管中，用三氯甲烷稀释至刻度，摇匀。

7. 以试剂空白作参比，用3cm吸收皿，在650nm波长处测定吸光度。

8. 标准曲线的绘制　以十二烷苯磺酸钠质量为横坐标，吸光度为纵坐标，绘制标准曲线。

【结果计算】

$$\rho(\text{DBS, mg/L})=\frac{m}{V}$$

式中：m为从标准曲线上查得水样溶液中阴离子合成洗涤剂的质量（μg）；V为所取水样体积（ml）。

【说明与讨论】

1. 采集表面活性剂的水样，应使用洁净的玻璃瓶而不能使用塑料瓶。为消除采样误差，需用水样清洗容器2～3次。由于表面泡沫层的表面活性剂浓度远高于与之相接的水层，一般不要采集表面水样。为防止微量的表面活性剂受微生物分解，采样后应立即测定，若不能及时测定，可于4℃下保存样品，一般不得超过24小时。

2. 能与亚甲蓝反应的物质对本法均有干扰，酚、有机硫酸盐、磺酸盐及大量氯化物、硝酸盐、硫氰化物等均可使结果偏高。试验证明水中常见的Cl^-允许含量为600mg/L、NO_3^-为40mg/L。两者同时存在时，允许含量为Cl^- 300mg/L，NO_3^- 20mg/L。

3. 水洗涤的作用是除去混在三氯甲烷中的干扰物质。

本章小结

水质卫生检验是卫生理化检验中的重点学习内容之一，主要是以生活饮用水水质要求的指标为主，重点讲解水质的理化指标检验，检验项目分为物理性状（如温度、色度、浑浊度、臭和味等）、有机污染指标（如“三氧”、“三氮”）、金属成分（如总硬度、铜、铁、锰、总铬等）、非金属成分（如氟化物、氯化物、碘化物、氰化物、砷化物等）和有机成分（如挥发性酚类化合物和阴离子合成洗涤剂等）。

整个水质检验的学习内容和检测实验项目都是从检测物质概述展开，经检测方法的原理→仪器→试剂→操作步骤→结果计算→说明及讨论等环节一一进行讲解。每个检验项目的原理、操作，既是重点，又是难点，只有把握原理，突破难点，才能掌握操作，得到科学而合理的结果。通过对理论和实验中相关问题的说明和讨论，有利于提高课堂教学质量和自学质量，进而对老师未讲到的检测项目达到自学的目的。其中，水质中pH、溶解氧、耗氧量、“三氮”、总硬度、铜、铁、总铬、氟化物、氯化物、砷化物等的测定都是学习和掌握的重点，尤其通过实验教学加以消化和巩固。一些实验操作，如酸度计的使用、滴定的操作（氧化还原反应的滴定、配位滴定、沉淀滴定等）、萃取的操作、蒸馏操作、紫外可见分光光度计的使用等重要设备应熟练运用。

目标测试

一、名词解释

1. 真色和表色 2. 生化需氧量 3. 耗氧量 4. 总硬度 5. 暂时硬度 6. 永久硬度 7. 挥发性酚类 8. 离子选择电极法 9. EDTA法

二、填空题

1. 新采样瓶的清洗先用________溶液浸泡24小时，再依次用________、________冲洗干净，晾干备用。

2. 生活污水及工业废水采样方法主要有________、________、________、________。

3. 水样保存的要求有________、________、________、________。

4. 测定水中"三氧"、"三氮"，即________、________、________、________、________、________，间接反映水体受到有机物污染的状况。

5. 分光光度法定量分析中，标准曲线法的横坐标代表________，纵坐标代表________。

6. 测定水中氨氮采用纳氏试剂分光光度法，其显色剂为________，生成黄色至棕色的配合物，其颜色深浅与________含量成正比。

7. 电导率也称________，是由距离为________、横截面积为________的两个电导电极测得的________的倒数。

8. 玻璃电极法测定pH以________为指示电极，________为参比电极组成原电池。

三、最佳选择题

1. 采样是分析的基础，所采集的水样必须有代表性，如欲了解水库、湖泊水质情况，采样点必须设在

A. 上游设采样点　　B. 中游设采样点
C. 下游设采样点　　D. 受人类活动不显著的区域
E. 可以任意选点

2. 欲测定水样中金属成分，采样瓶应选择

A. 硼硅玻璃瓶　　B. 聚乙烯塑料瓶
C. 矿泉水瓶　　D. 酒瓶
E. 塑料袋

3. 测有机物的水样，多选哪种容器作为盛水容器

A. 塑料瓶　　B. 玻璃瓶
C. 矿泉水瓶　　D. 药瓶
E. 啤酒瓶

4. 水中溶解性气体测定，采样仪器应选

A. 简易采样器　　B. 深水采样器
C. 溶解性气体专用采样器　　D. 普通塑料瓶
E. 普通玻璃瓶

5. 测定水样中的铬所使用的容器不能用下述中的哪一种洗涤液清洗

A. 铬酸洗涤液　　B. 肥皂液
C. 硝酸溶液(1+9)　　D. 盐酸溶液(1+9)

E. 合成洗涤剂

6. 下列不适于污水采样的是

A. 间隔式等量采样

B. 平均比例采样

C. 单独采样

D. 瞬间采样

E. 混合采样

7. 水样保存的要求不包括

A. 减缓待测组分的水解和氧化还原反应

B. 减少待测组分的挥发

C. 降低容器的吸附损失

D. 减缓水样的生化反应

E. 杀灭水中病原微生物

8. 深水温度计的分度值为

A. 0.1℃

B. 0.2℃

C. 0.3℃

D. 0.4℃

E. 0.05℃

9. 表层水温测定，温度计插入水中后，读数时间为

A. 1分钟

B. 2分钟

C. 3分钟

D. 4分钟

E. 立即读数

10. 水中臭味强度为3级，说明该水

A. 无任何臭和味

B. 有强烈恶臭和异味

C. 一般饮用者刚能察觉

D. 能明显察觉

E. 一般饮用者很难察觉

11. 国家水质卫生标准规定，生活饮用水的色度不超过

A. 3度

B. 5度

C. 15度

D. 10度

E. 17度

12. 国家水质卫生标准规定，生活饮用水的pH在哪个范围内

A. 6.5～8.5

B. 6.0～8.0

C. 7.0～9.0

D. 7.5～8.0

E. 7.5～8.5

13. 水的浑浊度常用检测法是

A. 目视比浊法

B. 分光光度法

C. 滴定法

D. 沉淀法

E. 配位法

14. 在分光光度法中，理想的显色剂应该满足

A. 灵敏度高、选择性和稳定性好

B. 灵敏度高、显色性和稳定性好

C. 灵敏度高、选择性和显色性好

D. 灵敏度高、准确度和精密度好

E. 灵敏度高、选择性和精密度好

15. 玻璃电极在使用前应预先在纯化水中浸泡

A. 2小时
B. 8小时
C. 12小时
D. 24小时
E. 18小时

16. 水中pH的测定最常用的是玻璃电极法，其属于
A. 化学分析法
B. 物理检查法
C. 感官检查法
D. 物理化学分析法
E. 不确定

17. 碘量法测定水中溶解氧，其指示剂为淀粉，属于氧化还原指示剂中哪种类型
A. 自身指示剂
B. 特殊指示剂
C. 氧化还原指示剂
D. 配位指示剂
E. 不确定

18. 我国地表水环境质量标准规定Ⅲ类水域五日生化需氧量（BOD_5）
A. ≤6mg/L
B. ≥4mg/L
C. ≤4g/L
D. ≤4mg/L
E. ≤6mg/L

19. 国家水质卫生标准规定水源水中氨氮
A. ≤0.02mg/L
B. ≥0.02mg/L
C. ≤20mg/L
D. ≤0.15mg/L
E. ≤4mg/L

20. 朗伯-比尔定律的正确表达式是
A. A=KL
B. A=KC
C. A=CL
D. A=KCL
E. T=KCL

21. 可见-紫外分光光度法的理论基础为
A. 朗伯-比尔定律
B. 米氏方程
C. 牛顿第一定律
D. ROC曲线
E. 朗伯定律

22. 水样中含有氧化性物质对测定溶解氧有影响，应先除去。下面是氧化性物质的是
A. 游离氯
B. 硫酸盐
C. 氯化盐
D. 硝酸盐
E. 钙盐

23. 水中耗氧量的测定采用下列哪种方法
A. 高锰酸钾法
B. 纳氏试剂分光光度法
C. 碘量法
D. 盐酸萘乙二胺分光光度法
E. 二磺酸酚分光光度法

24. 采用酸性高锰酸钾法测定水中耗氧量时终点色为
A. 红色到无色
B. 无色到淡红色
C. 无色到红色
D. 淡蓝色
E. 出现浅黄色

25. 在间接碘量法测定水中溶解氧中，滴定终点的颜色变化是

A. 蓝色恰好消失
B. 出现蓝色
C. 出现浅黄色
D. 黄色恰好消失
E. 出现淡红色

26. 间接碘量法中加入淀粉指示剂的适宜时间是
A. 滴定开始时
B. 滴定至近终点时
C. 滴定至溶液呈无色时
D. 在滴定液滴定了50%后
E. 任何时候

27. 酸性高锰酸钾法测定水中耗氧量，常用的介质是
A. 盐酸
B. 硫酸
C. 硝酸
D. 醋酸
E. 以上酸都可以

28. 采集测定溶解氧的水样，需加硫酸锰和碱性碘化钾的目的是
A. 固定溶解于水中的氧
B. 掩蔽干扰物
C. 去除游离氯
D. 抑制微生物耗氧
E. 以上说法均不准确

29. 测定水中耗氧量的加热方式和时间是
A. 电炉直接煮沸30分钟
B. 100℃沸水浴30分钟
C. 直接煮沸10分钟
D. 沸水浴20分钟
E. 沸水浴10分钟

30. 纳氏试剂分光光度法直接检测水中氨氮时，加入酒石酸钾钠的作用是
A. 掩蔽芳香胺类
B. 掩蔽硫化物
C. 消除醛、酮的干扰
D. 去除氧化物
E. 掩蔽钙、镁、三价铁离子

31. 测亚硝酸盐时产生的重氮偶合染料颜色是
A. 紫色
B. 蓝色
C. 红色
D. 紫红色
E. 黄色

32. 测定生活饮用水总硬度的结果是以(　　)表示
A. $CaCO_3$
B. Na_2CO_3
C. Na_2SiO_3
D. $MgCO_3$
E. SiO_2

33. 我国生活饮用水水质卫生标准规定，饮用水中的总硬度(以$CaCO_3$计)不得超过
A. 500mg/L
B. 600mg/L
C. 450mg/L
D. 150mg/L
E. 300mg/L

34. 乙二胺四乙酸二钠滴定法测定水中总硬度时的pH应为
A. 10
B. 9～11
C. 3～9
D. 2
E. 12

35. 下列哪项不能形成永久性硬度

A. 碳酸钙、镁盐
B. 钙、镁的重碳酸盐
C. 硫酸钙、镁盐
D. 氯化钙、镁盐
E. 硝酸钙、镁盐

36. 二乙基二硫代氨基甲酸钠与铜生成有色络合物，能够溶解该络合物的溶剂是
A. 水
B. 乙醇
C. 乙醚
D. 四氯化碳
E. 醋酸乙酯

37. 在pH 3～9条件下，Fe与二氮杂菲生成的配合物的颜色是
A. 红色
B. 蓝色
C. 绿色
D. 橙红色
E. 紫色

38. 如二氮杂菲分光光度法只需测定水样中的亚铁含量，则
A. 需加盐酸羟胺
B. 需加盐酸煮沸
C. 不加盐酸煮沸也不加盐酸羟胺
D. 加盐酸煮沸和加盐酸羟胺
E. 不加盐酸煮沸但需加盐酸羟胺

39. 过硫酸铵分光光度法是下列哪种金属成分的标准测定方法
A. 铜
B. 铁
C. 锰
D. 钙
E. 镁

40. 若水样不经过高锰酸钾的氧化处理，直接测得的铬为
A. 总铬
B. 六价铬
C. 三价铬
D. 七价铬
E. 五价铬

41. 六价铬与二苯碳酰二肼作用，生成络合物的颜色为
A. 紫红色
B. 黄色
C. 蓝色
D. 绿色
E. 橙色

42. 异烟酸-吡唑啉酮分光光度法测定氰化物时，水样蒸馏的酸性环境应由（　　）提供
A. 硫酸
B. 盐酸
C. 硝酸
D. 酒石酸
E. 高氯酸

43. 用硝酸银滴定法，以铬酸钾作指示剂，测水中氯化物时水样pH的范围应是
A. pH 7～10
B. pH 2～4
C. pH 12以上
D. pH 10～12
E. pH 4～6

44. 硝酸银滴定法测定水样中的氯化物，属于下列哪种滴定法
A. 酸碱滴定法
B. 络合滴定法
C. 氧化还原滴定法
D. 沉淀滴定法
E. 电位滴定法

45. 银盐法测总砷时，用来排除硫化氢干扰的是

A. 酸性介质　　B. 碱性介质
C. 中性介质　　D. 醋酸铅棉
E. 乙醇棉

46. 用硫酸高铈催化分光光度法测定水中碘化物，其中碘离子的作用是
A. 氧化剂　　B. 还原剂
C. 显色剂　　D. 催化剂
E. 掩蔽剂

47. 无氨蒸馏水的制备，应是
A. 将蒸馏水加硫酸和高锰酸钾后再蒸馏
B. 将蒸馏水用全玻璃器皿重蒸馏
C. 于水中加 NaOH 至 pH>12 后再蒸馏
D. 于水中加 NaOH 和 AlCl 后进行蒸馏
E. 于水中加 CaCl 后再蒸馏

48. 无酚蒸馏水的制备，应是
A. 加硫酸至酸性后进行蒸馏
B. 加高锰酸钾及硫酸至酸性后进行蒸馏
C. 加硝酸至酸性后进行蒸馏
D. 加高锰酸钾及硝酸至酸性后进行蒸馏
E. 加氢氧化钠至 pH12 以上进行蒸馏

49. 用 4- 氨基安替比林分光光度法测定水中酚，经蒸馏后取蒸馏液进行测定，加入试剂的正确顺序是
A. 4- 氨基安替比林 - 铁氰化钾 - 缓冲液
B. 缓冲液 -4- 氨基安替比林 - 铁氰化钾
C. 缓冲液 - 铁氰化钾 -4- 氨基安替比林
D. 铁氰化钾 -4- 氨基安替比林 - 缓冲液
E. 铁氰化钾 - 缓冲液 -4- 氨基安替比林

50. 氟离子选择电极测试时，为了求得氟离子活度与浓度之差有一固定值（使氟离子的活度系数为一常数），起主要作用的是离子强度缓冲液中的某种物质。这种物质是
A. 氯化钠　　B. 氢氧化钠
C. 冰醋酸　　D. 枸橼酸钠
E. 冰醋酸和氢氧化钠

51. 我国日常用的合成洗涤剂中主要是阴离子表面活性剂，它包括下列物质，其中应用最广泛的是
A. 合成脂肪酸衍生物　　B. 烷基磺酸钠
C. 烷基硫酸酯　　D. 烷基苯磺酸钠
E. 烷基磷酸酯

四、简答题

1. 简述水样保存的方法及要求。
2. 简述碘量法测定水中溶解氧原理。
3. 请简述纳氏试剂分光光度法测定水中氨氮原理。

4. 碘量法测定溶解氧时为何必须在取样现场固定溶解氧？怎样固定？
5. 简述盐酸萘乙二胺分光光度法测定亚硝酸盐氮的方法与原理。
6. 简述测定水中氟化物时，加入离子强度调节缓冲液的作用。
7. 简述在测定水中碘化物时，设置A、B管的作用。
8. 测定水中氰化物时，蒸馏体系如何选择？
9. 二氮杂菲测定水中铁时，如何实现测总铁、亚铁和高铁？
10. 简述过硫酸铵分光光度法测定水中锰的原理。
11. 简述二苯碳酰二肼分光光度法（碱性高锰酸钾氧化法）测定水中总铬的操作步骤。

（沙明礼　戴惠玲　罗白玲）

第十三章　食 品 检 验

13章

学习目标

1. 熟练掌握：常用检验方法的基本原理、结果计算及注意事项；食品样品的制备与保存方法；常用检验方法的操作步骤及操作技能。
2. 初步掌握：食品样品的采集方法、原则及注意事项；食品检测项目中不同检验方法的特点及适用范围；常用试剂的配制与使用要求。
3. 了解：食品检验的内容及意义；食品检验方法的研究进展情况。

第一节　食品检验概述

一、食品检验的内容与意义

改革开放近40年的发展，与食品相关的行业逐步形成独立的食品产业体系，成为集三产为一体的国民经济支柱产业。然而，进入21世纪以来，我国食品安全事件多发、频发，不仅对产业发展造成影响，也给人民身体健康和安全带来威胁，成为社会关注的重大民生问题。为保证食品的营养价值及安全性，就必须重视和加强食品的卫生管理与监督，食品检验就是其重要的手段。

广义的食品检验是指研究和评定食品质量及其变化的一门学科，它依据物理、化学、生物化学的一些基本理论和各种技术，按照国家制订的食品卫生 / 安全标准技术标准，对食品原料、辅助材料、半成品、成品及副产品的质量进行检验，以确保产品质量合格；狭义的食品检验通常是指食品检验机构依据《中华人民共和国食品安全法》规定的卫生标准，对食品质量所进行的检验，包括对食品的包装、标志、外观的特性、理化指标以及其他一些卫生指标所进行的检验。

（一）营养与食品卫生检验的内容

由于食品种类繁多，组成十分复杂，食品因其检验目的不同，检验内容和项目也各异。根据食品所含成分，以及与食品有关的各类健康问题，目前食品理化检验主要开展以下内容：

1. 食品营养成分的检验　营养成分的检验是食品理化检验的基础内容。食品的基本原料是动植物体及其制品，种类繁多，食品检验主要涉及蛋白质、脂肪、糖类、无机盐、维生素等营养成分测定，为食品营养评价和食用安全提供基础资料。

2. 食品添加剂的检验　食品添加剂检验是维护食品生产领域安全和卫生监管的重要

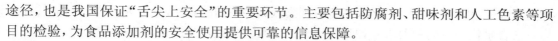

途径，也是我国保证“舌尖上安全”的重要环节。主要包括防腐剂、甜味剂和人工色素等项目的检验，为食品添加剂的安全使用提供可靠的信息保障。

3. 有害物质的检验　食品在生产、加工、包装、运输、储存、销售等环节中，可能会产生、引入或污染某些有害物质。其种类繁多，来源各异，且随着新工艺、新材料的使用，食品污染源将更加广泛。食品有害物质检验包括砷、铅、镉、农药残留、抗生素残留和黄曲霉毒素 B_1 的检测，为食品安全评价和卫生监督提供资料。

4. 常见食品卫生质量的检验　我国食品卫生标准对常见的各类食品的感官指标、理化指标、细菌指标、检验方法等均有规定，为保证食品感官性状良好，营养和卫生指标符合国家相关食品卫生标准和卫生法规，对常用的调味品、酒类、食用油脂、乳及其乳制品等进行卫生质量检验。

5. 食品掺伪检验　食品掺伪检验是在食品卫生学和食品毒理学的指导下，检测食品中是否添加了对人体有毒、有害的物质，或违规使用添加剂，因使用食品添加剂以次充好、以劣充优等严重卫生问题。食品掺伪检验的任务是依法依规对食品进行营养和卫生检验，维护食品安全和法律的严肃性，以确保食用者安全。

6. 食品容器、食具与包装材料的检验　食品容器、食具与包装材料污染是现代食品领域的重要问题，与食物直接接触，很多材料成分可迁移到食品中，造成严重后果。这类物质主要是纸、塑料、橡胶等包装材料，搪瓷、陶瓷、金属等包装容器带来的化学污染。通过检验了解各类包装材料和器具的主要卫生问题，熟悉各种包装材料和食品容器中有害物质的检验方法及原理。

7. 常见化学性食物中毒的快速鉴定　化学性食物中毒事件发生后，检验工作者的任务是迅速赶赴现场，及时采样，通过对可疑物质快速鉴定，及时找出原因，为抢救患者和采取预防措施提供可靠依据。食品领域主要有氰化物、砷、汞、农药残留和毒鼠强的快速鉴定。另外，在开发新食品资源和接受公安部门委托工作时，也常常需要对可能存在的化学性毒物进行鉴定。

（二）营养与食品卫生检验的意义

营养与食品卫生检验是有效进行食品卫生管理的重要手段，是各级卫生监督机构、食品药品监督机构、工商行政管理部门对食品实施卫生监督和科学管理的必要措施。对食品营养成分检验，可以掌握食品中营养成分的质和量，指导人们合理膳食，平衡营养，并为食品新资源和新产品开发、新技术和新工艺的探索等提供可靠依据；分析食品中的有害物质，可以对食品的生产、加工、运输、储藏、销售过程进行控制，提示食品的质量变化，防止食品污染，为国家、行业、食品企业制定食品卫生标准、管理措施、技术政策等提供科学依据；对食品的监督检验，可以有效防止在生产和销售过程中出现粗制滥造和掺杂、掺假、伪造；当发生食物中毒时，通过食品卫生检验，可以查明中毒物质，为制订抢救措施提供依据，并可作为查明中毒原因的重要证据。

二、食品样品的采集

进行食品卫生检验，就是从整批食品中抽取一部分来进行检验，并以检验结果来对整批食品进行评价。可见，食品样品的采集是食品检验成败的关键。

（一）食品样品的采集原则

食品样品的采集原则应遵循代表性、目的性、时效性、安全性原则，同时还应当注意采样的合理性，即对于组成不均匀、各部分形态或属性不同的食品，应分别采样、分包采样，采样方法合乎检验目的和要求。如果发现食品腐败变质或已受污染，可按程度分开采集若干样品，并及时将样品送回实验室。

（二）采集步骤与方法

1. 采样准备　采样前必须审查待测食品的所有资料，包括食用情况，运输情况，食品监督检验机构、商检部门、兽医检验机构、工厂质检部门等有关检验报告和证明书等；还应尽可能了解其原料来源地点、加工方法、储存、运输、销售等各个环节具体情况；明确采样目的，确定采样件数，准备采样用具。制订合理可行的采样方法。

2. 现场调查　了解待测食品的一般情况，记录食品种类、数量、批号、生产日期、加工方法、贮运条件（包括起运日期）、销售卫生情况，观察该批食品的整体情况，包括感官性状、品质、储藏、包装情况等。

3. 采样方法　为使采集的样品具有代表性，一般遵循均匀性或随机抽样原则。抽取的样品必须均匀地分布在整批食品的各个部位，抽样过程中保证整批食品的每个产品都有被抽取的机会。当分析的目的是要说明整体的某一特征时，要用典型性来保证代表性，如食品掺伪或食物中毒的检验。

（1）液体、半液体食品：①以一池、一缸、一桶为一个采样单位，搅拌均匀后采集一份样品。如容量过大，可按高度分上、中、下三层。在四角和中央各取等量样品，混合后再采样。②流动的液体食品，可定时、定量从输出管口取样，混合后再采样。③互不相溶的液体，如油与水的混合物，应首先使不相溶的成分分离，再分别进行采样。④小包装的液体、半流体食品应按批号分批取样。同一批号取样件数，250g 以上包装不得少于 3 件，250g 以下包装应不少于 6 件。将相同批号样品混匀后再用采样管分取至采样量混匀样品，可以使用旋转摇荡法、反复倾倒法或使用液体搅拌器。

（2）均匀的固体食品：散装仓储粮食及其他固体食品，应使用固体采样器对每批食品的上、中、下三层和五点（周围四点及中心），分别采取部分样品，混合后按四分法对角取样至采样量；袋装食品不便于打开包装混合取样，可取仓库中不同存放部位若干，于每袋插入固体采样器抽取部分样品，混合后按四分法分取。固体采样器分大型和小型两种，见图 13-1。

大型采样器适宜于采集大量散装食品。它由金属套管构成，尖端封闭，中段开孔，孔间分隔，各孔表面的活门随采样器顺时针转动而关闭，反时针转动时，活门打开。使用时，先将活门关闭再将其插入样品中，达一定深度时，反时针旋转采样器开启活门，食品则进入各孔填满各小隔，关闭活门，抽出采样器，则可获得不同层次的食品样品。

小型采样器适用于采集袋装食品。它是由空薄壁金属管制成，前尖后圆，管身沿轴方向有缝隙。使用时，将尖端插入包装袋，样品即沿管内壁流出，进行收集。

> **考点提示**
>
> 四分法的含义及其操作要求。

四分法取样方法，见图 13-2。将样品置于一大张方形纸或布上，反复提起四角使样品反复滚动混匀，然后将样品铺平分成相等的四瓣，除去对角的两瓣，将剩下的两瓣按上法再进行混合分瓣，重复操作直至剩余量达到采样量为止。

（3）不均匀的固体食品：这类食品如肉、鱼、果品、蔬菜等，其本身各部位极不均匀，个体大小及成熟程度差异很大，采样时更应注意代表性，可按下述方法采样。

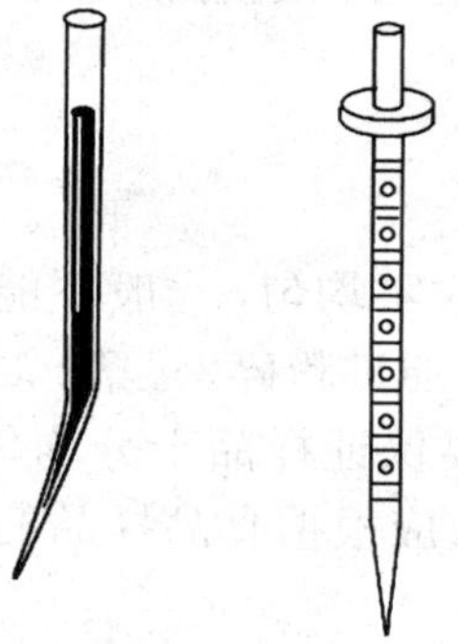

图 13-1 固体采样器

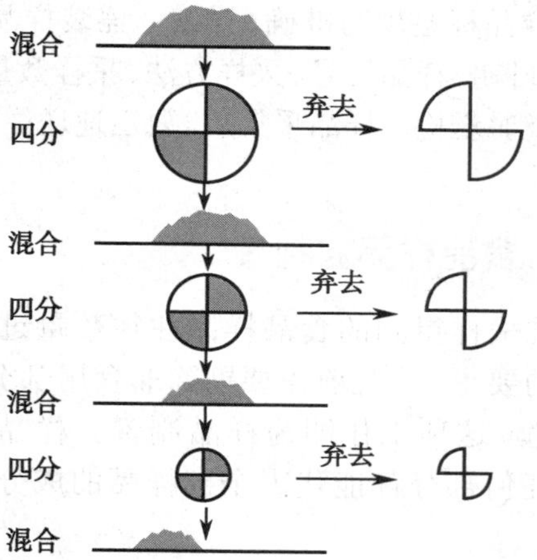

图 13-2 四分法取样

1）肉类、水产品：根据不同的分析目的和要求而定。有时从不同部位取样，混合后代表该只动物，有时从一只或很多只动物的同一部位取样，混合后代表某一部位的情况。如小鱼、小虾等个体较小，可随机取多个样品。切碎、混匀后，按四分法取样，缩减至所需数量；对个体较大的鱼和肉类，可从若干个体上切割少量可食部分，将肥瘦分开，切碎混匀后，再按四分法缩分至所需数量。

2）果蔬类：体积较小的（如山楂、葡萄等），随机取若干个整体，切碎混匀，按四分法分取至所需数量；体积较大的（如西瓜、苹果、萝卜等）可按成熟度及个体大小的组成比例，选取若干个体，对每个个体按生长轴纵剖分四份或八份，取对角线两份或四份，切碎混匀，再按四分法分取至所需数量。体积蓬松的叶菜类（如菠菜、小白菜等），由多个包装（一筐、一捆）分别抽取一定数量，混合后捣碎、混匀、分取，缩减到所需数量。

3）被污染及食物中毒的可疑食品：可根据检验目的，结合食品感官性状、食品污染程度、特征分别采样，这类食品切忌与正常食品相混。

4）小包装食品：如罐头、袋装或听装乳粉、瓶装饮料等，一般可按批号随机抽取数件，在实验室进行粉碎、混匀、分取。

4. 采样数量　采样数量的确定，应考虑分析项目的要求、分析方法的要求及被检物的均匀程度三个因素。样品应分成 3 份，分别供检验、复查和备查用。每份样品数量一般不少于 0.5kg 或 0.5L。检验掺伪食品的样品，与一般的成分分析的样品不同，分析项目事先不明确，采样数量要多一些。

（三）采样的说明与讨论

1. 合理选择采样仪器、设备和容器　一切采样工具，如采样器、容器、包装纸等都应清洁，不得将任何有害物质带入样品中，不得与样品的被测组分发生反应。例如，测定锌的样品不能用含锌的橡皮膏封口；测定汞的样品不能用橡皮塞；测定铅时，容器在盛样前应先进行除铅处理；测定铁时，应避免与铁的工具及容器接触。

2. 设法保持样品原有微生物状况和理化指标　在进行检验之前，保证食品样品成分不发生变化。防止污染、变质、腐败、霉变、挥发、微生物死亡、毒物分解以及水分增减等。例如，做黄曲霉毒素 B_1 测定的样品，要避免阳光、紫外线灯照射，以免黄曲霉毒素 B_1 分解。

3. 分类包装　感官性状极不相同的样品，切不可混在一起，应另行包装，并注明其性质。

4. 样品标签填写准确、详细　盛装样品的器具上要贴牢标签，注明样品名称、采样地点、采样日期、样品批号、采样方法、采样数量、分析项目及采样人。

5. 及时送检　样品采集后，要迅速送往实验室进行分析。运送中要密封、避光，必要时应降温。

三、食品样品的制备

经过采样得到的食品样品往往数量过多，颗粒太大，组成不均匀，一般不能满足直接检验的要求，检验前需要剔除非食用部分及机械性杂质，并通过粉碎、过筛、混匀等均匀化处理，这项工作即为样品制备。样品制备的目的就是要保证样品十分均匀，在分析时取任何部分都能代表全部样品的成分。样品制备的方法应根据食品样品的形态来决定。

1. 液体、浆体或悬浮液体　一般将样品摇匀，充分搅拌。固体油脂应加热熔化后进行混匀。常用的搅拌工具是玻璃搅拌棒、液体搅拌器、电动搅拌棒等。

2. 固体样品　应用切细、粉碎、捣碎、研磨等方法将样品制成均匀可检状态。水分含量少、硬度大的固体样品（如谷类）可用粉碎法；水分含量较多、质地软、韧性较强的样品（如果蔬、肉类）可用匀浆法。常用的工具有磨粉机、切割型粉碎机、组织捣碎机、研钵等。颗粒性固体样品的粒度在某些检验项目中有所要求，为了使颗粒的大小均匀，粉碎后的颗粒样品应使用标准筛过筛。常用标准筛的筛号、目数和孔径见表 13-1。

表 13-1　标准筛目表（摘自《中华人民共和国药典》2010 版）

筛号	1	2	3	4	5	6	7	8	9
目数	10	24	50	65	80	100	120	150	200
孔径（μm）（平均值）	2000±70	850±29	355±13	250±9.9	180±7.6	150±6.6	125±5.8	90±4.6	75±4.1

过筛时，要求全部样品都要通过筛孔，不应将未通过筛孔的部分丢弃，未通过的部分应继续粉碎过筛，至全部样品通过为止。反复过筛也是一种混匀过程。

3. 罐头　水果罐头在捣碎前必须清除果核；肉禽罐头应预先清除骨头；鱼类罐头要将调味品（葱、辣椒及其他）分出后再捣碎。常用的捣碎工具是组织捣碎机。在制备样品的过程中，应注意防止易挥发性成分的逸散，避免样品组成和理化性质发生变化。

四、食品样品的保存

食品本身是动植物组织，是活细胞，有酶的活性。食品中的营养成分是微生物的天然培养基，微生物容易生长繁殖，因而食品具有易变性。特别是通过采样操作，经切碎混匀过程，破坏了一部分组织，使汁液外流，一些本来处于食品表面的微生物，也混入内部组织，更加速了食品样品的变化。而样品的任何变化，都将影响检验结果的正确性，因此，必须高度重视食品样品的保存。

（一）保存原则

1. 防止污染　凡是接触样品的器皿和手，必须清洁，不得带入新的污染物。采集好的样品要密封加盖。

2. 防止腐败变质　通常可采取低温冷藏，以降低酶的活性及抑制微生物的生长繁殖，但要防止制冷剂和冷藏水对样品的污染。在不影响检验工作的前提下，允许加乙醇或食盐，但不得加其他的防腐剂。采样后应尽快进行检验。

3. 稳定水分　即保持原有水分的含量，防止蒸发损失或干燥食品的吸湿。因为水的含量将直接影响食品中各物质的浓度和组成比例。对一些含水分多，分析项目多，一时不能做完的样品，可先测其水分，保存烘干样品，分析结果可通过折算，转换为鲜样品中某物质的含量。

4. 应固定待测成分　某些待测成分不够稳定（如维生素C）或容易挥发损失（如氰化物、有机磷农药等），应结合分析方法，在采样时加入某些溶剂或试剂，使待测成分处于稳定状态，而不致损失。

（二）保存方法

食品保存要做到净、密、冷、快。

1. 净　采集样品的一切工具和容器，必须保持清洁干净，不得含有被检的成分。如检验某种金属成分，各种器具均不得含有该种金属成分。净也是防止污染和腐败变质的措施。

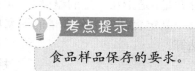

> **考点提示**
> 食品样品保存的要求。

2. 密　样品包装应密闭以稳定水分，防止挥发成分损失，并避免在运输、保存过程中引进污染物质。

3. 冷　在冷藏下运输和保存，以降低食品内部的化学反应速率，抑制酶的活性，抑制细菌生长繁殖，同时也可减少较高温度下的氧化损失。

4. 快　采样后应尽快分析，避免引起变化。完全阻止食品样品变化的保存方法是不存在的。最有效的保存方法是尽可能缩短从采样到分析之间的时间间隔，可以说，不需保存，直接分析的方法是最好的保存方法。

第二节　食品营养成分的检验

食品的营养成分是指天然食品或加工食品中所含对人体健康有营养意义的成分。主要营养成分有蛋白质、脂肪、碳水化合物、无机盐（包括微量元素）、维生素和水分等。其中蛋白质、脂肪、碳水化合物、灰分和水分是食品的主要成分，维生素和微量元素虽在食品中的含量较低，但具有重要的生理功能。

由于食品的种类、生产环境和加工方法等的不同，各类食品所含的成分也各不相同。评价一种食品的质量，不仅要看食品中蛋白质、脂肪和碳水化合物这三大营养成分的含量，还要看维生素、微量元素等其他成分的含量。通过食品营养成分的检验，可以具体指出食品中各种营养成分的种类和数量，为人们科学地认识食品、合理营养、平衡膳食提供依据，还可用来判断食品内在质量与商品名称或标签标示的成分是否相符，为食品卫生监督、管理和执法、打击伪劣食品提供科学依据。

一、水分

水分是食品不可缺少的重要成分，通常不看作营养成分，但它在动植物体内具有极其重要的生理意义。它是营养素和代谢产物的溶剂，是体内化学反应进行的必要条件，能帮助营养素的吸收和废物的运输排泄，在调节体温、润滑关节和肌肉、减少摩擦等方面，都有重要的作用。

食品中水分的多少，直接影响食品的感官性状，影响胶体状态的形成和稳定。控制食品水分的含量，可防止食品的腐败变质和营养成分的水解。因此，了解食品水分的含量，能掌握食品的基础数据，而且可以将食品的各种成分折算为干样品的百分率，增加了其他测定项目数据的可比性。

食品中水分的存在形式有两种，即游离水（自由水）和结合水。游离水是指存在于动植物细胞外各种毛细管和腔体中的自由水，包括吸附于食品颗粒表面的吸附水；结合水则是指形成食品胶体状态的水，如蛋白质、淀粉的水合作用吸收的水分及糖类、盐类等形成结晶的结晶水。前一种形态存在的水分，易于分离，后一种形态存在的水分，不易分离。如果不加限制地长时间加热干燥，必然使食物变质，影响分析结果。所以，通常所说的食品中的水分含量，是指在一定的温度、一定的时间和规定的操作条件下所失去的游离水的量。

测定食品中水分含量的国家标准方法有直接干燥法、减压干燥法、蒸馏法和卡尔•费休法等。

检验方法1——直接干燥法

【原理】

食品在常压下于101～105℃直接烘烤，其中的水分便从食品中蒸发出来，至样品质量不再减轻（即达到恒重）为止。根据样品失去的质量，计算样品中的含水量。

> **考点提示**
>
> 直接干燥法测定水分的原理。

【仪器】

1. 电热恒温干燥箱。
2. 称量瓶或蒸发皿。
3. 干燥器（内附有效干燥剂）。
4. 分析天平（感量为0.1mg）。

【试剂】

1. 盐酸溶液（6mol/L） 量取100ml盐酸，加水稀释至200ml。
2. 氢氧化钠溶液（6mol/L） 称取24g氢氧化钠，加水溶解并稀释至100mL。
3. 精制海沙（河沙） 取适量用水洗去泥土的海沙或河沙，先经过20～40目筛筛选后，用盐酸（6mol/L）煮沸0.5小时，用水洗至中性，再用氢氧化钠溶液（6mol/L）煮沸0.5小时，用水洗至中性，经105℃干燥备用。

【操作步骤】

> **考点提示**
>
> 直接干燥法操作步骤的要点和特点。

1. 固体样品 取洁净铝制或玻璃制的扁形称量瓶，置于101～105℃干燥箱中，瓶盖斜支于瓶边，加热1.0小时，取出，盖好，置干燥器内冷却0.5小时，称量，并重复干燥至恒量。称取2.0～10.0g切碎或磨细、混匀的样品，放入此称量瓶中（样品厚度要约5mm）。加盖，精密称量后，置101～105℃干燥箱中，瓶盖斜支于瓶边，干燥2～4小时后，盖好取出，放入干燥器内冷却0.5小时后称量，重复以上操作至前后两次质量差不超过2mg，即为恒量。

2. 半固体或液体样品 取洁净的蒸发皿，内加10.0g精制海沙及一根小玻璃棒，置于101～105℃干燥箱中，干燥1.0小时后取出。放入干燥器内冷却0.5小时后称量，并重复干燥至恒量。然后精密称取 5～10g 样品，置于蒸发皿中，用小玻棒搅匀放在沸水浴上蒸干，并随时搅拌，擦去皿底的水滴，置 101～105℃的干燥箱中干燥 4 小时后，盖好取出，放入干燥器内冷却 0.5 小时后称量。然后，再放入 101～105℃干燥箱中干燥 1 小时左右，取出，放入干燥器内冷却 0.5 小时后再称量至恒重。

【结果计算】

$$\omega(H_2O,\%)=\frac{m_1-m_2}{m_1-m_3}\times100\%$$

式中：m_1 为称量瓶（或蒸发皿加海沙、小玻棒）和样品的质量（g）；m_2 为称量瓶（或蒸发皿加海沙、小玻棒）和样品干燥后的质量（g）；m_3 为称量瓶（或蒸发皿加海沙、小玻棒）的质量（g）。

【说明与讨论】

1. 直接干燥法测得的水分含量不能完全排除食品中的结合水，而且在加温过程中，除了水分外，食品中的挥发性物质（如芳香油、醇、有机酸等）亦逸出，所测得的结果实际上是挥发性物质的总量，而不完全是水分的含量。因此本法不适宜于胶体、高脂肪、高糖食品及含有较多高温易氧化、易挥发物质的食品。

2. 加入海沙，是为了增大受热与蒸发面积，防止食品结块，加速水分蒸发，缩短分析时间。

3. 水分蒸净与否，无直观指标，只能依靠恒量来判断。恒量是指两次烘烤称量的质量差不超过规定的毫克数，一般不超过 2mg。高脂肪样品容易被氧化，而使后一次质量反而增加，遇此情况，则应以前一次质量作为恒重。

4. 测定蔬菜中的水分含量时，应先将其洗净，将附着的水分晾干或用纱布吸干后再进行测定。

5. 测定水分后的样品，还可以用来测定灰分、脂肪及蛋白质等。

检验方法 2——减压干燥法

【原理】

食品在减压和低于 95℃温度下直接烘烤，所含的水分便从食品中蒸发出来，至样品质量不再减轻（即达恒重）为止。根据样品失去的质量，计算样品的含水量。

【仪器】

1. 真空干燥箱。
2. 称量瓶或蒸发皿。
3. 干燥器（内附有效干燥剂）。
4. 分析天平（感量为 0.1mg）。

【操作步骤】

与直接干燥法基本相同。

准确称取 2～3g 样品置于已恒重的称量瓶或蒸发皿中，放入真空干燥箱内，将干燥箱连接真空泵或水泵，抽出干燥箱内空气至所需压力（40～53kPa），并同时加热至所需温度（55～65℃）。关闭水泵或真空泵上的活塞，停止抽气，使干燥箱内保持一定的温度和压力，经一定时间后（约 2～3 小时），打开活塞，使空气经干燥装置缓缓通入至干燥箱内，待压力恢复正常后再打开，取出称量瓶，放入干燥器内冷却 0.5 小时后称量，重复以上操作，直至样品恒重。

【结果计算】

同直接干燥法。

【说明与讨论】

考点提示

减压干燥法测定食品水分的特点。

1. 本法为减压干燥法，减压后水的沸点降低，可以在较低温度下使水分蒸发完全。适用于胶体样品、高温易分解的样品及水分较多的样品，如淀粉制品、豆制品、罐头食品、糖浆、蜂蜜、蔬菜、水果、味精、油脂等。由于采用较低的蒸发温度，可防止含脂肪高的样品中的脂肪在高温下氧化；可防止含糖高的样品在高温下脱水炭化；也可防止含高温易分解成分的样品在高温下分解。

2. 本法一般选择压力为 40～53kPa，温度为 55～65℃。但实际应用时可根据样品性质及干燥箱耐压情况不同而调整压力和温度，如奶粉为 53kPa 和 100℃；干果为 53kPa 和 70℃；坚果和坚果制品为 53kPa 和 95～105℃；糖及蜂蜜为 40kPa 和 60℃等。

3. 为了防止干燥后的样品又重新吸收水分，使用真空泵时，勿使水蒸气侵入，流入干燥箱内的空气必须是干燥的。

检验方法 3——蒸馏法

【原理】

考点提示

蒸馏法测定水分的原理。

利用两种互不相溶的混合液体的沸点低于其中任一种纯组分的沸点的特性，于样品中加入与水互不溶解的有机溶剂，使样品中的水分与有机溶剂在低于其沸点下共同蒸馏出来，收集蒸馏液于标有刻度的接收管中，根据水分的体积计算含量。

【仪器】

水分测定蒸馏器　如图 13-3 所示。

【试剂】

甲苯或二甲苯　取甲苯或二甲苯，先以水饱和后，分去水层，进行蒸馏，收集馏出液备用。

【操作步骤】

1. 称取适量样品（估计含水 2～5ml），放入 250ml 蒸馏瓶中，加入新蒸馏的甲苯（或二甲苯）75ml，连接冷凝管与水分接收管，从冷凝管顶端注入甲苯，装满水分接收管。

2. 慢慢加热蒸馏，使每秒钟得馏出液 2 滴，待大部分水分蒸出后，加速蒸馏约每秒钟 4 滴，当水分全部蒸出后，接收管内的水分体积不再增加时，从冷凝管顶端加入甲苯冲洗。如冷凝管壁附有水滴，可用附有小橡皮头的铜丝擦下，再蒸馏片刻至接收管上部及冷凝管壁无水滴附着为止，读取接收管水层的体积。

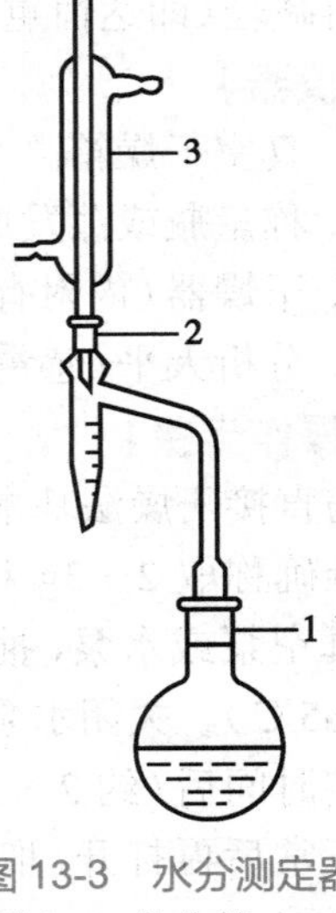

图 13-3　水分测定器

1. 蒸馏瓶；2. 接收管；3. 冷凝管

【结果计算】

$$\omega(H_2O,\%)=\frac{V\times d}{m}\times 100\%$$

式中：V 为接收管内水的体积（ml）；d 为实验条件下水

的相对密度；m 为样品的质量(g)。

【说明与讨论】

考点提示

蒸馏法测定水分的特点。

1. 本法又称为共沸蒸馏法，与干燥法有较大的差别，干燥法是以经烘烤干燥后减失的质量为依据，而蒸馏法是以蒸馏收集到的水量为准，避免了挥发性物质减失的质量对水分测定的误差及脂肪氧化对水分测定的影响。因此，适用于含水较多又有较多挥发性成分的蔬菜、水果、发酵食品、油脂及香辛料等食品，特别是香辛料，蒸馏法是唯一的、公认的水分测定方法。

2. 此法采用专门的水分蒸馏器。食品中的水分和比水轻、与水互不相溶的溶剂如甲苯（沸点 110℃）、二甲苯（沸点 140℃）、无水汽油（沸点 95～120℃）等有机溶剂共同蒸出，冷凝回流于接收管的下部，而有机溶剂在接收管的上部，当有机溶剂注入接收管并超过接收管的支管时就回流入蒸馏瓶中，待水分体积不再增加后，读取其体积。

3. 为避免接收器和冷凝管壁附着水珠，仪器必须干净。

4. 甲苯、二甲苯能溶解少量水分，应先以水饱和，再分出蒸馏，取蒸馏液使用。

5. 加热温度不宜太高，否则冷凝器上部有水汽难以回收。蒸馏时间大约为 2～3h，样品不同，时间有差别。

6. 有机溶剂的种类很多，有比水轻的苯、甲苯、二甲苯和比水重的三氯乙烯、四氯乙烷、四氯化碳等。各有其优缺点，使用重于水的溶剂，样品浮在上面，不致因过热而炭化，且安全防火。但其蒸馏液须通过水面进入接收管下方，可能产生乳化现象，造成分析误差。轻于水的溶剂应用较为普遍，但须根据样品性质加以选用，对热不稳定的样品，一般不采用沸点较高的二甲苯，而采用低沸点的苯、甲苯或甲苯与二甲苯的混合液；对于含有糖分和可分解出水分的样品，宜选用苯作溶剂。

拓展知识

快速检测新技术之卡尔·费休法

近年来，食品中水分测定方法的研究取得了很大进展，建立了多种快速检测新技术，主要有卡尔·费休法、近红外分光光度法和微波炉法等。食品国家安全标准 GB 5009.3-2010《食品中水分的测定》中，增加了卡尔·费休法（Karl Fischer 法），作为水分测定的“第四法”。适用于奶油巧克力、糖果包衣、除碱性或氧化样品以外的油脂样品、干菜以及糖蜜等食品中水分的测定。

卡尔·费休法原理：根据碘能与水和二氧化硫发生化学反应，在有吡啶和甲醇共存时，1mol 碘只与 1mol 水作用，反应式如下：

$$C_5H_5N\cdot I_2 + C_5H_5N\cdot SO_2 + C_5H_5N + H_2O + CH_3OH \rightarrow 2C_5H_5N\cdot HI + C_5H_6N[SO_4CH_3]$$

卡尔·费休水分测定法又分为库仑法和体积法。库仑法测定的碘是通过化学反应产生的，只要电解液中存在水，所产生的碘就会和水以 1:1 的关系按照化学反应式进行反应。当所有的水都参与了化学反应，过量的碘就会在电极的阳极区域形成，反应终止。体积法测定的碘是作为滴定剂加入的，滴定剂中碘的浓度是已知的，根据消耗滴定剂的体积，计算消耗碘的量，从而计量出被测物质水的含量。

二、灰分

案例分析

国内某一食品加工厂以黄豆粉为原料生产豆制品时，为了牟取暴利，掺入大量滑石粉使生产出的伪劣豆制品比正常豆制品重10%～15%，检验人员经初步燃烧试验发现有大量的白色残灰。

请问：1. 如何判断该豆制品中是否掺入了滑石粉？

2. 怎样测定豆制品的灰分含量？

食品中除含有大量有机物外，还含有丰富的无机成分，它们在维持人体正常生理功能、构成人体组织方面有着十分重要的作用。标示无机成分总量的指标就是灰分。

灰分是指食品经高温灼烧后所残留下来的无机物的总称，主要是氧化物或无机盐类（亦称无机物或矿物质）。食品的灰分除总灰分外，按其溶解性还可分为水溶性灰分与水不溶性灰分、酸溶性灰分与酸不溶性灰分。水溶性灰分大部分为钾、钠、镁、钙等氧化物及可溶性盐类；水不溶性灰分除泥沙外，还有铁、铝等金属氧化物和碱土金属的碱式磷酸盐；酸不溶性灰分大部分为污染掺入的泥沙，包括原来存在于食品组织中的二氧化硅。通常所说的灰分是泛指上述各种可溶性与不溶性灰分的总和，即总灰分。实际工作中一般是测定总灰分，必要时可分别测定。

食品中的灰分与食品原料中存在的无机成分在数量和组成上并不完全相同，由于食品在灰化时，碳、氢、氮以及某些元素会挥发散失，某些金属氧化物或盐类发生变化，而且食品中还可能混入泥沙、尘埃等杂质，因此，灰分并不能准确地表示食品中原来的无机成分的总量，高温灼烧后的残留物应称为粗灰分。

各种食品具有不同范围和限度的灰分，如果灰分的测定值超出了正常范围，则表明食品有掺伪的嫌疑或混入某些机械性杂质。因此，测定灰分含量可以了解污染情况，判定食品的纯度和品质。

考点提示

灰分的定义；灼烧质量法测定灰分的原理。

国家标准采用灼烧质量法测定食品中灰分。

检验方法——灼烧质量法

【原理】

食品样品经高温灼烧后，有机物被氧化分解，剩下的残留物即为灰分，称量残留物质量，根据残留物的质量和样品的质量，计算即得灰分的含量。

【仪器】

1. 高温电炉（马福炉）。
2. 瓷坩埚或石英坩埚。
3. 干燥器（内附有效干燥剂）。
4. 分析天平。
5. 水浴锅。

【试剂】

1. 盐酸（1+1）。

2. 硝酸（10%）。

【操作步骤】

1. 用盐酸煮过瓷坩埚，取出洗净，放入高温电炉中，以 550℃±25℃灼烧 30 分钟。待炉温降至 200℃以下时，取出置于干燥器中，冷却至室温，精密称量，并重复灼烧至前后两次称量之差不超过 0.5mg（即恒重）为止。

2. 精密称取固体样品 2～5g 或液体样品 5～10g，放入上述坩埚中（液体样品须预先在沸水浴上蒸干），然后放在电炉上将样品小心炭化至无黑烟，移入高温电炉中以 550℃±25℃灼烧至无炭粒。待炉温降至 200℃以下时，取出置于干燥器中，冷却至室温后称量。再将坩埚放入炉中，以 550℃±25℃灼烧 30 分钟，待炉温降至 200℃以下时，取出置于干燥器中，冷却至室温，称量。反复操作，直至前后两次称量之差不超过 0.5mg（即恒重）为止。

【结果计算】

$$\omega(\text{灰分}, \%)=\frac{m_3-m_1}{m_2-m_1}\times 100\%$$

式中：m_1 为坩埚的质量（g）；m_2 为坩埚与样品的质量（g）；m_3 为坩埚与灰分的质量（g）。

【说明与讨论】

1. 灰化用的坩埚多为瓷坩埚，可耐 1200℃高温，且价格低廉，但抗碱性能较差，在温度骤变时易破裂，应在 100～110℃干燥后再逐步强热为宜。铂坩埚导热性能良好，灰化效率高，便于清洗，耐碱及氟化氢的腐蚀，吸湿性小，但价格昂贵，使用不当容易被腐蚀或发脆。

2. 炭化时应先用小火再用大火，液体样品应先在沸水浴上蒸干或在 100℃下小心加热蒸干，或使用无灰滤纸吸收大部分样品后再行炭化，以避免样品溅出。如果液体样品量过多，可分次在同一坩埚中蒸干。对于含糖分、淀粉、蛋白质较高的样品，为防止其发泡溢出，炭化前可加数滴辛醇或纯无灰植物油。

3. 在测定蔬菜、水果等含水分多的食物时，应预先测定这些样品的水分，再将这些干燥物继续加温至 550°C±25°C 灼烧灰化，测定灰分质量。

4. 灼烧温度不能超过 600℃，否则钾、钠、氯等易挥发成分损失而造成误差；碳酸钙变成氧化钙，磷酸盐熔融包住炭粒，影响氧化进行。有些样品，如牛奶、奶粉、奶酪、海味品、水果及水果制品等，灰化温度≤550℃。

5. 对于难以灰化的样品，可采用下列方法来加速灰化。

（1）改变操作方法。样品经初步灼烧后，取出坩埚，冷却，沿坩埚边沿慢慢加入少量去离子水，使其中的水溶性盐类溶解，被包裹的炭粒暴露出来，蒸去水分后再进行灼烧。

（2）样品经初步灼烧后，取出坩埚，冷却，沿坩埚边沿慢慢加入几滴硝酸或过氧化氢溶液，蒸干后再灼烧至恒重。这些试剂经灼烧后完全分解，不增加灰分的质量。

（3）加入醋酸镁、硝酸镁等助灰化剂，这类镁盐随灰化的进行而分解，与过剩的磷酸结合，残灰不会发生熔融而呈松散状态，避免炭粒被包裹，可大大缩短灰化时间。但此法应同时做空白试验。

6. 灰化时间因样品种类、数量不同而异。一般不规定具体时间，而以灼烧至完全呈白色或灰白色并达到恒重为度。

7. 测定灰分后的样品，可留作测定钙、磷、铁用。

8. 高温电炉最高使用温度可达 1000℃，要严格按照操作规程安全使用高温电炉，并经常观察情况，周围不许堆放易燃易爆物品，以免发生事故。使用完毕，须关掉电源，并关好炉门，防止耐火材料受潮。

三、蛋白质

案例分析

2008年引发“中国奶业大地震”的奶制品污染事件，是一起重大的食品安全事故。事件起因为很多食用三鹿集团生产的奶粉的婴幼儿被发现患有肾结石，随后在其奶粉中发现三聚氰胺。三聚氰胺是一种生产工艺简单、成本低廉的化工原料，其分子中含有大量氮元素，含氮量约为66%，而食品蛋白质的含氮量平均为16%。食品检验机构检测食品中蛋白质含量则是通过测定含氮量来估算蛋白质的含量，即凯氏定氮法。这就意味着，食品中氮元素含量越多，食品中蛋白质含量就越高。三鹿集团等不法商家为了牟取暴利，降低成本，在奶制品等食品中添加三聚氰胺，以提高食品检测中的蛋白质含量指标。

请问：1. 为什么三聚氰胺可以冒充蛋白质？

2. 凯氏定氮法测定食品中蛋白质含量的原理及特点为何？

蛋白质是生命的物质基础，是构成动植物和人体组织的重要成分，是保证生物体生长发育、新陈代谢和修补组织的原料。

测定食品中的蛋白质含量，可以了解食品质量，为合理调配膳食、保证不同人群的营养需要提供科学依据，也为开发利用食品资源、监督食品生产加工过程提供数据。

蛋白质是一种复杂的有机化合物，主要由碳、氢、氧、氮等元素组成，某些蛋白质还含有硫、磷、铜、铁等元素。由于碳水化合物和脂肪中只含有碳、氢、氧，不含氮，所以氮是构成蛋白质的特有元素。各种蛋白质的含氮量略有差别，但多数蛋白质的平均含氮量为16%，即1g氮元素相当于6.25g（100/16）蛋白质。人们把一份氮元素相当于蛋白质的份数称为蛋白质换算系数（F）。因此，将测得的含氮量乘以该食品的蛋白质换算系数，便可得出该食品的蛋白质含量，即

$$蛋白质含量 = 氮元素含量 \times F$$

由于各种食品的蛋白质含氮量不一致，蛋白质换算系数也有所不同。常见食物的蛋白质换算系数，见表13-2。

表13-2 常见食物的蛋白质换算系数

食物名称	换算系数	食物名称	换算系数
大米	5.95	面粉	5.70
玉米、高粱、荞麦	6.24	全小麦、大麦、燕麦、小米	5.83
牛乳及其制品	6.38	肉与肉制品	6.25
栗子、核桃、芝麻	5.30	大豆及其制品	5.71
花生	5.46	南瓜、西瓜及向日葵种子	5.40

各种食品的蛋白质换算系数可在专业手册中查到。查不到者，可用6.25代替。

蛋白质含量的测定主要采用凯氏定氮法，所测得的含氮量为食品的总氮量。除了蛋白质外，还包括了少量的非蛋白氮，如游离氨氮、尿素氮、生物碱氮、无机盐氮等。因此，定氮

法计算得到的蛋白质，只能称为粗蛋白质。

测定蛋白质的方法除凯氏定氮法外，还有双缩脲法、酚试剂法、染料结合法、紫外吸收光谱法及折光法、旋光法等。其中凯氏定氮法是国内外常用的方法，也是我国测定食品中蛋白质含量的标准方法。

检验方法——微量凯氏定氮法

【原理】

将样品与浓硫酸和催化剂一起加热消化，使蛋白质分解，分解产生的氨与硫酸结合形成硫酸铵；然后在碱性条件下蒸馏使氨游离，并用硼酸吸收；最后以硫酸或盐酸标准溶液滴定生成的四硼酸铵。根据硫酸或盐酸标准溶液的用量，计算氮含量，再乘以蛋白质换算系数，即为样品中蛋白质的含量。反应式为：

> **考点提示**
>
> 凯氏定氮法的测定原理、特点及其操作步骤。

$$2CH_3CH(NH_2)COOH+13H_2SO_4 = (NH_4)_2SO_4+6CO_2\uparrow+12SO_2\uparrow+16H_2O$$

$$(NH_4)_2SO_4+2NaOH = 2NH_3\uparrow+2H_2O+Na_2SO_4$$

$$2NH_3+4H_3BO_3 = (NH_4)_2B_4O_7+5H_2O$$

$$(NH_4)_2B_4O_7+H_2SO_4+5H_2O = (NH_4)_2SO_4+4H_3BO_3$$

或

$$(NH_4)_2B_4O_7+2HCl+5H_2O = 2NH_4Cl+4H_3BO_3$$

【仪器】

1. 凯氏烧瓶。
2. 微量滴定管。
3. 微量凯氏定氮蒸馏装置，见图 13-4。

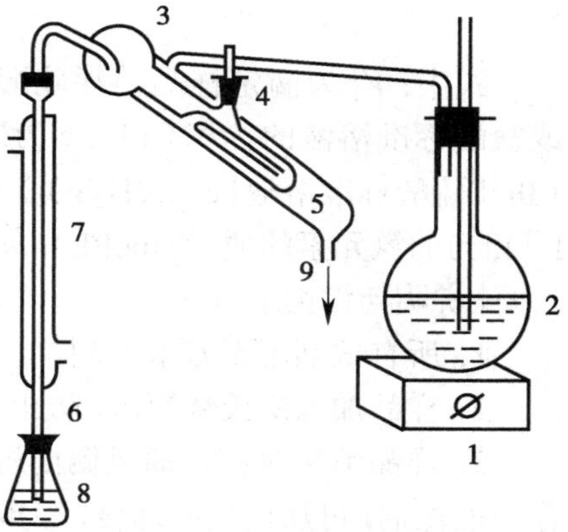

图 13-4 凯氏定氮蒸馏装置

1. 电炉；2. 水蒸气发生瓶；3. 蒸气进口；4. 进样小漏斗及棒状玻璃塞；5. 反应室；6. 蒸馏液出口；7. 冷凝管；8. 蒸馏液接收瓶；9. 废液出口

【试剂】

1. 硫酸铜（$CuSO_4 \cdot 5H_2O$）。
2. 硫酸钾。
3. 硫酸（ρ_{20}=18 419g/L）。
4. 硼酸溶液（20g/L） 称取 20g 硼酸加水溶解后并稀释至 1000ml。
5. 氢氧化钠溶液（400g/L） 称取 40g 氢氧化钠加水溶解后，放冷，并稀释至 100ml。
6. 硫酸标准溶液[$c(1/2H_2SO_4)$=0.050mol/L]或盐酸标准溶液[$c(HCl)$= 0.050mol/L]
7. 混合指示剂 将 1 份甲基红乙醇溶液（1g/L）与 5 份溴甲酚绿乙醇溶液（1g/L）临用时混合。也可将 2 份甲基红乙醇溶液（1g/L）与 1 份亚甲蓝乙醇溶液（1g/L）临用时混合。

【操作步骤】

1. 消化 精密称取均匀固体样品 0.2～2.0g 或半固体样品 2.0～5.0g 或液体样品 10.0～50.0ml（相当于氮 30～40mg），移入 100ml 或 500ml 凯氏烧瓶中（勿黏附于瓶颈壁上），向瓶内加入 0.2g 硫酸铜，6g 硫酸钾，20ml 硫酸，以 45° 斜置烧瓶于有小孔石棉网的电炉上，瓶口插入一小漏斗。先小火加热，待内容物完全炭化，大量泡沫消失后，加大火力，保持瓶内液体微沸，至溶液透明呈淡蓝绿色后，再继续加热0.5～1小时。取下放冷。取蒸馏水20ml，边摇动边徐徐加入烧瓶中，待冷却到室温后，将样品液转移至100ml容量瓶。用蒸馏水冲洗烧瓶数次，洗液并入容量瓶，充分摇匀，放冷，用蒸馏水稀释至刻度备用。同时做试剂空白试验。

2．蒸馏　安装好微量凯氏定氮蒸馏装置，于水蒸气发生瓶内装水至约2/3处，加入数粒玻璃珠，加甲基红指示剂2～3滴及硫酸数滴，使水呈酸性。加热煮沸水蒸气发生瓶中的水并保持沸腾。向接收瓶中加10.0ml硼酸溶液及1～2滴混合指示剂，使冷凝管的下端插入接收瓶内溶液液面以下。准备吸取样品消化吸收液10ml，由进样小漏斗注入反应室，以10ml蒸馏水洗涤小漏斗并使之流入反应室内，随后塞紧棒状玻塞。再将10ml氢氧化钠溶液倒入小漏斗，提起玻塞使其缓缓流入反应室。立即将玻塞盖紧，并加少量水于小漏斗密封以防漏气。夹紧废液排出口的螺旋夹，开始蒸馏。从第一滴蒸馏液滴下开始计时，蒸馏10分钟，移动接收瓶，使冷凝管下端离开液面，再继续蒸馏1分钟。然后用少量蒸馏水冲洗冷凝管下端外部，取下接收瓶。

3．滴定　取下接收瓶后，用硫酸标准溶液或盐酸标准溶液滴定至灰色或蓝紫色为终点。

用同样的方法，从“消化”开始做空白试验。

【结果计算】

$$\omega(\text{蛋白质},\%)=\frac{(V_1-V_2)\times c\times 0.014\times F}{m\times\frac{10}{100}}\times 100\%$$

式中：V_1为滴定样品消耗硫酸或盐酸标准溶液的体积（ml）；V_2为滴定空白消耗硫酸或盐酸标准溶液的体积（ml）；c为硫酸或盐酸标准溶液的物质的量浓度（mol/L）；0.014为1.0ml硫酸标准溶液［$c(1/2H_2SO_4)$=0.050mol/L］或1.0ml盐酸标准溶液［c（HCl）=0.050mol/L］相当的氮元素的质量（mol/L）；*m*为样品质量或体积（g或ml）；*F*为蛋白质换算系数。

【说明与讨论】

1．所有试剂用无氨水配制。

2．样品加入凯氏烧瓶时，防止其黏附于瓶颈上，故凯氏烧瓶须干燥。

3．样品消化时应在通风橱内进行。消化时加入硫酸钾可提高消化体系的沸点，硫酸铜作为催化剂，可加快反应速度，缩短反应时间。有时也可选用硒粉。

4．样品消化时如泡沫太多，可加少量辛醇或液体石蜡去泡，防止样品溢出。如果样品消化液不易消化至澄清透明时，可将凯氏烧瓶冷却，加入过氧化氢2～3ml后再加热。在消化过程中注意转动凯氏烧瓶，利用冷凝的酸液将附在瓶壁上的炭粒洗下，以促进消化完全。

5．蒸馏装置要严密不漏气。蒸馏时，蒸气发生要充足、均匀；冷凝管末端应在吸收液液面以下；蒸馏前应在安装好吸收液后，方可加入氢氧化钠溶液，而且加碱量要足够，动作要快，防止氨损失；蒸馏过程中火源要稳定，不得中途断火，以免发生样品液的倒吸。蒸馏完毕后，应先将接收瓶离开冷凝管，再断火源，以免发生吸收液倒吸现象。

6．凯氏定氮法是将蛋白质消化转变为氨而加以测定的，因此在整个操作过程中必须防止氨的污染。另外要严防酸、碱污染硼酸吸收液，否则会造成较大的测定误差。

7．检查氨是否蒸馏完全，可用pH试纸测试馏出液是否为碱性。

8．操作中接触强酸、强碱及灼热水蒸气，要注意安全，防止灼伤。

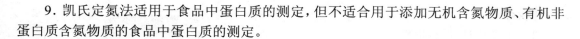

9. 凯氏定氮法适用于食品中蛋白质的测定，但不适合用于添加无机含氮物质、有机非蛋白质含氮物质的食品中蛋白质的测定。

四、糖类

糖类又称碳水化合物，是由碳、氢、氧三种元素组成的一大类化合物，是人体热能最主要、最经济的来源，也是构成机体细胞和组织的重要物质，参与很多生命过程。

食品中的糖类根据其分子结构不同可分为单糖、双糖和多糖。单糖有葡萄糖、果糖、半乳糖等，通式为 $C_6H_{12}O_6$，是最简单的糖，有甜味，易溶于水和乙醇，不溶于醚。双糖有乳糖、麦芽糖和蔗糖等，是由两个单糖分子缩合而成的缩合物，通式为 $C_{12}H_{22}O_{11}$，有甜味，可溶于水，难溶于乙醇。多糖有淀粉、糊精、果胶和纤维素等，是由很多个单糖分子缩合而成，通式为 $(C_6H_{10}O_5)_n$，一般无甜味，大多不溶于水。另外，根据能否被氧化剂如托伦试剂、斐林试剂氧化，糖类又可分为还原糖和非还原糖。所有的单糖，如葡萄糖、果糖、半乳糖等，都为还原糖。双糖中的麦芽糖和乳糖，也属于还原糖。蔗糖不具有还原性，多糖如淀粉、纤维素也不具有还原性，都属于非还原糖。

无还原性的蔗糖和多糖可在一定温度下经盐酸或糖化酶类水解为有还原性的单糖。例如，一分子蔗糖经盐酸水解生成一分子葡萄糖和一分子果糖；而一分子淀粉经淀粉酶逐步水解，最终形成多个分子的葡萄糖。其反应式如下：

$$\underset{\text{蔗糖}}{C_{12}H_{22}O_{11}} + H_2O \longrightarrow \underset{\text{葡萄糖}}{C_6H_{12}O_6} + \underset{\text{果糖}}{C_6+H_{12}O_6}$$

$$\underset{\text{淀粉}}{(C_6H_{10}O_5)_n} + nH_2O \longrightarrow \underset{\text{葡萄糖}}{nC_6H_{12}O_6}$$

由水解前后反应物的相对分子质量计算可知，一份单糖是由 0.95 份蔗糖或 0.9 份淀粉转化而来。所以，计算蔗糖或淀粉含量时，将 0.95 或 0.9 作为换算系数（转换系数）。

糖类是植物性食品特别是谷类和根茎类食品的主要成分，乳糖则是乳类的主要成分，动物性食品含量较少。食品中糖类含量高低反映食品的营养价值。在食品加工中，也往往人为地加入各种糖，以改变食品的形态、组织结构和物理性状，或提高营养价值。因此，在评价食品及其营养价值时，必须测定糖类的含量。

食品中糖类的测定通常以还原糖、蔗糖、淀粉及总糖表示。总糖主要指具有还原性的糖和在测定条件下能水解为还原性单糖的蔗糖以及可部分水解的淀粉。测定糖的方法有物理方法，如旋光法、折光法、比重法等；物理化学方法，如极谱法、光度法、色谱法等；化学方法，如直接滴定法（斐林滴定法）、高锰酸钾法、铁氰化钾法、碘量法等。在诸多化学方法中，均以还原糖的氧化还原反应为基础，所以称为“还原糖的测定”。其中直接滴定法、高锰酸钾法是我国测定食品糖含量的标准方法。

（一）还原糖的测定

检验方法 1——直接滴定法（斐林滴定法）

【原理】

样品除去蛋白质后，以亚甲基蓝作指示剂，用样品溶液直接滴定标定过的斐林溶液，还原糖与斐林试剂作用，达到终点时，稍微过量的还原糖将蓝色的亚甲基蓝指示剂还原为无色，而显出氧化亚铜的鲜红色。根据消耗样品溶液的体积计算样品中还原糖的含量。

【仪器】

1. 可调电炉（带石棉板）。

2. 酸式滴定管（25ml）。

> **考点提示**
>
> 直接滴定法测定还原糖的原理。

【试剂】

1. 斐林甲液（碱性酒石酸铜甲液） 称取15g硫酸铜（$CuSO_4 \cdot 5H_2O$）及0.05g亚甲基蓝，溶于水中并稀释至1000ml。

2. 斐林乙液（碱性酒石酸铜乙液） 称取50g酒石酸钾钠及75g氢氧化钠，溶于水中，再加入4g亚铁氰化钾，完全溶解后，用水稀释至1000ml，储存于橡胶塞玻璃瓶内。

3. 醋酸锌溶液（219g/L） 称取21.9g醋酸锌，加3ml冰醋酸，加水溶解并稀释至100ml。

4. 亚铁氰化钾溶液（106g/L） 称取10.6g亚铁氰化钾，加水溶解并稀释至100ml。

5. 盐酸。

6. 氢氧化钠溶液（40g/L） 称取4g氢氧化钠，加水溶解并稀释至100ml。

7. 葡萄糖标准溶液[$\rho(C_6H_{12}O_6)$=1.00mg/ml] 精确称取在98～100℃干燥至恒重的无水葡萄糖1000g，加水溶解后，加入5ml盐酸，并加水稀释至1000ml。

【操作步骤】

1. 样品处理

（1）乳类、乳制品及含蛋白质的食品类：称取约2.50～5.00g固体样品（或吸取25.00～50.00ml液体样品），置于250ml容量瓶中，加50ml水，摇匀后慢慢加入5ml醋酸锌溶液及5ml亚铁氰化钾溶液，加水至刻度，混匀。静置30分钟，用干燥滤纸过滤，弃去初滤液，滤液备用。

（2）乙醇性饮料：吸取100.0ml样品，置于蒸发皿中，用氢氧化钠溶液中和至中性，在水浴上蒸发至原体积的1/4后，移入250ml容量瓶中，加50ml水，混匀，慢慢加入5ml醋酸锌溶液及5ml亚铁氰化钾溶液，加水至刻度，混匀。静置30分钟，用干燥滤纸过滤，弃去初滤液，滤液备用。

（3）含大量淀粉的食品：称取约10.00～20.00g样品，置于250ml容量瓶中，加200ml水，在45℃水浴上加热1小时，并经常振摇。冷却后加水至刻度，混匀，静置。吸取200ml上清液于另一250ml容量瓶中，慢慢加入5ml醋酸锌溶液及5ml亚铁氰化钾溶液，加水至刻度，混匀。静置30分钟，用干燥滤纸过滤，弃去初滤液，滤液备用。

（4）汽水等含有二氧化碳的饮料：吸取样品100.0ml置于蒸发皿中，在水浴上除去二氧化碳后，移入250ml容量瓶中，并用水洗涤蒸发皿，洗液并入容量瓶中，再加水至刻度，混匀后，备用。

2. 标定斐林溶液 吸取5.0ml斐林甲液及5.0ml斐林乙液，置于150ml锥形瓶中，加水10ml，加入玻璃珠2粒，从滴定管中滴加约9ml葡萄糖标准溶液，控制在2分钟内加热至沸，趁沸以每两秒1滴的速度继续滴加葡萄糖标准溶液，直至溶液蓝色刚好褪去为终点，记录消耗葡萄糖标准溶液的总体积。同法平行操作3份，取其平均值，计算每10ml（甲、乙液各5.0ml）斐林溶液相当于葡萄糖的质量（mg）。

3. 样品溶液预测 吸取5.0ml斐林甲液及5.0ml斐林乙液，置于150ml锥形瓶中，加水10ml，加入玻璃珠2粒，控制在2分钟内加热至沸，趁沸以先快后慢的速度，从滴定管中滴加样品溶液，并保持溶液沸腾状态，待溶液颜色变浅时，以每两秒1滴的速度滴定，直至溶液蓝色刚好褪去为终点，记录样液消耗的体积（$V_{预测}$）。

4. 样品溶液测定　吸取5.0ml斐林甲液及5.0ml斐林乙液，置于150ml锥形瓶中，加水10ml，加入玻璃珠2粒，从滴定管中滴加比预测体积少1ml的样品溶液，使在2分钟内加热至沸，趁沸继续以每两秒1滴的速度滴定，直至溶液蓝色刚好褪去为终点，记录样液消耗的体积。同法平行操作3份，取其平均值进行计算。

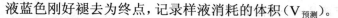

【结果计算】

$$\omega(C_6H_{12}O_6, \%) = \frac{m_1}{m \times \frac{V_2}{V_1} \times 1000} \times 100\%$$

式中：m 为样品质量（g）；m_1 为10ml斐林溶液相当于还原糖（以葡萄糖计）的质量（mg）；V_1 为样品处理液总体积（ml）；V_2 为测定时消耗样品处理液的体积（ml）。

考点提示

直接滴定法测定中注意的有关问题。

【说明与讨论】

1. 亚甲基蓝本身也是一种氧化剂，其氧化能力比斐林试剂更弱，当还原糖与斐林试剂反应时，亚甲基蓝保持氧化型状态，呈蓝色；当还原糖将斐林试剂消耗殆尽时，少量过剩的还原糖可将亚甲基蓝还原成还原型，无色，由此指示滴定终点。此反应是可逆的，当无色亚甲基蓝与空气中的氧结合时，又变为蓝色。故滴定时不要离开热源，使溶液保持沸腾，让上升的蒸气阻止空气侵入溶液中。

2. 在斐林试剂中加入少量亚铁氰化钾，可使反应生成的红色氧化亚铜沉淀与亚铁氰化钾发生配位反应，形成可溶性的无色配合物，消除红色沉淀对滴定终点观察的干扰，使滴定终点变色更明显。

3. 斐林试剂的甲液与乙液应分别配制，分别储存，临用时取甲、乙液等量混合，以避免酒石酸钾钠铜配合物长期在碱性条件下，慢慢分解析出氧化亚铜沉淀，使试剂的有效浓度降低。

4. 由于本法是直接根据消耗斐林试剂即酒石酸钾钠铜的量来计算还原糖的含量，铜离子是定量的基础，故处理样品时，不能用斐林甲液或其他铜盐作蛋白质沉淀剂，以免影响测定结果。

5. 本方法对样品溶液中还原糖浓度有一定要求，希望每次滴定消耗样品溶液体积控制在与标定斐林试剂时所消耗的葡萄糖标准溶液的体积相近，约为10ml左右。如果样品溶液还原糖浓度过大或过小，滴定时所消耗的体积就过少或过多，都使测定误差增大。因此，必须通过预测后进行调整和掌握样品溶液中还原糖的大致浓度（1mg/ml左右）。若浓度过高，应适当稀释后再行正式测定；若浓度过低，则加入10ml样品溶液代替10ml水，用葡萄糖标准溶液滴定至终点，从中扣除不加样品溶液滴定时所消耗葡萄糖标准溶液的体积，即得到10ml样品溶液中葡萄糖的含量。

6. 滴定时要求操作条件完全相同，即所用的锥形瓶规格、加热电炉的功率、滴定速度及滴定消耗的大致体积、终点观察方法和掌握等应尽量一致，以减少误差。为了使滴定结果准确，需要对样品进行预测，以便调整浓度，并将滴定所需体积的绝大部分先加入斐林试剂中与其共沸，使其充分反应，仅留1ml左右，最后滴定至终点。

检验方法2——高锰酸钾滴定法

【原理】

样品经除去蛋白质后，其中的还原糖在煮沸和碱性条件下能将斐林试剂中的二价铜还原成氧化亚铜；在酸性条件下，加入硫酸铁，氧化亚铜能使硫酸铁定量还原成硫酸亚铁；用高锰酸钾标准溶液滴定硫酸亚铁，根据高锰酸钾的消耗量可计算氧化亚铜的量，再查氧化亚铜相当的糖量表，即可求得还原糖的含量。其反应式为：

$$\text{还原糖}+\text{斐林试剂}\longrightarrow Cu_2O\downarrow$$

$$Cu_2O\downarrow+Fe_2(SO_4)_3+H_2SO_4\longrightarrow 2\,CuSO_4+2\,FeSO_4+H_2O$$

$$10\,FeSO_4+2KMnO_4+8H_2SO_4\longrightarrow 5Fe_2(SO_4)_3+K_2SO_4+2MnSO_4+8H_2O$$

因此，$2KMnO_4 \backsimeq 10\,FeSO_4 \backsimeq 5Cu_2O\downarrow$，即：$n(KMnO_4):n(Cu_2O)=2:5$，所以，氧化亚铜的物质的量等于2/5高锰酸钾的物质的量。由于氧化亚铜的摩尔质量为143.08g/mol，则氧化亚铜的克数=$2/5cV\times143.08$。

上式中：c为高锰酸钾标准溶液的浓度（mol/L）；V为滴定时消耗高锰酸钾溶液的体积（L）。

【仪器】

1. 25ml古氏坩埚或G_4垂融玻璃漏斗。

2. 真空泵或水泵。

【试剂】

1. 斐林甲液（碱性酒石酸铜甲液） 称取34.639g硫酸铜（$CuSO_4\cdot5H_2O$），加适量水溶解，加0.5ml硫酸，再加水稀释至500ml，用精制石棉过滤。

2. 斐林乙液（碱性酒石酸铜乙液） 称取173g酒石酸钾钠与50g氢氧化钠，加适量水溶解，并稀释至500ml，用精制石棉过滤，贮存于橡胶塞玻璃瓶中。

3. 高锰酸钾标准溶液[$c(1/5KMnO_4=1.000mol/L)$] 配制与标定方法参见附录二。

4. 氢氧化钠溶液（40g/L） 称取4g氢氧化钠，加水溶解并稀释至100ml。

5. 硫酸铁溶液（50g/L） 称取50g硫酸铁，加入200ml水溶解后，慢慢加入100ml硫酸，冷却后加水稀释至1000ml。

6. 盐酸（3mol/L） 量取30ml盐酸加水稀释至120ml。

7. 精制石棉 取石棉先用盐酸（3mol/L）浸泡2～3天，用水洗净，再加氢氧化钠溶液（40g/L）浸泡2～3天，倾去溶液，再用热斐林乙液浸泡数小时，用水洗净。再以盐酸（3mol/L）浸泡数小时，以水洗至不呈酸性。然后加水振摇，使成微细的浆状软纤维，用水浸泡并储存于玻璃瓶中，即可用作填充古氏坩埚用。

【操作方法】

1. 样品处理

（1）乳类、乳制品及含蛋白质的食品：称取约2.50～5.00g固体样品（或吸取25.0～50.0ml液体样品），置于250ml容量瓶中，加50ml水，摇匀。加入10ml斐林甲液及4ml氢氧化钠溶液，加水至刻度，混匀。静置30分钟，用干燥滤纸过滤，弃去初滤液，滤液备用。

（2）乙醇性饮料：吸取100ml样品，置于蒸发皿中，用氢氧化钠溶液中和至中性，在水浴上蒸发至原体积1/4后（如果蒸发时间过长，应注意保持溶液pH为中性），移入250ml容量瓶中。加50ml水，混匀。加入10ml斐林甲液及4ml氢氧化钠溶液，加水至刻度，混匀。静置30分钟，用干燥滤纸过滤，弃去初滤液，滤液备用。

（3）淀粉含量高的食品：称取10.00～20.00g样品，置于250ml容量瓶中，加200ml水，

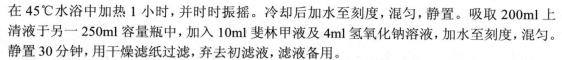

在45℃水浴中加热1小时，并时时振摇。冷却后加水至刻度，混匀，静置。吸取200ml上清液于另一250ml容量瓶中，加入10ml斐林甲液及4ml氢氧化钠溶液，加水至刻度，混匀。静置30分钟，用干燥滤纸过滤，弃去初滤液，滤液备用。

（4）含有脂肪的食品：称取2～10g样品，先用乙醚或石油醚淋洗3次，去除醚层。加入50ml水，混匀。加入10ml斐林甲液及4ml氢氧化钠溶液，加水至刻度，混匀。静置30分钟，用干燥滤纸过滤，弃去初滤液，滤液备用。

（5）汽水等含有二氧化碳的饮料：吸取100ml样品置于蒸发皿中，在水浴上除去二氧化碳后，移入250ml容量瓶中，并用水洗涤蒸发皿，洗液并入容量瓶中，再加水至刻度，混匀后，备用。

2. 样品测定 吸取50.0ml处理后的样品溶液，于400ml烧杯中，加入25ml斐林甲液及25ml乙液，于烧杯上盖一表面皿，加热，控制在4分钟内沸腾，再准确煮沸2分钟，趁热用铺好石棉的古氏坩埚或G_4垂融漏斗抽滤，并用60℃热水洗涤烧杯及沉淀，至洗液不呈碱性为止。用25ml硫酸铁溶液分次加入古氏坩埚或垂融漏斗，并用玻棒搅拌使氧化亚铜完全溶解，溶液移入250ml锥形瓶中，再用少量水洗涤并入瓶中。以高锰酸钾标准液滴定至微红色为终点。

同时吸取50.0ml水，加与测定样品时相同量的碱性酒石酸铜甲、乙液，硫酸铁溶液及水，按同一方法做试剂空白实验。

表13-3 氧化亚铜相当的糖量表

单位：mg

氧化亚铜	葡萄糖	果糖	含水乳糖	转化糖	氧化亚铜	葡萄糖	果糖	含水乳糖	转化糖
10	4.0	4.5	6.7	4.5	115	50.0	54.9	78.2	52.5
15	6.3	7.0	10.4	6.5	120	52.3	57.4	81.8	54.8
20	8.4	9.2	13.6	9.1	125	54.6	59.9	85.1	57.3
25	10.4	11.5	16.9	11.2	130	57.0	62.4	88.8	59.7
30	12.7	14.1	20.6	13.7	135	59.2	64.9	92.1	62.0
35	14.8	16.3	23.8	15.8	140	61.5	67.4	95.6	64.5
40	16.9	18.7	27.0	18.0	145	63.8	69.9	99.0	66.8
45	19.2	21.1	30.6	20.4	150	66.0	72.2	102	69.1
50	21.4	23.5	34.0	22.7	155	68.4	74.8	106	71.5
55	23.5	25.9	37.4	24.9	160	70.5	77.1	109	73.8
60	25.8	28.5	41.0	27.3	165	72.8	80.0	113	76.4
65	27.9	30.8	44.3	29.5	170	75.2	82.2	116	78.6
70	30.1	33.1	47.6	31.8	175	77.5	84.6	119	80.9
75	32.3	35.6	51.0	34.1	180	79.9	87.3	123	83.5
80	34.5	37.9	54.4	36.3	185	82.2	89.6	126	85.9
85	36.8	40.4	58.0	38.7	190	84.5	92.2	130	88.3
90	39.0	42.8	61.3	41.0	195	86.8	94.7	133	90.7
95	41.3	45.3	64.8	43.4	200	89.3	97.3	137	93.1
100	43.5	47.8	68.2	45.7	205	91.5	99.7	140	95.5
105	45.6	50.1	71.4	47.9	210	94.0	102	144	98.0
110	48.0	52.7	75.0	50.4	215	96.5	105	147	100

【结果计算】

$$m=(V-V_0)\times c\times 71.54$$

式中：m 为样品中还原糖质量相当于氧化亚铜的质量（mg）；V 为样品溶液消耗高锰酸钾标准溶液的体积（ml）；V_0 为试剂空白消耗高锰酸钾标准溶液的体积（ml）；c 为高锰酸钾标准溶液的浓度（mol/L）；71.54 为 1ml 高锰酸钾标准溶液［c（1/5$KMnO_4$）=1.000mol/L］相当于以 mg 表示的氧化亚铜的质量（mg/mmol）。

由所得氧化亚铜质量，根据表 13-3 查出相当的还原糖量，再按下式计算样品中还原糖的含量。

$$\omega(C_6H_{12}O_6,\%)=\frac{m_1}{m_2\times\frac{V}{250}\times 1000}\times 100\%$$

式中：m_1 为查表得还原糖质量（mg）；m_2 为样品质量或体积（g 或 ml）；V 为测定用样品处理液的体积（ml）；250 为样品处理后的总体积（ml）。

【说明与讨论】

1. 选取具有代表性的样品。对液体样品或半流动体样品，可以充分混匀；固体样品应除去非食用部分，去掉机械性杂质，充分磨细、混匀。

2. 对样品的处理要求，是利用还原糖的水溶性，加水浸取，并除去样品中其他固形物质和还原性物质，如蛋白质、脂肪、乙醇、二氧化碳、纤维素、淀粉等。最后得澄清透明液体，溶液的 pH 应保持中性。溶液中允许含有蔗糖，因蔗糖无还原性，不影响还原糖的测定。如果需要测定蔗糖，可使用同一浸取液，先测出还原糖量，再经水解后测增加的还原糖量，可计算蔗糖含量。

3. 还原糖与斐林试剂作用，必须在加热沸腾的条件下进行，因此加热及煮沸时间是需要严格控制的条件，并保持样品间条件一致。为控制加热时间在 4 分钟内沸腾，可先取与样品溶液同体积的水，加入与样品溶液同体积的斐林甲、乙液，调节火力以保证 4 分钟内沸腾，再做样品。

4. 煮沸后的溶液应保持蓝色，即保持有过量的斐林溶液，以保证样品溶液中的还原糖完全反应。如果煮沸后溶液蓝色消失，则表示样品中还原糖含量过量，应将样品溶液稀释后重做。

5. 铺好精制石棉的古氏坩埚，必须严密，不得漏掉氧化亚铜沉淀。铺垫石棉时，可将准备好的精制石棉的浆状纤维混悬液适量，倒入古氏坩埚中，先不要急于抽滤，让其自然沉降，待大部分水分滤去后，再进行抽滤，使石棉纤维紧贴于坩埚底部，并有足够的厚度。

6. 洗涤氧化亚铜沉淀时，为了避免氧化亚铜被氧化，洗涤时间应尽可能缩短，并于沉淀表面保留一层水膜，以隔绝空气。

（二）蔗糖的测定

检验方法——酸水解法

【原理】

样品经除去蛋白质后，其中的蔗糖经盐酸水解转化为还原糖，然后按还原糖的测定方法进行测定。水解前后还原糖含量的差值，再乘以 0.95，即为蔗糖的含量。

> **考点提示**
> 酸水解法测定蔗糖的原理。

【仪器】

1. 电热恒温水浴箱。

2. 其他仪器同还原糖测定。

【试剂】

1. 盐酸(1+1) 量取50ml盐酸，用水稀释至100ml。

2. 氢氧化钠溶液(200g/L) 称取20g氢氧化钠，加水溶解并稀释至100ml。

3. 甲基红指示剂 称取甲基红0.10g，用少量乙醇溶解，稀释至50ml。

4. 其他试剂同还原糖的测定。

【操作步骤】

1. 水解前样品中还原糖的测定 吸取样品处理液50ml于100ml容量瓶中，加水至刻度，按还原糖测定方法进行测定。

2. 水解后还原糖的测定 吸取样品处理液50ml于100ml容量瓶中，加入5ml盐酸溶液(1+1)，在68～70℃水浴中加热15分钟。冷却后加甲基红指示剂2滴，用氢氧化钠溶液(200g/L)中和至中性，加水至刻度，摇匀。按还原糖测定方法进行测定。

【结果计算】

$$\omega(C_{12}H_{22}O_{11},\%)=\frac{(m_2-m_1)\times 0.95}{m\times\frac{50}{V_1}\times\frac{V_2}{100}\times 1000}\times 100\%$$

式中：m_1 为水解前测定的还原糖含量(mg)；m_2 为水解后测定的还原糖含量(mg)；V_1 为样品处理液的总体积(ml)；V_2 为测定还原糖取用样品处理液的体积(ml)；m 为样品质量(g)；0.95为还原糖换算为蔗糖的系数。

【说明与讨论】

1. 蔗糖为非还原糖，当蔗糖水解后产生2分子单糖，即可按还原糖进行测定。

2. 蔗糖的水解条件如酸度、温度、水解时间远比其他双糖水解的要求低，在水解蔗糖的条件下，其他还原性双糖并不水解，也不破坏原有的单糖。

3. 样品液中除了蔗糖外，往往本身还含有还原糖，因此必须在水解蔗糖前后分别测定样品中的还原糖量，水解后增加的还原糖量才是由蔗糖水解产生的。

4. 根据蔗糖的水解反应可知：

$$\text{蔗糖含量}=\text{还原糖含量}\times\frac{342}{180+180}=\text{还原糖含量}\times 0.95\text{。}$$

五、脂肪

脂肪是食品重要的营养成分之一，是人体热能的重要来源，同时脂肪能供给人体必需脂肪酸，是脂溶性维生素的良好溶剂，能促进脂溶性维生素的吸收。脂肪和蛋白质结合生成脂蛋白，在调节人体生理功能、完成重要生化反应方面具有重要作用。因此，脂肪含量是各类食品的重要质量指标。

食品中的脂肪有两种形式，即游离脂肪和结合脂肪，大多数食品以游离脂肪为主，结合脂肪含量较少。此外，还有少量脂溶性成分，如脂肪酸、高级醇、固醇、蜡质、色素等，与脂肪混在一起，并能溶于乙醚、石油醚等有机溶剂。食品中的游离脂肪能溶于有机溶剂，但乳类脂肪虽然也属于游离脂肪，因脂肪球被乳中酪蛋白钙盐包裹，又处于高度均匀的胶体分散体系中，不能直接被有机溶剂萃取，必须先经氨水处理后才能被萃取。食品中的结合脂肪也不能被有机溶剂萃取，必须在一定条件下进行水解并转变成游离脂肪，方能被萃取。

食品中脂肪的测定方法很多，常用的方法有索氏提取法、酸水解法、三氯甲烷冷浸法、哥特里 - 罗紫法、盖勃氏法、巴布科克氏法和伊尼霍夫氏碱法等，但大多数采用低沸点溶剂直接提取，或用酸碱破坏其他有机物（碳水化合物、蛋白质等）后，再用溶剂提取。

测定食品中脂肪含量的国家标准方法是索氏提取法和酸水解法。

检验方法 1——索氏提取法

【原理】

用无水乙醚或石油醚作溶剂提取食品样品中的脂肪，蒸去溶剂后称量醚浸出物的质量，用醚浸出物的质量占样品质量的分数表示脂肪的含量。

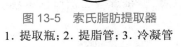

> 考点提示
>
> 索氏提取法测定脂肪的原理及特点。

【仪器】

1. 电热干燥箱。

2. 索氏脂肪提取器（图 13-5）。

【试剂】

1. 无水乙醚或石油醚。

2. 精制海沙　取适量用水洗去泥土的海沙或河沙，经过 2～3 号筛（20～40 目）筛选后，用盐酸（1+1）煮沸 0.5 小时，用水洗至中性，再用氢氧化钠溶液（240g/L）煮沸 0.5 小时，用水洗至中性，经 100℃±5℃干燥备用。

【操作步骤】

1. 称重提取瓶　将提取瓶洗净，于 100℃±5℃干燥，准确称量至恒重。

2. 样品处理

（1）固体样品：精密称取 2～5g 干燥粉末样品（可取测定水分后的样品），必要时拌以海沙，全部移入滤纸筒内，上面塞以少量脱脂棉花，或用脱脂滤纸包好。

（2）液体或半固体样品：称取 5～10g 样品，置于蒸发皿中，加入海沙约 20g，于沸水浴上蒸干后，在 100℃±5℃干燥，研细，全部移入滤纸筒内。蒸发皿及附有样品的玻璃棒，均用蘸有乙醚的脱脂棉擦净，并将棉花放入滤纸筒内，或用脱脂滤纸包好。

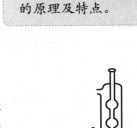

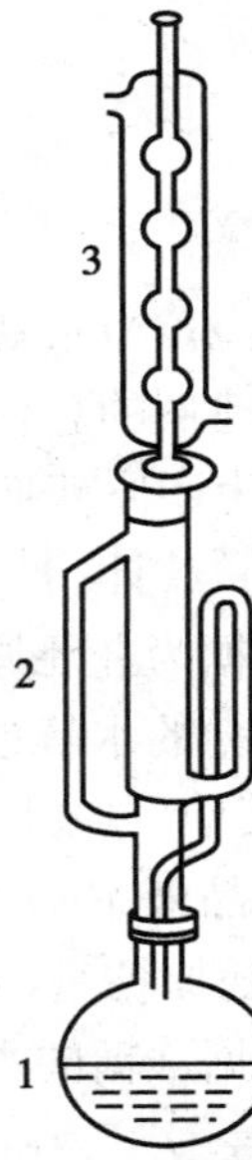

图 13-5　索氏脂肪提取器

1. 提取瓶；2. 提脂管；3. 冷凝管

3. 提取　将滤纸筒放入提脂管内，连接已干燥至恒重的提取瓶，由提取器冷凝管上端加入无水乙醚或石油醚至瓶内容积的 2/3 处，于水浴上加热，使乙醚或石油醚不断回流提取（6～8 次 / 小时），一般提取 6～12 小时。提取完毕后，用镊子夹出滤纸筒或滤纸包，再蒸馏循环一次，以洗净提脂管。

4. 回收乙醚或石油醚　继续加热，不待乙醚或石油醚流回提取瓶时，立即取下提取瓶，并将提脂管内的乙醚或石油醚倒入回收瓶内。

> 考点提示
>
> 索氏提取法测定脂肪时应注意的问题。

5. 称量　待大部分乙醚或石油醚回收后，于水浴

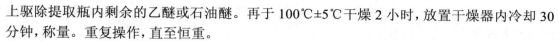

上驱除提取瓶内剩余的乙醚或石油醚。再于100℃±5℃干燥2小时，放置干燥器内冷却30分钟，称量。重复操作，直至恒重。

【结果计算】

$$\omega(\text{脂肪}, \%) = \frac{m_2 - m_1}{m} \times 100\%$$

式中：m 为样品质量(g)；m_2 为提取瓶质量（若是测定水分后的样品，按测定水分前的质量计）(g)；m_2 为提取瓶与浸出物的质量(g)。

【说明与讨论】

1. 本法适用于肉制品、豆制品、谷物、坚果、油炸品、中西式糕点等粗脂肪含量的测定，不适合乳品和乳制品。本法测得的脂肪，除中性脂肪外，还含有游离脂肪酸、挥发油、蜡质、磷脂、色素及其他脂溶性物质，所以又称为粗脂肪或醚浸出物。但多数食品中，这些杂质的含量极少，可以忽略不计。

2. 样品必须充分干燥和磨细，必要时拌以精制海沙，以助干燥；滤纸筒的高度要低于回流弯管顶端2～3cm；若用滤纸包，应密而不紧，否则溶剂不易浸透样品，使脂肪提取不完全，而且在提取体系中有水分存在，将大大增加粗脂肪中的水溶性杂质含量，导致结果误差。

3. 提取时，水浴温度不可过高，一般在72℃左右，回流速率以每小时回流6～8次为宜；冷凝管上端最好连接一个氯化钙管，这样不仅可以防止空气中水分的进入，而且还可以避免乙醚在空气中挥发，亦可塞一团干燥的脱脂棉球。

4. 提取溶剂采用沸点为34.6℃的无水乙醚或沸程为34～45℃的石油醚，而且以石油醚较好（因其他杂质不被提取出来，石油醚提取物比较接近真实的脂类），如用乙醚不得含有过氧化物、水分或醇类（含有水分或醇类可以提取出样品中的糖和无机盐等水溶性杂质；含有过氧化物会使脂肪氧化，致使质量增加，而且在烘烤提取瓶时，易发生爆炸事故）。当室温较高时，应考虑使用沸点较高的溶剂，如氯仿（沸程61～62℃，它对于脂蛋白磷脂的提取率很高，特别适用于鱼、肉和家禽等食品中脂肪的提取），并可在冷凝管上端用木塞接上一根长玻璃管，以减少溶剂消耗。

检查乙醚是否含有过氧化物的方法：取乙醚6ml，加入100g/L碘化钾溶液2ml，用力振摇，放置1分钟，溶液呈黄色时，证明有过氧化物。此种乙醚应处理后使用。

除去乙醚中过氧化物的方法：取乙醚5份，加100g/L亚硫酸钠溶液1份，加盐酸酸化，振摇，静置分层后，弃去水层，再用水洗至中性，用无水氯化钙或无水硫酸钠脱水后，进行恒温(34.5℃)重蒸馏，重蒸馏时可放入无锈铁丝几段或光亮铝片几片，蒸馏后，再用无水氯化钙或无水硫酸钠脱水，放置一昼夜，取上清液使用。

5. 提取瓶在烘箱中干燥时，瓶口侧倒放置，使挥发物易与空气形成对流，干燥较快。

6. 乙醚或石油醚为易燃品，蒸馏、挥散时严禁用电炉或直接火焰，应用电水浴。

7. 恒重指两次称量相差不超过0.5～1.0mg，或以质量增加前的数值为恒重，这是由于脂肪氧化而使质量再度增加的缘故。

8. 索氏提取法也可用减量法称量，此法对同时测定几份样品更为方便。即将事先用乙醚浸泡过的滤纸筒置于105℃烘箱内烘烤至恒重，然后加入适量干燥样品于滤纸筒中一并称量。提取脂肪完毕后，将滤纸筒取出，挥干乙醚，在100～110℃的温度下烘至恒重。滤纸筒和样品失去的质量即为脂肪质量。

9. 样品和醚浸出物在烘箱中干燥时，时间不能过长，以防脂类受热氧化而增重，质量增加时以增重前的质量为恒重。

检验方法 2——酸水解法

【原理】

食品样品经酸水解后用乙醚提取，除去溶剂即得总脂肪含量。

【仪器】

具塞刻度量筒（100ml）。

【试剂】

1. 盐酸。
2. 乙醇（95%）。
3. 乙醚。
4. 石油醚（30～60℃沸程）。

【操作步骤】

1. 样品处理

（1）固体样品：称取约 2.00g 试样置于 50ml 大试管内，加 8ml 水，混匀后再加 10ml 盐酸。

（2）液体样品：称取 10.00g，置于 50ml 大试管内，加 10ml 盐酸。

2. 水解　将试管放入 70～80℃水浴中，每隔 5～10 分钟用玻棒搅拌一次，至样品消化完全为止，约 40～50 分钟。

3. 提取　取出试管，加入 10ml 乙醇，混合。冷却后将混合物移入 100ml 具塞量筒中，以 25ml 乙醚分次洗试管，一并倒入量筒中，待乙醚全部倒入量筒后加塞振摇 1 分钟，小心开塞，放出气体，再塞好，静置 12 分钟，小心开塞，并用石油醚 - 乙醚等量混合液冲洗塞及量筒口附着的脂肪。静置 10～12 分钟，待上部液体清晰，吸出上清液于已恒重的锥形瓶内，再加 5ml 乙醚于具塞量筒内，振摇，静置后，仍将上层乙醚吸出，放入原锥形瓶内。

4. 称量　将锥形瓶置水浴上蒸干，于 100℃±5℃烘箱中干燥 2 小时，取出放干燥器内冷却 0.5 小时后称量，重复以上操作直至恒重。

【结果计算】

$$\omega(\text{脂肪}, \%) = \frac{m_2 - m_1}{m} \times 100\%$$

式中：m 为样品质量（g）；m_2 为锥形瓶质量（若是测定水分后的样品，按测定水分前的质量计）（g）；m_2 为锥形瓶与浸出物的质量（g）。

【说明与讨论】

1. 酸水解法测得的脂肪为游离脂肪和结合脂肪的总量，适用于加工食品和结块的不溶性样品以及不易除去水分的样品。

2. 用强酸破坏蛋白质和纤维素等组织时，使部分本来能溶于乙醚的碱性有机物质与酸结合成不溶于乙醚的盐类，同时有些物质被破坏而产生另一种物质也进入乙醚中，因此，最后需用石油醚处理提取物。

3. 水解后加乙醇可使蛋白质沉淀，促进脂肪球聚合，同时溶解一些碳水化合物、有机酸等。后面用乙醚提取，因乙醇可溶于乙醚，故需加入石油醚，降低乙醇在醚中的溶解度，使乙醇溶解物残留在水层，并使分层清晰。

六、无机盐

从总体上来说，食品中几乎含有自然界中存在的各种元素。除了碳、氢、氧、氮四种元素外，其他元素统称为无机盐。根据这些元素在人体中的含量不同，可分为常量元素和微量元素。无机盐是人体必需的营养成分，是构成机体组织的重要材料，是体内某些生理活性物质的成分，在维持细胞渗透压、机体酸碱平衡和神经肌肉的兴奋性等方面起着重要的作用。

无机盐不能在人体内产生与合成，且在新陈代谢过程中每天都有一定数量的无机盐通过各种途径排出体外，因此必须不断地从食物中获得补充。食物中无机盐含量较为丰富，分布广泛，一般情况下能满足人们的正常需要。但是有些特殊人群必须另外增补相应的无机盐，如婴幼儿、青少年、孕妇及乳母等，需要增加无机盐的摄入量；处于特殊地理环境或在特殊条件下的人群，如我国人群中较缺乏的无机盐有钙、铁、锌、碘、硒等，则需要进行适当的补充。

无机盐的检验就是对食品中有关元素的检验，这些元素应是食品中的固有成分，其含量在一定范围内。当食品受到污染时，将会混入一些对人体有危害的重金属元素，如汞、铅、砷等，则不属于无机盐。通过检验，了解食品中无机盐的种类和含量，有助于指导人们合理膳食，并对加强食品卫生监督，保证饮食安全具有重要意义。

食品中所含无机盐的种类很多，比较重要且常见的有钙、铁、磷等。

（一）钙

钙是构成机体骨骼、牙齿的主要成分，长期缺钙会影响骨骼和牙齿的生长发育，严重时产生骨质疏松，发生软骨病等。钙还参与凝血过程和维持毛细血管的正常渗透压，并影响神经肌肉的兴奋性，缺钙时出现手足抽搐。

食品中含钙较多的是豆类、豆制品、牛奶、蛋类、酥鱼、排骨等。机体对食品中钙的吸收受多种因素的影响，蛋白质、氨基酸、乳糖、维生素 D 有利于钙的吸收；脂肪太多或含镁量过多不利于钙的吸收；草酸、植酸或磷酸盐能与钙生成不溶性沉淀，也会影响钙的吸收。

为了满足机体对钙的需求，在食品生产中经常人为地添加钙化合物作为营养补充剂和品质改良剂。因此测定食品中的钙具有重要的意义。

食品中钙的测定方法有原子吸收分光光度法、EDTA 滴定法和高锰酸钾滴定法等。国家标准方法是原子吸收分光光度法，EDTA 滴定法。

检验方法——原子吸收分光光度法

【原理】

样品经过消化后，导入原子吸收分光光度计中，经火焰原子化后，钙吸收 422.7nm 的共振线，其吸收量与含量成正比，与标准系列比较定量。

> **考点提示**
>
> 原子吸收分光光度法测定钙的基本原理和方法要点。

【仪器】

1. 原子吸收分光光度计。
2. 电热板。

所用玻璃容器均以硫酸 - 重铬酸钾洗液浸泡数小时，再用洗衣粉充分洗刷，后用水反复冲洗，最后用去离子水冲洗、晒干或烘干，方可使用。

【试剂】

要求使用去离子水，优级纯试剂。

1．盐酸。

2．硝酸。

3．高氯酸。

4．混合酸消化液　硝酸＋高氯酸（4+1）。

5．硝酸溶液（0.5mol/L）　量取32ml硝酸，加去离子水并稀释至1000ml。

6．氯化镧溶液[$\rho(La^{3+})$=20g/L]　称取23.5g氯化镧（纯度大于99.99%），加75ml盐酸于1000ml容量瓶中，加去离子水稀释至刻度。

7．钙标准储备液　精确称取1.2486碳酸钙（纯度大于99.99%），加50ml去离子水，加盐酸溶解，移入1000ml容量瓶中，加氯化镧溶液稀释至刻度。储存于聚乙烯瓶内，4℃保存。

8．钙标准使用液[ρ(Ca)=25μg/ml]　取上述钙标准储备液5.0ml于100ml容量瓶中，加氯化镧溶液稀释至刻度。储存于聚乙烯瓶内，4℃保存。

【操作步骤】

1．样品　制备湿样（如蔬菜、水果、鲜鱼、鲜肉等）用水冲洗干净后，要用去离子水充分洗净。干粉类样品（面粉、奶粉等）取样后立即装容器密封保存，防止空气中的灰尘和水分污染。

2．样品消化　精确称取均匀样品干样0.5～1.5g（湿样2.0～4.0g，饮料等液体样品5.0～10.0g）于250ml高型烧杯中，混合酸消化液20～30ml，上盖表面皿。置于电热板或电沙浴上加热消化。如未消化好而酸液过少时，再补加几毫升混合酸消化液，继续加热消化，直至无色透明为止。加几毫升去离子水，加热以除去多余的硝酸，待烧杯中的液体接近2～3ml时，取下冷却。用去离子水洗并转移于10ml刻度试管中，用氯化镧溶液稀释至刻度。

取与消化样品相同量的混合酸消化液，同法做试剂空白。

3．取5只50ml容量瓶，按表13-4用钙标准使用液配制系列标准溶液。

表13-4　原子吸收法测钙时系列标准溶液的配制方法

编号	1	2	3	4	5
钙标准使用液（ml）	1.00	2.00	3.00	4.00	5.00
氯化镧溶液（ml）	各加至50ml刻度，混匀				
钙含量（μg/ml）	0.50	1.00	1.50	2.00	3.00

4．测定　测定操作参数见表13-5。其他实验条件：仪器狭缝、空气及乙炔的流量、灯头高度、元素灯电流等均按使用的仪器说明调至最佳状态。

表13-5　原子吸收法测钙的操作参数

元素	波长（nm）	光源	火焰	标准溶液质量浓度（μg/ml）	稀释溶液
钙	422.7	可见光	空气-乙炔	0.5～3.0	20g/L镧溶液

将消化好的样液、试剂空白液和钙元素的标准系列稀释液分别导入火焰进行测定。

【结果计算】

以系列标准溶液浓度与对应的吸光度绘制标准曲线（它的线性相关系数为0.9996），或计算出回归方程。

$$\omega(\mathrm{Ca,mg/100g})=\frac{(\rho-\rho_0)\times V\times f\times 100}{m\times 1000}$$

式中：ρ 为由标准曲线查得或用回归方程计算出的样品液中钙的质量浓度（μg/ml）；ρ_0 为由标准曲线查得或用回归方程计算出的试剂空白液中钙的质量浓度（μg/ml）；V 为样品定容体积（ml）；f 为稀释倍数；m 为样品质量（g）；100/1000 为折算成每 100g 样品中钙的含量（mg）的系数。

【说明与讨论】

1. 样品制备过程中应特别注意各种污染。所用设备如电磨、绞肉机、匀浆机、打碎机等必须是不锈钢制品。所用容器必须使用玻璃或聚乙烯制品，用作钙测定的样品不得用石磨研碎。

2. 本法适用于各种食品中钙的测定。

3. 本法检出限为钙 0.1μg，线性范围为 0.5～2.5μg。

（二）铁

铁是最广泛存在于自然界的金属，也是人们生活中经常接触的金属。铁是血红蛋白、肌球蛋白和细胞色素中的重要成分，它参与氧的运输和组织呼吸，促进生物氧化还原反应，是人体内不可缺少的重要元素之一。铁摄入不足可导致缺铁性贫血。肉、蛋、干果和蔬菜中均含有丰富的铁。但二价铁很容易氧化为三价铁，食品在贮存过程中也常常由于污染了大量的铁而使食品产生金属味，色泽加深和食品中维生素分解等。所以食品中铁的测定不但具有营养学意义，还可以鉴别食品的铁质污染。

测定食品中铁的含量有原子吸收分光光度法、硫氰酸盐比色法、邻菲罗啉比色法等，其中原子吸收分光光度法是我国测定食品中铁含量的标准方法。

检验方法——原子吸收分光光度法

【原理】

试样经过湿式消化后，导入原子吸收分光光度计中，经火焰原子化后，铁吸收 248.3nm 的共振线，吸收量与其含量成正比，与标准系列比较定量。

> **考点提示**
> 铁测定的基本原理及要点。

【仪器】

1. 实验室常用设备。

2. 原子吸收分光光度计。

所用玻璃仪器均以硫酸 - 重铬酸钾洗液浸泡数小时，再用洗衣粉充分洗刷后，用水反复冲洗，最后用去离子水冲洗晒干或烘干，方可使用。

【试剂】

要求使用去离子水、优级纯试剂。

1. 盐酸。

2. 硝酸。

3. 高氯酸。

4. 混合酸硝酸 + 高氯酸（4+1）。

5. 硝酸液（0.5mol/L） 量取 32ml 硝酸，加去离子水并稀释至 1000ml。

6. 铁标准储备液［ρ（Fe）=1.00mg/ml］ 准确称取金属铁（纯度大于 99.99%）1.000g 或含 1.000g 铁的铁氧化物。加硝酸溶解并移入 1000ml 容量瓶中，加硝酸溶液（0.5mol/L）并稀释至刻度。储存于聚乙烯瓶内，4℃保存。

7．铁标准使用液[ρ(Fe)=0.10mg/ml] 准确吸取上述铁标准储备液10.0ml，置于100ml容量瓶中，用硝酸溶液(0.5mol/L)稀释至刻度。储存于聚乙烯瓶内，4℃保存。

【操作步骤】

1．样品制备 样品制备过程中应特别注意各种污染。所用设备如电磨、绞肉机、匀浆机、打碎机等必须是不锈钢制品。所用容器必须使用玻璃或聚乙烯制品。

湿样(如蔬菜、水果、鲜鱼、鲜肉等)用水冲洗干净后，要用去离子水充分洗净。干粉类样品(如面粉、奶粉等)取样后立即装容器密封保存，防止空气中的灰尘和水分污染。

2．样品消化 精确称取均匀样品干样0.5～1.5g(湿样2.0～4.0g，饮料等液体样品5.0～10.0g)于250ml高型烧杯中，加混合酸消化液20～30ml，上盖表面皿，置于电热板或电沙浴上加热消化，未消化彻底而酸液过少时，再补加几毫升混合酸消化液，继续加热消化，直至无色透明为止。再加几毫升去离子水，加热以除去多余的硝酸。待烧杯中的液体接近2～3ml时，取下冷却。将消化液用去离子水洗并转移至10ml刻度试管中，加去离子水定容至刻度。

取与消化样品相同量的混合酸消化液，同法操作做试剂空白。

3．系列标准溶液的配制 取5只100ml容量瓶，按表13-6用铁标准使用液配制系列标准溶液。

表13-6 原子吸收法测铁时系列标准溶液的配制方法

编号	1	2	3	4	5
铁标准使用液(ml)	0.50	1.00	2.00	3.00	4.00
硝酸溶液(ml)	各加至100ml刻度，混匀				
铁含量(μg/ml)	0.50	1.00	2.00	2.00	3.00

4．测定 测定操作参数见表13-7。其他实验条件(仪器狭缝、空气及乙炔的流量、灯头高度、元素灯电流等)均按使用的仪器说明调至最佳状态。

表13-7 原子吸收法测铁的操作参数

元素	波长/nm	光源	火焰	标准溶液质量浓度(μg/ml)	稀释溶液
铁	248.3	紫外光	空气-乙炔	0.5～4.0	硝酸溶液

将消化好的样液、试剂空白液和铁元素的系列标准溶液分别导入火焰进行测定。

【结果计算】

以系列标准溶液的浓度与对应的吸光度绘制标准曲线(它的线性相关系数为0.9996)，或计算出回归方程。

$$\omega(\text{Fe}, \text{mg}/100\text{g}) = \frac{(\rho - \rho_0) \times V \times f \times 100}{m \times 1000}$$

式中：ρ为由标准曲线查得或用回归方程计算出的样品液中铁的质量浓度(μg/ml)；ρ_0为由标准曲线查得或用回归方程计算出的试剂空白液中铁的质量浓度(μg/ml)；V为样品定容体积(ml)；f为稀释倍数；m为样品质量(g)；100/1000为折算成每百克样品中铁的含量(mg)的系数。

【说明与讨论】

1. 结果的重现性。同实验室平均测定或连续两次测定结果的相对偏差小于10%。

2. 本法是各种食品中铁、镁、锰含量测定的国家标准检测方法，最低检出限为铁0.2μg/ml，镁0.05μg/ml，锰0.1μg/ml。

（三）磷

磷是人体含量较多的元素之一，仅次于钙。磷是骨骼、牙齿、软组织及酶的重要成分，参与体内能量代谢和调节酸碱平衡等重要生理活动。

磷广泛存在于动、植物性食品中，大部分以有机磷化合物状态存在，少量以无机磷形式存在。除磷与植酸、植酸盐的结合形式不能被吸收外，其他大部分磷的化合物都可被机体消化吸收。动物性食品（如蛋、乳、瘦肉、鱼、禽类）含有丰富的磷。植物性食品中以豆类、谷类含磷较多，但由于多以植酸的形式存在，所以利用率较低。

测定食品中的磷含量，我国的标准检验方法是钼蓝分光光度法。

检验方法——钼蓝分光光度法

【原理】

样品经高温、强氧化剂作用，其中的磷以磷酸的形式存在。在酸性条件下，磷酸与钼酸铵作用，生成淡黄色的磷钼酸铵。磷钼酸铵被还原剂（对苯二酚＋亚硫酸钠）还原成亮蓝色的配合物——钼蓝，其蓝色深浅与磷含量成正比。于波长660nm处测定钼蓝的吸光度，计算磷的含量。

【仪器】

1. 分光光度计。

2. 实验室常用设备。

【试剂】

1. 硫酸（ρ_{20}=1.84g/ml）。

2. 混合酸消化液　硝酸＋高氯酸（4+1）。

3. 硫酸溶液（15%）　取15ml硫酸徐徐加入到80ml水中混匀，冷却后用水稀释至100ml。

4. 钼酸铵溶液　称取5g钼酸铵[$(NH_4)_6Mo_7O_{24}\cdot 4H_2O$]，溶解于硫酸溶液（15%）中，并稀释至100ml。

5. 对苯二酚溶液　称取0.5g对苯二酚于100ml水中，使其溶解，并加入一滴硫酸（减缓氧化作用）。

6. 亚硫酸钠溶液（200g/L）　称取20g无水亚硫酸钠于100ml水中，使其溶解。此溶液需使用前临时配制，否则可使钼蓝溶液发生混浊。

7. 磷标准储备液[ρ（P）=100μg/ml]　精确称取在105℃下干燥的磷酸二氢钾（优级纯）0.4394g，置于1000ml容量瓶中，加水溶解并稀释至刻度。

8. 磷标准使用液[ρ（P）=10μg/ml]　准确称取10.00ml磷标准储备液，置于100ml容量瓶中，加水稀释至刻度，混匀。

【操作步骤】

1. 样品处理　称取各类食物的均匀干试样0.1～0.5g或湿样2～5g于100ml凯氏烧瓶中，加入3ml硫酸、3ml混合酸消化液，置于电炉上加热。瓶中液体初为棕黑色，随着消化不断进行，溶液的颜色变浅。根据消化的情况及时补加混合酸消化液，待溶液变成无色或微带黄色清亮液体时，即消化完全。将溶液取下，放冷，加 20ml 水，冷却后，转移至 100ml 容量瓶中，用水多次洗涤凯氏烧瓶，洗液合并倒入容量瓶内，加水至刻度，混匀。此溶液为试样测定液。

取与样品处理同量的硫酸、混合酸消化液，按同法做试剂空白。

2. 测定

(1) 取 9 支 20ml 同型具塞比色管，作标准管、样品管和空白管，按表 13-8 加入试剂操作。

表 13-8　钼蓝分光光度法测磷时试剂加入量　　单位：ml

管号	0	1	2	3	4	5	6	样品	空白
磷标准使用液	0.00	0.50	1.00	2.00	3.00	4.00	5.00	—	—
样品测定液	—	—	—	—	—	—	—	2.00	—
试剂空白液	—	—	—	—	—	—	—	—	2.00
钼酸铵溶液	各加 2.0ml，混匀，静置几秒钟								
亚硫酸钠溶液	各加 1.0ml，混匀								
对苯二酚溶液	各加 1.0ml，混匀								
蒸馏水	加至 20ml 刻度，混匀								

(2) 在室温下静置 30 分钟后，以 0 号标准管调节零点，于 660nm 波长处测定各管的吸光度。以标准管的吸光度对其磷含量绘制标准曲线或计算回归方程。

以样品管的吸光度减去空白管的吸光度在标准曲线中查的样品液中的磷含量或利用回归方程计算出样品中磷的含量。

【结果计算】

$$\omega(\mathrm{P, mg/100g}) = \frac{m_1}{m} \times \frac{V_1}{V_2} \times 100$$

式中：m_1 为由标准曲线查得或由回归方程式算得的样品中磷的含量(mg)；V_1 为样品处理液总体积(ml)；V_2 为测定时取用样品处理液体积(ml)；m 为样品的质量(g)。

【说明与讨论】

1. 本法检出限为磷 0.2μg/ml，线性范围为 5～50μg。适用于各类食品中总磷的测定。

2. 国家标准方法中，测定食品中总磷的含量除了本法外，还有第二法，两法不同之处只是使用的还原剂不同，第二法中用氯化亚锡和硫酸肼作还原剂。此外，国家标准中还规定了食品中磷酸盐的测定方法，即将食品样品经过灰化处理，再按上述两种方法测定，结果以磷酸盐的含量表示(以 PO_4^{3-} 计)，此法一般适用于西式蒸煮、烟熏火腿中复合磷酸盐的测定。

七、维生素

维生素是维持人体正常生理功能必不可少的一大类有机化合物，虽然在体内既不提供能量也不构成机体组织，人体对其需要量也很少，但它们是构成生命活动不可缺少的营养物质。除少数几种维生素可在人体内合成外，大多数维生素都必须从食物中摄取。

食品中维生素的含量，主要取决于食品的品种，不同的维生素相对集中于某些品种的食品中；还与食品的加工储存有关，许多维生素对热、光、氧、pH 的变化很敏感，因而烹调不合理或储存不当都会损失大量维生素。因此，在有些食品中也添加各种维生素，以满足人体代谢的需求，由此可见，测定食品中维生素的含量具有重要的现实意义。

维生素根据其溶解性质可分为脂溶性维生素和水溶性维生素，前者如维生素 A、D、E 和 K 等；后者如维生素 B_1、B_2、B_6、B_{12} 和 C 等。由于维生素的种类较多，在不同食品类型食品中含量差异也较大，故分析方法也多种多样。下面介绍比较容易缺乏的维生素 A、维生素 B_1 和维生素 C 的测定。

（一）维生素 A

维生素 A 的测定方法有三氯化锑比色法、高效液相色谱法、紫外分光光度法、荧光分析法等。其中三氯化锑比色法、高效液相色谱法具有简便、快速、高效、结果准确的特点，是我国测定食品中维生素 A 的标准方法。

检验方法——高效液相色谱法

【原理】

样品中的维生素 A 经皂化提取处理后，将其从不可皂化部分提取至有机溶剂中。用高效液相色谱法 C_{18} 反相柱将维生素 A 分离，经紫外检测器检测，并用内标法定量测定。

> **考点提示**
> 维生素 A 的测定原理。

【仪器】

1. 实验室常用设备。
2. 高压液相色谱仪带紫外分光检测器。
3. 旋转蒸发器。
4. 高速离心机（配具塑料盖 1.5～3.0ml 塑料离心管）。
5. 高纯氮气。
6. 恒温水浴锅。
7. 紫外分光光度计。

【试剂】

1. 无水乙醚　不得含有过氧化物。

（1）过氧化物检查方法：用 5ml 乙醚加 1ml 10% 碘化钾溶液，振摇 1 分钟，如有过氧化物则放出游离碘，水层呈黄色，或加 4 滴 0.5% 淀粉液，水层呈蓝色。该乙醚需处理后使用。

（2）去除过氧化物的方法：重蒸乙醚时，瓶中放入纯铁丝或铁末少许。弃去 10% 初馏液和 10% 残馏液。

2. 无水乙醇　不得含有醛类物质。

（1）醛类物质检查方法：取 2ml 银氨溶液于试管中，加入少量乙醇，摇匀，再加入 10% 氢氧化钠溶液，加热，放置冷却后，若有银镜反应，则表示乙醇中有醛。

（2）脱醛方法：取 2g 硝酸银溶于少量水中。取 4g 氢氧化钠溶于温乙醇中。将两者倾入 1L 乙醇中，振摇后，放置暗处 2 天（不时摇动，促进反应），经过滤，置蒸馏瓶中蒸馏，弃去初蒸出的 50ml。当乙醇中含醛较多时，硝酸银用量适当增加。

3. 无水硫酸钠。
4. 甲醇　重蒸馏后使用。
5. 重蒸馏水　水中加少量高锰酸钾，临用前蒸馏。
6. 维生素 C 溶液（100g/L）　临用前配制。
7. 氢氧化钾溶液（500g/L）。

8. 氢氧化钠溶液（100g/L）。

9. 硝酸银溶液（50g/L）。

10. 银氨溶液　加氨水至硝酸银溶液（50g/L）中，直至生成的沉淀重新溶解为止，再加氢氧化钠溶液（100g/L）数滴，如发生沉淀，再加氨水直至溶解。

11. 维生素 A 标准液　视黄醇（纯度 85%）或视黄醇醋酸酯（纯度 90%）经皂化处理后使用。用脱醛乙醇溶解维生素 A 标准品，使其浓度大约为 1ml 相当于 1mg 视黄醇。临用前用紫外分光光度法标定其准确浓度。

12. 内标溶液　称取苯并[e]芘（纯度 98%），用脱醛乙醇配制成每 1ml 相当于 10μg 苯并[e]芘的内标溶液。

13. pH 试纸（范围 1～14）。

【操作步骤】

1. 样品处理

(1) 皂化：称取 1～10g 样品（含维生素 A 约 3μg）于皂化瓶中，加 30ml 无水乙醇，进行搅拌，直到颗粒物分散均匀为止。加 5ml 维生素 C 溶液（100g/L），苯并[e]芘标准液 2.00ml，混匀。加 10ml 氢氧化钾溶液（500g/L），混匀。于沸水浴上回流 30 分钟使之皂化完全。皂化后立即放入冰水中冷却。

(2) 提取：将皂化后的样品移入分液漏斗中，用 50ml 水分 2～3 次洗皂化瓶，洗液并入分液漏斗中。用约 100ml 乙醚分两次洗皂化瓶及其残渣，乙醚液并入分液漏斗中。如有残渣，可将此液通过有少许脱脂棉的漏斗滤入分液漏斗。轻轻振摇分液漏斗 2 分钟，静置分层，弃去水层。

(3) 洗涤：用约 50ml 水洗分液漏斗中的乙醚层，用 pH 试纸检验直至水层不显碱性（最初水洗轻摇，逐次振摇强度可增加）。

(4) 浓缩：将乙醚提取液经过无水硫酸钠（约 5g）滤入与旋转蒸发器配套的 250～300ml 球形蒸发瓶内，用约 10ml 乙醚冲洗分液漏斗及无水硫酸钠 3 次，并入蒸发瓶内，并将其接至旋转蒸发器上，于 55℃水浴中减压蒸馏并回收乙醚，待瓶中剩下约 2ml 乙醚时，取下蒸发瓶，立即用氮气吹掉乙醚。立即加入 2.00ml 乙醇，充分混合，溶解提取物。

(5) 将乙醇液移入一小塑料离心管中，离心 5 分钟（5000r/min）。上清液供色谱分析。如果样品中维生素含量过少，可用氮气将乙醇液吹干后，再用乙醇重新定容。并记下体积比。

2. 标准曲线的制备

(1) 维生素 A 标准溶液的标定方法：取维生素 A 标准溶液若干微升，稀释至 3.00ml 乙醇中，并按给定波长测定维生素 A 的吸光度。用比吸光系数计算出维生素 A 的质量浓度。测定条件如表 13-9 所示。

表 13-9　维生素 A 的测定条件

标准	加入标准液的量 V/μl	比吸光系数($E_{1cm}^{1\%}$)	波长 λ/nm
视黄醇	10.0	835	325

按下式计算：

$$\rho_1(\text{维生素A, g/ml}) = \frac{A}{E} \times \frac{1}{100} \times \frac{3.00}{V \times 10^{-3}}$$

式中：A 为维生素 A 的平均紫外吸光度；E 为维生素 A 的比吸光系数；V 为加入标准溶液的体积(μl)；$\frac{3.00}{V\times10^{-3}}$为标准液稀释倍数。

(2) 标准曲线的绘制：本方法采用内标法定量。把一定量的维生素 A 及内标苯并[e]芘液混合均匀。选择合适的灵敏度，使上述物质的峰高约为满量程 70%，为高浓度点。高浓度的 1/2 为低浓度点(其内标苯并[e]芘的浓度值不变)，用此种浓度的混合标准进行色谱分析，结果见色谱图 13-6。维生素 A 标准曲线是以维生素 A 峰面积与内标物峰面积之比为纵坐标，维生素 A 浓度为横坐标绘制，或计算直线回归方程。如有微处理机装置，则按仪器说明用二点内标法进行定量。

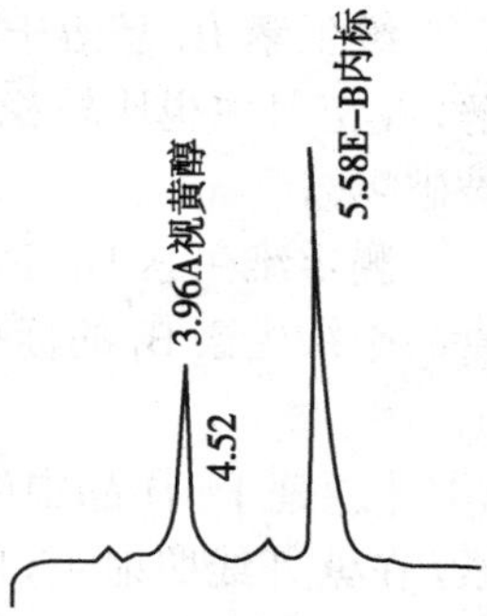

图 13-6 维生素 A 色谱图

(3) 高效液相色谱分析：色谱条件(参考条件)如下。

预柱：ultrasphere ODS 10μm，4mm×4.5cm。

分析柱：ultrasphere ODS 5μm，4.6mm×25cm。

流动相：甲醇 + 水 =98+2。混匀，于临用前脱气。

紫外检测器波长：300nm，量程 0.02。

进样量：20μl。

流速：1.7ml/min。

(4) 样品分析：取样品浓缩液 20μl，待绘制出色谱图及色谱参数后，再进行定性和定量。

1) 定性：用标准物色谱峰的保留时间定性。

2) 定量：根据色谱图求出维生素 A 峰面积与内标物峰面积的比值，以此值在标准曲线上查到其含量，或用回归方程求出其含量。

【结果计算】

$$\omega(\text{维生素A, mg/100g}) = \frac{\rho}{m}\times V\times\frac{100}{1000}$$

式中：ρ 为由标准曲线上查到或由回归方程计算出的维生素 A 质量浓度(μg/ml)；V 为样品浓缩定容体积(ml)；m 为样品质量(g)。

【说明与讨论】

1. 维生素 A 极易被破坏，实验操作应在微弱光线下进行，或用棕色玻璃仪器。
2. 在皂化过程中，应每 5 分钟摇一下皂化瓶，使样品皂化完全。
3. 提取过程中，振摇不应太剧烈，避免溶液乳化而不易分层。
4. 洗涤时，最初水洗轻摇，逐次振摇强度可增加。
5. 无水硫酸钠如有结块，应烘干后使用。
6. 在旋转蒸发时，乙醚溶液不应蒸干，以免被测样品含量有损失。
7. 用高纯氮气吹干时，氮气不能开得太大，避免样品吹出瓶外，造成结果偏低。

(二) 维生素 B_1

维生素 B_1 又名硫胺素、抗神经炎素。维生素 B_1 参与碳水化合物的代谢，也影响某些氨基酸的代谢。此外在维持神经、肌肉特别是心肌的正常功能，以及在维持正常食欲、胃肠蠕动和消化液分泌方面起重要作用。维生素 B_1 在体内不能大量储存，只能每天从食物中补充。

维生素 B_1 通常以游离态或焦磷酸酯的形式广泛存在于自然界，主要来源于粮谷类、豆类、坚果类、动物内脏、瘦肉、蛋类等，尤其在粮谷类种子的表皮和胚芽中含量更高，故碾磨过细易使维生素 B_1 损失较多。

维生素 B_1 易溶于水和丁醇、异丁醇等有机溶剂，在酸性溶液中稳定，即使加热也不分解，在空气中也比较稳定。但在碱性溶液中易分解，如果在碱性条件下加热，可大部或全部被破坏。

测定维生素 B_1 主要采用荧光分析法。该方法精确度高，操作也较为简便，是我国测定食品中维生素 B_1 的标准方法。

检验方法——荧光分析法

【原理】 样品中的维生素 B_1 经提取净化后，在碱性铁氰化钾溶液中被氧化成噻嘧色素，在紫外线照射下，噻嘧色素发出荧光。在给定的条件下，去除其他荧光物质干扰后，此荧光强度与噻嘧色素量成正比，即与溶液中维生素 B_1 的含量成正比。将样品与标准发出的荧光强度比较定量，计算维生素 B_1 的含量。

【仪器】

1. 电热恒温培养箱。
2. 荧光分光光度计。

> **考点提示**
>
> 荧光法测定维生素 B_1 的原理及要点。

【试剂】

1. 正丁醇　分析纯需经重蒸馏后使用。
2. 无水硫酸钠。
3. 淀粉酶和蛋白酶。
4. 盐酸（0.1mol/L）　取 8.5ml 浓盐酸［ρ_{20}（HCl）=1.19g/ml］，用水稀释至 1000ml。
5. 盐酸（0.3mol/L）　取 25.5ml 浓盐酸，用水稀释至 1000ml。
6. 醋酸钠溶液（2mol/L）　取 164g 无水醋酸钠，用水溶解并稀释至 1000ml。
7. 氯化钾溶液（250g/L）　取 250g 氯化钾，用水溶解并稀释至 1000ml。
8. 酸性氯化钾溶液（250g/L）　取 8.5ml 浓盐酸，用氯化钾溶液（250g/L）稀释至 1000ml。
9. 氢氧化钠溶液（150g/L）　取 15g 氢氧化钠，用水溶解并稀释至 100ml。
10. 铁氰化钾溶液（10g/L）　取 1g 铁氰化钾，用水溶解并稀释至 100ml，置于棕色瓶内保存。
11. 碱性铁氰化钾溶液　取 4ml 铁氰化钾溶液（10g/L），用氢氧化钠溶液（150g/L）稀释至 60ml。临用时现配，避光使用。
12. 醋酸溶液（3%）　取 30ml 冰醋酸，用水稀释至 1000ml。
13. 活性人造浮石　称取 100g 经过 40～60 目筛的人造浮石，以 10 倍于其容积的热醋酸溶液（3%）搅洗 2 次，每次 10 分钟，倾出洗涤液；再用 5 倍于其容积的热氯化钾溶液（250g/L）搅洗 15 分钟，倾出洗涤液；然后再用热醋酸溶液（3%）搅洗 10 分钟，倾出洗涤液；最后用热蒸馏水洗至没有氯离子。于蒸馏水中保存。
14. 溴甲酚绿溶液（0.4g/L）　称取 0.1g 溴甲酚绿，置于小研钵中，加入 1.4ml 氢氧化钠溶液（0.1mol/L）研磨片刻，再加入少许水继续研磨至完全溶解，用水稀释至 250ml。
15. 标准贮备液［ρ（维生素 B_1）=0.1mg/ml］　准确称取 100mg 经氯化钙干燥 24 小时的维生素 B_1，溶于盐酸溶液（0.1mol/L）中，并稀释至 1000ml。于冰箱中避光保存。

16. 维生素 B_1 标准中间液[ρ(维生素 B_1)=0.01mg/ml] 将标准贮备液用盐酸溶液(0.1mol/L)稀释10倍。临用时配制。

17. 维生素 B_1 标准工作液[ρ(维生素 B_1)=0.1μg/ml] 将维生素 B_1 标准中间液用水稀释100倍。临用时现配。

【操作步骤】

1. 样品处理

(1) 样品采集后用匀浆机打成匀浆(或将样品尽量粉碎),精密称取样品匀浆(或粉碎样品)5~20g(约含维生素 B_1 10~30μg),置于150ml锥形瓶中,加入50~75ml盐酸溶液(0.1mol/L或0.3mol/L)使其溶解,瓶口加盖小烧杯后放入高压锅(10.3×10^4 Pa)中加热水解30分钟,冷却后取出。

(2) 以溴甲酚绿(0.4g/L)为指示剂,用醋酸钠溶液(2mol/L)调节上述溶液pH为4.5。按每克样品加入20mg淀粉酶和40mg蛋白酶的比例加入淀粉酶和蛋白酶。于45~50℃恒温箱保温过夜(约16小时)。冷却至室温,定容至100ml,然后混匀过滤,即为提取液。

2. 净化

(1) 用少许脱脂棉铺于盐基交换管的交换柱底部,加水将棉纤维中气泡排出,再加约1g活性人造浮石使之达到交换柱的1/3高度,保持盐基交换管中液面始终高于活性人造浮石。用移液管加入提取液20~60ml(使通过活性人造浮石的维生素 B_1 总量约为2~5μg)。

(2) 加入约10ml热蒸馏水冲洗交换柱,弃去洗液。如此重复三次。

(3) 加入酸性氯化钾溶液(250g/L,温度为90℃左右)20ml,收集此液于25ml刻度试管内,冷却至室温。用酸性氯化钾溶液(250g/L)定容至25ml,即为样品净化液。

(4) 重复上述操作,将20ml维生素 B_1 标准使用液代替样品提取液,制备标准净化液。

3. 氧化(噻嘧色素生成)

(1) 于A、B两个具塞反应瓶内分别加入5ml样品净化液。

(2) 在避光环境中将3ml碱性铁氰化钾溶液加入具塞反应瓶A,振摇约15秒,然后加入10ml正丁醇。将3ml氢氧化钠溶液(150g/L)加入具塞反应瓶B,振摇约15秒,然后加入10ml正丁醇。将A、B两个反应瓶同时用力振摇,准确计时1.5分钟,得样品待测组溶液。

(3) 用上述方法,再取两个具塞反应瓶,用标准净化液代替样品净化液,制备标准待测组溶液。

(4) 用黑布遮盖上述4个具塞反应瓶,静置分层后弃去下层碱性溶液。正丁醇层加入2~3g无水硫酸钠,使溶液脱水。

4. 荧光强度测定

(1) 荧光测定条件:激发波长365nm;发射波长435nm;激发波狭缝5nm;发射波狭缝5nm。

(2) 依次测定下列荧光强度:

样品荧光强度(样品反应瓶A);

标准荧光强度(标准反应瓶A);

样品空白荧光强度(样品反应瓶B);

标准空白荧光强度(标准反应瓶B)。

【结果计算】

$$\omega(\text{维生素B}_1, \text{mg/100g}) = (U - U_b) \times \frac{\rho_{(\text{维生素B}_1)} \times V}{S - S_b} \times \frac{V_1}{V_2} \times \frac{1}{m} \times \frac{100}{1000}$$

式中：U 为样品荧光强度；U_b 为样品空白荧光强度；S 为标准荧光强度；S_b 为标准空白荧光强度；$\rho_{(\text{维生素B}_1)}$为维生素 B_1 标准使用液浓度（μg/ml）；V 为用于净化的维生素 B_1 标准使用液体积（ml）；V_1 为样品水解后定容体积（ml）；V_2 为样品用于净化的提取液体积（ml）；m 为样品质量（g）；100/1000 为样品含量由 μg/g 换算成 mg/100g 的系数。

【说明与讨论】

1. 本法适用于各类食物中维生素 B_1 测定，但不适用于有吸附维生素 B_1 能力的物质和含有影响噻嘧色素荧光物质的样品。

2. 洗涤剂内常含有荧光物质，故实验中所用的玻璃仪器禁用洗涤剂洗涤，最好用铬酸洗液清洗。

3. 加入淀粉酶和蛋白酶进行水解，目的是将结合状态的维生素 B_1 全部转化为游离态。

4. 加入铁氰化钾的量要控制适当，要求加入后溶液呈现的黄色保持 15 秒，否则要增加 1～2 滴，因样品中存在的还原性物质会消耗部分铁氰化钾，使维生素 B_1 氧化不完全。但加入量过多会破坏噻嘧色素。

5. 紫外线可破坏噻嘧色素，故应避光操作，并要求迅速测定。

6. 氧化形成噻嘧色素是整个实验的关键，对每份样品所加试剂的次序、快慢、振摇时间等都必须尽量一致，尤其是用正丁醇提取噻嘧色素时必须保证准确振摇 1.5 分钟。振摇不宜过于猛烈，防止产生乳化现象。

7. 本方法的检出限 0.05μg，线性范围 0.2～10μg。

（三）维生素 C

维生素 C 具有抗坏血酸的作用，故又名抗坏血酸。它具有抗氧化、形成胶原、解毒、促进生血和抗癌等生理功能。人体内不能合成，必须依靠膳食供给。维生素 C 在水果和蔬菜中的含量很丰富，极易溶于水，水溶液显酸性，具有较强的还原性。在酸性和还原性环境中，维生素 C 较稳定，在中性和碱性条件下很不稳定，加热容易破坏，烹调损失较多，对氧敏感，暴露于空气中晒干的食品中的含量则大为减少。测定食品中的维生素 C，不仅在食品质量的评价上极为重要，而且对于食品的保存和烹调方法的评价也有实际意义。

食品中的维生素 C 有三种类型，即有生理价值的还原型、脱氢型维生素 C 以及无生理价值的二酮古乐糖酸。新鲜食品中的维生素 C 主要以还原型的形式存在，故常利用它的还原性进行定量。还原型维生素 C 的测定方法有 2，6- 二氯酚靛酚滴定法，测定总维生素 C 的方法有荧光分光光度法、2，4- 二硝基苯肼比色法等。

国家标准方法为荧光分光光度法、2，4- 二硝基苯肼比色法。

检验方法 1——2，4- 二硝基苯肼比色法

【原理】

总维生素 C 包括还原型、脱氢型和二酮古乐糖酸。样品中还原型维生素 C 经活性炭氧化为脱氢型维生素 C，再与 2，4- 二硝基苯肼作用生成红色脎，根据脎在硫酸溶液中的含量与总维生素 C 含量成正比，进行比色测定

> **考点提示**
>
> 2，4- 二硝基苯肼法的测定原理及方法要点。

【仪器】

1. 恒温箱 37℃±0.5℃。

2. 可见 - 紫外分光光度计。

3. 捣碎机。

【试剂】

1. 实验用水 均为蒸馏水，试剂纯度均为分析纯。

2. 硫酸溶液（4.5mol/L） 谨慎地加 250ml 硫酸（比重 1.84）于 700ml 水中，冷却后用水稀释至 1000ml。

3. 硫酸溶液（85%） 谨慎加 900ml 硫酸（比重 1.84）于 100ml 水中。

4. 2，4- 二硝基苯肼溶液（20g/L） 溶解 2g 2，4- 二硝基苯肼于 100ml 4.5mol/L 硫酸内，过滤。不用时存于冰箱内，每次用前必须过滤。

5. 草酸溶液（20g/L） 溶解 20g 草酸于 700ml 水中，稀释至 1000ml。

6. 草酸溶液（10g/L） 取 500ml 草酸溶液（20g/L）稀释到 1000ml。

7. 硫脲溶液（20g/L） 溶解 5g 硫脲于 500ml 草酸溶液（10g/L）中。

8. 硫脲溶液（10g/L） 溶解 10g 硫脲于 500ml 草酸溶液（10g/L）中。

9. 盐酸溶液（1mol/L） 取 100ml 盐酸，加入水中，并稀释至 1200ml。

10. 活性炭 将 100g 活性炭加到 750ml 盐酸溶液（1mol/L）中，回流 1～2 小时，过滤，用水洗数次，至滤液中无铁离子（Fe^{3+}）为止，然后置于 110℃烘箱中烘干。

11. 维生素 C 标准溶液［ρ（抗坏血酸）=1mg/ml］ 溶解 100mg 纯维生素 C 于 100ml 草酸溶液（10g/L）中。

【操作步骤】

1. 样品制备 全部实验过程应避光。

(1) 鲜样制备：称取 100g 鲜样和 100ml 草酸溶液（20g/L），倒入打碎机中打成匀浆，取 10～40g 匀浆（含 1～2mg 维生素 C）倒入 100ml 容量瓶中，用草酸溶液（10g/L）稀释至刻度，混匀。

(2) 干样制备：称取 1～4g 干样（含 1～2mg 维生素 C）放入乳钵内，加入草酸溶液（10g/L）磨成匀浆，倒入 100ml 容量瓶中，用草酸溶液（10g/L）稀释至刻度，混匀。

(3) 将上述两液过滤，滤液备用。不易过滤的样品可用离心机离心后，倾出上清液，过滤，备用。

2. 氧化 吸取 25ml 上述滤液，加入 2g 活性炭，振摇 1 分钟，过滤，弃去最初数毫升滤液。取 10ml 此氧化提取液，加入 10ml 硫脲溶液（20g/L），混匀。此样液为稀释液。

3. 成脎

(1) 于三个试管中各加入 4ml 稀释液。一个试管作为空白，在其余试管中加入 1.0ml 2，4- 二硝基苯肼溶液（20g/L），将所有试管放入 37℃±0.5℃恒温箱或水浴中，保温 3 小时。

(2) 3 小时后取出，除空白管外，将所有试管放入冰水中。空白管取出后使其冷到室温，然后加入 1.0ml 2，4- 二硝基苯肼溶液（20g/L），在室温中放置 10～15 分钟后放入冰水内。其余步骤同样品。

4. 脎的溶解 当试管放入冰水后，向每一试管中滴加 5ml 硫酸溶液（85%），滴加时间至少需要 1 分钟，需边加边摇动试管。将试管自冰水中取出，在室温放置 30 分钟后测定吸光度。

5. 测定吸光度　用1cm比色杯，以空白液调零点，于500nm波长测吸光值。

6. 绘制标准曲线

(1) 加2g活性炭于50ml标准溶液中，振动1分钟，过滤。

(2) 吸取10ml滤液放入500ml容量瓶中，加5.0g硫脲，用草酸溶液（10g/L）稀释至刻度，维生素C浓度20μg/ml。

(3) 吸取5、10、20、25、40、50、60ml稀释液，分别放入7个100ml容量瓶中用硫脲溶液（10g/L）稀释至刻度，使最后稀释液中维生素C的浓度分别为1、2、4、5、8、10、12μg/ml。

(4) 按样品测定步骤形成脎并比色。

(5) 以吸光值为纵坐标，维生素C浓度（μg/ml）为横坐标绘制标准曲线。

【结果计算】

$$\omega(\text{抗坏血酸}, \text{mg}/100\text{g}) = \frac{A \times V}{m} \times f \times \frac{100}{1000}$$

式中：A为由标准曲线查得或由回归方程算得"样品氧化液"中总维生素C的浓度（μg/ml）；V为样品用草酸溶液（10g/L）定容的体积（ml）；f为样品氧化处理过程中的稀释倍数；m为样品的质量（g）；100/1000为样品含量由μg/g换算成mg/100g的系数。

【说明与讨论】

1. 大多数植物组织内含有一种能破坏维生素C的氧化酶，因此，维生素C的测定应采用新鲜样品并尽快用草酸溶液（20g/L）制成匀浆以保存维生素C。

2. 加入硫酸溶液时，速度不宜过快，且应将试管置于冰浴中，以免温度升高，使样品可能含有的糖等有机物炭化，导致溶液变褐色影响比色。

3. 2,4-二硝基苯肼亦能与糖类反应，但不如与维生素C呈色稳定，放置30分钟后糖类的影响则甚小。

4. 试管自冰水中取出后，颜色会继续变深，所以，加入硫酸后30分钟应准时比色。

5. 硫脲可防止维生素C继续被氧化，且有助于脎的形成。二酮古乐糖酸继续被氧化，则生成太罗酸而不能成脎。加硫脲时，注意勿滴在管壁上，其浓度与显色程度有关。

6. 食品中含有二酮古乐糖酸时，将使结果偏高，故本法特别适用于新鲜食品的测定。

检验方法2——2,6-二氯酚靛酚滴定法

【原理】

还原型维生素C将染料2,6-二氯酚靛酚染料还原，而本身则被氧化为脱氢型维生素C。该染料在酸性溶液中呈红色，被还原后红色即消失。当酸性溶液中过量1滴染料时，则重现红色而指示滴定终点。根据滴定时染料的消耗量，可计算还原型维生素C的含量。在不含杂质干扰的情况下，被还原的染料量与维生素C浓度成正比。

【仪器】

1. 组织捣碎机。

2. 微量滴定管。

【试剂】

所有试剂均应使用重蒸馏水配制。

1. 草酸溶液（10g/L）　称取1g草酸溶于100ml蒸馏水中。

2. 草酸溶液（20g/L）　称取2g草酸溶于100ml蒸馏水中。

3. 维生素C标准溶液[ρ（抗坏血酸）=0.1mg/ml]　精确称取10mg维生素C（应为洁白

色，如变为黄色则不能用）用1%草酸溶液溶解并定容至100ml。此溶液应贮存于棕色瓶中，最好临用前配制。

4．2，6-二氯酚靛酚溶液　配制后，经滴定标定使用。

（1）配制：准确称取0.052g碳酸氢钠，溶解于200ml沸水中，另称取0.050g 2，6-二氯酚靛酚，溶解于上述碳酸氢钠沸水溶液中，待冷却后放冰箱中过夜，过滤于250ml容量瓶中，用水稀释至刻度，摇匀，贮于棕色瓶中，冷藏保存。每次使用前，用维生素C标准溶液标定其滴定度。

（2）标定：吸取1ml维生素C标准溶液于50ml锥形瓶中，加入10ml 2%草酸溶液，摇匀，用2，6-二氯酚靛酚滴定至溶液呈淡红色15秒不褪色为止。同时另取10ml 2%草酸溶液作空白试验。按下式计算滴定度：

$$\text{滴定度}T=\frac{C\times V}{V_1-V_2}\times 100$$

式中：T为滴定度，即1ml 2，6-二氯酚靛酚溶液相当于维生素C的质量（mg）；C为维生素C标准溶液的浓度（mg/ml）；V为维生素C标准溶液的体积（ml）；V_1为滴定维生素C溶液所用2，6-二氯酚靛酚溶液的体积（ml）；V_2为滴定空白所用2，6-二氯酚靛酚溶液的体积（ml）。

【操作步骤】

1．样品处理　称取100g均匀样品，加入2%草酸溶液100ml，置于组织捣碎机中捣成匀浆。称取10～30g匀浆（含维生素C约1～5mg）于小烧杯中，以1%草酸溶液将样品洗入100ml容量瓶中，并稀释至刻度，摇匀，过滤。如样品有颜色，可用白陶土脱色，静置后去上层液过滤，弃去最初数毫升滤液，其余供测定用。

2．迅速吸取上述滤液5.0～10.0ml于50ml锥形瓶中，立即用标定过的2，6-二氯酚靛酚溶液滴定，至溶液呈淡红色15秒不褪色为终点。记录用量。

3．空白滴定　以重蒸馏水代替样品，其余均与样品同样操作。记录2，6-二氯酚靛酚溶液用量。

【结果计算】

$$\omega(\text{抗坏血酸，mg/100g})=\frac{(V-V_0)\times T}{m}\times 100$$

式中：T为1ml 2，6-二氯酚靛酚溶液相当于维生素C量（mg）；V为样品滴定时消耗的2，6-二氯酚靛酚溶液量（ml）；V_0为空白滴定时消耗的2，6-二氯酚靛酚溶液量（ml）；m为滴定时所取滤液中含样品的质量（g）。

【说明与讨论】

1．维生素C具有较强的还原性，易被氧化，故采样后应浸泡在已知量的2%草酸溶液中；整个操作过程要迅速，滴定过程一般不超过2分钟，并应尽量避免与金属离子接触。

2．样品滴定消耗染料1～4ml，如超出此范围，应减少或增加样品提取液的用量。

3．用草酸溶液提取时，食物匀浆在振摇后可能产生泡沫，可加戊醇或辛醇数滴即可除去。

4．样品匀浆有颜色时，应加入一小勺白陶土，振摇脱色，过滤后，取上层清液尽快滴定。

5．样品中可能含有其他杂质，也能还原2，6-二氯酚靛酚，但还原染料的速度较维生素

C慢，所以滴定时以15秒淡红色不褪为终点。

6. 对于动物性食品，如乳及乳制品等，可用10%三氯醋酸溶液代替草酸溶液提取；含大量Fe^{2+}的食品，如贮藏过久的罐头食品，可用8%醋酸溶液作为提取剂。

拓展知识

在测定维生素C的国标方法中，荧光分光光度法为第一标准方法。

测定原理：样品中还原型维生素C经活性炭氧化成脱氢型维生素C后，与邻苯二胺反应生成具有荧光的喹喔啉。于激发光波长338nm、发射光波长420nm处测定荧光强度，其荧光强度与脱氢维生素C的浓度在一定条件下成正比，以此测定食物中维生素C和脱氢维生素C的总量。脱氢维生素C与硼酸可形成复合物而不再与邻苯二胺反应，以此排除样品中荧光杂质所产生的干扰。本方法的最小检出限为0.022g/ml。

适用范围：本方法适用于蔬菜、水果及其制品中总维生素C的测定。

第三节 食品添加剂的检验

食品添加剂是指为改善食品品质和色、香、味，以及为防腐、保鲜和加工工艺的需要而加入食品中的人工合成物质或者天然物质。

食品添加剂按其来源分为天然与合成两类，一般认为天然食品添加剂的毒性小，食用比较安全。人工合成食品添加剂是采用化学方法制得的，对人体健康可能会有不利的影响。目前我国允许使用的食品添加剂按其主要功能不同，可分为23类，共2400多种。

案例分析

某年某市一建材城后面的荒地旁，有一间150多平方米的灰砖铁皮棚顶平房，这间平房每天大门紧锁，只在清晨时能看到平房内有灯光透出，靠近平房旁还能闻到一股刺鼻的酸臭味。某报记者耗时20多天进行跟踪，最终揭底是一家制作腌制菜品的无证加工作坊，所制作好的腌酸菜、腌竹笋、腌豆角均送至市场内的一家摊位以及周边餐饮店。随即当地食药局依法对该腌菜作坊及销售摊位突击检查，在作坊内发现苯甲酸钠、焦亚硫酸钠、柠檬黄等食品添加剂。据作坊工作人员说，他们往腌菜里加上述添加剂时，用量多少就是凭手感去抓。

请问：1. 为什么要在腌菜里加苯甲酸钠？

2. 如何确定苯甲酸钠的使用量是否过量？

食品添加剂是食品工业的基础原料，对食品的生产工艺、产品质量、安全卫生都起到了至关重要的作用。特别是人工合成食品添加剂的品种比较齐全，价格较低，使用量较小，因而在食品工业中得到了广泛的应用。但是违禁、滥用或超范围、超标准使用添加剂，都会给食品质量与安全卫生带来一系列问题。食品添加剂的种类和数量越来越多，对人们健康的影响也就越来越大。随着研究方法的不断改进与发展，原来认为无害的食品添加剂，近年来发现可能存在慢性毒性和致畸、致突变、致癌等各种潜在的危害。故国内外对此给予充分的重视，对待食品添加剂均持严格管理、加强评价和限制使用的态度，进一步强化食品添加剂使用品种、使用范围、使用量及残留量的管理，确保食品添加剂的食用安全。

食品添加剂的检验，对食品安全起到了很好的监督、保障和促进作用。

一、防腐剂

防腐剂是指能够防止食品腐败变质，抑制食品中微生物繁殖、生长，延长食品保存期的一类物质，它是人类使用最悠久、最广泛的食品添加剂。我国允许使用的品种有苯甲酸及其钠盐、山梨酸及其钾盐、对羟基苯甲酸乙酯、对羟基苯甲酸丙酯、二氧化硫、焦亚硫酸钠（或钾）、丙酸钙（或钠）、脱氢醋酸、双醋酸钠等30余种。

食品防腐剂可分为天然防腐剂和人工合成防腐剂两大类。人工合成的防腐剂应用最广泛的是苯甲酸及其钠盐、山梨酸及其钾盐。

苯甲酸又名安息香酸，白色结晶，微具香味，有吸湿性；熔点121～123℃，沸点250℃，100℃即开始升华；难溶于冷水而易溶于三氯甲烷、丙酮、乙醇、乙醚、二硫化碳等有机溶剂和热水；化学性质较稳定。苯甲酸具有酸性，与氢氧化钠作用生成苯甲酸钠。由于苯甲酸在水中的溶解度较小，故多使用其钠盐。苯甲酸钠为白色粉末，易溶于水和乙醇，难溶于有机溶剂，与酸作用生成苯甲酸。

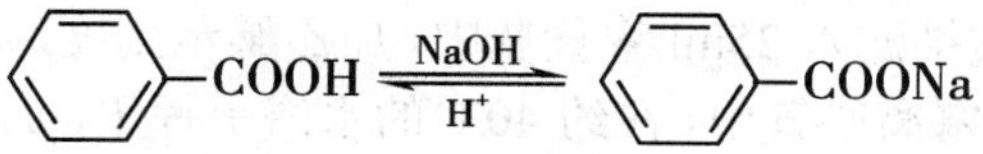

山梨酸即2，4-己二烯酸，别名为花楸酸，为白色结晶或粉末，熔点133～135℃，沸点270℃，微溶于水，易溶于乙醇、乙醚等有机溶剂，在酸性条件下可随水蒸气蒸发。山梨酸钾为白色结晶或粉末，无臭或略有臭气；在水中溶解度为67.6g/L。

测定苯甲酸及其钠盐、山梨酸及其钾盐的国家标准方法有气相色谱法、高效液相色谱法和薄层色谱法。

检验方法——薄层色谱法

【原理】

样品经酸化后，用乙醚提取苯甲酸和山梨酸，经浓缩后，点于聚酰胺薄层板上展开。显色后，根据薄层板上苯甲酸、山梨酸的比移值，与标准比较定性，并可进行概略定量。

【仪器】

1. 吹风机。
2. 层析缸。
3. 玻璃板（10cm×18cm）。
4. 微量注射器（10μl或100μl）。
5. 喷雾器。

> **考点提示**
>
> 薄层色谱法的测定原理；测定要点。

【试剂】

1. 异丙醇。
2. 正丁醇。
3. 石油醚（沸程30～60℃）。
4. 乙醚（不含过氧化物）。
5. 氨水。
6. 无水乙醇。
7. 聚酰胺粉（200目）。

8. 盐酸（1+1） 取100ml盐酸，加水稀释至200ml。

9. 氯化钠酸性溶液（40g/L） 于氯化钠溶液（40g/L）中加少量盐酸（1+1）酸化。

10. 展开剂

（1）正丁醇＋氨水＋无水乙醇（7+1+2）。

（2）异丙醇＋氨水＋无水乙醇（7+1+2）。

11. 山梨酸标准溶液[ρ（C_5H_7COOH）=2.0mg/ml] 准确称取0.2000g山梨酸，用少量乙醇溶解后移入100ml容量瓶中，并稀释至刻度。

12. 苯甲酸标准溶液[ρ（C_6H_5COOH）=2.0mg/ml] 准确称取0.2000g苯甲酸，用少量乙醇溶解后移入100ml容量瓶中，并稀释至刻度。

13. 显色剂 0.4g/L溴甲酚紫＋乙醇溶液（1+1），用0.1mol/L氢氧化钠溶液调至pH为8。

【操作步骤】

1. 样品提取 称取2.50g混匀的样品，置于25ml具塞量筒中，加0.5ml盐酸（1+1）酸化，用15ml、10ml乙醚提取两次，每次振摇1分钟，将上层乙醚提取液吸入另一个25ml具塞量筒中，合并乙醚提取液。用3ml氯化钠酸性溶液（40g/L）洗涤两次，静置15分钟，用滴管将乙醚层通过无水硫酸钠滤入25ml容量瓶中，加乙醚至刻度，混匀。吸取10.0ml乙醚提取液分两次置于10ml具塞离心管中，在约40℃的水浴上挥干，加入0.10ml乙醇溶解残渣，备用。

2. 测定

（1）聚酰胺粉板的制备：称取1.6g聚酰胺粉，加0.4g可溶性淀粉，加约15ml水，研磨3～5分钟，立即倒入涂布器内制成10cm×18cm，厚度0.3mm的薄层板两块，室温干燥后，于80℃干燥，1小时后取出，置于干燥器中保存。

（2）点样：在薄层板下端2cm的基线上，用微量注射器点1μl、2μl样品液，同时各点1μl、2μl山梨酸、苯甲酸标准溶液。

（3）展开与显色：将点样后的薄层板放入预先盛有展开剂的展开槽内，展开槽周围贴有滤纸，待溶剂前沿上展至10cm，取出挥干，喷显色剂，斑点成黄色，背景为蓝色。样品中所含山梨酸、苯甲酸的量与标准斑点比较定量（山梨酸、苯甲酸的比移值依次为0.82、0.73）。

【结果计算】

$$\omega(\mathrm{B, g/kg})=\frac{m'}{m}\times\frac{25.0}{10.0}\times\frac{V_1}{V_2}$$

式中：m'为测定用样液中苯甲酸或山梨酸的质量（mg）；V_1为加入乙醇的体积（ml）；V_2为测定时点样的体积（ml）；m为样品质量（g）；10.0为取乙醚提取液的体积（ml）；25.0为样品乙醚提取液总体积（ml）。

【说明与讨论】

1. 处理样品时，将样品酸化的目的是使苯甲酸钠、山梨酸钾转变为苯甲酸、山梨酸，才能被乙醚所提取。

2. 为了避免样品处理过程中的严重乳化现象，可以将样品溶液用碱性硫酸铜溶液或中性醋酸铅溶液沉淀蛋白质后，再取该溶液用乙醚提取。

3. 本方法适用于酱油、果汁、果酱中苯甲酸及其钠盐、山梨酸及其钾盐的测定，可同时测定糖精钠。

拓展知识

1. 气相色谱法 食品样品经酸化后，用乙醚提取出山梨酸、苯甲酸，用附氢火焰离子化检测器的气相色谱仪进行分离检测，与标准系列比较定量。本法最低检测质量为1μg，取样1g时，检出限为1mg/kg。测定时可参考下列色谱条件：

（1）色谱柱：玻璃柱，内径3mm，长2m，内装涂以5% DEGS+1%磷酸固定液的60～80目Chromosorb WAW。

（2）气体流速：载气为N_2，50ml/min；氮气、氢气、空气的比例按仪器型号不同选择最佳比例条件。

（3）温度：进样口230℃；检测器230℃；柱温170℃。

2. 高效液相色谱法 样品通过加热二氧化碳和乙醇，调节pH至近中性，用滤膜过滤后，进样至高效液相色谱仪，经反相色谱分离后，用紫外检测器检测并记录色谱图，根据保留时间定性，由峰面积定量。操作时可参考下列色谱条件：

（1）柱：YWG-C18 4.6mm×250mm，10μm不锈钢柱。

（2）流动相：甲醇：醋酸铵溶液（0.02mol/L）=5∶95；流速为1ml/min。

（3）进样量：10μl。

（4）检测器：紫外检测器，230nm波长，0.2AUFS。

二、甜味剂

案例分析

2015年9月，根据群众举报，某省食品药品监管局在某市水果批发市场查获疑似问题青枣3.3kg，经检测，这些枣中糖精钠含量为0.1～0.5g/kg不等。该省食品药品监管局执法人员联合公安机关成立专案组，经过缜密调查，一举捣毁加工“糖精枣”的黑窝点。经调查，不法商家把从外地运来的青枣，先在烧热的水中过一遍，然后将焯过水的青枣倒入水池里，加入糖精钠、甜蜜素、苯甲酸钠等添加剂进行浸泡，制成“糖精枣”，然后进入市场销售，总数达30余吨。按照国家标准，糖精钠、甜蜜素、苯甲酸钠等添加剂严禁在新鲜水果中使用。

请问：如何检验糖精含量？

甜味剂是以增加食品甜味为目的的食品添加剂，甜味剂品种很多，根据来源可分为天然甜味剂和人工合成甜味剂两类。常见的天然甜味剂有甘草、甜菊、麦芽糖醇、*D*-山梨糖醇液等，这类甜味剂对人体无害，使用安全性高，允许使用量一般未作限制。人工甜味剂品种很多，但由于许多都有较大的毒性而不能作为食品添加剂用。我国目前允许使用的人工甜味剂有糖精及糖精钠、环己基氨基磺酸钠（甜蜜素）、天门冬酰苯丙氨酸甲酯（甜味素）等，其中糖精是应用最广泛的人工合成甜味剂。

糖精的化学名为邻磺酰苯甲酰亚胺，为白色结晶性粉末，微具芳香味，对热不够稳定。在酸性或碱性条件下，将其水溶液长时间加热会逐渐分解，在pH为3.8以下加热会分解失去甜味，在中性或弱碱性条件下，短时间加热则变化不大，如pH为8，150℃加热1小时，甜味不受影响。糖精易溶于乙醚、三氯甲烷等有机溶剂，难溶于水，故常用其钠盐。

糖精钠又称可溶性糖精、水溶性糖精，易溶于水，不溶于乙醚、三氯甲烷等有机溶剂。

糖精和糖精钠在酸碱性溶液中能互相转化，在酸性环境中转化成糖精，在碱性及中性环境中转化为糖精钠。

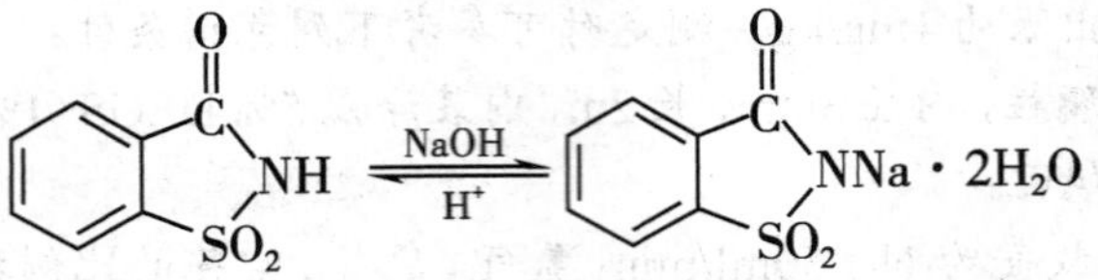

测定糖精和糖精钠的国家标准方法有高效液相色谱法、薄层层析法和离子选择性电极法。

检验方法1—— 高效液相色谱法

【原理】

样品加温除去二氧化碳和乙醇，调pH至近中性，滤膜过滤后进高效液相色谱仪，经反相色谱分离后，用紫外检测器检测。根据保留时间和峰面积进行定性和定量。

> **考点提示**
>
> 高效液相色谱法测定糖精的原理、方法。

【仪器】

高效液相色谱仪，紫外检测器。

【试剂】

1. 甲醇　经0.5μm滤膜过滤。

2. 氨水（1+1）　氨水加等体积水混合。

3. 醋酸铵溶液（0.02mol/L）　称取1.54g醋酸铵，加水至1000ml溶解，经0.45μm滤膜过滤。

4. 糖精钠标准储备液[ρ（$C_6H_4CONNaSO_2$）=1.0mg/ml]　准确称取0.0851g经120℃烘干4小时后的糖精钠（$C_6H_4CONNaSO_2 \cdot 2H_2O$），加水溶解，定容至100ml。

5. 糖精钠标准使用液[ρ（$C_6H_4CONNaSO_2$）=0.10mg/ml]　吸取糖精钠标准储备液10.0ml放入100ml容量瓶中，加水至刻度，使用前用0.45μm滤膜过滤。

【操作步骤】

1. 样品处理

（1）汽水：称取样品5.00～10.00g放入小烧杯中，微温搅拌除去二氧化碳，用氨水（1+1）调pH约为7，加水定容至适当的体积，经0.45μm滤膜过滤。

（2）果汁类：称取样品5.00～10.00g，用氨水（1+1）调pH约为7，加水定容至适当的体积，离心沉淀，上清液经0.45μm滤膜过滤。

（3）配制酒类：称取样品10.00g，放入小烧杯中，水浴加热除去乙醇，用氨水（1+1）调pH约为7，加水定容至20ml，经0.45μm滤膜过滤。

2. 高效液相色谱参考条件

柱：YWG–C_{18} 4.6mm×250mm，粒径10μm不锈钢柱。

流动相：甲醇+醋酸铵溶液（0.02mol/L）（5+95）。

流速：1ml/min。

检测器：紫外检测器，230nm波长，0.2AUFS。

3. 测定 取样品处理液和标准使用液各 10μl（或相同体积），注入高效液相色谱仪进行分离，以其标准溶液峰的保留时间为依据进行定性，根据峰面积求出样液中被测物质的含量，供计算。

【结果计算】

$$\omega(\text{B}, \text{g/kg}) = m' \times \frac{1000}{m \times \frac{V_2}{V_1} \times 1000}$$

式中：m' 为进样体积中糖精钠的质量（mg）；V_1 为样品稀释液总体积（ml）；V_2 为进样体积（ml）；m 为样品质量（g）。

【说明与讨论】

1. 应用高效液相分离条件可以同时测定苯甲酸、山梨酸和糖精钠。

2. 若样品为水溶性液体试样，且清澈透明，可不必预处理。

检验方法 2——薄层色谱法

【原理】

在酸性条件下，食品中的糖精钠用乙醚提取、浓缩，分离、显色后，与标准比较，进行定性和半定量测定。

【仪器】

1. 玻璃纸（生物制品透析袋纸或不含增白剂的市售玻璃纸）。
2. 玻璃喷雾器。
3. 微量注射器。
4. 紫外线灯（波长 253.7nm）。
5. 薄层板（10cm×20cm 或 20cm×20cm）。
6. 展开槽。

【试剂】

1. 乙醚（不含过氧化物）。
2. 无水硫酸钠。
3. 无水乙醇及乙醇（95%）。
4. 聚酰胺粉（200 目）。
5. 盐酸（1+1） 取 100ml 盐酸，加水稀释至 200ml。
6. 展开剂

（1）正丁醇 + 氨水 + 无水乙醇（7+1+2）。

（2）异丙醇 + 氨水 + 无水乙醇（7+1+2）。

7. 溴甲酚紫溶液（0.4g/L） 称取 0.04g 溴甲酚紫，用乙醇（50%）溶解，加氢氧化钠溶液（4g/L）1.1ml 调制 pH 为 8，定容至 100ml。

8. 硫酸铜溶液（100g/L） 称取 10g 硫酸铜（$CuSO_4 \cdot 5H_20$），用水溶解并稀释至 100ml。

9. 氢氧化钠溶液（40g/L）。

10. 糖精钠标准溶液［$\rho(C_6H_4CONaSO_4)$=1.0mg/ml］ 准确称取 0.0851g 经 120℃干燥 4 小时后的糖精钠，加乙醇溶解，移入 100ml 容量瓶中，加乙醇（95%）稀释至刻度。

> **考点提示**
>
> 薄层色谱法测定糖精的方法要点。

【操作步骤】

1. 样品提取

(1) 饮料、冰棍、汽水：取 10.0ml 均匀样品（如样品中含有二氧化碳，先加热除去；如样品中含有乙醇，加 4% 氢氧化钠溶液使其呈碱性，在沸水浴中加热除去），置于 100ml 分液漏斗中，加 2ml 盐酸（1+1），用 30ml、20ml、20ml 乙醚提取 3 次，合并乙醚提取液，用 5ml 盐酸酸化的水洗涤一次，弃去水层，乙醚层通过无水硫酸钠脱水后，挥发乙醚，加 2.0ml 乙醇溶解残留物，密塞保存，备用。

(2) 酱油、果汁、果酱等：称取 20.0g 或吸取 20.0ml 均匀样品，置于 100ml 容量瓶中，加水至约 60ml，加 20ml 硫酸铜溶液（100g/L），混匀，再加 4.4ml 氢氧化钠溶液（40g/L），加水至刻度，混匀，静置 30 分钟，过滤，取 50ml 滤液置于 150ml 分液漏斗中，加 2ml 盐酸（1+1），用 30ml、20ml、20ml 乙醚提取 3 次，合并乙醚提取液，用 5ml 盐酸酸化的水洗涤一次，弃去水层，乙醚层通过无水硫酸钠脱水后，挥发乙醚，加 2.0ml 乙醇溶解残留物，密塞保存，备用。

(3) 固体果汁粉等：称取 20.0g 磨碎的均匀样品，置于 200ml 容量瓶中，加 100ml 水，加温使溶解，放冷，加 20ml 硫酸铜溶液（100g/L），混匀，再加 4.4ml 氢氧化钠溶液（40g/L），加水至刻度，混匀，静置 30 分钟，过滤，取 50ml 滤液置于 150ml 分液漏斗中，加 2ml 盐酸（1+1），用 30ml、20ml、20ml 乙醚提取 3 次，合并乙醚提取液，用 5ml 盐酸酸化的水洗涤一次，弃去水层，乙醚层通过无水硫酸钠脱水后，挥发乙醚，加 2.0ml 乙醇溶解残留物，密塞保存，备用。

(4) 糕点、饼干等含蛋白、脂肪、淀粉多的食品：称取 25.0g 均匀样品，置于透析用玻璃纸中，放入大小适当的烧杯内，加 50ml 氢氧化钠溶液（0.8g/L）。调成糊状，将玻璃纸口扎紧，放入盛有 200ml 氢氧化钠溶液（0.8g/L）的烧杯中，盖上表面皿，透析过夜。

量取 125ml 透析液（相当 12.5g 样品），加约 0.4ml 盐酸（1+1）使成中性，加 20ml 硫酸铜溶液（100g/L），混匀，再加上 4.4ml 氢氧化钠溶液（40g/L），混匀，静置 30 分钟，过滤。取 120ml（相当 10g 样品），置于 250ml 分液漏斗中，加 2ml 盐酸（1+1），用 30ml、20ml、20ml 乙醚提取三次，合并乙醚提取液，用 5ml 盐酸酸化的水洗涤一次，弃去水层，乙醚层通过无水硫酸钠脱水后，挥发乙醚，加 2.0ml 乙醇溶解残留物，密塞保存，备用。

2. 薄层板的制备　称取 1.6g 聚酰胺粉，加 0.4g 可溶性淀粉，加约 7.0ml 水，研磨 3～5 分钟，立即涂成 0.25～0.30mm 厚的 10cm×20cm 的薄层板，室温干燥后，在 80℃下干燥 1 小时。置于干燥器中保存。

3. 点样　在薄层板下端 2cm 处，用微量注射器点 10μl 和 20μl 的样液两点，同时点 3.0μl、5.0μl、7.0μl、10.0μl 糖精钠标准溶液，各点间距 1.5cm。

4. 展开与显色　将点好的薄层板放入盛有展开剂正丁醇 + 氨水 + 无水乙醇（7+1+2）或异丙醇 + 氨水 + 无水乙醇（7+1+2）的展开槽中，展开剂液层约 0.5cm，并预先已达到饱和状态。展开至 10cm，取出薄层板，挥干，喷显色剂，斑点显黄色，根据样品点和标准点的比移值进行定性，根据斑点颜色深浅进行半定量测定。

【结果计算】

$$\omega(\mathrm{B, g/kg或g/L}) = m' \times \frac{1000}{m \times \frac{V_2}{V_1} \times 1000}$$

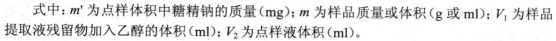

式中：m' 为点样体积中糖精钠的质量（mg）；m 为样品质量或体积（g 或 ml）；V_1 为样品提取液残留物加入乙醇的体积（ml）；V_2 为点样液体积（ml）。

【说明与讨论】

1. 除了用乙醚作萃取剂外，三氯甲烷 + 苯（95+5）混合溶剂也是较好的萃取剂。

2. 用无水乙醇溶解残渣时，可以用乳头滴管充分冲洗蒸发皿壁，以帮助溶解完全。如乙醇挥发损失，可将溶液移入具塞刻度试管中定容。

3. 喷显色剂后，薄层板的底色以淡蓝色为宜，酸度过大，底色呈黄色，糖精钠斑点仍为容易分解的亮黄色。

三、人工合成色素

案例分析

近年来，滥用色素的食品安全事件时有发生，对人民身体健康造成严重威胁。诸如"苏丹红"事件——在食品中使用禁用于食品生产的工业用染料"苏丹红一号"；"染色馒头"事件——回收过期馒头再违规违禁掺加色素"柠檬黄"及防腐剂等添加剂而做出来的面食，而且馒头的生产日期随意更改；"红心鸭蛋"事件——是将被国际癌症研究机构列为三类致癌物的高效工业用色素苏丹红Ⅳ号掺入饲料中喂养鸭子，从而生产出红心鸭蛋……人们一次大量或长期食用此类问题食品，会对人体健康造成不同程度的伤害。

请问：如何对食品中添加的色素进行定性及定量检测？

以食品着色为主要目的的食品添加剂称为色素，又称着色剂。色素是一类本身有色泽的物质，能使食品着色以改善食品感官性状，增进食欲。色素按其来源分为天然色素和人工合成色素两类。

天然色素主要是从植物组织中提取，对人体基本无害，少数还具有一定的营养价值。但是色泽不够鲜艳，色调不宜随意调配，着色力弱，且易褪色。

人工合成色素常以苯、甲苯、萘等为原料制作而成的，具有色泽鲜艳，着色力强，色调多，稳定性好，且成本低廉的优点。但是人工合成色素的安全性问题已越来越引起人们的重视，据研究，食用人工合成色素对人体的毒性作用可能有三个方面，即一般毒性、致泻性、致突变性与致癌性。我国的食品卫生管理法规特别规定，人工合成色素应该尽量不用或少用，婴儿代乳食品中禁止使用。我国允许使用的人工合成色素有苋菜红、胭脂红、赤藓红、诱惑红、新红、酸性红、柠檬黄、日落黄、喹啉、黄靛蓝、亮蓝等 11 种。

我国允许使用的人工合成色素都是酸性水溶性色素，能溶于甘油，难溶或微溶于乙醇，不溶于脂肪。除靛蓝外，它们对光、热、酸比较稳定，但耐氧化还原能力较弱，在碱性溶液中容易发生颜色变化或者分解。人工合成色素在酸性水溶液中，能被活化了的聚酰胺或酸性氧化铝强烈吸附，也能使白色脱脂羊毛着色；在碱性溶液中发生解吸作用，色素又转溶于水中。鉴定色素前，利用这种性质，可以将色素从样品中分离和进行色素提纯。

检验方法——薄层色谱 - 分光光度法

【原理】

水溶性酸性合成色素在酸性条件下，被聚酰胺吸附后与食品中的其他成分分离，经过滤、洗涤及在碱性溶液中解吸附，再用薄层色谱法进行纯化、洗脱后，用分光光度法进行测定，与标准比较定性、定量。

最低检测质量为50μg。点样量为1μl时，最低检出含量约为50mg/kg。

【仪器】

1. 可见分光光度计。
2. 微量注射器或血红蛋白吸管。
3. 展开槽（25cm×6cm×4cm）。
4. 层析缸。
5. 滤纸（中速滤纸） 纸色谱用。
6. 薄层板（5cm×20cm）。
7. 电吹风机。
8. 水泵。
9. 恒温水箱。

【试剂】

1. 石油醚（沸程60～90℃）。
2. 甲醇。
3. 聚酰胺粉（尼龙6） 200目。
4. 硅胶G。
5. 硫酸（1+10）。
6. 甲醇-甲酸溶液（6+4）。
7. 氢氧化钠溶液（50g/L）。
8. 海沙 先用盐酸（1+10）煮沸15分钟，用水洗至中性，再用氢氧化钠溶液（50g/L）煮沸15分钟，用水洗至中性，再于105℃干燥，保存于具玻璃塞的瓶中，备用。
9. 乙醇（50%）。
10. 乙醇-氨溶液 取1ml氨水，加乙醇（70%）至100ml。
11. pH为6的水 用枸橼酸溶液（20%）调节蒸馏水的pH至6。
12. 盐酸（1+10）。
13. 枸橼酸溶液（200g/L）。
14. 钨酸钠溶液（100g/L）。
15. 碎瓷片 处理方法同海沙的处理。
16. 展开剂

（1）甲醇+乙二胺+氨水（10+3+2）：供薄层色谱用。

（2）甲醇+氨水+乙醇（5+1+10）：供薄层色谱用。

（3）枸橼酸溶液（25g/L）+氨水+乙醇（8+1+2）：供薄层色谱用。

17. 色素（6种）标准储备液[ρ（B）= 1.00mg/ml] 准确称取按其纯度折算为100%质量的柠檬黄、日落黄、苋菜红、胭脂红、亮蓝、靛蓝各0.1000g，置于100ml容量瓶中，加pH 6的水稀释至刻度。
18. 色素标准使用液[ρ（B）=0.10mg/ml] 临用时吸取色素标准储备液各5.0ml，分别置于50ml容量瓶中，加pH 6的水稀释至刻度。

【操作步骤】

1. 样品处理

(1) 果味水、果子露、汽水：称取 50.0g 样品于 100ml 烧杯中。汽水需加热驱除二氧化碳。

(2) 配制酒：称取 100.0g 样品于 100ml 烧杯中，加碎瓷片数块，加热驱除乙醇。

(3) 硬糖、蜜饯类、淀粉软糖：称取 5.00g 或 10.0g 粉碎的样品，加 30ml 水，温热溶解，若样液 pH 较高，用枸橼酸溶液（200g/L）调 pH 至 4 左右。

(4) 奶糖：称取 10.0g 粉碎均匀的样品，加 30ml 乙醇 - 氨溶液溶解，置水浴上浓缩至约 20ml，立即用硫酸溶液（1+10）调至微酸性，再加 1.0ml 硫酸（1+10），加 1ml 钨酸钠溶液（100g/L），使蛋白质沉淀，过滤，用少量水洗涤，收集滤液。再用枸橼酸调 pH 至 4。

(5) 蛋糕类：称取 10.0g 粉碎均匀的样品，加海沙少许，混匀，用热风吹干用品（用手摸已干燥即可），加入 30ml 石油醚搅拌。放置片刻，倾出含脂肪的石油醚，如此重复处理 3 次，以除去脂肪，吹干后研细，全部倒入 G3 玻砂漏斗中，用乙醇 - 氨溶液提取色素，直至色素全部提完，置水浴上浓缩至约 20ml，立即用硫酸溶液（1+10）调至微酸性，再加 1.0ml 硫酸（1+10），加 1ml 钨酸钠溶液（100g/L），使蛋白质沉淀，过滤，用少量水洗涤，收集滤液。再用枸橼酸调 pH 至 4。

2. 吸附分离　将处理后所得的溶液加热至 70℃，加入 0.5～1.0g 聚酰胺粉充分搅拌，用枸橼酸溶液（200g/L）调 pH 至 4，使色素完全被吸附，如溶液还有颜色，可以再加一些聚酰胺粉。

将吸附色素的聚酰胺粉全部转入 G_3 玻砂漏斗中过滤，用 pH 4 的 70℃水反复洗涤，每次 20ml，边洗边搅拌，若含有天然色素，再用甲醇 - 甲酸溶液洗涤 1～3 次，每次 20ml，至洗液无色为止。再用 70℃水多次洗涤至流出的溶液为中性。洗涤过程中应充分搅拌。然后用乙醇 - 氨溶液分次解吸全部色素，收集全部解吸液，于水浴上驱氨。

如果为单色，则用水准确稀释至 50ml，用分光光度法进行测定。如果为多种色素的混合液，则用薄层色谱法分离后测定，即可将上述溶液置水浴上浓缩至 2ml 后，移入 5ml 容量瓶中，用 50% 乙醇洗涤容器，洗液并入容量瓶中并稀释至刻度。

3. 定性分析

(1) 薄层板的制备：称取 1.6g 聚酰胺粉、0.4g 可溶性淀粉及 2g 硅胶 G，置于合适的研钵中，加 15ml 水研匀后，立即置涂布器中铺成厚度为 0.3mm 的板，在室温晾干后，于 80℃干燥 1 小时，置于干燥器中备用。

(2) 点样：在距离板底边 2cm 处，将 0.5ml 样液从左到右点成与底边平行的条状，板的左边点 2μl 色素标准溶液。

(3) 展开：苋菜红与胭脂红用甲醇 + 乙二胺 + 氨水（10+3+2）展开剂，靛蓝与亮蓝用甲醇 + 氨水 + 乙醇（5+1+10）展开剂，柠檬黄与其他色素用枸橼酸溶液（25g/L）+ 氨水 + 乙醇（8+1+2）展开剂。取适量展开剂倒入展开槽中，将薄层板放入展开，待色素明显分开后取出，晾干，与标准斑比较，R_f 相同则为同一色素。

4. 定量分析

(1) 样品测定：将薄层色谱的条状色斑包括有扩散的部分，分别用刮刀刮下，移入漏斗中，用乙醇 - 氨溶液少量多次解吸色素，解吸液合并于蒸发皿中，于水浴上挥去氨，移入 10ml 比色管中，加水至刻度，作比色用。

（2）标准曲线绘制：用 10ml 比色管，胭脂红、苋菜红、柠檬黄、日落黄按表 13-10，亮蓝或靛蓝按表 13-11，分别配制各自的标准系列。

表 13-10 胭脂红、苋菜红、柠檬黄、日落黄标准系列的配制

管号	0	1	2	3	4	5
色素标准使用液（ml）	0.00	0.50	1.00	2.00	3.00	4.00
蒸馏水	各加至 10ml 刻度					
色素含量（mg）	0	0.005	0.01	0.02	0.03	0.04

表 13-11 亮蓝、靛蓝标准系列的配制

管号	0	1	2	3	4	5
色素标准使用液（ml）	0.00	0.20	0.40	0.60	0.80	1.00
蒸馏水	各加至 10ml 刻度					
色素含量（mg）	0	0.002	0.004	0.006	0.008	0.01

上述样品与标准管分别用 1cm 比色杯，以 0 号管调节零点，按表 13-12 提供的吸收峰波长测定吸光度，分别绘制标准曲线比较或与标准系列目测比较。

表 13-12 常见色素吸收峰的波长

色素名称	胭脂红	苋菜红	柠檬黄	日落黄	亮蓝	靛蓝
吸收波长（nm）	510	520	430	482	627	620

【结果计算】

$$\omega(\mathrm{B, g/kg}) = \frac{m' \times 1000}{m \times 1000} \times \frac{V_2}{V_1}$$

式中：m' 为测定用样液中色素的质量（mg）；m 为样品质量或体积（g）；V_1 为样品解吸后总体积（ml）；V_2 为样液点样体积（ml）。

【说明与讨论】

1. 由于乙醇和脂肪会影响吸附效果，而蛋白质和淀粉本身会吸附色素，二氧化碳影响液体样品体系，所以样品应先除去乙醇、脂肪、蛋白质、淀粉和二氧化碳等。

2. 聚酰胺要预先活化处理，才能提高活化效率。

3. 在进行样品处理和分离提纯时，靛蓝容易分解褪色，其原因是受光、氧、高温、pH 等多种因素的影响，可采取以下措施：①避免阳光照射；②尽快调节溶液的 pH 在酸性范围；③使用 0.1%～0.5% 乙醇 - 氨水溶液；④用不含氨水的展开剂。

第四节 食品中有害物质的检验

食品中的有害物质是指食品中混入的对人类健康有害的物质。食品中有害物质的检验是食品检验的重要内容之一。一般来说，食品本身不应含有或含有极少量的有害物质。食品中有害物质的来源主要是污染，污染的途径主要是在食品生产（包括农作物和禽兽词料

等)、加工、包装、运输、储存、销售等各个环节中，可能混入、残留或产生各种不利于人体健康的有害物质。包括常见的工业“三废”污染，农药使用不当，抗生素的残留，食品加工或储藏不当，食品容器、包装材料和运输工具以及滥用食品添加剂引起的食品污染等。另外，随着新产品的开发、生产工艺的改进、新型材料的使用及由此引起的有害物质蓄积，导致食品中有害物质的浓度升高。

开展食品中有害物质的检验，目的在于了解污染物的种类和数量，查找来源，采取治理措施，预防食品污染，并为食品的卫生管理提供科学依据，以此保障人民的身体健康。

食品中有害物质种类和检验项目较多，这里主要介绍总砷、铅、镉、农药残留、抗生素残留以及黄曲霉毒素 B_1 的检验。

一、总砷

砷，俗称砒，是一种非金属元素，广泛分布于自然环境中。砷及其化合物被广泛应用于农业中作为除草剂、杀虫剂、杀菌剂、杀鼠剂和各种防腐剂，造成了农作物的严重污染，导致食品中砷含量增高。

砷的化合物一般都有剧毒，并以砷的氧化物和盐类毒性最大，无机砷的毒性大于有机砷，在无机砷中三价砷的毒性又远大于五价砷。毒性最强的是三氧化二砷（As_2O_3），俗称砒霜、白砒或信石，为无臭、无味的白色粉末，微溶于水，水溶液呈酸性，易溶于碱生成亚砷酸盐。

食品中的砷经消化道进入人体后，与含巯基蛋白结合而蓄积于组织中，引起多器官的广泛性病变。以砷酸盐作为酶激活剂，并与巯基反应作为酶抑制剂，从而影响某些酶的活性，引起机体急、慢性砷中毒症状（如胃肠障碍、末梢神经炎、角膜硬化、皮肤的黑变病等）和致癌、致畸、致突变作用。

总砷包括无机砷和有机砷。测定食品中总砷的标准方法有砷斑法、银盐法、硼氢化物还原比色法、原子荧光分光光度法等。这里主要介绍砷斑法。

检验方法——砷斑法

【原理】

样品消化后，其中的砷全部转变成五价砷，以碘化钾和酸性氯化亚锡将五价砷还原成三价砷：

$$H_3AsO_4+2KI+H_2SO_4 = H_3AsO_3+K_2SO_4+H_2O+I_2$$

$$I_2+SnCl_2+2HCl = 2HI+SnCl_4$$

三价砷与氢反应生成气体砷化氢：

$$H_3AsO_3+3Zn+3H_2SO_4 = AsH_3\uparrow+3ZnSO_4+3H_2O$$

> **考点提示**
> 砷斑法测定原理；检测设备和操作步骤。

砷化氢气体通过醋酸铅棉花去除干扰气体硫化氢，再与溴化汞试纸作用生成黄色至棕色的色斑，与标准系列比较定量。

$$Pb(CH_3COO)_2+H_2S = PbS\downarrow+2CH_3COOH$$

$$AsH_3+3HgBr_2 = 3HBr+As(HgBr)_3$$

$$2As(HgBr)_3+AsH_3 = 3AsH(HgBr)_2\text{（黄褐色）}$$

$$As(HgBr)_3+AsH_3 = 3HBr+As_2Hg_3\text{（黄色）}$$

【仪器】

测砷装置（古蔡检砷管），见图 13-7。

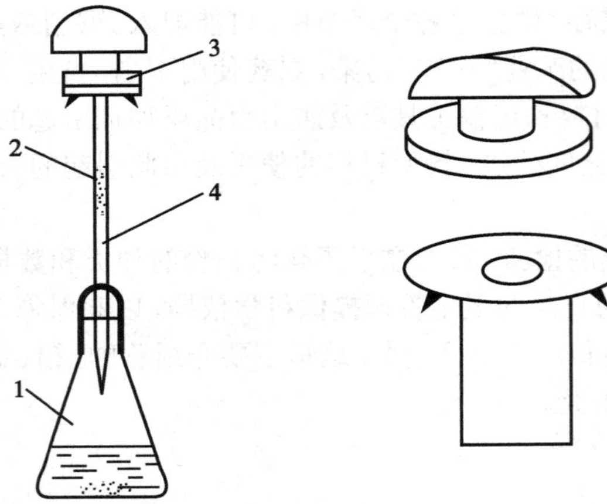

图 13-7 古蔡检砷管

1. 砷化氢发瓶；2. 醋酸铅棉花；3. 溴化汞试纸；4. 测砷管

【试剂】

1. 盐酸。

2. 硝酸。

3. 硫酸。

4. 无砷颗粒。

5. 氧化镁。

6. 氢氧化钠溶液（200g/L）。

7. 硝酸镁溶液（150g/L） 称取 15g 硝酸镁［$Mg(NO_3)_2 \cdot 6H_2O$］溶于水中，并稀释至 100ml。

8. 硝酸 - 高氯酸混合液（4+1） 量取 80ml 硝酸，加 200ml 高氯酸，混匀。

9. 碘化钾溶液（150g/L）储存于棕色瓶中。

10. 酸性氯化亚锡溶液 称取 40g 氯化亚锡（$SnCl_2 \cdot 2H_2O$），加盐酸溶解并稀释至 100ml，加入数颗金属锡粒。

11. 盐酸溶液（1+1） 量取 50ml 盐酸，加水稀释至 100ml。

12. 醋酸铅溶液（100g/L）。

13. 醋酸铅棉花 用醋酸铅溶液（100g/L）浸透脱脂棉后，压除多余溶液，并使之疏松，在 100℃以下干燥后，储存于玻璃中。

14. 砷标准储备液［ρ（As）=0.10mg/ml］ 准确称取 0.1320g 在硫酸干燥器或在 100℃干燥 2 小时的三氧化二砷，加 5ml 氢氧化钠溶液（200g/L），溶解后加 25ml 硫酸溶液（6+94），移入 1000ml 容量瓶中，加新煮沸冷却的水稀释至刻度，储存于棕色试剂瓶中。

15. 砷标准使用液［$\rho(A_S)$=1.0μg/ml］ 吸取 1.0ml 砷标准储备液，置于 100ml 容量瓶中，加 1ml 硫酸溶液（6+94），加水稀释至刻度。

16. 溴化汞 - 乙醇（50g/L） 称取 25g 溴化汞，用少量乙醇溶解后，再定容至 500ml。

17. 溴化汞试纸 将剪成直径 2cm 的圆形滤纸片，在溴化汞乙醇溶液（50g/L）中浸渍 1 小时以上，保存于冰箱中，临用前取出置暗处阴干备用。

18. 硫酸溶液（6+94） 量取 6.0ml 硫酸，加 80ml 水中，冷却后再加水稀释至 100ml。

【操作步骤】

1. 样品预处理 根据食品样品的类别，采用硝酸-高氯酸-硫酸消化法，制备样品溶液和试剂空白溶液供测定。

（1）粮食、糕点、粉条、粉丝、茶叶、豆干制品等及其他含水分少的固体食品：称取 5.00g 或 10.00g 的粉碎样品，置于 250～500ml 凯氏烧瓶中，先加水少许使之湿润，加数滴玻璃珠、10～15ml 硝酸-高氯酸混合液，放置片刻，小火缓缓加热，待作用缓和，放冷。沿瓶壁加入 5ml 或 10ml 硫酸，再加热，至瓶中液体开始变成棕色时，不断沿瓶壁滴加硝酸-高硫酸混合液至有机质分解完全。加大火力，至产生白烟，待瓶口白烟冒尽后，瓶内液体再产生白烟为消化完全，该溶液应澄清无色或微带黄色，放冷（在操作过程中，应注意防止暴沸或爆炸）加 20ml 水煮沸，除去残余的硝酸至产生白烟为止，如此处理两次，放冷。定容后的溶液每 10ml 相当于 1g 样品，相当于加入硫酸量 1ml。取与消化样品相同量的硝酸-高氯酸混合液和硫酸，按同一方法做试剂空白试验。

（2）水果、蔬菜：称取 25.00g 或 50.00g 洗净打成匀浆的样品，置于 250～500ml 凯氏烧瓶中，加数粒玻璃珠、10～15ml 硝酸-高氯酸混合液，放置片刻，小火缓缓加热，待作用缓和，放冷。沿瓶壁加入 5ml 或 10ml 硫酸，再加热，至瓶内液体开始变成棕色时，不断沿瓶壁滴加硝酸-高氯酸混合液至有机质分解完全。加大火力，至产生白烟，待瓶口白烟冒尽后，瓶内液体再产生白烟为消化完全，该溶液应澄清无色或微带黄色，放冷（在操作过程中，应注意防止爆沸或爆炸）。加 20ml 水煮沸，除去残余的硝酸至产生白烟为止，如此处理两次，放冷。定容后的溶液每 10ml 相当于 5g 样品，相当于加入硫酸量 1ml。取与消化样品相同量的硝酸-高氯酸混合液和硫酸，按同一方法做试剂空白试验。

（3）豆腐、酱、酱油、醋、酱腌菜、腐乳、冷饮等：称取 10.00g 或 20.00g 样品（或吸取 10.0ml 或 20.0ml 液体样品），置于 250～500ml 凯氏烧瓶中，加数粒玻璃珠、5～15ml 硝酸-高氯酸混合液，放置片刻，小火缓缓加热，待作用缓和，放冷。沿瓶壁加入 5ml 或 10ml 硫酸，再加热，至瓶内液体开始变成棕色时，不断沿瓶壁滴加硝酸-高氯酸混合液至有机质分解完全。加大火力，至产生白烟，待瓶口白烟冒尽后，瓶内液体再产生白烟为消化完全，该溶液应澄清无色或微带黄色，放冷（在操作过程中，应注意防止爆沸或爆炸）。加 20ml 水煮沸，除去残余的硝酸至产生白烟为止，如此处理两次，放冷。定容后的溶液每 10ml 相当于 2g 或 2ml 样品。取与消化样品相同量的硝酸-高氯酸混合液和硫酸，按同一方法做试剂空白试验。

（4）含乙醇性饮料或含二氧化碳饮料：吸取 10.00ml 或 20.00ml 样品，置于 250～500ml 凯氏烧瓶中，加数粒玻璃珠，先用小火加热除去乙醇或二氧化碳，再加 5～15ml 硝酸-高氯酸混合液，放置片刻，小火缓缓加热，待作用缓和，放冷。沿瓶壁加入 5ml 或 10ml 硫酸，再加热，至瓶内液体开始变成棕色时，不断沿瓶壁滴加硝酸-高氯酸混合液至有机质分解完全。加大火力，至产生白烟，待瓶口白烟冒尽后，瓶内液体再产生白烟为消化完全，该溶液应澄清无色或微带黄色，放冷（在操作过程中，应注意防止暴沸或爆炸）。加 20ml 水煮沸，除去残余的硝酸至产生白烟为止，如此处理两次，放冷。定容后的溶液每 10ml 相当于 2ml 样品。取与消化样品相同量的硝酸-高氯酸混合液和硫酸，按同一方法做试剂空白试验。

（5）含糖量高的食品：称取 5.00g 或 10.0g 样品，置于 250～500ml 凯氏烧瓶中，先加少许水使之湿润，加数粒玻璃珠，5～10ml 硝酸-高氯酸混合后，摇匀。缓缓加入 5ml 或 10ml 硫酸，待作用缓和，停止起泡沫后，先用小火缓缓加热（糖易炭化），不断沿瓶壁补加硝酸-

高氯酸混合液，待泡沫全部消失后，再加大火力，至有机质分解完全，产生白烟，溶液应澄明无色或微带黄色，放冷（在操作过程中应注意防止暴沸或爆炸）。加 20ml 水煮沸，除去残余的硝酸至产生白烟为止，如此处理两次，放冷。定容后的溶液每 10ml 相当于 2ml 样品。取与消化样品相同量的硝酸 - 高氯酸混合液和硫酸，按同一方法做试剂空白试验。

（6）水产品：取可食部分样品捣成匀浆，称取 5.00g 或 10.0g（海产藻类、贝类可适当减少取样量），置于 250～500ml 凯氏烧瓶中，加数粒玻璃珠、5～10ml 硫酸，再加热，至瓶内液体开始变成棕色时，不断沿杯壁滴加硝酸 - 高氯酸混合液至有机分解完全。加大火力，至产生白烟，待瓶口白烟冒尽后，瓶内液体再产生白烟为消化完全，该溶液应澄清无色或微带黄色，放冷（在操作过程中，应注意防止暴沸或爆炸）。加 20ml 水煮沸，除去残余的硝酸至产生白烟为止，如此处理两次，放冷。定容后的溶液每 10ml 相当于加入硫酸 1ml。取消化样品相同量的硝酸 - 高氯酸混合液和硫酸，按同一方法做试剂空白试验。

2. 测定

（1）取 2 只测砷瓶，分别加入一定量试剂消化后定容的溶液（相当于 2g 粮食，4g 蔬菜、水果，4ml 冷饮，5ml 植物油，其他样品参照此量）和同量的试剂空白液作样品管及空白管。

（2）另取 4 只同型测砷瓶，作标准系列，样品消化液和试剂空白按表 13-13 加入试剂和操作。

表 13-13　砷斑法测砷时各管试剂加入量　　单位：ml

编号	0	1	2	3	样品	空白
砷标准应用液	0.0	0.5	1.0	2.0	—	—
样品消化液	—	—	—	—	适量	—
试剂空白液	—	—	—	—	—	适量
碘化钾溶液（150g/L）	各加 5ml					
酸性氯化亚锡溶液	各加 5 滴					
盐酸	各加 5ml				适量①	适量①
蒸馏水	各加水至 5ml②				适量②	适量②
锌粒	各加 3g					

注：①样品管和试剂空白管中加盐酸时，样品如用硝酸 - 高氯酸 - 硫酸或硝酸 - 硫酸消化液，则要减去样品中硫酸毫升数；如用灰化法消化液，则要减去样品中盐酸毫升数。

②样品若是植物油时，标准管中加水至 60ml，而样品管与试剂空白管中不再加水

（3）立即塞上预先装有醋酸铅棉花及溴化汞试纸的测砷管，于 25℃放置 1 小时，取出样品及试剂空白液的溴化汞试纸，与标准砷斑比较。

【结果计算】

样品中砷的含量按下式计算：

$$\omega(\text{As}, \text{mg/kg或mg/L}) = \frac{(m_1 - m_2)\times 1000}{m\times\dfrac{V_2}{V_1}\times 1000}$$

式中：m_1 为测定用样品消化液中砷的质量（μg）；m_2 为试剂空白液中砷的质量（μg）；m 为样品质量或体积（g 或 ml）；V_1 为样品消化液的总体积（ml）；V_2 为测定用样品消化液的体积（ml）。

【说明与讨论】

1. 对样品进行有机质破坏，可采用硝酸 - 高氯酸 - 硫酸法，硝酸 - 硫酸法或灰化法，结合样品的种类和性质来具体实施操作。

2. 用硝酸 - 高氯酸 - 硫酸法进行消化时，要防止炭化，同时应注意防止高氯酸爆炸。

3. 锑能生成锑化氢，锑化氢能与溴化汞作用于干扰砷斑颜色，但在实验室中加入一定量的碘化钾及酸性氯化亚锡溶液，可以有效地抑制 500μl 锑的干扰，如果样品中含锑量低，可以减少以上两种试剂的用量。

4. 测定时的酸度、锌的用量、反应温度和时间均直接影响砷斑颜色及深浅。锌粒大，要适当多加并延长反应时间。

5. 测砷瓶各部件连接应紧密，以玻璃磨口为好。

6. H_2S 对本法有干扰，遇溴化汞试纸亦会产生色斑。醋酸铅棉花必须干燥，装填松紧适度并力求各管一致，要求能顺利透过气体又能除尽 H_2S。

7. 检砷管上端口径应一致，所得砷斑大小相同才便于比较。

8. 比较砷斑，要在取下纸片后立即进行，要避免阳光照射砷斑，以防褪色。

9. 砷化氢气体是一种无色、具有大蒜味的剧毒气体，操作时要严防气体逸出，并要求保持良好的通风。

10. 同批测定用的溴化汞试纸的纸质必须一致，否则因疏密不同而影响色斑深度。溴化汞有毒，制作和取用时宜用镊子，避免手接触到纸，晾干后储存于棕色试剂瓶内。

11. 氯化亚锡除起还原作用，可将 As^{5+} 还原成 As^{3+}，并还原反应中生成的碘单质外，还可在锌粒表面沉积锡层，抑制氢气的生成速度，以及抑制某些元素的干扰，如锑的干扰等。

12. 如果需要保存砷标准色斑，则将砷斑滤纸的斑点面向上，依含量大小排放在垫有滤纸的玻璃板上，分别标明含量，再盖上同样大小的玻璃片，用橡皮筋扎紧，四周用石蜡熔封，然后避光干燥保存。或者将其浸渍于石蜡的石油醚溶液（1+20 左右）中，避光保存。

二、铅

铅是一种对人体有害的金属元素，也是食品卫生检测中的一项重要指标。自然界铅的分布很广，人们与铅接触的机会也很多，在各种食物、食品添加剂、医药品及空气中均可检出铅。

人体中的铅主要来源于食物和使用铅及其他化合物制造的各种器械、用具、塑料、化学药品、颜料、染料、农药以及燃料等。食品含铅量增高的主要原因是农药的使用、汽车废气中氧化铅、工业三废对土壤和农作物的污染；由于水生生物的富集，水产品中铅含量增多，特别是临近工业城市水域中的水产品的铅含量更高；某些食品，如酒、皮蛋的加工生产过程。

铅作为有毒有害金属，摄入过量会引起中毒。在常见的铅的化合物中，硫化铅难溶于水，醋酸铅和硝酸铅则易溶于水。铅经人体消化道吸收进入血液，先于红细胞结合，最初主要以磷酸氢铅（$PbHPO_4$）、铅与蛋白质的复合物、铅离子等形式存在，随后约 90% 逐渐形成不溶性磷酸铅［$Pb_3(PO_4)_2$］，沉积于骨骼、牙齿等硬组织和部分软组织（肝、肾、脑等）中。当人体缺钙或食入酸、碱性药物而使血液酸碱平衡改变时，铅可再形成可溶性磷酸氢铅而进入血液，引起内源性中毒。铅可长期在体内蓄积，经肾脏、粪便、乳汁、唾液等排出缓慢，可损害许多器官组织，尤其是造血系统、神经系统、消化系统、肾脏等。

测定食品中铅的标准方法有二硫腙分光光度法、石墨炉原子吸收光谱法、氢化物原子荧光光谱法、火焰原子吸收光谱法和单扫描极谱法。二硫腙分光光度法是一种沿用已久的标准检验方法，测定结果可靠、设备简单，这里仅介绍二硫腙分光光度法测定铅。

检验方法——二硫腙分光光度法

【原理】

样品经消化后，在 pH 8.5～9.0 时，铅离子与二硫腙生成红色螯合物，溶于三氯甲烷。加入枸橼酸铵、氰化钾和盐酸羟胺等，防止铁、铜、锌等离子干扰，与标准系列比较定量。反应方程式如下：

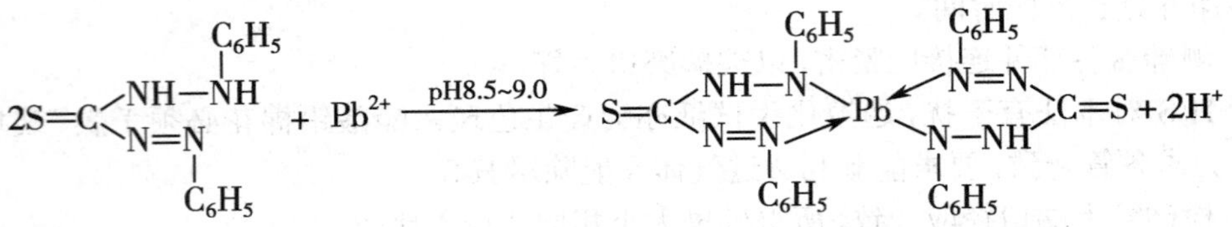

二硫腙（绿色）　　　　　　二硫腙铅（红色）

【仪器】

1．分光光度计。

2．天平　感量为 1mg。

> **考点提示**
>
> 二硫腙分光光度法测定原理。

【试剂】

1．氨水（1+1）。

2．盐酸羟胺溶液（200g/L）。

3．枸橼酸铵溶液（200g/L）。

4．氰化钾溶液（100g/L）。

5．盐酸溶液（1+1）　量取 100ml 盐酸，加入 100ml 水中。

6．酚红指示剂（1g/L）　称取 0.1g 酚红，少量多次用乙醇溶解后移入 100ml 容量瓶中并定容至刻度。

7．三氯甲烷不应含氧化物。

（1）检查方法：量取 100ml 三氯甲烷，加 25ml 新煮沸的水，振摇 3 分钟，静止分层后，取 10ml 水层，加数滴碘化钾溶液（150g/L）及淀粉指示剂，振摇后不应显蓝色。

（2）处理方法：于三氯甲烷中加入 1/20～1/10 体积的硫代硫酸钠溶液（200g/L）洗涤，用水洗后加入少量无水氯化钙脱水后再进行蒸馏，弃去最初及最后的 1/10 馏出液，收集中间馏出液备用。

8．淀粉指示剂　称取 0.5g 可溶性淀粉，加 5ml 水搅匀后，慢慢倒入 100ml 沸水中，随倒随搅拌，煮沸，放冷备用，临用时配制。

9．硝酸溶液（1+99）　量取 1ml 硝酸，加入 99ml 水中。

10．二硫腙三氯甲烷溶液（0.5g/L）　保存于冰箱中，必要时用此法提纯：称取 0.5g 研细的二硫腙，溶于 50ml 三氯甲烷中，如不全溶，可用滤纸过滤于 250ml 分液漏斗中，用氨水（1+99）提取 3 次，每次 100ml，将提取液用棉花过滤至 500ml 分液漏斗中，加盐酸溶液（1+1）调至酸性，将沉淀出的二硫腙用三氯甲烷提取 2～3 次，每次 20ml，合并三氯甲烷层，用等量水洗涤 2 次，弃去洗涤液，再 50℃水浴上蒸去三氯甲烷。精制的二硫腙置硫酸干燥器中，干燥备用。或将沉淀出的二硫腙用 200ml、200ml、100ml 三氯甲烷提取 3 次，合并三氯甲烷层为二硫腙溶液。

11．二硫腙应用液　取 1.0ml 二硫腙溶液，加三氯甲烷至 10ml，混匀。用 1cm 比色杯，以三氯甲烷调节零点，于波长 510nm 处吸光度（A），用下式计算出配制 100ml 二硫腙使用液（70% 透光率）所需二硫腙三甲烷溶液的毫升数（V）。

$$V=\frac{10\times(2-\lg70)}{A}=\frac{1.55}{A}$$

12．硝酸 - 硫酸混合液（4+1）。

13．铅标准储备液［ρ（Pb）=1.0mg/ml］　精密称取 0.1598g 硝酸铅，加 10ml 硝酸溶液（1+99），全部溶解后，移入 100ml 容量瓶中，加水稀释至刻度。

14．铅标准使用液［ρ（Pb）=10.0μg/ml］　吸取 1.0ml 铅标准储备液，置于 100ml 容量瓶中，加水稀释至刻度。

【操作步骤】

1．样品制备在采样和制备过程中，应注意不使样品污染。粮食、豆类去杂质后，磨碎，过 20 目筛，储存于塑料瓶中，保存备用；蔬菜、水果、鱼类、肉类及蛋类等水分含量高的鲜样，用食品加工机或匀浆机打成匀浆，储于塑料瓶中，保存备用。

2．样品消化

（1）硝酸 - 硫酸法：根据食品样品的类别按如下方法消化。

1）粮食、糕点、粉条、粉丝、茶叶、豆干制品等其他含水分少的固体食品：称取 5.00g 或 10.00g 的粉碎样品，置于 250～500ml 凯氏烧瓶中，先加水少许使之湿润，加数粒玻璃珠、10～15ml 硝酸，放置片刻，小火慢慢加热，待作用缓和，放冷。沿瓶壁加入 5ml 或 10ml 硫酸，再加热，至瓶中液体开始变成棕色时，不断沿瓶壁滴加硝酸至有机质分解完全。加大火力，至产生白烟，待瓶口白烟冒尽后，瓶内液体再产生白烟为消失完全，该溶液应先澄明无色或微带黄色，放冷（在操作过程中应注意防止暴沸或爆炸）。加 20ml 水煮沸，除去残余的硝酸至产生白烟为止，如此处理两次，放冷。将冷后的溶液移入 50ml 或 100ml 容量瓶中，用水洗涤凯氏烧瓶，洗液并入容量瓶中，放冷，加水至刻度，混匀。定容后的溶液每 10ml 相当于 1g 样品，相当于加入硫酸量 1ml。取与消化样品相同量的硝酸和硫酸，按同一方法做试剂空白试验。

2）水果、蔬菜：称取 25.00g 或 50.00g 洗净打成匀浆的样品，置于 250～500ml 凯氏烧瓶中，加数粒玻璃珠、10～15ml 硝酸，再加热，至瓶中液体开始变成棕色时，不断沿瓶壁滴加硝酸至有机质分解完全。加大火力，至产生白烟，待瓶口白烟冒尽后，瓶内液体再产生白烟为消化完全，该溶液应澄明无色或微带黄色，放冷（在操作过程中应注意防止暴沸或爆炸）。加 20ml 水煮沸，除去残余的硝酸至产生白烟为止，如此处理两次，放冷，将冷后的溶液移入 50ml 或 100ml 容量瓶中，用水洗涤凯氏烧瓶，洗衣并入容量瓶中，放冷，加水至刻度，混匀。定容后的溶液每 10ml 相当于 5g 样品，相当于加入硫酸 1ml。取与消化样品相同量的硝酸和硫酸，按同一方法做试剂空白试验。

3）豆腐、酱、酱油、醋、酱腌菜、腐乳、冷饮等：称取 10.00g 或 20.00g 样品（或吸取 10.00ml 或 20.00ml 液体样品），置于 250～500ml 凯氏烧瓶中，加数粒玻璃珠、10～15ml 硝酸，放置片刻，小火缓缓加热，待作用缓和，放冷。沿瓶壁加入 5ml 或 10ml 硫酸，再加热，至瓶中液体开始变成棕色时，不断瓶壁滴加硝酸至有机质分解完全。加大火力产生白烟，待瓶口白烟冒尽后，瓶内液体再产生白烟为消化完全，该溶液应澄明无色或微带黄色，放冷

(在操作过程中应注意防止暴沸或爆炸)。加20ml水煮沸，除去残余的硝酸至产生白烟为止，如此处理两次，放冷。放冷后的溶液移入50ml或100ml容量瓶中，用水洗涤凯氏烧瓶，洗液并入容量瓶中，放冷，加入至刻度，混匀。定容后的溶液每10ml相当于2g或2ml样品。取与消化样品相同量的硝酸和硫酸，按同一方法做试剂空白试验。

4）含乙醇性饮料或含二氧化碳饮料：吸取10.00ml或20.00ml样品，置于250～500ml凯氏烧瓶中，加数粒玻璃珠，先用小火加热除去乙醇或二氧化碳，再加5～10ml硝酸，混匀后，放置片刻，小火缓缓加热，待作用缓和，放冷。沿瓶壁加入5ml或10ml硫酸，再加热，至瓶中液体开始变成棕色时，不断沿瓶壁滴加硝酸至有机质分解完全。加大火力，至产生白烟，待瓶口白烟冒尽后，瓶内液体再产生白烟为消化完全，该溶液应澄明无色或微带黄色，放冷(在操作过程中应注意防止暴沸或爆炸)。加20ml水煮沸，除去残余的硝酸至产生白烟为止，如此处理两次，放冷。将冷后的溶液移入50ml或100ml容量瓶中，用水洗涤凯氏烧瓶，洗涤并入容量瓶中，放冷，加水至刻度，混匀。定容后的溶液每10ml相当于2ml样品。取与消化样品相同量的硝酸和硫酸，按同一方法做试剂空白试验。

5）含糖量高的样品：称取5.00g或10.0g样品，置于250～500ml凯氏烧瓶中，加少许水使之湿润，加数粒玻璃珠、5～10ml硝酸后，摇匀，缓缓加入5ml或10ml硫酸，待作用缓和、停止起泡沫后，先用小火缓缓加热(糖分易炭化)，不断沿瓶壁补加硝酸，待泡沫全部消失后，再加大火力，至有机质分解完全，产生白烟，溶解应澄明无色或微带黄色，放冷(在操作过程中应注意防止暴沸或爆炸)。加20ml水煮沸，除去残余的硝酸至产生白烟为止，如此处理两次，放冷。将冷后的溶液移入50ml或100ml容量瓶中，用水洗涤凯氏烧瓶，洗液并入容量瓶中，放冷，加水至刻度，混匀。定容后的溶液每10ml相当于2g样品。取与消化样品相同量的硝酸和硫酸，按同一方法做试剂空白实验。

6）水产品：取可食部分样品捣成匀浆，称取5.00g或10.0g样品(海产藻类、贝类可适当减少取样量)，置于250～500ml定氮瓶中，加数粒玻璃珠、5～10ml硝酸，混匀后，沿瓶壁加入5ml或10ml硫酸，再加热，至瓶中液体开始变成棕色时，不断沿瓶壁滴加硝酸至有机质分解完全。加大火力，至产生白烟，待瓶口白烟冒尽后，瓶内液体再产生白烟为消失完全，该溶液应先澄明无色或微带黄色，放冷(在操作过程中应注意防止暴沸或爆炸)。加20ml水煮沸，除去残余的硝酸至产生白烟为止，如此处理两次，放冷。将冷后的溶液移入50ml或100ml容量瓶中，用水洗涤凯氏烧瓶，洗液并入容量瓶中，放冷，加水至刻度，混匀。定容后的溶液每10ml相当于1g样品，相当于加入硫酸量1ml。取与消化样品相同量的硝酸和硫酸，按同一方法做试剂空白试验。

(2) 灰化法：依样品中水分含量采用如下方法。

1）粮食及其他含水分少的食品：称取5.00g样品，置于石英或瓷坩埚中，加热至炭化，然后移入马福炉中，500℃灰化3小时，放冷取出坩埚，加硝酸溶液(1+1)，润湿灰分，用小火蒸干，在500℃烧1小时，放冷。取出坩埚，加1ml硝酸溶液(1+1)，加热，使灰分溶解，移入50ml容量瓶中，用水洗坩埚，洗液并入容量瓶中，加水至刻度，混匀备。

2）含水分多的食品或样品：称取5.00g或吸取5.00ml样品，置于蒸发皿中，先在水浴上蒸干，加热至炭化，然后移入马福炉中，500℃炭化3小时，放冷，取出坩埚，加硝酸溶液(1+1)，加热，使灰分溶解，移入50ml容量瓶中，用水洗坩埚，洗液并入容量瓶中，加水至刻度，混匀备用。

3. 测定

（1）制备标准系列：取8只125ml同型分液漏斗作标准管、试剂空白管按表13-14操作。

表13-14 二硫腙分光光度法测铅时各管试剂加入量

单位：ml

管号	0	1	2	3	4	5	样品	空白
铅标准使用液	0.00	0.10	0.20	0.30	0.40	0.50	—	—
样品消化液	—	—	—	—	—	—	10.0	—
试剂空白液	—	—	—	—	—	—	—	10.0
蒸馏水	—	—	—	—	—	—	10.0	10.0
硝酸（1+99）	各加至20ml						—	—
枸橼酸铵溶液	各加2.0ml，混匀							
盐酸羟胺溶液	各加1.0ml，混匀							
酚红指示剂	各加2滴							
氨水（1+1）	调至红色，混匀							
氰化钾溶液	各加2.0ml，混匀							
二硫腙使用液	各加5.0ml，混匀							

（2）比色测定：剧烈振摇1分钟，静置分层后，以三氯甲烷调零，于波长510nm处测吸光度，各点减去零管吸光值后，绘制标准曲线或计算一元回归方程，样品与标准曲线比较。

【结果计算】

$$\rho(\text{Pb}, \text{mg/kg或mg/L}) = \frac{(m_1 - m_2) \times 1000}{m_3 \times \dfrac{V_2}{V_1} \times 1000}$$

式中：m_1为测定用样品中的铅的质量（μg）；m_2为试剂空白液中铅的质量（μg）；m_3为样品质量或体积（g或ml）；V_1为样品处理液的总体积（ml）；V_2为测定用样品处理液的总体积（ml）。

【说明与讨论】

1. 二硫腙又名打萨腙、铅试剂、二苯硫代偶氮碳酰肼、二苯基硫代缩二氨基脲等，分子式为$C_{13}H_{12}N_2S$，简写式为H_2Dz。

二硫腙可能是一种广泛的螯合剂，除能与Pb^{2+}螯合外，还能与20余种金属离子形成螯合物。因此测铅时，可能存在的干扰离子非常多。可以通过控制溶液的pH和加入掩蔽剂等方法来避免其他离子的干扰。常用氰化钾作掩蔽剂，用枸橼酸铵-氨水缓冲溶液提供合适的碱性环境，其中的枸橼酸铵也能起到掩蔽剂的作用。

2. 二硫腙分光光度法测定铅，适宜pH为8.5～9.0。若pH较低，二硫腙的配位能力较弱，二硫腙与铅的配位反应不完全；若pH过高，铅会转化为PbO_2^{2-}，而不能被配位和萃取。

3. 三氯甲烷可以受光作用和空气中氧的影响而被氧化，其产物能氧化二硫腙而干扰测定，故用三氯甲烷作萃取剂时，必须不含过氧化物。

4. 为避免试剂和蒸馏水中含有的微量铅影响测定结果，蒸馏水应是全玻璃蒸馏器或通过强酸型阳离子交换树脂除铅而得到的无铅水；玻璃仪器须用稀硝酸浸泡、洗涤，再用无铅水冲洗；盐酸羟胺、枸橼酸铵、氰化钾等试剂应符合质量要求，不含干扰金属离子，否则应预先提纯。

5. 仪器的清洗情况对测定结果影响较大，使用前需用稀硝酸溶液浸泡，洗涤，再用无铅水冲洗。

6. 酚红指示剂的变色是由红（酸性）→黄（中性）→红（碱性），因此若不注意，特别是初次操作人员，有可能将溶液为酸性时认为已经达到碱性，此时加入氰化钾是非常危险的。可改用百里酚蓝指示剂（变色范围为 pH 8.0～9.6），酸性溶液中呈黄橙色，碱性溶液中呈蓝绿色直至蓝色。

7. 氰化钾溶液为剧毒试剂，应特别注意安全。所有的含氰化物的溶液都不能随意乱倒，应将废液集中，加入适量氢氧化钠及硫酸亚铁或漂白粉解毒后，再用大量水将其冲入下水道。

拓展知识

测定食品中铅的标准方法除二硫腙分光比色法外，还有以下 4 种方法。

1. 氢化物原子荧光分光光度法（GB/T5009.12-2010） 样品经酸热消化后，在酸性条件下，铅离子可与硼氢化钠或硼氢化钾反应生成铅化氢（PbH_4）气体。用氩气导入电热石英原子化器中原子化，在铅空心阴极灯照射下，基态铅原子受到激发而发射出特征波长的荧光。其荧光强度与铅的含量成正比，与标准系列比较定量。

2. 单扫描极谱法（GB/T5009.12-2010） 食品样品经消解后，使铅以离子形式存在于样液中。在酸性条件下，使 Pb^{2+} 与 I^- 生成 PbI_4^{2-}。该离子具有电活性，能在滴汞电极上产生还原电流，用极谱分析仪测定，记录铅的峰电流。峰电流与铅含量呈线性关系，与标准系列比较定量。

3. 火焰原子吸收分光光度法（GB/T5009.12-2010） 样品经处理后，在一定的 pH 条件下，铅离子可与 DDTC（二乙基二硫代氨基甲酸钠）反应生成配合物，经 MIBK（4- 甲基 -2- 戊酮）萃取分离后，导入原子吸收分光光度计，火焰原子化后，吸收由铅空心阴极灯发射出来的 283.3nm 共振线。在一定的浓度范围，其吸收值与铅含量成正比，与标准比较定量。

4. 石墨炉原子吸收光谱法（GB/T5009.12-2010） 样品经干法灰化或湿法消解处理，使铅成离子状态，注入原子吸收分光光度计石墨炉中，经电热原子化变成铅的基态原子，吸收由铅空心阴极灯发射出来的 283.3nm 成 217.0nm 共振线。在一定的浓度范围，其吸收值与铅含量成正比，与标准系列比较定量。

三、镉

镉呈银白色，略带淡蓝光泽，质软。镉是人体代谢中的非必需微量元素，对人的毒性很大，镉可在人体内蓄积，主要蓄积在肾脏，引起泌尿系统功能的变化。1973 年，WHO 确定的优先研究污染食品的 17 种毒物中，镉仅次于黄曲霉毒素 B_1 和砷之后，为第三位优先研究的污染物。在日本发生的著名的公害病——“痛痛病”就是镉污染大米引起的，我国也有受镉污染稻米的报道。自然界中镉含量很少，多与锌、铜、铅等共存于矿石中。常见易溶于水的镉盐有醋酸镉、氯化镉、硝酸镉、硫酸镉等，而硫化镉、碳酸镉、氢氧化镉则难溶于水。

镉的化合物主要用于金属涂敷工艺、塑料工业，此外，镉也在合金、蓄电池、灯具等工业中使用。一般食品中镉含量甚微，海产品中稍高，农作物种水稻能选择性地吸收镉，此外，苋菜、烟草、向日葵和蕨类植物对镉吸收力较强。含镉“三废”通过植物吸收或水生生物富集，是污染食品的主要途径，食品加工、储存、包装材料、容器中的镉转移到食品中（特别是酸性食品）早已引起人们的注意。随食物进入人体的镉，大部分蓄积在肾脏和肝脏，当摄入过多的镉时，可引起肾脏慢性中毒、高血压和动脉粥样硬化。

测定食品中镉含量的方法有石墨炉原子吸收光谱法、原子吸收光谱法（分为碘化钾 -4-甲基 -2- 戊酮法和二硫腙 - 醋酸丁酯法）、比色法和原子荧光法等。石墨炉原子吸收光谱法具有取样量小、灵敏度高、结果准确可靠等特点。

检验方法——石墨炉原子吸收光谱法

【原理】

样品经灰化或酸消解后，注入原子吸收分光光度计石墨炉中，电热原子化后吸收 228.8nm 共振线，在一定浓度范围内，其吸收值与镉含量成正比，与标准系列比较定量。

本法最低检出浓度为：0.1μg/kg。

【仪器】

1. 原子吸收分光光度计　附石墨炉及镉空心阴极灯。
2. 马福炉。
3. 恒温干燥箱子。
4. 瓷坩埚。
5. 压力消解器、压力消解罐或压力溶弹。
6. 可调式电热板或可调式电炉。

> **考点提示**
> 石墨炉原子吸收光谱法测定原理。

【试剂】

1. 硫酸。
2. 硝酸。
3. 过氧化氢溶液（30%）。
4. 高氯酸。
5. 硝酸溶液（1+1）　取 50ml 硝酸，慢慢加入 50ml 水中。
6. 硝酸溶液（0.5mol/L）　取 3.2ml 硝酸，加入 50ml 水中，稀释至 100ml。
7. 盐酸溶液（1+1）　取 50ml 盐酸，慢慢加入 50ml 水中。
8. 磷酸铵溶液（20g/L）　称取 2.0g 磷酸铵，以水溶解，并稀释至 100ml。
9. 硝酸 + 高氯酸混合酸（4+1）　取 4 份硝酸与 1 份高氯酸混合。
10. 镉标准储备液［ρ（Cd）=1.0mg/ml］　准确称取 1.000g 金属镉（99.99%），分次加 20ml 盐酸溶液（1+1）溶解，加 2 滴硝酸，移入 1000ml 容量瓶，加水至刻度，混匀。
11. 镉标准使用液［ρ（Cd）=100.0mg/ml］　每次吸取镉标准储备液 10.0ml 于 100ml 容量瓶中，加硝酸溶液（0.5mol/L）至刻度。如此经多次稀释。

【操作步骤】

1. 样品预处理

（1）样品制备：在采样和制备过程中，应注意不使样品污染。粮食、豆类去杂质后，磨碎，过 20 目筛，储存于塑料瓶中，保存备用；蔬菜、水果、鱼类、肉类及蛋类等水分含量高的鲜样用食品加工机或匀浆机打成匀浆，储于塑料瓶中，保存备用。

（2）样品消解：可根据实验室条件选用以下任一方法消解。

1）压力消解罐消解法：称取 1.00～2.00g 样品（干样、含脂肪高的样品<1.00g，鲜样

<2.0g）或按压力消解罐使用说明书称取样品加到聚四氟乙烯内罐，加硝酸2～4ml浸泡过夜。再加过氧化氢溶液（30%）2～3ml（总量不超过罐容积的1/3）。盖好内盖，旋紧不锈钢外套，放入恒温干燥箱，120～140℃保持3～4小时，在箱内自然冷却至室温，用滴管将消化液洗入或过滤入（视消化液有无沉淀而定）10～25ml容量瓶中，用水少量多次洗涤罐，洗液合并于容量瓶中并定容至刻度，混匀备用；同时做试剂空白。

2）干法灰化：称取1.00～5.00g（根据镉含量而定）样品于瓷坩埚中，先小火在可调式电炉上炭化至无烟，移入马福炉500℃灰化6～8小时，冷却。若个别样品灰化不彻底，则加1ml混合酸在可调式电炉上小火加热，反复多次直到消化完全，放冷，用硝酸溶液（0.5ml/L）将灰分溶解，将样品消化液移入10～25ml容量瓶中，用水少量多次洗涤瓷坩埚，洗液合并于容量瓶中并定容至刻度，混匀备用，同时做试剂空白。

3）过硫酸铵灰化法：称取1.00～5.00g样品于瓷坩埚中，加2～4ml硝酸浸泡1小时以上，先小火炭化，冷却后加2.00～3.00g过硫酸铵盖于上面，继续炭化至不冒烟，转入马福炉，500℃恒温2小时，再升温至800℃，保持20分钟，冷却，加2～3ml硝酸溶液（1.0mol/L），用滴管将样品消化液洗入或过滤到（视消化液有无沉淀而定）10～25ml容量瓶中，用水少量多次洗涤瓷坩埚，洗液合并于容量瓶中并定容至刻度，混匀备用；同时做试剂空白。

2．测定

（1）仪器准备：根据各自仪器性能，按表13-15提供的参考条件调至最佳状态。

表13-15 测定镉的原子化条件

元素	灯电流（mA）	狭缝（nm）	波长（nm）	干燥		灰化		原子化	
				温度（℃）	时间（s）	温度（℃）	时间（s）	温度（℃）	时间（s）
Cd	8～10	0.5～1.0	228.8	120	20	350	15～20	1700～2300	4～5
背景校正	氘灯或塞曼效应								

（2）绘制标准线：取7只100ml容量瓶，按表13-16配制标准系列。各吸取10μl标准系列溶液注入石墨炉，测得其吸光值，绘制标准曲线或计算出回归方程。

表13-16 石墨炉原子吸收分光光度法测镉时标准系列配制

编号	0	1	2	3	4	5	6
镉标准使用液（ml）	0.00	1.00	2.00	3.00	5.00	7.00	10.0
蒸馏水（ml）	各加至100ml刻度线						
镉含量（Cd，μg/ml）	0.00	1.00	2.00	3.00	5.00	7.00	10.0

（3）样品测定：分别吸取样液和试剂空白液各10μl注入石墨炉，测得其吸光值，查标准曲线或代入标准系列的一元线性回归方程中求得样液中镉含量。

（4）基体改进剂的使用：对有干扰的样品，则注入适量的基体改进剂-磷酸铵溶液（20g/L）（一般<5μl）消除干扰。绘制镉标准曲线时也要加入与样品测定时等量的基体改进剂。

【结果计算】

$$\rho(\text{Cd}, \mu g/kg\text{或}\mu g/L)=\frac{(\rho_1-\rho_2)\times 1000}{m\times \frac{V_1}{V_2}\times 1000}$$

式中：ρ_1 为测定样品消化液中镉含量（ng/ml）；ρ_2 为空白液中镉含量（ng/ml）；V_1 为测定用样品处理液的体积（ml）；V_2 为样品消化液总体积（ml）；m 为样品质量或体积（g 或 ml）。

【说明与讨论】

1. 所有玻璃器皿需用稀硝酸浸泡，用水冲净后使用，蒸馏水中不得含镉。

2. 干法处理样品时，要防止高温条件下，镉与器皿之间的黏滞损失，尤其当样品灰分呈碱性时，黏滞损失加剧。

四、农药残留

案例分析

"农药鸡尾酒"你喝了吗？

"中国绿色和平组织"在北京、上海和广州三个主要城市的农药残留检测发现，由于蔬果上的混合农药残留，这三地的居民几乎每天都在饮用一杯威胁健康的"农药鸡尾酒"，其中甚至包括 5 种可能致癌的农药。2008 年 12 月和 2009 年 2 月，这个组织以三口之家一天所需量为标准，在北京、上海和广州的 4 个超市，以及 2 个农贸市场，购买了当地常见的蔬菜和水果进行农药残留的检测。检测发现：每个样品含有多种农药残留，其中 5 个样品甚至含有 10 种以上不同的农药残留。在所购买的荠菜和豇豆样品中，绿色和平发现了甲胺磷和克百威，这两种高毒农药已经被国家严令禁止销售和使用。

请问：1. 农药残留对人体有什么危害？

2. 如何快速鉴定食品中的农药残留？

农药就是农用药剂。凡是用于保护和提高农业、林业、畜牧业、渔业生产的药剂（除肥料外），都可以称为农药。农药的作用具有两面性：一方面，它可以有效控制或消灭农林业的病、虫及杂草的危害，提高农产品的产量和质量；另一方面，使用农药也带来环境污染，危害有益昆虫和鸟类，导致生态平衡失调，同时也造成了食品农药残留，对人体健康产生危害。目前生产和使用的农药品种有上千种，其中绝大多数为化学合成农药，而且随着工农业生产的发展，农药的品种和产量会与日俱增。

农药残留是指农药使用后残存于生物体、食品和环境中的微量农药原体、有毒代谢物、降解物等，其残存数量称为残留量。食品中常见的农药残留有：有机磷农药、有机氯农药、氨基甲酸酯类等。

有机磷农药于 1938 年发现，是人们所熟知的一类高效、广谱农药，广泛用于防治农作物病虫害。有机磷农药属磷酸酯或硫代酸酯类化合物，其结构通式如下：

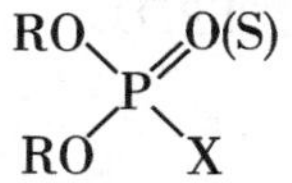

R 和 X 为各种不同的基团，可组成不同种类和毒性各异的有机磷农药。早期使用的有机磷农药多为高效、高毒品种，如对硫磷、内吸磷、甲拌磷等，而现在多为高效、低毒、低残留品种，如乐果、美曲磷脂、倍硫磷及毒性极低的马拉硫磷。

有机磷农药具有用药量小，杀虫效率高，选择作用强，对农作物药害小，使用经济，并因其性质不稳定，在自然界容易分解，在食用作物中残留时间极短，以及在食物体内易受酶作用而水解，在体内不积蓄等优点，被广泛应用于农业杀虫及杀灭螨、蜘蛛和苍蝇等。常因食用、保管、运输等不慎，污染食品，导致人畜急性中毒。故食品中（特别是果蔬等）有机磷农药残留量的测定，是一重要检测项目。

有机磷农药属神经药物，其中某些属高毒农药，对哺乳动物急性毒性较强，可经皮肤、呼吸道和消化道吸收进入体内。食品中有机磷农药进入人体被吸收后，使酶系统受到抑制，特别是血液中的胆碱酯酶活力降低，引起神经系统功能紊乱，如出汗、肌肉颤动等，严重者导致中枢神经系统功能失常。

除敌百虫、乐果为白色晶体外，其余有机磷农药的工业品均为棕色的油状液体。仅敌敌畏、美曲磷脂略有芳香味，其他有机磷农药大多具有特殊的蒜臭味，挥发性大，对光、热不稳定。

国家卫生标准中，对常见的有机磷农药在不同的食品中的最高允许残留量都作了严格的规定，见表13-17。

表13-17 主要食品中有机磷农药残留量卫生标准　单位：mg/kg

品种	敌敌畏	乐果	马拉硫磷	对硫磷	甲拌磷	杀螟硫磷	倍硫磷
蔬菜	0.2	1.0	不得检出	不得检出	不得检出	0.4	0.05
水果			不得检出	0.4	0.05		
原粮	0.1	0.05	3	0.1			
小麦、玉米、糙米			0.02	0.4	0.05		
食用植物油	不得检出	不得检出	不得检出	0.1	不得检出	不得检出	0.01

测定食品中有机磷农药残留量的方法有光谱法、酶抑制法和色谱法。国家标准采用气相色谱法。

检验方法——气相色谱法

【原理】

食品中残留的有机磷农药经有机溶剂提取并净化、浓缩后，注入气相色谱仪，汽化后在载气携带下于色谱柱中分离，并由火焰光度检测器检测。当含有有机磷的样品于检测器中的富氢火焰上燃烧时，以HPO碎片的形式，放射出波长为526nm的特征光，这种光经滤光片选择后，被光电倍增管接收，转换为电信号，经微电流放大器放大后，由记录仪记录下色谱峰。通过比较样品的峰高和标准品的峰高，计算出样品中有机磷农药的残留量。

本法最低检出量为0.1～0.3ng，进样量相当于0.01ng样品，最低检出浓度范围为0.01～0.03mg/kg。

【仪器】

1．气相色谱仪具有火焰光度检测器（FPD）。

2．电动振荡仪。

3．具塞锥形瓶（250ml）。

4．分液漏斗（250ml）。

5．具塞量筒。

【试剂】

1．丙酮。

2．无水硫酸钠。

3．二氯甲烷。

4．硫酸钠溶液（50g/L）。

5．中性氧化铝　层析用，经300℃活化4小时后备用。

6．活性炭　称取20g活性炭，用盐酸（3mol/L）浸泡过夜，抽滤后，用水洗至无氯离子，在120℃烘干备用。

7．农药标准储备液　分别准确称取适量的各种有机磷农药标准品，用苯（或三氯甲烷）先配制储备液，放在冰箱中保存。

8．农药标准使用液　临用时用二氯甲烷稀释为应用液，使其浓度为敌敌畏、乐果、马拉硫磷、对硫磷和甲拌磷每毫升各相当于1.0μg，倍硫磷、虫螨磷、杀螟硫磷和稻瘟净每毫升各相当于2.0μg。

【操作步骤】

> **考点提示**
>
> 气相色谱法操作方法及注意事项。

1．提取与净化

（1）蔬菜：将蔬菜切碎混匀。称取10.00g混匀的样品，置于250ml具塞锥形瓶中，加30～100g无水硫酸钠（根据蔬菜含水量）脱水，剧烈振摇后如有固体硫酸钠存在，说明所加无水硫酸钠已足够。加0.2～0.8g活性炭（根据蔬菜色素含量）脱色。加70ml二氯甲烷，在振荡器上振摇0.5h，经滤纸过滤。量取35ml滤液，在通风橱中室温下自然挥发至近干，用二氯甲烷少量多次研洗残渣，移入10ml（或5ml）具塞带刻度试管中，并定容至2.0ml，备用。

（2）小麦、玉米：将样品磨碎过20目筛，混匀。称取10.00g，置于具塞锥形瓶中，加入0.5g中性氧化铝、0.2g活性炭及20ml二氯甲烷，振摇0.5h，过滤，滤液直接进样。如农药残留量过低，则加30ml二氯甲烷，振摇过滤，量取15ml滤液浓缩，并定容至2.0ml进样。

（3）稻谷：将稻谷脱壳，磨粉，过20目筛，混匀。称取10.00g混匀的样品，置于具塞锥形瓶中，加入0.5g中性氧化铝及20ml二氯甲烷，振摇0.5小时，过滤，滤液直接进样。如农药残留量过低，则加30ml二氯甲烷，振摇过滤，量取15ml滤液浓缩，并定容至2.0ml进样。

（4）植物油：称取5.0g混匀的样品，用50ml丙酮分次溶解并洗入分液漏斗中，摇匀后，加10ml水，轻轻旋转振摇1分钟，静置1小时以上，弃去下面析出的油层，上层溶液自分液漏斗上口倾入另一分液漏斗中，当心尽量不使剩余的油滴倒入（如乳化严重，分层不清，则放入50ml离心管中，以2500r/min离心0.5小时，用滴管吸出上层溶液）。加30ml二氯甲烷，100ml硫酸钠溶液（50g/L），振摇1分钟。静置分层后，将二氯甲烷提取液移至蒸发皿中。丙酮水溶液再用10ml二氯甲烷提取一次，分层后，合并至蒸发皿中。自然挥干后，如无水，可用二氯甲烷少量多次研洗蒸发皿中残液，移入具塞量筒中，并定容至5ml。加2g无水硫酸钠振摇脱水，再加1g中性氧化铝、0.2g活性炭（毛油可加0.5g）振摇脱油和脱色，过滤，滤液直接进样。二氯甲烷提取液自然挥发后如有少量水，可用5ml二氯甲烷分次将挥发后的残液洗入小分液漏斗内，提取1分钟，静置分层后将二氯甲烷层移入具塞量筒内，再以5ml二氯甲烷提取一次，合并入具塞量筒内，定容至10ml，加5g无水硫酸钠，振摇脱水，再加1g中性氧化铝、0.2g活性炭，振摇脱油和脱色，过滤，滤液直接进样。或将二氯甲烷和水一起倒入具塞量筒中，用二氯甲烷少量多次研洗蒸发皿，洗液并入具塞量筒中，用二氯甲烷定容至5ml，加3g无水硫酸钠，然后如上加中性氧化铝和活性炭依法操作。

2. 色谱参考条件

(1) 色谱柱：玻璃柱，内径 3mm，长 1.5～2.0m。根据不同类型的有机磷农药选用不同的填充柱。

1）分离测定敌敌畏、乐果、马拉硫磷和对硫磷的色谱柱：①内装涂以 2.5%SE-30 和 3%QF-1 混合固定液的 60～80 目 Chromosorb W AW DMCS；②内装涂以 1.5%OV-17 和 2%QF-1 混合固定液的 60～80 目 Chromosorb W AW DMCS；③内装涂以 2%OV-101 和 2%QF-1 混合固定液的 60～80 目 Chromosorb W AW DMCS。

2）分离测定甲拌磷、虫螨磷、稻瘟净、倍硫磷和杀螟硫磷的色谱柱：①内装涂以 3%PEGA 和 5%QF-1 混合固定液的 60～80Chromosorb W AW DMCS；②内装涂以 2%NPGA 和 3%QF-1 混合固定液的 60～80Chromosorb W AW DMCS。

(2) 气流速度：氮气 80ml/min；空气 50ml/min；氢气 180ml/min（氮气、空气和氢气之比按各仪器型号不同选择各自的最佳比例条件。）

(3) 温度进样口：220 检测器 240℃；柱温 180℃，但测定敌敌畏为 130℃。

3. 测定吸取混合农药标准应用液 2～5μl，分别注入气相色谱仪中，可测得不同浓度有机磷农药标准溶液的峰高，分别绘制有机磷标准曲线。同时取样品溶液 2～5μl，注入气相色谱仪中，测得峰高，并从标准曲线图中查出相应的含量。

【结果计算】

$$\omega(\mathrm{B, mg/kg}) = \frac{A \times 1000}{m \times 1000 \times 1000}$$

式中：A 为进样体积中有机磷农药的质量（ng）；m 为进样体积（μl）相当于样品的质量（g）。

【说明与讨论】

1. 测定食品中有机磷农药残留量，应将样品经破碎处理后，用二氯甲烷提取残留的有机磷农药。萃取液再经过净化、浓缩后，使用具有火焰光度检测器的气相色谱仪进行测定分析。

2. 残留的有机磷农药及其代谢产物在食品中以三种状态存在：游离状态、与生物体高分子物质偶合状态及与生物体高分子结合状态。目前的提取方法尚能将游离状态提取，另外两种状态一般较难提取。

3. 多数有机磷农药具有挥发性，也易氧化和水解。温度、pH、水分的增高及在某些重金属离子的催化下，会加速氧化、水解过程。故农药标准液应避光冷藏，干燥保存，尽可能新鲜配制。样品的提取与净化亦要注意由此造成的损失。

4. 根据样品的种类和有机磷农药的品种来选择合适的有机溶剂及提取净化方法。使用有机溶剂提取有机磷农药残留时，样品中的脂肪和色素也被萃取而进入有机溶剂中，对测定产生干扰，加入中性氧化铝吸附除去脂肪，用活性炭吸附除去色素。

5. 提取后样品溶液应是无色，否则应加活性炭脱色。

6. 有机磷农药浓缩过程应在室温下自然挥干，不能加热，否则有机磷农药会分解变质。

7. 样品液和标准液的进样量应根据有机磷残留量来确定，以各组分的色谱峰不会出现过高或过低为宜。

8. 选用微量注射器作进样器，抽取样液前应来回抽吸几次以排除管内气泡，进样时要迅速注射至进样器中。

9. 由于同时要分离多种有机磷农药，使用单一固定液的色谱柱，往往分离效果不好。本法采用混合固定液，可将难分离的农药有效地分开。

10. 食用植物油的提取溶剂由丙酮＋水（5+1）组成，农药溶入丙酮后，油样下沉析出。弃去油层，向丙酮、二氯甲烷系统中加入大量硫酸钠溶液，使农药转移至二氯甲烷中，水溶性杂质留于丙酮层内，农药提取液由此被净化。

五、抗生素残留

食品中抗生素残留量的检验目前在我国还没有广泛开展，也没有制定相关的卫生标准。但抗生素在畜牧业中被广泛应用，其用量已远远超过人类的用量总和。如用作饲料添加剂和治疗家畜家禽疾病等，因而引起了畜、禽肉及其制品中抗生素的残留。长期食用含有抗生素的畜、禽肉类食品，对人体健康造成的危害，已逐渐引起人们的重视。

抗生素是由微生物产生的在低浓度下具有抑制或杀死其他微生物作用的化学物质。其种类相当多，大致可分为十余大类，常用的有一百多个品种，如四环素类（土霉素、四环素、金霉素），内酰胺类（青霉素 G 钠、普鲁卡因青霉素），大环内酯类（红霉素、螺旋霉素、竹桃霉素）和氨基糖苷类（链霉素、庆大霉素、卡那霉素）等。

食品中抗生素残留量的检验，首先将样品匀浆化处理，离心后取水溶液进行提取分离，再用高效液相色谱法和薄层色谱 - 抑菌法检验。

国家标准方法中，测定食品中土霉素、四环素、金霉素残留，采用高效液相色谱法。

检验方法——高效液相色谱法

【原理】

样品经提取，用微孔滤膜过滤后直接进样，用反相色谱法分离，紫外检测器检测，用标准加入法定量。

【仪器】

1. 振荡器。

2. 离心机。

3. 高效液相色谱仪（具有紫外检测器）。

色谱参考条件：

色谱柱：ODS-C_{18}（5μm），6.2mm×150mm，不锈钢柱。

流动相：乙腈＋磷酸二氢钠溶液（0.01mol/L，用 30% 硝酸溶液调节 pH 至 2.5）=35+65，使用前用超声波脱气 10mm。

流速：1.0ml/min。

柱温：室温。

检测波长：355nm。

灵敏度：0.002AMFS。

进样量：10μl。

【试剂】

1. 乙腈（分析纯）。

2. 盐酸溶液（0.01mol/L）。

3. 磷酸二氢钠溶液（0.01mol/L） 准确称取 1.56g 磷酸二氢钠（$NaH_2PO_4 \cdot 2H_2O$）溶于蒸馏水中，定容至 100ml，经微孔滤膜（0.45μm）过滤，备用。

4. 土霉素(OTC)标准溶液[ρ(OTC)=1.0mg/ml] 称取土霉素 0.0100g,用盐酸溶液溶解并定容至 10ml。

5. 四环素(TC)标准溶液[ρ(TC)=1.0mg/ml] 称取四环素 0.0100g,用盐酸溶液溶解并定容至 10ml。

6. 金霉素(CTC)标准溶液[ρ(CTC)=1.0mg/ml] 称取金霉素 0.0100g,用盐酸溶液溶解并定容至 10ml。

7. 混合标准溶液 取土霉素标准溶液、四环素标准溶液各 1.00ml,取金霉素标准溶液 2.00ml,置于 10ml 容量瓶中,加蒸馏水至刻度。此液临用前配制。

8. 高氯酸溶液(5%)。

【操作步骤】

1. 样品处理 将肉样洗净、除骨后,切成小于 5mm 的碎末。

2. 取 8 只 50ml 锥形瓶,作标准管和样品管,按表 13-18 加入试剂和操作。

表 13-18 高效液相色谱法测土霉素、四环素、金霉素时试剂加入量

编号	0	1	2	3	4	5	6	样品
肉样 /g	各加 5.00g							
混合溶液 /μl	0	25	50	100	150	200	250	—
高氯酸溶液 /ml	各加 25.0ml,于振荡器上振荡提取 10 分钟							

3. 上述各瓶中的内容物分别移入离心管中,以 2000r/min 离心 3 分钟,以上清液用微孔滤膜(0.45μm)过滤,滤液供测定用。

4. 将高效液相色谱仪按操作条件调试好。取滤液 10μl 进样,记录峰高。

5. 以标准系列的峰高与相应各管中土霉素、四环素、金霉素含量分别绘制工作曲线。以样品管的峰高值查工作曲线得样品管中土霉素、四环素、金霉素含量。

【结果计算】

$$\omega(\mathrm{B, mg/kg})=\frac{m'\times 1000}{m\times 1000}$$

式中:m' 为由工作曲线查得样品溶液中抗生素的质量(μg);m 为样品的质量(g)。

【说明与讨论】

1. 本方法中的样品处理方法适用于畜、禽肉及其制品中四环素类抗生素的提取。若要提取其他类抗生素,可根据情况选用有机溶剂(如石油醚、三氯甲烷等)萃取或液 - 固萃取柱分离等方法。

2. 四环素类抗生素经液相色谱仪反相色谱分离后,出峰顺序为土霉素、四环素、金霉素。本法检出限为:土霉素 0.15mg/kg,四环素 0.20mg/kg,金霉素 0.65mg/kg。

六、黄曲霉毒素 B_1

黄曲霉毒素(AFT)严重威胁着人类健康,由于其广泛存在于土壤,动植物各种坚果,豆类、谷类等制品中。人们食用被黄曲霉毒素污染的食物而致病。有研究表明,长时间食用含低浓度黄曲霉毒素的食物是导致肝癌、胃癌,肠癌等疾病的主要原因,且黄曲霉毒素 B_1 与其他致病因素(如肝炎病毒)等对人类疾病的诱发具有叠加效应。

黄曲霉毒素 B_1 的半数致死量为 0.36mg/kg 体重,属特剧毒的毒物范围(动物半数致死量

<10mg/kg，毒性比氰化钾大 10 倍，比砒霜大 68 倍）。目前，黄曲霉毒素是已发现的最强的致癌物质。其致癌力是奶油黄的 900 倍，比二甲基亚硝胺诱发肝癌的能力大 75 倍，比 3，4 苯并芘大 4000 倍。

AFT 是一群结构相似的化合物，基本结构为二呋喃环和香豆素，具有溶解性和稳定性的理化性质。①溶解性：AFT 难溶于水、乙醚、石油醚、己烷，易溶于油、甲醇、丙酮、氯仿、苯、乙腈、二甲基甲酰胺等溶剂。这是溶解和提取 AFT 的依据。②稳定性：AFT 对光、热、酸较稳定，对碱和氧化剂不稳定。AFT 在中性及酸性溶液中很稳定，在 pH 1～3 的强酸性溶液中稍有分解，在 pH 9～10 的碱性溶液中能迅速分解而被破坏。在长波紫外光（365nm）照射下，AFT 能发出荧光，可用于 AFT 的检出。AFT 对氧化剂不稳定，如用次氯酸钠溶液、氯、过氧化氢、高锰酸钾、漂白粉等均可使 AFT 分解被破坏掉，并且氧化剂的浓度越大，AFT 分解速度越快。

黄曲霉毒素在紫外光照射下都能发出荧光，根据荧光颜色、R_f 值及结构等不同，有多种类型，主要有 B_1、B_2、G_1、G_2、M_1、M_2。它们的结构不同，毒性及危害性也有很大差异。黄曲霉毒素的衍生物中以黄曲霉毒素 B_1 的毒性和致癌性最强，在食品中的污染最广泛，对食品的安全性影响最大。在一般情况下，如未检出 $AFTB_1$，就不存在 $AFTB_2$ 和 AFTG，因此，在食品卫生检验中，以 $AFTB_1$ 为食品污染 AFT 的主要指标。

我国食品卫生标准中，对 $AFTB_1$ 的最高允限量做了明确规定：玉米、花生仁、花生油 ≤20μg/kg；玉米及花生仁制品≤20μg/kg；大米和其他食油≤10μg/kg；其他粮食、豆类、发酵食品≤5μg/kg；婴儿食品中不得检出。国家卫生部门禁止企业使用被严重污染的粮食进行食品加工生产，并制定相关的标准监督企业执行。

> **考点提示**
>
> 黄曲霉毒素 B_1 的理化性质、危害性及其测定原理和方法。

黄曲霉毒素 B_1 的检测方法，常用的有薄层层析法、液相色谱法、免疫化学分析方法。薄层层析法同时具有定性和定量分析黄曲霉毒素的功能，国标采用此法。

检验方法——薄层层析法

【原理】

样品经提取、浓缩、薄层分离后，其中的黄曲霉毒素 B_1 在波长 365nm 紫外光下产生蓝紫色荧光，根据其在薄层上显示荧光的最低检出量来测定含量。

其最低检测质量为 0.0004μg，检出限为 5μg/kg。该方法可同时定性和定量分析 $AFTB_1$。

【仪器】

1. 小型粉碎机。
2. 样筛。
3. 电动振荡器。
4. 全玻璃浓缩器。
5. 玻璃板（5cm×20cm）。
6. 薄层板涂布器。
7. 展开槽（内长 25cm，宽 6cm，高 4cm）。
8. 紫外线灯（100～125W，带有波长 365nm 滤光片）。

9. 微量注射器或血红蛋白吸管。

【试剂】

1. 三氯甲烷。

2. 正己烷或石油醚(沸程30～60℃或60～90℃)。

3. 甲醇。

4. 苯。

5. 乙腈。

6. 无水乙醚或乙醚经无水硫酸钠脱水。

7. 丙酮。

以上试剂在试验时先进行一次试剂空白试验，如不干扰测定即可使用，否则需逐一进行重蒸。

8. 硅胶G(薄层色谱用)。

9. 三氟醋酸。

10. 无水硫酸钠。

11. 氯化钠。

12. 苯-乙腈混合液　量取98ml苯，加2ml乙腈，混匀。

13. 甲醇-水溶液　取甲醇55ml，加水45ml，混匀备用。

14. 黄曲霉毒素B_1标准溶液　配制按下列方法进行。

(1) 仪器校正：测定重铬酸钾的摩尔吸收系数，以求出使用仪器的校正因子。准确称取25mg经干燥的重铬酸钾(基准级)，用硫酸(0.5+1000)溶解后并准确稀释至200ml，相当于[$c(K_2Cr_2O_7)$=0.0004mol/L]。吸取25ml此稀释液于50ml容量瓶中，加硫酸(0.5+1000)稀释至刻度，相当于0.0002mol/L。再吸取25ml此稀释液于50ml容量瓶中，加硫酸(0.5+1000)稀释至刻度，相当于0.0001mol/L。用1cm石英杯，在最大吸收峰的波长(接近350nm处)，用硫酸(0.5+1000)作空白，测得以上3种不同浓度的溶液的吸光度，按下式计算出以上3种浓度的溶液的摩尔吸收系数，并计算平均值：

$$E_1[\mathrm{L/(mol \cdot cm)}] = \frac{A}{c}$$

式中：E_1为重铬酸钾溶液的摩尔吸收系数；A为测得重铬酸钾溶液的吸光度；C(mol/L)为重铬酸钾溶液的物质的量浓度。

再以此平均值与重铬酸钾的摩尔吸收系数3160比较，即求出使用仪器的校正因子，按下式进行计算：

$$f = \frac{3160}{E}$$

式中：f为使用仪器的校正因子；E为测得的重铬酸钾摩尔吸收系数的平均值，若f大于0.95或小于1.05，则使用仪器的校正因子可认为等于1。

(2) 黄曲霉毒素B_1标准溶液的制备：准确称取1～1.2mg黄曲霉毒素B_1标准品，先加入2ml乙腈溶解后，再用苯稀释至100ml，避光，置于4℃冰箱保存。该标准溶液浓度约为10μg/ml。用紫外分光光度计测此溶液的最大吸收峰的波长及该波长的吸光度。

黄曲霉毒素B_1标准溶液的浓度按以下公式计算：

$$\rho(\mathrm{AFTB_1}, \mu g/ml)=\frac{AM\times 1000\times f}{E_2}$$

式中：A 为测得的吸光度值；f 为使用仪器的校正因素；M 为黄曲霉毒素 B_1 的相对分子质量，为 312；E_2 为黄曲霉毒素 B_1 在苯 - 乙腈混合液中的摩尔吸收系数，为 19 800。

根据计算，用苯 - 乙腈混合液调到标准溶液浓度恰为 10.0μg/ml，并用分光光度计核对其质量浓度。

（3）纯度的测定：取 5μl 黄曲霉毒素 B_1 标准溶液（10μg/ml），滴加于涂层厚度 0.25mm 的硅胶 G 薄层板上，用甲醇 - 三氯甲烷（4+96）与丙酮 - 三氯甲烷（8+92）展开剂展开，在紫外线灯下观察荧光的产生，应符合下列条件：在展开后，只有单一的荧光点，无其他杂质荧光点；原点上没有任何残留的荧光物质。

15．黄曲霉毒素 B_1 标准使用液　准确吸取 1.0ml 标准溶液（10μg/ml）于 10ml 容量瓶中，加苯 - 乙腈混合液至刻度，混匀。此溶液每毫升相当于 1.0μg 黄曲霉毒素 B_1。吸取 1.0ml 此稀释液，置于 5ml 容量瓶中，加苯 - 乙腈混合液稀释至刻度，此溶液每毫升相当于 0.2μg 黄曲霉毒素 B_1。再吸取黄曲霉毒素 B_1 标准溶液（0.2μg/ml）1.0ml 置于 5ml 容量瓶中，加苯 - 乙腈混合液稀释至刻度，此溶液每毫升相当于 0.04μg 黄曲霉毒素 B_1。

16．次氯酸钠溶液（消毒用）　称取 100g 漂白粉，加入 500ml 水，搅拌均匀。另将 80g 工业用碳酸钠（$Na_2CO_3\cdot 10H_2O$）溶于 500ml 温水中，再将两液混合，搅拌，澄清后过滤。此滤液含次氯酸钠约为 25g/L。若用漂白粉精制备，则碳酸钠的量可以加倍。所得溶液约为 50g/L。污染的玻璃仪器用 10g/L 次氯酸钠溶液浸泡 6 小时或用 50g/L 次氯酸钠溶液浸泡片刻后，即可达到去毒效果。

【操作步骤】

1．取样　样品中污染黄曲霉毒素高的霉粒一粒可以左右测定结果，而且有毒霉粒的比例小，同时分布不均匀。为避免取样带来的误差，应大量取样，并将样品粉碎，混合均匀，才有可能得到能代表一批样品的相对可靠的结果，因此采样时应注意以下几点：根据规定采取有代表性的样品；对局部发霉变质的样品检验时，应单独取样；每份分析测定用的样品应是大量样品经粉碎，并连续多次用四分法缩减至 0.5～1kg，然后全部粉碎。粮食样品全部通过 20 目筛，混匀。花生样品全部通过 10 目筛，混匀。或将好、坏分别测定，再计算其含量。花生油和花生酱等样品不需制备，但取样时应搅拌均匀。必要时，每批样品可采取 3 份大样作样品制备及分析测定用，以观察所采样品是否具有一定的代表性。

2．提取

（1）玉米、大米、麦类、面粉、薯干、豆类、花生、花生酱等：称取 20.00g 粉碎过筛样品（面粉、花生酱不需粉碎），置于 250ml 具塞锥形瓶中，加 30ml 正己烷或石油醚和 100ml 甲醇水溶液，在瓶塞上涂上一层水，盖严防漏。振荡 30 分钟，静置片刻，以叠成折叠式的快速定性滤纸过滤于分液漏斗中，待下层甲醇水溶液分清后，放出甲醇水溶液于另一具塞锥形瓶内。取 20.00ml 甲醇水溶液（相当于 4g 样品）置于另一 125ml 分液漏斗中，加 20ml 三氯甲烷，振摇 2 分钟，静置分层，如出现乳化现象可滴加甲醇促使分层。放出三氯甲烷层，经盛有约 10g 预先用三氯甲烷湿润的无水硫酸钠的定量慢速滤纸过滤于 50ml 蒸发皿中，再加 5ml 三氯甲烷于分液漏斗中，重复振摇提取，三氯甲烷层一并滤于蒸发皿中，最后用少量三氯甲烷洗过滤器，洗液并于蒸发皿中。将蒸发皿放在通风橱于 65℃水浴上通风挥干，然后放在冰盒上冷却 2～3 分钟后，准确加入 1ml 苯 - 乙腈混合液（或将三氯甲烷用浓缩蒸馏器减压吹气蒸干后，准确加入 1ml 苯 - 乙腈混合液）。用带橡皮头的滴管的管尖将残渣充分混合，若有苯的结晶析出，将蒸发皿从冰盒上取出，继续溶解、混合，晶体即消失，再用此滴管吸取上清液转移于 2ml 具塞试管中。

（2）花生油、菜油、香油等：称取 4.00g 样品置于小烧杯中，用 20ml 正己烷或石油醚将样品移于 125ml 分液漏斗中。用 20ml 甲醇水溶液分次洗烧杯，洗液一并移入分液漏斗中，振摇 2 分钟，静置分层后，将下层甲醇水溶液移入第二个分液漏斗中，再用 5ml 甲醇水溶液重复振摇提取一次，提取液一并移入第二个分液漏斗中。在第二个分液漏斗中加入 20ml 三氯甲烷，振摇 2 分钟，静置分层，如出现乳化现象，可滴加甲醇促使分层。放出三氯甲烷层，经盛有约 10g 预先用三氯甲烷湿润的无水硫酸钠的定量慢速滤纸过滤于 50ml 蒸发皿中，再加 5ml 三氯甲烷于分液漏斗中，重复振摇提取，三氯甲烷层一并滤于蒸发皿中，最后用少量三氯甲烷洗过滤器，洗液并于蒸发皿中。将蒸发皿放在通风橱于 65℃水浴上通风挥干，然后放在冰盒上冷却 2～3 分钟 后，准确加入 1ml 苯 - 乙腈混合液（或将三氯甲烷用浓缩蒸馏器减压吹气蒸干后，准确加入 1ml 苯 - 乙腈混合液）。用带橡皮头的滴管的管尖将残渣充分混合，若有苯的结晶析出，将蒸发皿从冰盒上取出，继续溶解、混合，晶体即消失，再用此滴管吸取上清液转移于 2ml 具塞试管中。

（3）酱油、醋：称取 10.00g 样品于小烧杯中，为防止提取时乳化，加 0.4g 氯化钠，移入分液漏斗中，用 15ml 三氯甲烷分次洗涤烧杯，洗液并入分液漏斗中，振摇 2 分钟，静置分层，如出现乳化现象可滴加甲醇促使分层。放出三氯甲烷层，经盛有约 10g 预先用三氯甲烷湿润的无水硫酸钠的定量慢速滤纸过滤于 50ml 蒸发皿中，再加 5ml 三氯甲烷于分液漏斗中，重复振摇提取，三氯甲烷层一并滤于蒸发皿中，最后用少量三氯甲烷洗过滤器，洗液并于蒸发皿中。将蒸发皿放在通风橱于 65℃水浴上通风挥干，然后放在冰盒上冷却 2～3 分钟后，准确加入 2.5ml 苯 - 乙腈混合液（或将三氯甲烷用浓缩蒸馏器减压吹气蒸干后，准确加入 2.5ml 苯 - 乙腈混合液），此溶液每毫升相当于 4g 样品。

（4）干酱类（包括腐乳、豆豉制品）：称取 20.00g 研磨均匀的样品，置于 250ml 具塞锥形瓶中，加入 20ml 正己烷或石油醚与 50ml 甲醇水溶液。振荡 30 分钟，静置片刻，以叠成折叠式快速定性滤纸过滤，滤液静置分层后，取 24ml 甲醇水层（相当于 8g 样品，其中包括 8g 干酱类本身约含有 4ml 水的体积在内）置于分液漏斗中，加入 20ml 三氯甲烷，振摇 2 分钟，静置分层，如出现乳化现象可滴加甲醇促使分层。放出三氯甲烷层，经盛有约 10g 预先用三氯甲烷湿润的无水硫酸钠的定量慢速滤纸过滤于 50ml 蒸发皿中，再加 5ml 三氯甲烷于分液漏斗中，重复振摇提取，三氯甲烷层一并滤于蒸发皿中，最后用少量三氯甲烷洗过滤器，洗液并于蒸发皿中。将蒸发皿放在通风橱于 65℃水浴上通风挥干，然后放在冰盒上冷却 2～3 分钟后，准确加入 2.5ml 苯 - 乙腈混合液（或将三氯甲烷用浓缩蒸馏器减压吹气蒸干后，准确加入 2.0ml 苯 - 乙腈混合液），此溶液每毫升相当于 4g 样品。

（5）发酵酒类：处理方法与酱油、醋相同，但不加氯化钠。

3．测定

（1）单向展开法

1）薄层板的制备：称取约 3g 硅胶 G，加相当于硅胶 G 量 2～3 倍左右的水，用力研磨 1～2 分钟至成糊状后立即倒于涂布器内，推成 5cm×20cm、厚度约 0.25mm 的薄层板 3 块。在空气中干燥约 15 分钟后，于 100℃活化 2 小时，取出，放干燥器中保存。一般可保存 2～3 天，若放置时间较长，可再活化后使用。

2）点样：将薄层板边缘附着的吸附剂刮净，在距薄层板下端3cm的基线上用微量注射器或血红蛋白吸管滴加样液。一块板可滴加4个点，点距边缘和点间距约为1cm，点直径约3mm。在同一块板上滴加点的大小应一致，滴加时可用吹风机用冷风边吹边加。滴加方式如下：

第一点：10μl黄曲霉毒素B_1标准使用液（0.04μg/ml）。

第二点：20μl样液。

第三点：20μl样液+10μl黄曲霉毒素B_1标准使用液（0.04μg/ml）。

第四点：20μl样液+10μl黄曲霉毒素B_1标准使用液（0.2μg/ml）。

3）展开与观察：在展开槽内加10ml无水乙醚，预展12cm，取出挥干。再于另一展开槽内加10ml丙酮-三氯甲烷（8+92），展开10～12cm，取出。在紫外线灯下观察结果，方法如下。

由于样液点上加滴黄曲霉毒素B_1标准使用液，可使黄曲霉毒素B_1标准点与样液中黄曲霉毒素B_1荧光点重叠。如样液为阴性，薄层板上的第三点中黄曲霉毒素B_1为0.0004μg，可用作检查在样液内黄曲霉毒素B_1最低检出量是否正常出现；如为阳性，则起定性作用。薄层板上的第四点中黄曲霉毒素B_1为0.002μg，主要起定位作用。

若第二点在与黄曲霉毒素B_1标准点的相应位置上无蓝紫色荧光点，表示样品中黄曲霉毒素B_1含量在5μg/kg以下；如在相应位置上有蓝紫色荧光点，则需进行确证试验。

4）确证试验：为了证实薄层板上样液荧光系由黄曲霉毒素B_1产生的，加滴三氟乙酸，产生黄曲霉毒素B_1的衍生物，展开后此衍生物的比移值约在0.1左右。于薄层板左边依次滴加两个点：

第一点：10μl黄曲霉毒素B_1标准使用液（0.04μg/ml）。

第二点：20μl样液。

于以上两点各加一小滴三氟乙酸盖于其上，反应5分钟后，用吹风机吹热风2分钟，使热风吹到薄层板上的温度不高于40℃，再于薄层板上滴加以下两个点。

第三点：10μl黄曲霉毒素B_1标准使用液（0.04μg/ml）。

第四点：20μl样液。

在展开槽内加10ml无水乙醚，预展12cm，取出挥干。再于另一展开槽内加10ml丙酮-三氯甲烷（8+92），展开10～12cm，取出。在紫外线灯下观察样液是否产生与黄曲霉毒素B_1标准点相同的衍生物。未加三氟乙酸的三、四点，可依次作为样液与标准的衍生物空白对照。

5）稀释定量：样液中的黄曲霉毒素B_1荧光点的荧光强度如与黄曲霉毒素B_1标准点的最低检出量（0.0004μg）的荧光强度一致，则样品中黄曲霉毒素B_1含量即为5μg/kg。如样液中荧光强度比最低检出量强，则根据其强度估计减少滴加体积或将样液稀释后再滴加不同体积直到样液点的荧光强度与最低检出量的荧光强度一致为止。滴加方式如下：

第一点：10μl黄曲霉毒素B_1标准使用液（0.04μg/ml）。

第二点：根据情况滴加10μl样液。

第三点：根据情况滴加15μl样液。

第四点：根据情况滴加20μl样液。

（2）双向展开法：如用单向展开法展开后，薄层色谱由于杂质干扰掩盖了黄曲霉毒素B_1的荧光强度，可采用双向展开法。薄层板先用无水乙醚作横向展开，将干扰的杂质展至样液点的一边而黄曲霉毒素 B_1 不动，然后再用丙酮 - 三氯甲烷（8+92）作纵向展开，样品在黄曲霉毒素 B_1 相应处的杂质底色大量减少，因而提高了方法灵敏度。如用双向展开中滴加两点法展开仍有杂质干扰时，则改用滴加一点法。

1）滴加两点法

点样：取薄层板 3 块，在距下端 3cm 基线上滴加黄曲霉毒素 B_1 标准使用液与样液。即在 3 块板的距左边缘 0.8～1cm 处各滴加 10μl 黄曲霉毒素 B_1 标准使用液（0.04μl/ml，在距左边缘 2.8～3cm 处各滴加 20μl 样液，然后在第二块板的样液点上加滴 10μl 黄曲霉毒素 B_1 标准使用液（0.04μg/ml），在第三块板的样液上加滴 10μl 黄曲霉毒素 B_1 标准使用液（0.2μg/ml）。

展开：横向展开是在展开槽内的长边置一玻璃支架，加 10ml 无水乙醚，将上述点好的薄层板靠标准点的长边置于展开槽内展开，展至板端后，取出挥干，或根据情况需要时再重复展开 1～2 次。纵向展开是将挥干的薄层板以丙酮 - 三氯甲烷（8+92）展开至 10～12cm 为止。丙酮与三氯甲烷的比例根据不同条件自行调节。

观察及评定结果：在紫外线灯下观察第一、二板，若第二板的第二点在黄曲霉毒素 B_1 标准点的相应处出现最低检出量，而第一板在与第二板的相同位置上未出现荧光点，则样品中黄曲霉毒素 B_1 含量在 5μg/kg 以下。若第一板在与第二板的相同位置上出现荧光点，则将第一板与第三板比较，看第三板上第二点与第一板上第二点的相同位置上的荧光点是否与黄曲霉毒素 B_1 标准点重叠，如果重叠，再进行确证试验。在具体测定中，第一、二、三板可以同时做，也可按照顺序做。如果按照顺序做，当在第一板出现阴性时，第三板可以省略，如第一板为阳性，则第二板可以省略，直接做第三板。

确证试验：另取薄层板两块作为第四和第五板，于第四、五两板距左边缘 0.8～1cm 处各滴加 10μl 黄曲霉毒素 B_1 标准使用液（0.04μg/ml）及 1 小滴三氟乙酸；在距左边缘 2.8～3cm 处，于第四板滴加 20μl 样液及 1 小滴三氟乙酸；于第五板滴加 20μl 样液、10μl 黄曲霉毒素 B_1 标准使用液（0.04μg/ml）及 1 小滴三氟乙酸，反应 5 分钟后，用吹风机吹热风 2 分钟，使热风吹到薄层板上的温度不高于 40℃。再用双向展开法展开后，观察样液是否产生与黄曲霉毒素 B_1 标准点重叠的衍生物。观察时，可将第一板作为样液的衍生物空白板。如样液黄曲霉毒素 B_1 含量高时，则将样液稀释后，做确证试验，方法与单向展开法相同。

稀释定量：如样液黄曲霉毒素 B_1 含量高时，按单向展开稀释定量操作进行稀释定量。如黄曲霉毒素 B_1 含量低，稀释倍数小，在定量的纵向展开板上仍有杂质干扰，影响结果的判断，可将样液再做向展开法测定，以测定含量。

2）滴加一点法

点样：取薄层板 3 块，在距下端 3cm 基线上滴加黄曲霉毒素 B_1 标准使用液与样液。即在 3 块板距左边缘 0.8～1cm 处各滴加 20μl 样液，在第二板的点上加滴 10μl 黄曲霉毒素 B_1 标准使用液（0.04μg/ml），在第三板的点上加滴 10μl 黄曲霉毒素 B_1 标准使用液（0.2μg/ml）。

展开：展开操作与滴加两点法的操作相同。

观察及评定结果：在紫外线灯下观察第一、二板，如第二板出现最低检出量的黄曲霉毒素 B_1 标准点，而第一板与其相同位置上未出现荧光点，样品中黄曲霉毒素 B_1 含量在 5μg/kg 以下。如第一板在与第二板黄曲霉毒素 B_1 相同位置上出现荧光点，则将第一板与第三板比较，看第三板上与第一板相同位置的荧光点是否与黄曲霉毒素 B_1 标准点重叠，如果重叠再进行以下确证试验。

确证试验：另取两板作为第四和第五板，于距左边缘 0.8～1cm 处，第四板滴加 20μl 样液、1 滴三氟乙酸；第五板滴加 20μl 样液、10μl 黄曲霉毒素 B_1 标准使用液（0.04μg/ml）及 1 滴三氟乙酸。产生衍生物及展开方法同滴加两点法。再将以上两板在紫外线灯下观察，以确定样液点是否产生与黄曲霉毒素 B_1 标准点重叠的衍生物，观察时可将第一板作为样液的衍生物空白板。经过以上确证试验定为阳性后，再进行稀释定量，如含黄曲霉毒素 B_1 低，不需稀释或稀释倍数小，杂质荧光仍有严重干扰，可根据样液中黄曲霉毒素 B_1 荧光的强弱，直接用双向展开法定量。

【结果计算】

$$\omega(\mathrm{AFTB_1, \mu g/ml}) = 0.0004 \times \frac{V_1 \times D}{V_2} \times \frac{1000}{m}$$

式中：V_1 为加入苯 - 乙腈混合液的体积（ml）；V_2 为出现最低荧光时滴加样液的体积（ml）；D 为样液的总稀释倍数；m 为加入苯 - 乙腈混合液溶解时相当样品的质量（g）；0.0004 为黄曲霉毒素 B_1 的最低检出量（μg）。

【说明与讨论】

1. 用过后受污染的玻璃器皿，应经次氯酸钠溶液（25g/L）浸泡消毒后再清洗。

2. 多数食品中 $AFTB_1$ 的提取、净化方法：取样品适量，加入正己烷（或石油醚）、甲醇 - 水，进行振摇提取，此时食品中的油脂、色素等杂质进入正己烷层，可弃去；$AFTB_1$ 和一些水溶性杂质存在于甲醇 - 水层。根据试验，甲醇与水的比例以 55∶45 较好，甲醇能溶解 $AFTB_1$，加水的作用是能使食品组织膨胀疏松，便于提取其中的 $AFTB_1$，也有利于两相间能很好的分层。然后取甲醇 - 水层，加三氯甲烷进行萃取，由于 $AFTB_1$ 更易溶于三氯甲烷，所以几乎全部 $AFTB_1$ 转入三氯甲烷层，而水溶性杂质则留在甲醇 - 水层（可弃去）。在该步骤中可能出现乳化现象，可用滴管吸取少量甲醇插入三氯甲烷层慢慢放出，促使分层。将三氯甲烷层通过无水硫酸钠过滤至蒸发皿中，并在通风处蒸发至干。放冷后，准确加入苯 - 乙腈溶解 $AFTB_1$，密塞冷藏，供薄层色谱点样用。如果样品含油脂太多，可先在索氏提取器中用石油醚回流，以脱去油脂，然后再用三氯甲烷提取 $AFTB_1$ 对于含水较多的食品，如酱油、醋等，应扣除所含的水，使甲醇与水的比例接近 55∶45。

3. 展开剂中丙酮与氯仿的比例可以随分离情况调节，黄曲霉毒素 B_1 的比移值（R_f）随丙酮含量增加而增大。

4. 若杂质不干扰对黄曲霉毒素 B_1 荧光点的观察，可以不进行预展。杂质严重干扰荧光观察时，除增加预展次数外，应改用双向展开法。

5. 在双向展开法中，无水乙醚不得含水或乙醇，否则横向展开后，$AFTB_1$ 会移动位置。如果移动不大，不影响测定结果。

6. 食品中的 $AFTB_1$ 分布不均，故采样时应注意：根据规定采取有代表性的样品；对局部发霉变质的样品检验时，应单独取样；每份分析测定用的样品应从大样经粉碎与连续多次用四分法缩减至 0.5～1kg，然后全部粉碎。

7. 由于 $AFTB_1$ 是一剧毒且强致癌性的物质，使用时应特别小心。应按以下规定进行实验操作和实验后的清洗消毒工作：实验时应戴口罩，配标准溶液时戴手术手套；若衣服被污染，须用 5% 次氯酸钠溶液浸泡 15～30 分钟后，再用清水洗净；对于剩余的 $AFTB_1$ 标准液或阳性样液，应先用 5% 次氯酸钠处理后方可倒到指定的地方；实验中所用的或被污染的玻璃器皿须经5%次氯酸钠溶液浸泡5分钟再清洗；实验完毕后应用5%次氯酸钠溶液清洗消毒实验台等；万一手皮肤被污染，可用次氯酸钠溶液搓洗，再用肥皂水洗净。

前沿知识

著名医学杂志Carcinogenesis在2007年刊登了一项研究，其中发现天然叶绿素可以抑制黄曲霉毒素B_1引起的大鼠多器官致癌作用。研究者表示，叶绿素的抗癌机制可能是因为它能大幅度减少黄曲霉毒素的吸收率，从而抑制了黄曲霉毒素对肝脏DNA的加成作用。他们认为，叶绿素是一种极好的化学保护物质，对抗致癌物的作用非常有效，从减少吸收，到减少致癌物与遗传物质的作用，直到减少各组织的癌前病变出现，各环节都有明显的效果。

当然，这只是一项动物研究，对人体来说，叶绿素是不是也有同样的作用呢？在大鼠试验的启发下，2009年的Cancer Prevention Research杂志上发表了一项人体试验研究，它证明，在人类志愿者当中，叶绿素一样能够有效地对抗黄曲霉毒素的致癌作用。研究者们给志愿者服用微量^{14}C标记的黄曲霉毒素B_1胶囊，然后正常进食和饮水，测定他们在72小时之内对黄曲霉毒素的吸收和代谢情况。过若干天后，给志愿者同样服用这种黄曲霉毒素胶囊，但再加上叶绿素或者叶绿酸。结果和大鼠试验相当类似，叶绿素和叶绿酸能大大降低黄曲霉毒素的吸收率。

第五节 常见食品卫生质量的检验

我国食品卫生标准对常见各类食品的感官指标、理化指标、细菌学指标、检验方法均有规定。一般要求感官性状良好，不应含有异物及有毒、有害化学物质，食品添加剂的使用范围应符合食品添加剂的卫生标准和卫生法规，不得含有致病微生物和发生腐败现象，不应掺假或抽减其营养成分等。

本节重点介绍酱油、食醋、酒类、食用植物油、乳及乳制品的卫生质量检验。

一、酱油

酱油的生产多以含蛋白质较丰富的植物性食物（大豆或豆粕、面粉）或动物性食物（鱼、虾、蟹、牡蛎等）为原料，经天然或人工发酵，经微生物酶分解其中蛋白质而获得的相应风味的液态调味物。酱油已成为膳食中每日食用的调味品。酱油具有令人喜爱的酱香气味，是咸、鲜、甜、酸、苦五味调和，是色、香、味俱佳的调味品。酱油是淡褐色至黑褐色浓稠液体，其正常成分为水、蛋白质、氨基酸、有机碱、糖类、乳酸、醋酸、乙醇、甘油、食盐、硫酸盐、磷酸盐、钙、镁、钾等。可见，酱油是一种营养丰富的调味品。研究表明，酱油不仅营养丰富，还含有许多生理活性物质，具有抗氧化、抗菌、降血压、促进胃液分泌、增强食欲、帮助消化及其他多种保健功能，是人们生活中最受欢迎的调味品之一。

酱油按其制造方法的不同，有天然发酵酱油、人工发酵酱油、化学酱油、人工合成酱油等。目前，我国普遍食用的是用大豆或豆饼为原料的人工发酵酱油，其中添加了适量的食盐、色素及防腐剂。

由于原料被污染和保管不善，酱油生霉变质，或加工过程中接触的工具、容器污染，酱油可能含有铅、砷、黄曲霉毒素 B_1 等有毒物质和不符合规定的添加剂。

我国卫生标准要求酱油具有一定的色、香、味，营养安全卫生。酱油的卫生标准包括以下主要内容：

（1）感官指标：具有正常酿造酱油的色泽、气味和滋味，无不良气味，不得有酸、苦、涩等异味和霉味，不混浊，无沉淀，无霉花浮膜。

（2）理化指标：见表 13-19。

（3）细菌指标：细菌总数≤50 000 个 /ml，大肠菌群≤30 个 /ml，致病菌（系指肠道致病菌）不得检出。

表 13-19 酱油的理化指标

项目	指标
氨基态氮 /（g/100ml）	≥0.4
总酸（以乳酸计，g/100ml）	≤2.5
砷（以 As 计，mg/L）	≤0.5
铅（以 Pb 计，mg/L）	≤1
黄曲霉毒素 B_1（μg/L）	≤5

（一）感官检查

1. 取 2ml 样品于 25ml 具塞比色管中，加水至刻度，振摇观察色泽、澄明度，应不浑浊，无沉淀物。

2. 取 30ml 样品于 50ml 烧杯中，观察应无霉味，无霉花浮膜。

3. 用玻璃棒搅拌烧杯中样品后，尝其味。

具有正常酿造酱油感官特征。

（二）相对密度

一定温度下，单位体积某种物质的质量叫做这种物质的密度。密度反映了物质的性质。相对密度是指某一温度下，物质的质量与同体积某一温度下参比物质的质量之比，用符号 d 表示。通常用某物质在 20℃时的质量与同体积 4℃时水的质量之比来表示该物质的相对密度，用 d_4^{20} 表示。溶液的相对密度随浓度的变化而变化。食品的相对密度与食品的组成、浓度、纯度、成熟程度均有关。测定食品的相对密度可以初步了解食品的浓度、纯度，也可以初步推断食品的质量及是否掺伪。

酱油的相对密度通常在 1.14～1.20 之间，不低于 1.1。相对密度的大小，意味着酱油中可溶性物质的含量高低，可溶性物质除食盐占很大一部分外，主要是可溶性蛋白质、氨基酸、糖类和酸类等营养成分，一般情况下，可溶性物质含量高，相对密度就大，外观较浓厚，质量也比较优良。相对密度值过低，除可认为其营养成分的含量较低之外，还可怀疑酱油被掺水。

测定液体食品相对密度可用比重瓶法、比重计法、密度天平法等。其中比重瓶法是测定液体食品相对密度的专用精密仪器，结果准确，但操作较繁琐。

测定酱油中的相对密度通常用比重计法，又称相对密度法，其基本原理是阿基米德原理。

（三）总酸

酱油在发酵酿制过程中，曲霉菌的酶可使原料中糖发酵，而形成有机酸类。酱油中的总酸包括乳酸、醋酸、琥珀酸和枸橼酸等多种有机酸，适当的有机酸对增加酱油的风味有独特的效果，能产生爽口的味觉。因此，酱油应有一定的酸度。但酸度过高，酱油不但滋味不好，也说明已经酸败。酸败的酱油品质下降，甚至失去食用价值。测定酱油中的总酸用酸碱滴定法。

检验方法——酸碱滴定法

【原理】

酱油中含有多种有机酸，用氢氧化钠标准溶液滴定，以酸度计测定终点，结果以乳酸表示。反应式如下：

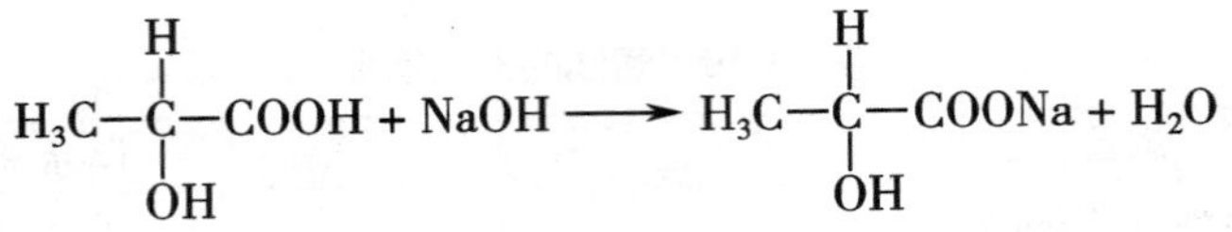

【仪器】

1. 酸度计。
2. 磁力搅拌器。
3. 微量滴定管（10ml）。

【试剂】

氢氧化钠标准溶液［c（NaOH）=0.050mol/L］。

【操作步骤】

吸取 5.0ml 样品，置于 100ml 容量瓶中，加水至刻度，混匀后吸取 20.0ml，置于 200ml 烧杯中，加 60ml 水，开动磁力搅拌器，用氢氧化钠标准溶液［c（NaOH）=0.050mol/L］滴定至酸度计指示 pH=8.2，记下消耗氢氧化钠标准溶液［c（NaOH）=0.050mol/L］的体积，可计算总酸含量。

同时取 80ml 水，用氢氧化钠标准溶液［c（NaOH）=0.050mol/L］调节至 pH 为 8.2，做试剂空白试验。

【结果计算】

$$\rho(C_2H_4OHCOOH, g/100ml) = \frac{(V_1 - V_2) \times c \times 0.090}{5 \times \frac{V_3}{100}} \times 100$$

式中：V_1 为测定用样品稀释液消耗氢氧化钠标准滴定液的体积（ml）；V_2 为试剂空白消耗氢氧化钠标准滴定液的体积（ml）；V_3 为样品稀释液取用量（ml）；c 为氢氧化钠标准溶液的物质的量浓度（mol/L）；0.090 为 1.00ml 氢氧化钠标准溶液［c（NaOH）=1.000mol/L］相当的乳酸的质量（g/mmol）。

【说明与讨论】

由于酱油呈棕褐色，会掩盖酸碱指示剂的颜色及颜色变化。所以，一般情况下，用酸度计指示滴定终点。若没有酸度计，用酸碱指示剂指示滴定终点。

（四）氨基态氮

酱油中的氨基酸系原料中富含的蛋白质经发酵酿造分解的产物，酱油中的氨基酸有 18 种，其中谷氨酸比例最高，谷氨酸是一种鲜味剂，是酱油鲜味的重要来源之一。氨基酸态氮是决定酱油质量及营养价值的重要指标。

国家标准测定酱油中的氨基态氮，以甲醛值法为第一法，以比色法为第二法。

检验方法——甲醛值法

【原理】

利用氨基酸的两性作用，加入甲醛以固定氨基的碱性，使羧基显示出酸性，用氢氧化钠标准溶液滴定后定量，用酸度计测定终点。

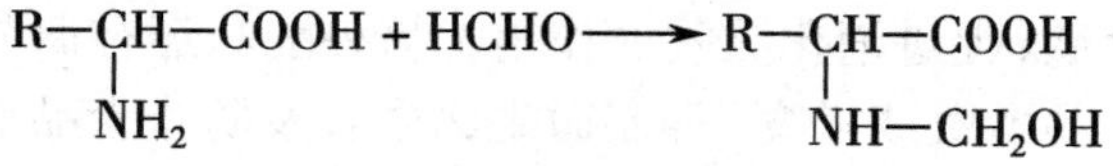

【仪器】

1. 酸度计。

2. 磁力搅拌器。

3. 微量滴定管（10ml）。

【试剂】

1. 甲醛（36%） 应不含聚合物。

2. 氢氧化钠标准溶液[c（NaOH）=0.050mol/L]。

【操作步骤】

吸取 5.0ml 样品，置于 100ml 容量瓶中，加水至刻度，混匀后吸取 20.0ml，置于 200ml 烧杯中，加 60ml 水，开动磁力搅拌器，用氢氧化钠标准溶液[c（NaOH）=0.050mol/L]滴定至酸度计指示 pH=8.2，记下消耗氢氧化钠标准溶液[c（NaOH）=0.050mol/L]的体积，可计算总酸的含量。

加入 10.0ml 甲醛溶液，混匀。再用氢氧化钠标准溶液[c（NaOH）=0.050mol/L]继续滴定至 pH=9.2，记下消耗氢氧化钠标准溶液[c（NaOH）=0.050mol/L]的体积，可计算氨基态氮的含量。

同时取 80ml 水，开动磁力搅拌器，先用氢氧化钠标准溶液[c（NaOH）=0.050mol/L]调节至 pH=8.2。加入 10.0ml 甲醛溶液，混匀。再用氢氧化钠标准溶液[c（NaOH）=0.050mol/L]滴定至 pH=9.2，记下消耗氢氧化钠标准溶液[c（NaOH）=0.050mol/L]的体积，作为试剂空白试验值。

【结果计算】

$$\rho(NH_2-N, g/100ml)=\frac{(V_1-V_2)\times c\times 0.014}{5\times\frac{V_3}{100}}\times 100$$

式中：V_1 为测定用样品稀释液加入甲醛后消耗氢氧化钠标准滴定液的体积（ml）；V_2 为试剂空白加入甲醛后消耗氢氧化钠标准滴定液的体积（ml）；V_3 为样品稀释液取用量（ml）；c 为氢氧化钠标准溶液的物质的量浓度（mol/L）；0.014 为 1.00ml 氢氧化钠标准溶液[c（NaOH）=1.000mol/L]相当的氮的质量（g/mmol）。

【说明与讨论】

1. 甲醛试剂不应含有聚合物，如果含有聚合物，可过滤澄清后使用。加入甲醛后立即滴定，如放置时间过久，甲醛会聚合成聚甲醛而影响测定结果的准确性。

2. 测定氨基态氮时，必须注意铵盐的影响。

3. 酸度计法测定总酸与氨基态氮往往同时进行。测定总酸用氢氧化钠标准溶液滴定至酸度计指示 pH=8.2；测定氨基态氮时，加入甲醛后，用氢氧化钠标准溶液滴定至酸度计指示 pH=9.2。

二、食醋

食醋主要是指以粮食为原料酿造而成的醋酸溶液，是一种发酵食品，是最常见的酸味剂。食醋是我国劳动人民在长期生产实践中创造出来的一种酸性传统调味品。酸味给人以清凉的感觉，有增进食欲、促进消化吸收的作用。另外酸味还有调节食品的pH，用作抗氧化剂的增效剂，防止食品酸败或褐变，抑制微生物生长及防止食品腐败等作用。在烹饪过程中使用食醋，能促进骨骼中的钙质溶解脱出。

食醋的酿造方法主要分为固态发酵和液体发酵两大类。我国食醋的传统制法大多采用固态发酵制作工艺，产品质量好，具有独特的风味。随着我国食品工业的发展，人民生活水平不断提高，今后食醋的发展趋势将是少盐多酸型、食疗保健型和多功能型。

食醋应具有正常酿造醋的色泽（除有些地区习惯用白醋外，往往加入颜色使成黄褐色）、气味和滋味，无涩味及其他不良气味和异味，不浑浊，无悬浮物及沉淀物，无霉花浮膜，无“醋鳗”及“醋虱”。

国家食品卫生标准对配制食醋及酿造食醋的原料、辅料及感官特性、理化指标等作了具体规定。其中酿造食醋的感官特性与理化指标如下。

食醋的感官特性见表13-20。

表13-20 酿造食醋的感官特性

项目	固态发酵食醋	液态发酵食醋
色泽	琥珀色或红棕色	具有该品种固有的色泽
香气	具有固态发酵食醋特有的香气	具有该品种特有的香气
滋味	酸味柔和，回味绵长，无异味	酸味柔和，无异味
体态	澄清	澄清

食醋理化指标中总酸、不挥发酸、可溶性无机盐固形物应符合表13-21。

表13-21 酿造食醋的理化指标

项目		固态发酵食醋	液态发酵食醋
总酸/（以醋酸计，g/100ml）	≥	3.50	3.50
不挥发酸/（以乳酸计，g/100ml）	≥	0.50	—
可溶性无盐固形物/（g/100ml）	≥	1.00	0.50

注：以乙醇为原料的液态发酵食醋不要求可溶性无盐固形物

食醋是富有营养的酸性调味品，不仅有酸味，还有一定的风味及色泽。食醋的主要成分是醋酸，还含有少量有机酸、维生素和矿物质。食醋不得含有盐酸、硫酸等游离矿酸。

食醋中总酸的测定采用酸碱滴定法。

检验方法——酸碱滴定法

【原理】

食醋的主要成分是醋酸，含有少量其他有机酸，用氢氧化钠标准溶液滴定，以酸度计测定pH 8.2为终点，结果以醋酸表示。

【仪器】

1. 酸度计。

2. 磁力搅拌器。

3. 微量滴定管（10ml）。

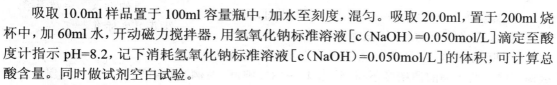

考点提示

酸碱滴定法的测定原理。

【试剂】

氢氧化钠标准溶液［c（NaOH）=0.050mol/L］。

【操作步骤】

吸取10.0ml样品置于100ml容量瓶中，加水至刻度，混匀。吸取20.0ml，置于200ml烧杯中，加60ml水，开动磁力搅拌器，用氢氧化钠标准溶液［c（NaOH）=0.050mol/L］滴定至酸度计指示pH=8.2，记下消耗氢氧化钠标准溶液［c（NaOH）=0.050mol/L］的体积，可计算总酸含量。同时做试剂空白试验。

【结果计算】

$$\rho(\mathrm{CH_3COOH, g/100ml}) = \frac{(V_1 - V_2)\times c\times 0.060}{V\times\frac{10}{100}}\times 100$$

式中：V_1为测定用样品稀释液消耗氢氧化钠标准滴定液的体积（ml）；V_2为试剂空白消耗氢氧化钠标准溶液的体积（ml）；c为氢氧化钠标准滴定溶液的物质的量浓度（mol/L）；0.060为1.00ml氢氧化钠标准溶液［c（NaOH）=1.000mol/L］相当的醋酸的质量（g/mmol）；V为样品的体积（ml）。

【说明与讨论】

由于食醋中有机酸为弱酸，在用强碱（NaOH）滴定时，其滴定终点偏碱，一般在pH为8.2左右。

三、酒类

案例分析

1998年1月23日，某医院接到一名危重病人，症状是呕吐、头疼、瞳孔散大、呼吸困难，这名病人还没来得及进入抢救室就死亡了。当时值班的医生万万没有想到，一起震惊全国的假酒中毒案发生了，而且某市成为这起案件的重灾区。1月26日，经鉴定：死者所饮酒中含的甲醇超国家标准数百倍；同时，工商局连夜查封了100多个散酒销售点；公安局查获了掺有大量甲醇的假酒及抓获了涉案人员。此次假酒案造成数十人死亡，数百人中毒，使得国人一度谈酒色变。

请问：1. 什么是假酒？

2. 如何鉴定假酒？

我国是酒的故乡，也是酒文化的发源地，是世界上酿酒最早的国家之一，迄今至少有数千年的历史。少量饮酒有益健康，但长期过量饮酒，可引起营养障碍以及肝、脑、心脏等脏器的病变，还可使人性格变得比较粗暴、记忆力减退、工作能力下降等。

酒是一类经发酵微生物将糖发酵而形成的乙醇性饮料，酒的主要成分是乙醇和水，还有少量的其他物质，如酸类、酯类、高级醇、甲醇、醛类等。由于生产过程控制不严格而往往使酒质量下降，导致甲醇、高级醇等含量过高；可能含有生产过程中添加的物质（如锰、二氧化硫、防腐剂等）以及由设备引入的化学污染物（如铅等）；有些品种的原料还含有氰化物等有害物质，这些物质的存在会损害人体健康。近年来，国内外曾多次发生饮用假酒、劣酒造成的甲醇、铅中毒等事件。为此，应加强酒类检验，保证酒类卫生质量。

（一）酒的分类

酒的种类繁多，根据制造方法的不同，可将酒分为三类：

> **考点提示**
>
> 酒的分类、杂质类型及其卫生标准。

1. 发酵酒　发酵酒是以粮食或水果为原料，经糖化发酵后，除去固形物，不经蒸馏而得到的澄清、无沉淀、无异味的液体，发酵酒与蒸馏酒的根本区别是无蒸馏工序。此类酒的酒精度不高，约为4°～18°，啤酒、黄酒、葡萄酒、广柑酒等均属于发酵酒。发酵酒含有较多的水溶性及醇溶性成分，如糖、色素、氨基酸、无机盐、有机酸以及醛、酮、酯等。这类酒由于无蒸馏工序，原料中的所有成分全保留在酒中，故营养成分较多，含糖分高，酒精度低，容易滋生微生物，所以常加入少量防腐剂，并标明保质期限。

2. 蒸馏酒　蒸馏酒是以粮食为主要酿造原料，经糖化发酵后，在一定的温度下蒸馏，收集馏出液，其酒精度多在40°～65°。蒸馏酒在我国通称为白酒，属于烈性酒。蒸馏酒为无色、无沉淀、无异味的液体，成分除水和乙醇外，还含有其他少量的醇、醛、酯类等。

3. 配制酒　配制酒是以蒸馏酒或发酵酒为酒基，经添加适量食用辅料而成。这类酒含有糖分、色素和一定量的固形物，不同种类的配制酒，酒精度不同，常见的酒精度约为15°～30°。严禁用药用乙醇或工业乙醇配制，严禁滥用中药。

（二）酒类杂质

酒中常见的杂质主要有醛类、甲醇、杂醇油、氰化物、铅和锰等。

1. 醛类　主要来自发酵的中间产物或某些醇的氧化产物。酒中的醛类主要有甲醛、乙醛、丙醛、丁醛、戊醛、糠醛和苯甲醛等。少量的乙醛是酒中的有益香气成分，醛类使酒具有清香感，对白酒的芳香味和口味都有好的作用。但是，过量的醛类增加了酒的暴辣味，且有一定的毒性。所有醛类的毒性均大于乙醇，过量的醛使酒产生异味，严重影响酒的质量。

2. 杂醇油　主要来自酒发酵过程中，糖类物质和氨基酸分解的产物。杂醇油是高级醇类的混合物，包括异戊醇、正丁醇、异丁醇、丙醇、异丙醇等。因其在液体里以油状出现，称之杂醇油。杂醇油的含量多少及各种醇之间的组成比例，影响着白酒的风味。白酒中杂醇油过高会带有较重的苦涩味；缺少杂醇油，则使酒的味道淡薄。一般认为醇与酯的比例应小于1。杂醇油的毒性均比乙醇大，能抑制神经中枢，饮后有头痛、头晕感觉，所以，过高的杂醇油对人体是有害的。

3. 氰化物　酒中氰化物主要来源于原料，如木薯、薯干及其他野生植物等，这些植物中含有氰苷，它们在酿酒过程中分解出有毒的氢氰酸。用野生原料、代用原料酿酒，应特别注意氰化物的含量。酒中氰化物的测定常用异烟酸-吡唑酮分光光度法。

4. 铅　酒中的铅主要来源于蒸馏器和贮酒器。铅是一种毒性很大的重金属，含量过高可发生急性中毒。酒中铅含量过高发生急性中毒的事故是很少的，主要是慢性中毒，铅在人体内有蓄积作用，铅的慢性中毒症状，可表现为头痛、头晕、记忆力减退、手握力减弱、睡眠不好、贫血等。铅的测定可用原子吸收分光光度法和二硫腙分光光度法。

5. 锰　酒中锰的来源，主要是加工生产过程中以高锰酸钾为氧化剂氧化酒基中的还原

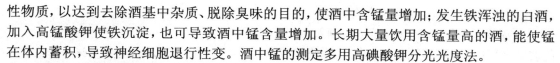

性物质，以达到去除酒基中杂质、脱除臭味的目的，使酒中含锰量增加；发生铁浑浊的白酒，加入高锰酸钾使铁沉淀，也可导致酒中锰含量增加。长期大量饮用含锰量高的酒，能使锰在体内蓄积，导致神经细胞退行性变。酒中锰的测定多用高碘酸钾分光光度法。

（三）酒类卫生标准

我国制定了酒类的卫生管理办法，对生产单位、酿酒原料及贮酒、运酒和售酒等过程均有相应的卫生要求。

1．蒸馏酒及配制酒的卫生标准

（1）感官指标：透明无色液体（配制酒可有色），无沉淀，无异臭及异味。

（2）理化指标：见表13-22。

表13-22 蒸馏酒及配制酒的理化指标

项目	指标
甲醇/(g/L)：	
以谷类为原料者	≤0.4
以薯干及代用品为原料者	≤1.2
杂醇油（以异丁醇与异戊醇计，g/L）	≤0.20
氰化物（以HCN计，g/L）	
以木薯为原料者	≤5
以代用品为原料者	≤2
铅（以Pb计，mg/L）	≤1
锰（以Mn计，mg/L）	≤2

注：以上系指60°蒸馏酒的标准，高于或低于60°者，按60°折算

高于或低于60°的蒸馏酒折算为60°蒸馏酒的折算公式如下：

$$报告结果=\frac{60}{\varphi C_2H_5OH}\times 测定结果$$

式中：$\varphi(C_2H_5OH)$为测定样品乙醇的浓度。

2．发酵酒的卫生标准

（1）感官指标：澄清液体，无沉淀及杂质，无异臭及异味。

（2）理化指标：见表13-23。

表13-23 发酵酒的理化指标

项目		黄酒	葡萄酒、果酒	啤酒
总二氧化硫（SO_2，mg/L）	≤	—	250	—
甲醛（mg/L）	≤	—	—	2.0
铅（以Pb计，mg/L）	≤	0.5	0.2	0.5
展青霉素[a]（μg/L）	≤	—	50	—
食品添加剂	≤	品种及其使用量应符合GB2760的规定		

注：a仅限于果酒中的苹果酒、山楂酒

（四）酒类卫生评价

以蒸馏酒及配制酒、发酵酒的国家标准分析方法为例，介绍酒类的感官检查，测定酒的

乙醇浓度、甲醇和高级醇类的检验标准。

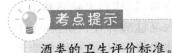

考点提示

酒类的卫生评价标准。

1．感官检查　量取30ml酒样，倒入50ml清洁干燥无色玻璃烧杯中，观察其颜色，应透明，无沉淀或杂质。

尝其味应有该种酒特有的芳香味和滋味，不应有霉味、酸味、异味，应符合相应的国家标准。

2．乙醇浓度　乙醇浓度（酒精度）是指在20℃时，100ml酒样中乙醇的体积（以ml为单位），或者100g酒中含有乙醇的克数。

乙醇是酒的主要成分，微呈甜味。乙醇含量的高低决定了酒的度数，含量越高，酒精度越高，酒性越烈。从维护人的健康出发，降低酒精度是必然趋势，目前市场的变化是由高浓度的烈性酒向低浓度的发酵酒演变。

测定酒的乙醇浓度常用比重计法。

检验方法——比重计法

【原理】

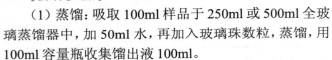

乙醇浓度是指20℃时，100ml酒中含乙醇的体积（以ml为单位），即体积分数，用φ（C_2H_5OH）表示。

【仪器】

酒精比重计。

考点提示

比重计法测定乙醇浓度的原理。

【操作步骤】

（1）蒸馏：吸取100ml样品于250ml或500ml全玻璃蒸馏器中，加50ml水，再加入玻璃珠数粒，蒸馏，用100ml容量瓶收集馏出液100ml。

（2）测定：将蒸馏后的样品倒入量筒中，将洗净擦干的酒精计缓缓沉入量筒中，静止后再轻轻按下少许，待其上升静止后，从水平位置观察其与液面相交处的刻度，为乙醇浓度。同时测定温度，按测定的温度与浓度，查附录九《酒精计温度浓度换算表》，换算成温度为20℃的乙醇浓度（体积分数）。

【说明与讨论】

（1）如果酒样中不含添加物（如糖类、色素等），可以不蒸馏而直接测定。蒸馏时，控制一定的温度，以避免乙醇等挥发损失。

（2）读数时，酒精计不应左右摆动和上下振动，也不应接触量筒壁，读数应以液面水平线为准。

3．甲醇含量　甲醇是最简单的饱和一元醇，为无色、易挥发、易燃、麻醉性较强的有毒液体，沸点64.7℃。纯甲醇略带乙醇的气味，能溶于水、乙醇、乙醚、丙酮、苯和其他有机溶剂中。甲醇对人体有很大的毒性，饮7～8ml可引起失明，30～100ml可致死。酒中甲醇来自发酵过程中一些甲酸酯的水解产物，尤其以含果胶多的水果（特别是腐烂水果）、薯类、糠麸为原料酿造而成的酒，甲醇含量较高。甲醇进入机体后，氧化分解较慢，且有蓄积作用，不易排出体外。甲醇在体内氧化为甲醛、甲酸，甲酸的毒性比甲醇高6倍，甲醛的毒性比甲醇高30倍。极少量的甲醇也会引起慢性中毒，甲醇的慢性中毒表现为头晕、头痛，视力模糊以及耳鸣等；甲醇的急性中毒表现为恶心、胃痛、呼吸困难、昏迷等症状，甚至死亡。

酒中甲醇含量测定常用的方法有气相色谱法和品红亚硫酸分光光度法。

检验方法——品红亚硫酸分光光度法

【原理】

甲醇在磷酸酸性条件下，被高锰酸钾氧化为甲醛，过量的高锰酸钾及在反应中生成的二氧化锰，在硫酸环境中用草酸还原，甲醛与品红亚硫酸作用生成醌式结构的蓝紫色化合物，通过分光光度法计算出酒样中甲醇的含量。

【试剂】

（1）高锰酸钾 - 磷酸溶液：称取 3g 高锰酸钾，加入 15ml 磷酸（85%）与 70ml 水的混合液中，溶解后加水至 100ml。高锰酸钾 - 磷酸溶液是氧化剂，为防止氧化能力的下降，应保存于棕色试剂瓶中，保存时间不宜过长。

（2）草酸 - 硫酸溶液：称取 5g 无水草酸（$H_2C_2O_4$）或 7g 含 2 分子结晶水的草酸（$H_2C_2O_4 \cdot 2H_2O$），溶于硫酸（1+1）中至 100ml。

（3）品红 - 亚硫酸溶液：称取 0.1g 碱性品红研细后，分次加入共 60ml 80℃的水，边加入水边研磨使其溶解，用滴管吸取上层溶液滤于 100ml 容量瓶中，冷却后加 10ml 亚硫酸钠溶液（100g/L），1ml 盐酸，再加水至刻度，充分混匀，放置过夜。如溶液有颜色，可加少量活性炭搅拌后过滤，保存于棕色瓶中，置暗处保存，溶液呈红色时应弃去重新配制。品红亚硫酸是测定甲醇的显色剂，配制该试剂时应注意：①品红结晶需磨碎后再称量配制；②配制时取完全溶解的品红并冷却后再加入亚硫酸钠溶液及盐酸；③亚硫酸钠用量不能过多，否则会降低显色灵敏度；④试剂配好后需在冰箱中放置 1～2 天再用，否则会使测定结果偏低。

（4）甲醇标准储备液[ρ（CH_3OH）10.0mg/ml]：称取 1.000g 甲醇，置于 100ml 容量瓶中，加水稀释至刻度，置低温保存。

（5）甲醇标准使用液[ρ（CH_3OH）10.0mg/ml]：吸取 10.0ml 甲醇标准储备液，置于 100ml 容量瓶中，加水稀释至刻度。再取 25.0ml 稀释液置于 50ml 容量瓶中，加水至刻度。

（6）无甲醇的乙醇溶液：取 0.3ml 按操作方法检查，不应显色，如显色，需进行处理。取 300ml 乙醇（95%），加高锰酸钾少许，蒸馏，收集馏出液。在馏出液中加入硝酸银溶液（取 1g 硝酸银溶于少量水中）和氢氧化钠溶液（取 1.5g 氢氧化钠溶于少量水中），摇匀，取上清液蒸馏，弃去最初 50ml 馏出液，收集中间馏出液约 200ml，用酒精比重计测乙醇浓度，然后加水配成无甲醇的乙醇（体积分数为 60%）。

（7）亚硫酸钠溶液（100g/L）。

【操作步骤】

（1）根据样品中乙醇浓度适量取样（乙醇浓度：30%，取 1.0ml；40%，取 0.75ml；50%，取 0.60ml；60%，取 0.50ml），置于 25ml 具塞比色管中。

（2）着色或浑浊的蒸馏酒和配制酒按测定乙醇浓度的方法，先蒸馏，再按上述取样体积取馏出液。

（3）另取 7 支 25ml 具塞比色管作标准系列与样品管，按表 13-24 加入试剂和操作。

表 13-24 品红亚硫酸分光光度法测酒中甲醛时各管加入量 单位：ml

编号	0	1	2	3		5	6	样品
甲醇标准使用液	0.00	0.01	0.02	0.04	0.06	0.08	1.00	—
样品或样品蒸馏液	—	—	—	—	—	—	—	适量
无甲醇的乙醇				各加 0.5ml				—

续表

编号	0	1	2	3	5	6	样品
蒸馏水	各加 5ml						
高锰酸钾 - 磷酸溶液	各加 2ml，混匀，放置 10 分钟						
草酸 - 硫酸溶液	各加 2ml，混匀使之褪色						
品红 - 亚硫酸溶液	各加 5ml，混匀，于 20℃以上静置 30 分钟						

（4）用 2cm 比色杯，以 0 号管调零，于波长 590nm 处测吸光度，绘制标准曲线比较，或与标准系列目测比较。

【结果计算】

$$\rho(CH_3OH, g/100ml) = \frac{m}{V \times 1000} \times 100$$

式中：m 为测定样品中甲醇的质量（mg）；V 为样品的体积（ml）。

【说明与讨论】

（1）室温较低时，应先将样品管及标准管浸入 30℃水浴中，再加入高锰酸钾 - 磷酸溶液等各种试剂。

（2）显色灵敏度随乙醇浓度的改变而改变，以 5%～6%（体积分数）时的乙醇浓度显色灵敏度为高，操作时样品管和标准系列管中乙醇浓度须严格控制一致。

（3）加入草酸 - 硫酸溶液时，将产生热量，应适当冷却后，再加入品红亚硫酸溶液。

（4）该显色反应非甲醛特有，酒中其他醛类均可显色，在一定的硫酸浓度中，所显的颜色在一定时间内褪色，因此，应严格控制显色时间和显色酸度。

四、食用植物油

植物油是从植物种子、果肉及其他部分提取所得的脂肪脂，是由脂肪酸和甘油化合而成的天然高分子化合物，广泛分布于自然界中。油脂比水轻，其密度在 0.9～0.95g/cm^3，没有恒定的熔点和沸点，难溶于水，易溶于汽油、苯、乙醚、三氯甲烷等有机溶剂。纯净的油脂没有颜色，但天然油脂因溶有维生素和色素等，所以多有深浅不同，色调各异的颜色。食用油脂主要有动物性油脂（猪、牛、羊、奶油等）和非动物性油脂（各种植物油）。通常把常温下呈液态的油脂称为油，常温下呈固态的称为脂。常见的食用植物油有大豆油、菜籽油、麻油、芝麻油、棉籽油、胡麻油、花生油、茶油等。

正常植物油均有代表其本身特征的指标，是鉴定植物油种类、纯度（掺假）和卫生质量的基本依据。其中相对密度、折光指数、碘价、皂价、脂肪酸凝固点、不皂化物这 6 项指标通常称为植物油的理化常数。

植物油常因原料不纯、保管不善或生产工艺不良等原因，带来一系列卫生问题。为保证食用植物油的质量，国家制定了食用植物油的卫生标准，规定了感官指标及理化指标。

感官指标：具有正常植物油的色泽、透明度、气味和滋味，无焦臭、酸败及其他异味。

理化指标：见表 13-25。

（一）感官检查

1. 色泽　将样品混匀并过滤，然后倒入烧杯（直径 50mm，杯高 100mm）中，油层高度不得小于 5mm，在室温下先对着自然光观察，然后再置于白色背景前其反射光线观察并按下列词句记述：白色、灰白色、柠檬色、淡黄色、黄色、橙色、棕黄色、棕色、棕红色、棕褐色等。

表 13-25 《食用植物油卫生标准》的理化指标

项目	食用植物油指标
酸价(KOH, mg/g)	≤3
过氧化值(g/100mg)	≤0.25
浸出溶剂残留(mg/kg)	≤50
棉籽油中游离棉酚(%)	≤0.02
总砷(以 As 计, mg/kg)	≤0.1
铅(Pb, mg/kg)	<20
黄曲霉毒素 B_1(μg/kg):	
花生油、玉米胚油	≤20
其他油	≤10
苯并(a)芘(μg/kg)	≤10
农药残留	按 GB2763 的规定执行

2. 气味及滋味 将样品倒入 150ml 烧杯中，置于水浴上，加热至 50℃，以玻璃棒迅速搅拌。嗅其气味，并蘸取少许样品，辨尝其滋味，然后按正常、焦糊、酸败、苦辣等词句记述。

3. 注意问题

(1) 样品必须在完全透明的状态下测定，必要时用干燥滤纸过滤，去除引起浑浊的水分等杂质。对于固态油脂，可微微加热使其熔化透明后再进行测定，并记下油温。

(2) 感官检查是十分重要的，尤其是对油脂酸败前期的所谓“返臭”的判断。

(二) 酸价

油脂保存不当或储存时间过长会发生一系列化学变化，产生低分子醛、酮、酸等物质，影响油脂的感观性状，这种油脂品质劣化的现象，称为油脂的酸败。油脂酸败直接影响油脂质量，轻者某些理化指标发生变化，重者感官性状发生变化，产生强烈的不愉快的气味和味道；酸败过程也可使脂溶性维生素 A、D 和 E 破坏；酸败的氧化产物对机体的酶系统(如琥珀酸脱氢酶和细胞色素氧化酶)有破坏作用。人体摄入酸败的油脂，会引起腹痛、腹泻、呕吐等急性中毒症状。如果人体经常摄取微量酸败油脂，则可引起肝硬化等，严重威胁人体健康。为了防止油脂酸败，应把油脂贮存在密闭的容器中，置于阴凉处，同时适当添加抗氧化剂。《中华人民共和国食品卫生法》第二章第九条第七款明确规定，禁止生产经营含酸败油脂的食品。

通常将油脂酸败分为水解性酸败和氧化性酸败两类。在水解性酸败过程中，油脂的脂肪酸甘油酯因水解作用而释放出游离的脂肪酸，使酸度升高。水解性酸败的程度常以酸价来衡量。在氧化性酸败过程中，油脂中的不饱和脂肪酸，吸收了空气中的氧，进行自动氧化，生成过氧化物和氢化过氧化物等中间产物，它们很容易分解而产生挥发性和不挥发性的脂肪酸、醛、酮、醇等。氧化性酸败的程度常用过氧化值和羰基价来表示。

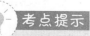

> **考点提示**
>
> 酸价的含义及其测定意义；酸碱滴定法测定的原理。

一般从新收获、成熟的油料种子中制取的植物油脂含有 1% 的游离脂肪酸。同一种植物油的酸价高，表明油脂因水解而产生更多的游离脂肪酸。测定油脂酸价可以评定油脂品质的好坏和储藏方法是否得当，并能为油脂碱炼工艺提供需要的加碱量。

测定酸价常用在非水溶液中的酸碱滴定法。

检验方法——酸碱滴定法

【原理】

植物油中的游离脂肪酸用氢氧化钾标准溶液滴定，每克植物油消耗氢氧化钾的毫克数，称为酸价。反应式如下：

$$RCOOH + KOH \longrightarrow RCOOK + H_2O$$

【试剂】

1. 乙醚 - 乙醇混合液　按乙醚 - 乙醇（2+1）混合。用氢氧化钾溶液（3g/L）中和至酚酞指示剂呈中性。

2. 氢氧化钾标准滴定溶液[c（KOH）=0.05mol/L]。

3. 酚酞指示剂乙醇溶液（10g/L）。

【操作步骤】

准确称取 3.00～5.00g 样品，置于锥形瓶中，加入 50ml 中性乙醚 - 乙醇混合液，振摇使油溶解，必要时可置热水中，温热促其溶解。冷至室温，加入酚酞指示剂 2～3 滴，以氢氧化钾标准滴定溶液[c（KOH）=0.05mol/L]滴定，至出现微红色，且 0.5 分钟内不褪色为终点。

【结果计算】

$$\omega(\text{KOH, mg/g}) = \frac{V \times c \times 56.11}{m}$$

式中：V 为样品消耗氢氧化钾标准滴定溶液体积（ml）；c 为氢氧化钾标准滴定的实际浓度（mol/L）；m 为样品质量（g）；56.11 为与 1.0ml 氢氧化钾标准滴定溶液[c（KOH）=1.000mol/L]相当的氢氧化钾的量（mg/mmol）。

【说明与讨论】

1. 酸价表示油脂中所含游离脂肪酸的量，未经碱炼的粗制油品，酸价往往较高。此外，油脂陈旧或发生明显酸败，酸价也会增高，但这一变化趋势甚为迟缓，所以酸价在判断油脂氧化酸败时，并非敏感指标。

2. 由于乙醚 - 乙醇混合液中往往含有少量酸，应在临用前，以酚酞为指示剂，用氢氧化钠溶液滴定至淡红色正好出现，并维持 30 秒不褪色。

3. 当样品颜色较深时，终点判断较为困难，可采用以下方法弥补：

（1）用碱性蓝 -6B 或百里酚酞作指示剂。

（2）用酚酞试纸作外指示剂。

（3）少取样品（但应以保证试验的精密度、准确度为前提），多加些溶剂。

（4）加酚酞指示剂到溶有样品的混合溶剂中，然后再加入适量饱和食盐水（中性）。再进行滴定，由食盐水溶液层的颜色来确定终点。

（5）进行电位差滴定。

4. 欲表示某游离脂肪酸的质量分数（百分含量），可依酸价按下式换算：

$$\text{某游离脂肪酸}\ \omega(\%) = \text{酸价} \times f$$

式中：f 为不同脂肪酸的换算常数（油酸为 0.503；软脂酸为 0.456；月桂酸为 0.356；芥酸为 0.602）。

5. 测定时，以乙醚 - 乙醇混合液为溶剂，可增大油样的溶解度，增强脂肪酸的酸性，使滴定突跃明显，防止反应生成的脂肪酸钾解离，乙醚 - 乙醇混合溶剂在临用前，以酚酞为指示剂，测定时中性乙醇 - 乙醚混合液的量应超过氢氧化钾标准溶液用量的 5 倍，以保证有足够的乙醚使油脂充分溶解，有足量的乙醇防止在滴定过程中发生皂粒沉淀或皂液水解。

6. 测定深色油的酸价，可减少样品用量，或适当增加混合溶剂的用量。蓖麻油不溶于乙醚，因此测定蓖麻油的酸价，只用中性乙醇，不用混合溶剂。测定过程中如出现浑浊或分层，表明由碱液带进水量过多（水：乙醇超过 1:4），使肥皂水解所致。此时应补加混合溶剂以消除浑浊，或改用碱乙醇溶液进行滴定；游离脂肪酸的含量除以酸价表示外，还可以用油脂中游离脂肪酸的百分含量（以某种脂肪酸计）来表示。

（三）过氧化值

油脂在存放过程中，如存放时间长或保存不当，其中不饱和脂肪酸及不饱和甘油酯中的双键会与空气中的氧结合生成过氧化物，然后分解成为易挥发并具有特殊臭味的醛类和醛酸类。反应如下：

$$R-CH=CH-R' \xrightarrow{O_2} R-\overset{O-O}{\overset{|\quad|}{CH-CH}}-R' \longrightarrow RCHO + HC-(CH_2)_nCOOH$$

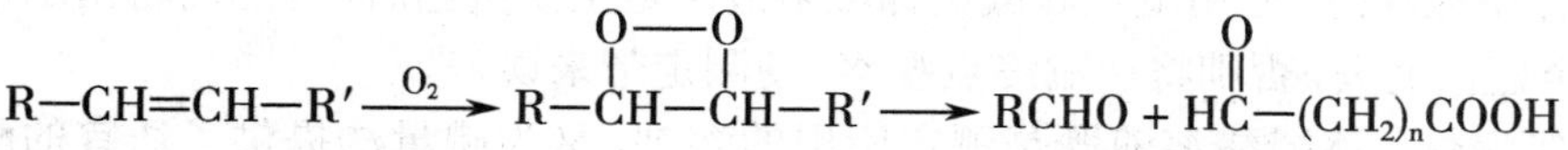

可见，过氧化物是油脂在氧化过程中的中间产物。有时油脂尚无酸败现象，但已有较高的过氧化值，这表示该油脂已开始变质。

过氧化值是指 100g 油脂中过氧化物的质量（以 I 计，g/100g）。

过氧化值的测定第一法是滴定法，第二法是比色法，常用第一法（又称碘量法）。

检验方法——滴定法

【原理】

油脂氧化过程中产生过氧化物，与碘化钾作用，生成游离碘，以硫代硫酸钠溶液滴定，计算含量。反应如下：

$$R-\overset{O-O}{\overset{|\quad|}{CH-CH}}-R' + 2KI + 2CH_3COOH \longrightarrow R-\overset{O}{\overset{|}{CH}}-CH-R' + I_2 + 2CH_3COOK + H_2O$$

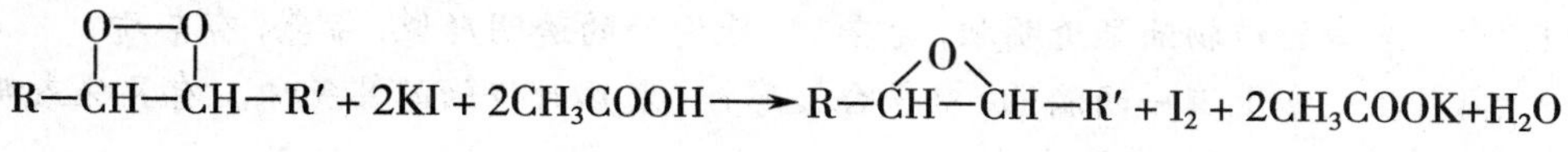

$$I_2 + 2Na_2S_2O_3 \longrightarrow 2NaI + Na_2S_4O_6$$

【试剂】

1. 三氯甲烷 - 冰醋酸混合液量取 40ml 三氯甲烷，加 60ml 冰醋酸，混匀。

2. 硫代硫酸钠标准滴定溶液 $[c(Na_2S_2O_3)=0.002mol/L]$。

3. 淀粉指示剂（10g/L）称取可溶性淀粉 0.5g，加少许水，调成糊状，倒入 50ml 沸水中调匀，煮沸。临用时现配。

【操作步骤】

称取 2.00～3.00g 混匀（必要时过滤）的样品，置于 250ml 碘瓶中，加 30ml 三氯甲烷 - 冰醋酸混合液，使样品完全溶解。加入 1.00ml 饱和碘化钾溶液，紧密塞好瓶盖，并轻轻振摇 0.5 分钟，然后在暗处放置 3 分钟。取出加 100ml 水，摇匀，立即用硫代硫酸钠标准滴定溶液（0.002mol/L）滴定，至淡黄色时，加 1ml 淀粉指示剂，继续滴定至蓝色消失为终点，取相同量三氯甲烷 - 冰醋酸溶液、碘化钾溶液、水，按同一方法，做试剂空白试验。

【结果计算】

$$\omega(\text{过氧化值}, g/100g) = \frac{(V_1 - V_2) \times c \times 0.1269}{m} \times 100$$

式中：V_1 为样品消耗硫代硫酸钠标准滴定溶液体积（ml）；V_2 为试剂空白消耗硫代硫酸钠标准滴定溶液体积（ml）；c 为硫代硫酸钠标准滴定溶液的浓度（mol/L）；m 为样品质量（g）；0.1269 为与 1.00ml 硫代硫酸钠标准滴定溶液［c（$Na_2S_2O_3$）=1.000mol/L］相当的碘的质量（g）。

考点提示

过氧化值测定的意义、原理和方法。

【说明与讨论】

1. 碘量法测定过氧化值，属于氧化 - 还原滴定。测定时，样品量、放置时间、溶液的 pH、光线的影响及温度的改变，都将影响测定结果。因此，应严格控制实验条件，按方法规定的反应条件和滴定条件进行操作。

2. 所用的饱和碘化钾试剂应澄清无色，不含游离碘和碘酸盐。在进行空白试验时，当加入淀粉溶液后，若呈蓝色，应考虑碘化钾试剂是否符合试验要求。

3. 操作中应注意，先用硫代硫酸钠标准溶液滴定至淡黄色后，再加淀粉指示剂，然后再继续滴定至蓝色消失，否则将影响终点观察，使测定带来误差。

4. 三氯甲烷 - 冰醋酸溶液既是测定所用的溶剂，又为碘量法提供了适宜的酸性条件。三氯甲烷要符合质量要求，因三氯甲烷性质不稳定，放置过久，受光和空气作用，易产生光气等氧化性物质，使用前应先进行质量检查，若质量不符合规定要求，应先进行处理。同时，三氯甲烷、冰醋酸的比例对测定结果也有影响。

5. 对固体油样，可微热溶解，并适当多加一些溶剂。

6. 当样品取用量较大时，加溶剂后有时会出现互不混溶的两层，可适当增加溶剂用量。

前沿知识

如何鉴别地沟油？

1. 看　纯净的植物油呈透明状，无杂质；地沟油的透明度低，带色，有杂质。

2. 闻　在手掌上滴一两滴油，双手合拢摩擦，发热时仔细闻其气味。有异味表明质量不合格，有臭味则有可能是地沟油。

3. 尝　用筷子取一滴油，仔细品尝其味道。口感带酸味的油是不合格产品，有焦苦味的油已经发生酸败，有异味的油可能是地沟油。

4. 听　取油层底部的油一两滴，涂在易燃的纸片上，点燃并听其响声。燃烧正常无响声的是合格产品；发出“吱吱”声音的，是水分超标；发出“噼啪”爆炸声，表明油的含水量严重超标，而且有可能是掺假产品。

5. 问　问商家的进货渠道，必要时索要进货发票或查看当地食品卫生监督部门的抽样检测报告。

6. “点菜”　一般正常油做出来的菜品色泽较为光鲜，而地沟油做的菜则暗淡许多。

五、乳及乳制品

乳及乳制品包括新鲜乳、酸乳、乳粉、炼乳、奶油、硬质干酪等品种，是一类营养成分齐全，组成比例适宜，容易消化吸收，人们公认的成分最完善的食品，它对于婴幼儿、老年人、孕妇、病人、体弱及各种特殊作业的工作人员都是比较理想的食品。发展乳品工业，增加奶类食品，对改善我国人民的膳食结构，增加优质蛋白质和钙的供应具有重要意义。在发达国家，乳及乳制品已成为人们饮食的重要组成部分。

乳中含有蛋白质、脂肪、乳糖、可溶性无机盐、维生素及各种酶类，它们均匀地分散在水中，形成稳定而复杂的胶体系统。乳类所含的各种营养成分的配合十分平衡，在各类食品中，乳及乳制品是营养最丰富、最容易消化的食品。

乳类食品中以牛乳最为普遍。一般牛乳主要成分含量为：水分占 87.5%～87.6%；脂肪占 3.4%～3.8%；乳糖占 4.6%～4.7%；蛋白质占 3.3%～3.5%；无机盐占 0.7%～0.75%，总固体占 12.4%～12.5%。由于乳类是富含多种营养成分的食品，适宜微生物的生长繁殖，是天然培养基。微生物污染乳类后，在乳中大量繁殖并分解营养成分，造成乳的腐败变质。因此，在乳及乳制品的生产过程中，要加强各环节的卫生管理，减少微生物对乳的污染，防止腐败变质。

随着人民生活水平的提高，对乳及乳制品的需求量日益增多，对其卫生质量的管理和检验亟为迫切。目前，国家卫生标准规定的乳及乳制品的理化检验项目主要有感官检查、相对密度、脂肪、铅、铜、锡、汞、六六六及 DDT 残留量、黄曲霉毒素 B_1 等。

鲜乳的理化指标见表 13-26。

表 13-26 鲜乳的理化指标

项目	指标
相对密度（20℃/4℃）	≥1.028
蛋白质（g/100g）	≥2.95
脂肪（g/100g）	≥3.1
非脂固体（g/100g）	≥8.1
酸度（°T）：	
牛乳	≤18
羊乳	≤16
杂质度（mg/kg）	≤4.0
无机砷（以 As 计，mg/kg）	≤0.05
铅（Pb，mg/kg）	≤0.05
黄曲霉毒素 M_1（μg/kg）	≤0.5
六六六（mg/kg）	≤0.02
DDT（mg/kg）	≤0.02

哥特里 - 罗紫法可适用于消毒牛乳、新鲜生牛乳、酸牛乳、全脂牛乳粉、淡炼乳、甜炼乳、奶油、硬质干酪中脂肪的测定。这里以乳稠计法、哥特里 - 罗紫法、酸碱滴定法分别测定牛乳的相对比密、脂肪、酸度为例，介绍乳及乳制品的卫生质量检验。

（一）相对密度

牛乳的相对密度规定为 20℃时牛乳的质量与同体积 4℃水的质量之比。测定牛乳的相对密度通常用乳稠计，乳稠计也叫牛乳密度计，乳稠计有 20℃/4℃和 15℃/15℃两种。正常牛乳的相对密度在 1.028～1.032 之间，牛乳单掺水使相对密度下降，每加 10% 的水可使相对密度下降0.003，并使酸度、脂肪、蛋白质、乳糖等成分相应降低。牛乳掺水的同时掺入提高相对密度的其他物质，如电解质、非电解质或胶体物质等，可使牛乳的相对密度维持在正常值范围之内，但酸度、脂肪、乳糖等含量可能低于正常值。测定牛乳的相对密度常用乳稠计法。

检验方法——乳稠计法

【原理】

牛乳的相对密度规定为20℃时牛乳的质量与同体积4℃水的质量之比。

> **考点提示**
>
> 相对密度的概念、测定原理和方法；乳稠计的使用。

【仪器】

1．乳稠计有20℃/4℃及15℃/15℃两种，前者较后者测得的结果低2℃。

2．玻璃圆筒或200～250ml量筒　圆筒高度应大于乳稠计的长度，其直径大小应使在沉入乳稠计时其周边和圆筒内壁的距离≥5mm。

【操作步骤】

取混匀并调节温度为10～25℃的样品，小心倒入容积为250ml的玻璃圆筒内并加到容积的3/4，勿使发生泡沫并测量样品温度。小心将乳稠计沉入样品中到相当刻度30°处，然后让其自然浮动，但不能与筒内壁接触。静置2～3分钟，眼睛对准筒内牛乳液面的高度，读出乳稠计数值。根据样品的温度和乳稠计读数，查表13-27，换算成20℃时的读数。

表13-27　乳稠计读数转换为温度20℃时的读数换算表

乳稠计读数	鲜乳温度(℃)															
	10	11	12	13	14	15	16	17	18	19	20	21	22	23	24	25
25	23.3	23.5	23.6	23.7	23.9	24.0	24.2	24.4	24.6	24.8	25.0	25.2	25.4	25.5	25.8	26.0
26	24.2	24.4	24.5	24.7	24.9	25.0	25.2	25.4	25.6	25.8	26.0	26.2	26.4	26.6	26.8	27.0
27	25.1	25.3	25.4	25.6	25.7	25.9	26.1	26.3	26.5	26.8	27.0	27.2	27.5	27.7	27.9	28.1
28	26.0	26.1	26.3	26.5	26.6	26.8	27.0	27.3	27.5	27.8	28.0	28.2	28.5	28.7	29.0	29.2
29	26.9	27.1	27.3	27.5	27.6	27.8	28.0	28.3	28.5	28.8	29.0	29.2	29.5	29.7	30.0	30.2
30	27.9	28.1	28.3	28.5	28.6	28.8	29.0	29.3	29.5	29.8	30.0	30.2	30.5	30.7	31.0	31.2
31	28.8	29.0	29.2	29.4	29.6	29.8	30.0	30.3	30.5	30.8	31.0	31.2	31.5	31.7	32.0	32.2
32	29.3	30.0	30.2	30.4	30.6	30.7	31.0	31.2	31.5	31.8	32.0	32.3	32.5	32.8	33.0	33.3
33	30.7	30.8	31.1	31.3	31.5	31.7	32.0	32.2	32.5	32.8	33.0	33.3	33.5	33.8	34.1	34.3
34	31.7	31.9	32.1	32.3	32.5	32.7	33.0	33.2	33.5	33.8	34.0	34.3	34.5	34.8	35.1	35.3
35	32.6	32.8	33.1	33.3	33.5	33.7	34.0	34.2	34.5	34.7	35.0	35.3	35.5	35.8	36.1	36.3
36	33.5	33.8	34.0	34.3	34.5	34.7	34.9	35.2	35.6	35.7	36.0	36.2	36.5	36.7	37.0	37.3

相对密度(pf)与乳稠计刻度关系式：

$$X=(\rho_4^{20}-1.000)\times 1000$$

式中：X为乳稠计读数；ρ_4^{20}为样品的相对密度。

当用20℃/4℃乳稠计，温度在20℃时，读数代入上述公式，相对密度即可算出；测量时不在20℃时，要查表13-27乳稠计读数转换为温度为20℃时的度数换算表，换算成20℃时的度数，再按上述公式计算。

例如，样品温度为 18℃，使用 20℃/4℃乳稠计，读数 28°，得相对密度 1.028；换算成 20℃时的相对密度，查表 13-27 乳稠计读数转换为温度为 20℃时的度数换算表（18℃，28°）应为 27.5°，20℃时的相对密度为 1.0275。

【说明与讨论】

1．将乳样小心倒入量筒中，勿使气泡产生。

2．将密度计放入量筒中时，不要使密度计的重锤与筒壁相碰撞。

3．读数时应以密度计与液体形成的弯月面的下缘为准。

4．若测定温度不是 20℃时，应将读数校正为 20℃时的读数。

（二）脂肪

牛乳中所含的脂肪也叫乳脂。正常牛乳含脂肪 >3%，若掺水、米汁、豆浆等，脂肪含量将低于正常值。牛乳中的脂肪熔点低，为 28～34℃，低于人的体温，同时，乳中脂肪以较小的微粒分散于乳浆中，有利于人体的消化吸收，其消化利用率达 98%。牛乳中的脂肪虽然也是游离脂肪，但不呈溶解状态，而是以脂肪球呈乳浊状态存在，它周围有一层膜，使脂肪球得以在乳中保持乳浊液的稳定状态，并使脂肪球具有亲水性。这种膜是一组化合物，以穿插配列的形式，吸附于脂肪球与乳浆的界面间的，其中含有蛋白质、磷脂等许多物质，故不能直接用有机溶剂萃取，必须先用酸或碱进行处理后才能萃取。

牛乳脂肪的测定方法有哥特里 - 罗紫法、盖勃氏法、巴布科克氏法和伊尼霍夫氏碱法等。哥特里 - 罗紫法准确度高，适用范围广，是乳与乳制品中脂肪测定的公认标准分析方法。

检验方法——哥特里 - 罗紫法

【原理】

样品先用浓氨水和乙醇处理，氨水使酪蛋白钙盐变成可溶性盐，乙醇使溶解于氨水的蛋白质沉淀析出，然后利用乙醚提取样品中的脂肪，挥除乙醚，称取脂肪质量。以脂肪质量占样品质量的质量分数表示脂肪的含量。该法又称为碱性乙醚抽取法，其反应式如下：

$$\underset{\displaystyle (COOH)_4}{NH_2-\underset{|}{R}(COO)_2Ca} + 2NH_3\cdot H_2O \longrightarrow \underset{\displaystyle (COOH)_4}{NH_2-\underset{|}{R}(COO)_2(NH_4)_2} + Ca(OH)_2$$

【仪器】

抽脂瓶内径为 2.0～2.5cm，容积为 100ml。见图 13-8。

【试剂】

1．氨水。

2．乙醇。

3．乙醚。

4．石油醚（沸程为 30～60℃）。

【操作步骤】

1．游离脂肪图　吸取 10.0ml 样品于抽脂瓶中，加入 1.25ml 氨水，充分混匀，置 60℃水浴中加热 5 分钟，振摇 2 分钟。

2．乙醚提取　加入 10ml 乙醇，充分摇匀，于冷水中冷却后，加入 25ml 乙醚，振摇 30 秒，再加入 25ml 石油醚，再振摇 30 秒，静置 30 分钟，待上层液澄清时，读取醚层体积。

3．挥干　称重放出醚层至一已恒重的烧瓶中，记录体积，蒸馏回收

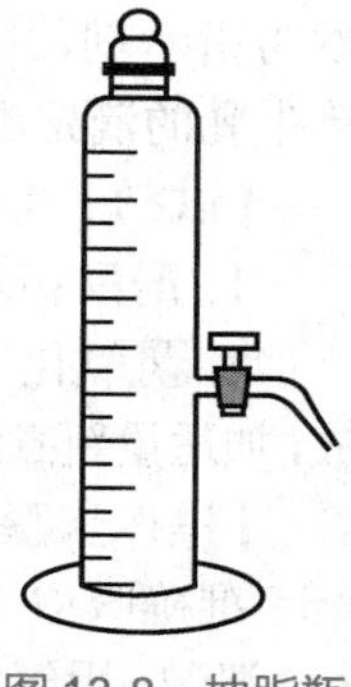

图 13-8　抽脂瓶

乙醚，置烧瓶于98～100℃干燥1小时后称量，再置98～100℃干燥30分钟后称量，至前后两次质量相差不超过1.0mg为止。

【结果计算】

乳中脂肪含量按下式计算：

$$\omega(\text{脂肪}, g/100g)=\frac{m_1-m_0}{m_2\times\frac{V_1}{V_2}}\times 100$$

式中：m_1为烧瓶加脂肪质量（g）；m_0为空烧瓶质量（g）；m_2为样品质量，吸取牛乳体积乘以牛乳的相对密度（g）；V_1为放出乙醚层体积（ml）；V_2为读取乙醚层总体积（ml）。

【说明与讨论】

1. 哥特里-罗紫法测定牛乳脂肪的操作可大致分为三步：第一步，将氨水、乙醇与乳样在温热的条件下充分混匀，使酪蛋白钙盐变成可溶解的盐，脂肪游离；第二步，用乙醚抽取脂肪；第三步，挥干乙醚，称量脂肪至恒重。

2. 加入乙醇可使一切能为乙醇浸出的物质留在溶液中，并使有些卵磷脂等物质溶于乙醇避免被乙醚吸入，加入石油醚可驱除溶于乙醚中的水分，减少抽出液中的水分含量，使分层清晰。在乙醇和石油醚存在的情况下，抽出液中的可溶性非脂成分（如糖分等）将大为减少。

3. 乙醚易燃，回收或蒸发时注意防火，蒸发温度不宜过高，以免含脂乙醚飞溅损失。使用的乙醚应不含过氧化物，因为过氧化物不仅影响准确性，而且在浓缩时，由于过氧化物的聚集会引起爆炸。

（三）酸度

乳的酸度反映了乳的新鲜程度及乳质情况。乳的酸度以中和100ml乳样所消耗的0.1mol/L氢氧化钠的体积（单位为ml）来表示，记为°T，此为滴定酸度，简称为酸度。

牛乳正常酸度为16～18°T，国家食品卫生标准规定<18°T。乳牛品种、饲料、挤乳与泌乳期不同，可能使酸度略有差异。如果牛乳存放时间过长，因细菌繁殖可使酸度明显增高；如果乳牛患急、慢性乳房炎，则酸度可降低；向乳中掺水或掺碱，酸度可降至16°T以下。测定乳的酸度通常用酸碱滴定法。

> **考点提示**
>
> 酸度的概念、卫生标准、测定原理。

检验方法——酸碱滴定法

【原理】

乳的酸度是指中和100ml乳样所消耗的0.1mol/L氢氧化钠的体积（单位为ml）。以酚酞为指示剂，用氢氧化钠标准溶液滴定牛乳中的酸，根据消耗氢氧化钠标准溶液的量来计算牛乳的滴定酸度。

【试剂】

1. 酚酞指示剂　称取0.5g酚酞，用少量乙醇溶解并定容至500ml。

2. 氢氧化钠标准滴定溶液[c(NaOH)=0.1000mol/L]　吸取5.6ml澄清的氢氧化钠饱和溶液，加适量新煮沸过的冷水至1000ml，摇匀。存放在橡胶塞上装有钠石灰管的瓶中，每周重配。

【操作步骤】

准确吸取10ml样品于150ml锥形瓶中，加入20ml经煮沸冷却后的水及数滴酚酞指示剂，混匀，用氢氧化钠标准滴定溶液[c(NaOH)=0.1000mol/L]滴定至出现粉红色，并在30

秒内不褪色，消耗的氢氧化钠标准滴定溶液[c(NaOH)=0.1000mol/L]体积(ml)乘以10即为酸度(°T)。

【结果计算】

$$\varphi(°\mathrm{T})=\frac{V_1}{V_2}\times 100$$

式中：φ(°T)为牛乳的滴定酸度；V_1为消耗氢氧化钠标准溶液[c(NaOH)=0.1000mol/L]的体积(ml)；V_2为样品的体积(ml)。

【说明与讨论】

1．取乳样直接滴定或加1～2倍水稀释后滴定，其结果不一样，故加水量应固定为20ml。

2．滴定速度过慢，消耗标准碱溶液增多，故以20～30秒内完成一份滴定为好。终点呈现以出现红色30秒不褪为准，时间稍长，红色仍能褪去。

拓展知识

鲜乳质量的感官检验方法

感官鉴别鲜乳，主要指的是眼观其色泽和组织状态、嗅其气味和尝其滋味。

(1) 色泽鉴别

良质鲜乳——为乳白色或稍带微黄色。

次质鲜乳——色泽较良质鲜乳为差，白色中稍带青色。

劣质鲜乳——呈浅粉色或显著的黄绿色，或是色泽灰暗。

(2) 组织状态鉴别

良质鲜乳——呈均匀的流体，无沉淀、凝块和机械杂质，无黏稠和浓厚现象。

次质鲜乳——呈均匀的流体，无凝块，但可见少量微小的颗粒，脂肪聚黏表层呈液化状态。

劣质鲜乳——呈稠而不匀的溶液状，有乳凝结成的致密凝块或絮状物。

(3) 气味鉴别

良质鲜乳——具有乳特有的乳香味，无其他任何异味。

次质鲜乳——乳中固有的香味稍有或有异味。

劣质鲜乳——有明显的异味，如酸臭味、牛粪味、金属味、鱼腥味、汽油味等。

(4) 滋味鉴别

良质鲜乳——具有鲜乳独具的纯香味，滋味可口而稍甜，无其他任何异常滋味。

次质鲜乳——有微酸味(表明乳已开始酸败)，或有其他轻微的异味。

劣质鲜乳——有酸味、咸味、苦味等。

第六节 食品掺伪检验

一、概述

食品掺伪是指人为地、有目的地向食品中加入一些非所固有的成分，以增加其重量或体积，而降低成本；或改变某种质量，以低劣的色、香、味来迎合消费者贪图便宜的行为。掺伪主要包括掺假、掺杂和伪造。掺假指向食品中非法掺入物理性状或形态与该食品相似的物质，如小麦中掺入滑石粉，味精中掺入食盐，食醋中掺入游离的矿酸等；掺杂指向粮食食品中非法掺入非同一类或同种类的劣质的物质，如大米中掺入沙石，糯米中掺入大米；伪造指人为地用一种或几种物质进行加工仿造，而冒充某种食品在市场销售的违法行为，如用工业乙醇兑制白酒。三者之间没有明显的界限，食品掺伪即为掺假、掺杂和伪造的总称。

（一）食品中掺入杂伪物质的方式

食品中掺入杂伪物质的方式随着化工产品的增多和食品加工技术的提高，以及食品流通渠道的增加，食品掺伪的方式和手段也日趋复杂，目前的掺伪方式大致归纳起来有以下几种：掺兑（牛乳掺水）、代替（棉籽油代替花生油）、抽取（抽脂奶粉冒充全脂奶粉）、粉饰（肉制品中加过量亚硝酸盐）、混充（粗糙的薯干粉冒充优质藕粉）、混入（黑木耳中掺混硫酸镁）、假冒（猪浆膜挤压成形制作的“酱肉”）以及其他掺假现象。

（二）掺假食品的危害及处理

经过现场调查和实验室检验等工作步骤后，应对掺假、掺杂、仿造食品做出最后的结论。结论应尽可能明确：食品中是否掺入杂伪物质；掺入物的名称、来源、性质、含量及对人体的危害；掺伪食品是否可食用或可供食用的具体技术条件。《中华人民共和国食品安全法》和国务院有关部委颁发的食品卫生法规及卫生标准是判定食品能否食用的主要依据。对食品的处理基本上可分四种情况：

1. 属于掺入某些低价值可食用物质或抽取某些高价值后的食品（如兑水、掺盐、糖、淀粉、面粉等物的食品），可根据其食用价值，由工商行政管理部门降价处理。

2. 属于掺入对人体有一定危害，又无卫生标准可衡量的无机盐或化工产品的食品，如木耳中加入少量硫酸镁、明矾等，则可采取某些措施，消除危害后，按质论价出售。

3. 对于掺入对人体有明显毒害作用，或具有蓄积性毒性物质或潜在性毒性物质，如非食用防腐剂、甜味剂、中和剂、香料、有害的无机盐或有药理作用的无机物的食品已丧失食用价值，如用工业乙醇兑制的白酒，或用化工原料制成的“三精水”（糖精、香精和色素）等应禁止食用，可销毁或供工业用，但不能用于食品工业。

4. 属于为了增加重量而混入一些固体异物的食品，可利用机械或物理的方法（如风选、筛选或静电分离等），除去杂物后仍可继续食用。

二、常见食品掺伪成分检验

（一）牛乳掺伪

市场中的牛乳掺伪、掺假主要有以下两种原因：一是掺水增加奶液体积，水为最廉价物质，在经济上可获取额外利益；二是掺入物理、化学性质相近物质及溶液，以次充好。掺伪种类分为：米汤（淀粉类溶液）、豆浆等胶体溶液、广告粉等。掺特殊调节作用的物质，如酸性化合物、碱性化合物、盐类物质、抗生素、防腐剂等，掺伪种类及物质达几十种，严重危害人们身心健康，扰乱市场秩序。乳类掺伪可结合本章第五节乳及乳制品检验内容，在此主要介绍密度法、格里斯（Griess）试剂法检验牛乳掺水、掺尿素问题。

检验方法1——密度法（牛乳掺水检验）

【原理】

掺水的牛乳感官上呈稀薄状，其相对密度及脂肪含量的降低与加入的水量成正比。每加

10% 的水可使密度降低 0.0029g/ml。正常牛乳的比重应为 1.028～1.032，因此对于比重低于 1.028 的牛乳即可视为异常乳。可用测比重的方法确定鲜奶是否掺了水。

> 考点提示
>
> 牛乳掺水密度检测法原理。

【仪器】

1. 量筒。
2. 牛乳密度计。
3. 温度计。

【操作步骤】

1. 沿量筒内壁倒入已混合均匀的 20℃的牛乳。
2. 将牛乳密度计放入牛乳中，静置数分钟。
3. 读取相对密度值，相对密度值低于 1.028 为掺水。

【结果计算】

牛乳中加入水的百分数可用简单的公式计算：

$$x=\frac{d_1-d_2}{d_1}\times 100\%$$

式中：x 为掺水百分率；d_1 为正常对照牛乳的相对密度；d_2 为待测样品的相对密度。

【说明与讨论】

1. 乳液应缓慢导入量筒中，勿使气泡产生。
2. 将密度计放入量筒中时，不要使密度计的重锤与筒壁相碰撞。
3. 读数时应以密度计与液体形成的凹面下缘为准。
4. 若测定温度不是 20℃时，应将读数校正为 20℃时的读数。

检验方法 2——格里斯试剂法（牛乳掺尿素检验）

【原理】

正常牛奶中不含尿素，而对氨基苯磺酸与亚硝酸钠（$NaNO_2$）在酸性介质中可以发生重氮化反应，生成重氮盐。重氮盐与多种芳胺或酚，如 a- 萘胺发生偶合反应，生成偶氮紫红色化合物，这一反应是鉴定亚硝酸根的重要反应。此方法需事先配制格里斯试剂。尿素与亚硝酸钠在酸性条件下反应，使尿素和亚硝酸分解：

$$2NO_2^- + CO(NH_2)_2 + 2H^+ \longrightarrow CO_2\uparrow + 2N_2\uparrow + 3H_2O$$

利用亚硝酸钠与对氨基苯磺酸的重氮化反应这一性质，可以检验尿素的存在。

【仪器】

1. 1ml 吸量管。
2. 试管。
3. 洗耳球。

【试剂】

1. 格里斯试剂　取 89.0g 酒石酸、10.0g 对氨基苯磺酸、1.0g α- 萘胺，混合研磨成粉末，储于棕色试剂瓶中，置暗处保存。
2. 1% 亚硝酸钠溶液。
3. 浓硫酸。

【操作步骤】

取 3ml 奶样于试管中，加 1% 亚硝酸钠溶液 1ml，1ml 浓硫酸，摇匀放置 5 分钟。待泡沫消失后，加0.5g格里斯试剂，摇匀。同时做纯牛奶空白试验。

【结果评价】

评价与判断：如奶样中掺有尿素，则试管中乳液呈黄色，而正常牛乳试管中呈紫红色。

【说明与讨论】

1. 本检验法灵敏度为0.01%。
2. 吸取乳样不得少于2.5ml。
3. 亚硝酸钠（1%）加入量要准确，如过量，则造成结果相反。

（二）陈粮检验

粮食制品是有生命的有机体，由于储存条件不当，或随着储存时间的延长，特别是超过正常储存年限以后，粮食的内部结构逐渐松弛，这是粮食自身的生化变化过程。通常把存储时间一年以上，营养品质变化不大的粮食称为陈粮，这类粮食仍可食用。但存储时间过长或在潮湿、闷热的环境里，粮食品质容易改变下降，严重陈化时食味明显变差，酸度明显增加，发生霉变、酸败、脂肪酸含量超标准等现象，同时也会产生黄曲霉素等对人体有强烈毒害作用的物质，这类不能直接作为口粮食用的粮食称为陈化粮。

检验方法——酸度检验法

【原理】

米、面中都含有少量酸式磷酸盐，略显酸性，随储存放置时间延长而逐渐被氧化，从而使酸度增加，pH下降。因此，酸度测定是确定粮食是否陈旧的重要方法，故可用pH指示剂变化来判断是否是新米、陈米及其掺入率。

【仪器】

1. 50ml碱式滴定管。
2. 250ml容量瓶
3. 200ml锥形瓶。
4. 50ml移液管。
5. 烧杯。
6. 漏斗。

【试剂】

氢氧化钠标准溶液（0.1mol/L）。

【操作步骤】

1. 称取25.0～50.0g样品于烧杯中，加入新煮沸过又放冷的蒸馏水约70ml，浸泡1小时，其间要不断振摇使之混匀，但不应形成面团。
2. 然后过滤，滤液收集于250ml的容量瓶中。
3. 用新煮沸过又冷却的蒸馏水洗涤烧杯中的残渣3次，每次用水50ml，洗涤水通过同一滤纸也滤到容量瓶中。
4. 用新煮沸过又冷却了的蒸馏水定容至250ml，摇匀。
5. 吸取50ml提取液于锥形瓶中，加入2～3滴酚酞指示剂，用0.1mol/L氢氧化钠标准溶液滴定至粉红色于1分钟内不消失为止。
6. 按同样方法用新鲜米面作对照。

【结果计算】

米面的酸度一般用中和100g米面中的酸所需要的1mol/L氢氧化钠的毫升数表示，可按下式计算酸度：

$$酸度=\frac{cV\times 5}{m}\times 100$$

式中：c 为氢氧化钠标准溶液浓度（0.1mol/L）；V 为滴定时消耗氢氧化钠标准溶液的体积（ml）；m 为样品质量（g），5 为系数。

【说明与讨论】

1. 优质面粉的酸度小于普通面粉，这是因为普通面粉中含有较多的酸性盐类。但不论是优质面粉还是普通面粉，其新鲜度越好酸度越小，反之越大。

2. 粮食随着存放时间的延长，内部会发生一系列变化，面粉中磷化物在磷酸化酶的作用下产生磷酸；脂肪在脂肪酶作用下分解产生脂肪酸；多糖类在水解酶的作用下分解成单糖，单糖受乳酸菌作用产生乳酸；蛋白酶和细菌能使蛋白质分解成氨基酸，氨基酸又可失掉氨基 产生游离的羧酸和酮酸。因此，酸度是评价面粉新鲜程度的重要指标。

前沿知识

陈化粮食的检测亦可用邻甲氧基苯酚法检验技术。其基本原理为：新粮食中含有过氧化氢酶活性较高，陈粮则随着储存时间的延长由于酶的变性，活性逐渐降低直至丧失，故可用酶的活性来判断粮食新鲜程度。该法利用邻甲氧基苯酚在过氧化氢存在下，使新粮的氧化还原酶作用，生成红色的四邻甲氧基苯酚，陈粮则不显色。如是新鲜米，1～3mm 后溶液内呈白浊，在溶液上部应显深红褐色，陈米不显色。如新米和陈米混杂在一起，则显色时间推迟，新米含量越多显色越快，反之则慢，纯陈米不显色。

该法是新陈米快速定性的方法，由于利用酶的活性来判断，所以凡是影响酶活性变化的物质对本法都有干扰，如小麦粉，在加工时局部温度过高，破坏酶活性，就不能用该法判断新鲜与否。

（三）蜂蜜掺伪检验

蜂蜜掺假原料主要是水、蔗糖、转化糖、饴糖、羧甲基纤维素、糊精或淀粉类物质。掺假蜂蜜不仅不具天然蜂蜜的全部营养成分，更不具有天然蜂蜜独特的保健功能。

蜂蜜掺假常见的有蜂蜜掺淀粉类物质、蜂蜜中掺蔗糖，此处用加碘实验法和硝酸盐检验法分别进行介绍。

检验方法 1——加碘检验法（蜂蜜掺淀粉检验）

【原理】

利用淀粉遇碘液呈蓝色可以检测出蜂蜜中是否掺有淀粉类物质。

【仪器】

试管。

【试剂】

碘 - 碘化钾溶液（0.01mol/L） 0.12g 碘与 0.25g 碘化钾共溶于 100ml 水中。

【操作步骤】

取待测蜂蜜 2g，放在一大试管中，加 20ml 蒸馏水，搅拌均匀，在沸水浴中加热 5 分钟，取出冷却至室温，往此溶液中滴加 2 滴 0.01mol/L 的碘 - 碘化钾溶液，混匀。

【结果评价】

若出现蓝色或蓝紫色则可认为掺入了淀粉类物质；如呈现红色，则掺有糖精；若保持黄褐色不变，说明该蜂蜜纯净。

检验方法2——硝酸银检验法（蜂蜜掺蔗糖检验）

【原理】

蔗糖与硝酸银溶液反应，产物不溶于水。

【仪器】

烧杯。

【试剂】

硝酸银溶液（1%）。

【操作步骤】

取蜂蜜1ml加4ml水混匀，若出现浑浊或沉淀，用硝酸银溶液（1%）滴入数滴。

【结果评价】

加入硝酸银后若出现絮状物者，说明有蔗糖掺入。

【说明与讨论】

1. 以上蜂蜜检验方法均为定性检验法，可根据需要进一步进行定量检验。
2. 注意与正常蜂蜜对照。

第七节　食品器具与包装材料的检验

食品容器、包装材料是指包装、盛放食品用纸、竹、木、金属、搪瓷、陶瓷、塑料、橡胶、天然纤维、化学纤维、玻璃等制品和接触食品的涂料；食品用工具、设备是指食品在生产经营过程中接触食品的机械、管道、传送带、容器、用具、餐具等。食品器具和包装材料作为食品的"贴身衣物"，其在原料、辅料、工艺方面的安全性将直接影响食品质量，继而对人体健康产生影响。可见，卫生、安全的食品器具和包装材料对保障人体健康有着极其重要的现实意义。

随着科学技术的快速发展，新材料不断涌现，新的食品器具和包装材料也日新月异，为了使食品器具和包装材料经久耐用、美观大方，通常会加入各种化学成分，以优化材料的某些理化性状。但是，当某种化学成分超过某一浓度（阈值）时，就会对相应的消费群体带来健康危害。因此，世界各国对食品器具和包装材料甚至原材料都制定了相关的卫生标准以及管理办法。我国在2008年底发布了《食品容器、包装材料用加工助剂使用卫生标准》，此标准中允许用于食品包装材料的添加剂种类从原来的65种增加到1000多种。该标准规定了各种添加剂的最大使用量、特定迁移量或最大残留量；对食品容器、包装材料和食品用工具、设备的强制性的规定和要求。

食品容器、食具与包装材料的品种繁多，成分复杂，实际工作中很少直接对其进行成分分析，而是对其中有害物质向食品移行的可能性进行分析。即通常采用浸泡液的溶出试验：在一定的温度和时间下，选择与盛装食品的溶解性近似的模拟溶剂来浸泡食品容器、食具或包装材料的样品，并按一定的面积接触一定量的溶液（一般2ml/cm^2），以统一实验条件，然后分析移行到模拟溶剂中的有害物质量。由于食品容器、食具和包装材料有长期接触食品的可能，但我们在实验分析时，很难模拟长期储存的污染问题，因而一般都采用提高浸泡液温度的办法来解决。

在测定移行量时，有些项目可采用单项分析，如塑料、纸、竹、木制成品中的酚、甲醛、苯的含量和搪瓷、陶瓷、金属制品中的铅、锡等重金属的含量。但是如塑料、橡胶制品中添加剂等项目，由于种类繁多，很难有针对性的单项分析，故多采取分析溶出物的总量和浸泡液的高锰酸钾消耗量，以此作为一项综合性指标来衡量。

一、样品采集与处理

（一）采样原则

一般情况下，采样要遵循随机的原则，另外还要有适宜的样本量，以保证所采集的样品具有代表性（若是事故原因调查分析采样，可使用典型采样法，对样本量也无特别要求）。但对不同类型的产品，样品数量的要求也不一样。

对成型类产品，一般按1‰的比例随机采样。若属小批量采样，数量不宜少于10个，容量比较大的如大于500ml，采集6～10只（个）；体积较小的如茶杯、糖果包装纸等，则需加倍采样。所采集样品分为两个部分，一部分供检验用，另一部分保存2个月，仲裁分析。但具体的数量要考虑检测项目的多少，样品一般不能重复用来检测另一项目。

对于原材料，按每批的10%取样，但不宜少于3包。从选中的包数中，用取样针等工具从每包深度的3/4处取样，所取的样品总量不少于2kg，同样要分成两部分，一部分用于检验，另一部分用作备查样品。而且，所采集样品应完整、平稳、无变形，以及没有影响检验结果的其他瑕点。各种常用食品包装材料和器具的采样方法见表13-28。

表13-28 常用食品包装材料和器具的采样方法

材料名称	采样方法
塑料树脂	随机取包数的10%，小批量不少于3包。每包随机抽取2kg混匀
塑料成型品及复合食品包装袋、塑料薄膜袋	按产量的1%随机抽样，小批量不少于10件，容量小于500ml的取20件
塑料薄膜	每批随机抽取10捆，每捆剪取50cm×50cm1张，共10张。检验时再裁成5cm×5cm样片，充分混合
铝制品、搪瓷、陶瓷制品，不锈钢制品	对形状、大小、花彩装饰相同的产品按产量的1%。随机抽样。小批量不少于6件，容量小于500ml的取10件。重点抽取色彩浓重或面积体积比值小的器皿
管材（包括橡胶管）	随机截取材质、内径相同的管材5根（长度适宜），使样品容量能满足测定的需要。长度按下式计算：$L=V/\pi r^2$，式中：V为所需浸泡液的体积；r为管内径。但实际长度要扣除两端玻璃塞所占部分
涂料	由厂家按产品相同工艺条件制备全覆盖涂料的试片10cm×10cm或5cm×15cm，厚度小于2mm的金属片6～10片供检验用。若提供的试片为单面覆盖涂料的，则应同时提供基质材料作为对照
食品包装用原纸	每批随机抽取500g，随机裁取10cm×10cm的试片10张
橡胶奶嘴	每批随机抽取500g
食品用橡胶制品	每批随机抽取500g，高压锅密封圈每批不少于6个

另外，在采集样品时，要填写采样单，注明样品的名称、型号（别）、批号（次）、采样日期及生产厂家等内容。

> 考点提示
>
> 常用浸泡液与条件。

（二）样品的处理

1. 常用的浸泡液与浸泡条件 常用的浸泡液包括水、醋酸、乙醇和正己烷，各自的浸泡条件见表13-29。

表13-29 常用的浸泡液及其浸泡条件

浸泡液名称	浸泡条件	模拟食品
蒸馏水	60℃，2小时	中性类食物
4%醋酸	60℃，2小时	食醋及酸性食物
65%乙醇	室温，2小时	酒及乙醇的食物
正己烷	室温，2小时	食用油或适用油脂较多的食物

注：有时也用乳酸、碳酸氢钠和蔗糖水等作为浸泡液

2. 样品浸泡的原则　食具的大小不同，提供的浸泡液和浸泡条件不同，应估算不同食具（如汤匙、汤勺、杯子、吸管、奶瓶盖、碗筷等）的参考面积，使浸泡中有害物质移出达到最大化。

（1）分析样品先用自来水冲洗干净，再用蒸馏水彻底冲洗1～2次，晾干备用。根据分析项目，选择对应的浸泡液，并按规定的条件浸泡。

（2）薄片状或形状特殊的样品，可按 $2ml/cm^2$ 来计算应加入浸泡液的量。对于食品容器，浸泡液的量应该加到距容器上口1cm处。

（3）对容器边缘带有彩饰的食具，如杯、碟、碗等，则将食具倒扣在浸泡液中，使浸泡液淹没至边缘以上2cm处。然后翻过来，用浸泡液浸泡内壁上边缘2cm以下区域。

（4）对于炊具，将浸泡液水或4%醋酸加入到器皿内至口沿1cm处，加盖煮沸并保持微沸2小时（注意及时补充损失的浸泡液），再放置24小时。若不属炊具，则用煮沸的蒸馏水或4%的醋酸浸泡24小时。

（三）检验结果与评价

所有分析结果均以mg/L表示，浸泡液的量则统一按 $2ml/cm^2$ 计算。计算式如下：

$$某指标结果(mg/L)=\frac{测定用浸泡液结果(mg/l)\times 样品浸泡液总量(ml)}{浸泡面积(cm^2)\times 2(ml/cm^2)}$$

如果检验分析的指标有一项不符合有关的卫生标准，应重新从两倍量的该批次产品中抽取样品复检，若复检结果仍有指标（即使只一项）不符合有关卫生标准，则可判定该批次样品不合格。

二、常规检验项目及检验方法

食品器具和包装材料的检测项目与其类别、材料的化学组成等有关，但就整个食品器具和包装材料而言，常规的检验项目包括蒸发残渣、高锰酸钾消耗量、重金属、脱色试验和甲醛等。

（一）蒸发残渣

蒸发残渣是指塑料类制品用浸泡液浸泡后被溶解出来的物质。它们的结构一般比较简单，如各种未聚合的低分子单体、添加剂以及某些有机和（或）无机化合物。

检验方法——水浴蒸发法

【原理】

样品按规定的条件用各种溶液浸泡，蒸发浸泡液后剩余的残渣即为样品在不同浸泡液中的溶出量。四种浸泡液分别用来模拟容器或包装材料接触水、酸、酒、油等不同性质食品

的情况。

【操作步骤】

1. 样品处理好后，用蒸馏水、4% 醋酸、65% 乙醇和正己烷按规定的条件浸泡。实际的检验操作基本同重量分析法，量取某种浸泡液体积（如 200ml），分数次倒入已预先 105℃干燥至恒重的蒸发皿中，水浴蒸干后，105℃干燥至恒重，记录前后两次质量的差值（m）。

2. 另取没有浸泡过食具或包装材料的同一浸泡液，分数次倒入预先 105℃干燥至恒重的另一蒸发皿中，水浴蒸干后，105℃干燥至恒重，同样记录前后两次质量的差值（m_0）。

【结果计算】

$$\rho(\mathrm{B})=\frac{m-m_0}{V}\times1000$$

式中：ρ 为样品溶入浸泡液的残渣占浸泡液体积的质量浓度（mg/L）；m 为样品浸泡液加入前后的质量差值（mg）；m_0 为空白浸泡液加入前后的质量差值（mg）；V 为测定用样品浸泡液体积（ml）。

【说明与讨论】

1. 在重现性试验条件下获得的两次独立测定结果的绝对差值不得超过算术平均值的 10%。

2. 供分析用的蒸发皿一定要干燥至恒重，称量结果要记录至小数点后 4 位。

（二）高锰酸钾消耗量

高锰酸钾消耗量是指浸泡液中从样品上溶解出来的还原性有机物被氧化所消耗的高锰酸钾的量（将体积换算成质量）。

检验方法——酸性高锰酸钾滴定法

【原理】

样品中加入已知量的高锰酸钾和硫酸，在沸水浴中加热，高锰酸钾将样品中的还原性无机物氧化，反应后加入过量的草酸钠还原剩余的高锰酸钾，再用高锰酸钾标准溶液回滴过量的草酸钠。从而计算出高锰酸钾的消耗量，以表示可溶出有机物质的含量。

该方法的检测范围为 0.05～5.0mg/L。

【试剂】

1. 硫酸（1+2）。

2. 高锰酸钾标准溶液[$c(KMnO_4)$=0.01mol/L]。

3. 草酸标准溶液[$c(H_2C_2O_4)$=0.01mol/L]。

4. 不含还原性物质的水　将 1L 蒸馏水置于全玻璃蒸馏器中，加入 10ml 硫酸（1+2）和少量高锰酸钾，蒸馏，弃去 100ml 初馏液，余下的馏出液即为不含还原性物质的水。

【操作步骤】

1. 锥形瓶的处理　取 100ml 水，放入 250ml 锥形瓶中，加入 5ml 硫酸，5ml 高锰酸钾溶液，煮沸 5 分钟，倒去，用不含还原性物质的水冲洗备用。

2. 滴定　吸取 100ml 的水浸泡液，加入经过上述处理的 250ml 锥形瓶中，加 5ml 稀硫酸（1+2）酸化，10.0ml 高锰酸钾标准溶液，再加 2 粒玻璃珠，准确煮沸 5 分钟，使高锰酸钾氧化浸泡液中的有机物，然后趁热加入 10.0ml 草酸标准溶液，以还原剩余的高锰酸钾，过量的草酸标准溶液再用高锰酸钾标准溶液滴定至红色不褪为止，记录终点时消耗的高锰酸钾标准溶液体积 V_1（ml）。用同样的方法做空白试验，记录消耗的体积 V_0（ml）。

【结果计算】

$$\rho(B)=\frac{(V_1-V_0)\times c\times 31.6}{V}\times 1000$$

式中：ρ(B)为样品的高锰酸钾消耗量(mg/L)；V_1 为样品浸泡液滴定时消耗高锰酸钾溶液的体积(ml)；V_0 为试剂空白滴定时消耗高锰酸钾溶液的体积，(ml)；c 为高锰酸钾标准溶液的实际浓度(mol/L)。31.6 为 1.0ml 高锰酸钾标准滴定溶液［1.000mol/L］相当于以 mg 表示的高锰酸钾的质量(mg/mmol)；V 为测定用浸泡液体积(ml)。

【说明与讨论】

在重现性试验条件下获得的两次独立测定结果的绝对差值不得超过算术平均值的10%。

(三) 重金属

重金属是指分析样品在酸性条件下可以溶解出来的有毒金属，如铅、汞、铬、钡、锌等。在实际的检验分析中，重金属统一用铅来计算，其分析方法有半定量(超标与否)和定量两种。一般常用半定量分析方法，即取一定体积的 4% 醋酸浸泡液(常取 20ml)，放入 50ml 的比色管中，加蒸馏水至刻度，加入硫化钠溶液数滴，混匀后放置 5 分钟，与标准管比较，若颜色未深过标准管，表示重金属含量符合有关标准。

检验方法——硫化物目视比色法

【原理】

浸泡液中重金属(以铅计)与硫化钠作用，在酸性溶液中形成棕黄色硫化铅，与标准比较。

$$Pb^{2+} \longrightarrow PbS\downarrow \text{(棕黄色)}$$

【试剂】

1. 硫化钠溶液　称取 5g 硫化钠，溶于 10ml 蒸馏水和 30ml 甘油的混合液中，或将 30ml 水和 90ml 甘油混合后分成二等份，一份加 5g 氢氧化钠溶解后通入硫化氢气体(硫化铁加稀盐酸)使溶液饱和后，将另一份水和甘油混合液倒入，混匀后装入瓶中，密封保存。

2. 铅标准储备液［ρ(Pb)=100μg/ml］　准确称取 0.1598g 硝酸铅，溶于 10ml 硝酸(10%)中，转移至 1000ml 容量瓶内，加水稀释至刻度。

3. 铅标准使用液［ρ(Pb)=10μg/ml］　吸取 10.0ml 铅标准储备液，加入 100ml 容量瓶中，加水稀释至刻度。

【操作步骤】

吸取 4% 的醋酸浸泡液 20.0ml 于 50ml 比色管中，加水至刻度。另吸取 2.00ml 铅标准使用液到 50ml 的比色管中，加 4% 的醋酸溶液 20.0ml，加水至刻度，混匀。两管中各加硫化钠溶液 2 滴，混匀后放置 5 分钟，以白色为背景，从上方或侧面观察，若试样管呈色大于标准管，重金属(以 Pb 计)的报告值>1。

(四) 脱色试验

脱色试验用于检查样品中色素的迁移程度。取洗净待测的样品，分别用浸湿了无色植物油和 65% 乙醇的棉花，在样品上接触食品的部位小面积内用力往返擦拭 100 次，若擦拭棉花不染色则判为阴性。

同时，样品的 4 种浸泡溶液(见表 13-29)也不能染有颜色，否则就不合格。

(五) 甲醛

甲醛试验用来检查塑料中未反应的甲醛和分解生成的甲醛。三聚氰胺树脂为三聚氰胺与甲醛缩合热固而成的，可能有未充分参与聚合反应的游离甲醛。而甲醛是细胞原浆毒物，30mg/L 的浓度即发生黏膜刺激症状，出现灼烧感、头晕、呕吐等症状。因此以三聚氰胺树脂为原料制成的食具等，其 4% 醋酸浸泡液中甲醛浓度不允许超过 30mg/L，而对于聚乙烯、聚丙烯、聚苯乙烯则均不得检出。

甲醛与盐酸苯肼在酸性情况下经氧化生成红色化合物，采用盐酸苯肼 - 铁氰化钾分光光度法测定。4% 的乙醇能够浸泡出试样中的甲醛，如浸泡液有甲醛，加盐酸苯肼和铁氰化钾溶液，则生成红色化合物。于 520nm 波长处测定吸光度，用标准曲线法定量。若不显色，可直接判为阴性。

三、常见食品器具与包装材料的检验

案例分析

2005 年 7 月《每周质量报告》报道，央视记者在甘肃、青海、浙江、江苏 4 个省对十几家不同规模的塑料彩印企业调查发现，由于甲苯价格低，企业为了把浓稠的油墨快速印制在塑料薄膜上，都把它作为调配混合溶剂的主要原料。兰州质监稽查人员随机抽查了 7 家生产复合型食品包装膜的塑料彩印企业，送往甘肃省产品质量检验中心和国家包装制品质量检验中心检测。结果显示，7 个样品中有 5 个被检出苯残留超标，涉及牛肉干、奶粉、糖果、卤豆干、薯片 5 种食品的包装。

请问：1. 此类包装的食品如何采集样品？

2. 此类包装材料重要的卫生问题是什么？可采用什么样方法检验分析？

（一）几种食品器具与包装材料的主要卫生问题

1. 纸包装材料　原料本身的问题，如原材料本身不清洁、存在重金属、农药残留等污染；造纸过程中的添加物，荧光增白剂、防渗剂 / 施胶剂、填料、漂白剂、染色剂等；含有过高的多环芳烃化合物，包装材料上的油墨污染等。我国没有食品包装专用油墨，在纸包装上印刷的油墨，大多是含甲苯、二甲苯的有机溶剂型凹印油墨，为了稀释油墨常使用含苯类溶剂，造成残留的苯类溶剂超标。

2. 塑料包装材料与容器　树脂本身具有一定毒性，主要因为树脂中残留的有害单体、裂解物及老化产生的有毒物质。另外，塑料制品在制造过程中添加的稳定剂、增塑剂、着色剂等助剂的毒性，塑料包装容器表面的微生物及微尘杂质污染，因塑料易带电，易吸附微尘杂质和微生物，对食品形成污染。非法使用的回收塑料中的大量有毒添加剂、重金属、色素、病毒等对食品造成污染。

3. 陶瓷包装容器　釉料特别是各种彩釉中往往含有有毒的重金属元素，如铅、镉、锑、铬、锌、钡、铜、钴等，甚至含有铀、钍和镭 -226 等放射性元素。陶瓷在 1000～1500℃下烧制而成。如果烧制温度偏低，彩釉未能形成不溶性硅酸盐，则在陶瓷包装容器使用过程中会因有毒有害重金属物质溶出而污染食品；特别在盛装酸性食品（如醋、果汁等）和酒时，这些重金属物质较容易溶出而迁入食品，从而引起食品安全问题，其中广受关注的重金属元素主要是铅和镉。

4. 金属包装材料与容器

（1）金属元素：特别是用其包装高酸性食品时易被腐蚀，同时金属离子易析出，从而影响食品风味和安全性。我国约20%的食品罐是未涂层的镀锡罐。

(2) 内壁涂料中的有机污染物：双酚A(BPA)、双酚A二缩水甘油醚酯(BADGE)、双酚F二缩水甘油醚酯(BFDGE)、酚醛甘油醚酯(NOGE)及其衍生物作为金属罐内层涂料的初始原料、热稳定剂或增强剂，存在于金属罐内层涂料中。

(3) 塑料垫圈内污染物：软质聚氯乙烯塑料内圈。邻苯二甲酸酯类化合物是塑料内圈中常用的增塑剂，国内瓶盖垫圈中的增塑剂大部分是邻苯二甲酸二酯(DEHP)。DEHP是目前日常生活中使用最广泛且毒性较大的一种酸酞酯，它已成为全球范围内最严重的化学污染物之一。

（二）食品器具与包装材料的检验

1. 塑料制品的检验

(1) 塑料概述：塑料是由大量小分子单体通过共价键聚合而成的高分子化合物，并适当加入一些添加剂，如增塑剂、稳定剂、抗氧化剂和着色剂等（也有个别没加的），相对分子质量在10 000～100 000之间。而单纯由高分子聚合物构成的化合物叫树脂。塑料的品种较多，目前我国容许使用的食品容器包装材料的热塑性塑料有聚乙烯、聚丙烯、聚苯乙烯、聚氯乙烯、聚碳酸酯、聚对苯二甲酸乙二醇酯、尼龙、苯乙烯-丙烯腈-丁二烯共聚物、苯乙烯与丙烯腈的共聚物等；热固性塑料有三聚氰胺甲醛树脂等，其用途及毒性见表13-30。

表13-30 常用塑料的特点、用途及其存在的卫生问题

塑料名称	特点	用途	存在的卫生问题
聚乙烯	低密度聚乙烯质地较软，适宜制 作薄膜和食具；中密度和高密度聚乙烯质地较硬，耐煮沸。聚乙 烯轻，化学性质稳定，但气体透过性差，耐油性差	制作薄膜、食品袋、软管以及塑料桶等	低分子聚乙烯易溶于油脂而产生异味；透气性差，包装食品易发生霉变
聚氯乙烯	透明度好，耐酸碱；不耐高温，不宜高温消毒	软质成型品多用作薄膜；硬质成型品用作自来水管、食品机械部件等	残留的催化剂及副产物二氯乙烷有一定毒性；氯乙烯单体有致癌作用
聚丙烯	性质稳定，不含未聚合单体；耐 热、耐油，透明度好，可替代玻璃；透湿度低，透气性差；适宜彩色印刷	常用于点心、糖果、乳制品等的包装；制造食品瓶螺纹盖及啤酒桶	易老化，加入的抗氧化剂和紫外线吸收剂有一定的毒性；加工热封性差，封口处易脱落而导致污染
聚丙乙烯	无色透明，耐酸碱；安全性好；聚合过程中可能有未完全聚合的苯乙烯单体及其他挥发性物质	制作碗、筷、勺、匙以及菜盘等；改良的聚苯乙烯可用于制作一次性快餐餐具	盛装液体食品时，短期内(2天)会出现臭味；未聚合的苯乙烯单体、乙苯、甲苯等挥发性物质有害健康
三聚氰胺	质地坚硬，耐热，耐磨	制作食品器具及包装材料	高温及酸性溶液会释放出甲醛，它是一种细胞原浆毒

(2) 塑料材质的检验：①聚氯乙烯塑料：吡啶法。取少量样品(0.1g)溶于100ml吡啶中，吸取5ml样品液，加热微沸，加入0.5ml氢氧化钠溶液(20g/L)，若呈现褐色或黑色即为聚氯乙烯。②环氧树脂：甲醛法。取少量样品溶于100ml硫酸中，吸取5ml样品液，加入37%的甲醛溶液数滴，变为橙色即为环氧树脂，用水稀释后变绿色。③酚醛塑料：邻苯二甲酸酐法。取少量磨细样品(0.2g)，加入邻苯二甲酸酐0.1g，硫酸1ml于140～180℃油浴中加

热 10～15 分钟，冷却后加水 2ml，用氢氧化钠溶液碱化，变红色即为酚醛塑料。

（3）主要检验项目及其卫生标准：塑料制品的种类较多，主要的卫生问题包括溶出物、重金属、甲醛和各种单体以及助剂。由于材料的差异，因而难有一个统一的卫生标准，有研究发现，醋在 10 分钟内可从染色的食品包装袋上溶出 100mg 铅，塑料容器也因为增塑剂含铅而存在不同程度的铅污染。几类常见的食品包装材料用塑料制品的主要检验项目及其卫生标准见表 13-31。

表 13-31 几类常用的食品包装材料用塑料制品的理化检验项目及其卫生标准

检验项目名称	浸泡条件	塑料种类及其标准值（mg/L）				
		聚乙烯	聚丙烯	三聚氰胺	聚苯乙烯	聚氯乙烯
蒸发残渣	蒸馏水（60℃，2 小时）	—	—	—	≤10	≤20
	4% 醋酸（60℃，2 小时）	≤30	≤30	≤30	—	≤20
	65% 乙醇（60℃，2 小时）	≤30	—	≤30	—	≤20
	正己烷（60℃，2 小时）	≤60	≤30	—	—	≤15
高锰酸钾消耗量	蒸馏水	≤10	≤10	≤10	≤10	≤10
重金属（以 Pb 计）	4% 醋酸	≤1	≤1	≤1	≤1	≤1
甲醛（4% 醋酸）	4% 醋酸	—	—	—	—	—
脱色试验	乙醇	阴性	阴性	阴性	阴性	—
	冷餐油或无色油脂	阴性	阴性	阴性	阴性	—
	浸泡液	阴性	阴性	阴性	阴性	—

2. 食具涂料的检验

（1）食品器具用涂料的种类：涂料一般由高分子成膜物质和助剂组成，涂覆在食品容器表面后形成高分子膜，以防腐蚀，避免食物与容器反应而使有害物质如重金属等溶入食物中。涂料的种类很多，要根据食品的种类、加热杀菌条件等选择适宜的涂料。常用的涂料主要有油性涂料、酚系涂料、乙烯系涂料、环氧系涂料等。

（2）主要检验项目及其卫生标准：不同的涂料由于其化学组成各异，对人体健康的损害效应也有差别，因而有不同的卫生要求。

感官检查：涂料自干成膜后，表面平整光洁，无气孔；涂膜经浸泡后，不软化，不龟裂，不起泡，不脱落；涂膜浸泡液为无色、无异臭、无异味、无沉淀的透明液。常用涂料的卫生理化标准见表 13-32。

表 13-32 常用的食品器具用涂料的检验项目及其卫生标准

检验项目名称		涂料种类及其标准值（mg/L）				
		环氧酚醛	聚酰胺环氧树脂	聚氯乙烯	聚四氟乙烯	漆酚涂料
蒸发试验	水（60℃，2 小时）	≤30	—	—	≤30	≤30
	4% 醋酸（60℃，2 小时）	≤30	≤40	≤30	≤30	≤30
	65% 乙醇（60℃，2 小时）	≤30	≤40	≤30	—	≤30
	正己烷（60℃，2 小时）	≤30	≤40	—	≤30	≤30
高锰酸钾消耗量		≤10	≤10	≤10	≤10	≤10
游离甲醛		≤0.1	—	—	—	≤5

续表

检验项目名称	涂料种类及其标准值(mg/L)				
	环氧酚醛	聚酰胺环氧树脂	聚氯乙烯	聚四氟乙烯	漆酚涂料
游离酚	≤0.1	—	—	—	≤0.1
氯乙烯单体	—	—	≤1	—	—
氟	—	—	—	≤0.2	—
砷	—	—	≤1	—	—
铅	—	≤1	≤1	—	—
铬	—	—	—	≤0.01	—

3．橡胶制品的检验

(1) 橡胶制品的种类：橡胶包括天然橡胶和人工合成橡胶两类。天然橡胶是长链、直链高分子化合物，消化酶不能分解，人体因此不会吸收，故而认为无毒。与塑料一样，合成橡胶存在未完全聚合的单体以及添加剂带来的卫生问题。根据单体的不同，合成橡胶分为硅橡胶、丁橡胶、丁二烯橡胶等，主要的添加剂包括硫化剂、填充剂、着色剂和活性剂等。

橡胶的种类可用燃烧试验和气相色谱法来鉴别。常见的橡胶中，除氟橡胶无可燃性外，其他的如天然橡胶、丁二烯橡胶、硅橡胶等均具有可燃特性，含硫的还会产生 SO_2 气体臭味。接触食品的橡胶主要有奶嘴、垫圈(片)、瓶盖以及饮料管等。

(2) 检验指标及提取条件：各种常用橡胶制品的检验项目及提取条件见表 13-33。

表 13-33 各种常用橡胶制品的检验项目及提取条件

样品名称		浸泡溶剂	检测项目	提取条件
奶嘴		蒸馏水	蒸发残渣、高锰酸钾消耗量	取 10 个称重，提取液 20ml/g，60℃ 2 小时
		4% 醋酸	蒸发残渣、铅、锌	
高压或加热过程中使用的橡胶制品		蒸馏水	蒸发残渣、高锰酸钾消耗量	取样品 20g，提取液 20ml/g，微沸 30 分钟后，用水补至原体积
		4% 醋酸	蒸发残渣、铅、锌	
		正己烷	蒸发残渣	回流 30 分钟
瓶垫圈	普通类	蒸馏水	蒸发残渣、高锰酸钾消耗量	取样品 20g，提取液 20ml/g，60℃ 保温 30 分钟
		4% 醋酸	蒸发残渣、铅、锌	
		20% 乙醇	蒸发残渣	
	罐头类	蒸馏水	蒸发残渣、高锰酸钾消耗量	
		4% 醋酸	蒸发残渣、铅、锌	
		正己烷	蒸发残渣	回流 30 分钟

注：橡胶制品蒸发残渣的有机物、油类和无机物填充剂，与浸出溶剂有关。水和乙醇浸出的有硫化促进剂、增强剂、防老化剂和填充剂；4% 醋酸则浸出溶于酸的 $CaCO_3$ 类物质；正己烷浸出可塑剂、软化剂和低分子聚合物等

4．常用橡胶成型品的卫生标准　接触食品的各种橡胶制品应表面光滑，色泽均匀、正常，无肉眼可见异物，无异味、异臭，浸泡液无异味、无荧光，浸泡后不褪色。有研究表明，压力锅所用密封圈及压力阀含有大量的铅。常用橡胶制品的检验项目及其应符合的卫生标准见表 13-34。

表 13-34 几类常用的食品器具用橡胶成型品的卫生标准

项目名称		橡胶成型品种类及其标准值(mg/L)			
		奶嘴	瓶盖垫圈	压力锅垫圈	输送带
蒸发试验	水(60℃,2 小时)	≤40	—	≤50	—
	4% 醋酸(60℃,2 小时)	≤120	≤2000	—	≤2000
	20% 乙醇(60℃,2 小时)	—	≤40	—	—
	正己烷(60 ℃,2 小时)	—	≤3500	≤800	≤2000
高锰酸钾消耗量		≤70	≤40	≤40	≤70
重金属(4% 醋酸,以 Pb 计)		≤0.01	≤1.0	≤1.0	≤1.0
锌(4% 醋酸,以 Zn 计)		≤30	≤20	≤100	≤60

5. 搪瓷、陶瓷、不锈钢和铝制品的检验

(1)搪瓷、陶瓷和铝制品存在的卫生学问题及外观检查:搪瓷、陶瓷和铝制品也是常用的食品容器,但三者的生产工艺却截然不同。搪瓷是在铁皮坯料上烧结搪瓷釉料而成,若釉的主要成分是氧化钛即为钛釉,主要成分是氧化锑则为锑釉。陶瓷是用黏土或黏土与石英、长石等混合,成型之后烧制而成的产品。铝制品是以铝为原料经冲压或烧铸成型的产品。这三类制品的主要卫生问题类似,容易有砷、铅、锑、镉等有害物的溶出。三类制品的外观检查主要包括内壁表面是否光洁,釉彩是否均匀(搪瓷和陶瓷),是否有裂口等。

(2)主要的卫生理化检验项目及卫生标准:搪瓷、陶瓷和铝制品的外观检查和感官应达到以下要求:表面平滑,涂搪均匀,无裂口、缺口、鳞爆、脱瓷、爆点、裂纹、泛沸痕、孔泡、露黑。主要的卫生理化检验项目包括铅、砷、镉、锑和锌。样品用煮沸的 4% 醋酸作浸泡液,若容器边缘有彩饰则要浸过,加盖(玻璃),(20±2)℃浸泡 24 小时。砷的检测可用砷斑法(半定量)或 Ag-DDC 比色法;镉和铅的检测可用原子吸收光谱法或二硫腙比色法;锑的检测可用氢化物发生原子吸收分光光度法,也可利用 pH = 7 时,Sb^{5+} 能与孔雀绿作用生成绿色配合物的特性作定量或定性分析。有研究发现,某种陶瓷罐所炖豆品的铅含量竟然高达 2.4g/kg。

搪瓷、陶瓷、铝制品及不锈钢制品的浸泡试验项目及条件见表 13-35,卫生理化项目的卫生标准见表 13-36。

表 13-35 搪瓷、陶瓷、铝及不锈钢类制品的浸泡试验项目及条件

制品名称检验项目			浸泡条件	
			溶剂	温度及时间
铝制品	食具	锌、铅、镉、砷	4% 醋酸	>20℃,24 小时
	烹调器皿	锌、铅、镉、砷	4% 醋酸	煮沸 0.5 小时,室温 24 小时
搪瓷制品		铅、镉、锑	4% 醋酸	煮沸,室温 24 小时
陶瓷制品		铅、镉	4% 醋酸	煮沸,室温 24 小时
不锈钢制品		铅、镉、砷、铬、镍	4% 醋酸	煮沸 0.5 小时,室温 24 小时

表 13-36 搪瓷、陶瓷、不锈钢制品及铝制品的卫生标准（理化部分）

项目名称及浸泡条件		制品种类及其标准值（mg/L）			
		铝制品	搪瓷制品	陶瓷制品	不锈钢制品
锌	4% 的醋酸浸泡液（浸泡条件参见表 13-29）	≤1	—	—	—
铅		≤0.2（精铝）	≤1.0	≤7.0	≤1
		≤0.2（回收铝）			
镉		≤0.02	≤0.5	≤0.05	≤0.02
砷		≤0.04	—	—	≤0.04
锑		—	≤0.7	—	—
铬		—	—	—	≤0.05
镍		—	—	—	≤3.0

6．食品包装纸的检验

（1）食品包装纸中存在的卫生问题：食品包装纸是指直接接触食品的各种纸制品，如原纸、版纸、涂蜡纸、玻璃纸以及涂塑纸等。食品包装纸的卫生问题主要来源于：原料不合格，如用回收的废旧纸生产；为改善纸的感光性状，加入荧光增白剂、亚硫酸钠、次氯酸钠及松香等；为降低成本，用工业石蜡替代食品包装蜡生产涂蜡纸。因此，食品包装纸中就可能存在铅、砷、芳香烃类和微生物超标，以及荧光性物质等卫生问题。如有研究发现，某种“罗望子”糖果的包装和吸管，铅含量超过 FDA（美国食品和药品管理局）规定标准的样品竟然有 50% 之多。

（2）主要的检验项目及卫生标准：食品包装纸应纸质洁净，色泽正常，无异味和臭味，油墨不易脱落。实验室分析项目主要有铅、砷、荧光性物质、大肠菌群和致病菌等指标。采集样品时，应从每批产品中随机抽取 20 张，若检验结果有一项指标不合格，应同其他样品的检验分析一样，加倍量抽样复检。检验荧光性物质时，从每批纸样中随机取 5 张 $100cm^2$ 的样品，于 365nm 和 254nm 波长的光源下检查，如果呈现均一的紫至蓝白色荧光，且每张纸样的最大荧光面积大于 2，即为阳性。但要注意与色素及某些植物成分相鉴别。食品包装纸主要检验指标及其标准见表 13-37。

表 13-37 食品包装纸的主要检验项目及其标准

检验项目	样品处理或分析条件	标准值
铅（以 Pb 计，mg/L）	试样干法灰化	≤5
砷（以 As 计，mg/L）	试样干法灰化	≤1
脱色试验	水，正己烷	阴性
荧光性物质	365nm 和 254nm 波长的光源	不得检出
致病菌	—	不得检出

7．植物纤维类食品器具的卫生 植物纤维类食品器具包括植物纤维板模塑和植物纤维浆模塑。前者是将植物纤维浆先加工成纤维板，然后再在其表面加施胶剂、防油剂等助剂，再加工成型的食品器具；而后者是在植物纤维浆中直接加入施胶剂、防油剂等助剂后在食品模具内直接加工成型的食品器具。

植物纤维类食品器具感官要求：成型品外观应色泽正常，无异味，无异物；浸泡液不应有着色，无异臭、异味。主要检验项目及其标准见表13-38。

表13-38 植物纤维类食品器具的检验项目及其卫生标准

项目		纤维板模塑	纤维浆模塑
蒸发残渣（mg/L）	水浸泡液（60℃，2小时）	≤30	≤30
	4%醋酸浸泡液（60℃，2小时）	≤30	≤30
	20%乙醇浸泡液（室温，2小时）	≤30	≤30
	正已烷浸泡液（室温，2小时）	≤30	≤30
高锰酸钾消耗量（水浸泡液，mg/L）		≤30	≤40
重金属（4%醋酸浸泡液，以Pb计，mg/L）		≤1	≤1
脱色试验	乙醇	阴性	阴性
	冷餐油或无色油脂	阴性	阴性
	浸泡液	阴性	阴性
荧光物质（254nm及365nm）		合格	合格

第八节 常见化学性食物中毒的快速鉴定

本书第六章第五节已详尽介绍了食物中毒的有关问题。发生食物中毒后，通过对可疑含有毒物的检品进行准确的鉴定，快速查明中毒原因及毒物的性质，为抢救中毒患者和采取预防中毒措施提供可靠依据，并为防止今后出现类似中毒事件提供有价值的参考资料是非常重要的。此外，在开发新食品资源和接受公安部门委托工作时，也常常需要对可能存在的化学性毒物进行鉴定。

一、氰化物的快速鉴定

氰化物是剧毒化合物，种类较多，在实际工作中，较多见的是氢氰酸、氰化钾与氰化钠中毒。氢氰酸为无色液体，沸点为26.5℃，易挥发，因穿透性大，扩散迅速，杀伤力强，主要用于熏蒸消毒、灭虫上。如粮仓、船舱内部虫害的防治。某些植物种子，如苦杏仁、枇杷仁、银杏中含有氰苷，误食后可引起氢氰酸中毒。

氰化物中毒的病人可表现为呼吸困难、心悸，有时可闻到苦杏仁味，如吞服大量纯氰化物时，常表现为“闪电式”致死事故。在短时间内突然晕倒，呼吸困难，发生痉挛等症状，随后呼吸停止、心脏停搏死亡。死者血液和尸斑均呈鲜红色，面部表情常呈恐怖状。氰化钠或氰化钾的致死量为0.15～0.25g。苦杏仁苷对人的最小致死量为0.4～1mg/kg体重。成人服苦杏仁40～60粒，小儿服10～20粒，可引起中毒或死亡。吃未经处理或加热不彻底的木薯150～300g，也能引起严重中毒，甚至死亡。

氰化物的快速鉴定方法有：苦味酸试纸法、普鲁士蓝法和对硝基苯甲醛法。常用苦味酸试纸法进行预试验，用普鲁士蓝法进行确证实验。

（一）预试验

检验方法——苦味酸试纸法

【原理】

氰化物在酸性溶液中，生成挥发性氰化氢气体，遇碱性苦味酸试纸生成红色异性紫酸钠，预示有氰化物存在。

考点提示

苦味酸试纸法测定原理。

【试剂】

1．酒石酸溶液（100g/L）。

2．碳酸钠溶液（100g/L）。

3．苦味酸试纸　将滤纸浸入苦味酸饱和水溶液中，取出阴干，剪成长7cm、宽0.5～0.7cm的条状使用。

【操作步骤】

1．采样　若为口服氰化物引起中毒者，应采取呕吐物或胃液为检样，并采集可疑食物样品；若为吸入氰化氢气体中毒的，可采取血液为检样。

2．测定　迅速取样品10～20g，置于100ml锥形瓶中，加水适量浸没样品。另取大小合适的塞子，中央打一小孔，孔内插入一支内径0.5～0.7cm、长5cm的玻璃管，管内悬挂一条用碳酸钠溶液润湿的苦味酸试纸条，其下端伸出管外。

向锥形瓶中加入10ml酒石酸酸化后，立即塞上塞子，置40℃水浴上温热40分钟，如试纸显红色，可能有氰化物存在。

【说明与讨论】

1．氰化物毒性剧烈，作用迅速，因此，具有中毒急、死亡快的特点。往往在几分钟内就会引起死亡，来不及抢救。所以，凡是突然急速死亡的中毒案例，按常规应首先怀疑是氰化物中毒。

2．由于氰化物性质不稳定，易分解、易挥发。因此，发生氰化物中毒后，应及时采样，快速分析。

3．水浴温度不宜过高，否则大量水蒸气能洗掉试纸上的试剂而影响结果。

4．本法特异性较差，非氰化物所特有的反应。亚硝酸盐、硫代硫酸盐和硫化物等还原性物质及醛、酮能还原苦味酸试纸，使之呈红色或橙色，呈阳性反应。因此，此法呈阳性反应时，尚需进一步确证。

（二）确证试验

检验方法——普鲁士蓝法

【原理】

氰化物在酸性溶液中，生成氢氰酸逸出，被硫酸亚铁-氢氧化钠试纸吸收产生亚铁氰化物，酸化后与高铁离子作用生成蓝色的亚铁氰化高铁，即普鲁士蓝。

$HCN+NaOH = NaCN+H_2O$

$6NaCN+FeSO_4 = Na_2SO_4+Na_4Fe(CN)_6$

$3Na_4Fe(CN)_6+4FeCl_3 = Fe_4[Fe(CN)_6]_3+12NaCl$

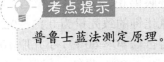

考点提示

普鲁士蓝法测定原理。

【试剂】

1．酒石酸溶液（100g/L）。

2．硫酸亚铁-氢氧化钠试纸　临用时，在滤纸中央滴加新配的100g/L硫酸亚铁溶液和100g/L氢氧化钠溶液各1～2滴。

3．氯化铁溶液（10g/L）。

4．盐酸溶液（6mol/L）。

【操作步骤】

取预试验阳性样品5～10g于锥形瓶中，加水调成粥状，再加酒石酸溶液或盐酸溶液

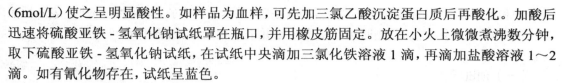

(6mol/L)使之呈明显酸性。如样品为血样，可先加三氯乙酸沉淀蛋白质后再酸化。加酸后迅速将硫酸亚铁-氢氧化钠试纸罩在瓶口，并用橡皮筋固定。放在小火上微微煮沸数分钟，取下硫酸亚铁-氢氧化钠试纸，在试纸中央滴加三氯化铁溶液1滴，再滴加盐酸溶液1～2滴。如有氰化物存在，试纸呈蓝色。

【说明与讨论】

1. 普鲁士蓝法灵敏度高，最低检出量为20μg，是确证氰化物快速而实用的方法。

2. 在酸性溶液中，氰配盐能产生氰化氢干扰测定，如能肯定样品中无氰配盐存在，此法可作为氰化物的确证实验。

3. 由于氰配盐的毒性较小，因此不把它当作毒物，如铁氰化钾、亚铁氰化钾、硫氰酸盐等。但这些物质在酸性条件下长时间加热也会产生少量的氢氰酸，因此必须排除这一干扰。

4. 氰配盐存在时氰化物的确证方法样品中存在氰配盐，在酸性溶液中加热，也会放出氰化氢气体而干扰普鲁士蓝确证实验。样品中是否存在氰配盐，可于普鲁士蓝试验之前，预试验之后予以鉴别。

(1) 氰配盐存在鉴别试验：取切碎样品适量，加水浸渍后并滴加盐酸使之呈弱酸性，过滤。取水浸滤液适量，滴加新配的三氯化铁溶液(10g/L)数滴，如生成普鲁士蓝，表示有亚铁氰化物存在；取水浸滤液适量，滴加新配制的硫酸亚铁溶液(100g/L)数滴，如生成蓝色，表示有高铁氰化物存在；取水浸滤液适量，滴加10g/L三氯化铁溶液数滴，如呈红色，表示有硫氰化物存在。

以上试验若呈阴性，说明不存在氰配盐，预试验的结果是可靠的。反之，则需进一步做确证实验。

(2) 含氰配盐的样品中氰化物的鉴别：若已确认样品中有氰配盐存在，则应先在弱碱性溶液中蒸馏样品，将氰配盐与氰化物分离后，再对氰化物进行确证。

样品在弱碱性溶液条件下微热，氰化物会游离为氢氰酸而被蒸馏出，氰配盐在此条件下不会被蒸出。取蒸馏液以普鲁士蓝法进行氰化物确证。

测定时，将样品加水调成稀粥状，加入碳酸氢钠，小火加热，以氢氧化钠溶液吸收馏出的氢氰酸。取此液适量于试管中，滴加新配制的硫酸亚铁溶液，摇匀，滴加三氯化铁溶液，加盐酸酸化，如溶液呈蓝色，可确证样品中含有氰化物。

二、砷、汞的快速鉴定

金属毒物的毒性主要是对酶的影响。在金属毒物的食物中毒中，出现较多的是砷、汞、铅中毒等，其中以砷和汞化合物最为多见。最常见的砷化物为三氧化二砷(砒霜或白砒)，农业上用的粗制品呈微红色，俗称红砒，其他的砷化物有砷酸盐和亚砷酸盐等。三氧化二砷的中毒量为0.005～0.05g，致死量为0.1～0.3g；氯化汞的中毒量为0.1～0.2g，致死量为0.5g。

砷化物进入人体后，排泄缓慢，主要是与酶蛋白的巯基结合而蓄积于组织中，使酶失去活性，出现各种营养障碍和不适症状。急性砷中毒患者喉部有烧灼感，继而出现剧烈腹痛，上吐下泻等症状，重者丧失知觉，麻痹而死；汞及其化合物进入人体后，排泄也缓慢，且无一定规律，慢性汞中毒主要表现为神经系统损害。急性汞中毒患者，口内有金属味，咽部和食管溃疡，恶心呕吐，呕吐物带血。腹痛，腹泻，血尿，血便，继而出现惊厥或虚脱，可因无尿引起尿毒症或呼吸困难而死亡。

砷和汞的检验，一般采取经典的"雷因许法"为基本定性实验，呈阳性反应时，表示样品中可能含有砷或汞，现场监测时可作基本定论并采取相应措施，条件许可或中毒物定性时可再分别加以确证。

（一）预试验

检验方法——雷因许法（铜丝法）

【原理】

金属铜在盐酸酸化的样品溶液中，能使砷、汞等还原成元素状态或生成铜合金沉积于铜丝表面，显不同的颜色和光泽，初步判断这些金属是否存在。

$$As_2O_3+6HCl = 2AsCl_3+3H_2O$$

$$2AsCl+6Cu = 3CuCl_2+Cu_3As_2 \downarrow$$

$$HgCl_2+Cu = CuCl_2+Hg \downarrow$$

【试剂】

1．无砷盐酸。

2．氯化亚锡。

3．铜丝　取铜丝剪成1cm长，每次临用前，以盐酸（6mol/L）浸洗片刻，除去表面氧化物后，立即用水冲净使用。

【操作步骤】

取样品适量，加水呈粥状，加水约0.5g氯化亚锡，再加入总体积1/5的无砷盐酸，投入铜丝数段，小火加热煮沸30分钟。注意及时补加热水，保持体积不减少。

取出铜丝，小心用水、醇、丙酮依次洗净晾干，观察铜丝表面。如铜丝未变色，一般可否定砷、汞的存在（阴性结果）；如铜丝变色（阳性结果），则可按表13-39推测样品中可能存在的金属毒物，再分别进确证试验。

表13-39　金属毒物使铜丝变色的情况

铜丝变色情况	可能存在的毒物
灰色或黑色	砷化合物
银白色	汞化合物
灰紫色	锑化合物
灰白色	银化合物
灰黑色	铋化合物
黑色	亚硫酸盐，硫化物

【说明与讨论】

1．亚硫酸和硫化物能使铜丝变黑，混淆反应结果。为了避免此干扰，可将样品加入盐酸后，先在水浴上加热10分钟，除去硫化氢和二氧化硫气体，然后再投入铜丝。

2．酸度是本反应的关键性条件。样品中盐酸浓度应保持在2%～8%，如果酸度过低，反应不能进行，或进行极慢；如果酸度过高，易引起砷和汞的挥发损失。故在加热煮沸过程中，如水分减少，应补加热水，以保持原来酸的浓度。

3．加入氯化亚锡，可使样品中可能存在的五价砷还原为三价砷，以加速与铜丝的反应。

4．当样品中蛋白质和油脂含量高时，不容易获得准确的结果，必须先经过有机质破坏，才能排除干扰。

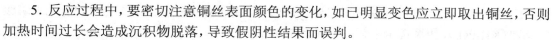

5. 反应过程中，要密切注意铜丝表面颜色的变化，如已明显变色应立即取出铜丝，否则加热时间过长会造成沉积物脱落，导致假阴性结果而误判。

（二）确证试验

检验方法——升华法

【原理】

砷受热氧化成三氧化二砷，升华后在管壁上冷却，呈现四面体或八面体结晶，用显微镜观察；汞受热升华后在管壁上冷却，呈现黑色光亮小圆球，用显微镜观察。

【仪器】

显微镜。

【操作步骤】

取雷因许试验阳性的铜丝，小心洗净晾干后，放入一端熔封的毛细管中。将熔封端用小火缓缓加热，切勿转动或移动毛细管，若有砷存在，毛细管上部有白霜样光辉结晶。在显微镜下观察，结晶呈闪光的四面体或八面体结晶。若有汞存在，呈现黑色不透明小圆球。

【说明与讨论】

1. 在升华时要注意特别控制好温度，若加热太快，容易使升华物逸出损失，或者升华物颗粒太小不易鉴别；若温度太低则不易升华。所以要操作熟练，缓缓加热，控制温度，使升华结晶逐渐形成。

2. 在加热升华时，为了保证升华物不致逸出，可在升华管的中间较细部位，用一湿毛巾包上使之冷却，升华物便凝在管壁上。

三、果蔬中农药残留量的快速鉴定

随着农业生产的发展，农药的品种、产量和使用量在不断增加。由于多数农药都有不同的毒性，常因生产、使用、保管不当，造成误食误用等中毒事故。特别是在蔬菜、水果生产中常使用有机磷、氨基甲酸酯农药，因没能遵循安全使用规则造成食物中毒事件时有发生，因此有必要了解水果、蔬菜中有机磷和氨基酸酯类农药残留量的快速鉴定方法。

在我国，果蔬生产相对分散，由采收到市场销售，所经历时间很短的情况下，一般采用速测法对样品中农药进行定性检测；气相色谱法中仪器价格昂贵、检测技术要求严格、检测费用高、检测时间长，且是对单个农药的定量检测（即一个样品有多个农药存在，单个判定符合国家标准，都判定为合格），可以作为农药残留的确诊方法。

检验方法——速测卡法

【原理】

胆碱酯酶能催化靛酚醋酸酯（红色）水解为靛酚（蓝色）和醋酸，而有机磷和氨基甲酸酯类农药对胆碱酯酶有抑制作用，会使胆碱酯酶对靛酚醋酸酯水解的催化效率降低，水解及变色的过程发生改变，由此可判断出样品中是否存在高剂量的有机磷或氨基甲酸酯类农药。

【仪器】

1. 常量天平。

2. 恒温装置（有条件时配制，37℃±2℃）

【试剂】

1. 速测卡　分别固化有胆碱酯酶（白色）和靛酚醋酸酯（红色）试剂的纸片。

> **考点提示**
>
> 速测卡法测定原理。

2．缓冲液（pH=7.5） 分别称取15.0g磷酸氢二钠（$Na_2HPO_4 \cdot 12H_2O$）与1.59g无水磷酸二氢钾（KH_2PO_4），用蒸馏水溶解并稀释至500ml。

【操作步骤】

1．整体检验

（1）采集有代表性的果蔬样品，擦去表面泥土，剪成1cm左右见方碎片，取5g放入带盖瓶中，加入10ml缓冲液，振摇50次，静止2分钟以上。

（2）取少量提取液于速测卡的白色药片上，放置10分钟以上进行预反应，有条件时在37℃恒温装置中放置10分钟。预反应后的药片表面必须保持湿润。

（3）将速测卡对折，使红色药片于白色药片叠合发生反应，并用手捏3分钟或用恒温装置恒温3分钟。

（4）每测定一批样品都应设一个缓冲液的空白对照卡。

2．表面测定法（粗筛法）

（1）擦去果蔬表面的泥土，滴2～3滴缓冲液于果蔬表面，用另一果蔬块（叶）在滴液处轻轻摩擦。

（2）取一片速测卡，将果蔬上的液滴滴在白色药片上。

（3）放置10分钟以上进行预反应，有条件时在37℃恒温装置中放置10分钟。预反应后的药片表面必须保持湿润。

（4）将速测卡对折，使红色药片与白色药片叠合发生反应，并用手捏3分钟或用恒温装置恒温3分钟。

（5）每测定一批样品都应设一个缓冲液的空白对照卡。

【结果计算】

与空白对照卡比较，白色药片不变色或略带浅蓝色均为阳性结果。白色药片变为天蓝色或与空白对照卡相同，为阴性结果。

对阳性结果的样品，可用其他方法进一步确定具体的农药品种和含量。

速测卡对部分农药的检出限见表13-40。

表13-40 速测卡对部分农药的检出限值

农药名称	检出限（mg/kg）	农药名称	检出限（mg/kg）
甲胺磷	1.7	美曲磷脂	0.3
对硫磷	1.7	乐果	1.3
水胺硫磷	3.1	久效磷	2.5
马拉硫磷	2.0	甲萘威	2.5
氧化乐果	2.3	好年冬	1.0
乙酰甲胺磷	3.5	呋喃丹	0.5
敌敌畏	0.3		

【说明与讨论】

1．葱、蒜、萝卜、韭菜、芹菜、香菜、茭白、蘑菇、番茄等蔬菜和部分水果汁液中，含有对酶有影响的植物次生物质，容易产生假阳性。处理这类样品时，可采用整株（粒）果蔬浸泡提取，以减少色素的干扰。

2. 当温度低于37℃时，酶反应的速度较慢，药片加液后放置反应时间相对延长，延长时间的确定应以空白对照卡用手指（体温）捏3分钟时可以变蓝，即可进行下一步操作。但要注意样品与空白放置的时间应一致。

3. 若发现空白对照卡不变色，可能是由于药片表面滴加的缓冲液少、预反应后的药片表面不够湿润，或者是因为温度太低。应针对情况采取适当的措施。

4. 红色药片与白色药片叠合发生反应的时间以3分钟为准，3分钟后的蓝色会逐渐加深，24小时后颜色逐渐褪去。

四、毒鼠强的快速鉴定

案例分析

“大熊猫故乡”的中毒事件

佛坪县地处秦岭南麓，位于陕西省汉中市东北部，是“大熊猫的故乡”和“中国山茱萸之乡”。2015年6月15日上午，陕西佛坪多人在当地一家小吃店用餐后出现呕吐、恶心、眩晕等症状，初步诊断为疑似食物中毒。经检测，确定为毒鼠强中毒。经警方调查，事件起因是6月14日上午11时许，嫌疑人张某将3包用废旧报纸包装的老鼠药卖给他人后，擅自进入其女申某开办的小吃店操作间，在没有洗手和做任何消毒处理的情况下，徒手把4瓶结冰的矿泉水放入两个盛有米浆的桶内以防变质，造成两桶米浆被毒鼠强污染。6月15日上午，不知情的申某使用这两桶米浆蒸面皮出售给顾客食用，导致包括申某本人及其丈夫、儿子在内的39人中毒。

请问：1. 毒鼠强对人的最小致死量是多少？

2. 如何快速鉴定毒鼠强？

毒鼠强（TETS），又名“424”、鼠没命、特效灭鼠灵等，化学名为四亚甲基二砜四胺，分子式$C_4H_8N_4O_4S_2$，分子量240.27，是一种性质稳定、无色、无味、剧毒的急性杀鼠药，对各类动物毒性都极高，且容易累积造成有二次、三次中毒的可能，我国禁止非法制造、买卖、运输、储存毒鼠强。

毒鼠强纯品为白色粉末，在水中溶解度约0.25mg/ml。微溶于丙酮，不溶于甲醇和乙醇，易溶于苯、醋酸乙酯。因此，难以经皮肤吸收，但在胃肠道吸收快，进入机体后比较均匀地分布全身。

毒鼠强作为一种神经毒素能引起致命性的抽搐，它是一种γ-氨基丁酸（GABA）的拮抗物，与神经元GABA受体形成不可逆转的结合，使氯通道和神经元丧失功能。毒鼠强中毒的潜伏时间为20～60分钟，主要症状有头晕、恶心、呕吐、抽搐、口吐带血丝白沫、站立不稳、肌肉紧张、四肢强直、呼吸加快等，持续30～60分钟后可缓解，1～2小时后又出现上诉症状，并可多次反复，症状逐渐加重，在后期有神志不清、发绀、瞳孔散大、脉搏细速、颈部抵抗、神经系统生理反射消失等体征。

目前尚无特效解毒药，轻度中毒者经及时排毒和对症处理后，多数没有生命危险。重度中毒潜伏期较短，一般在20分钟以内，死亡时间为几分钟～1小时不等。

毒鼠强对小鼠的致死剂量约为0.2mg/kg，其毒性是三氧化二砷（砒霜）100多倍。据报道，人口服最小致死量为0.1mg/kg。由于毒鼠强在体内代谢缓慢，会导致二次甚至三次中毒。

毒鼠强的检验方法有薄层层析法（TLC）、气相色谱 - 质谱法（GC-MS）、化学检测法、气相色谱法等。其中化学检测法简便、快速，但灵敏度较低，且甲醛、酚对测定有干扰，一般只能检测毒鼠强含量较高的样品，如毒鼠强药物、饵料等；气相色谱法灵敏度高，它既可用于可疑鼠药的检测，又可用于生物样品中毒鼠强残留的检测。

检验方法——气相色谱法

【原理】

样品经处理后，在一定检测条件下，存在相对稳定的保留时间，且进入检测器的待检组分的质量（m）与检测器产生信号（峰面积 A 或峰高 h）成正比。根据保留时间可做定性分析，根据检测信号可做定量分析。

最低检出限可达 0.01mg/L。

【仪器】

1. 气相色谱仪。

2. DB-1 毛细柱（2.0mm×3.0mm）。

3. 检测器 FPD-S（火焰光度检测器 - 硫片）。

4. 离心管（2ml）。

5. 微量进样器（1μl）。

6. 气相色谱分析参数

氮气：75kPa。

氢气：60kPa。

空气：60kPa。

柱温：180℃。

进样口温度：250℃。

AUX2：240℃。

AUX：220℃。

分流比：18。

【试剂】

1. 三氯甲烷（分析纯）。

2. 无水硫酸钠（分析纯）。

3. 毒鼠强标准溶液（1.00g/L）。

【操作步骤】

1. 取样品（胃内容物、呕吐物及剩饭菜等）适量（根据样品的具体情况定），加入 25ml 离心管中，根据水分的多少加入适量无水硫酸钠，加三氯甲烷 5ml，轻轻振摇 2～3 分钟，静止数分钟或离心分离出有机相部分用 5ml 三氯甲烷重提 1～2 次，合并几次提取的有机相部分定容至 V（ml），待检。

2. 开启气相色谱仪器，按要求设置各项参数。预热直至工作曲线平稳。

3. 用三氯甲烷将毒鼠强标准溶液稀释成浓度为 0.2mg/L、0.4mg/L、0.6mg/L、0.8mg/L、1.0mg/L、2.0mg/L 的标准系列，分析用量 1μl 进样，记录峰高或峰面积为横坐标，浓度为纵坐标，绘制标准曲线。

4. 取处理好的样品 1μl 进样，记录峰高或峰面积从标准曲线上查出样品的浓度 m_1（mg/L）。

【结果计算】

$$\rho(424, mg/g) = m_1 \times \frac{V}{m \times 1000}$$

式中：m_1 为从标准曲线上查出样品液中毒的浓度（mg/L）；V 为有机溶剂处理样品后定容的体积（ml）；m 为样品的量（g）。

【说明与讨论】

1. 往样品中加入三氯甲烷后应避免剧烈震荡，以免样品乳化，难以分离。

2. 无水硫酸钠的加入量应根据样品水分的含量而定，若加入过少，水分吸收不完全，会干扰测定。如果是果蔬类样品，要先用无水硫酸钠研磨脱水后，再加三氯甲烷提取，若样品色素较重，宜用丙酮提取。

3. 要注意样品保留时间应与标准的一致，由于样品中存在干扰组分，可能有一些偏移。此时可采用样品加标的方法判断是否存在毒鼠强。

本章小结

食品检验在食品营养与卫生质量的监管中起着重要的桥梁作用。本章重点参照《中华人民共和国食品安全国家标准 GB》，联系生活实际，概述了食品检验的内容与意义、食品样品的采集、制备与保存等内容。主要介绍了食品中营养成分、添加剂、有害物质的检验；几类食品的卫生质量检验；常见食品掺伪检验；食品器具与包装材料的检验；化学性食物中毒的快速测定等常用检验方法。对照学习目标要求，详细描述了常用检验方法的基本原理、试剂、仪器、操作步骤、结果计算及说明与讨论。其中的检验方法大多以国标法为主，部分内容结合中职学生特点进行了适当调整。对重点测定项目（食品中蛋白质、还原糖和蔗糖、维生素 C、砷、铅的测定以及酱油与酒类常见指标的测定）的主要检验方法安排实验课强化训练，以培养学生严谨认真的工作习惯、实验探究的学习能力和相互协作的团队精神，提高学生的实践操作能力及分析解决问题的能力，通过理实一体化教学模式，实现职业教育人才培养目标。

某些测定方法作为常用检测项目之外最新或拓展知识点，供学生自学或自学时参考。

目标测试

一、名词解释

1. 感官检验 2. 蛋白质换算系数 3. 粗脂肪 4. 还原糖 5. 灰分 6. 食品掺伪 7. 食品掺假 8. 食品掺杂 9. 油脂酸败

二、判断题

1. 食品分析所采用的分析方法主要有感官分析法、理化分析法、微生物分析法和酶分析法。

2. 酶分析法的主要优点在于高效和专一，分析法测定条件温和，结果准确。

3. 测定锌的样品应当能用含锌的橡皮膏封口，以避免样品的损失。

4. 食品中的灰分含量反映了该食品中固形物含量的多少。

5. 索氏提取法是分析食品中脂类含量的一种常用方法，可以测定出食品中的游离脂肪和结合态脂肪，故此法测得的脂肪也称为粗脂肪。

6. 凯氏定氮法消化时，有机物分解过程中的颜色变化为刚加入浓硫酸为无色，炭化后为棕色，消化完全时消化液应呈褐色。

7. 常压干燥法测定样品水分含量时，要求水分是唯一的挥发性物质。

8. 用直接滴定法来测定大豆蛋白溶液中的还原糖含量，由于此样品含有较多的蛋白质，为减少测定时蛋白质产生的干扰，应先选用硫酸铜 - 氢氧化钠溶液作为澄清剂来除去蛋白质。

9. 在火腿肠制作原料中加入面粉属于掺伪。

10. 小麦粉的陈化检验过程中当加工时局部温度过高，不宜用邻甲氧基苯酚法检验。

11. 食醋及酸性食物的浸泡条件是4%醋酸60℃，2小时。

12. 塑料树脂材料采样时要求随机取包数的10%，小批量不少于5包。每包随机抽取2kg混匀。

13. 样品处理时，薄片状或形状特殊的样品可按2ml/cm^{2}来计算应加入浸泡液的量。

14. 在重现性试验条件下获得的两次独立测定结果的绝对差值不得超过算术平均值的10%。

15. 通常所说的灰分仅指可溶性灰分，不包括不可溶性灰分。

三、最佳选择题

1. 食品样品采集原则中最基本的原则是

A. 代表性　　B. 真实性

C. 准确性　　D. 合理性

E. 及时性

2. 采样数量的确定，应考虑分析项目的要求、分析方法的要求及被检物的均匀程度三个因素，一般样品应分成(　　)份，供检验、复查和备查用

A. 2　　B. 3

C. 4　　D. 5

E. 6

3. 下面哪个是关于食品样品采集合理性的准确描述

A. 要求样品能代表总体，是总体的“缩影”

B. 采样人员应该亲临现场采样

C. 采样记录务必填写在事先设计好的采样单上，并紧随样品

D. 对于组分不均匀，各部分形态不同的食品，应分别采样，分开包装

E. 采样要遵循随意原则

4. 食品检验对样品进行制备的主要目的是

A. 防止污染　　B. 稳定样品中的水分

C. 防止腐败变质　　D. 除去杂质，保证样品的均匀

E. 固定待测成分

5. 下面哪个不属于样品保存的原则

A. 防止污染　　B. 除去样品中的水分

C. 防止腐败变质　　D. 固定待测成分

E. 稳定水分

6. 以下哪一项不是样品保存的方法

A. 挣　　B. 干

C. 密　　D. 冷

E. 快

7. 对大面积平铺散装食品可先分区，当分为三区时，应该设定几个采样点

A. 10　　B. 11

C. 12　　D. 13

E. 14

8. 直接干燥法测定固体食品中的水分要求烘到恒重，恒重是指前后两次烘烤称重的质量差不超过

A. 1mg　　B. 0.2mg

C. 0.5mg　　D. 2mg

E. 5mg

9. 测定水分时，称取的样品平铺称量瓶底部的厚度不得超过

A. 3mm　　B. 6mm

C. 5mm　　D. 10mm

E. 15mm

10. 糖果水分测定选用减压干燥法是因为糖果

A. 容易挥发　　B. 水分含量较低

C. 表面易黏结熔化　　D. 水分含量较高

E. 糖易分解

11. 常压干燥法测定面包中水分含量时，选用干燥温度为

A. 101～105℃　　B. 105～120℃

C. 120～140℃　　D. >140

E. 55～65℃

12. 水分测定时，水分是否排除完全，可以根据(　　)来进行判定

A. 经验　　B. 专家规定的时间

C. 样品是否已达到恒重　　D. 烘干后样品的颜色

E. 烘烤时间足够

13. 直接干燥法测定食品样品中水分含量的结果是

A. 游离水　　B. 结合水

C. 游离水+结合水　　D. 挥发性物质的总和

E. 自由水

14. 糖果水分测定时干燥箱压力为40～53kPa，温度一般控制在

A. 常温　　B. 30～40℃

C. 50～60℃　　D. 80～90℃

E. 101～105℃

15. 对于食品灰分描述正确的是

A. 灰分中无机物含量与原样品中无机物含量相同

B. 灰分是指样品经高温炭化后的残留物
C. 灰分是指食品中含有的无机成分
D. 灰分是指样品经高温灼烧后的残留物
E. 灰分是指食品中含有的有机成分和无机成分的总和

16. 耐碱性好的灰化容器是
A. 瓷坩埚　B. 蒸发皿
C. 石英坩埚　D. 铂坩埚
E. 凯氏烧瓶

17. 食品样品炭化的目的是
A. 防止在灼烧时，因温度高导致样品中的水分急剧蒸发而使样品飞溅出去
B. 防止易发泡样品在高温下发泡膨胀而溢出坩埚
C. 防止炭粒被包住，灰化不完全
D. 使灰化更容易进行
E. A、B、C、D 均正确

18. 固体样品应粉碎后再进行炭化的目的是
A. 使炭化过程更易进行、更完全　B. 使炭化过程易于搅拌
C. 使炭化时燃烧完全　D. 使炭化时容易观察
E. 使样品易于称量

19. 对于水分含量较多的食品测定其灰分含量时应进行的预处理是
A. 稀释　B. 加助灰化剂
C. 浓缩　D. 干燥
E. 直接高温灰化

20. 灼烧后的坩埚应冷却到多少摄氏度以下再移入干燥器中
A. 200　B. 550
C. 600　D. 525
E. 400

21. 灰分是标示（　　）的一项指标
A. 有机成分总量　B. 无机成分总量
C. 污染的泥沙　D. 无机和有机成分的总和
E. 污染的金属元素

22. 凯氏定氮法蒸馏后，吸收氨的溶液是
A. 硫酸　B. 盐酸
C. 硼酸　D. 蒸馏水
E. 醋酸

23. 用凯氏定氮法测得某样品中氮元素的含量为 15g，则样品中蛋白质的含量大约为
A. 240g　B. 140g
C. 93.4g　D. 160g
E. 2.4g

24. 蛋白质区别于其他有机物的主要标志是
A. 含有碳元素　B. 含有氢元素

C. 含有氧元素　　D. 含有氮元素
E. 含有硫元素

25. 凯氏定氮法测定蛋白质时，蒸馏过程中火源要稳定，不得中途断火，以免发生
A. 吸收液倒吸现象　　B. 样品反应液倒吸现象
C. 蒸馏不完全　　D. 吸收不完全
E. 反应不完全

26. 凯氏定氮法测定蛋白质时，蒸馏完毕后，应先将接收瓶离开冷凝管，再断火源，以免发生
A. 吸收液倒吸现象　　B. 样品反应液倒吸现象
C. 蒸馏不完全　　D. 吸收不完全
E. 反应不完全

27. 用于测定脂肪含量的仪器是
A. 索氏提取器　　B. 凯氏烧瓶
C. 蒸馏烧瓶　　D. 滴定管
E. 分液漏斗

28. 用乙醚提取脂肪时，所用的加热方法是
A. 电炉加热　　B. 水浴加热
C. 油浴加热　　D. 电热套加热
E. 酒精灯加热

29. 用乙醚提取脂肪作提取剂时
A. 允许样品含少量水　　B. 样品应干燥
C. 浓稠状样品加海砂　　D. 样品应无水、无醇不含过氧化物
E. 样品应无挥发性物质

30. 索氏提取法测定脂肪含量时，样品未磨细或样品含水均会造成结果
A. 无影响　　B. 偏高
C. 偏低　　D. 不一定
E. 提取时间延长

31. 索氏提取法测定脂肪含量时，提取剂乙醚或石油醚含水会造成结果
A. 无影响　　B. 偏高
C. 偏低　　D. 不一定
E. 提取时间延长

32. 索氏提取法测定脂肪含量时，对滤纸包（或筒）的描述正确的是
A. 要用力包紧　　B. 高度与虹吸管的顶端平齐
C. 高度要高于虹吸管的顶端　　D. 高度要低于虹吸管的顶端
E. 高度要低于提取管的顶端

33. 凯氏定氮法测定食品中蛋白质含量，在消化时加入浓硫酸的作用是
A. 氧化剂　　B. 调节酸碱度
C. 催化剂　　D. 提高反应温度
E. 润湿样品

34. 凯氏定氮法测定食品中蛋白质含量，在消化时加入硫酸钾的作用是

A. 氧化剂
B. 调节酸碱度
C. 催化剂
D. 提高反应温度
E. 润湿样品

35. 凯氏定氮法测定食品中蛋白质含量，在消化时加入硫酸铜的作用是
A. 氧化剂
B. 调节酸碱度
C. 催化剂
D. 提高反应温度
E. 润湿样品

36. 测定奶糖中水分含量一般采用
A. 直接干燥法
B. 减压干燥法
C. 蒸馏法
D. 卡尔•费休法
E. 近红外分光光度法

37. 酸水解法测得的脂肪为
A. 粗脂肪
B. 总脂肪
C. 游离脂肪
D. 结合脂肪
E. 脂蛋白

38. 下列哪种糖不具还原性
A. 葡萄糖
B. 果糖
C. 麦芽糖
D. 乳糖
E. 蔗糖

39. 下列哪种试剂不属斐林氏甲、乙两液的组成成分
A. 硫酸铜
B. 亚甲基蓝
C. 酒石酸钾钠和氢氧化钠
D. 亚铁氰化钾
E. 盐酸羟胺

40. 直接滴定法测定还原糖时，斐林试剂中加入亚铁氰化钾的主要作用
A. 还原二价铜
B. 除去锌的干扰
C. 催化作用
D. 与氧化亚铜生成无色配合物，使滴定终点明显
E. 以上都是

41. (　　)测定是糖类定量的基础
A. 还原糖
B. 非还原糖
C. 葡萄糖
D. 淀粉
E. 纤维素

42. 测定维生素C含量时，加草酸溶液的作用是
A. 调节溶液pH
B. 防止维生素C被氧化损失
C. 防止维生素C被还原损失
D. 参与反应
E. 吸收样品中的维生素C

43. 使用原子吸收分光光度法测量样品中的金属元素的含量时，样品预处理要达到的主要目的是
A. 使待测金属元素成为基态原子

B. 使待测金属元素与其他物质分离
C. 使待测金属元素成为离子存在于溶液中
D. 除去样品中有机物
E. 除去样品中机械性杂质

44. 甜味剂分人工甜味剂和天然甜味剂两大类，天然甜味剂是从什么组织中提取的甜味物质

A. 动物　　B. 矿物质
C. 海洋鱼类　　D. 植物
E. 动物内脏

45. 测定食品中人工合成色素过程中，水溶性色素被聚酰胺吸附后，用什么溶液洗涤可将天然色素与合成色素两者分开

A. 乙醇-硫酸　　B. 盐酸-异戊醇
C. 甲醇-甲酸　　D. 乙醇-醋酸
E. 醋酸

46. 薄层色谱法测定苯甲酸及其钠盐时，样品酸化后，提取苯甲酸的溶剂是

A. 乙醇　　B. 氯仿
C. 甲醇　　D. 乙醚
E. 蒸馏水

47. 陈化粮的主要卫生问题是

A. 酸度明显增加　　B. 霉变
C. 脂肪酸含量超标　　D. 酸败
E. 以上都是

48. 肉制品中加过量亚硝酸盐属于哪一种掺伪方式

A. 掺兑　　B. 抽取
C. 混充　　D. 粉饰
E. 代替

49. 包装材料常用的浸泡液包括

A. 水　　B. 醋酸
C. 乙醇　　D. 正己烷
E. 以上都是

50. 食品器具和包装材料而言，常规的检验项目包括

A. 蒸发残渣　　B. 高锰酸钾消耗量
C. 重金属　　D. 脱色试验和甲醛
E. 以上都是

51. 聚乙烯在蒸发试验中正己烷（60℃，2小时）标准值（mg/L）是

A. 0　　B. ≤10
C. ≤30　　D. ≤60
E. ≤75

52. 涂料聚四氟乙烯金属铬检验标准值（mg/L）

A. 0.001　　B. ≤0.01

C. ≤0.002　　D. ≤0.02

E. ≤0.05

四、简答题

1. 简述食品卫生检验的内容、意义。

2. 简述食品样品的采集原则。

3. 简述食品样品的保存方法。

4. 简述四分法采样方法操作。

5. 测定食品中水分含量常用的方法有哪些？分别适用于哪些食品？

6. 样品在高温灼烧前，为什么要先炭化至无烟？对于难灰化的样品，可采用哪些方法加速灰化？

7. 试述凯氏定氮法测定食品蛋白质的原理。操作过程中需要注意哪些问题？

8. 试述索氏提取法测定食品脂肪的原理？该法对提取剂有何要求？为什么？

9. 直接滴定法测定还原糖时，标定斐林溶液及进行预试验的意义各是什么？

10. 试述直接滴定法和高锰酸钾滴定法测定食品中还原糖的基本原理。如何采用测定还原糖的方法测定食品中的蔗糖含量？

11. 影响直接滴定法测定食品还原糖结果的主要操作因素有哪些？为什么要严格控制这些实验条件？

12. 简述测定食品中钙、铁、磷的原理。

13. 简述测定食品中维生素A、B_1、C的方法原理。

14. 简述高效液相色谱法测定糖精的基本原理及方法要点。

15. 简述薄层色谱法测定人工合成色素的原理、步骤和注意事项。

16. 什么是掺伪检验？食品掺伪的特点有哪些？

17. 简述陈化粮酸度法检验技术和邻甲氧基苯酚法检验技术的原理。

18. 简述常用的浸泡液及其浸泡条件。

19. 简述食品器具和包装材料中聚乙烯、聚丙烯、聚氯乙烯主要的特点和卫生问题。

20. 为什么要对包装材料进行高锰酸钾消耗量和蒸发残渣含量的测定？

21. 欲测定奶粉中蛋白质的含量，现取0.9500g奶粉，经消化后转移至100ml的容量瓶且定容至刻度，取10ml样液和过量的NaOH加入微量凯氏定氮装置后，用硼酸进行吸收，以0.0100mol/L的盐酸进行滴定，消耗盐酸12.50ml，空白为0，试计算该奶粉中蛋白质含量（奶粉的蛋白质换算系数为6.38）。

（杜引弟　张红宾　廖园美）

第十四章 空气检验

学习目标

1. 熟练掌握：空气样品的采集方法；空气中各检验项目的实验原理和有关计算；主要实验项目的操作步骤和技术要点。
2. 初步掌握：常用化学试剂和标准溶液的配制与标定；采样仪器和测汞仪的使用；原子吸收分光光度计的使用。

空气是人类生存的基本条件之一。人体与外界不断地进行着气体交换，从外界环境中吸入生命所必需的氧气，并将物质代谢过程中所产生的二氧化碳等气体随呼吸排出体外。空气的正常组分是保证人体生理功能和健康的必要条件。但随着现代工业和交通运输业的迅猛发展以及矿物燃料使用量的不断增大，大量有害物质排放到空气中，改变了空气正常的化学组分，有时甚至超过了空气本身的自净能力并持续较长的时间，对人类的生活和健康产生了直接或间接的危害。震惊世界的英国伦敦烟雾事件、美国洛杉矶光化学烟雾事件、日本四日市二氧化硫污染事件等，都是由于空气污染造成的。因此，经常性地监测空气中的有害物质的浓度，开展环境保护和劳动卫生以及职业病防治工作就显得非常重要。

空气检验包括公共场所空气卫生检验和车间（劳动场所）空气检验。本章就大气和车间空气检验一并展开讨论。由于空气中有害物质种类很多，本章着重介绍空气中一些最常见的有害物质，如二氧化硫、氮氧化物、氨、汞、苯、甲苯、二甲苯和粉尘类物质的检验。

第一节 空气样品的采集

一、空气中有害物质的存在状态

（一）气体和蒸气

气体通常没有确定的形状，其分子可以在空间自由运动。一些有害物质本身在常温下就是气体，如一氧化碳、二氧化硫、氯气、氟化氢等。蒸气则是指液体或固体因蒸发或升华而形成的气态物质。有些液体或固体物质，由于具有挥发或升华的性质，如水、苯、汞与酚、萘等，能以蒸气状态逸散到空气中。气体和蒸气是以分子状态分散于空气中，扩散情况与其相对密度、温度及气流等因素有关，相对密度小的向上漂浮，相对密度大的向下沉降，温度高易扩散，并可随气流以相同的方向和相等速率扩散。

（二）气溶胶

> 考点提示
>
> 气溶胶的概念及其存在形态。

气溶胶是固体（或液体）以微小颗粒（或液滴）分散于空气中的分散体系。根据形成方式的不同，气溶胶可分为固态分散性气溶胶、固态凝聚性气溶胶、液态分散性气溶胶、液态凝聚性气溶胶四种类型。分散性气溶胶是固体或液体物质在破碎或振荡时，产生的微粒悬浮在空气中形成的，如碾碎石英石产生的石英粉尘，喷洒农药时产生的微小液滴均属此类。凝聚性气溶胶是由过饱和蒸气遇冷凝聚或金属蒸气在空气中氧化聚集而成，如饱和水蒸气形成的雾滴，冶炼金属锌时形成的氧化锌悬浮颗粒等。通常气溶胶粒子直径为0.1～10μm。其中的微粒不停地向各个方向做不规则的运动。它移动的速率随颗粒的大小和空气流速不同而异。

按存在的形态不同，气溶胶又可为尘、烟、雾三种。

1．尘　粒径大于0.1μm的固态分散性气溶胶称之为尘（即可以飞扬的、直径大于0.1μm的固体微粒）。尘一般是由固体物质在自然风化或人工粉碎过程中形成，如碾碎石英时常有石英粉尘飞扬。另外，粉末状物质在使用过程中逃散到空气中的颗粒，也称为尘。

粒径大于10μm的微粒，由于本身的重力作用，在静止空气中能迅速降落到地面，称为降尘。如果降尘量大，说明该地区烟尘污染严重；粒径小于10μm的微粒，因自身的质量较轻，能在空气中漂浮较长时间，称为飘尘。例如，粒径10μm的微粒降落到地面一般需要4～9小时，粒径1μm的需要19～98天。

2．烟　粒径小于0.1μm的固态凝聚性气溶胶统称为烟。它是物质未完全燃烧过程中逸出的细小炭粒，或是固体物质因加热熔融而产生的蒸气，遇冷或被氧化后凝结而成。如燃煤时产生的煤烟，熔铅过程中产生的铅烟，电焊时产生的锰烟等。由于烟的粒径小，降落曲折缓慢，能长时间悬浮于空气中，易发生扩散。

3．雾　液态分散性气溶胶和液态凝聚性气溶胶、粒子直径在0.1～10μm之间的，统称为雾。在常温下呈液体的物质，当其在生产过程中因受热而形成蒸气逸散到空气中，遇冷后以尘埃为核心而凝聚成微滴悬浮于空气中，这属液态凝聚性气溶胶。喷洒农药时形成的雾滴，在金属处理车间或电镀车间的酸槽中，当电解和化学反应产生大量气泡时，将酸液带入空气中形成酸雾，这些均属液态分散性气溶胶。液态凝聚性气溶胶和液态分散性气溶胶的颗粒之间，在外形上并无区别，都呈球形。在静止空气中，以等速下降。

由于物质存在的状态不同，其在空气中漂浮、扩散的规律以及其随空气流动的速度也不同。所以，应根据被测物质在空气中的存在状态，选用不同的采样方法和采样仪器，以达到最高的吸收效率，从而使采集的空气样品中有害物质的浓度符合客观实际情况。

二、采样原则与注意事项

（一）采样原则

> 考点提示
>
> 空气样品的采样原则及其注意的问题。

1．采样方法的确定原则　采样方法的选择，应根据有害物质品种及其理化性质、在空气中存在状态、逃散情况（是连续性的还是间断性的）以及测定方法的检出限等方面来确定。若用浓缩法采样，吸收材料可首先考虑固体吸附剂及滤膜，如固体吸附剂及滤膜都不适合，再考虑用吸收液。选择的吸收材料除有高的采样效率和低的空白值外，还要适应分析方法的要求。

2. 采样点的选择原则 应根据测定目的选择合适的采样点，使采得的样品具有良好的代表性。同时，以尽可能少的样品达到测定目的。

了解有害物质的污染程度和对人体的危害情况时，采样点应选择有害物质浓度最高、工人接触时间最长的地点，并在呼吸带相近位置（一般在离地面 1.5m 左右）进行采样；了解有害物质的污染范围时，应在有害物质发生源的不同方向、不同距离，特别在发生源的下风向及其左右范围等地点进行设点采样；评价卫生防护设施或措施的效果时，应根据情形设置采样点，于设施和措施实施前后分别采样。例如评价通风排毒装置的效果，除应在使用这些设施前后分别在操作点呼吸带进行采样对比外，必要时还可在有害物质有可能遣散的地点设点采样。

3. 采样时机和采样持续时间的确定 采样时机是指在什么时间采样。采样时机应根据采样目的和有害物质逸散情况进行选择，以保证样品具有代表性。要求所采集的空气样品能反映出有害物质浓度的变化情况时，则须选择浓度最高、中等及最低的不同时段或不同的季节进行采样。采样持续时间取决于有害物质的排出情况，若有害物质的逸散是连续的、微量的，采样则应持续较长的时间；如有害物质的逸散是间断性的，如加料、出料的瞬间，则需要在此短暂的时间内完成采样，以测定其瞬间浓度。采样时间一般为 15 小时，最短不小于 5 小时，最长一般不大于 60 小时。一次采样时间不足 5 小时，可在 15 小时内采样 3 次，每次采集所需空气样品体积的 1/3。用监测仪器测定时，可 3 小时采样读数 1 次，15 小时内测定 5 次，算出平均值。

4. 采气速率和样品数的确定 应根据有害物质的存在状态和采集装置确定采气速率，确保被测物质被充分吸收或阻留。每个采样点需采集的样品数根据采样时机和每个采样时机重复采样的次数（个数）决定。一般每个采样时机可重复采集 2～3 次，每次采集 2 个样品，必要时可适当增加。

（二）采样注意事项

1. 采样前的调查与设计 ①进行现场调查：了解有害物质的存在状态、逸散情况、干扰物质等，选好采样点，确定采样方法与检验方法；②做好采样设计：设计包括采样目的，采样方法和仪器，采样地点、高度、时机、次数、采样速率和采气量，采集的样品数，样品的保管和运送，采样的组织分工和进程等；③采样器材的准备：检查、校准采集器材，如滤膜（滤纸）、采集器、吸收液（吸附剂）、记录表格以及温度计、气压计、秒表等准备，检查整套采样装置连接尤其是吸收管和流量计进气口位置的装置顺序是否正确、是否漏气、是否能正常运行等。

2. 采样过程与记录 每个采样点都应采集平行样品和空白样品，同时测定采样时的气象条件如气温、气压、气湿和风速等，以排除采样测定的干扰因素，保证采气体积的换算。采样时，注意保持采样流量和自身防护，防止吸收液冰冻或蒸发，并详尽如实做好有关记录。记录包括：①样品编号；②采样时间，准确到年、月、日、时、分；③采样点、采样位置与有害物质发生处相隔距离和上下风向；④采样速率、采样时间、采气量以及气温、气压；⑤采样方法，以便于测定结果的计算和分析、评价以及检查测定误差等。

3. 采样后保存与处理 样品应进行适当的处理后妥善保管和及时送检，并根据其是否易挥发和变质等情况，采取相应的防护措施，防止样品的污染、损失或变质。用吸收管采样后，其中心管内壁往往黏附多量被测物质，特别是对蒸气、雾、烟害物质，应设法将其溶于吸收液中，否则测定结果往往显著偏低（可用吸球对准吸收管的出气口轻轻按气，使吸收液从中心管上升至管口，然后放松吸球，使吸收液自然降落，重复2～3次，即可将黏附在中心管内壁的有害物质溶于吸收液中）。如吸收液易挥发，应将吸收液补充到原有体积。用滤膜（滤纸）采集烟尘后，应及时用镊子将其从采样夹内取出，并按采样面向内对折2～3次后放入采样盒内，以防烟尘脱落损失。

三、采样方法

采集空气样品的方法，一般可分为两种类型：集气法和浓缩法。

（一）集气法

将空气样品直接收集在一个容器中再带回实验室进行分析的采样方法，称为集气法，也称直接采样法。当空气中有害物质浓度较高或测定方法的检出限较小、采集少量空气（一般在1L以下）即能满足分析方法的要求时，可使用集气法采样。集气法适用于采集以气体或蒸气状态存在的物质。用集气法采样，所测得的结果，只表示采样瞬间或短时间内空气中某种有害物质的浓度。但多次有代表性的短时间或瞬间现场采样测定，可监测空气中有害物质的含量是否符合国家的卫生标准。

集气法所用的容器有各种型式的玻璃集气瓶、注射器、橡皮袋、塑料袋等。集气瓶的容量一般为300～1000ml，其采气量就相当于集气瓶本身的容积。所以，采样前每只集气瓶的容积应先进行测量。

用玻璃集气瓶采集空气样品的方法有：

> **考点提示**
>
> 集气法的概念；玻璃集气瓶采集空气样品的方法。

1. 置换采样　将有双口的集气瓶连接在抽气动力上（单口瓶可安装具有长短玻璃管的橡皮塞，将短管连接抽气动力），抽取比集气瓶容积大6～10倍的空气，使瓶中原有的空气全部被置换出来。若采样现场无电源或需防爆时，也可用不与被测物质起反应的水、食盐水等液体注满集气瓶代替抽气动力，到现场开始采样时再将集气瓶内的液体放掉，被测空气即置换并充满于集气瓶内。

2. 真空采样　采样前先用真空泵将具有活塞的集气瓶内的空气抽出，使瓶中剩余压力为1333.2Pa（10mmHg）左右，关闭活塞。然后带到采样地点，打开活塞，待被测空气充满于瓶内，关闭活塞即可。需注意的是集气瓶应为硬质厚玻璃做成，而且抽真空时应将集气瓶放在厚布袋中，以防止炸裂而发生伤人事故。活塞应涂以耐真空油脂，以便开启和防漏气。

集气瓶抽真空的方法如图14-1。将集气瓶连接闭口压力计一端的活塞拧开。闭口压力计预先用水银装满至封口顶端（顶端不能留有气泡和水滴），另一端水银面保持在接近U形管的底部。启动真空泵后，集气瓶的压力逐渐下降，当闭口压力计顶端水银柱下降至两端水银面相差为10mm时，集气瓶中剩余压力即为1333.2Pa。

采气体积可根据集气瓶容积和剩余压力，按下式计算：

$$V = V_P \times \frac{p - p'}{p}$$

式中：V为实际采气的体积（L）；V_p为集气瓶的容积（L）；p' 为采样时的大气压力（Pa）；p为抽真空后集气瓶内的剩余压力（Pa）。

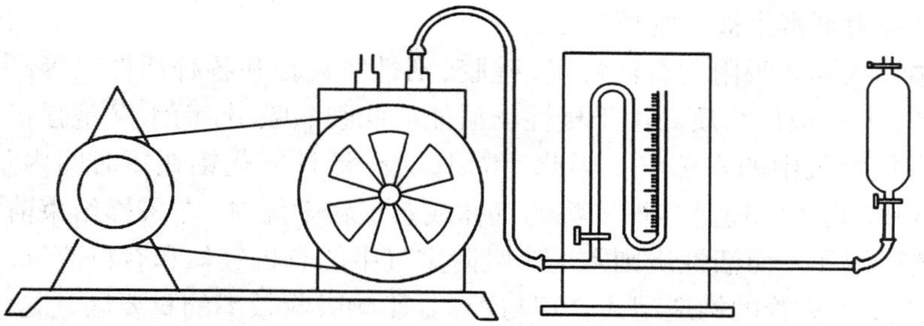

图 14-1　集气瓶抽真空的装置

此外，用注射器（通常选用 100ml）采集现场空气样品，是集气法中最为简单易行的方法。为了减少注射器内壁对被测物质吸附引起的误差，采样时，应先用注射器反复抽取现场空气数次，然后再进行采样。对某些不与橡皮或塑料起作用的气体如一氧化碳、二氧化碳等也可用球胆或塑料袋采样，其方法是用大注射器抽取现场空气后再注入塑料袋内。但某些物质对橡皮、塑料具有渗透或化学作用，如氯乙烯气体对橡皮和塑料渗透作用非常迅速，应忌用球胆或塑料袋采样。

（二）浓缩法

> **考点提示**
>
> 浓缩法的概念；浓缩法对吸收液的要求。

由于空气中有害物质的浓度一般都较低，为了达到分析方法检出限的要求，需要将一定体积的现场空气通过盛有吸收液或吸附剂或装有滤膜（滤纸）等材料的采集器，使有害物质被吸收于吸收液中，或被吸附在吸附剂表面，或被阻留在滤膜（滤纸）上，从而使有害物质与空气分离并被浓缩。这种采样方法称为浓缩法，也称富集法。浓缩法采样所测得的结果是采样期间被测物质在空气中的平均浓度。由于有害物质的理化性质和在空气中的存在状态不同，必须根据采集的对象选用不同的采集器、采样材料和不同的采样速度，以保证有害物质与空气完全分离，达到采样的高效率。

1. 气体和蒸气的采集　被测物质以气体或蒸气状态存在于空气中时，最常用的采样方法是以一定的流速使空气通过盛有吸收液的采集管。当气泡通过吸收液时，由于气泡中有害物质分子快速运动并迅速扩散到气液界面上，从而被吸收液吸收而与空气分离开来。

（1）吸收液：常用的吸收液有水、水溶液、有机溶剂、吸收剂溶液等。吸收液的选用要适合分析方法的要求，并能迅速溶解被测物质或与之迅速起化学反应，有良好的吸收效果。如氟化氢、氯化氢等易溶于水，可用水作吸收液；用盐酸副玫瑰苯胺分光光度法测二氧化硫时，可用四氯汞钾水溶液作吸收液；采集四氯化碳可用丙酮作吸收液。最理想的吸收液不仅能吸收被测物质，而且可兼作显色剂。例如，用盐酸萘乙二胺溶液作吸收液测定氮氧化物，用硝酸银溶液作吸收液测定硫化氢等，它们既是吸收液，同时又是分析时的显色剂。

（2）颗粒状固体吸附剂：气体、蒸气在常温下都在某种程度上会被固体吸过来并附在其表面上，这种现象称为吸附。某些多孔颗粒状固体不仅能以其表面与气体接触而吸附，而且由于其具有大量的由极细小孔道构成的网络和具有超显微大小的孔穴，其内表面也能与气体接触而发生吸附，从而大大增加与气体、蒸气的接触和吸附面积。所以，在一定条件下可用固体吸附剂来吸附气体或蒸气状态的物质。当采集有害物质含量低的空气样品时，常用颗粒状固体吸附剂富集被测物质。

常用的颗粒状固体吸附剂有活性炭、硅胶、活性氧化铝和各种活性土等，其中前者属非极性物质，后三者属极性物质。由于极性物质能彼此强烈吸引，而水又是强极性的，所以极性吸附剂能富集空气中的水蒸气。因此，常用硅胶、活性氧化铝在短时间内从空气中采集较高浓度的气体和蒸气，而且当被采集的气体或蒸气较干燥时，在采样结束前，吸附剂仍不至于被水蒸气所饱和。而活性炭则常用来吸附空气中的有机气体和有机蒸气。

(3) 采集管：采集管的构造型式合理与否，是影响吸收效率的重要因素之一。要求采集管在不增加吸收液用量的情况下，尽可能地增加采样空气与吸收液的接触面积和接触时间，也就是使采样空气经过吸收液时所形成的气泡要小，并且气泡通过的液层需要的时间要较长，使被测物质更完全地在吸收液中被吸收。用来采集气体和蒸气的采集管有气泡吸收管和多孔玻板吸收管(也称玻砂滤板吸收管)。其中气泡吸收管专供采集气体和蒸气之用。而多孔玻板吸收管，因其吸收效率更高，除可用于采集气体、蒸气外，还常用来采集烟、雾状态的物质。

(4) 采样速率：采样速率是影响吸收效率的重要因素之一。适宜的采样速率可提高吸收效率。所以，采样时应同时考虑空气样品进入采集管口时的入口速率和空气样品通过吸收液或吸附剂时的捕集速率。

2. 气溶胶的采集　当物质以气溶胶状态存在于空气中时，如用气泡通过吸收液的方法采样，则采样效果较差。因为气泡中的气溶胶微粒，不像气体分子那样能很快地扩散到气液界面。所以，必须改变采集管的型式，使烟、雾、尘以较快的速率撞到固体表面才容易被吸收或阻留。

采集气溶胶的方法是以一定的流速使空气通过盛有吸收液的吸收管(多孔玻板吸收管)或装有滤膜(滤纸)的采样夹，其中后者最为常用。若用吸收管采集气溶胶，所选用的吸收液应能迅速捕集被测物质。

(1) 采集器：对气溶胶的采集，可用以下采集器：①多孔玻板吸收管，用于采集雾和烟状气溶胶；②冲击式吸收管，专用于采集粉尘状气溶胶；③滤膜(滤纸)采样夹，用于采集烟和粉尘状气溶胶。目前常用的滤膜(滤纸)有聚氯乙烯滤膜、玻璃纤维滤纸等，其采样效率较好。采样所使用的滤膜或滤纸，其纤维必须致密均匀，否则影响采样效果。

(2) 采样速率：采样速率是否合适对采集气溶胶物质也有重要影响。其原因是气溶胶在空气中的移动速率与空气的流动速率不同，特别是对颗粒较大的粉尘状物质，它在空气中会缓慢向下沉降。当空气具有一定风速或粉尘的颗粒和相对密度较大时，要使空气中的大小尘粒全部保持其现场的浓度定量地被吸入采样夹，需要有较大的采样速率。但采样速率太快，微细烟尘颗粒也可能会因此而透过滤膜、滤纸反而使采样效率降低。因此，采样时要选择适当的采样速率。

浓缩法采样测得的结果是采样时间内某区域有害物质的平均浓度。用浓缩法多次较长时间定点采样测得的定点时间加权平均浓度($C=\sum Ct/\sum t$，C为各次测定的浓度，t为各次采样时间)，对人们工作、生活时接触的环境浓度具有充分的代表性，在探讨有害物质作用浓度与机体反应的关系方面亦常表现出显著的相关性。由于定点时间加权平均浓度可用来计算人们在工作、生活的某个期间内所接触有害物质的平均量，所以，在空气采样方面也就发展了以低流量长时间的采样方法，即用个体采样器进行采样分析。用个体采样器采样亦属于浓缩法采样，只是其所用的器材较特殊而已。

四、采样仪器

采样仪器的种类和型号很多，按采集的对象可分为气体采样器和粉尘采样器；按使用的方式可分为个体采样器、携带式采样器、固定式采样器；按使用动力可分为无动力采样器（渗透式或扩散式个体采样器）和动力式采样器；按流量大小可分为大流量采样器、低流量采样器、携带式粉尘采样器、携带式气体采样器、个体粉尘采样器、个体气体采样器等。但除了无动力采样器外，这些采样仪器一般都是由采集器、抽气动力和流量计三大部分组成。

> **考点提示**
>
> 常用的采集器及其适用于采集的物质类别。

1. 采集器　是采集空气样品的装置，分为液体采集器和固体采集器两类，前者盛放液体吸收液，后者装入滤膜（滤纸）等固体材料。由于有害物质在空气中存在的状态不同，检验方法不同，选用的采集器也应不同。常用的采集器种类有：

（1）气泡吸收管（图 14-2）：由内管和外管两部分组成。内管上孔内径为 3.5mm，底口孔径为 1mm，底口与吸收管底部的距离为 5mm。外管用于盛吸收液，其下部细小，目的是使吸收液的液柱增高，以增加空气与吸收液的接触时间；上部粗大，主要是起缓冲作用，以避免吸收液在采样时溅出。采样时，空气由内管上孔进入，经过吸收液从外管排出。当空气通过内管底口时即形成细小的气泡，并自下向上通过吸收液，此时被测物质即迅速扩散到气液界面而被吸收于吸收液中。

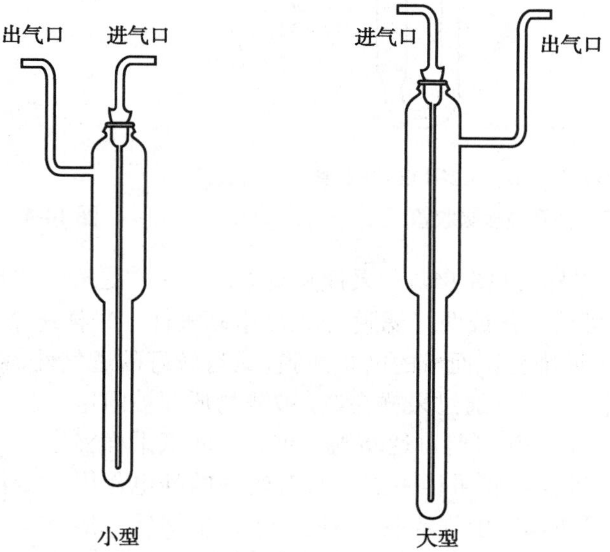

图 14-2　气泡吸收管

气泡吸收管有大型和小型两种规格，大型气泡吸收管可盛 5～10ml 吸收液，采样速率一般为 0.5L/min 小型气泡吸收管可盛 1～3ml 吸收液，采样速率一般为 0.3L/min。气泡吸收管主要用于采集气体、蒸气状态的物质。使用时，常将两只同型号的气泡吸收管串联采样，以便使被测物质吸收完全。

（2）多孔玻板吸收管（图 14-3）：有普通型和 U 型两种。普通型的结构及采样原理与气泡吸收管基本相同，所不同的是其内管底部有一片用玻砂烧结的多孔小玻板，当空气自上向下通过多孔玻板时，产生的气泡更多更细小，从而大大增加空气与吸收液的接触面积。U型的粗管底部亦有一片用玻砂烧结的多孔玻板，空气自细管进入吸收管，自下向上通过多孔玻板，在吸收液中形成大量细小气泡，大大增加了空气与吸收液的接触面积，使被测物质吸收得更完全。多孔玻板吸收管可盛 5～10ml 吸收液，采样速率直型一般为 0.5～1L/min、U 型为 0.5L/min，适用于采集气体蒸气、雾及部分烟状态的物质。由于其采样效率较气泡吸收管有显著的提高，通常使用单管采样，当被测物浓度较高时，才用双管串联采样。

（3）冲击式吸收管（图 14-4）：外形与直型多孔玻板吸收管相同，其内管为进气口，内径为 3.5mm，底口孔径为 1mm，底口与吸收瓶底的距离为 5mm。可盛 10ml 吸收液，采样速率一般为 3～5L/min。适用于粉尘烟、雾状物质的采集。由于含烟、尘微粒的空气以很快的速率（可高达 60m/s）从内管的下口冲向吸收管底部，烟、尘微粒也因惯性作用而被冲击到吸收管底，并在瞬间被阻留于吸收液中。

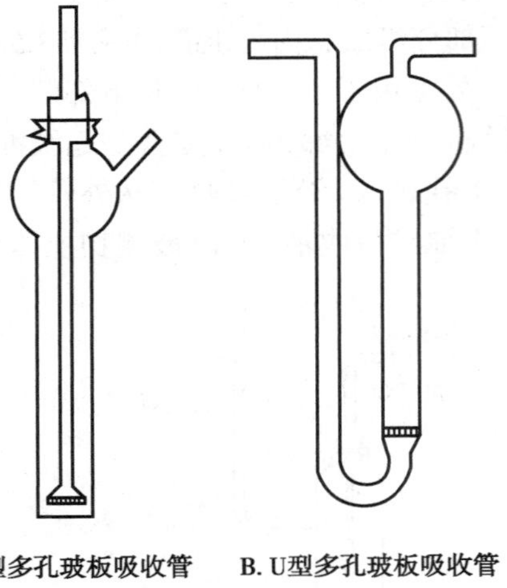

图 14-3　多孔玻板吸收管

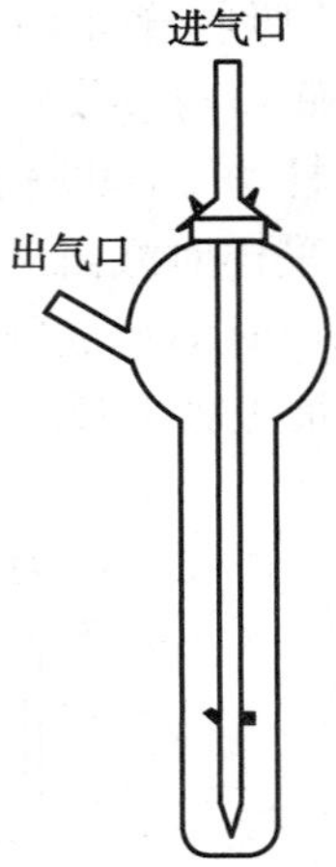

图 14-4　冲击式吸收管

（4）滤膜（滤纸）采样夹（图 14-5）：采样夹有单层和多层之分。单层采样夹放一张滤膜（滤纸），双层采样夹可放一张或两张滤膜（滤纸）串联采样。采样速率一般为 5～20L/min。由于滤膜（滤纸）是由纤维交织而成的网状薄膜，具有较好的透气性，对 0.1μm 以上的固体颗粒有较高的阻留率，当空气通过采样夹时，被测物质即被阻留或吸附在滤膜（滤纸）上。其阻留可达 96%～99%。滤纸采样夹适用于雾、烟、尘气溶胶，滤膜采样夹因其具有较强的静电作用和憎水性，只适用于采集烟、尘气溶胶，不适用于采集雾状气溶胶。在实际工作中，滤纸可用由纯植物纤维制成的慢性定量滤纸或由玻璃纤维制成的玻璃纤维滤纸，滤膜则用聚氯乙烯纤维制成的滤膜。

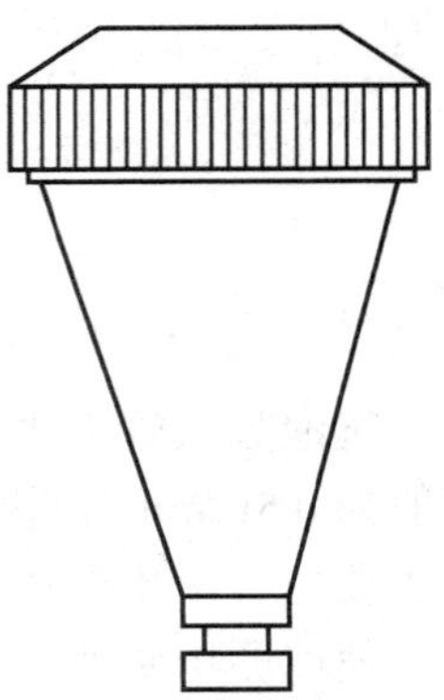

图 14-5　滤纸滤膜采样夹

（5）固体颗粒采样管（图 14-6）：是一种管内填充有固体颗粒（通常是硅胶或活性炭）的玻璃管。主要用于采集气体和蒸气状物质。硅胶、活性炭对无机和有机气体、蒸气分别有很强的吸附力，在一定条件下当空气通过填充有硅胶或活性炭的采样管时，气体、蒸气状有害物质即被吸附和富集。由于活性炭管易于制备、储运和价廉，已被普遍用作个体采样器上的采集管。而硅胶用相应的显色剂预先浸渍（已浸渍了显色剂的固体颗粒称为指示胶）后，既有吸附作用又有显色作用，常用于各种型号的快速检气管中，以致用检气管对空气中有害物质进行采样时，即可在指示胶上显色，同时完成了定量测定。

（6）集气瓶（图 14-7）：常用的玻璃集气瓶有大小二种。大瓶容量一般为 1000ml，小瓶为 300ml 左右。可用置换采样或真空采样。真空采样时，应是向瓶中加少量水，塞上磨口塞，抽真空后关闭活塞，取下集气瓶，将瓶子倒放并使瓶内水覆盖住瓶塞，若磨口塞及活塞处有气泡冒出，则表明漏气。

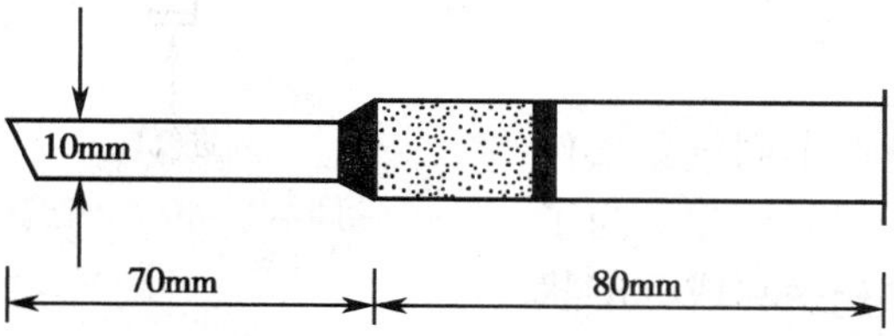

图 14-6　固体颗粒采样管

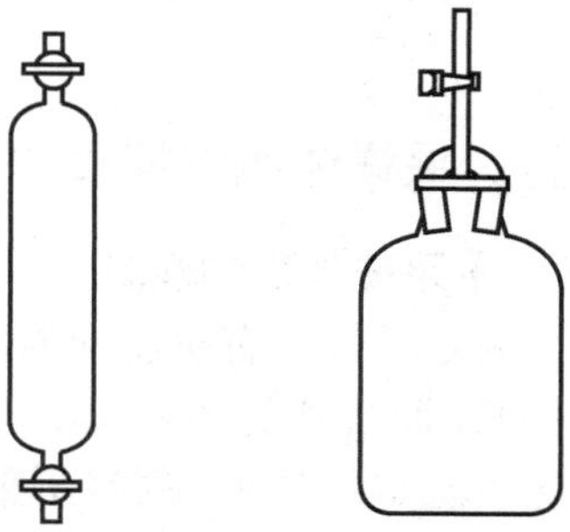
图 14-7　集气瓶

2. 抽气动力　是使空气通过采集器的动力装置。常用的抽气动力有手抽气筒、电动抽气机、压缩空气吸引器等。

（1）手抽气筒（图 14-8）：是一只金属制成的圆筒，内带活塞，往返拉动活塞即可连续抽气（100ml 注射器连接上三通活塞可代替手抽气筒）。手抽筒较轻便，每次能抽 100～150ml 空气，采样速率可用手来控制，适用于采气量较小、速率较慢的短时间采样，例如检气管法、溶液法中的快速测定采样。其设备简单，携带方便，但使用前应检查是否漏气和校正其容积（可用 100ml 注射器的容积来校正）。检查是否漏气的简易方法是将吸气口套上橡皮管并夹紧，用力抽拉手柄，然后慢慢松手，若活塞不能自动返回原处，则表明漏气。

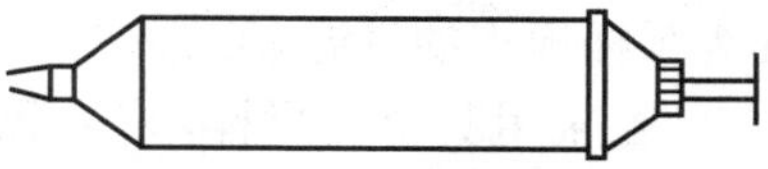
图 14-8　手抽气筒

（2）电动抽气机是应用最普遍的抽气动力。常用的有：①吸尘机，其适用于流速较大、阻力较小的采集器作抽气动力。例如用滤纸或滤膜采样夹采集烟、粉尘时，常用吸尘机作采气动力。②薄膜泵，其小巧轻便，噪声小，采气量不大，适用于阻力和流速均较小的采样。用气泡吸收管、多孔玻板吸收管采样时，常用其作为抽气动力。③刮板泵，其轻便、易于携带，适用于大小流速和各种类型的采集器作较长时间的采气动力。

用电动抽气机采样，需要串联流量计，从采样流量（L/min）和采样时间（min）计算出采气体积。

3. 流量计　流量计是测量空气流速的装置。常用的流量计是转子流量计（图 14-9）。转子流量计由一根上粗下细的锥形玻管和一个可以沿着锥形玻管上下浮动的转子构成。转子一般用铜、铅等金属或有机玻璃、塑料做成。当空气自下而上通过锥形玻璃管时转子便

考点提示

流量计的用途、分类及其使用时的要求。

上升。气流速率越大，转子升得越高，当气流恒定时，转子就悬浮于一定的高度。在一定气流速率条件下，转子上升的高度与转子的质量和玻璃管的锥度成反比。

因此，小流量转子流量计所用的转子质量都较轻、较小，玻璃管的锥度和管径也较小而大流量转子流量计则相反。为防止流量计的转子质量发生变化而造成计量误差，在使用前应进行校正（可用皂膜流量计或湿式流量计校正。并在使用吸收液采样时，常于吸收管与转子流量计之间接上一只干燥管，以防止湿气凝结在转子上改变转子质量。

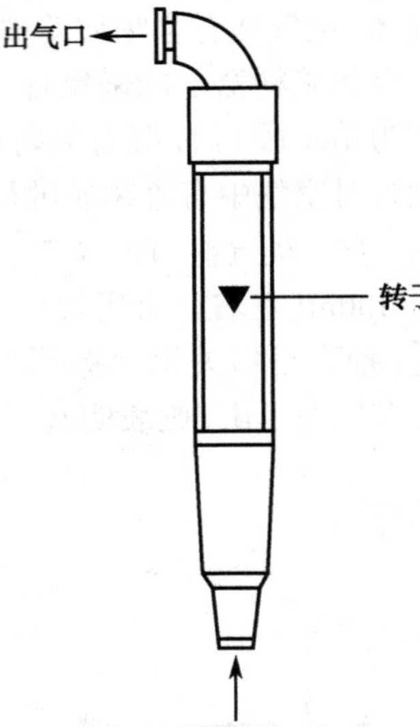

图 14-9　转子流量计

五、采样体积的换算与浓度的表示方法

（一）采样体积的换算

在测定空气中有害物质时，由于采样是在不同气象条件下进行的，而气体的体积又随气温和气压不同而变化。为了便于比较测定的结果，须将所采集空气的体积换算成标准状态下的体积后，再计算空气中有害物质的。标准状态下的体积是指 0℃、大气压 101.325kPa（760mmHg）下采集的空气体积。根据采样气体的体积与温度、气压的关系，按下式可换算出标准状态下的体积（V_0）：

$$V_0 = V_t \times \frac{273 \times p}{(273+t) \times 101.325}$$

式中：V_t 为采样地点气温为 t℃时所采集空气的体积（L）；P 为采样地点的大气压（kPa）；t 为采样地点的气温（℃）。

若采用其空瓶采样，应先记下瓶内剩余压力，并按下列公式换算成标准状态下的采样体积（V_0）：

$$V_0 = \frac{273 \times (p - p')}{(273+t) \times 101.325} \times V_p$$

式中：p 为采样地点的大气压（kPa）；p' 为集气瓶内剩余压力（kPa），即闭口压力计的读数；t 为采样地点的气温（℃）；V_p 为集气瓶的体积（L）。

（二）有害物质浓度的表示方法与换算

1. 有害物质浓度的表示方法　单位体积空气中有害物质的含量，称为该物质在空气中的浓度。浓度的表示方法有两种：一种是质量浓度，另一种是体积浓度。

（1）质量浓度：是以每立方米空气中含有害物质的毫克数表示（mg/m^3）。也可以每升空气中含有害物质毫克数表示（mg/L）。两者的关系为：

$$1mg/L=1000mg/m^3$$

质量浓度表示法适用于气体、蒸气和气溶胶各种存在状态的物质。

（2）体积浓度：是以每立方米空气中含有害物质的毫升数表示，单位是 ml/m^3。体积浓度表示法只适用于以气体或蒸气状态存在的物质。

在我国，空气中有害物质的最高容许浓度规定是以 mg/m^3 表示。但在实际工作中，除用规定的表示方法外，为了计算方便，有时也用体积浓度表示法。

两种浓度表示法的相互换算可按下式进行：

$$\rho(mg/m^{-3}) = \frac{M_{\varphi}}{22.4}$$

式中：M 为被测物质的相对分子质量。

需注意的是：国外多数参考文献中所列浓度，其空气体积是以气温 25℃、气压 101.325kpa（760mmHg）为基准的，在这种状态下，1mol 气体体积为 24.45L。因此，在与国外进行两种浓度换算时，应将上述公式中的 22.4 改为 24.45，亦即国外多数文献中所指 1mg/m^3 浓度，相当于我国标准的 1.09mg/m^3。

2. 空气中有害物质浓度的计算　采样后，被阻留在吸收液或吸附剂中的被测物的总量 m（μg）与空气中被测物质浓度 ρ（mg/m^3）、采样流量 R（L/min）和采样时间 t（min）成正比。采样流量和采样时间的乘积就是采样体积 V（L）。以公式表示如下：

$$m = \rho Rt = \rho V$$

即空气中有害物质的浓度（mg/m^3）：

$$\rho = \frac{m}{Rt} = \frac{m}{V}$$

由吸收液或吸附剂中被测物质的总量 m 计算出空气中被测物质的浓度，是采样时间内的平均浓度。如果应用个体采样器连续采样一个工作班或一天时间，所测得的空气中有害物质的浓度则是日时间加权平均浓度。

第二节　空气中有害物质的检验

空气中污染物种类繁多，性质非常复杂。按化学成分，空气中有害物质分为金属及其化合物，如铅、汞、锰、铬及其化合物等；非金属及其化合物，如砷、磷、硫及其化合物和氮的氧化物等；有机化合物，如苯及其同系物、醛类、酚类、有机酸等。目前，全世界每年排放的毒气量在 6 亿吨以上。因此，有害物质造成的空气污染，已经严重威胁到人体健康乃至人类的生存。

空气中有害物质对健康的危害，随物质的毒性及进入机体的途径不同，表现出较大的差别。当空气中有害物质浓度不断增加，超过了大气自净作用时，最终导致空气污染或公害。我国规定了居住区大气和车间空气中有害物质的最高容许浓度限量，具体见附录六《居住区大气中有害物质的最高容许浓度》、附录七《车间空气中有害物质的最高容许浓度》。本章主要介绍空气中氮氧化物、二氧化硫、汞、苯、甲苯、二甲苯等有害物质的检验。

一、二氧化硫

二氧化硫（SO_2）是无色、具有强烈臭味的刺激性有害气体。标准状态下的密度 2.86g/L，对空气的相对密度为 2.26。易溶于水而部分生成亚硫酸，亦可溶于乙醇和醋酸。空气中的二氧化硫能与大气中的水蒸气结合生成硫酸雾，同时二氧化硫还可经日光或某些金属粉尘（如工业烟尘中的氧化镁等）的催化作用，被氧化成三氧化硫，硫酸雾和三氧化硫比二氧化硫的危害更大。

空气中的二氧化硫来源于三方面的污染：①含硫燃料（如煤，石油）的燃烧（约占污染来源的80%)，据统计，燃烧1吨煤能产生二氧化硫约10～60kg，燃烧1吨含硫石油能产生二氧化硫约50kg，火力发电厂和其他工业企业所排放的烟气中存在大量的二氧化硫，这是造成空气二氧化硫污染的主要来源。②分散而数量多的生活性炉灶，每天也排放出不少的二氧化硫。③某些工业如有色金属的冶炼、硫酸制造以及造纸、制糖、染料、食品加工等工业生产要使用各种含硫原料，生产过程中也有含二氧化硫的废气排放出来污染空气。

二氧化硫是空气的主要污染物质之一，年排放量很大，居有害气体排放量的前列。目前，我国已将空气中二氧化硫的含量列为城市空气卫生质量评价的指标之一。

二氧化硫对人体健康具有危害作用，其危害主要表现为SO_2被黏膜吸收后生成的亚硫酸和硫酸对组织具有强烈的刺激和腐蚀作用。吸入高浓度的二氧化硫会引起急性支气管炎，有时还会发生喉头痉挛而窒息。长期吸入低浓度的二氧化硫会引起慢性中毒，使嗅觉减退、倦怠、疲劳，产生鼻炎、咽炎、慢性支气管炎、眼结膜炎等，有时还容易引起呼吸道感染。此外，二氧化硫还能与血中的硫胺素结合而影响其活性，影响体内维生素C的平衡。除此之外，二氧化硫与空气中水蒸气结合生成的硫酸雾(酸雨)对建筑物材料具有很强的腐蚀作用，还可使土壤酸化，影响植物、农作物庄稼的生长。

我国《居住区大气中有害物质的最高容许浓度(TJ36-79)》规定，SO_2的一次最高容许浓度为$0.50mg/m^3$、日平均最高容许浓度为$0.15mg/m^3$。《室内空气质量标准(GB/T18883-2002)》规定，室内空气中SO_2不超过$0.50mg/m^3$(1小时均值)

测定空气中二氧化硫的方法比较多，如常规分析的盐酸副玫瑰苯胺分光光度法；仪器分析的库仑滴定法和电导分析法；快速检验中的碘淀粉比色法和硝普钠检气管法。其中，盐酸副玫瑰苯胺分光光度法为我国现行空气中二氧化硫测定的标准检验方法。

检验方法——四氯汞钾-盐酸副玫瑰苯胺分光光度法

【原理】

空气中二氧化硫被四氯汞钾吸收液吸收后，生成稳定的二氯亚硫酸汞盐配合物。

$$[HgCl_4]^{2-}+SO_2+H_2O \longrightarrow [HgCl_2SO_3]^{2-}+2Cl^-+2H^+$$

(二氯亚硫酸汞盐)

再与甲醛作用生成羟基甲基磺酸。

$$[HgCl_2SO_3]^{2-}+HCHO+2H^+ \longrightarrow HgCl_2+HOCH_2SO_3H$$

最后与盐酸副玫瑰苯胺(PRA)反应生成玫瑰紫色的化合物，根据颜色的深浅，与标准进行比较而定量。

本方法检测限为0.75μg/10ml。若采集7.5L空气样品，最低检测质量浓度为$0.01mg/m^3$，测定范围为0.075～2.7μg/ml。

> **考点提示**
>
> 四氯汞钾-盐酸副玫瑰苯胺分光光度法测二氧化硫的原理。

【仪器】

1. 气体采样器(流速范围0～1L/min)。
2. 多孔玻板吸收管。
3. 25ml具塞比色管。
4. 恒温水浴。
5. 分光光度计。

【试剂】

所有试剂均须用不含氧化剂的重蒸馏水或去离子水配制。检验方法：量取 20ml 水，加 5ml 200g/L 碘化钾溶液混合，不应析出淡黄色碘。

1. 四氯汞钾吸收液 称取氯化汞（$HgCl_2$）10.86g，乙二胺四乙酸二钠 0.066g，氯化钾 5.96g 溶于少量水中，并稀释至 1000ml。放置过夜，过滤后使用。此液可稳定 6 个月如发生沉淀，不能再使用。

2. 氨基磺酸溶液（6g/L） 称取 0.6g 氨基磺酸溶于水中并稀释至 100ml。临用前配制。

3. 甲醛溶液（2g/L） 吸取甲醛［ω（HCHO）=36%～38%］溶液 1.1ml，用水释至 200ml，贮存于具塞玻璃瓶中，临用前配制。

4. 盐酸副玫瑰苯胺贮备液（2g/L） 精确称取盐酸副玫瑰苯胺盐酸盐（$C_{19}h_{18}N_2Cl\cdot 4H_2O$）0.2g（纯度不得低于 95%），溶于 100ml 1mol/L 盐酸溶液中，在冷暗处可保存 9 个月。

5. 盐酸副玫瑰苯胺使用液（0.16g/L） 量取 20ml 副玫瑰苯胺贮备液于 250ml 容量瓶中，加入 25ml［c（H_3PO_4）=3mol/L］磷酸溶液，用水稀释至标线。

6. 二氧化硫标准贮备液 称取亚硫酸氢钠（$NaHSO_3$）0.2g，溶于 200ml 吸收液中，放置过夜，过滤，按下法标定二氧化硫的准确浓度，存放于冰箱中，可稳定 1 个月。

标定方法：取 6 个 250ml 碘量瓶，分成 A（作为试剂空白）、B 两组，各自加入 25ml 碘液［c（$1/2I_2$）=0.1mol/L］。再分别在 A 组瓶中加入 10ml 吸收液，B 组瓶中加入 10ml 二氧化硫储备液；各瓶均加 90ml 水和 5ml 冰醋酸。加塞后放置于暗处 5 小时。用硫代硫酸钠标准液［c（$Na_2S_2O_3$）=0.01mol/L］滴定至淡黄色，加 0.5ml 淀粉指示剂，继续滴定至无色。分别记录硫代硫酸钠的用量，求出 A、B 两组的平均值。用下式计算二氧化硫的含量。

$$\rho(SO_2, mg/mL) = \frac{(V_2 - V_1) \times C \times 32.03}{10.0}$$

式中：V_1 为滴定空白所用硫代硫酸钠标准溶液的体积（ml）；V_2 为滴定二氧化硫标准贮备液所用硫代硫酸钠标准溶液的体积（ml）；C 为硫代硫酸钠（$Na_2S_2O_3$）标准溶液的浓度（mol/L）；32.03 为 1.00ml 硫代硫酸钠标准溶液［c（$Na_2S_2O_3$）=1.00mol/L］相当于二氧化硫的质量（mg/mmol）；10.0 为滴定时取二氧化硫标准储备液的体积（ml）。

7. 二氧化硫标准使用液［ρ（SO_2）=5.0μg/ml］ 取二氧化硫标准储备液，用四氯汞钾吸收液稀释成 5.0μg/ml 二氧化硫标准使用液。放置冰箱冷藏，可稳定 1 个月。

【操作步骤】

1. 采集样品 取一支多孔玻板吸收管，内装 10ml 吸收液，以 0.5L/min 速度抽取 7.5L 空气样品。采样时吸收液应注意避光。采样后封闭吸收管进、出气口，样品可在冰箱内保存一周。另取一支吸收管，内装 10ml 吸收液，带到现场，但不抽取空气，作对照管。

采样时除记录采样时间、速率外，还应记录采样时的气温和气压。

2. 分析方法

（1）用吸收管中的吸收液洗涤进气管内壁 3 次，摇匀后供样品测定。

（2）另取 8 支 25ml 具塞比色管，分别作为标准管、样品管和空白管，按表 14-1 配制标准系列。

（3）将各管至于恒温水浴（22℃±1℃）中，反应 30 小时。用 1cm 吸收池，在 548nm 波长处，测定各管吸光度，以吸光度均值对二氧化硫含量（μg）绘制标准曲线。用测得的样品管吸光度值减去对照管吸光度值后，查标准曲线，即得样品管中二氧化硫含量（μg）。

表 14-1 四氯化汞-盐酸副玫瑰苯胺分光光度法测 SO_2 时各试剂加入量 单位：ml

管号	0	1	2	3	4	5	样品	空白
二氧化硫标准使用液	0.00	0.50	1.00	2.00	3.00	4.00	—	—
样品溶液	—	—	—	—	—	—	2.00	—
空白溶液	—	—	—	—	—	—	—	2.00
四氯汞钾吸收液	各加至 10.0ml							
氨基磺酸溶液	各加入 1.0ml，摇匀；放置 10 分钟							
甲醛溶液	各加入 2.0ml，混匀							
盐酸副玫瑰苯胺溶液	各加入 5.0ml，混匀							
煮沸放冷的蒸馏水	各加至 25ml 刻度，混匀							

注：若为大气样品应将吸收液（10ml）全部转入比色杯中，不必再加入四氯汞钾吸收液；若为工作场所空气样品，吸收采样后的吸收液 2.0ml。空白对照管按此操作

【结果计算】

$$\rho(SO_2, mg/m^3) = \frac{m}{V_0} \times \frac{10.0}{V_1}$$

式中：m 为测得样品中二氧化硫含量（μg）；V_0 为换算成标准状态下的采气体积（L）；V_1 为分析时取样品液的体积（ml）；10.0 为采样用吸收液总量（ml）。

【说明与讨论】

1. 采样时应避免日光直射，否则可使吸收的二氧化硫急剧减少。

2. 采样后若溶液浑浊，则应离心分离，取上清液分析。

3. 四氯汞钾吸收液为剧毒，操作中应特别小心，勿使皮肤沾染。若溅在皮肤上应立即用水冲洗，使用过的废液不能直接倒入水槽，应集中处理以免污染环境。

4. 实验所用的玻璃器皿不能用硫酸-重铬酸钾洗液洗涤，因六价铬能使生成的紫红色褪色，产生负干扰，使结果偏低。

5. 加入氨基磺酸以消除二氧化氮的干扰。延长放置时间可消除臭氧的干扰。若有金属元素的干扰，可加入乙二胺四乙酸二钠和磷酸消除。

6. 盐酸副玫瑰苯胺的纯度不得低于 95%，盐酸副玫瑰苯胺使用液的空白值不得超过 0.17，1.0μg/ml 二氧化硫的吸光度应为 0.03。否则应提纯后配制。

7. 用过的比色管和比色皿应及时用盐酸溶液洗涤，否则红色难于洗净。比色管用 1+4 盐酸溶液洗涤，比色皿用 1+4 盐酸加 1/3 体积乙醇混合液洗涤。

二、氮氧化物

氮氧化物是氮的各种氧化物的总称，常以 NO_x 表示。它包括一氧化二氮（N_2O）、一氧化氮（NO）、二氧化氮（NO_2）、三氧化二氮（N_2O_3）、四氧化二氮（N_2O_4）、五氧化二氮（N_2O_5）等六种形式。其中 NO_2 和 N_2O_4 在一定条件下可以相互转化，在常温下为 NO_2 和 N_2O_4 的混合物，高温（≥140℃）为 NO_2，低温（≤0℃）时为 N_2O_4。在氮氧化物中，不同形式氧化氮的化学稳定性不同，以一氧化氮和二氧化氮的化学性质相对稳定，所以它们在卫生学上的意义比其他氮氧化物更为重要。同时，由于各种氮氧化物都易转化或者分解成一氧化氮和二氧化氮，所谓氮氧化物的污染实际上是指以一氧化氮和二氧化氮为主的污染。因此，空气卫生检验中的氮氧化物主要指一氧化氮和二氧化氮。

空气中氮氧化物的来源主要为自然来源和人为污染。自然来源包括微生物分解含氮化合物、雷电、火山爆发以及森林火灾等。一般主要指人为污染：

（1）燃料的燃烧：据资料统计，燃煤的火力发电厂所排放的废气中一氧化氮浓度可达268～1629mg/m^3，燃烧一吨石油，可产生氮氧化物约10kg，燃烧一吨煤可产生氮氧化物约8～9kg，燃烧1000m^3的天然气，可产生氮氧化物约3.5kg。

（2）含氮化合物的生产：据统计，每生产一吨硝酸可排放废气25～30kg，炸药爆炸时产生的硝烟中，氮氧化物占50%以上。这也是氮氧化物的人为污染源之一。

（3）电焊焊接及吸烟时也可产生氮氧化物的污染。

（4）含氮物质的使用：开山、采矿使用的硝基炸药爆破作业；使用硝酸清洗金属及燃放烟花爆竹。

（5）交通运输：交通运输工具如汽车、火车、飞机等排放的尾气中也含有氮氧化物。汽车在恒速行驶时，所排放废气中氮氧化物的浓度（以NO计）达4016mg/m^3，而在加速行驶时可达5355～8032mg/m^3。

考点提示

氮氧化物测定的分类、意义和测定原理。

各种形式的氮氧化物都有毒性，对人的身体健康危害很大。其中又以一氧化氮和二氧化氮的毒性最强，而二氧化氮的毒性又是一氧化氮的4～5倍。一氧化氮主要经呼吸道进入人体肺部而被血液吸收，然后与血红蛋白结合，生成亚硝基高铁血红蛋白，使血液的输氧能力下降。严重中毒者，可出现缺氧发绀现象。亚硝基高铁血红蛋白对中枢神经系统有明显的损害作用，使其产生痉挛和麻痹。一氧化氮急性中毒时，可导致肺水肿，甚至发生窒息和死亡。二氧化氮主要通过呼吸道进入人体，对呼吸道深部有强烈的刺激作用，并缓慢地溶解于肺泡表面的水分中，形成亚硝酸和硝酸。对组织产生强烈的刺激和腐蚀作用，并使毛细血管通透性增加。而逐步形成肺水肿，严重者可形成肺纤维化。此外，支气管哮喘的发病率也与二氧化氮的污染程度有一定关联。

值得注意的是，空气中氮氧化物在太阳紫外光的作用下，可与空气中共存的二氧化硫、一氧化碳及磷氢化合物等发生复杂的光化学反应，生成危害性更大的二次污染物——光化学烟雾。光化学烟雾具有强烈的氧化和刺激作用，特别是对人的眼睛和呼吸道黏膜具有明显的刺激作用，能引起眼睛红肿和喉炎等。

我国《居住区大气中有害物质的最高容许浓度（TJ36-79）》规定，居住区氮氧化物（换算成NO_2）的一次最高容许浓度0.15mg/m^3，《室内空气质量标准（GB/T18883-2002）》规定，室内空气中NO_2（1小时均值）为0.24mg/m^3。

空气中氮氧化物的测定方法主要有盐酸萘乙二胺分光光度法、化学发光法。化学发光法属于仪器分析法，灵敏度高，反应速率快，选择性好，是世界卫生组织全球监测系统作为监测大气氮氧化物的标准方法。但是该法仪器成本昂贵，目前我国难以普及使用。盐酸萘乙二胺分光光度法是我国现行空气中测定氮氧化物的标准检验方法。

检验方法——盐酸萘乙二胺分光光度法

【原理】

空气中的氮氧化物经三氧化铬氧化管，将一氧化氮氧化成二氧化氮（四氧化二氮）后，被吸收液吸收。在冰醋酸溶液中，二氧化氮（四氧化二氮）及其与水反应的产物亚硝酸与对氨基苯磺酸反应生成重氮盐，然后与盐酸萘乙二胺偶合成玫瑰红色的偶氮染料。根据颜色深浅，与标准比色定量。

本法检测限为0.05μg/ml。若采集10L空气样品，最低检测质量浓度为$0.02mg/m^3$。

【仪器】

1. 气体采样器（流速范围0～1L/min）或100ml注射器。
2. 多孔玻板吸收管。
3. 10ml具塞比色管。
4. 双球玻璃氧化管（内径15mm） 见图14-10。
5. 分光光度计。

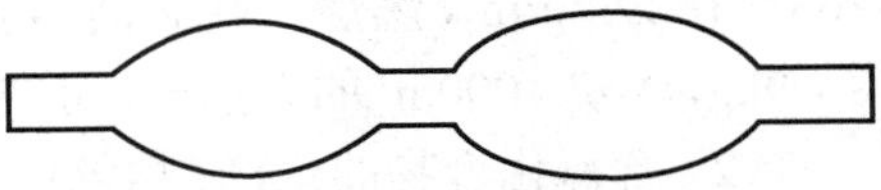

图14-10 双球玻璃氧化管

【试剂】

所用试剂均用无亚硝酸盐的水配制，否则配制的吸收液呈淡粉色，无法使用。

（1）吸收贮备液：量取50ml冰醋酸与900ml水混合，加入5.0g对氨基苯磺酸搅拌至溶解，再加入0.05g盐酸萘乙二胺（$C_{10}H_7NHCH_2Ch_2NH_2 \cdot 2HCl$），用水稀释1000ml，此液为吸收贮备液，贮于棕色瓶中，于冰箱内可保存1个月。

（2）吸收使用液：临用时，量取四份吸收贮备液加一份水混合均匀，即为吸收使用液。

（3）亚硝酸盐标准贮备液：称取0.1500g干燥的优级纯亚硝酸钠（$NaNO_2$）溶于水中，移入1000ml容量瓶中，稀释至标线，混匀。此液1.0ml含100.0μg亚硝酸盐（NO_2^-）。贮于棕色瓶中，于冰箱内可保存1个月。

（4）亚硝酸盐标准使用液：临用前，吸取标准贮备液5.00ml，置于100ml容量瓶中，用水稀释至标线，混匀。此液1.0ml含5.0μg亚硝酸盐（NO_2^-）。

（5）三氧化铬氧化管：内装8g三氧化铬砂子，两端用玻璃棉塞紧。氧化管颜色应为暗红色。

三氧化铬砂子的制备：称取5g三氧化铬，用2ml水调成糊状，与95g处理过的20～30目砂子（用1+1盐酸浸泡过夜，并经常搅动，然后用水洗至中性，在105℃烘干，装瓶备用）相混合，并搅和均匀，沥去多余的溶液，在红外灯下烘干，装管。

【操作步骤】

1. 采集空气样品 取一支装有5ml吸收使用液的棕色多孔玻板吸收管，于进气口端连接一支三氧化铬氧化管，以0.25L/min的速率避光抽取空气至吸收液呈微红色为止。另取一支吸收管，内装5ml吸收液，带到现场，但不抽取空气，作对照管。记录采样时的气温和气压，记录抽气时间及采样体积。若吸收液不变色，采气量不得少于10L。

2. 分析方法

（1）取10ml具塞比色管7支，按表14-2配制标准系列。

表14-2 盐酸萘乙二胺分光光度法测氮氧化物时标准系列的配制

管号	0	1	2	3	4	5	6
标准使用液（ml）	0	0.05	0.10	0.20	0.30	0.50	0.70
水（ml）	1.0	0.95	0.90	0.80	0.70	0.50	0.30
吸收储备液（ml）	4.0	4.0	4.0	4.0	4.0	4.0	4.0
NO_2^-含量（μg）	0	0.25	0.50	1.0	1.5	2.5	3.5

各管混匀，放置15分钟，于540nm波长处，用1cm比色皿测定各管吸光度，以NO_2^-含量对相应的吸光度绘制标准曲线。

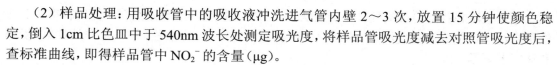

（2）样品处理：用吸收管中的吸收液冲洗进气管内壁 2～3 次，放置 15 分钟使颜色稳定，倒入 1cm 比色皿中于 540nm 波长处测定吸光度，将样品管吸光度减去对照管吸光度后，查标准曲线，即得样品管中 NO_2^- 的含量（μg）。

【结果计算】

$$\rho(NO_2, mg/m^3) = \frac{m}{0.76 \times V_0}$$

式中：m 为样品溶液中 NO_2 的含量（μg）；V_0 为换算成标准状态下的采气体积（L）；0.76 为由 $N0_2$（气）换算成 NO_2^-（液）的转换系数。

【说明与讨论】

1．采样应避光进行，采样后也要注意避光保存，否则未采样的吸收液在日光直射下也会显红色。

2．吸收储备液和吸收液必须无色，若呈淡红色，则说明可能有 NO_2^- 的存在，必须更换蒸馏水或试剂重新配制。

3．三氧化铬氧化管可以将 NO 定量的氧化成 NO_2，而不吸附 NO_2。

4．采样时三氧化铬氧化管管口略微向下倾斜，以免潮湿空气冷凝使水将氧化管中的氧化剂弄湿，污染吸收液。

三、氨

氨是一种无色具有强烈刺激性臭味的气体，密度为 0.771g/L。可燃，自燃温度为 651℃，当氨的体积比浓度达到 15.7%～27.4% 时，可发生爆炸。氨易溶于水、乙醇和乙醚。氨在水中的溶解度很大，20℃时 1 体积的水能溶解大约 700 体积的氨，氨溶于水后主要以 $NH_3 \cdot H_2O$ 的形式存在，有少量的氨与水作用生成 NH_4^+ 和 OH^-，所以氨的水溶性呈碱性。

氨的化学性质很活泼，能与许多物质发生反应，例如氨有还原性，当用铂作催化剂时，可以被氧化成一氧化氮等。氨在工农业生产中用途非常广泛。在工业上，氨是生产硝酸、氮肥、冷冻剂、药物、塑料、染料、油漆、树脂以及各种铵盐和渗氮剂的原料，因此，这些生产和使用氨的厂矿企业都将有大量的含氨废气排放。另外，制糖、合成橡胶、皮革、某些矿物油的净化等生产过程也有氨的产生，在农业上，大量使用氮肥（如氨水、碳酸铵及尿素等）也可因氮肥本身的挥发或分解产生氨而造成空气的局部污染。蛋白质等含氮有机物的腐败过程也要产生大量的氨。

氨主要通过呼吸道及消化道吸收，当空气中氨的浓度很高时，也可以通过皮肤吸收。当空气中氨的浓度为 $35mg/m^3$ 时，人可以感觉其臭味当氨的浓度为 $100mg/m^3$ 时可以感觉到氨的刺激作用。由于氨易溶于水，所以对眼、喉和上呼吸道作用快、刺激性强，可引起充血及分泌物增多，亦可引起肺水肿长期接触低浓度的氨，可引起喉炎，消化功能障碍，慢性结膜炎吸入高浓度的氨可引起支气管炎和肺炎，并可发生喉头水肿、痉挛甚至窒息。由于氨可吸收水分，溶解组织蛋白，并渗入组织与脂肪发生皂化反应，当皮肤和黏膜接触高浓度的氨时，能引起皮肤灼伤，甚至可造成组织溶解性坏死。浓氨水溅入眼内还可引起持续性角膜浑浊症，严重者可失明。

我国卫生标准规定，居住区大气中氨的一次最高容许浓度为 $0.20mg/m^3$，车间空气中氨的最高容许浓度为 $30mg/m^3$。

测定空气中氨的浓度，最常用的是纳氏试剂分光光度法，另外还有靛酚蓝分光光度法、氨气敏电极法和百里酚蓝检气管比长度法等。目前我国现行的测定空气中氨的标准检验方法仍是纳氏试剂分光光度法，与水质检验中氨氮测定原理、方法相同，只是样品收集、操作和计算上不尽一致。

检验方法——纳氏试剂分光光度法

【原理】

空气中的氨被稀硫酸溶液吸收后，生成硫酸铵，然后与纳氏试剂（碱性碘化汞钾溶液）反应生成黄色配合物，根据颜色深浅，与标准比较定量。

> **考点提示**
>
> 纳氏试剂分光光度法测定空气中氨的原理。

本方法检测限为2μg/10ml。

【仪器】

1. 气体采样器（流速范围：0～1L/min）。
2. 多孔玻板吸收管。
3. 10ml具塞比色管。
4. 分光光度计。

【试剂】

所有试剂均用无氨水配制。即在水中加入纳氏试剂后，不呈现颜色为合格。配制试剂时，实验室内不得使用氨水。

1. 吸收液硫酸溶液[c（$1/2H_2SO_4$）=0.01mol/L] 量取硫酸0.28ml缓缓倒入无氨水中，待溶液冷却后，用无氨水稀释至1000ml。

2. 纳氏试剂 称取17g氯化汞（$HgCl_2$）溶于300ml水中，另称取35g碘化钾（KI），溶于100ml水中，将氯化汞溶液缓缓倒入碘化钾溶液中，直至形成的红色沉淀（HgI_2）不再溶解为止。然后加入200g/L氢氧化钠溶液600ml及剩余的氯化汞溶液，混匀。置暗处放置1～2天，取上清液于棕色瓶中，用橡皮塞塞紧备用。

3. 氨标准贮备液 准确称取0.3879g经108℃干燥1小时的硫酸铵[$(NH_4)_2SO_4$]，用少量吸收液溶解，移入100ml容量瓶中，再用吸收液稀释至标线。此液1ml含1mg氨（NH_3）。

4. 氨标准使用液 临用前，量取20ml氨标准贮备液于1000ml容量瓶中，用吸收液稀释至标线。此液1ml含20μg氨（NH_3）。

【操作步骤】

1. 采集空气样品串联2支各盛有5ml吸收液的多孔玻板吸收管，以0.5L/min速度抽取1L空气样品。记录采样时的气温和气压。

2. 分析方法

（1）用吸收管中的吸收液洗涤进气管内壁3次，从两支吸收管中各取1ml样品溶液分别放入2支10ml具塞比色管中，各加吸收液至10ml标线。

（2）另取10ml具塞比色管7支，按表14-3配制标准系列。

表14-3 纳氏试剂分光光度法测氨氮时氨标准系列的配制

管号	0	1	2	3	4	5	6
氨标准液（ml）	0	0.10	0.30	0.50	0.70	0.90	1.20
吸收液（ml）	10.0	9.9	9.7	9.5	9.3	9.1	8.8
氨含量（μg）	0	2	6	10	14	18	20

（3）向标准管、样品管中各加入5ml纳氏试剂，混匀，放置5分钟。

（4）在420nm波长处，用2cm比色皿，测定各管吸光度。

（5）以标准管的吸光度对相应的氨含量（μg）绘制标准曲线。

（6）将测得的样品管吸光度查标准曲线，即得样品管中氨含量（μg）。

【结果计算】

$$\rho(NH_3, mg/m^3) = \frac{5(m_1 + m_2)}{V_0}$$

式中：m_1、m_2 分别为由标准曲线查得的第1、第2支吸收管所取样品液中的氨含量（μg）；V_0 为标准状态下的采气体积（L）。

【说明与讨论】

1. 当氨含量较高时，容易形成棕色沉淀，此时，需少取样品重新测定。

2. 配制纳氏试剂时，应注意勿使碘化钾过量，否则 I^- 将影响有色配合物的生成，使颜色变浅；氯化汞用量也不能过多，否则反应过于灵敏，显色液会很快出现浑浊或沉淀，影响比色。本试剂有毒，应谨慎使用。实验后的废液须经处理后方可倒入水槽。

3. 操作过程中，实验室内严禁使用浓氨水，以免影响测定结果。

4. 由于各种铵盐（包括有机胺）都可与纳氏试剂显色，本法测定的结果是氨和尘粒中各种铵（胺）盐的总和。

四、铅

铅作为一种有害金属，也是空气卫生检验中的一项重要指标。分布在空气中的铅，主要是以粉尘、烟或蒸气形式经呼吸道进入人体，其次是消化道。铅被组织吸收后，最初主要分布于肝、肾、脾、肺和脑中，以肝脏的浓度最高，几周后，由这些脏器转移至骨骼，并以难溶磷酸铅形式沉积下来，在感染、饥饿或服用酸性药物而改变体内的酸碱平衡时，骨内磷酸铅就转化为溶解度大的磷酸氢铅而进入血液，引起慢性铅中毒或临床症状加重。

铅中毒以慢性中毒较常见，主要损害人的神经系统、消化系统和造血系统，急性铅中毒较少见。

我国卫生标准规定，居住区大气中铅的日平均最高容许浓度为0.0007mg/m^3；车间空气中最高容许浓度为：铅烟0.03mg/m^3，铅尘0.05mg/m^3，四乙基铅（皮）0.005mg/m^3。

测定空气中铅最常用的方法有：仪器分析法中的原子吸收分光光度法、极谱吸附催化波法，这些方法灵敏度高，准确快速；化学分析方法中经典的二硫腙分光光度法，该方法也灵敏，而且操作简便、快速，不需要昂贵的仪器，但实验中要使用氰化钾、四氯化碳（或三氯甲烷）等有毒物质，对操作者身体危害较大，对环境的污染也很大。随着分析仪器的发展，阳极溶出伏安法测铅等技术也逐渐得到推广应用。由于二硫腙分光光度法在食品有害物质检验中已作过介绍，这里着重介绍原子吸收分光光度法测定铅。

检验方法——火焰原子吸收分光光度法

【原理】

用微孔滤膜采集空气中铅尘和铅烟，经用硝酸-高氯酸混合液消化处理成离子状态后，加入原子吸收分光光度计中，在乙炔-空气火焰中进行原子化处理。测定基态原子在283.3nm波长处的吸光度，与标准进行比较而定量。

本方法检测限为0.06μg/ml。测定范围为0.5～20μg/ml。

【仪器】

1. 粉尘采样器（流速范围 0～10L/min）。

2. 微孔滤膜（孔径 0.88μm、直径 40mm）或聚氯乙烯纤维滤膜。

3. 电热板或电砂浴。

4. 50ml 高型烧杯或锥形瓶。

5. 50ml 比色管。

6. 原子吸收分光光度计（配备乙炔 - 空气火焰燃烧器，铅空心阴极灯）。火焰原子吸收分光光度法仪器测试条件（仪器型号不同，测试条件不完全相同，仅供参考）：波长：282.3nm；灯流：5mA；空气流量：10L/min；乙炔流量：2.5L/min。

【试剂】

1. 去离子水通过离子交换树脂柱所得比电阻大于 500kΩ•cm 的水。实验所用水必须是去离子水或全玻璃蒸馏器重蒸所得水。

2. 高氯酸优级纯。

3. 硝酸高纯。

4. 1+9 高氯酸 - 硝酸溶液　取 1 份高氯酸与 9 份硝酸混合即成。

5. 1+99 硝酸溶液。

6. 铅标准贮备液［ρ(Pb)=1mg/ml］　精密称取 0.1598g 经 105℃干燥 2 小时的硝酸铅［$Pb(NO_3)_2$ 优级纯］溶于少量水中，转入 100ml 容量瓶中，加入硝酸 1ml，用水稀释至标线。

7. 铅标准使用液［ρ(Pb)=100μg/mL］　临用前，取 10ml 铅标准贮备液于 100ml 容量瓶中，用 1+99 硝酸溶液稀释至标线。

【操作步骤】

1. 采集空气样品　将滤料安装在粉尘采样器的采样夹内，以 5L/min 流速采集 150L 空气样品，记录采样时的气温和气压。将采样后的滤膜向内对折 2～3 次，用清洁滤纸包好，固定于滤膜盒中，带回实验室分析。

2. 分析方法

(1) 将采样后的滤料放入 50ml 高型烧杯中，加入 5ml 高氯酸 - 硝酸（1+9）溶液，盖上表面皿，放在电热板上加热消化（保持温度在 200℃左右）。待消化液基本挥发干时，取下烧杯，加入 1 +99 硝酸溶液 5ml 溶解残渣，此液为样品处理液。另取未采样的滤料，按上述步骤同样处理，作对照溶液。

(2) 取 6 支 50ml 比色管，按表 14-4 配制标准系列。

表 14-4　火焰原子吸收分光光度法测铅的标准系列配制

管号	0	1	2	3	4	5
铅标准使用液（ml）	0	1.25	2.50	5.00	7.50	10.00
1+99 硝酸溶液（ml）	50.0	48.75	47.50	45.00	42.50	45.00
铅含量（μg）	0	2.50	5.00	10.00	15.00	25.00

(3) 将火焰原子吸收分光光度计调节至最佳操作条件，在 283.3nm 波长处，用乙炔 - 空气火焰（贫燃气火焰），分别测定对照管、标准管及样品管的吸光度，每管重复测定三次，取吸光度的平均值。

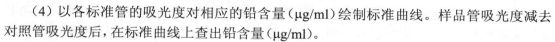

(4) 以各标准管的吸光度对相应的铅含量(μg/ml)绘制标准曲线。样品管吸光度减去对照管吸光度后，在标准曲线上查出铅含量(μg/ml)。

【结果计算】

$$\rho(Pb, mg/m^3)=\frac{5\rho_1}{V_0}$$

式中：ρ_1 为由标准曲线查得的样品管中铅含量(μg/ml)；V_0 为标准状态下的采气体积(L)。

【说明与讨论】

1. 采样过程要防止污染，不能在高浓度的铅的生产场所安装滤料，要保持采样夹和镊子等采样用具的清洁。在运输和贮藏过程中要防止滤料上的粉尘脱落。

2. 测定所用玻璃容器，在使用前需用 1+1 硝酸浸泡过夜，再用无铅水冲洗，晾干。

3. 样品中含有 100μg/ml 锡和锌会产生一定程度的正干扰；在微酸性溶液中，钨对铅的测定有干扰，加入酒石酸使钨生成配合物可消除干扰；磷酸盐对铅的测定亦有干扰，加入乙二胺四乙酸二钠盐可消除其干扰；其他常见元素在 500μg/ml 以内无干扰。生产场所空气中如果有铅的化合物共存时，本法不能分别测定。

4. 采样可用聚氯乙烯纤维滤膜(测尘滤膜)，但在消化时须加入 10ml 1+9 高氯酸 - 硝酸溶液，必要时需再补加适量的混合酸，直至消化完全为止。也可用 1+4 高氯酸 - 硝酸溶液代替 1+9 高氯酸 - 硝酸溶液，以加速消化。

五、汞

汞俗称水银，是常温下唯一的液态金属。相对密度为 13.55，熔点 −38.9℃，沸点为 357℃。汞在室温下不能被空气氧化，加热至沸腾才慢慢与氧作用生成氧化汞(HgO)。

汞在水中溶解度很低，25℃时，1L 水能溶解汞 0.02mg。大部分汞盐均溶于水，但氧化汞、氯化亚汞(Hg_2Cl_2，甘汞)、硫化汞(HgS，朱砂)、氯化汞($HgCl_2$，升汞)则几乎不溶于水。汞不与稀盐酸或稀硫酸作用，但溶于热的硫酸和硝酸中。汞具有溶解许多金属的能力，除铂、铁外，能形成各种汞齐。汞易蒸发，表面张力大，溅落地面后立即破碎成许多小汞珠，不易清除。地板、墙壁、衣物等能吸附大量汞，常形成持续污染劳动场所空气的二次汞源，所以，汞很容易污染环境和危害人体健康。

汞及其化合物的用途很广，人们接触的机会也较多。汞矿开采和冶炼中可以接触到硫化汞和汞蒸气。汞的无机化合物用于各种工业生产，如硝酸汞用于毛毡制造，氰化汞用于照相业，砷化汞用于制造防腐涂料和灭火剂，升汞用于印染、鞣革、电池、医药消毒剂和木材防腐，这些汞盐常以气溶胶状态存在于生产场所空气中。在电工器材和仪表制造中(如荧光灯、石英灯、水银真空泵、血压计、温度计等)，在汞的提纯和用汞齐法提炼贵重金属时，都可以接触到蒸气汞或液态汞。这是汞污染环境，引起职业汞中毒的主要原因。另外，有机汞化合物还常用于生产农药和杀虫剂，如氯化乙基汞(西力生)、醋酸苯汞(赛力散)等，由于其毒性大且易在农作物中残留，目前，这类含汞农药的生产和使用已逐渐减少。此外，煤、原油中也含有一定量的汞，燃烧时也会将汞释放到空气中，火山喷发出的烟中汞含量也很多，这些都是大气中汞的污染来源。

金属汞主要以蒸气形式经呼吸道进入人体。汞蒸气具有高度弥散性和脂溶性，因而容易透过肺泡壁吸收。汞的化合物也可经消化道、皮肤黏膜微量吸收。汞在体内分布积蓄以肾脏为最高，其次是肝、脾、脑。吸入高浓度汞蒸气后，肺中含汞量较高。汞及其化合物主要随尿和粪便排出，少量的随唾液、汗液、乳汁、毛发等排出。汞中毒机制目前尚未完全清楚，一般认为汞与酶中的巯基结合形成硫醇盐的反应是汞产生毒性作用的基础。它可抑制多种含巯基的酶活性，影响机体代谢。汞中毒患者常出现神经衰弱综合征，表现为易兴奋、易激动、手指震颤、口腔炎以及肾脏和肝脏的损害。

我国标准规定，居住区大气中汞的日平均最高容许浓度为0.0003mg/m^3。

测定汞及其化合物的方法较多，有热消化二硫腙分光光度法、冷消化二硫腙分光光度法、冷原子吸收分光光度法等。由于冷原子吸收分光光度法具有操作简便、快速、灵敏、准确的优点，目前应用最为普遍。

检验方法——冷原子吸收分光光度法

【原理】

空气中的汞被酸性高锰酸钾溶液吸收并氧化成汞离子，再用氯化亚锡将其还原成原子态汞，在253.7nm波长处，用测汞仪测定其吸光度，与标准比较定量。

本方法检测限为0.001μg/ml。

> **考点提示**
>
> 冷原子吸收分光光度法测定空气中汞的原理及其注意事项。

【仪器】

1. 气体采样器（流速范围：0～1L/min）。
2. 气压计（附温度计）。
3. 大型气泡吸管。
4. 10ml具塞比色管。
5. 干燥管（装高氯酸镁或无水氯化钙）。
6. 净化器（活性炭管、变色硅胶管）。
7. 汞蒸气测定仪。
8. 汞蒸气发生管。
9. 记录仪（1～10mV）。

【试剂】

1. 高锰酸钾溶液[c($KMnO_4$)=0.1mol/L]　称取高锰酸钾3.160g溶于少量水中，并稀释至1000ml，混匀。
2. 1+9硫酸溶液　取1份硫酸（优级纯）缓缓倒入9份水中，混匀，冷后使用。
3. 1+99硫酸溶液　取1+9硫酸溶液稀释10倍使用。
4. 汞吸收液　将0.1mol/L高锰酸钾溶液与1+9硫酸溶液，在使用前等体积混合。
5. 200g/L氯化亚锡溶液　临用前，称取10g氯化亚锡（$SnCl_2 \cdot 2H_2O$），用1+99硫酸溶液溶解并稀释至50ml。
6. 盐酸羟胺溶液　称取盐酸羟胺20g溶于100ml水中。
7. 汞保存液　称取重铬酸钾（优级纯）0.1g溶于1L 5%硝酸溶液中。
8. 无水氯化钙或无水高氯酸镁。
9. 汞标准贮备液[ρ(Hg)=5μg/ml]　称取氯化汞（优级纯，105℃干燥2小时）0.1354g溶于汞保存液中，转入100ml容量瓶中，并稀释至标线，此溶液1ml含有1mg汞。取此液0.5ml于100ml容量瓶中，用汞保护液稀释至标线。于冰箱中保存，可使用1个月。
10. 汞标准使用液[ρ(Hg)=0.05μg/ml]　临用前，准确吸取汞标准贮备液1ml置于

100ml 容量瓶中，用吸收液稀释至标线。

【操作步骤】

1．采集空气样品　串联 2 支各装有 5ml 吸收液的大型气泡吸收管，以 0.5L/min 的流速抽取 15 小时空气样品。记录采样时的气温和气压。另取一吸收管，装好吸收液带到采样现场，但不抽取空气，此液为空白对照管。

2．分析方法

（1）用吸收管中的吸收液洗涤进气管内壁 3 次，并将后管吸收液合并于前管，混匀作为样品液。

（2）取 9 支汞蒸气发生管作为标准管、样品管和空白管，按表 14-5 配制标准系列。

表 14-5　冷原子吸收分光光度法测汞时氨标准系列的配制

管号	0	1	2	3	4	5	6
汞标准使用液（ml）	0	0.20	0.40	0.60	0.80	1.00	1.40
吸收液（ml）	5.00	4.80	4.60	4.40	4.20	4.00	3.60
汞含量（μg/ml）	0	0.010	0.020	0.030	0.040	0.050	0.060

（3）用聚乙烯管连接好测汞仪还原装置，并使钢瓶空气经过净化管、汞蒸气发生管和干燥管进入仪器。检查气路系统没有漏气后，将流量控制在 1L/min，待仪器稳定后转动两个三通活塞，使载气经旁路进入仪器。

（4）往各管加氯化亚锡溶液 1ml，立即与测汞仪连接，迅速转动两个三通活塞（测量），送入流速为 1L/min 的载气，将汞蒸气吹入仪器，记录最大峰值。每测定完一次，将汞蒸气从排气口吹入装有汞蒸气吸收液的瓶中，并吹净。

以标准管峰值对相应汞含量（μg）绘制标准曲线。将测得的样品管峰值减去空白对照管峰值后，查标准曲线，即得样品管中汞含量（μg）。

【结果计算】

$$\rho(Hg, mg/m^3) = \frac{m \times \frac{10.0}{V}}{V_0}$$

式中：m 为分析时样品管中汞含量（μg）；V 为测定时所取样品溶液的体积（ml）；V_0 为换算成标准状况下的采集气体体积（L）。

【说明与讨论】

1．所用玻璃容器必须先用 10% 的硝酸溶液或酸性高锰酸钾吸收液浸泡 24 小时，也可用 1+1 硝酸浸泡 40 小时，以除去器壁上吸附的汞。

2．盐酸羟胺还原高锰酸钾过程中要产生氯气，在静止放置 20 分钟时应开启瓶盖使氯气逸出，以防止干扰汞蒸气的测定。

3．载气必须清洁干燥，气路要接一干燥管，干燥剂可用无水氯化钙或无水高氯酸镁。

4．苯、丙酮、汽油等有机溶剂，对 253.7nm 也有吸收作用，为消除干扰，测定时应禁止使用苯、丙酮等有机溶剂，同时，可在气路系统接上一活性炭管。

5．为防止测汞仪排出的汞污染工作环境，应在仪器的尾气排出口处接上一经事先处理的活性炭吸收塔或装有高锰酸钾 - 硫酸溶液的吸收瓶，以吸收废气中的汞。

6．橡皮管对汞有吸附，连接管最好用聚乙烯管。

7. 吸光度值明显地受温度、通气速度、反应液等因素的影响，操作时必须严格控制实验条件，尽可能使样品管测定条件与标准管一致。

8. 汞固体采样管的配制　取4份CuO和6份MnO_2混匀，称取此混合物或20～40目MnO_2 200mg于50℃保存30分钟后，再升温至200℃维持4小时活化处理，冷却后装入4mm×100mm硬质玻璃管中，两端塞上玻璃棉，套上塑料帽或高温熔封。

六、苯、甲苯、二甲苯

苯、甲苯、二甲苯为无色易燃液体，有特殊芳香气味，难溶于水，易溶于乙醚、乙醇、丙酮、氯仿、二硫化碳等有机溶剂。苯的沸点为80.1℃，ρ_{20}=0.8787g/ml，蒸气相对密度为2.71（对空气）。空气中的苯蒸气的体积比浓度在1.3%～2.65%时可爆炸；甲苯的沸点为110.5℃，ρ_{20}=0.8669g/ml，蒸气相对密度为3.2（对空气），空气中甲苯蒸气的体积比浓度在1.6%～6.8%时可爆炸；二甲苯蒸气相对密度为3.7（对空气）。二甲苯有三种异构体，即邻、间、对二甲苯。邻二甲苯的沸点为144.4℃，ρ_{20}=0.8802g/ ml；间二甲苯的沸点为139.1℃，ρ_{20}=0.8642g/ml；对二甲苯的沸点为138.3℃，ρ_{20}=0.8611g/ml。空气中的二甲苯蒸气的体积比浓度在1.0%～5.3%时可爆炸。

苯、甲苯、二甲苯是重要的化工原料，广泛用于药物、农药、香料、炸药、染料、合成橡胶、合成纤维、合成洗涤剂等生产。同时，苯、甲苯、二甲苯又是优良的有机溶剂，在制药工业、橡胶加工、有机合成、油漆业及印刷业中，常用苯、甲苯、二甲苯作为溶剂和稀释剂，所以，苯、甲苯、二甲苯是生产环境空气中较常见的有机毒物。

苯、甲苯、二甲苯易挥发，常以蒸气状态存在于劳动场所空气中，进而污染环境空气。苯、甲苯、二甲苯的蒸气主要经呼吸道进入人体，皮肤仅能吸收少量。苯吸收后约50%以原形重新由呼气呼出，其余的在体内代谢为苯酚、对苯二酚、邻苯二酚。在苯的同系物中，苯的毒性最大。急性苯中毒，主要是损害中枢神经系统苯的慢性中毒，以损害造血系统为主，可导致白细胞、血小板等减少，严重者可发生再生障碍性贫血，甚至白血病，目前，苯已被列为确认致癌物。

甲苯和二甲苯均属于低毒类物质。它们的代谢产物分别是马尿酸和甲基马尿酸。短时间内吸入大量的甲苯和二甲苯蒸气后，主要表现为中枢神经系统的麻醉作用和自主神经功能紊乱以及黏膜、皮肤刺激症状。长期接触者，可出现不同程度的神经衰弱综合征。

我国卫生标准规定：居住区大气中苯一次最高容许浓度为2.40mg/m^3，日平均最高容许浓度为0.80mg/m^3；甲苯、二甲苯一次最高容许浓度为0.3mg/m^3；室内空气中苯、甲苯、二甲苯（1小时均值）分别为0.11mg/m^3、0.20mg/m^3、0.20mg/m^3；车间空气中最高容许浓度苯（皮）为40mg/m^3，甲苯为100mg/m^3，二甲苯为100g/m^3。

苯、甲苯和二甲苯的蒸气常共同存在于劳动环境空气中。因此，在分析时必须使三者互不受干扰，而又能达到分别测定的目的。目前广泛采用气相色谱法，该法不仅能满足上述要求，而且灵敏、简便、快速。在没有气相色谱仪的情况下，可用硝化分光光度法分析车间空气中苯、甲苯、二甲苯的含量，在一定浓度范围内也能获得分别测定的结果。

检验方法——气相色谱法

【原理】

用活性炭管采集空气中苯、甲苯、二甲苯后，经二硫化碳解吸，聚乙二醇色谱柱分离后，用氢火焰离子化检测器检测。以保留时间定性，峰高定量。

【仪器】

1. 活性炭管 用长 150mm，内径 4mm，外径 6mm 的硬质玻璃管，内装 100mg 椰子壳活性炭，两端用玻璃棉固定。

2. 气体采样器 流速范围 0～1L/min。

3. 注射器 1ml，100ml。

4. 微量注射器 1μl，10μl，100μl。

5. 具塞试管 2ml。

6. 热解吸装置 温度控制范围为 100～400℃，温度控制精度在 ±1℃。

7. 气相色谱仪 带氢火焰离子化检测器。

8. 色谱柱 长 2m，内径 4mm 的不锈钢柱，内充固定相（聚乙二醇 6000∶6201 担体 = 5∶100）。

【试剂】

1. 聚乙二醇 6000（色谱固定液）。

2. 6201 担体（60～80 目）。

3. 二硫化碳（分析纯） 须经活化处理。二硫化碳的纯净方法：二硫化碳用 5% 的浓硫酸甲醛溶液反复提取，直至硫酸溶液无色为止，用蒸馏水洗二硫化碳至中性，再用无水硫酸钠干燥，重蒸馏，储于冰箱中备用。

4. 苯（色谱纯）。

5. 甲苯（色谱纯）。

6. 二甲苯（色谱纯）。

7. 椰子壳活性炭 21～40 目，用于填充活性炭采样管。

8. 纯氮（99.99%）。

【操作步骤】

1. 采集样品 在采样地点取下活性炭管两端的塑料帽，两端孔径至少 2mm，与采样器入口连接，并垂直放置，以 0.5L/ min 的速度抽取 20 分钟。采样后将管的两端套上原塑料帽，带回实验室分析，样品冷藏可保存 5 天。另带一支活性炭管至采样现场但不抽取空气，与样品管同样处理同时分析，作为对照。记录采样现场的温度和气压。

2. 绘制标准曲线，作样品测定的计算系数。

调节色谱分析条件：色谱柱温度：90℃；检测室温度：150℃；气化室温度：150℃；载气：氮气，50L/min。

（1）标准曲线的绘制：取 3 个 50ml 容量瓶，先加入少量二氧化碳，用 10μl 注射器准确量取一定量的苯、甲苯和二甲苯，分别注入容量瓶中，加二氧化碳至刻度线，配制成一定浓度的储备液。临用前取一定量的储备液用二氧化硫逐级稀释成苯、甲苯、二甲苯含量为 0.005μg/ml，0.01μg/ml，0.05μg/ml，0.2μg/ml 的混合标准液。以苯、甲苯、二甲苯的含量（μg/μl）为横坐标，平均峰高（mm）为纵坐标绘制标准曲线。并计算回归线斜率，以斜率的倒数 B_s［μg/（μl•mm）］作样品测定的计算系数。

（2）用混合标准气体绘制标准曲线：用微量注射器准确量取一定量的苯、甲苯、二甲苯（于 20℃时，1μl 苯质量为 0.8787mg，甲苯质量为 0.8669mg，邻、间、对二甲苯质量分别为 0.8802mg、0.8642mg、0.8611mg）分别注入 100ml 注射器中，以氮气为本底气，配成一定浓度的标准气体。取一定量的苯、甲苯和二甲苯标准气体分别注入同一个 100ml 注射器中混合，再用氮气逐级稀释成0.02～2.0μg/ml范围内4个浓度点的苯、甲苯、二甲苯的混合气体。取1ml进样，测量保留时间及峰高。每个浓度重复测量3次，取峰高平均值。分别以苯、甲苯、二甲苯的含量（μg/ml）为横坐标，平均峰高（mm）为纵坐标，绘制标准曲线。并计算回归线斜率，以斜率的倒数B_s[μg/（μl•mm）]作样品测定的计算系数。

3．样品测定　与标准系列测定相同的操作条件进行样品测定。

（1）二硫化碳提取法进样：将活性炭倒入具塞刻度试管中，加1ml二硫化碳，塞紧管塞，放置1小时，并每5小时振摇一次。取1μl进色谱柱，用保留时间定性，用峰高定量。每个样品测定3次，求峰高平均值。同时，用未经采样的活性炭管按样品管同样操作，测量空白管平均峰高。

（2）热解吸法进样：将已采样的活性炭管与100ml注射器相连，置于热解吸装置上，用氮气50～60ml/min的速率于350℃下解吸，解吸体积为100ml，取1ml解吸气进色谱柱，用保留时间定性，用峰高定量。每个样品测定3次，求峰高平均值。同时，用未经采样的活性炭管按样品管同样操作，测量空白管平均峰高。

【结果计算】

（1）将采样体积换算成标准状态下的采样体积：

$$V_0(L) = V_t \times \frac{T_0}{273+t} \times \frac{p}{p_0}$$

式中：V_t为采样体积（L）；T_0为采样状态的热力学温度（273K）；T为采样时采样点的温度（℃）；P_0为标准状态的大气压力（101.3kPa）；P为采样时采样点的大气压力（kPa）。

（2）用二硫化碳提取法时，空气中的苯、甲苯、二甲苯质量浓度的计算式：

$$\rho(B, mg/m^3) = \frac{(h-h_0)\times B_s}{V_0 \times E_s} \times 1000$$

式中：h为样品峰高的平均值（mm）；h_0为空白管的峰高（mm）；B_s为用标准溶液绘制的标准曲线得到的计算系数[μg/（μl•mm）]；E_g为由实验确定的热解吸效率。

（3）用热解吸法时，空气中的苯、甲苯、二甲苯质量浓度的计算式：

$$\rho(B, mg/m^3) = \frac{(h-h_0)\times B_g}{V_0 \times E_g} \times 100$$

式中：h为样品峰高的平均值（mm）；h_0为空白管的峰高（mm）；B_g为用标准溶液绘制的标准曲线得到的计算系数[μg/（μl•mm）]；E_g为由实验确定的热解吸效率。

【说明与讨论】

1．活性炭管需要在300～350℃条件下，通入纯氮气，平衡5～10分钟，用塑料帽套紧管的两端，在室温下可保存5天。

2．空气采样管的流量应稳定。

3．注射器、微量注射器体积刻度误差应进行校正。

4．热解吸装置主要由加热器、控温器、测温表及气体控制器等部分组成。控温范围为100～400℃，热解吸气体为氮气，流量调节范围为50～100ml/min，读数误差在±1ml/min。所用的热解吸装置的结构应使活性炭管能方便的插入加热器中，并且各部分受热均匀。

5．由于色谱分析条件常因实验条件不同而有差异，所以应根据所用气相色谱仪的型号和性能，制订分析苯、甲苯、二甲苯的最佳色谱分析条件。

6. 当仪器的稳定性差时，可用单点校正法求校正系数。

测定校正系数：在样品测定的同时，分别取零浓度和与样品二硫化碳提取液中含有苯、甲苯、二甲苯浓度相近的标准溶液 1μl 或标准气体 1ml，测量零浓度和标准的色谱峰高(mm)和保留时间。用下式计算校正系数：

$$f=\frac{\rho_s}{h_s-h_0}$$

式中：f 为校正系数：对二硫化碳提取液样品[μg/(μl•mm)]，对热解吸气体样品[μg/(ml•mm)]；ρ_s 为标准溶液或标准气体的质量浓度(μg/μl 或 μg/ml)；h_0 为零浓度的平均峰高(mm)；h_s 为平均峰高(mm)。

7. 用校正系数时空气中苯、甲苯、二甲苯质量浓度计算式：

$$\rho(B)=\frac{(h-h_0)\times f}{V_0\times E_s}\times 1000$$

或

$$\rho(B)=\frac{(h-h_0)\times f}{V_0\times E_g}\times 100$$

式中：f 为校正系数：对二硫化碳提取液样品[μg/(μl•mm)]，对热解吸气体样品[μg/(ml•mm)]。

七、空气中常见有害物质的快速鉴定

在人类的生活与生产活动中，常不可避免地产生一些有害物质，并逸散到空气中。当空气中的有害物质达到一定的浓度时，就可能危害人体的健康。因此，必须对空气中存在的有害物质进行经常性的监测，及时掌握其浓度变化范围，以便采取措施，排除危害。

> 考点提示
>
> 空气中有害物质快速鉴定的意义。

但在空气有害物质的监测中，通常的做法是在现场采集较大量的空气样品，使被测物质吸收在吸收液中或阻留在吸附剂上，然后再带回实验室分析。这样，往往需要较长的时间，而且测得的结果所反映的是采样时间内有害物质在空气中的平均浓度。当需要了解现场空气中有害物质在某一时段的浓度变化情况时，特别是在生产设备处于检修或发生漏气等意外情况，而急需要及时知道空气中有害物质的瞬间浓度时，用常规的检验方法常不能满足要求。因此，在实际工作中，除了常规的测定方法外，还需要掌握一些快速检验方法，以便在现场就能立即测定瞬间浓度。

作为快速检验方法，其基本要求是：检验方法的检出限要小，化学反应要快速，采样量要少，具有较高的准确度，并且操作简便，使用的器材易携带等。然而，由于受种种条件的限制，至今有的快速检验方法尚不能完全达到以上要求，特别是在准确性方面，通常很多是达不到常规检验的准确定量。不过，即使是准确度差一些，但只要其具有快速、检出限小的特点，能迅速测定有害物浓度的大概范围，仍有其实际意义，可作为快速检验方法来使用。

（一）常用的快速鉴定方法

常用的快速鉴定方法有检气管法、试纸法、溶液法和单项仪器测定法四种类型。

> 考点提示
>
> 空气常用快速鉴定方法的类型及其特点。

1. 检气管法 用检气管直接测定有害物质浓度的方法，称为检气管法。检气管又称气体测定管、气体检测管、气体检知管，它是一种填充有经化学试剂浸渍处理过的固体显色指示剂及填充物的细长玻璃管。管的两端熔封，有利于保存和保证质量。在使用时，将管的两端锯断，连接在抽气装置上，以一定的速度抽取一定体积的待测空气，当气体通过检气管时，如果被测空气中含有待测的有害物质，它便与管内指示剂迅速发生化学反应，并随被测物质浓度的大小产生颜色变化，根据显色的深浅或变色的长度与标准比色板或浓度标尺比较，即可定性或定量地快速测定有害物质。

检气管能快速测定空气中有害气体和蒸气的浓度，但不能测定空气中有害气溶胶的浓度。

考点提示

检气管的优缺点及其注意事项。

现使用的检气管有两种类型：一种是根据指示剂的颜色或颜色深度变化来进行定量的比色型检气管，另一种是根据指示剂的变化层长度来进行定量的比长型检气管。常见的各种检气管，见表14-6。

表 14-6 常见的各种检气管

检气管	检出限（mg/m^3）	抽气量（ml）	抽气速率（ml/s）	颜色变化	试剂内容	类型
一氧化碳	20	450	1.5	黄→绿→蓝	硫酸钯，硫酸，钼酸铵，硅胶	比色
一氧化碳	25	100	1.5	白→绿	五氧伦二碘，发烟硫酸，硅胶	比长度
二氧化碳	100	100	0.5	蓝→白	百里酚酞，氢氧化钠，氧化铝	比长度
二氧化碳	10	400	1	棕黄→红	硝普钠，氯化锌，乌洛托品，陶瓷	比长度
氯	2	100	2	黄→红	荧光素，溴化钾，碳酸钾，氢氧化钠，硅胶	比长度
氨	10	100	2	红→黄	百里酚蓝，硫酸，硅胶	比长度
硫化氢	10	200	2	白→褐	醋酸铅，氯化铝，陶瓷	比长度
氧化氢	10	100	1	白→绿	联邻甲苯胺，硅胶	比长度
磷化氢	3	100	2	白→黑	硝酸银，硅胶	比长度
氰化氢	0.2	100	2	白→蓝绿	联邻甲苯胺，硫酸铜，硅胶	比长度
丙烯腈	0.4	100	2	白→蓝绿	联邻甲苯胺，硫酸铜，硅胶	比长度
苯	10	100	1	白→紫褐	发烟硫酸，多聚乙醛，硅胶	比长度

检气管具有现场使用简便、快速、灵敏和便于携带等优点，有条件的实验室和化验室，可以制作所需要的检气管。但有的检气管准确度较差，制作和标定都比较麻烦，为保证质量，一般实验室常常购买商品检气管。

检气管变色长度受到以下几个因素的影响，在装管和使用时应注意：

（1）抽气速度：抽气速度的快慢和均匀与否，对变色柱长度有很大影响。如抽气速度快时，则变色柱长，但变色界限不清。抽气速度慢时，变色界限清楚、但变色柱短。所以，应在待测气体与试剂完全反应的条件下，尽量加快抽气的速度，以得到界限既清楚又有最长的变色柱长度。在实际测定工作中，只要按照检气管使用说明书上规定的速度进行均匀抽气即可。例如，抽气速度要求是100ml/50s，则最终抽气时间不应相差1秒以上。

（2）抽气体积：在相同的条件下，抽气体积愈大，变色柱的长度愈长，反之则愈短，但不一定成正比关系。一般当体积增大一倍时，变色柱的长度并不成倍增加，而是增加得较少一些。所以，在实际工作中应注意当按规定的体积抽入气体后，若变色柱尚不够长时，一般不能以增加抽气体积，从浓度标尺上查出浓度再除以体积所增加的倍数来计算结果；相反，当实际浓度超过可测范围时，亦不能用减少抽气体积的办法进行测定，而是应该把空气样品稀释后再测定，将测定的浓度再乘以稀释倍数即可。

（3）温度：因检气管的种类不同而受温度的影响也不相同。当温度上升时，变化柱的长度变化有增长、减短、出现最大值或无影响四种情况。其原因是气体体积的膨胀，试剂对气体的反应速度增加，以及试剂对气体的物理吸附减少等因素互相影响的结果。对温度的影响，各种检气管很难找出统一的校正公式，因此，当测定时的温度与制备标准浓度表或标准比色板时的温度不一致时，需要按该检气管的生产厂商制订的校正表进行校正。

（4）采样装置：目前最常用的检气管采样装置是 100ml 注射器（需要抽入较大体积时，在注射器前连接一个三通活塞，可以连续抽入 100ml 以上的空气样品），也有使用活塞式手抽气筒。采样装置的气密性如果不好，气体样品会从缝隙中泄出，实际通过检气管的气体样品小于规定的气样体积，从而造成较大的误差。所以，为了减少误差，要认真检查采样装置的气密性，并最好使用与标定检气管时相同类型的采样装置。

（5）指示剂装管：装入管内指示剂的紧密程度、载体的粒度和玻璃管的内径是否均匀，对变色柱也有明显的影响。如果选用的载体粒度均匀，玻璃管内径一致，则指示剂柱的长度也应一致，否则同一批检气管会有明显的误差。指示剂装入管内不紧密，则抽气阻力小，变色柱加长，而且易出现交界面偏斜。反之，变色柱缩短。

2. 试纸法　试纸法是使被测空气通过经试剂浸渍的滤纸，有害物质与试剂在滤纸上发生化学反应，产生颜色变化或者先将被测空气通过未浸渍试剂的滤纸，使有害物质吸附或阻留在滤纸上，然后在滤纸上滴加试剂，产生颜色变化最后根据产生的颜色深浅与标准色板比较而进行定量。前者多适用于测定能与试剂迅速发生化学反应的气体或蒸气的有害物质；后者因允许有一定的反应时间，适用于测定气溶胶的有害物质。

试纸法是以滤纸为介质进行化学反应的，因此，滤纸的质量特别是致密度对测定的效果有重要的影响。作为比色用纸，其纸质应该均匀一致，并有一定的厚度和适当的阻力。一般可以用层析纸，有时也可用致密均匀的定量滤纸。纸质以较厚的为好；薄的纸容易透过被测物质，有时还容易被抽破。滤纸的阻力不能太大或太小，以保证采样效率高为原则。测定某些有害物质时，滤纸本身的含量对测定会产生干扰，使用前应经过预处理除去。例如在制备测铅滤纸时，应预先用稀硝酸处理滤纸，除去滤纸中所含的铅。

另外，滤纸是由无数纤维交错形成的，一般纤维直径为 0.01～0.04mm，纤维间的空隙最大不超过 0.03mm。由于滤纸中没有填料和上胶剂，纤维间是空的。这些微细空隙具有毛细管作用，液体由于表面张力会沿着毛细管扩散。试剂在纸上扩散时，如为水溶液，则吸附性强的试剂会造成斑点中心的颜色较深，外圈颜色较浅；而吸附性弱的试剂则相反，斑点中心的颜色较浅，外圈颜色较深，这在实际应用中是不利于比色的，所以，在制备试纸时，可在试剂溶液中加入适量的乙醇，使滤纸表面的吸附能力降低，有利于形成比较均匀的色斑。试纸法具有操作简便、快速、测定范围广，一般实验室都可制作等优点。但测定结果误差较大，可作为半定量的方法。

几种常见有害物质的快速比色测定试纸，见表 14-7。

表 14-7 几种快速比色测定试纸

有害物质	试剂	颜色变化	灵敏度/（mg/m^3）	抽气速率（ml/min）	抽气量（mL）
二氧化硫	硝普钠、氨水、硫酸锌	玫瑰红→红色	2.5	360	360
	碘化钾、碘酸钾淀粉溶液	无色→紫色	10		
硫化氢	醋酸铅、甘油	棕黑色	0.14	100	50～400
砷化氢	氯化汞	棕色	0.2	100	直至变色
氰化氢	硫酸亚铁、氢氧化钾（采样后浸于硫酸中）	蓝色	1.2	360	1000
	对-二甲氨基偶氮苯胂酸、二氯氧化锆	棕→红	1	750	
氟化氢	茜素磺酸钠、盐酸、硝酸锆	褪色	0.5（暴露4小时）	2500	变色为止
氯	联苯胺、甘油	蓝色	0.1	70	100
	荧光黄、溴化钾、碳酸钾、甘油	黄→玫瑰	1		直至变色
汞蒸气	硫酸铜、碘化钾、亚硫酸钠、乙醇	奶黄→黄→玫瑰色	测定范围 0.01～0.7		暴露于空气中直至变色

3. 溶液法 溶液法是将吸收液本身作为显色液，当被测空气通过吸收液时，立即显色，根据变色深浅与标准管比较，在现场即可测出有害物质的浓度。此外，因试剂与有害物质反应速度慢，不能在抽气时完成反应，可先将有害物质用吸收液吸收，然后再加入试剂，放置短暂时间使其反应呈色，根据颜色深浅与标准管比较，仍可视为溶液法的现场快速测定。

溶液法具有采气量少、快速、检出限低和准确性好等优点。在检出限和准确度方面都比试纸法好，因此，在现场可广泛应用于快速测定。几种常见有害物质的快速比色测定溶液，见表 14-8。

表 14-8 几种快速比色测定溶液

有害物质	检出限	颜色变化	试剂内容
硫化氢	1μg/0.5ml	无色→黄褐	硝酸银，淀粉
二氧化硫	3μg/1ml	蓝色→无色	碘，碘化钾，氯化钾，淀粉
氯化氢	15μg/5ml	蓝→紫→绿→黄→橙	溴甲酚紫，溴甲酚绿，甲基橙
丙酮	20μg/3ml	蓝紫→黄	盐酸羟胺，溴酚蓝
苯乙烯	20μg/3ml	无色→黄	浓硫酸

4. 仪器测定法 用检测仪来测定空气中有害物质的浓度称为单项仪器测定法。单项检测仪具有简便、快速、灵敏和准确度均较高等优点，能在现场快速指示出空气中有害物质的瞬间浓度，有些仪器还带有自动报警装置，有些能连续测定有害物质的浓度，但价格比较昂贵，目前有的仪器性能还不十分稳定。

常见的几种单项检测仪有：汞蒸气检测仪、硫化氢检测仪、二氧化硫检测仪、一氧化碳检测仪、二氧化碳检测仪、氮氧化物检测仪、臭氧检测仪、氨检测仪等。

（二）几种空气有害物质的快速鉴定

1. 一氧化碳 一氧化碳是一种无色、无臭、无味的气体，它对空气的相对密度是 0.967，在空气中燃烧呈浅蓝色火焰。2 体积的一氧化碳与 1 体积的氧混合，点燃可以爆炸，与空气混合爆炸极限为 12.5%～74%，与水、酸、碱不起反应；微溶于水，易溶于乙醇；只能被活性炭少量吸附。在高温作用下，可作为还原剂。它具有结合能力，与氯结合形成光气，与金属结合形成羰基金属。

一氧化碳主要是含碳有机物不完全燃烧的产物，并随着燃烧的烟气排入空气中。据测定，内燃机、汽车、工业炉窑和民用锅炉、炉灶以及爆炸气体等烟气中含有 6.3%～61% 不等的一氧化碳，是一氧化碳的主要污染来源。在空气的气体污染物中，一氧化碳数量最大，据估计，全世界每年排入空气中的一氧化碳达二亿二千万吨，占总有毒气体量的 1/3 以上。随着工业的发展，机动车辆的不断增加，一氧化碳的污染会日趋严重。

一氧化碳对人体有着明显的急性毒作用。由于一氧化碳与血红蛋白有很强的亲和力（比氧气大 300 倍），其一旦经呼吸道进入血液后，便很快与血红蛋白结合，形成碳氧血红蛋白，使血红蛋白丧失运输氧的能力，导致全身组织尤其是中枢神经系统严重缺氧，而出现一系列的中毒症状。当血中碳氧血红蛋白含量超过 500g/L 时，可致窒息死亡。

为此，我国卫生标准规定，车间空气中一氧化碳的最高容许浓度车间空气为 $30mg/m^3$；居住区大气中一氧化碳一次最高容许浓度为 $3mg/m^3$，日平均最高容许浓度为 $1mg/m^3$。

检验空气中一氧化碳浓度的方法，除气相色谱法、红外吸收法、汞置换法等常规方法外，还有发烟硫酸 - 五氧化二碘检气管比长度法等快速测定方法。一氧化碳的快速鉴定可用硫酸钯 - 钼酸铵检气管比色法。

检验方法——硫酸钯 - 钼酸铵检气管比色法

【原理】

硅胶吸附硫酸钯和钼酸铵后呈黄色。钼酸铵与硅胶生成硅相配合物，遇一氧化碳气体，硫酸钯中的钯离子把一氧化碳氧化成二氧化碳，钯离子还原成钯。新生态钯将硅钼配合物还原成钼蓝，钼蓝使指示剂变色，根据一氧化碳浓度的大小，指示粉由黄色依次变成黄绿、绿、蓝绿、蓝色。以变色色度与标准色板比较，确定一氧化碳的浓度。

> **考点提示**
>
> CO 检气管的类型及其适用场所。

【仪器】

此测定的检验仪器为一氧化碳检气管。按用途不同，一氧化碳检气管有甲、乙、丙三种类型，见图 14-11。

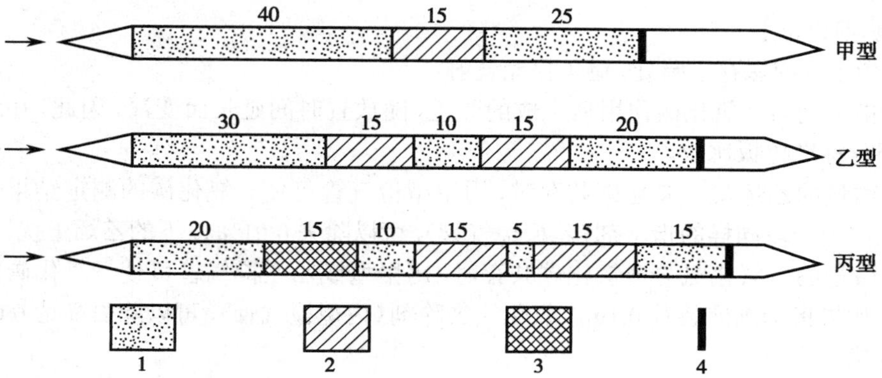

图 14-11 不同类型的 CO 检气管（单位：mm）

1. 白色保护剂；2. 黄色指示粉；3. 二氧化氮去除剂；4. 脱脂棉或玻璃棉

（1）甲型：管内装有两段白色保护剂，一段黄色指示粉，适用于空气中不含乙烯、二氧化氮等干扰气体的场所。

（2）乙型：管内装有三段白色保护剂，一段黄色指示粉，一段黄色乙烯去除剂，适用于焦化厂或利用焦炉煤气的场所等。

（3）丙型：管内装有四段白色保护剂，一段黄色指示粉，一段黄色乙烯去除剂，一段橙红色二氧化氮去除剂，适用于进行爆破作业的场所等。

【操作步骤】

（1）在测定地点先用现场空气将100ml注射器抽洗2～3次，再抽取被测空气。

（2）用锉刀将检气管的两端锯断，一端用橡皮管与注射器相连，以70～100ml/min的速率将被测空气通入检气管中，通气时间随温度不同而异，见表14-9。

表14-9 不同温度的通气时间

单位：s

温度（℃）		5	10	15	20	25	30	35
通气时间	A	70	40	30	25	23	21	20
	B	140	80	60	50	46	42	40
	C	210	120	90	75	69	63	60
	D	325	180	135	112	103	94	90

（3）抽气完毕，根据指示剂显色深浅，立即与标准色板比较，见表14-10。

表14-10 CO的标准色列表

标准色列		黄	黄绿	淡绿	绿	蓝绿	蓝
CO浓度（mg/m^3）	A	0	90	180	360	720	1800
	B	0	45	90	180	360	900
	C	0	30	60	120	240	600
	D	0	20	40	80	160	400

例如：现场温度为15℃，查表，通气时间为30秒，如指示剂颜色呈“淡绿”色，查表可得空气中一氧化碳的质量浓度为$180mg/m^3$。如采气30秒，指示剂不变色，则继续采气30秒，前后采集共60秒，如果此时指示剂颜色为“黄绿”色，则一氧化碳的质量浓度为$45mg/m^3$。

【说明与讨论】

（1）指示管应保存于暗处，避免日光直射。

（2）指示剂与一氧化碳作用后生成的颜色，随放置时间延长而变深，因此，在通气完毕后应立即与标准色板比较。

（3）微量的乙烯与一氧化碳共存时，用甲型检气管可使一氧化碳的测定结果偏高。如果指示剂前装一段同样的指示剂（乙型检气管），可以除去0.01%以下的乙烯干扰。

（4）微量的二氧化氮与一氧化碳共存时，用甲型或乙型检气管可使一氧化碳的测定结果偏低。如果指示剂前装有0.1g二氧化氮去除剂（丙型检气管），可以除去高达0.05%的二氧化氮干扰。

2. 汞　汞具有较大的挥发性，是极度危害毒物。金属汞主要以蒸气形式存在，主要经呼吸道进入人体。汞可溶于类脂类，如果直接与皮肤接触，也能经完整皮肤吸收。有机汞由肠道的吸收率近 90%。汞进入血流后，与血浆蛋白结合并随血流到全身器官，主要分布于肾脏，其次为肝、心、中枢神经系统。

汞的快速鉴定常用碘化亚铜试纸法。

检验方法——碘化亚铜试纸法

【原理】

在滤纸上涂上一层白色碘化亚铜，当遇到汞蒸气时便形成玫瑰红色的碘化汞和碘化亚铜的复合物（$CuI \cdot HgI_2$）。利用此性质可快速检验空气中的汞蒸气。

测定所用试纸的制备，是把碘化钾溶液和硫酸铜溶液等体积混合，待沉淀后，弃去上层褐色溶液。

$$4KI+2CuSO_4 \longrightarrow Cu_2I_2\downarrow +2K_2SO_4+I_2\downarrow$$

将沉淀移入布氏漏斗内，用亚硫酸钠溶液边洗边抽滤，直至沉淀由褐色变为白色为止（除去单质碘）。

$$I_2+Na_2SO_3+H_2O \longrightarrow Na_2SO_4+2HI$$

碘化亚铜试纸法具有经济、简便、容易掌握等优点，能较快地测定出空气被汞蒸气污染的程度。

【试剂】

（1）碘化钾溶液（100g/L）：称取碘化钾 10g，加蒸馏水溶解至 100ml。

（2）硫酸铜溶液（100g/L）：称取硫酸铜 10g，加蒸馏水溶解至 100ml。

（3）亚硫酸钠溶液（100g/L）：称取亚硫酸钠 10g，加蒸馏水溶解至 100ml。

（4）硝酸（25+75）：量取浓硝酸 25ml，加蒸馏水至 100ml。

（5）95% 乙醇

（6）试纸：将 100g/L 碘化钾溶液和 100g/L 硫酸铜溶液等体积混合，待沉淀后，将上层液体倒出，然后将沉淀移入布氏漏斗内，小心用水洗涤，边洗边抽滤，并用 100g/L 亚硫酸钠溶液洗至无色。再用水洗若干次，最后将水滤净，将沉淀移入小烧杯中。用少量 95% 乙醇将沉淀调成糊状，用硝酸（25+75）溶液酸化成糊状（每 50ml 加一滴酸）。混匀后，用小毛笔将糊状物均匀的在滤纸上涂一层，放入 60℃烘箱中烘干，保存于磨口塞玻璃瓶中备用。

【操作步骤】

把干燥的碘化亚铜试纸放在被测空气中，观察试纸开始显玫红色的时间，从表 14-11 中可查出汞蒸气的大概含量。

如果干燥的碘化亚铜试纸长时间（约 24 小时）放置在被测空气中仍不显玫红色，一般可认为汞蒸气含量在 $0.01mg/m^3$ 以下。

表 14-11　显色时间与汞蒸气浓度的关系

显色时间（h）	15	20	30	50	90	180
汞蒸气浓度（mg/m^3）	0.7	0.3	0.2	0.1	0.05	0.3

【说明与讨论】

（1）因现场条件如温度、湿度差别较大，表 14-11 中数字仅作为估计汞蒸气含量的参考。最好在做完一批试纸后，在现场先用试纸法和其他测定方法进行比较，进一步确定在该条件下汞蒸气含量与显色时间的关系。

（2）碘化亚铜试纸具有经济、简便、容易掌握等优点，能反映出空气被汞污染的程度，以便及时采取预防措施。

3. 二氧化硫　二氧化硫是空气中常见的有害气体之一，长期存在于被污染的空气中，长期吸入引起慢性中毒甚至更严重的损害。二氧化硫的快速鉴定成为预防大气污染，做好大气和车间空气卫生监督和监测的重要内容。

碘淀粉法是测定大气中二氧化硫最常用的方法。

检验方法——碘淀粉法

【原理】

碘遇淀粉呈蓝色，当二氧化硫存在时，能还原碘为碘离子，使蓝色消失。由一定量浓度的碘液，即可测定空气中二氧化硫的含量。

【仪器】

（1）微量吸收管。

（2）100ml 注射器。

（3）三通活塞。

（4）100ml 容量瓶。

（5）100ml 量筒。

（6）1～5ml 吸量管。

【试剂】

（1）碘溶液［$c(I_2)$=0.01mol/L］：在一小烧杯中，加碘化钾晶体约 1g，蒸馏水 1～2 滴，于分析天平上称重，当加入碘 0.127g 后，取出烧杯，加入少量的蒸馏水，用玻棒搅拌使碘完全溶解。将溶解完全的碘溶液移入 100ml 容量瓶中，用蒸馏水冲洗烧杯几次，洗液一并倒入容量瓶中，用蒸馏水稀释至标线。

（2）淀粉溶液（30g/L）：称取可溶性淀粉 3g，加蒸馏水 10ml，调成糊状，再加入煮沸蒸馏水 80ml，并煮沸 2～3 小时至溶液透明，最后加蒸馏水至 100ml，混匀。

（3）吸收液：量取碘溶液 1.0ml，注入 100ml 容量瓶中，加入淀粉溶液 0.25ml，用蒸馏水稀释至标线。此溶液的浓度为 0.0001mol（I_2）含有淀粉的碘溶液，溶液呈蓝色，1ml 相当于 0.0032mgSO_2。

【操作步骤】

量取吸收液 1.0ml，注入微量吸收管内，将微量吸收管与 100ml 注射器和三通活塞连接，在现场以 10ml/min 的速度抽气，直至溶液恰到无色为止，记录采气体积，用表 14-12 查出空气中二氧化硫的浓度（mg/m^3）。

表 14-12　二氧化硫浓度表

抽气体积（ml）	SO_2 浓度（mg/m^3）	抽气体积（ml）	SO_2 浓度（mg/m^3）	抽气体积（ml）	SO_2 浓度（mg/m^3）
10	320	70	46	130	24
2	160	80	40	150	20
30	107	90	35	200	16
40	80	100	32	250	12
50	64	110	29	300	10
60	53	120	27		

【说明与讨论】

（1）配制碘溶液的浓度应准确，否则影响测定结果。

（2）其他能与碘反应的物质会干扰测定。

第三节 粉尘测定

粉尘是指能较长时间悬浮在空气中的粒径大于 0.1μm 的固体粒子。空气中的粉尘对人体是有害的，其对人体健康的影响因理化性质、浓度、接触时间及作用部位等情况不同而不同，所以，在评价空气中粉尘对人体的危害程度时，不仅要注意粉尘的浓度，还要注意其化学组成，例如粉尘中游离二氧化硅的含量等。因此，粉尘的测定内容从性质上说，应包括量（粉尘浓度）的测定和质（尘粒的分散度、形态、相对密度、游离二氧化硅等）的测定。现就实际工作中常进行的粉尘浓度、粉尘分散度、粉尘游离二氧化硅含量测定的方法分别叙述。

一、粉尘浓度

粉尘浓度是指单位体积空气中所含粉尘的质量或数量。粉尘浓度测定的方法很多，有滤膜测尘法、分级采样测尘法、X 线衍射测尘法、分光光度法等，但这些测尘法都归属于质量法和计数法这两大类。到目前为止，各国对测尘方法的应用还不一致，对各种测尘方法的评价也有所不同。然而实践证明，质量法能够比较正确地反映粉尘的客观情况。许多研究结果也都表明：空气中粉尘的质量浓度，与尘肺发病率之间存在着剂量 - 效应关系。

我国卫生标准中，粉尘的最高容许浓度是采用质量浓度（mg/m^3）。目前我国统一采用的测定粉尘的方法是滤膜质量法。

检验方法——滤膜质量测尘法

【原理】

抽取一定体积的含尘空气，将粉尘阻留在已知质量的滤膜上。根据采样后滤膜增加的质量，求出单位体积空气中粉尘的质量（mg/m^3）。

> 考点提示
> 滤膜质量测尘法原理。

【仪器】

1. 粉尘采样器　如图 14-1、图 14-5 采集装置。
2. 滤膜、滤膜夹、样品盒、镊子、秒表。
3. 干燥器（内盛变色硅胶）。
4. 分析天平。

【操作步骤】

1. 滤膜的准备

（1）称量：用镊子取下滤膜两侧的夹衬纸，将滤膜放在分析天平上称量。将滤膜的记录在衬纸上。

（2）装滤膜夹：打开滤膜夹，将已称量的直径为 40mm 的滤膜毛面向上平铺于锥形环上，然后旋紧固定环，储于样品盒中。直径 75mm 的滤膜折叠成漏斗状，装入滤膜夹。

2. 粉尘样品采集

（1）选择采样点：根据测定目的和要求选好测尘点。若测定车间空气中的粉尘浓度，则将采样器架设于工人经常活动的范围、粉尘分布较均匀的呼吸带处（即离地面 1.5m 处）。

（2）安装采样仪器：先用两个装有滤膜（未称量的滤膜即可）的滤膜夹装入采样器旋紧，

开动采样器并调节至所需的流量。然后关停采样器，换上已称量的滤膜夹。

（3）采样：启动采样器开始采样，立即记录采样的起始时间。并根据采样点的粉尘及滤膜上所需粉尘增量，确定采样的持续时间；记录滤膜编号、气体流量、采样时间及其采样情况等。采样结束后，用镊子将滤膜从滤膜夹上卸下，受尘面向内折叠几次，用衬纸包好，储于样品盒中，带回检验室。

3. 称量　将采样后的滤膜从样品盒中取出，置于分析天平上称量，记录质量。

> **考点提示**
>
> 滤膜质量测尘法计算与注意事项。

【结果计算】

$$\rho(B, mg/m^3) = \frac{m_2 - m_1}{V_0} \times 1000$$

式中：m_1 为采样前滤膜质量（mg）；m_2 为采样后滤膜质量（mg）；V_0 为标准状态下的采气体积（L）。

【说明与讨论】

1. 滤膜一般采用聚氯乙烯纤维滤膜。其表面呈细绒毛状，不易脆裂，具有明显的静电性和憎水性，能牢固地吸附粉尘。但不耐高温，易溶于有机溶剂，所以用其采样测定粉尘浓度后，尚可留作测定粉尘分散度、碱熔钼蓝比色法测定游离二氧化硅等项目用。

2. 若采样现场气温在55℃以上或存在有机溶剂可能溶解滤膜的条件下，则不宜使用聚氯乙烯纤维滤膜，应改用玻璃纤维滤纸（可耐400～500℃的烘烤）。

3. 过氯乙烯纤维滤膜有直径40mm的小滤膜和直径75mm的大滤膜两种规格，其质量分别为40mg和55mg左右。在空气中粉尘浓度较低时一般选用小滤膜，而在空气中粉尘浓度较高时一般多选用大滤膜。滤膜出厂时两侧都夹有起保护作用的衬纸，用分析天平称量滤膜时，须用镊子将其取下，并将滤膜的编号和质量记录在衬纸上。称量后，滤膜应夹回衬纸中。

4. 将已称量的滤膜装入滤膜夹时，务必使滤膜的毛面（绒毛多而细长的一面）向着迎尘面，而且装好的滤膜必须是无皱褶、无漏缝。其要领是：打开滤膜采样夹的固定盖，将40mm的小滤膜毛面向上正中平铺于锥形环上，然后小心套上固定盖，压紧滤膜和锥形环，旋动滤膜夹的螺旋底座，并使之紧固；若采用直径为75mm的大滤膜，则将其毛面向外对折两次成90°扇形，然后张开成漏斗状，漏斗口朝内装入固定盖内，使滤膜的周边均匀贴紧固定盖的内锥形面，将锥形环正中置于固定盖内并压紧滤膜的周边，然后将螺旋底座旋入固定盖内，并拧紧，最后用干净圆滑的小玻璃棒将滤膜的漏斗形锥顶轻轻推向反侧，使其在固定盖内呈漏斗朝外的滤膜漏斗即可。

5. 现场采样　一般要求同时采集两个平行样品。根据测定目的和要求选好测尘点后，将两个装有未称量滤膜的滤膜夹装入采样器的采样头中旋紧，开动采样器并调节至所需的流量（用40mm滤膜时采样流量一般为15～30L/min，用75mm的漏斗状滤膜时可适当加大流量，但不能超过80L/min），并检查有无漏气。然后关停采样器，将已称量的滤膜夹换入采样器的采样头中，使滤膜的受尘面迎向含尘气流（若迎向含尘气流无法避免飞溅的泥浆或砂粒对样品的污染时，受尘面可侧向）。最后启动采样器开始采样，同时立即记录采样的起始时间。采样中，要注意察看流量并保持流速的恒定；根据采样点的粉尘浓度估计值及滤膜上所需粉尘增量，确定采样的持续时间（直径40mm平面滤膜的增重应在1～10mg，若增重过多会造成孔径阻塞、阻力增大、粉尘容易脱落，过少则增加称量误差；但直径75mm的漏斗状滤膜粉尘增量不受此限；采样时间一般不得小于10分钟，当粉尘浓度高于10mg/m^{3}时，采气量不能少于0.2m^3；低于2mg/m^{3}时，采气量应为0.5～1m^3）；同时测定采样地点的气压、温度、湿度，以便将现场采气的体积换算成标准状态下的采气体积。采样结束后，应在清洁的场所用镊子将滤膜从滤膜夹上取下，并将受尘面向内折叠几次后，用衬纸包好，压紧储于样品盒内。

6. 称量样品时，应使用称量滤膜时的同一台天平，以减少称量误差。由于滤膜具有憎水性，一般情况下采样后的滤膜不需要干燥，可直接称量。但若空气相对湿度在90%以上或发现滤膜上有水雾时，应将滤膜置于干燥器内干燥2小时后称量，再干燥半小时称量一次，直到相邻两次称量结果之差小于0.1mg（即恒重）时，取其最小值。若现场空气有油雾时，可将滤膜用石油醚或航空汽油浸泡，晾干后再称量。

7. 若采样后直径40mm平面滤膜的增重小于1mg或大于10mg以及平行样品的偏差大于20%时，应重新采样测定，以减少称量误差和采样误差。最后用平行样品的平均值计算采样地点的粉尘浓度。

8. 采样器的流量计和分析天平应按国家规定的时间按时检定和校验。若在需防爆的场所采样，要用防爆型采样器。

9. 滤膜质量法具有操作简便、分析快速、阻尘率高、测定结果准确等优点，是我国现行卫生标准采用的基本方法。如果使用其他仪器或方法测定粉尘质量浓度时，须以本方法为基准。

二、粉尘分散度

分散度是指粉尘颗粒被粉碎的细小程度，即各种大小不同的粉尘粒子所占的百分比。单位质量中，粉尘的颗粒数愈多，其粒子分散度愈高；反之，则粒子分散度愈低。单位质量中，粉尘粒径愈小的颗粒占总质量的百分比愈大，质量分散度愈高，反之，则质量分散度越低。

> **考点提示**
>
> 粉尘分散度的概念及其卫生学意义。

粉尘分散度与其在空气中的稳定程度及其他理化性质有关，分散度大小决定着被人体吸入机会多少、在呼吸道的阻留部位等。分散度越高，其沉降速度越慢，在空气中漂浮的时间越长，稳定程度越高，被人体吸入的机会越多，进入呼吸道越深；而且分散度越高，比表面积越大，理化活性越强，越容易参与理化反应，对人体的危害性也越大。例如，粒径大于10μm的粉尘，由于本身的重力作用，能迅速降落到地面，一般不易被人体吸入（故称为非吸入性粉尘），所以危害不大；而粒径小于15μm尤其是小于10μm的粉尘，能在空气中漂浮较长的时间，易被人体所吸入（故称为可吸入性粉尘），并在呼吸道沉积。比如，降到地面，粒径为10μm时一般需要4～9小时，被吸入人体时主要沉积在鼻腔、喉咙、气管等上呼吸道，并可经咳嗽等保护性反射作用而排出；粒径为5μm以下时需要十几个小时甚至几十天，被吸入人体时多可达细小支气管和肺泡区（故也称为呼吸性粉尘）。

粉尘分散度有数量分散度和质量分散度两种。因质量分散度测定复杂，我国现行卫生标准采用的是数量分散度。其测定方法可用滤膜溶解涂片法和格林沉降器法。

检验方法1——滤膜溶解涂片法

【原理】

利用过氯乙烯纤维滤膜具用静电性和溶于有机溶剂的特点，将采集粉尘样品后的滤膜溶解于有机溶剂中，制成粉尘颗粒的混悬液，再用这混悬液制成涂片标本，然后在显微镜下用目镜测微尺测量粉尘颗粒的直径大小（μm），并计算出各直径大小的粉尘所占的百分比。

考点提示

滤膜溶解涂片法的原理。

【仪器】

1. 生物显微镜。

2. 目镜测微尺、物镜测微尺。

3. 小烧杯或小试管、小玻棒、载玻片、玻璃滴管或吸管。

【试剂】

醋酸丁酯或醋酸乙酯。

【操作步骤】

1. 粉尘标本的制备　将采有粉尘的过氯乙烯纤维滤膜放入小烧杯或小试管中，加入醋酸丁酯 1～2ml 溶解滤膜，用玻棒充分搅拌，使之成为均匀的粉尘混悬液。然后用玻璃滴管吸取混悬液一滴于载玻片上，均匀涂布，待自然挥发出现一层粉尘薄膜后即成涂片。

2. 目镜测微尺的标定　将物镜测微尺放在显微镜载物台上，把目镜测微尺放于目镜镜筒内；先在低倍镜下找到物镜测微尺的刻度线并将刻度线移至视野中央，然后换成高倍镜，调至刻度线清晰；移动载物台，使物镜测微尺的任一刻度线与目镜测微尺的任一刻度线相重合，然后再找出两尺再次相重合的另一刻度线，分别数出两条重合刻度线间目镜测微尺和物镜测微尺的刻度数，并按下式计算出目镜测微尺每个刻度的间距（μm）：

$$\text{目镜测微尺每个刻度的间距}(\mu m)=\frac{a}{b}\times 10$$

式中：a 为物镜测微尺的刻度数；b 为目镜测微尺的刻度数；10 为物镜测微尺每刻度的间距（μm）。

3. 分散度的测量　将粉尘标本置于载物台上，先用低倍镜找到粉尘粒子，然后换上高倍镜，用目镜测微尺随机测量每颗尘粒的大小。每个标本至少测量 200 个尘粒，并按表 14-13 分组记录。算出百分数。

表 14-13　粉尘分散度测量记录表

粒径（μm）	<2	2~	5~	≥10	合计
尘粒数（个）					
百分数（%）					

【结果计算】

$$X_n=\frac{n}{N}\times 100$$

式中：X_n 为每组尘粒所占的百分数（%）；n 为测量组值内尘粒数（个）；N 为尘样标本中被测尘粒的总数（个）。

考点提示

滤膜溶解涂片法测定中注意的问题。

【说明与讨论】

1. 所用玻璃器材用前须擦洗干净，避免粉尘污染。已制作好的涂片标本应置于玻璃平皿内保存。

2. 用有机溶剂溶解滤膜时，搅拌动作应轻柔些，以免大的尘粒特别是因荷电性凝集的尘粒破碎。

3. 涂片时，务必取混悬液并均匀涂布，以减少误差和便于测量。

4. 如粉尘颗粒太少，可将同一采样点的两张滤膜一并溶解后再制涂片；如涂片上粉尘颗粒过多且重叠而影响测量时，可再加适量有机溶剂稀释，重新制备涂片标本进行测量。

5. 涂片做成后，要贴上标签，注明编号、采样地点和日期。

6. 目镜测微尺每一刻度所表示的实际间距随显微镜物镜倍数的改变而改变，所以在对粉尘涂片标本进行测量前，要先选好显微镜的目镜和物镜，并对目镜测微尺进行标定。

7. 在测量尘粒过程中，应随时调节显微镜的细调螺旋，以调节尘粒的焦距（清晰度）。因为尘粒大小不同，其焦距不在一个平面上，否则也可影响测量结果的准确性。

8. 每批滤膜在使用之前，需做对照实验，测其被污染情况，若滤膜本身仅含少量粉尘，对结果影响不大。

9. 已标定的目镜测微尺，只能在标定时所用的目镜和物镜放大倍率下应用。

10. 本法不适用于可溶于有机溶剂中的粉尘和纤维状粉尘，此类粉尘应改用自然沉降法。

检验方法 2——格林沉降器法

【原理】

将含尘空气采到格林沉降器的金属圆筒中，密闭后静置一定时间，使尘粒沉降到圆筒底部的盖玻片上。在显微镜下，用目镜测微尺测量盖玻片上每个粉尘粒子的大小。

【仪器】

1. 格林沉降器。

2. 生物显微镜、目镜测微尺、物镜测微尺。

3. 盖玻片、载玻片、凡士林。

【操作步骤】

1. 采样前的准备

（1）将格林沉降器用乙醇棉球擦净，盖玻片和载玻片用重铬酸 - 硫酸洗液浸泡 24 小时，取出用自来水冲洗，在用蒸馏水淋洗后烘干，使其处于无尘干燥保存备用。

（2）将盖玻片放入格林沉降器底座的方形凹槽中，然后将焊有圆筒的滑板推回底座，使格林沉降器处于采样前的密闭状态。

2. 采样

（1）在采样点距离地面 1.5m 高度，将格林沉降器的圆筒从底座中全部推出，以滑板部分盖住盖玻片为准，再打开圆筒盖。

（2）将格林沉降器上下移动 2～3 次，然后再将圆筒推回底座，使其正处于盖玻片上方，同时迅速将圆筒盖盖上。

（3）将采样后的格林沉降器，在不受震动及温度变化不大的场所静置 3 小时，然后将该尘样的盖玻片从沉降器中取出。用火柴棒取少量凡士林，涂在盖玻片的四个角上，再用载玻片覆盖到盖玻片上，使其固定在载玻片上。最后在载玻片上贴上标签，带回实验室测定分散度。

3. 目镜测微尺的标定同滤膜溶解涂片法。

4. 分散度的测量同滤膜溶解涂片法。

【结果计算】

同滤膜溶解涂片法。

【说明与讨论】

考点提示

格林沉降法测尘的注意事项。

1. 用格林沉降器采样，必须保证在不受震动和温度变化不大的条件下静置3小时。因这是按斯托克斯方程计算而来的采样条件，只有在这个时间里，才能使所有显微镜下可见到的尘粒（0.2μm以上）完全沉降到盖玻片上。

2. 测定粉尘分散度所用的玻片必须保持无尘，否则影响结果的准确性。

3. 采样后制成的尘样标本片，应尽快进行测量，并要求在送检和存放过程中，避免震动和污染。

4. 在测量尘粒过程中，应随时调节显微镜的细调螺旋，以调节尘粒的焦距（清晰度）。因为尘粒大小不同，其焦距不在一个平面上，否则也可影响测量结果的准确性。

5. 在采尘前后，于沉降器中安放和取出盖玻片时，应选择在空气清洁的场所进行。

三、粉尘中游离二氧化硅

游离二氧化硅是指未与金属及其氧化物结合的二氧化硅（石英），常以结晶形态存在，其化学式为$Si0_2$，是硅的最稳定的化合物。在水中溶解度极小，在盐酸溶液[c(HCl)=0.1mol/L]中溶解度为27mg/L，在氢氧化钠溶液[c(NaOH)=0.4mol/L]中溶解度为85mg/L。

长期吸入较高浓度的游离二氧化硅粉尘（矽尘），可能会引起一种以肺组织纤维化为主的全身性疾病（矽肺）。我国卫生标准规定，粉尘中游离二氧化硅含量在10%以下时，其空气中的最高容许浓度滑石粉尘为4mg/m^3，水泥粉尘为6mg/m^3，煤尘为10mg/m^3；含量在10%以上的粉尘为2mg/m^3，含量在80%以上时，不超过1mg/m^3。

目前，测定粉尘中游离二氧化硅含量的方法有焦磷酸质量法、氟硼酸质量法、碱溶钼蓝比色法、X线衍射法和红外光谱测定法等。其中，焦磷酸质量法具有设备简单、精密度和准确度都较好的特点，仍是我国应用最广的一种测定方法。

检验方法——焦磷酸质量法

【原理】

考点提示

焦磷酸质量法的原理。

焦磷酸在245～250℃的高温下，能溶解硅酸盐及金属氧化物等物质，而对游离二氧化硅几乎不溶。其化学反应式（以M代表金属物质，下同）为：

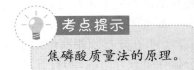

$$H_4P_2O_7+2MSiO_3 \longrightarrow 2H_2SiO_3+M_2P_2O_7$$

$$H_4P_2O_7+MO \longrightarrow H_2(MP_2O_7)+H_2O$$

因此，用热焦磷酸处理粉尘时，粉尘所含的硅酸盐和金属氧化物等物质即溶解于焦磷酸中，再经过过滤而被去掉，最后所余残渣的质量即为游离二氧化硅的质量。

【仪器】

1. 粉尘采样器。
2. 测尘滤膜（75mm）。
3. 干燥器（内盛变色硅胶）。
4. 玛瑙研钵。
5. 温度计（300℃）。
6. 带盖磁瓷坩埚（25ml），坩埚钳。

7. 可控温高温电炉。

8. 1/万分析天平。

【试剂】

1. 焦磷酸　将磷酸（ω=85%）于硬质烧杯中加热至250℃，蒸去水分直至不冒泡为止，冷却，贮于试剂瓶中。

2. 盐酸溶液［c（HCl）= 0.1mol/L］　取浓盐酸0.9ml，加水稀释至100ml。

3. 硝酸铵。

以上试剂均为化学纯。

【操作步骤】

1. 采样

（1）滤膜采集空气中的粉尘：将直径75mm滤膜对折两次使之成漏斗状，固定于滤膜采样夹内，在呼吸带高度，以15～30L/min的流量速度采尘约0.5g。

（2）采沉积尘：在采样地点的生产设备或其他物体上相当于呼吸带高度处，采集沉降积尘约1g。

2. 分析

（1）将采集的粉尘样品置于105℃烘箱中干燥2小时，稍冷，用玛瑙研钵研细，贮于干燥器中备用。

（2）准确称取0.1～0.2g粉尘于小烧杯中加入焦磷酸15ml及硝酸铵数毫克，搅拌，使样品全部湿润，置于可控温高温电炉上迅速加热至245～250℃，并用小玻璃棒不断搅拌，保持15分钟。

（3）取下小烧杯，冷却至40～50℃，将小烧杯内容物缓慢倒入盛有40ml热蒸馏水的250ml烧杯中，一面倒入一面搅拌，充分混匀，并用热蒸馏水冲洗温度计、小玻璃棒和小烧杯数次，洗液一并倒入烧杯中，最后使体积为150～200ml。

（4）取慢速定量滤纸对折成漏斗状，放入标准长颈漏斗中用水湿润。将上述溶液煮沸，稍静置，倒入漏斗中，然后每次用热的盐酸溶液10ml洗涤杯内粉尘，并移入漏斗中，再用热水洗至滤液呈中性为止。

（5）将带有沉渣的滤纸折数次，放入已恒重的瓷坩埚中，先在80℃烘箱中烘干，再放在电炉上加热使其炭化，最后放于800～900℃控温高温电炉中灼烧30分钟进行灰化。待炉内温度降至200℃左右时，取出，稍冷，放于干燥器中冷却1小时，称至恒重，记录质量。

【结果计算】

$$\omega(SiO_2,\%)=\frac{m_2-m_1}{m}\times 100\%$$

式中：m_1为坩埚质量（g）；m_2为坩埚和残渣质量（g）；m为粉尘样品质量（g）。

【说明与讨论】

1. 沉积尘法采样无须滤膜和仪器，简单便捷，适用于需要或不需要防爆等各种场合的样品采集。

2. 用玛瑙研钵将粉尘颗粒碾细时要碾至手捻有滑感为止，以利于所含的硅酸盐和金属氧化物等物质的溶解。

考点提示

焦磷酸质量法测定二氧化硅时应注意的问题。

3. 加入硝酸铵的目的是使样品中的硫化物和有机物被氧化除去。若样品含有煤、其他碳素或有机物时，应在坩埚中称量，并先在800～900℃高温电炉中烧灼30分钟以上，直至煤尘碳化及有机物完全灰化，待冷却后，用温热的焦磷酸将残渣洗入烧杯中，再进行加热操作。

4. 样品加入焦磷酸，置于可调电炉上迅速加热至245～250℃，并用小玻璃棒不断搅拌，保持15分钟，此为检验的关键操作，若加热的温度不到或保温的时间不够，则粉尘中的硅酸盐及金属氧化物将得不到充分溶解，若温度超过250℃则会形成胶体而影响分析甚至无法分析。

5. 样品中若含有碳酸盐时，应缓慢加热。因碳酸盐遇酸分解产生气泡，当作用剧烈时，可将样品溅出而损失。

6. 当粉尘中含有难以被焦磷酸溶解的碳化硅、绿柱石、电气石、黄玉等物质时，往往需要用氢氟酸来处理。此时，必须在通风柜内操作，并密切注意防止污染皮肤和吸入氢氟酸蒸气造成中毒。

7. 将小烧杯的内容物倒入盛有热蒸馏水的烧杯中时要缓慢，并注意一面倒入一面充分搅拌混匀，否则会形成胶状物而难以过滤。

8. 本法虽耗时较多，但测定结果较准确，是我国测定游离二氧化硅的基本方法，若采用其他方法时，必须以本法为基准。

本章小结

空气检验包括公共场所空气检验和车间空气检验。空气检验所获得的结果为开展环境保护和劳动卫生以及职业病防治工作提供数字依据。本章主要介绍了空气样品采集、空气中有害物质检验和粉尘测定等相关知识的基本内容。本章学习目的是使学生熟练掌握各检验项目的实验原理和有关计算，各实验主要操作步骤和技术要点；初步掌握常用化学试剂和标准溶液的配制与标定，采样仪器和测汞仪的使用以及原子吸收分光光度计的使用，为学生未来进一步学习相关知识和技能奠定基础。同时，在指导学生进行理论学习和实验操作的过程中提升学生科学的思维方式、严谨的工作态度，强化学生环境保护意识。

目标测试

一、名词解释

1. 粉尘　2. 蒸气　3. 气溶胶　4. 粉尘浓度　5. 呼吸性尘　6. 置换采样　7. 集气法　8. 浓缩法

二、最佳选择题

1. 气泡吸收管常用于采集（　　）状态的物质

A. 气体和气溶胶　　B. 气体和蒸气

C. 气溶胶和蒸气　　D. 气体、蒸气和气溶胶

E. 蒸气和雾

2. 滤纸采样夹适用于采集

A. 雾、烟、尘气溶胶　　B. 烟、尘气溶胶

C. 雾、尘气溶胶
D. 雾状气溶胶
E. 以上都可以

3. 目前我国统一采用的测定粉尘的方法是
A. 滤膜测尘法
B. 分级采样测尘法
C. X线衍射测尘法
D. 分光光度法
E. 其他

4. 过氯乙烯纤维滤膜不耐高温，易溶于有机溶剂，若采样现场气温在（　　）以上或存在有机溶剂可能溶解滤膜时，则不宜使用
A. 45℃
B. 50℃
C. 55℃
D. 60℃
E. 65℃

5. 粉尘采样后直径40mm平面滤膜的增重应该为（　　），否则应重新采样测定
A. 不小于5mg
B. 不大于5mg
C. 不大于10mg
D. 1～10mg
E. 增重不限

6. 粉尘采样时一般要求同时采集两个平行样品，平行样品的偏差（　　）为有效样品，否则应重新采样测定，以减少误差
A. 大于20%
B. 小于20%
C. 大于10 %
D. 小于10%
E. 偏差不限

7. 某实习学生在进行粉尘浓度测定采样操作时，以下操作不正确的是
A. 使用前先将滤膜置于干燥器内干燥2小时以上，而后进行称量
B. 某学生选用聚氯乙烯纤维滤膜
C. 安装滤膜时，滤膜光面朝进气方向
D. 采样结束后发现滤膜出现了褶皱，认定该样品无效，进行了重新采样
E. 采样前后，滤膜称量选择用同一分析天平进行

8. 以下关于粉尘分散度测定的采样，说法是不准确的是
A. 对粉尘进行分散度测定时，已标定的目镜测微尺，只能在标定时所用的目镜和物镜放大倍率下应用
B. 粉尘采样时，每批滤膜在使用之前，都需做对照实验，测其被污染情况决定是否可以使用
C. 用格林沉降器采样，必须保证在不受震动和温度变化不大的条件下静置3小时
D. 采样后制成的尘样标本片，应尽快进行测量，并要求在送检和存放过程中，避免震动和污染
E. 在采尘前后，于沉降器中安放和取出盖玻片时，应必须在采集现场进行

三、简答题

1. 简述空气样品采样的原则。
2. 简述盐酸副玫瑰苯胺分光光度法测定二氧化硫的原理。
3. 简述空气中常见有害物质快速检验的方法。

（郎晓辉　刘　凌）

第十五章　其他样品检验

15章

学习目标

1. 熟练掌握：土壤与底质、化妆品、生物材料样品的采集、制备和保存及常见有害物质检验方法的原理、操作步骤和注意事项。
2. 初步掌握：土壤与底质采样仪器的使用、化妆品中主要有害物质的限值。
3. 了解：土壤与底质、化妆品及生物材料检验的卫生学意义。

随着社会发展，人类物质和精神生活的多样性变化，在水质、食品、空气等常规检验内容和检验项目的基础上，卫生理化检验的领域已向土壤、化妆品、生物材料、装饰材料等物质的检验拓展。通过对这类物质的检验，提高人们对生活、生产环境中其他相关因素对健康影响的再认识，以此推动全社会保护土壤环境，重视化妆品卫生，预防和控制来自自身和身边的其他健康影响因素，为依法保护环境，维护消费者权益，共同促进人类健康提供有力保障。

第一节　土壤与底质检验

一、土壤与底质检验的意义

土壤是地球陆地表面具有一定肥力，能够生长植物的疏松层。土壤是一个复杂而多相的物质系统，它由各种不同大小的矿物颗粒、各种不同分解程度的有机残体、腐殖质及生物活体、各种养分、水分和空气等组成。

土壤是植物的支持体，可使植物固定生长，并为植物提供养料、水分和空气；土壤为动物、微生物提供养料、栖息地，具有保存水资源的作用；土壤的团粒结构，使其具有较大间隙，可容纳水，具有蓄水、抗旱防洪、调节气温和物质循环等生态功能；土壤中的微量元素、无机盐、水分等，可以通过土壤→农作物→（或生物体）→人体，或通过土壤→地面水（地下水）→（或生物体）→人体这两个途径进入人体。

人类在生产和生活中，也会使土壤受到不同程度的污染。废水、废渣、生活垃圾等有害物质堆集、排放于土壤；大气、水体中的有害污染物由于迁移、转化而进入土壤；大量施用除草剂、杀虫剂、农药，造成有毒物质在土壤中残留，如六六六、滴滴涕，效力和毒性可残留十余年甚至更长时间；使用污水、废水灌溉农田；采矿过程中某些金属元素如镉、砷、汞等，会以矿床为中心，通过水循环向四周扩散，使附近土壤中这些元素的含量超过其他区域该元素的含量。

底质是指可以从水层中沉降下来的物质，沉淀到水底所形成的沉积物。底质属于水环境的一部分，可从另一方面反映水体被污染的程度和污染物质的种类。在某些情况下，底质比水体更能全面、精确地反映水环境的污染情况。比如，极微量的有害重金属污染，一般的分析方法很难从水体中发现，而从底质中则很容易被检出。这是由于胶体颗粒凝聚沉淀、悬浮性颗粒吸附与沉降、离子吸附等作用，以及发生沉淀反应和氧化还原反应等，使污染物随水流迁移并沉淀在水体底部的底质中，并不断地蓄积，其含量可能高出水体几十倍以上。这种蓄积作用一般来说是有一过程的，因而底质不仅反映水环境污染的现状，还能反映它的历史。另外，底质蓄积的有害污染物，会对水体构成潜在的威胁，当条件发生变化时，就可重返水层，重新污染水体。如汞、铅、镉等的硫化物，在富氧情况下被氧化成硫酸盐，就可溶于水中造成水体污染。

开展土壤、底质的检验，了解有害物质的污染状况，对采取综合防治措施，保护土壤和水环境，保障人民健康和工农业生产有深远的现实意义。

二、样品的采集、制备与保存

（一）土壤样品的采集、制备与保存

1．土壤样品的采集　土壤样品采集是分析结果可靠与否的前提和基础。要想采集到具有代表性的样品，在采样前，需要对监测地区的自然条件（如地形、地质、植被、气候等）、农业生产情况（包括土地利用、耕作制度、农作物产量、水利、肥料和农药的使用以及土壤性状）、周边工业分布情况等进行调查研究，以制订采样方案。

> **考点提示**
>
> 土壤样品采集应把握的几个问题。

（1）采样点的选择：由于土壤本身在空间分布上具有较大的不均匀性，需要在同一采样地点作多点采样，再混合均匀，才能使所采样品具有代表性。采样地点确定后，一般在平坦的地面上，划出25～100m^{2}的地块，按图15-1方式布设采样点。

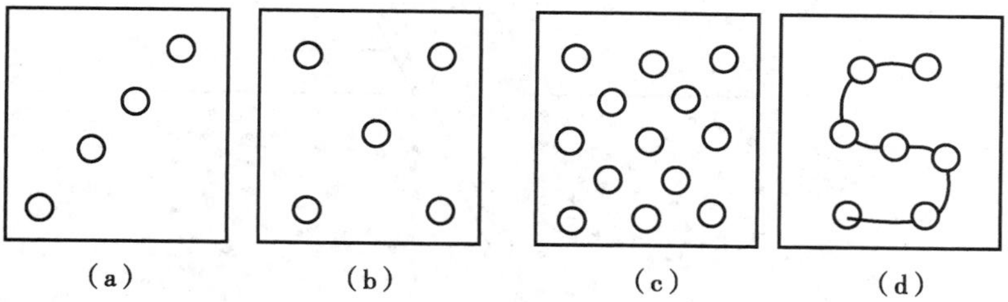

图15-1　土壤采样点布设示意图

(a)对角线；(b)梅花法；(c)棋盘法；(d)蛇型法

对角线布点法：适用于面积较小、地形规则，由污水或受污水的水灌溉的田块。从进水端一角向对角引一条斜线，在此斜线上等距离布设3～5个采样点分别采样。

梅花型布点法：适用于面积较小、地形平坦，土壤较为均匀的田块。像梅花的形状一样，布设5～10个采样点。

棋盘式布点法：适用于中等面积、地势平坦、地形完整、像围棋的棋盘，每一个交叉点为

一个采样点，采样点一般为10个以上。

蛇型布点法：适用于面积较大、地势不太平坦、土壤不够均匀、采样点较多的田块。在所选的田块上按S形画曲线，并在曲线上等距离布点。

（2）采样工具：常用的采样工具有采土钻、采样筒、刮刀、镊子、样品容器等。这些采样器可以用金属、硬塑料或竹筒制成。容器是盛装土壤样品用的，可以是塑料袋、塑料盒及广口玻璃瓶等。

（3）采样深度：一般性地了解土壤受污染情况，采取深度约15cm的耕层土壤和耕层以下15～30cm的土样。如果要了解土壤污染深度，则应按土壤剖面层次分层取样。在每个采样点上，按层垂直向下切取土壤。每个点取厚约1cm的土壤，且在每个点上所取的土量要基本相等，采样完毕后将各点的土样混合均匀即可。如要测定重金属，则应将和金属采样器接触部分剥去。

（4）采样时间：采样时间视测定的目的而定。若了解土壤污染情况，则可随时采集土样测定；若了解在该田块上生长的植物污染状况，则可在植物收获季节同时采集土壤和植物样品。

（5）采样数量：根据采样点的多少和分析项目的多少而定，一般要求采样1kg左右。由于土壤样品不均匀需多点采样而取土量较大时，应反复以四分法缩分至所需量。四分法取样见第十三章图13-2。

（6）采样方法：①表层土采样：多用深度10cm、直径8cm的采样筒。采样时，将采样筒压入采样点的土壤内，铲除筒周围土壤，然后用铲子插入采样筒的口下，将采样筒与被采取的土样一并挖出。用刮刀刮除采样筒口多余的土壤，加盖或转入其他容器中带回实验室。②深层土采样：深层土壤样品的采集有采土钻采样和挖坑采样两种方法。采土钻采样是将采土钻钻至所需深度，提出采土钻，用挖土专用勺将土样取出。用采样筒深层采样是将采样筒压入恰好至采样所需深度的土中，用铲子将采样筒及土样同时挖出，再用刮刀将筒两端多余的土样全部刮去，只留下筒内10～15cm土样带回实验室供检验用。

挖坑采样是用铁铲挖一个1.5m×1.0m×1.0m的坑，将坑的内壁整平，用干净的取样小刀或小铲，在所需采样深度刮去坑壁表面的土1～5cm，再向内分别挖取一定面积的土样0.5～1kg，分别装入容器内备检用，注意防止混入杂质和其他土样。挖坑采样方法，见图15-2。

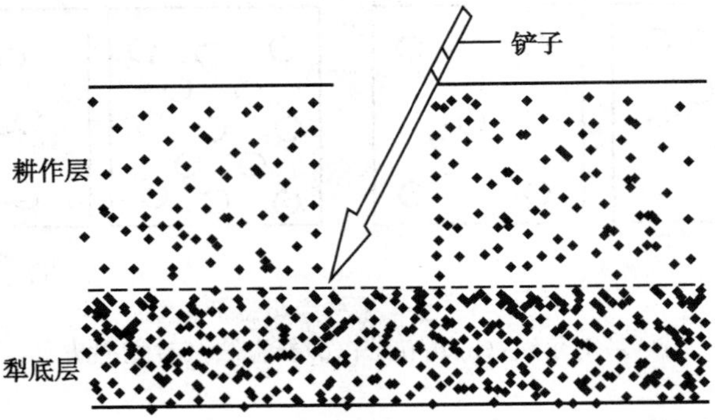

图15-2　挖坑采样示意图

2．土壤样品的制备　土壤样品采集后应进行适当的处理，因为样品可能含有水分、植物根茎和大块的沙砾等，会影响测定。可按以下基本处理步骤制备样品。

（1）土壤样品的风干：风干的土样较易混匀，易于保存，重复性和准确性都较好。风干方法为：将采回的土样倒在盘中，趁半干状态把土块压碎，除去植物残根等杂物，铺成薄层并经常翻动，在阴凉处使其慢慢风干。

（2）磨碎与过筛：风干后的土样，用有机玻璃（或木棒）碾碎后过1mm塑料（尼龙）筛（测金属成分用塑料制品，测有机污染物用铜制品），除去1mm以上的砂砾和植物残体（若砂砾量多时应计算其占土样的百分比）。如此类物质过多的话，应计算其在土壤中的百分含量。将土壤样品用四分法反复弃取，留下分析用量，然后进一步磨细过0.25mm孔径的塑料（尼龙）筛，充分拌匀后装瓶备用。

（3）含水量的测定：无论是新鲜样品还是风干样品，均需测定土样的含水量，以便按烘干土为基准进行计算。可在百分之一的天平上称取土样20～30g，在105℃下烘4～5小时后取出，放在干燥器中冷却30分钟，然后重复烘干、称量直至恒重，计算含水量，以mg/kg表示。

3．土壤样品的保存　经风干、过筛的细土样品，再经研磨混匀后装瓶保存，贴上标签，编上号码备检。烘干样品也应如此。制备和保存中必须保证不污染、不损失。保存过程中还要避免日光、高温、潮湿和酸碱气体的影响。一般土壤样品需保存至分析工作全部结束，分析结果核实无误后，方可弃去。

（二）底质样品的采集、制备与保存

1．底质样品的采集　底质是江、河、湖、水库、海洋等水体底部表层沉积物质，它是矿物、岩石、土壤的自然侵蚀产物、废（污）水排出物沉积及生物活动物质之间物理、化学反应等过程的产物，但一般不包括工厂废水沉积物及废水处理厂的污泥。底质被视为水下的“土壤”。采集底质样品要比采集土壤样品困难大得多。采集水体底质样品，应根据调查和监测目的，选择采样点时要按照一定的布设方法和采样方法进行。

（1）选择采样点：对于江河采样点的布设，可以根据调查目的确定采样点的布设方法。对于追踪江、河流污染物造成的底质污染，可以采用顺流分段布点法，即在污染物排放点的下游布设一点，沿着江、河水流方向按一定距离布设数个点。还要考虑水流速度、河弯、浅滩、缓流处及回流处对底质形成的影响。如水流速缓慢时，底质有向河道深部转移的倾向，要在河道的水流轴心线上布点；水流湍急的河流，各类物质不易在湍急的水流轴心线处沉积，应靠近河岸布点。采集湖泊、海洋底质时，可按一定距离或面积均等设点。对照点设置与追踪污染物的趋向设点方法相同；江、河底质的调查，采样点与追踪污染物的趋向设点方法相同。对照点应在污染源上游选定一个断面，排除这个断面上未受过同类性质的污染。

（2）采样工具：底质样品的采集工具，要根据底质的结构、种类、水面状况进行选择。①圆锥式采样器和钻式采样器：由金属材料制成，重7～35kg，为重力性底质采集器。适用于采集沙质底质样品。②抓斗式采泥器：由两个金属舀通过连接轴相向连接，两个金属舀在接轴处可以转动，属于拖拽式采样器。常用于海底、湖底等表层底质的采集。卵石底质样品用锹式和蛙式采样器。③桶式采泥器：外形类似于铁皮桶，桶上部有泄水孔，桶口呈锯齿状，便于陷入底质中。宜用于采集水流急而底质又为砂性土质的底质。④管式泥芯采样器：用于采集柱状样品，供监测底质中污染物质的垂直分布状况。⑤样品容器：采集后的底质样品可用塑料袋盛装，因塑料袋廉价、耐久，而且含金属杂质少，是目前用于盛装土壤和底质样品的理想容器。

（3）采样方法：要根据底质的结构、种类、水面状况，结合采样工具选择适当的采样方法。①沙质底质：选用圆锥式采样器或钻式采样器。采样时，利用重力或旋转力钻入一定深度，并将样品裹入其中带出。②海底、湖底等表层底质：采用抓斗式采泥器。通过船缆将采泥器放入水中，当撞击到底质时，两舀张开，由于舀的自身重量而使舀陷进底质中。当绞车的钢缆带动采泥器上升的时候，两舀自动闭合，将底质和其中所含物质抓起。③水流急而底质又为砂性土质的底质：用桶式采泥器。将采泥器放入水中，重力作用使采泥器陷入底质，用船上的锚机拖动一段距离后提起。

2. 底质样品的制备与保存　底质样品采集后，应尽快制备和分析。如果条件有限，需要放置一定的时间，要注意低温保存。制备的方法也必须根据待测污染物的性质决定。制备的所有过程中要注意避免各种形式的污染及损失。

(1) 底质样品的脱水：底质样品中含有大量的水分，脱水有自然脱水、机械脱水、减压干燥脱水、化学脱水等形式，可根据底质性状选择合适的方式。但是，底质样品不能在日光下曝晒或烘干。

(2) 底质样品的粉碎均匀：将脱水后的样品平铺在质地较硬的白纸上，用木棒将其压散（保持其自然粒径）。样品全部过20目筛。过筛后的样品（留出备检样品量后）用四分法缩分至检验用量。再经研磨（碎样机或玛瑙研钵），直到样品全部过80～200目筛。对于测定汞、砷等易挥发元素和低价铁、硫化物等的样品，不可用碎样机粉碎，只需过80目筛。处理后的底质样品装入广口瓶内，贴上标签，冷藏保存。

(3) 底质样品的水分测定：底质样品脱水或风干后，要做含水量的测定，以便计算含水量。方法与土壤含水量的测定类同。

（三）土壤和底质样品采集的注意事项

> **考点提示**
>
> 土壤和底质检验时应注意的问题。

1. 避免在曾经配制农药或堆放过化肥的地方采样，不得在田边、路边等无代表性的地方采样；为使样品具有代表性，同一采样点周围应采样2～3次，将所采样品混匀后分装于适当容器内。

2. 采集底质样品前，注意勿搅动水体及沉积物。

3. 样品采得后，要及时剔除砾石、木屑、杂草及贝壳等动植物残体，滤除水分。

4. 随时做好采样记录，详细记载有关采样情况。

5. 盛装样品的适当容器要贴牢固标签，标签上写明采样地点、日期、地形、采样深度等，签上采样者姓名。底质样品的性状（泥质、状态、温度、色、臭、味等）应详细记录。

三、有害物质的检验

土壤与底质中的有害物质主要来源于大气、工业“三废”和生活污水，以及农药、化肥等的使用不当。因此，土壤和底质中有害物质的检测项目基本上与水和空气的检验项目相同，特别是有害重金属，如镉、汞、铅、砷等。检验时除因样品不同而采取的前处理方法有所差别，检验方法可参照水质检验和空气检验。

> **案例分析**
>
> 1931年起，日本富山县神通川流域出现了一种“怪病”，使许多患者因无法忍受而自杀。此病开始是在劳动过后腰、手、脚等关节疼痛，在洗澡和休息后则感到轻快。延续一段时间后，全身各部位神经痛、骨痛尤烈，进而骨骼软化萎缩，以致呼吸、咳嗽都带来

难忍之苦，故名“痛痛病”。因患者手足疼痛，全身易发生骨折，又名“骨痛病”。1946～1960年，日本流行病学专家经多年临床、病理、流行病学、动物实验和环境分析、研究，发现该病是由于神通川上游的神冈矿山废水长期排放含镉（Cd）废水引起的慢性中毒。

请问：1. 如何判断为是镉中毒？

2. 如何检验水体底质中的镉含量？

镉的检验方法——镉试剂分光光度法

【原理】

镉与镉试剂（6-溴-苯骈噻唑偶氮萘酚）在碱性介质中生成紫红色螯合物，用三氯甲烷提取后，测其吸光度，进行比色定量。

【仪器】

1. 125ml分液漏斗。
2. 10ml比色管。
3. 分光光度计。
4. 水样和底质样品采样及制备有关仪器。

考点提示

镉试剂分光光度法基本原理。

【试剂】

本法所用蒸馏水及配制试剂用水，均为无镉水。

1. 镉试剂-二甲基甲酰胺溶液　称取镉试剂38.4mg，溶于50ml二甲基甲酰胺中，贮于棕色瓶中。
2. 酒石酸钾钠溶液（400g/L）。
3. 氢氧化钠（200g/L）。
4. 枸橼酸钠溶液（250g/L）。
5. 三氯甲烷（优级纯）。
6. 硫酸（优级纯）。
7. 硝酸（优级纯）。
8. 高氯酸（优级纯）。
9. 镉标准贮备液[ρ(Cd)=100μg/ml]　准确称取纯金属镉0.100g，用（1+1）盐酸溶液10ml溶解，移入1L容量瓶中，用无镉水稀释至刻度。
10. 镉标准应用液[ρ(Cd)=10.0μg/ml]　取镉标准贮备液10.00ml置于100ml容量瓶中，用无镉水稀释至刻度。

【操作步骤】

1. 样品处理

（1）称取风干土壤样品约5.00g，置于100ml凯氏烧瓶中，依次加入硫酸3ml、硝酸6ml、高氯酸20ml，数粒玻璃珠，瓶口放一小漏斗。

（2）将凯氏烧瓶于电炉上缓慢加热，当出现白色烟雾时，看样品尚未变白，可滴加硫酸，并继续加热至溶液呈浅绿色或无色，样品呈白色为止。

（3）取下凯氏烧瓶，冷却至室温，用无镉水冲洗瓶口和漏斗，将消化液移入500ml容量瓶中，每次用无镉水15ml冲洗凯氏烧瓶3次，冲洗液并入容量瓶中，稀释至标线，摇匀。同时做空白。

2. 配制标准系列　取10只125ml分液漏斗按表15-1操作。

表15-1　镉试剂分光光度法测镉时各管试剂加入量　　单位：ml

编号	0	1	2	3	4	5	6	7	样品	空白
无镉水	各加2.0ml								—	—
镉标准使用液	0.00	0.05	0.10	0.20	0.40	0.60	0.80	1.00	—	—
无镉水	各加至10.0ml								—	—
样品消化液	—	—	—	—	—	—	—	—	10.0	—
空白消化液	—	—	—	—	—	—	—	—	—	10.0
酒石酸钾钠溶液	各加4.0ml，摇匀									
枸橼酸钠溶液	各加3.0ml，摇匀									
氢氧化钠溶液	各加2.0ml，摇匀									
三氯甲烷	各加5.0ml									
镉试剂-甲基甲酰胺	各加0.2ml，摇匀，振摇3分钟									

3. 用脱脂棉擦去分液漏斗颈内水膜，将三氯甲烷层（下层）放入干燥的10ml具塞比色管中，并补足三氯甲烷于10ml刻度，摇匀。

4. 比色测定　选用585nm波长、1cm比色皿，以三氯甲烷为参比，测定吸光度。

5. 绘制标准曲线　以标准管的吸光度值对相应的标准管中镉的质量绘制标准曲线。将样品吸光度值减去空白溶液的吸光度数值，再从标准曲线上查得样品中镉的含量m_1（μg）。

【结果计算】

$$\omega(Cd, mg/kg)=\frac{m_1\times V}{V_1\times m}$$

式中：m_1为样品从标准曲线上查得镉的含量（μg）；V为试样定容体积（ml）；V_1测定时所取样品溶液的体积（ml）；m为样品质量（g）。

【说明与讨论】

1. 镉试剂在固体状态下很稳定，保存3～5年不变质。它在二甲苯溶液中也可以保存3年以上，但不要直接配制在三氯甲烷中。根据实验，镉试剂配在三氯甲烷中提取效果不好，吸光度偏低。当配制在二甲基甲酰胺中，可以使配合物在水相形成，效果尚好。

2. 三氯甲烷的质量对测定影响很大，必要时可以提纯。

3. 酒石酸钾钠和枸橼酸钠能除去钙和镁等离子的干扰，防止在碱性介质中形成沉淀。

4. 锌与镉试剂能生成稳定的螯合物，使结果显著偏高，干扰测定。可加入过量的氢氧化钠，使锌离子生成ZnO_2^{2-}，以消除锌干扰。

$$Zn^{2+}+4OH^- \rightleftharpoons ZnO_2^{2-}+2H_2O$$

拓展知识

土壤中铅的测定

土壤、底质中铅来源于大气、相关行业废渣、含铅污水灌溉等。铅污染物可长期蓄积在环境中，并通过空气、食物链及水危害人类，主要由呼吸道，其次是消化道进入人体，完整的皮肤不能吸收铅。

铅的测定方法有火焰原子吸收分光光度法、石墨炉原子吸收分光光度法、氢化物原子荧光光谱法、二硫腙比色法、单扫描极谱法等。

石墨炉原子吸收分光光度法的测定原理为土壤和底质中的铅及铅的化合物，经用硝酸-高氯酸混合液消化处理成离子状态后，送入原子吸收分光光度计中。在高温石墨炉内离解成游离的基态铅原子。测定基态原子在283.3nm波长处的吸光度，与标准进行比较而定量。本方法检测限为0.002μg /ml。测定范围为0.01～0.09μg /ml。

第二节 化妆品检验

一、化妆品检验的意义

化妆品是指以涂抹、喷洒或其他类似方法，施于人体表面（表皮、毛发、指甲、口唇等），起到清洁、保养、美化或消除不良气味的日用化学品。化妆品由基质和辅料组成，发挥功能作用的是基质，主要有油脂、蜡、有机溶剂和粉类物质等；辅料则赋予化妆品稳定、成型、色香及其他特定作用，主要包括乳化剂、香精、色素、染料、防腐剂和表面活性剂等。

随着人们生活质量和水平的不断提高，化妆品的使用范围和人群不断扩大，使得化妆类产品名目繁多，种类各异。化妆品按功能分为一般用途化妆品和特殊用途化妆品。一般用途化妆品又分为护肤类、美发类、美容类、芳香类，特殊用途化妆品可用于育发、染发、烫发、脱毛、美乳、健美、除臭、祛斑和防晒等；按照使用部位又可分为皮肤用、口腔用、指甲用和头发用化妆品。

由于化妆品直接作用于人体，作用时间也相对较长。因此，使用不合格的化妆品，会引起化妆品性皮肤病。如接触性皮炎、光感性皮炎、痤疮、急慢性中毒，甚至致畸（胎）、致癌等。若化妆品中含有某些特殊成分如雌激素，还会引起儿童假性性早熟症状。由此可见，加强对化妆品的监督检查，将有害物质控制在标准规定的范围内，从而保证化妆品的卫生质量和安全，对消费者来说就显得特别重要。我国《化妆品监督条例》及其《实施细则》对化妆品的生产工艺以及产品应达到的卫生质量标准均作了明确规定，其目的就是要保证各类化妆品都不应含有能损害人体健康（包括产生各种副作用）的有害成分，或其含量在允许限量内，从而保障消费者的健康及生命安全。

二、样品的采集、保存与处理

（一）样品采集的原则和方法

科学地采集样品，是正确分析和评价的基础。由于化妆品的生产有一定的规模性，不同批次产品会由于原料的不同而存在质量差别。因此，采集到有代表性的样品至关重要。在具体的采样过程中，一是要遵循随机的原则，二是要有一定的数量。我国《化妆品卫生监督条例实施细则》规定：全年生产产品种类数为1～9种的，每种均要抽查；全年生产产品种类数为10～100种的，抽查1/2，但年抽查产品数不应少于10种；全年生产产品种类数超过100种的，抽查1/3，但年抽查产品数不应少于50种。

具体的抽样要求为：①每种样品随机抽取的数量不得少于6个最小包装单位；②样品

应保持原有的完整包装，容器不能有破损；③认真填写采样记录，注明品名、生产厂家、生产日期、采样日期等内容，并要求生产方或经销方签字。具体的方法为：

1. 液体样品　主要是指油溶液、醇溶液、水溶液组成的化妆水、润肤液等。打开前应剧烈振摇容器，取出待分析样品后封闭容器。

2. 半流体样品　主要是指霜、蜜、凝胶类产品。细颈容器内的样品取样时，应弃去至少1cm最初移出样品，挤出所需样品量，立刻封闭容器。广口容器内的样品取样时，应刮弃表面层，取出所需样品后立刻封闭容器。

3. 固体样品　主要是指粉蜜、粉饼、口红等。其中，粉蜜类样品在打开前应猛烈地振摇，粉饼和口红应刮弃表面层后取样。

4. 其他剂型样品　可根据取样原则采用适当的方法进行取样。

（二）样品的处理方法

由于化妆品的成分和状态不同，如液态、固态、油质和水质等，所以其消化和处理的方法也各异。一般可在下列方法中任选一种进行处理。

1. 湿式消化法　称取适量样品（如1.00g），置于所要求的容器中（消化管、圆底烧瓶、锥形瓶等）。若样品含有乙醇等有机溶剂，应先在水浴或电热板上低温挥发（不得干涸）。若为膏霜型样品，可预先在水浴中加热使瓶颈上样品熔化流入消化管底部，再加入混合酸及玻璃珠数粒，置于电炉上加热消化一定时间，直到消化液呈微黄色或黄色溶液。冷却后可以按要求定容备检。同时做试剂空白。

2. 干消化法　称取适量样品（如1.00g），置于适当的容器中（瓷蒸发皿、瓷坩埚等）。先于小火上加热炭化，再于高温下灰化。然后加入混合酸加热消化，直至样品液呈微黄色或无色。定量转移并用纯水定容至一定体积（根据样品量和检测项目定），待检。必要时离心沉淀。同时做试剂空白。

3. 浸提法（本法不适用于含蜡质样品）　称取样品于适当容器中（锥形瓶、烧杯等）。样品如含有乙醇等有机溶剂，先于水浴上加热挥发（不得干涸）。加入5ml硝酸及1ml过氧化氢，放置30分钟后，于水浴中加热，冷却至室温后用纯水或其他溶剂（如10%稀酸）定容，待检。同时应做空白对照。

4. 微波消解法　微波能使吸收介质快速升温，用它处理样品有以下优点：①速度快、效率高，一般只需几分钟就可将样品彻底分解，特别适宜于食品及生物样品的消化；②消化在密封状态下进行，样品损失和试剂消耗都较少，对工作环境的影响也较小；③能源消耗低；④所处理的样品适宜用原子吸收分光光度计等现代先进仪器分析。

称取适量样品置于密封消解罐（制作材料为玻璃、塑料、陶瓷等）中，放入微波炉，根据样品的不同，设置不同的压力、温度、所需时间进行样品消解，完毕后定容待检。

（三）样品的保存方法

样品采集后，要保证在分析前保持其原有的性质和状态，尽可能地减少离开总体后的变化。因此，要防止样品被污染和腐败变质，保持样品固有成分的稳定性，要根据各种产品的成分和说明，将样品存放在适宜的环境中，并做到“净”（容器和环境干净）、“密”（样品包装密封，防止成分挥发损失）、“冷”（低温保存和运输）、“快”（尽快分析）。

三、有害物质的检验

化妆品本身含有多种化学物质，有些还属毒性化学物。另外，生产过程中也存在有害化学物质尤其是重金属元素的污染。因此，化妆品除了要符合一般的卫生要求，即外观良好，不得有异味，无感染性，使用安全，对皮肤和黏膜无刺激和损伤作用外，其主要的有毒物质包括铅、汞、砷和甲醇等也应符合国家规定的相关卫生标准，见表 15-2。

表 15-2 化妆品中有毒物质的限量标准

有害物质	限量（mg/kg）	备注
汞	1	含有机汞防腐剂的眼部化妆品除外
铅	40	含醋酸铅的染发剂除外
砷	10	
甲醇	2000	

化妆品中铅的检验方法——火焰原子吸收分光光度法

【原理】

样品经预处理，使铅以离子状态存在于试液中，试液中铅离子被原子化后，基态原子吸收来自铅空心阴极灯发出的共振线，其吸收量与样品中铅含量成正比。在其他条件不变的情况下，根据测量被吸收后的谱线强度，与标准系列比较，进行定量。

> 考点提示
>
> 火焰原子吸收分光光度法基本原理。

【仪器】

1. 原子吸收分光光度计。
2. 铅空心阴极灯。
3. 离心机。
4. 硬质玻璃消解管或小型定氮消解瓶。
5. 比色管（10ml 及 25ml）。
6. 分液漏斗（100ml）。
7. 瓷坩埚（50ml）。
8. 箱形电炉。

【试剂】

1. 去离子水或同等纯度的水　将一次蒸馏水经离子交换净水器净化，储存于全玻璃瓶或聚乙烯瓶中。试剂配制及分析时均用此水。
2. 硝酸（ρ20=1.42g/ml）　优级纯。
3. 高氯酸（70%～72%）　优级纯。
4. 过氧化氢（30%）　优级纯。
5. 硝酸（1+1）。
6. 混合酸　硝酸和高氯酸按（3+1）混合。
7. 铅标准储备液[ρ（Pb）=100μg/ml]　称取纯度为 99.99% 的金属铅 1.000g，加入 20ml（1+1）硝酸，加热使溶解，转移到 1000ml 容量瓶中，用水稀释至刻度。移取上述溶液 10.0ml 至 100ml 容量瓶中，加 2ml（1+1）硝酸，用水稀释至刻度。
8. 铅标准使用液[ρ（Pb）=10.0μg/ml]　移取上述铅标准储备液 10.0ml 至 100ml 容量瓶中，加 2ml（1+1）硝酸，用水稀释至刻度。

9. 甲基异丁基酮（MIBK） 分析纯。

10. 盐酸溶液[c（HCI）=7mol/ml] 取30ml盐酸，加水至50ml。

11. 溴麝香草酚蓝（BTB，0.1%） 称取100mg BTB，溶于50ml 95%乙醇溶液，加水至100ml。

12. 吡咯烷二硫代氨基甲酸铵（APDC，2%）。

13. 氢氧化铵（1+1） 优级纯。

14. 二乙氨基二硫代甲酸钠（DDTC，2%）。

15. 硫酸铵（40%） 必要时以DDTC和MIBK萃取除铅。

16. 枸橼酸铵（25%） 必要时用DDTC和MIBK萃取除铅。

17. 枸橼酸（20%） 必要时用APDC和MIBK萃取除铅。

【操作步骤】

1. 样品预处理 可根据化妆品的类型尤其是剂型选择不同的方法。

（1）硝酸-高氯酸消解：准确称取1.00～2.00g样品置于凯氏烧瓶中。样品如含有乙醇等有机溶剂，先在水浴或电热板上低温挥发（不得干涸）。若为膏霜型样品，可预先在水浴中加热使瓶壁上样品熔化流入瓶的底部。

加入数粒玻璃珠，然后加入10ml硝酸，由低温至高温加热消解，当体积减少到2～3ml，停止加热，冷却。加入2～5ml高氯酸，继续加热消解，不时缓慢摇动使其均匀，消解至冒白烟，消解液呈淡黄色或无色。再加热浓缩至1ml左右。

冷至室温后定量转移到10ml（如粉类样品，则至25ml）具塞比色管中，以去离子水定容至刻度。如样液浑浊，可离心沉淀取上清液进行测定。

同时做试剂空白。

（2）浸提法：准确称取约1.00g样品置于50ml试管中。样品如含有乙醇等有机溶剂，先在水浴或电热板上低温挥发（不得干涸）。若为膏霜类样品，可预先在水浴中加热使瓶壁上样品熔化流入管的底部。

加入5.0ml硝酸，2.0ml过氧化氢，混匀。如出现大量泡沫，可滴加数滴辛醇。于沸水浴中加热2小时后取出，加入盐酸羟胺1.0ml，放置15～20分钟，用去离子水定容至25ml供测定。

同时做试剂空白。

2. 测定

（1）6支10ml比色管，按表15-3配制标准系列。

表15-3 火焰原子吸收分光光度法测铅时标准系列的配制

编号	0	1	2	3	4	5
铅标准使用液（ml）	0.00	0.50	1.00	2.00	4.00	6.00
纯水（ml）	定容至10ml，摇匀					
铅含量（μg/ml）	0.00	0.50	1.00	2.00	4.00	6.00

（2）若样品如含有大量铁离子时，将标准、空白和样品溶液转移至蒸发皿中，在水浴上蒸发至干。加入盐酸10ml溶解残渣，用等量的甲基异丁基酮萃取两次，再用盐酸5ml洗甲基异丁基酮层，合并盐酸溶液，必要时赶酸，定容。

（3）如样品溶液含有大量铋等离子时，将标准、空白或样品溶液转移至100ml分液漏斗中，加2ml枸橼酸铵、1滴溴麝香草酚蓝指示剂，用氢氧化铵调溶液为绿色，加2ml硫酸铵，加水到30ml，加二乙氨基二硫代甲酸钠2ml，混匀。放置数分钟，加甲基异丁基酮10ml，振摇3分钟. 静置分层，取甲基异丁基酮层进行测定。

（4）如含有大量铝、钙等离子时，将标准试剂空白和样品溶液转移至100ml分液漏斗。加2ml枸橼酸，用（1+1）氢氧化铵调pH至2.5～3.0，加水至30ml，加2%的吡咯烷二硫代氨基甲酸铵溶液2ml，混合，放置3分钟，静置片刻，加入10ml甲基异丁基酮振摇萃取3分钟，将有机相转移至离心管中，于3000r/min，离心5分钟。取甲基异丁基酮层溶液进行测定。

（5）按仪器规定的程序，将仪器的分析条件调至最佳状态，在扣除背景吸收下，分别测定标准、空白和样品溶液。由标准管的吸光度对其浓度绘制标准曲线，查出检测样品和试剂空白中的铅含量（μg/ml）。

【结果计算】

$$\omega(Pb, \mu g/g) = (\rho_1 - \rho_0) \times \frac{V}{m}$$

式中：ρ_1为从标准曲线查得样品溶液铅质量浓度（μg/ml）；ρ_0为从标准曲线查得试剂空白铅质量浓度（μg/ml）；V为样品溶液总体积（ml）；m为样品质量（g）。

【说明与讨论】

1. 洒溅出的高氯酸要立即用水冲洗。

2. 通风橱、导气管和其他排除高氯酸蒸气的装置，应由化学惰性物质制成，并在消化完成后，用水冲洗擦净。排气系统应安装在安全的位置。

3. 避免在使用高氯酸消化的通风橱中使用有机物或其他产烟物质。

4. 应使用护目镜、防护板及其他个人防护设备。用聚氯乙烯手套，不能用橡胶手套。

5. 用高氯酸湿法氧化，除非另有说明，应将样品首先用硝酸破坏易氧化的有机物，并注意避免烧干。

6. 高氯酸在质量分数为72%（恒沸混合物，沸点203℃时，是稳定的。如果高氯酸被脱水（如与强脱水剂接触），形成无水高氯酸等，其稳定性显著下降，此时遇热、撞击或遇有机物、还原剂（如纸、木头或橡皮）就会发生爆炸。

7. 样品中含有碳酸钙等碳酸盐类的粉剂，在加酸时应缓慢加入，以防二氧化碳气体产生过于猛烈。

8. 如铁的含量超过铅含量的100倍时，不宜采用氘灯扣除背景应采用塞曼效应扣除背景。

拓展知识

1. 化妆品中汞含量的测定　化妆品中的汞会通过皮肤、毛孔或消化道进入人体。如果汞低浓度、长期作用于人体，直至一定浓度时，毫无疑问会引起慢性中毒。尤其是孕妇，如果长久接触含汞的化妆品，也会影响胎儿的健康。对于化妆品中汞的监测，国家标准规定使用冷原子吸收分光光度法测定。而且国家标准也规定，化妆品中汞的含量为1mg/kg。

检验方法：冷原子吸收分光光度法，其原理为样品经过消化处理后，加入氯化亚锡将化合态的汞还原为汞原子，由载气将汞原子带入测汞仪。汞原子对波长253.7nm的紫外光具有特征吸收。在一定范围内，吸收强度与汞蒸气的浓度成正比。根据吸收强度与汞蒸气浓度的关系，测出汞的含量。

2. 化妆品中砷含量的测定　砷及砷化合物的毒性很大，其毒性与化学形态有关。长期使用含砷高的化妆品可造成皮肤角质化和色素沉着，严重者可患皮肤癌，《化妆品卫生规范》规定砷及砷化合物不得作为化妆品原料。鉴于所使用的原料，特别是无机原料，往往含有砷化合物杂质，《化妆品卫生规范》规定，作为杂质，化妆品中砷的总含量不得>10mg/kg。

检验方法：氢化物原子吸收法，其原理为消解液中的砷在酸性条件下被碘化钾-维生素C还原为As^{3+}，然后被硼氢化钠与酸作用所产生的新生态氢还原为砷化氢，在被加热的"T"型石英管中被原子化为基态砷，基态砷原子吸收砷空心阴极灯发射的197.3nm特征谱线。其吸光度与砷含量成正比。

3. 化妆品中甲醇含量的测定　甲醇经呼吸道和胃肠道吸收，皮肤也可部分吸收。甲醇主要作用于中枢神经系统，可引起脑水肿和眼睛失明，《化妆品卫生规范》规定为限用物质，其含量不得>2000mg/kg。

检验方法：气相色谱法，其原理为样品经蒸馏法或气-液平衡法预处理，或直接用75%乙醇稀释处理，注入气相色谱仪。经色谱柱分离后，氢焰离子化检测器检测，以保留时间定性，峰高定量。

第三节　生物样品检验

一、概述

在劳动卫生和职业病防治工作中，常进行生物样品中有毒物质的测定。生物样品是指机体的体液、分泌物、排泄物以及脏器组织等，如血液、唾液、乳汁、泪液、汗液、粪便、尿液、头发、指甲等。采集和分析这些样品中有毒物质（如血中铅、尿中镉、呼出气中丙酮等）或其代谢产物的含量（如尿中酚、尿中马尿酸等）、有关生物学指标或酶学指标，称为生物样品检验。

环境中的有害物质常常存在于大气、劳动场所空气、水体、食物及土壤中，有些物质可以通过多种途径进入人体，用环境检测的方法去评价人体接触污染物的程度，不但需花费很多人力、物力，而且其结果并不能完全真实地反映接触者由于进行不同的劳动负荷、个体差异、生活条件和气象条件等因素所造成的影响，而生物样品检测的结果可以有效地反映某种污染物的接触程度及对人体健康影响的情况。

生物样品检验有助于研究毒物的剂量-反应关系，为制订最大容许生物学浓度提供重要依据。此外，生物样品检验的项目往往也是普查和职业病临床检验的重要指标、参考指标或接触指标。测定这些指标对职业中毒、职业病或环境污染中毒的调查研究、诊断、鉴别诊断、疗效观察都具有非常重要的价值。可以说，生物样品中有毒物质的检验是劳动卫生、职业病防治及其科学研究的重要组成部分。

二、生物样品的采集和保存

众所周知，生物监测是在特定的时间内，从接触者身上采集一些生物样品，测定其中某些毒物或其代谢物，以评价接触者接触毒物的量及对健康的影响。采集何种生物样品，需要根据不同毒物的特点及其在体内的代谢和检验的目的而定。为使采集的生物样品能反映真实情况，必须注意采样方法，采样时间和时间间隔，样品的贮藏和存放等。劳动卫生与职业病防治工作中，供选择的生物样品种类很多，有血液、尿液、呼出气、粪便、毛发、指甲、唾液、各种器官和组织等。一般情况下，尿液和血液是最有代表性的样品。

（一）尿样的采集与保存

绝大多数毒物及其代谢产物，都是经肾脏随尿液排出的，其排出的浓度与血液中的含量有一定的相关关系。分析尿液不仅可以反映毒物排出的情况，也可以间接反映毒物被吸收及在体内负荷的情况。同时，尿液是机体的废弃物，容易得到和收集，受检者也容易接受。

1. 收尿方法　根据不同分析目的，尿样的收集可以选择不同的方法。一般分为全日尿、晨尿、夜尿、定时尿和随机尿五种。

(1) 全日尿：某些毒物从体内排出无规律，一昼夜间尿中含量波动较大，常需取 24 小时尿混合后，取适量进行分析，称为全日尿或 24 小时尿。全日尿不受毒物排出波动性影响，也不受饮水和排汗量的影响，分析结果比较稳定，较具代表性，能够较好地反映机体的毒物负荷量。收尿时，应先将膀胱中尿排空后再计时间，到达 24 小时后，再留一次尿于容器中。这种收尿方法，由于需要随身携带较大盛尿容器，很不方便，因此多用于住院检查患者。另外，由于留尿时间长，应注意漏收、尿液腐败变质、容器吸附和污染等问题。

(2) 晨尿：晨尿是指清晨起床后的第一次尿液。晨尿不受当天饮食的影响，尿液较浓，其成分也比较稳定，采样简单方便，不影响当天的工作活动，容易为受检者接受。实践证明，晨尿与全日尿的测定结果并无显著差异。因此，在劳动卫生与职业病的调查、诊治中，常用晨尿代替全日尿。

(3) 夜尿：夜尿又称 12 小时尿或对时尿，是指收集夜间至清晨这一阶段（一般指晚 8 点钟至清晨 8 点钟）的尿液。同样，收尿前也应先将膀胱中尿排空再计时，到达 12 小时后，再留一次尿于容器中。由于尿量较晨尿多，不仅可使分析结果趋于稳定，又避免全日尿需携带容器的缺点。

(4) 定时尿：定时尿是指收集上班前、下班后或工作时某一时间的尿液。某些有机毒物在体内代谢转化较快，一旦停止接触，尿液中的浓度明显下降，甚至检查不出来。如甲苯经机体代谢，以马尿酸的形式随尿排出体外，绝大部分在 12～16 小时后排出，24 小时后几乎全部排完。因此，测定定时尿可以了解短时间内某些毒物在机体的吸收、转化和代谢的情况。

(5) 随机尿：随机尿是指收集任意一次尿液送检。这种方法虽然方便了受检者，但往往使分析结果的波动性较大。

2. 收集尿样的容器和保存条件　收集尿液的容器宜选用硬质玻璃瓶或聚乙烯塑料瓶。容器应具塞或内衬有聚四氟乙烯膜的盖子。根据收尿方法的选用不同大小的容器，如晨尿和随机尿可选用 500ml 的容器，而全日尿一般选用 2L 容器。对光照影响测定结果的项目，应选用棕色瓶盛放尿液。如样品需要冷冻保存时，则不宜选用玻璃容器。

由于尿液是不稳定物质，很容易发生腐败、变质，而影响测定结果，因此，尿样采集后应尽快进行分析。否则，样品应在4℃冰箱冷藏存放或加入适当保护剂和防腐剂，但加入保护剂和防腐剂都应该以不影响测定结果或引入外来干扰元素为先决条件。

（二）血液的收集与保存

血液中有害物质的浓度可反映机体近期接触该有害物的程度，常与体内有害物质的吸收问题成呈正相关。毒物无论从何种途径进入人体，被吸收后都要参加血液循环。同时，血样具有含量稳定、波动小、取样时污染机会少和不受肾功能影响等优点。因此，测定血液中有害物质的浓度更具有卫生学意义，可以反映受检者近期接触该毒物的水平。但是，由于采血会给受检者带来疼痛和创伤，不易被受检者接受。另外，血样贮存条件要求较高，因此在实际工作中不如尿样应用普遍。有些毒物及代谢产物在全血、血浆、血清和红细胞中分布是不同的，所以采集血样测定时，应根据测定目的、毒物或其代谢产物在血液中的分布特点，可选取不同的血液样品。

1. 全血　采集血样后，立即注入有抗凝剂的试管中，轻轻转动试管使血液与抗凝剂充分混合。

2. 血清（或血浆）和红细胞　将血液缓慢注入干燥试管（或加有抗凝剂的试管）中，于室温下放置15～30分钟，经离心分离后，上清液为血清（或血浆），沉淀为红细胞。采血过程中要防止溶血。只要注意采血用的注射器、针头、试管等器具清洁干燥，采集的血样不要剧烈振摇，立即进行分离（放置时间过长也会出现溶血）溶血现象完全可以避免。

血样在运输过程中应避免振动和温度的改变。若不能立即检验，除全血外，一般应将血清（或血浆）与红细胞分离后分别贮存（因为冷冻血样发生溶血），如果血样临时存放过夜，可放在4℃冰箱保存，否则必须冷冻（−20℃）保存。测定酶活性的血样，必须尽快分析，放置时间长酶活性会降低。

另外还有呼出气、毛发等样品的采集和保存，在这里不再一一介绍。

三、生物样品测定

（一）尿汞

汞进入人体后，主要以原形随尿液排出体外，测定尿中汞的含量可反映人体接触汞的情况和汞在人体内的负荷量。因此，尿汞测定是汞中毒的诊断和药物驱汞疗效观察的参考指标。

检验方法——碱性氯化亚锡-冷原子吸收分光光度法

【原理】

在强碱性（pH=14）和有镉离子存在的条件下，氯化亚锡可将尿中无机汞和有机汞还原成汞原子。汞原子对波长253.7nm的紫外光具有最大吸收，在一定的汞浓度范围内，吸收值与汞的含量成正比。用测汞仪测定汞的含量。

该方法的最低检测质量浓度为0.5μg/L（取尿样10ml）。线性范围为5～25μg/L。

> **考点提示**
>
> 碱性氯化亚锡-冷原子吸收分光光度法测定尿汞的基本原理。

【仪器】

本方法使用的玻璃仪器，均须用硝酸溶液（1+1）浸泡过夜，再依次用自来水、纯水冲洗洁净。

1. 具塞试管（10ml）。

2. 尿液相对密度计。

3. 汞蒸气发生装置。

4. 冷原子吸收测汞仪。

【试剂】

应采用汞含量尽可能低的试剂，配制试剂和稀释样品用的纯水为去离子蒸馏水或经全玻璃蒸馏器蒸馏的蒸馏水。

1. 盐酸。

2. 氢氧化钠溶液（500g/L）。

3. *DL*-半胱氨酸溶液（10g/L） 称取 *DL*-半胱氨酸 1g，加水 5ml，盐酸 1ml，溶解后加水至 100ml。

4. 磷酸三丁酯或辛醇（抗泡剂）。

5. 氯化亚锡-硫酸镉试剂

（1）甲液：称取 50g 氯化亚锡（$SnCl_2 \cdot H_2O$），置于 15ml 浓盐酸中，加热助溶，加水至 50ml，加入数颗锡粒，4℃冰箱保存。

（2）乙液：称取 5g 硫酸镉，溶于 50ml 水中。

临用前将甲液与乙液等体积混合。

6. 汞保护液 称取 0.5g 重铬酸钾（优质纯），溶于 50ml 硝酸中，用水稀至 1000ml。

7. 汞标准储备液[ρ(Hg)=100μg/ml] 称取 0.1353g 氯化汞（$HgCl_2$），用汞保护液溶解，转入 1000ml 容量瓶中，用汞保护液稀释至标线。

8. 汞标准使用液[ρ(Hg)=0.50μg/ml] 临用前，由汞标准储备液用汞保护液稀释而成。

9. 基本尿液 取浓、淡正常人尿样各 1 份，混合后调节成相对密度为 1.015±0.002。

【操作步骤】

1. 尿样的收集与保存 用聚乙烯塑料瓶收集一次尿液，尽快测定相对密度后，加入氢氧化钠，使其浓度达 40g/L。于 4℃冰箱中可保存两周。尿液在分析前要彻底摇匀。

2. 样品处理 吸取 10.0ml 尿样于 10ml 具塞试管中（同时 10.0ml 水作空白管），加入 500g/L 氢氧化钠溶液 2ml，0.5ml *DL*-半胱氨酸溶液，混匀。

3. 制备标准系列 取 7 支 10ml 具塞试管，按表 15-4 操作。

表 15-4 汞标准系列的配制

编号	0	1	2	3	4	5	6
汞标准使用液（ml）	—	0.00	0.10	0.20	0.30	0.40	0.50
基本尿液（ml）	—	各加至 10ml，摇匀					
水（ml）	10.0	—	—	—	—	—	—
基本尿液（ml）	各加至 2ml，摇匀						
DL-半胱氨酸	各加至 0.5ml，摇匀						
汞含量/μg	0	0	0.05	0.10	0.15	0.20	0.25

4. 进样测定 将各标准管、样品管内溶液依次分别倒入汞蒸气发生瓶中，加 1 滴磷酸三丁酯，1ml 氯化亚锡-硫酸镉试剂，立即盖紧发生瓶，接通气路，读取最大吸光度值。待指针回零，再测定下一个样品。

5. 绘制标准曲线　将2～6号标准管的吸光度值分别减去1号标准管的吸光度值，以此吸光度值为纵坐标，对应的汞含量为横坐标，绘制标准曲线。并根据样品管的吸光度，从标准曲线上查得样品管中汞含量。

【结果计算】

$$\rho(Hg, \mu g/L)=\frac{m\times 1000}{V}\times K$$

式中：m 为从标准曲线上查得的尿中汞含量（μg）；V 为分析时所取尿样体积（ml）；K 为尿样换算成标准密度下的浓度校正系数。

【说明与讨论】

1. 本法测定结果准确度与还原剂中氯化亚锡和镉离子的浓度有关。只有当反应液中氯化亚锡和硫酸镉浓度达到要求时，有机汞的还原效率才能与无机汞基本相同。

2. 尿中常含有大量有机物，在强碱性条件下与反应时形成的氢氧化物发生沉淀，使溶液变稠，影响汞蒸气的速度，为抵消这种影响，必须使用基本尿液代替水来配制标准系列。

3. 采取尿液时，受检者应脱离作业现场，换下工作服并洗净双手，以防污染样品。

4. 本法测定的是总汞的含量，不能区分无机汞和有机汞。

（二）尿铅

尿铅的含量可以反映铅从体内排出的情况，能间接反映机体吸收铅的量，是铅中毒诊断的一项重要指标。在治疗期间测定尿铅，可以了解药物的疗效和人体排出铅的规律。尿铅测定无论是作为铅作业工人的普查，还是铅中毒的诊断，以及药物疗效的观察，都具有重要意义。

测定生物材料中铅的方法很多，主要有二硫腙分光光度法、示波极谱法、阳极溶出法、电位溶出法和原子吸收分光光度法等。原子吸收分光光度法灵敏度高、需样量少，血样、尿样不需消化，经适当稀释并加入某种基体改进剂后即可进样测定，因此是目前推荐的标准方法。其他方法需要对样品进行消化处理，如二硫腙分光光度法测尿铅或血铅时，样品先用硝酸-高氯酸法消化后，再进行测定（操作方法可参照食品中铅的测定）。原子吸收分光光度法又分为火焰原子吸收法和石墨炉原子吸收法（火焰原子吸收法可参照化妆品中铅的测定）。

石墨炉原子吸收分光光度法测定尿铅的原理：尿样加基本改进剂后，在283.3nm波长下，直接用石墨炉原子吸收法测定铅含量。该方法的最低检出质量浓度为1μg/L（取尿样0.2ml）。线性范围为0～75μg/L。方法的最低检出质量浓度为1μg/L（取尿样0.2ml）。线性范围为0～75μg/L。

本章小结

本章介绍了土壤与底质、化妆品及生物样品的卫生理化检验方法，由于很多检测项目的检验方法和原理已在前几章作了介绍，故有些指标和检验方法本章未一一详细罗列。通过学习，全面掌握土壤和底质样品的采集、制备和保存；土壤和底质中镉、铅等项目检验的方法原理、操作步骤和注意事项；化妆品样品的采集和制备及铅、汞、砷等项目检验的方法原理、操作步骤和注意事项；尿液、血液样品的采集与保存以及铅、汞等项目检验的方法原理、操作步骤和注意事项。在实验操作过程中初步掌握紫外可见分光光度计、原子吸收分光光度计、测汞仪的使用和操作流程。

目标测试

一、最佳选择题

1. 按《化妆品卫生规范》，新开发的一般化妆品在投放市场前，应考虑进行下列理化检验，以评价其安全性

A. 铅、汞、砷、pH
B. 铅、汞、砷、甲醇
C. 铅、砷、pH、甲醇
D. 铅、汞、砷、甲醛
E. 铅、砷、pH、甲醛

2.《化妆品卫生规范》中规定的甲醇的测定方法是

A. 比色法
B. 气相色谱法
C. 原子荧光法
D. 高效液相色谱法
E. 薄层色谱法

3. 某病人怀疑自己近一周来服用了含铅的药物，要求给他进行检验，以了解是否对健康有害，你将优先采集哪种生物样品

A. 指甲
B. 汗液
C. 血液
D. 头发
E. 任何一种都可以

4. 汞的测定原理是基于基态汞蒸气对以下波长的电磁波的吸收

A. 对波长 217.3nm 的吸收
B. 对波长 228.8nm 的吸收
C. 对波长 253.7nm 的吸收
D. 对波长 283.3nm 的吸收
E. 对波长 238.3nm 的吸收

5. 测定汞时，对 253.7nm 波长有吸收能力的是

A. 一价的汞离子
B. 二价的汞离子
C. 汞分子
D. 汞原子
E. 汞化合物

二、简答题

1. 土壤和底质样品采样时应注意哪些问题？
2. 简述镉测定的原理和注意事项。
3. 化妆品的主要卫生理化检验项目有哪些？
4. 常用化妆品的消化处理方法有哪几种？
5. 如何采集尿样？如何采集血样？
6. 简述碱性氯化亚锡 - 冷原子吸收分光光度法测定尿汞的原理。

（罗白玲）

实 训 指 导

实训1 水源卫生调查与水厂参观

【目的要求】

1. 学会水井卫生调查。

2. 了解自来水厂生产全过程和主要环节，进一步明确保证水质卫生对保护人民健康的重大意义；提出水源选择和水处理过程中存在的卫生问题，提出改进意见和建议。

【使用器材和物品】

皮尺、尼龙绳、记录本、笔。

【内容和方法】

（一）水源卫生调查

以水井为调查对象，按下列调查表内容到现场察看、询问，填好调查表。见实训表1-1。

实训表1-1 水井卫生调查表

调查时间： 年 月 日 时

1. 水井位置 所在地点，位置，地势。 2. 水井建筑结构 （1）井台：有（ ）、无（ ），质料 ，有无裂缝 ，与井栏连接是否严密 ，井台有无斜坡 ，四周有无排水沟 。 （2）井栏：有（ ）、无（ ），质料 ，高度 m。 （3）井盖：有（ ）、无（ ）。 （4）井壁：建筑材料 ，上半部渗水情况 。 3. 水量 井深 m，水深 m，井直径 m，井水水量 m^3。 4. 周围卫生情况 （1）水井周围30m内有哪些污染源。 （2）是否有人在井旁洗污物 ，洗衣 ，污水流出道 ，流向 。 （3）井旁有（ ）、无（ ）积水。 5. 水井卫生管理 （1）取水方法 ，有无公用水桶 。 （2）井水用途 ，供应范围 。 （3）建井日期 ，最近一次淘井日期 。 （4）有无卫生公约 ，执行情况 。 （5）有无消毒 。 6. 群众对该井水质及卫生状况的反映。

7. 水井消毒
(1) 有无消毒员，消毒员姓名，每月消毒次。
(2) 最近一次消毒时间： 年 月 日 时 分。
(3) 加漂白粉(有效氯含量不低于20%) g。
(4) 30分钟后消毒效果(余氯测定) mg/L。
(5) 简易持续消毒：容器名称 ，盛放漂白粉 g，余氯 mg/L。
调查者：
时间： 年 月 日

(二)水厂参观

现场观察了解水源种类及卫生防护、水厂设备运行是否符合卫生要求，现场观察水厂管理制度、水处理流程，了解生产记录，填写调查提纲。调查提纲见实训表1-2。

实训表1-2 水厂调查提纲

参观时间： 年 月 日 时

一、一般情况
1. 水厂名称 ，地址 ，工人总数 人。
2. 水厂周围(特别是上游)有哪些污染源。
污染源距离水厂多远。
主要污染物是什么。
二、水厂生产情况
1. 水厂面积 m^2。车间布局是否合理 。
厂绿化面积 m^2。
2. 生产过程与操作方法(重点参观混凝沉淀和消毒这两个环节)。
存在什么卫生问题。
3. 工人对保证水质卫生标准重要性的认识(询问)。
曾否发生过质量事故，原因是什么。
水厂日产量 m^3。供水管网覆盖面积 m^2。该地区饮用自来水人数百分比% 。
4. 工人定期体检制度 ，执行情况 。
5. 水厂医务室对工人健康情况介绍(重点了解有无肝炎等传染病情况)。
6. 水质检验程序 ，检验结果 。
各项指标达标率。
近3年的消毒情况。
有何突出污染问题。
是否已采取对策。
7. 卫生监督所和疾病预防控制中心是否进行经常性卫生监督。
水质化验结果与本厂自检结果符合率为多少。
8. 居民对水质的反映。
三、对水厂环境、设施和水质的卫生学评价
参观者：
时间： 年 月 日

【注意事项】

1. 学生赴外开展调查参观实习，由带教老师带领、指挥，遵守纪律，统一行动，按指定的范围、规定的程序和路线进行，每个环节提出相应的注意事项，不得对各种设施、设备(特别是闸门、开关)、仪器(仪表)随意动手。

2. 学生应有秩序地参与调查和参观活动，禁止拥挤，严防事故发生。

3. 听取介绍要专心，并做好记录。回校后每组针对上述两实习内容进行一次讨论。讨论题目：通过调查和参观有哪些收获？该井水和周围环境是否符合卫生学要求？水厂沉淀和消毒方法如何？出厂水是否达到国家标准？对存在的问题如何改进？

4. 水厂参观后，将讨论结果填入实训表 1-2“对水厂环境、设施和水质的卫生学评价”栏中。

实训 2　食物中毒案例讨论

【目的要求】

1. 掌握食物中毒概念，食物中毒的原因、临床表现、诊断和治疗处理原则。

2. 熟悉食物中毒调查和处理方法。

3. 了解食物中毒案例分析方法。

【案例一】

2003 年 9 月 12 日凌晨，家住南方某市城南区的郭某出现发热、腹痛、腹泻、恶心、呕吐等症状急诊入院。体检发现：体温 39.5℃，腹部有压痛，大便为水样便，带有黏液。此后，居住其周围一些居民因同样症状体征入院就诊。到 9 月 15 日晚，同辖区内共有 59 户、117 人因相似症状到医院住院或门诊观察治疗。

[问题讨论 1]

1. 医院门诊医生接到第一例病人时，可能会作何诊断？当同天接到数例相同症状体征病人时，应如何考虑？作何处理？

2. 如果怀疑是食物中毒，应作何处理？

根据医师询问，发现所有病人在发病当天都有食用过设在该小区平价蔬菜副食店个体商贩丁某出售的自制酱驴肉，故医师立即向区疾病预防控制中心报告，怀疑食物中毒，要求疾控中心派人调查。

区疾病预防控制中心医师立即启动调查，从 9 月 12 日开始到 15 日，深入病人所在医院和家庭，了解发病情况，并采集了大量的有关食物，餐具及病人分泌物样品，进行相关项目的分析。

[问题讨论 2]

3. 按食物中毒调查处理原则，你认为食物中毒调查应包括哪些工作？

4. 要确认何种类型食物中毒，最关键的工作是什么？

根据区疾病预防控制中心调查报告，此次食物中毒的原因与发病人员食入丁某自制酱驴肉有关。

据了解，丁某有自制酱肉的手艺，此前从外地购进一头驴，近日因出现胃肠道不适、食量减少曾请当地兽医医治无效，9 月 10 日下午丁某将濒于死亡的驴牵回家中，在自家后院屠宰剥皮，然后在一破漏棚子里加工制作酱驴肉，周围卫生条件很差，生熟驴肉均使用同一工具和容器。从当日下午到次日凌晨，共加工 3 锅 100 多斤酱驴肉，并置于盛过生肉的菜筐内，放在气温 35℃左右院子里，11 日下午在蔬菜副食店挂牌出售。

本次食物中毒调查报告中还有下述一些资料：

(1) 发病率：进食酱驴肉者 198 人，发病 186 人，发病率为 93.9%。住院及门诊观察病人117人，占发病人数的62.9%。

（2）潜伏期：186例中毒患者中，潜伏期最短3小时，最长84小时，71%患者在12～30小时内发病。

（3）临床症状：主要症状为发热、腹痛、腹泻、恶心、头痛、头晕、呕吐；个别患者休克昏迷。患者体温最低37.5℃，最高42℃；76%患者体温在38～39.5℃；大便多为水样便，带有黏液，腹部有压痛。

（4）治疗与病程：重者静脉点滴或肌内注射庆大霉素、维生素C、氢化可的松，轻型病人口服小檗碱。大部分患者2～5天痊愈，个别患者病程达2周。预后良好，无后遗症。

［问题讨论3］

5. 该事件属何种性质食物中毒？据此能否确定是何种化学物还是细菌引起？

6. 造成这种食物中毒的原因是什么？

7. 如何防止类似中毒事件发生？

【案例二】

1998年9月，南方某小学416名学生在该校食堂进食早餐后约1小时，开始陆续有44名学生出现恶心、呕吐、腹痛症状，部分有发热、腹泻，但无死亡病例。经调查，该校早餐包括火腿汉堡包、绿豆粥、鸡蛋。这44名学生全部进食了火腿汉堡包，未进食者未发病。发病学生被送往当地医院治疗，市卫生监督所工作人员在第一时间赶到现场进行调查采样。

［问题讨论1］

1. 该案例属什么性质？试分析中毒的原因。

在一个群体中有众多进食同一食物人员同时发病，症状基本相同，首先应考虑食物中毒。在本案例中，早餐包括火腿汉堡包、绿豆粥、鸡蛋。而发病的44名学生均进食了汉堡包，未食者未发病。火腿汉堡包为引起食物中毒的可疑食物，应及时报卫生监督所对中毒患者呕吐物、粪便、剩余火腿汉堡包进行病原微生物检验。

根据调查分析，中毒发生的原因是近期气温较高，火腿汉堡包放置时间较长（超过10小时），且无任何防护措施，使食物中污染细菌（疑为金黄色葡萄球菌，可采样检验确定）不断大量繁殖和产毒，以致食后引起中毒。

［问题讨论2］

2. 应采取哪些处理措施？怎样预防？

发现疑似食物中毒病人后，除妥善处置外，应立即上报市卫生监督所和食品药品监督管理局进行调查取证，采样分析，协助处理工作。追踪火腿肠生产销售来源，并对相关人员进行体检和培训。同时，责令食堂停业和整顿，封存可疑食物、加工场所和用具，责令进行清洗消毒。

在预防方面，首先加强食品监督和卫生管理。如从业人员持证上岗、工作场所和用具洗消落实、严格食品原料采购与保存等。其次，加强食品安全教育、宣传和培训，警钟长鸣，从源头上杜绝食物中毒的发生，确保舌尖上安全。

实训3　常用计量资料统计指标计算

【实训目的】

能计算均数、中位数、几何均数、标准差，会制定医学参考值范围。

【实训内容】

1. 某地101名30～49岁正常成年男子血清总胆固醇(mmol/L)测定结果见实训表3-1，据此资料：

(1) 求均数。

(2) 求标准差。

实训表3-1　某地101名30～49岁正常成年男子血清胆固醇(mmol/L)测定值

血总胆固醇	频数
2.5～	1
3.0～	8
3.5～	9
4.0～	23
4.5～	25
5.0～	17
5.5～	9
6.0～	6
6.5～	2
7.0～8.0	1
合计	101

2. 某医院检测了50例乙肝患者治疗前HBsAg滴度，结果见实训表3-2，求其平均滴度。

实训表3-2　50例乙肝患者治疗前HBsAg滴度资料

HBsAg滴度	1∶16	1∶32	1∶64	1∶128	1∶256
例数	3	8	19	13	7

3. 某地调查了238名正常人发汞值，结果见实训表3-3，求平均值。

实训表3-3　238名正常人发汞值(μg/g)资料

发汞值	频数(f)
0.3～	20
0.7～	66
1.1～	60
1.5～	48
1.9～	18
2.3～	16
2.7～	6
3.1～	1
3.5～	0
3.9～4.3	3

4. 根据实训表 3-4 资料，请问资料呈何种分布？并制定该计量资料的双侧 95% 医学参考值范围。

实训表 3-4　某地 140 名健康成年男性血清尿素氮频数表

血清尿素氮浓度（mmol/L）	人数（f）
2.00～	2
2.40～	7
2.80～	13
3.20～	14
3.60～	15
4.00～	19
4.40～	18
4.80～	16
5.20～	14
5.60～	13
6.00～	6
6.40～	3
合计	140

（马永林）

附　　录

附录一　常见元素相对原子质量

名称	元素符号	原子序数	相对原子质量	名称	元素符号	原子序数	相对原子质量
氢	H	1	1.007 94	铁	Fe	26	55.845
氦	He	2	4.002 602	钴	Co	27	58.933 195
锂	Li	3	6.941	镍	Ni	28	58.6934
铍	Be	4	9.012 182	铜	Cu	29	63.546
硼	B	5	10.811	锌	Zn	30	65.409
碳	C	6	12.017	镓	Ga	31	69.723
氮	N	7	14.0067	锗	Ge	32	72.64
氧	O	8	15.9994	砷	As	33	74.921 60
氟	F	9	18.998 403	硒	Se	34	78.96
氖	Ne	10	20.1797	溴	Br	35	79.904
钠	Na	11	22.989 769	钼	Mo	42	95.94
镁	Mg	12	24.3050	银	Ag	47	107.8682
铝	Al	13	26.981 538	镉	Cd	48	112.411
硅	Si	14	28.0855	锡	Sn	50	118.710
磷	P	15	30.973 762	锑	Sb	51	121.760
硫	S	16	32.065	碲	Te	52	127.60
氯	Cl	17	35.453	碘	I	53	126.904 47
氩	Ar	18	39.948	钡	Ba	56	137.327
钾	K	19	39.0983	钨	W	74	183.84
钙	Ca	20	40.078	铂	Pt	78	195.084
钪	Sc	21	44.955 912	金	Au	79	196.9665
钛	Ti	22	47.867	汞	Hg	80	200.59
钒	V	23	50.9415	铅	Pb	82	207.2
铬	Cr	24	51.9961	铋	Bi	83	208.9804
锰	Mn	25	54.938 045	铀	U	92	238.028 91

附录二 常用标准溶液配制与标定

特别说明：

(1) 本书中使用的水，除另有说明外，系指蒸馏水或去离子水。

①蒸馏水：将清洁水用蒸馏器蒸馏制备。

②重蒸馏水：用全玻璃蒸馏器将蒸馏水重蒸馏制备。

③去离子水：将清洁水通过阴、阳离子交换树脂交换制备。

(2) 所用试剂，凡未指明规格者，均为分析纯(AR)，但指示剂和生物染料不分规格。化学试剂的纯度规格，见附录表 2-1。

附录表 2-1 化学试剂纯度与规格

纯度等级	优级纯	分析纯	化学纯	实验试剂
英文代号		AR	CP	LR
瓶签颜色	绿色	红色	蓝色	黄色
适用范围	用作基准物质，主要用于精密科学研究和分析	用于一般科学研究和分析	用于要求较高的无机和有机化学实验，或要求不高的分析检验	用于一般的实验和要求不高的科学实验

(3) 盐酸、硫酸、氨水等均为浓试剂，见附录表 2-2。

附录表 2-2 常用浓试剂

名称	盐酸	硫酸	硝酸	磷酸	冰醋酸	氨水
化学式	HCl	HSO_4	HNO_3	H_3PO_4	CH_3COOH	$NH_3 \cdot H_2O$
密度(ρ_{20}, g/ml)	1.19	1.84	1.42	1.69	1.05	0.88
物质质量分数(ω, %)	36.8～38	95～98	65～68	85	99	25～28
物质的量浓度(c, mol/L)	12	8	16	15	17	15

(4) 使用的固体试剂，若注明化学式中包含结晶水时，称取时系包括结晶水质量在内，否则系指无水试剂。

(5) 试剂溶液未指明用何种试剂配制时，均指用纯水配制。

一、盐酸标准溶液

【配制】

(1) 盐酸标准溶液[c(HCl)= 1mol/L]：量取 90ml 盐酸，加适量水并稀释至 1000ml，混匀。

(2) 盐酸标准溶液[c(HCl)= 0.5mol/L]：量取 45ml 盐酸，同上操作。

(3) 盐酸标准溶液[c(HCl)= 0.1mol/L]：量取 9ml 盐酸，同上操作。

【标定】

(1) 盐酸标准溶液[c(HCl)= 1mol/L]：称取约 1.5g 在 270～300℃干燥至恒重的基准无水碳酸钠(Na_2CO_3)，加 50ml 水使之溶解，加 10 滴溴甲酚绿 - 甲基红混合指示剂，用待标定的盐酸标准溶液滴定至溶液由绿色转变为紫红色，煮沸 2 分钟，冷却至室温，继续滴定至溶液由绿色变为暗紫色。同时做空白试验。

(2) 盐酸标准溶液[c(HCl)=0.5mol/L]：同上操作，但基准无水碳酸钠量改为约 0.8g。

(3) 盐酸标准溶液[c(HCl)=0.1mol/L]：同上操作，但基准无水碳酸钠量改为约 0.15g。

【计算】

盐酸标准溶液的浓度按下式计算：

$$c(HCl, mol/L)=\frac{m}{(V_1-V_2)\times 0.0530}$$

式中：m 为基准无水碳酸钠的质量(g)；V_1 为滴定时消耗盐酸标准溶液的体(L)；V_2 为试剂空白试验中，消耗盐酸标准溶液的体积(L)；0.0530 为与 1.00ml 盐酸标准溶液[c(HCl)= 1mol/L]相当的基准无水碳酸钠的质量(g/mmoL)。

【说明】

盐酸标准溶液[c(HCl)= 0.02mol/L]和盐酸标准溶液[c(HCl)= 0.01mol/L]两种盐酸标准溶液，临用前用盐酸标准溶液[c(HCl)= 1mol/L]加水稀释配制，必要时重新标定浓度。

二、硫酸标准溶液

【配制】

(1) 硫酸标准溶液[c($1/2H_2SO_4$)= 1mol/L]：量取 30ml 硫酸，缓慢注入适量水，冷却至室温后用水稀释至 1000ml，混匀。

(2) 硫酸标准溶液[c($1/2\ H_2SO_4$)= 0.5mol/L]：量取 15ml 硫酸，同上操作。

(3) 硫酸标准溶液[c($1/2\ H_2SO_4$)= 0.1mol/L]：量取 3ml 硫酸，同上操作。

【标定】

(1) 硫酸标准溶液[c($1/2H_2SO_4$)= 1mol/L]：称取约 1.5g 在 270～300℃干燥至恒重的基准无水碳酸钠(Na_2CO_3)，加 50ml 水使之溶解，加 10 滴溴甲酚绿 - 甲基红混合指示剂，用待标定的硫酸标准溶液滴定至溶液由绿色转变为紫红色，煮沸 2 分钟，冷却至室温，继续滴定至溶液由绿色变为暗紫色。同时做空白试验。

(2) 硫酸标准溶液[c($1/2H_2SO_4$)= 0.5mol/L]：同上操作，但基准无水碳酸钠量改为约 0.8g。

(3) 硫酸标准溶液[c($1/2H_2SO_4$)= 0.1mol/L]：同上操作，但基准无水碳酸钠量改为约 0.15g。

【计算】

硫酸标准溶液的浓度按下式计算：

$$c(1/2H_2SO_4, mol/L)=\frac{m}{(V_1-V_2)\times 0.0530}$$

式中：m 为基准无水碳酸钠的质量(g)；V_1 为滴定时消耗硫酸标准溶液的体积(L)；V_2 为试剂空白试验中，消耗硫酸标准溶液的体积(L)；0.0530 为与 1.00ml 硫酸标准溶液[c($1/2\ H_2SO_4$)= 1mol/L]相当的基准无水碳酸钠的质量(g/mmoL)。

三、氢氧化钠标准溶液

【配制】

(1) 氢氧化钠饱和溶液：称取 120g 氢氧化钠(NaOH)，溶于 100ml 纯水中，振摇使之溶解成饱和溶液，冷却后置于聚乙烯塑料瓶中，密塞，静置4天以上，使碳酸钠沉淀，澄清后备用。

（2）氢氧化钠标准溶液[c（NaOH）=lmol/L]：吸取56ml，澄清的氢氧化钠饱和溶液，加适量新煮沸过的冷蒸馏水至1000ml，摇匀。

（3）氢氧化钠标准溶液[c（NaOH）=0.5mol/L]：吸取28ml澄清的氢氧化钠饱和溶液，同上（2）操作。

（4）氢氧化钠标准溶液[c（NaOH）=0.1mol/L]：吸取5.6ml澄清的氢氧化钠饱和溶液，同上（2）操作。

【标定】

（1）氢氧化钠标准溶液[c（NaOH）=lmol/L]：称取约6g在105～110℃干燥至恒定的基准邻苯二甲酸氢钾，加80ml新煮沸过的冷蒸馏水，使之溶解，加2滴酚酞指示剂，用上述配制的氢氧化钠标准溶液滴定至溶液呈粉红色，30秒不褪色。同时做空白试验。

（2）氢氧化钠标准溶液[c（NaOH）=0.5mol/L]：同上（1）操作，但基准邻苯二甲酸氢钾量改为约3g。

（3）氢氧化钠标准溶液[c（NaOH）=0.1mol/L]：同上（1）操作，但基准邻苯二甲酸氢钾量改为约0.6g。

【计算】

氢氧化钠标准溶液的浓度按下式计算：

$$c(NaOH, mol/L) = \frac{m}{(V_1 - V_2) \times 0.2042}$$

式中：m 为基准邻苯二甲酸氢钾的质量（g）；V_1 为滴定时消耗氢氧化钠标准溶液的体积（ml）；V_2 为试剂空白试验中消耗氢氧化钠标准溶液的体积（ml）；0.2042为与1.00ml氢氧化钠标准溶液[c（NaOH）=lmol/L]相当的以克表示的基准邻苯二甲酸氢钾的质量（g/mmoL）。

【说明】

氢氧化钠标准溶液[c（NaOH）= 0.02mol/L]和氢氧化钠标准溶液[c（NaOH）= 0.01mol/L]两种氢氧化钠标准溶液，临用前用氢氧化钠标准溶液[c（NaOH）= 0.1mol/L]加新煮沸的冷蒸馏水稀释配制。

四、高锰酸钾标准溶液

【配制】

高锰酸钾标准溶液[c（1/5$KMnO_4$）=0.lmol/L]　称取约3.3g高锰酸钾，加1000ml水。煮沸15分钟，用垂熔玻砂漏斗过滤，置于具玻璃塞的棕色瓶中密塞保存。

【标定】

高锰酸钾标准溶液[c（1/5$KMnO_4$）=0.lmol/L]　称取约0.2g在110℃干燥至恒定的基准草酸钠（$Na_2C_2O_4$），加250ml新煮沸过的冷蒸馏水，10ml硫酸，搅拌使之溶解。迅速加入约25ml上述配制的高锰酸钾标准溶液，待褪色后加热至65℃，继续用标准溶液滴定至溶液呈微红色，保持30秒不褪色。在滴定终点时，溶液温度应不低于55℃，同时做空白试验。

【计算】

$$c(KMnO_4, mol/L) = \frac{m}{(V_1 - V_2) \times 0.0670}$$

式中：m 为基准草酸钠的质量(g)；V_1 为滴定时消耗高锰酸钾标准溶液的体积(ml)；V_2 为试剂空白试验中消耗高锰酸钾标准溶液的体积(ml)；0.0670 为与 1.00ml 高锰酸钾标准溶液[c(1/5$KMnO_4$)=lmol/L]相当于以克表示的基准草酸钠的质量(g/mmoL)。

【说明】

高锰酸钾标准溶液[c(1/5$KMnO_4$)=0.01mol/L]　临用前用高锰酸钾标准溶液[c(1/5$KMnO_4$)=0.lmol/L]加水稀释配制，必要时重新标定。

五、硫代硫酸钠标准溶液

【配制】

硫代硫酸钠标准溶液[c($Na_2S_2O_3$)=0.lmol/L]　称取 26g 硫代硫酸钠($Na_2S_2O_3 \cdot 5H_2O$)和 0.2g 碳酸钠(Na_2CO_3)，加入适量新煮沸过的冷蒸馏水使之溶解，并稀释至 1000ml 混匀，放置 1 个月后过滤备用。

【标定】

硫代硫酸钠标准溶液[c($Na_2S_2O_3$)=0.lmol/L]　称取约 0.15g 在 120℃干燥至恒定的基准重铬酸钾($K_2Cr_2O_7$)置于 250ml 碘量瓶中，加 50ml 水使之溶解。加入 2g 碘化钾，轻轻振摇使之溶解，再加 20ml 硫酸溶液(1+8)，密塞，摇匀，放于暗处 10 分钟后用 250ml 重新煮沸过的冷蒸馏水稀释。用待标定的硫代硫酸钠标准溶液滴定至溶液呈浅黄绿色，再加 3ml 淀粉指示剂，继续滴定至蓝色消失而呈亮绿色。反应液及稀释用水的温度不应高于 20℃。同时做空白试验。

【计算】

$$c(Na_2S_2O_3, mol/L)=\frac{m}{(V_1-V_2)\times 0.049\,03}$$

式中：c($Na_2S_2O_3$)为硫代硫酸钠标准溶液的实际浓度(mol/L)；m 为基准重铬酸钾的质量(g)；V_1 为滴定时消耗硫代硫酸钠标准溶液的体积(ml)；V_2 为试剂空白试验中消耗硫代硫酸钠标准溶液的体积(ml)；0.049 30 为与 1.00ml 硫代硫酸钠标准溶液[c($Na_2S_2O_3$)=lmol/L]相当的以克表示的基准重铬酸钾质量(g/mmoL)。

【说明】

硫代硫酸钠标准溶液[c($Na_2S_2O_3$)=0.02mol/L]和硫代硫酸钠标准溶液[c($Na_2S_2O_3$)=0.01mol/L]：两种硫代硫酸钠标准溶液，临用前用硫代硫酸钠标准溶液[c($Na_2S_2O_3$)=0.lmol/L]加新煮沸的冷蒸馏水稀释配制。

六、重铬酸钾标准溶液

【配制】

重铬酸钾标准溶液[c(1/6$K_2Cr_2O_7$)=0.lmol/L]　称取 6g 重铬酸钾($K_2Cr_2O_7$)，溶于 1000ml 水中，混匀。

【标定】

重铬酸钾标准溶液[c(1/6$K_2Cr_2O_7$)=0.lmol/L]　量取 25.00～30.00ml 待标定的重铬酸钾标准溶液置于碘量瓶中，加 2g 碘化钾及 20ml 硫酸溶液(20%)，混匀，于暗处放置 10 分钟，加 150ml 水，用硫代硫酸钠标准溶液[c($Na_2S_2O_3$)=0.lmol/L]滴定，近终点时加 3ml 淀粉指示剂(5g/L)，继续滴定至溶液由蓝色变为亮绿色。同时做试剂空白试验。

【计算】

重铬酸钾标准溶液的浓度按下式计算：

$$c(1/6K_2Cr_2O_7, mol/L)=\frac{(V_1-V_2)\times C}{V}$$

式中：c 为硫代硫酸钠标准溶液的浓度（mol/L）；V_1 为滴定时消耗硫代硫酸钠标准溶液的体积（ml）；V_2 为试剂空白试验中消耗硫代硫酸钠标准溶液的体积（ml）；V 为重铬酸钾标准溶液的体积（ml）。

七、乙二胺四乙酸二钠标准溶液

【配制】

（1）乙二胺四乙酸二钠标准溶液［c（Na_2EDTA）=0.05mol/L］：称取 20g 乙二胺四乙酸二钠（$Na_2EDTA\cdot 2H_2O$），加入 1000ml 水，加热使之溶解，冷却后摇匀，置于玻璃瓶中，避免与橡皮塞、橡皮管接触。

（2）乙二胺四乙酸二钠标准溶液［c（Na_2EDTA）=0.02mol/L］：取 8g 乙二胺四乙酸二钠（$Na_2EDTA\cdot 2H_2O$），同上（1）操作。

（3）乙二胺四乙酸二钠标准溶液［c（Na_2EDTA）=0.01mol/L］：取 1g 乙二胺四乙酸二钠（$Na_2EDTA\cdot 2H_2O$），同上（1）操作。

【标定】

（1）乙二胺四乙酸二钠标准溶液［c（Na_2EDTA）=0.05mol/L］：称取约 0.4g 在 800℃灼烧至恒定的基准氧化锌（ZnO），置于小烧瓶中，加入 1ml 盐酸，溶解后移入 100ml 容量瓶中，加水稀释至刻度，混匀。吸取 30.0～35.0ml 此溶液，加 70ml 水，用氨水（4 → 10）中和至 pH 7～8，再加 10ml 氨水 - 氯化铵缓冲溶液（pH =10），用待标定的乙二胺四乙酸二钠标准溶液滴定，接近终点时加入少许铬黑 T 指示剂，继续滴定至溶液由紫色转变为纯蓝色。同时做空白试验。

（2）乙二胺四乙酸二钠标准溶液［c（Na_2EDTA）=0.02mol/L］：基准氧化锌（ZnO）改为 0.16g，盐酸量改为 0.4ml，同上（1）操作。

（3）乙二胺四乙酸二钠标准溶液［c（Na_2EDTA）=0.01mol/L］：同上（1）操作，但容量瓶改为 200ml。

【计算】

乙二胺四乙酸二钠标准溶液的浓度按下式计算：

$$c(Na_2EDTA, mol/L)=\frac{m}{(V_1-V_2)\times 0.08318}$$

式中：m 为基准氧化锌的质量（g）；V_1 为滴定时消耗标准溶液的体积（ml）；V_2 为试剂空白试验中消耗乙二胺四乙酸二钠标准溶液的体积（ml）；0.083 18 为与 1.00ml 乙二胺四乙酸二钠标准溶液［c（Na_2EDTA）=1mol/L］相当以克表示的基准氧化锌质量（g/mmoL）。

八、硝酸银标准溶液

【配制】

硝酸银标准溶液［c（$AgNO_3$）=0.1mol/L］　称取 17.5g 硝酸银（$AgNO_3$）加入适量水，使之溶解，并稀释至 1000ml，混匀，避光保存。

【标定】

硝酸银标准溶液［c（$AgNO_3$）=0.1mol/L］　称取约 0.2g 在 270℃干燥至恒定的基准氯化钠（NaCl），加 50ml 水使之溶解。加 5ml 淀粉指示剂，边摇动边用待标定的硝酸银标准溶液避光滴定，近终点时，加入 3 滴荧光黄指示剂. 继续滴定至浑浊液由黄色变为粉红色。

【计算】

硝酸银标准溶液的浓度按下式计算：

$$c(AgNO_3, mol/L) = \frac{m}{V \times 0.058\,44}$$

式中：m 为基准氯化钠的质量（g）；V 为滴定时消耗硝酸银标准溶液的体积（ml）；0.058 44 为与 1.00ml 硝酸银标准溶液［c（$AgNO_3$）=1mol/L］相当的以克表示的基准氯化钠质量（g/mmoL）。

【说明】

硝酸银标准溶液［c（$AgNO_3$）=0.01mol/L］和硝酸银标准溶液［c（$AgNO_3$）=0.02mol/L］两种硝酸银标准溶液，临用前用硝酸银标准溶液［c（$AgNO_3$）=0.1mol/L］加水稀释配制。

附录三　常用指示剂与试纸的配制

一、酚酞指示剂

称取酚酞 0.1g 或 1g，溶于 100ml 60% 乙醇中。变色范围 pH 8.2～10.0，颜色由无色至红色。

二、石蕊指示剂

称取 1g 石蕊溶于 50ml 水中，静置一昼夜后过滤，在滤液中加入 30ml 95% 的乙醇，再加水稀释到 100ml。变色范围 pH 5.0～8.0，颜色由红色至蓝色。

三、甲基橙指示剂

称取甲基橙 0.1g，溶解于 100ml 水中。变色范围 pH 3.1～4.4，颜色由红色至黄色。

四、甲基红指示剂

称取甲基红 0.1g，溶于 100ml 60% 乙醇中。变色范围 pH 4.4～6.2，颜色由红色至黄色。

五、甲基紫指示剂

称取甲基紫 10mg，加水 100ml 溶解即得。第一变色范围 pH 0.13～0.5，颜色由黄色至绿色；第二变色范围 pH 1.0～1.5，颜色由绿色至紫红色。

六、酚红指示剂

称取酚红 0.1g，溶于 100ml 20% 乙醇中；或称取酚红 0.1g，溶于 100ml 水中，加入 0.05mol/L 氢氧化钠溶液 5.7ml。变色范围 pH 6.8～8.0，颜色由黄色至红色。

七、溴甲酚绿(溴甲酚蓝)指示剂

称取溴甲酚绿 0.1g，溶于 100ml 20% 乙醇中；或称取溴甲酚绿 0.1g，溶于 100ml 水中，加入 0.05mol/L 氢氧化钠溶液 2.9ml。变色范围 pH 3.8～5.4，颜色由黄色至蓝色。

八、甲基红-溴甲酚绿混合指示剂

量取 0.1% 溴甲酚绿乙醇溶液 30ml 与 0.2% 甲基红乙醇溶液 10ml 混合即得。变色点 pH 5.1，酸色为酒红色，碱色为绿色。

九、甲基红-亚甲基蓝混合指示剂

将 0.2% 甲基红乙醇溶液与 0.1% 亚甲基蓝乙醇溶液等体积混合即得。变色点 pH 5.4，酸色为红紫色，碱色为绿色。pH≤5.2 为红紫色，pH=5.4 为暗蓝色，pH≥5.6 为绿色。

十、麝香草酚蓝(百里酚蓝)指示剂

称取麝香草酚蓝 0.1g 溶于 100ml 20% 乙醇中；或称取麝香草酚蓝 0.lg 溶于 100ml 水中，加入 0.05mol/L 氢氧化钠溶液 4.3ml。第一变色范围 pH 1.2～2.8，颜色由红色至黄色；第二变色范围 pH 8.0～9.6，颜色由黄色至蓝色。

十一、铬酸钾指示剂

称取铬酸钾 5g，溶于 100ml 水中即得。

十二、试银灵指示剂

称取试银灵 20mg，溶于 100ml 丙酮中即得。终点颜色变化由灰色至红色。

十三、淀粉指示剂

称取 1g 可溶性淀粉，加 l0ml 冷水调成悬浮液，倒入正在沸腾的 100ml 水中，放冷备用。

十四、铬黑 T 指示剂

称取铬黑 T 0.5g，溶于 pH 为 10.1 的氨性缓冲溶液 l0ml 中，用乙醇稀释至 100ml，置冰箱保存，可稳定 1 个月。或称取干燥氯化钠 10g 研细，加 0.1g 铬黑 T 混合研匀，贮于棕色小广口瓶中备用，可长期保存。

十五、钙红指示剂

称取钙红 0.lg，加水 100ml 或(1+1)乙醇溶解即得。

十六、刚果红试纸

称取刚果红 0.1g，溶解于 200ml 水中。另取滤纸浸入配制的刚果红溶液中，取出晾干，剪成条状备用。变色范围 pH 3.0～5.2，颜色由蓝紫色至红色。

附录四 检验数据的处理

一、有效数字表示

卫生理化检验的结果，仅仅是测定的近似值。用近似值表达测定结果时，正确保留并写出有效数字位数。例如，0.0123 与 1.23 都是三位有效数字；当数字末端“0”不作为有效数字时，要改用乘以 10^n 来表示，如 24 600 取三位有效数字，应写作 2.46×10^4。有效数字中最末一位数为可疑数字。

二、四则运算中有效数字保留位数

加减法计算结果，其小数点后保留位数应与参与运算各数中，小数点位数最少者相同；乘除法计算结果，其有效数字保留位数应与参与运算各数中，有效数字位数最少者相同。

三、有效数字入舍规则

当确定了有效数字应该保留的位数后，对不保留的位数应该按“四舍六入，五前奇入、偶舍”规则进行入舍。

1. 在拟舍弃的数字中，如左边第一个数字小于 5（不包括 5）时，则舍去；如左边第一个数字大于 5（不包括 5）时，则入 1。即按“四舍六入”进行入舍。例如，将 14.2432 和 26.4843 要保留到小数后一位，则应为 14.2 和 26.5。

2. 在拟舍弃的数字中，如右边第一个数字等于 5，拟保留的末位数字若为奇数则入 1，若为偶数（包括 0）则舍弃。即按“五前奇入、偶舍”进行入舍。例如，将 0.3528、0.4562 和 1.051 要保留到小数后一位，则应为 0.4、0.4 和 1.0。

3. 所舍弃数字为两位以上时，不得连续进行多次入舍，只能按上述规则入舍。例如，将 15.4546 修约保留成整数时，应该为 15。不应该连续修约为 15.4546 → 15.455 → 15.45 → 15.5 → 16。

四、极端值（可疑值）的取舍

在一组实验数据中，如某一数值与其他值相差较大，则该值称为极端值或可疑值。对极端值是否舍弃，可先仔细检查该值有无某些误差存在。如有，则应该舍去。如未发现原因，可用下述 Q 测验法判断。

Q 检验法是先求出极端值与其邻近的一个数值间的偏差，然后除以全距，所得商称为 Q 值，即：

$$Q=\frac{\left|X_n-X_{nl}\right|}{X_n-X_1}$$

如所求得的 Q 值等于或大于下表中的 $Q_{0.90}$ 值，则该极端值应予弃去。如 $Q_{0.90}$ 测验值不允许弃去该值，应将极端值保留，参与其余结果求平均值。如求得 Q 值小于 $Q_{0.90}$ 值，则该极端值应予保留。如求得 Q 值与 $Q_{0.90}$ 值相近且对该值仍有怀疑时，可用该组数据中位数代替平均值，以减少误差对实验报告数据的影响。

测定数 n	3	4	5	6	7	8	9	10
$Q_{0.90}$	0.94	0.76	0.64	0.56	0.51	0.47	0.44	0.41

五、直线回归方程式的计算（最小二乘法）

设：直线回归方程式 $y=ax+b$

$$a=\frac{n\sum xy-\sum x\cdot\sum y}{n\sum x^2-\left(\sum x\right)^2}$$

$$b=\frac{\sum x^2\cdot\sum y-\sum x\cdot\sum xy}{n\sum x^2-\left(\sum x\right)^2}$$

式中：a 为直线斜率，b 为直线在 y 轴上的截距，n 为测定次数，x 为自变量，y 为因变量。

六、运算公式

1. 算术平均数$\overline{X}$与中位数 M 计算：

$$\overline{X}=\frac{X_1+X_2+\cdots\cdots+X_n}{n}=\frac{\sum X}{n}$$

$$M=X_{\frac{n+1}{2}}\text{（}n\text{为奇数时）}$$

$$M=\frac{X_n+X_{\frac{n}{2}+1}}{2}\text{（}n\text{为偶数时）}$$

式中：x_1、x_2……x_n 为各次测定值，为测定次数（即项数）。

2. 标准差 s、标准误$S_{\overline{X}}$与变异系数 CV 计算：

$$S=\sqrt{\frac{\sum X^2-\frac{\left(\sum X\right)^2}{n}}{n-1}}$$

$$S_{\overline{X}}=\frac{S}{\sqrt{n}}$$

$$CV=\frac{S}{\overline{X}}\times 100\%$$

式中符号含义同前。

3. 回收率计算：

$$P=\frac{X_s-X_j}{m_s}\times 100\%$$

式中：m_s 为向样品中加入标准的物质量，x_s 为样品中加入标准物质后测得被测物的总量，x_j 为未加入标准物前样品中被测物的含量。

附录五　《生活饮用水卫生标准》水质检验项目及限值

附录表 5-1　水质常规指标及限值

指标	限值
1. 微生物指标①	
总大肠菌群（MPN/100ml 或 CFU/100ml）	不得检出
耐热大肠菌群（MPN/100ml 或 CFU/100ml）	不得检出
大肠埃希菌（MPN/100ml 或 CFU/100ml）	不得检出
菌落总数（CFU/ml）	100
2. 毒理指标	
砷（mg/L）	0.01
镉（mg/L）	0.005
铬（六价，mg/L）	0.05
铅（mg/L）	0.01
汞（mg/L）	0.001
硒（mg/L）	0.01
氰化物（mg/L）	0.05
氟化物（mg/L）	1.0
硝酸盐（以 N 计，mg/L）	10（地下水源限制时为 20）
三氯甲烷（mg/L）	0.06
四氯化碳（mg/L）	0.002
溴酸盐/（使用臭氧时，mg/L）	0.01
甲醛/（使用臭氧时，mg/L）	0.9
亚氯酸盐/（使用二氧化氯消毒时，mg/L）	0.7
氯酸盐/（使用复合二氧化氯消毒时，mg/L）	0.7
3. 感官性状指标和一般化学指标	
色度（铂钴色度单位）	15
浑浊度（NTU-散射浊度单位）	1（水源与净化技术条件限制时为 5）
臭和味	无异臭、异味
肉眼可见物	无
pH/（pH 单位）	不小于 6.5 且不大于 8.5
铝（mg/L）	0.2
铁（mg/L）	0.3
锰（mg/L）	0.1
铜（mg/L）	1.0
锌（mg/L）	1.0
氯化物（mg/L）	250
硫酸盐（mg/L）	250
溶解性总固体（mg/L）	1000
总硬度（以 C_aCO_3 计，mg/L）	450
耗氧量（COD_{Mn} 法，以 O_2 计，mg/L）	3（水源限制，原水耗氧量 >6mg/L 时为 5）
挥发性酚类（以苯酚计，mg/L）	0.002
阴离子合成洗涤剂（mg/L）	0.3
4. 放射性指标②	指导值
总 α 放射性（Bq/L）	0.5
总 β 放射性（Bq/L）	1

注：① MPN 表示最可能数；CFU 表示菌落形成单位。当水样检出总大肠菌群时，应进一步检验大肠埃希氏菌或耐热大肠菌群；水样未检出总大肠菌群，不必检验大肠埃希氏菌或耐热大肠菌群

②放射性指标超过指导值，应进行核素分析和评价，判定能否饮用

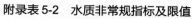

附录表 5-2　水质非常规指标及限值

指标	限值
1．微生物指标	
贾第鞭毛虫（个 /10L）	<1
隐孢子虫（个 /10L）	<1
2．毒理指标	
锑（mg/L）	0.005
钡（mg/L）	0.7
铍（mg/L）	0.002
硼（mg/L）	0.5
钼（mg/L）	0.07
镍（mg/L）	0.02
银（mg/L）	0.05
铊（mg/L）	0.0001
氯化氰（以 CN^- 计，mg/L）	0.07
氯化氰（以 CN^- 计，mg/L）	0.07
一氯二溴甲烷（mg/L）	0.1
二氯一溴甲烷（mg/L）	0.06
二氯乙酸（mg/L）	0.05
1，2- 二氯乙烷（mg/L）	0.03
二氯甲烷（mg/L）	0.02
三卤甲烷（三氯甲烷、一氯二溴甲烷、二氯一溴甲烷、三溴甲烷的总和）	该类化合物中各种化合物实测浓度与其各自限值比值之和不超过 1
1，1，1- 三氯乙烷（mg/L）	2
三氯乙酸（mg/L）	0.1
三氯乙醛（mg/L）0.01	0.01
2，4，6- 三氯酚（mg/L）0.2	0.2
三溴甲烷（mg/L）0.1	0.1
七氯（mg/L）	0.0004
马拉硫磷（mg/L）	0.25
五氯酚（mg/L）	0.009
六六六（总量，mg/L）	0.005
六氯苯（mg/L）	0.001
乐果（mg/L）	0.08
对硫磷（mg/L）	0.003
灭草松（mg/L）	0.3
甲基对硫磷（mg/L）	0.02
百菌清（mg/L）	0.01
呋喃丹（mg/L）	0.007
林丹（mg/L）	0.002
毒死蜱（mg/L）	0.03
草甘膦（mg/L）	0.7
敌敌畏（mg/L）	0.001
莠去津（mg/L）	0.002
溴氰菊酯（mg/L）	0.02
2，4- 滴（mg/L）	0.03
滴滴涕（mg/L）	0.001

指标	限值
乙苯（mg/L）	0.3
二甲苯（mg/L）	0.5
1，1- 二氯乙烯（mg/L）	0.03
1，2- 二氯乙烯（mg/L）	0.05
1，2- 二氯苯（mg/L）	1
1，4- 二氯苯（mg/L）	0.3
三氯乙烯（mg/L）	0.07
三氯苯（总量，mg/L）	0.02
六氯丁二烯（mg/L）	0.0006
丙烯酰胺（mg/L）	0.0005
四氯乙烯（mg/L）	0.04
甲苯（mg/L）	0.7
邻苯二甲酸二（2- 乙基己基）酯（mg/L）	0.008
环氧氯丙烷（mg/L）	0.0004
苯（mg/L）	0.01
苯乙烯（mg/L）	0.02
苯并（a）芘（mg/L）	0.000 01
氯乙烯（mg/L）	0.005
氯苯（mg/L）	0.3
微囊藻毒素 -LR（mg/L）	0.001
3．感官性状和一般化学指标	
氨氮（以 N 计，mg/L）0.5	0.5
硫化物（mg/L）0.02	0.02
钠（mg/L）	200

附录表 5-3　农村小型集中供水和分散供水部分水质指标及限值

指标	限值
1．微生物指标	
菌落总数（CFU/ml）	500
2．毒理指标	
砷（mg/L）	0.05
氟化物（mg/L）	1.2
硝酸盐（以 N 计，mg/L）	20
3．感官性状和一般化学指标	
色度（铂钴色度单位）	20
浑浊度（NTU- 散射浊度单位）	3（水源与净水技术限制时为 5）
pH/（pH 单位）	不小于 6.5 且不大于 9.5
溶解性总固体（mg/L）	1500
总硬度（以 C_aCO_3 计，mg/L）	550
耗氧量（COD_{Mn} 法，以 O_2 计，mg/L）	5
铁（mg/L）	0.5
锰（mg/L）	0.3
氯化物（mg/L）	300
硫酸盐（mg/L）	300

附录六　居住区大气中有害物质的最高容许浓度

序号	物质名称	最高容许浓度（mg/m^3）		序号	物质名称	最高容许浓度（mg/m^3）	
		一次	日平均			一次	日平均
1	一氧化碳	3.00	1.00	18	环氧氯丙烷	0.20	—
2	乙醛	0.01	—	19	氟化物（换算成F）	0.02	0.007
3	二甲苯	0.30	—	20	氨	0.20	—
4	二氧化硫	0.50	0.15	21	氧化氮（换算成NO_2）	0.15	—
5	二硫化碳	0.04	—	22	砷化物（换算成As）	—	0.003
6	五氧化二磷	0.15	0.05	23	敌百虫	0.10	—
7	丙烯腈	—	0.05	24	酚	0.02	0.015
8	丙烯醛	0.10	—	25	硫化氢	0.01	—
9	丙酮	0.80	—	26	硫酸	0.30	0.10
10	甲基对硫磷（甲基E1605）	0.01	—	27	硝基苯	0.01	—
11	甲醇	3.00	1.00	28	铅及其无机物（换算成Pb）	—	0.0007
12	甲醛	0.05	—	29	氯	0.10	0.03
13	汞	—	0.0003	30	氯丁二烯	0.30	—
14	吡啶	0.08	—	31	氯化氢	0.05	0.015①
15	苯	2.40	0.80	32	铬（六价）	0.0015	—
16	苯乙烯	0.01	—	33	锰及其化合物（换算成MnO_2）	—	0.01
17	苯胺	0.10	0.03	34	飘尘	0.50	0.15

注：1. 灰尘自然沉降量，可在当地清洁区实测数值的基础上增加3～5吨/平方千米•月。

2. 一次最高容许浓度，指任何一次测定结果最大容许值。

3. 日平均最高容许浓度，指任何一日平均浓度的最大容许值。

4. 本表所列各项有害物质检验方法，应按现行《大气监测检验方法》执行。

①《居住在大气中酚卫生标准》（GB18067-2000）

附录七　车间空气中有害物质的最高容许浓度

编号	物质名称	最高容许浓度（mg/m^3）
	一、有毒物质	
1	一氧化碳[1]	30
2	一甲胺	5
3	乙醚	500
4	乙腈	3
5	二甲胺	10
6	二甲苯	100
7	二甲基甲酰胺（皮）	10
8	二甲基二氯硅烷	2
9	二氧化硫	15
10	二氧化硒	0.1
11	二氯丙醇（皮）	5
12	二硫化碳（皮）	10
13	二异氰酸甲苯酯	0.2
14	丁烯	100
15	丁二烯	100
16	丁醛	10
17	三乙基氯化锡（皮）	0.01
18	三氧化二砷及五氧化二砷	0.3
19	三氧化铬、铬酸盐、重铬酸盐（换算成CrO_3）	0.05
20	三氯氢硅	3
21	己内酰胺	10
22	五氧化二磷	1
23	五氯酚及其钠盐	0.3
24	六六六	0.1
25	丙体六六六	0.05
26	丙酮	400
27	丙烯腈（皮）	2
28	丙烯醛	0.3
29	丙烯醇（皮）	2
30	甲苯	100
31	甲醛	3
32	光气	0.5
	有机磷化合物	
33	内吸磷（E059）（皮）	0.02
34	对硫磷（E605）（皮）	0.05
35	甲拌磷（3911）（皮）	0.01
36	马拉硫磷（4049）（皮）	2
37	甲基内吸磷（甲基 E059）（皮）	0.2
38	甲基对硫磷（甲基 E605）（皮）	0.1
39	乐戈（乐果）（皮）	1
40	敌百虫（皮）	1
41	敌敌畏（皮）	0.3
42	吡啶	4
	汞及其化合物	
43	金属汞	0.01
44	升汞	0.1
45	有机汞化合物（皮）	0.005
46	松节油	300
47	环氧氯丙烷（皮）	1
48	环氧乙烷	5
49	环己酮	50
50	环己醇	50
51	环己烷	100
52	苯（皮）	40
53	苯及其同系物的一硝基化合物（硝基苯及硝基甲苯等）（皮）	5
54	苯及其同系物的二及三硝基化合物（二硝基苯、三硝基甲苯等）（皮）	1
55	苯的硝基及二硝基氯化物（一硝基氯苯、二硝基氯苯等）（皮）	1
56	苯胺、甲苯胺、二甲苯胺（皮）	5
57	苯乙烯	40
	钒及其化合物	
58	五氧化二钒烟	0.1
59	五氧化二钒粉尘	0.5
60	钒铁合金	1
61	苛性碱（换算成NaOH）	0.5
62	氟化氢及氟化物（换算成F）	1

续表

编号	物质名称	最高容许浓度(mg/m^3)
63	氨	30
64	臭氧	0.3
65	氧化氮(换算成NO_2)	5
66	氧化锌	5
67	氧化镉	0.1
68	砷化氢	0.3
	铅及其化合物	
69	铅烟	0.03
70	铅尘	0.05
71	四乙基铅(皮)	0.005
72	硫化铅	0.5
73	铍及其化合物	0.001
74	钼(可溶性化合物)	4
75	钼(不溶性化合物)	6
76	黄磷	0.03
77	酚(皮)	5
78	萘烷、四氢化萘	100
79	氰化氢及氢氰酸盐(换算成HCN)(皮)	0.3
80	联苯-联苯醚	7
81	硫化氢	10
82	硫酸及三氧化硫	2
83	锆及其化合物	5
84	锰及其化合物(换算成MnO_2)	0.2
85	氯	1
86	氯化氢及盐酸	15
87	氯苯	50
88	氯萘及氯联苯(皮)	1
89	氯化苦	1
	氯代烃	
90	二氯乙烷	25
91	三氯乙烷	30
92	四氯甲碳(皮)	25
93	氯乙烯	30
94	氯丁乙烯(皮)	2
95	溴甲烷(皮)	1
96	碘甲烷(皮)	1
97	溶剂汽油	350
98	滴滴涕	0.3
99	羰基镍	0.001
100	钨及碳化钨	6
	醋酸酯	
101	醋酸甲酯	100
102	醋酸乙酯	300
103	醋酸丙酯	300
104	醋酸丁酯	300
105	醋酸戊酯	100
	醇	
106	甲醇	50
107	丙醇	200
108	丁醇	200
109	戊醇	100
110	糠醛	10
	二、生产性粉尘	
1	含有10%以上游离二氧化硅的粉尘(石英、石英岩等)②	2
2	石棉粉尘及含有10%以上石棉的粉尘	2
3	含有10%以下游离二氧化硅的滑石粉尘	4
4	含有10%以下游离二氧化硅的水泥粉尘	6
5	含有10%以下游离二氧化硅的煤尘	10
6	铝、氧化铝、铝合金粉尘	4
7	玻璃棉及矿渣棉粉尘	5
8	烟草及茶叶粉尘	3
9	其他粉尘③	10

注：1. 表中最高容许浓度，是工人工作地点空气中有害物质所不应超过的数值。工作地点系指工人为观察和管理生产过程而经常或定时停留的地点，如生产操作在车间内许多不同地点进行，则整个车间均算为工作地点。

2. 有(皮)标记者为除经呼吸道吸收外，尚易经皮肤吸收的有毒物质。

3. 工人在车间内停留的时间短暂，经采取措施仍不能达到上表规定的浓度时，可与省、市、自治区卫生主管部门协商解决。

①指一氧化碳的最高容许浓度在作业时间短暂时可以放宽，作业时间1小时以内，一氧化碳浓度可达到50mg/m^3；半小时以内可达到100mg/m^3；15～20分钟可达到200mg/m^3。在上述条件下反复作业时，两次作业之间须间隔2小时以上。

②含有80%以上游离二氧化硅的生产性粉尘，不宜超过1mg/m^3。

③其他粉尘系指游离二氧化硅含量在10%以下，不含有毒物质的矿物性和动植物性粉尘。

4. 本表所列各项有毒物质检验方法，应按现行《车间空气监测方法》执行。

5. 此表摘自原卫生部1979年颁布的《工业企业设计卫生标准》(TJ36-79)

附录八　我国法定职业病分类和目录

国卫疾控发(2013)48号

一、职业性尘肺病及其他呼吸系统疾病

(一)尘肺病(13种)

1. 矽肺　2. 煤工尘肺　3. 石墨尘肺　4. 碳黑尘肺
5. 石棉肺　6. 滑石尘肺　7. 水泥尘肺　8. 云母尘肺
9. 陶工尘肺　10. 铝尘肺　11. 电焊工尘肺　12. 铸工尘肺
13. 根据《尘肺病诊断标准》和《尘肺病理诊断标准》可以诊断的其他尘肺病

(二)其他呼吸系统疾病(6种)

1. 过敏性肺炎　2. 棉尘病　3. 哮喘
4. 金属及其化合物粉尘肺沉着病(锡、铁、锑、钡及其化合物等)
5. 刺激性化学物所致慢性阻塞性肺疾病　6. 硬金属肺病

二、职业性皮肤病(9种)

1. 接触性皮炎　2. 光接触性皮炎　3. 电光性皮炎　4. 黑变病
5. 痤疮　6. 溃疡　7. 化学性皮肤灼伤　8. 白斑
9. 根据《职业性皮肤病的诊断总则》可以诊断的其他职业性皮肤病

三、职业性眼病(3种)

1. 化学性眼部灼伤　2. 电光性眼炎
3. 白内障(含放射性白内障、三硝基甲苯白内障)

四、职业性耳鼻喉口腔疾病(4种)

1. 噪声聋　2. 铬鼻病　3. 牙酸蚀病　4. 爆震性聋

五、职业性化学中毒(60种)

1. 铅及其化合物中毒(不包括四乙基铅)　2. 汞及其化合物中毒
3. 锰及其化合物中毒　4. 镉及其化合物中毒　5. 铍病
6. 铊及其化合物中毒　7. 钡及其化合物中毒　8. 钒及其化合物中毒
9. 磷及其化合物中毒　10. 砷及其化合物中毒　11. 铀及其化合物中毒
12. 砷化氢中毒　13. 氯气中毒　14. 二氧化硫中毒
15. 光气中毒　16. 氨中毒　17. 偏二甲基肼中毒
18. 氮氧化合物中毒　19. 一氧化碳中毒　20. 二硫化碳中毒
21. 硫化氢中毒　22. 磷化氢、磷化锌、磷化铝中毒
23. 氟及其无机化合物中毒　24. 氰及腈类化合物中毒
25. 四乙基铅中毒　26. 有机锡中毒　27. 羰基镍中毒
28. 苯中毒　29. 甲苯中毒　30. 二甲苯中毒

31. 正己烷中毒
32. 汽油中毒
33. 一甲胺中毒
34. 有机氟聚合物单体及其热裂解物中毒
35. 二氯乙烷中毒
36. 四氯化碳中毒
37. 氯乙烯中毒
38. 三氯乙烯中毒
39. 氯丙烯中毒
40. 氯丁二烯中毒
41. 苯的氨基及硝基化合物（不包括三硝基甲苯）中毒
42. 三硝基甲苯中毒
43. 甲醇中毒
44. 酚中毒
45. 五氯酚（钠）中毒
46. 甲醛中毒
47. 硫酸二甲酯中毒
48. 丙烯酰胺中毒
49. 二甲基甲酰胺中毒
50. 有机磷中毒
51. 氨基甲酸酯类中毒
52. 杀虫脒中毒
53. 溴甲烷中毒
54. 拟除虫菊酯类中毒
55. 铟及其化合物中毒
56. 溴丙烷中毒
57. 碘甲烷中毒
58. 氯乙酸中毒
59. 环氧乙烷中毒
60. 上述条目未提及的与职业有害因素接触之间存在直接因果联系的其他化学中毒

六、物理因素所致职业病（7 种）

1. 中暑
2. 减压病
3. 高原病
4. 航空病
5. 手臂振动病
6. 激光所致眼（角膜、晶状体、视网膜）损伤
7. 冻伤

七、职业性放射性疾病（11 种）

1. 外照射急性放射病
2. 外照射亚急性放射病
3. 外照射慢性放射病
4. 内照射放射病
5. 放射性皮肤疾病
6. 放射性肿瘤（含矿工高氡暴露所致肺癌）
7. 放射性骨损伤
8. 放射性甲状腺疾病
9. 放射性性腺疾病
10. 放射复合伤
11. 根据《职业性放射性疾病诊断标准（总则）》可以诊断的其他放射性损伤

八、职业性传染病（5 种）

1. 炭疽
2. 森林脑炎
3. 布鲁菌病
4. 艾滋病（限于医疗卫生人员及人民警察）
5. 莱姆病

九、职业性肿瘤（11 种）

1. 石棉所致肺癌、间皮瘤
2. 联苯胺所致膀胱癌
3. 苯所致白血病
4. 氯甲醚、双氯甲醚所致肺癌
5. 砷及其化合物所致肺癌、皮肤癌
6. 氯乙烯所致肝血管肉瘤
7. 焦炉逸散物所致肺癌
8. 六价铬化合物所致肺癌
9. 毛沸石所致肺癌、胸膜间皮瘤
10. 煤焦油、煤焦油沥青、石油沥青所致皮肤癌
11. β- 萘胺所致膀胱癌

十、其他职业病（3 种）

1. 金属烟热
2. 滑囊炎（限于井下工人）
3. 股静脉血栓综合征、股动脉闭塞症或淋巴管闭塞症（限于科研作业人员）

附录九　酒精计温度浓度换算表

溶液温度（℃）	酒精计示值									
	70.0	69.5	69	68.5	68	67.5	67	66.5	66	65.5
	温度 +20℃时用容量百分数表示乙醇浓度（%）									
35	65.0	64.5	64.0	63.4	62.9	62.4	61.9	61.4	60.9	60.4
34	65.3	64.8	64.3	63.8	63.2	62.7	62.2	61.7	61.2	60.7
33	65.7	65.2	64.6	64.1	63.6	63.1	62.6	62.1	61.6	61.1
32	66.0	65.5	65.0	64.4	63.9	63.4	62.9	62.4	61.9	61.4
31	66.4	65.9	65.4	64.8	64.3	63.8	63.3	62.8	62.3	61.8
30	66.7	66.2	65.7	65.2	64.6	64.1	63.6	63.1	62.6	62.1
29	67.0	66.5	66.0	65.5	65.0	64.5	64.0	63.4	62.9	62.4
28	67.4	66.8	66.3	65.8	65.3	64.8	64.3	63.8	63.3	62.8
27	67.7	67.2	66.7	66.2	65.7	65.2	64.6	64.1	63.6	63.1
26	68.0	67.5	67.0	66.5	66.0	65.5	65.0	64.5	64.0	63.5
25	68.4	67.8	67.3	66.8	66.3	65.8	65.3	64.8	64.3	63.8
24	68.7	67.2	67.7	67.2	66.7	66.2	65.6	65.1	64.6	64.1
23	69.0	67.5	68.0	67.5	67.0	66.5	66.0	65.5	65.0	64.5
22	69.3	68.2	68.3	67.8	67.3	66.8	66.3	65.8	65.3	64.8
21	69.7	69.2	68.7	68.2	67.7	67.2	66.7	66.2	65.7	65.2
20	70.0	69.5	69.0	68.0	68.0	67.5	67.0	66.5	66.0	65.5
19	70.3	69.8	69.3	68.8	68.3	67.8	67.3	66.8	66.3	65.8
18	70.6	70.2	69.6	69.2	68.7	68.2	67.7	67.2	66.7	66.2
17	71.0	70.5	70.0	69.5	69.0	68.5	68.0	67.5	67.0	66.5
16	71.3	70.8	70.3	69.8	69.3	68.8	68.3	67.8	67.3	66.8
15	71.6	71.1	70.6	70.1	69.6	69.1	68.6	68.2	67.7	67.2
14	72.0	71.4	71.0	70.5	70.0	69.5	69.0	68.5	68.0	67.5
13	72.3	71.8	71.3	70.8	70.3	69.8	69.3	68.8	68.3	67.8
12	72.6	72.1	71.6	71.1	70.6	70.1	69.6	69.2	68.7	68.2
11	72.9	72.4	71.9	71.4	71.0	70.5	70.0	69.5	69.0	68.5
10	73.2	72.7	72.2	71.8	71.3	70.8	70.3	69.8	69.3	68.8

续表

溶液温度（℃）	酒精计示值									
	65	64.5	64	63.5	63	62.5	62	61.5	61	60.5
	温度+20℃时用容量百分数表示乙醇浓度（%）									
35	59.9	59.4	58.9	58.4	57.8	57.2	56.7	56.2	55.8	55.2
34	60.2	59.7	59.2	58.6	58.1	57.6	57.1	56.6	56.1	55.6
33	60.6	60.1	59.6	59.0	58.5	58.0	57.4	57.0	56.5	55.9
32	60.9	60.4	59.9	59.4	58.8	58.3	57.8	57.3	56.8	56.2
31	61.3	60.8	60.3	59.8	59.2	58.6	58.1	57.6	57.2	56.6
30	61.6	61.1	60.6	60.0	59.5	59.0	58.5	58.0	57.5	57.0
29	61.9	61.4	60.9	60.4	59.9	59.4	58.8	58.3	57.8	57.3
28	62.3	61.8	61.2	60.7	60.2	59.7	59.2	58.7	58.2	57.7
27	62.6	62.1	61.6	61.1	60.6	60.1	59.6	59.0	58.5	58.0
26	63.0	62.4	61.9	61.4	60.9	60.4	59.9	59.4	58.9	58.4
25	63.3	62.8	62.3	61.8	61.3	60.8	60.3	59.8	59.2	58.7
24	63.6	63.1	62.6	62.1	61.6	61.1	60.6	60.1	59.6	59.1
23	64.0	63.5	63.0	62.5	62.0	61.5	61.0	60.4	60.0	59.4
22	64.3	63.8	63.3	62.8	62.3	61.8	61.3	60.8	60.3	59.8
21	64.6	64.2	63.6	63.2	62.6	62.2	61.6	61.2	60.6	60.1
20	65.0	64.5	64.0	63.5	63.0	62.5	62.0	61.5	61.0	60.5
19	65.3	64.8	64.3	63.8	63.3	62.8	62.3	61.8	61.3	60.8
18	65.7	63.2	64.7	64.2	63.7	63.2	62.7	62.2	61.7	61.2
17	66.0	65.5	65.0	64.5	64.0	63.5	63.0	62.5	62.0	61.5
16	66.3	65.8	65.4	64.8	64.4	63.9	63.4	62.9	62.4	61.9
15	66.7	66.2	65.7	65.2	64.7	64.2	63.7	63.2	62.7	62.2
14	67.0	66.5	66.0	65.5	65.0	64.6	64.1	63.6	63.1	62.6
13	67.4	66.8	66.4	65.9	65.4	64.9	64.4	63.9	63.4	62.9
12	67.7	67.2	66.7	66.2	65.7	65.2	64.7	64.2	63.8	63.3
11	68.0	67.5	67.0	66.5	66.0	65.6	65.1	64.6	64.1	63.6
10	68.3	67.8	67.4	66.9	66.4	65.9	65.4	64.9	64.4	63.9

续表

溶液温度（℃）	酒精计示值									
	60	59.5	59	58.5	58	57.5	57	56.5	56	55.5
	温度+20℃时用容量百分数表示乙醇浓度（%）									
35	54.6	54.1	53.6	53.1	52.6	52.1	51.6	51.0	50.5	50.0
34	55.0	54.5	54.0	53.5	53.0	52.4	51.9	51.4	50.8	50.3
33	55.3	54.8	54.3	53.8	53.3	52.8	52.3	51.8	51.2	50.7
32	55.7	55.2	54.7	54.2	53.7	53.2	52.7	52.2	51.6	51.1
31	56.1	55.5	55.0	54.5	54.0	53.5	53.0	52.4	51.9	51.4
30	56.4	55.9	55.4	54.9	54.4	53.9	53.4	52.9	52.3	51.8
29	56.8	56.3	55.8	55.3	54.8	54.2	53.7	53.2	52.7	52.2
28	57.2	56.6	56.1	55.6	55.1	54.6	54.1	53.6	53.1	52.6
27	57.5	57.0	56.5	56.0	55.5	55.0	54.5	54.0	53.4	52.9
26	57.9	57.4	56.9	56.4	55.8	55.3	54.8	54.3	53.8	53.3
25	58.2	57.7	57.2	56.7	56.2	55.7	55.2	54.7	54.2	53.7
24	58.6	58.1	57.6	57.1	56.6	56.1	55.6	55.0	54.5	54.0
23	58.9	58.4	57.9	57.4	56.9	56.4	55.9	55.4	54.9	54.4
22	59.3	58.8	58.3	57.8	57.3	56.8	56.3	55.8	55.3	54.8
21	59.6	59.1	58.6	58.1	57.6	57.1	56.6	56.1	55.6	55.1
20	60.0	59.5	59.0	58.5	58.0	57.5	57.0	56.5	56.0	55.5
19	60.4	59.8	59.4	58.8	58.4	57.8	57.4	56.9	56.4	55.9
18	60.7	60.2	59.7	59.2	58.7	58.2	57.7	57.2	56.7	56.2
17	61.0	60.5	60.0	59.6	59.1	58.6	58.1	57.6	57.1	56.6
16	61.4	60.9	60.4	59.9	59.4	58.9	58.4	57.9	57.4	56.9
15	61.7	61.2	60.8	60.2	59.8	59.3	58.8	58.3	57.8	57.3
14	62.1	61.6	61.1	60.6	60.1	59.6	59.1	58.6	58.2	57.7
13	62.4	61.9	61.4	61.1	60.5	60.0	59.5	59.0	58.5	58.0
12	62.8	62.3	61.8	61.3	60.8	60.3	59.8	59.4	58.9	58.4
11	63.1	62.6	62.1	61.6	61.2	60.7	60.2	59.7	59.2	58.7
10	63.5	63.0	62.5	62.0	61.5	61.0	60.5	60.0	59.5	59.1

续表

溶液温度(℃)	酒精计示值									
	55	54.5	54	53.5	53	52.5	52	51.5	51	50.5
	温度+20℃时用容量百分数表示乙醇浓度(%)									
35	49.5	49.0	48.5	48.0	47.4	46.8	46.3	45.8	45.3	44.8
34	49.8	49.3	48.8	48.3	47.8	47.2	46.7	46.2	45.7	45.2
33	50.2	49.7	49.2	48.7	48.2	47.6	47.1	46.6	46.1	45.6
32	50.6	50.1	49.6	49.0	48.5	48.0	47.4	46.9	46.4	45.9
31	50.9	50.4	49.9	49.4	48.9	48.4	47.8	47.3	46.8	46.3
30	51.3	50.8	50.3	49.8	49.3	48.8	48.2	47.7	47.2	46.7
29	51.7	51.2	50.7	50.2	49.6	49.1	48.6	48.1	47.6	47.1
28	52.1	51.5	51.0	50.5	50.0	49.5	49.0	48.5	48.0	47.5
27	52.4	51.9	51.4	50.9	50.4	49.9	49.4	48.8	48.3	47.8
26	52.8	52.3	51.8	51.3	50.8	50.2	49.7	49.2	48.7	48.2
25	53.2	52.6	52.2	51.6	51.1	50.6	50.1	49.6	49.1	48.6
24	53.5	53.0	52.5	52.0	51.5	51.0	50.5	50.0	49.5	49.0
23	53.9	53.4	52.9	52.4	51.9	51.4	50.9	50.4	49.9	49.4
22	54.3	53.8	53.3	52.8	52.2	51.8	51.2	50.7	50.2	49.7
21	54.6	54.1	53.6	53.1	52.6	52.1	51.6	51.1	50.6	50.1
20	55.0	54.5	54.0	53.5	53.0	52.5	52.0	51.5	51.0	50.5
19	55.4	54.9	54.4	53.9	53.4	52.9	52.4	51.9	51.4	50.9
18	55.7	55.2	54.7	54.2	53.7	53.2	52.7	52.2	51.7	51.2
17	56.1	55.6	55.1	54.6	54.1	53.6	53.1	52.6	52.1	51.6
16	56.4	56.0	55.5	55.0	54.5	54.0	53.5	53.0	52.5	52.0
15	56.8	56.3	55.8	55.3	54.8	54.4	53.9	53.4	52.9	52.4
14	57.2	56.7	56.2	55.7	55.2	54.7	54.2	53.7	53.2	52.7
13	57.5	57.0	56.5	56.0	55.6	55.1	54.6	54.1	53.6	53.1
12	57.9	57.4	56.9	56.4	55.9	55.4	55.0	54.5	54.0	53.5
11	58.2	57.7	57.2	56.8	56.3	55.8	55.3	54.8	54.3	53.8
10	58.6	58.1	57.6	57.1	56.6	56.2	55.7	55.2	54.7	54.2

续表

溶液温度（℃）	酒精计示值									
	50	49.5	49	48.5	48	47.5	47	46.5	46	45.5
	温度+20℃时用容量百分数表示乙醇浓度（%）									
35	44.3	43.8	43.3	42.8	42.3	41.8	41.2	40.7	40.2	39.6
34	44.7	44.2	43.7	43.2	42.7	42.1	41.5	41.0	40.5	40.0
33	45.0	44.6	44.1	43.6	43.1	42.5	41.9	41.4	40.9	40.4
32	45.4	44.9	44.4	43.9	43.4	42.8	42.3	41.8	41.3	40.8
31	45.8	45.3	44.8	44.3	43.8	43.2	42.7	42.2	41.7	41.2
30	46.2	45.7	45.2	44.7	44.2	43.6	43.1	42.6	42.1	41.6
29	46.6	46.1	45.6	45.0	44.5	44.0	43.5	43.0	42.5	42.0
28	47.0	46.4	45.9	45.4	44.9	44.4	43.9	43.4	42.9	42.4
27	47.3	46.8	46.3	45.8	45.3	44.8	44.3	43.8	43.3	42.8
26	47.7	47.2	46.7	46.2	45.7	45.2	44.7	44.2	43.7	43.2
25	48.1	47.6	47.1	46.6	46.1	45.6	45.1	44.6	44.1	43.6
24	48.5	48.0	47.5	47.0	46.4	46.0	45.4	44.9	44.4	43.9
23	48.9	48.4	47.8	47.3	46.8	46.3	45.8	45.3	44.8	44.3
22	49.2	48.7	48.2	47.7	47.2	46.7	46.2	45.7	45.2	44.7
21	49.6	49.1	48.6	48.1	47.6	47.1	46.6	46.1	45.6	45.1
20	50.0	49.5	49.0	48.5	48.0	47.5	47.0	46.5	46.0	45.5
19	50.4	49.9	49.4	48.9	48.4	47.9	47.4	46.9	46.4	45.9
18	50.7	50.2	49.8	49.3	48.8	48.3	47.8	47.3	46.8	46.3
17	51.1	50.6	50.1	49.6	49.2	48.7	48.2	47.7	47.2	46.7
16	51.5	51.0	50.5	50.0	49.5	49.0	48.6	48.0	47.6	47.1
15	51.9	51.4	50.9	50.4	49.9	49.4	48.9	48.4	47.9	47.4
14	52.2	51.8	51.3	50.8	50.3	49.8	49.3	48.8	48.3	47.8
13	52.6	52.1	51.6	51.2	50.7	50.2	49.7	49.2	48.7	48.2
12	53.0	52.5	52.0	51.6	51.0	50.6	50.1	49.6	49.1	48.6
11	53.4	52.9	52.4	51.9	51.4	50.9	50.4	50.0	49.5	49.0
10	53.7	53.2	52.8	52.3	51.8	51.3	50.8	50.3	49.8	49.4

续表

溶液温度（℃）	酒精计示值									
	45	44.5	44	43.5	43	42.5	42	41.5	41	40.5
	温度+20℃时用容量百分数表示乙醇浓度（%）									
35	39.0	38.6	38.1	37.6	37.0	36.5	36.0	35.5	35.0	34.5
34	39.5	39.0	38.5	38.0	37.4	36.9	36.4	35.9	35.4	34.9
33	39.9	39.4	38.9	38.4	37.8	37.3	36.8	36.3	35.8	35.3
32	40.3	39.8	39.3	38.8	38.2	37.7	37.2	36.7	36.2	35.7
31	40.7	40.2	39.7	39.2	38.6	38.1	37.6	37.1	36.6	36.1
30	41.0	40.6	40.1	39.5	39.0	38.5	38.0	37.5	37.0	36.5
29	41.5	41.0	40.4	39.9	39.4	38.9	38.4	37.9	37.4	36.9
28	41.9	41.4	40.8	40.3	39.8	39.3	38.8	38.3	37.8	37.3
27	42.3	41.8	41.2	40.7	40.2	39.7	39.2	38.7	38.2	37.7
26	42.7	42.2	41.6	41.1	40.6	40.1	39.6	39.1	38.6	38.1
25	43.0	42.5	42.0	41.5	41.0	40.5	40.0	39.5	39.0	38.5
24	43.4	42.9	42.4	41.9	41.4	40.9	40.4	39.9	39.4	38.9
23	43.8	43.3	42.8	42.3	41.8	41.3	40.8	40.3	39.8	39.3
22	44.2	43.7	43.2	42.7	42.2	41.7	41.2	40.7	40.2	39.7
21	44.6	44.1	43.6	43.1	42.6	42.1	41.6	41.1	40.6	40.1
20	45.0	44.5	44.0	43.5	43.0	42.5	42.0	41.5	41.0	40.5
19	45.4	44.9	44.4	43.9	43.4	42.9	42.4	41.9	41.4	40.9
18	45.8	45.3	44.8	44.3	43.8	43.3	42.8	42.3	41.8	41.3
17	46.2	45.7	45.2	44.7	44.2	43.7	43.2	42.7	42.2	41.7
16	46.6	46.1	45.6	45.1	44.6	44.1	43.6	43.1	42.6	42.1
15	47.0	46.4	46.0	45.5	45.0	44.5	44.0	43.5	43.0	42.5
14	47.3	46.8	46.4	45.8	45.4	44.9	44.4	43.9	43.4	42.9
13	47.7	47.2	46.7	46.2	45.8	45.3	44.8	44.3	43.8	43.3
12	48.1	47.6	47.1	46.6	46.1	45.6	45.2	44.7	44.2	43.7
11	48.5	48.0	47.5	47.0	46.5	46.0	45.6	45.1	44.6	44.1
10	48.9	48.4	47.9	47.4	46.9	46.4	46.0	45.5	45.0	44.5

续表

溶液温度(℃)	酒精计示值									
	40	39.5	39	38.5	38	37.5	37	36.5	36	35.5
	温度+20℃时用容量百分数表示乙醇浓度(%)									
35	34.0	33.5	33.0	32.5	32.0	31.5	31.0	30.5	30.0	29.4
34	34.4	33.9	33.4	32.9	32.4	31.9	31.4	30.9	30.4	29.8
33	34.8	34.3	33.8	33.3	32.8	32.3	31.8	31.3	30.8	30.2
32	35.2	34.7	34.2	33.7	33.2	32.7	32.2	31.7	31.2	30.6
31	35.6	35.1	34.6	34.1	33.6	33.1	32.6	32.1	31.6	31.0
30	36.0	35.5	35.0	34.5	34.0	33.5	33.0	32.4	32.0	31.4
29	36.4	35.9	35.4	34.9	34.4	33.9	33.4	32.8	32.3	31.8
28	36.8	36.3	35.8	35.3	34.8	34.3	33.8	33.2	32.8	32.2
27	37.2	36.7	36.2	35.7	35.2	34.7	34.2	33.7	33.2	32.7
26	37.6	37.1	36.6	36.1	35.6	35.1	34.6	34.1	33.6	33.1
25	38.0	37.5	37.0	36.5	36.0	35.5	35.0	34.5	34.0	33.5
24	38.4	37.9	37.4	36.9	36.4	35.9	35.4	34.9	34.4	33.9
23	38.8	38.3	37.8	37.3	36.8	36.3	35.8	35.3	34.8	34.3
22	49.2	38.7	38.2	37.7	37.2	36.7	36.2	35.7	35.2	34.7
21	49.6	39.1	38.6	38.1	37.6	37.1	36.6	36.1	35.6	35.1
20	40.0	39.5	39.0	38.5	38.0	37.5	37.0	36.5	36.0	35.5
19	40.4	39.9	39.4	38.9	38.4	37.9	37.4	36.9	36.4	35.9
18	40.8	40.3	39.8	39.3	38.8	38.3	37.8	37.3	36.8	36.3
17	41.2	40.7	40.2	39.7	39.2	38.7	38.2	37.7	37.2	36.7
16	41.6	41.1	40.6	40.1	39.6	39.1	38.6	38.1	37.6	37.1
15	42.0	41.5	41.0	40.5	40.0	39.5	39.0	38.5	38.0	37.5
14	42.4	41.9	41.4	40.9	40.4	39.9	39.4	38.9	38.4	37.9
13	42.8	42.3	41.8	41.3	40.8	40.3	39.8	39.3	38.8	38.3
12	43.2	42.7	42.2	41.7	41.2	40.7	40.2	39.7	39.2	38.7
11	43.6	43.1	42.6	42.1	41.6	41.1	40.6	40.2	39.6	39.2
10	44.0	43.5	43.0	42.5	42.0	41.6	41.0	40.6	40.1	39.6

续表

溶液温度(℃)	酒精计示值									
	35	34.5	34	33.5	33	32.5	32	31.5	31	30.5
	温度+20℃时用容量百分数表示乙醇浓度(%)									
35	28.8	28.3	27.8	27.3	26.8	26.4	26.0	25.5	25.0	24.6
34	29.3	28.8	28.3	27.8	27.3	26.8	26.4	25.9	25.4	25.0
33	29.7	29.2	28.7	28.2	27.7	27.2	26.8	26.3	25.8	25.4
32	30.1	29.6	29.1	28.6	28.1	27.6	27.2	26.7	26.2	25.8
31	30.5	30.0	29.5	29.0	28.5	28.0	27.6	27.1	26.6	26.2
30	30.9	30.4	29.9	29.4	28.9	28.4	28.0	27.5	27.0	26.5
29	31.3	30.8	30.3	29.8	29.4	28.8	28.4	27.9	27.4	26.9
28	31.7	31.2	30.7	30.2	29.7	29.2	28.8	28.3	27.8	27.3
27	32.2	31.6	31.2	30.6	30.2	29.6	29.2	28.7	28.2	27.7
26	32.6	32.0	31.6	31.0	30.6	30.0	29.6	29.1	28.6	28.1
25	33.0	32.5	32.0	31.5	31.0	30.5	30.0	29.5	29.0	28.5
24	33.4	32.9	32.4	31.9	31.4	30.9	30.4	29.9	29.4	28.9
23	33.8	33.3	32.8	32.3	31.8	31.3	30.8	30.3	29.8	29.3
22	34.2	33.7	33.2	32.7	32.2	31.7	31.2	30.7	30.2	29.7
21	34.6	34.1	33.6	33.1	32.6	32.0	31.6	31.1	30.6	30.1
20	35.0	34.5	34.0	33.5	33.0	32.5	32.0	31.5	31.0	30.5
19	35.4	34.9	34.4	33.9	33.4	32.9	32.4	31.9	31.4	30.9
18	35.8	35.3	34.8	34.3	33.8	33.3	32.8	32.3	31.8	31.3
17	36.2	35.7	35.2	34.7	34.2	33.7	33.2	32.7	32.2	31.7
16	36.6	36.1	35.6	35.1	34.6	34.1	33.6	33.1	32.6	32.1
15	37.0	36.5	36.0	35.5	35.0	34.5	34.0	33.5	33.0	32.5
14	37.4	36.9	36.4	35.9	35.4	35.0	34.4	34.0	33.5	33.0
13	37.8	37.3	36.8	36.4	35.9	35.4	34.9	34.4	33.9	33.4
12	38.2	37.8	37.3	36.8	36.3	35.8	35.3	34.8	34.3	33.8
11	38.7	38.2	37.7	37.2	36.7	36.2	35.7	35.2	34.7	34.2
10	39.1	38.6	38.1	37.6	37.1	36.6	36.1	35.6	35.1	34.6

续表

溶液温度（℃）	酒精计示值									
	30	29.5	29	28.5	28	27.5	27	26.5	26	25.5
	温度+20℃时用容量百分数表示乙醇浓度（%）									
35	24.2	23.7	23.2	22.8	22.3	21.8	21.3	20.8	20.4	20.0
34	24.5	24.0	23.5	23.1	22.7	22.2	21.7	21.2	20.8	20.4
33	24.9	24.4	23.9	23.5	23.1	22.6	22.0	21.6	21.2	20.8
32	25.3	24.8	24.3	23.8	23.4	22.9	22.4	22.0	21.6	21.2
31	25.7	25.2	24.7	24.2	23.8	23.3	22.8	22.4	21.9	21.4
30	26.1	25.6	25.1	24.6	24.2	23.7	23.2	22.8	22.3	21.9
29	26.4	26.0	25.5	25.0	24.6	24.1	23.6	23.2	22.7	22.2
28	26.8	26.4	25.9	25.4	24.9	24.4	24.0	23.5	23.0	22.6
27	27.2	26.7	26.3	25.8	25.3	24.8	24.4	23.9	23.4	22.9
26	27.6	27.1	26.6	26.2	25.7	25.2	24.7	24.2	23.8	23.3
25	28.0	27.5	27.0	26.6	26.1	25.6	25.1	24.6	24.1	23.7
24	28.4	27.9	27.4	26.9	26.4	26.0	25.5	25.0	24.5	24.0
23	28.8	28.3	27.8	27.2	26.8	26.3	25.8	25.4	24.9	24.4
22	29.2	28.7	28.2	27.7	27.2	26.7	26.2	25.8	25.3	24.8
21	29.6	29.1	28.6	28.1	27.6	27.1	26.6	26.1	25.6	25.1
20	30.0	29.5	29.0	28.5	28.0	27.5	27.0	26.5	26.0	25.5
19	30.4	29.9	29.4	28.9	28.4	27.9	27.4	26.9	26.4	25.9
18	30.8	30.3	29.8	29.3	28.8	28.3	27.9	27.2	26.7	26.2
17	31.2	30.7	30.2	29.7	29.2	28.6	28.1	27.6	27.1	26.6
16	31.6	31.1	30.6	30.1	29.5	29.0	28.5	28.0	27.5	27.0
15	32.0	31.5	31.0	30.5	29.9	29.5	28.9	28.4	27.9	27.4
14	32.4	31.9	31.4	30.9	30.4	29.9	29.3	28.8	28.3	27.8
13	32.8	32.3	31.8	31.2	30.8	30.3	29.7	29.2	28.7	28.2
12	33.3	32.8	32.2	31.6	31.2	30.7	30.2	29.6	29.1	28.5
11	33.7	33.2	32.7	32.0	31.6	31.1	30.6	30.0	29.5	28.9
10	30.1	33.6	33.1	32.5	32.0	31.5	31.0	30.4	29.9	29.3

续表

溶液温度（℃）	酒精计示值									
	25	24.5	24	23.5	23	22.5	22	21.5	21	20.5
	温度+20℃时用容量百分数表示乙醇浓度（%）									
35	19.6	19.2	18.8	18.4	17.9	17.4	16.9	16.4	16.0	15.6
34	20.0	19.6	19.1	18.6	18.2	17.7	17.2	16.8	16.4	16.0
33	20.3	19.8	19.4	19.0	18.6	18.1	17.6	17.2	16.7	16.2
32	20.7	20.2	19.8	19.4	18.9	18.4	17.9	17.4	17.0	16.6
31	21.0	20.6	20.2	19.8	19.3	18.8	18.3	17.8	17.4	17.0
30	21.4	20.9	20.5	20.0	19.6	19.1	18.6	18.2	17.7	17.3
29	21.8	21.3	20.8	20.4	19.9	19.4	19.0	18.5	18.0	17.6
28	22.1	21.6	21.2	20.7	20.2	19.8	19.3	18.8	18.4	17.9
27	22.5	22.0	21.5	21.0	20.6	20.1	19.6	19.2	18.7	18.2
26	22.8	22.4	21.9	21.4	20.9	20.5	20.0	19.5	19.0	18.6
25	23.2	22.7	22.2	21.8	21.3	20.8	20.3	19.8	19.4	18.9
24	23.5	23.1	22.6	22.1	21.6	21.1	20.7	20.2	19.7	19.2
23	23.9	23.4	22.9	22.4	22.0	21.5	21.0	20.5	20.0	19.5
22	24.3	23.8	23.3	22.8	22.3	21.8	21.3	20.8	20.4	19.9
21	24.6	24.1	23.6	23.1	22.6	22.2	21.7	21.2	20.7	20.2
20	25.0	24.5	24.0	23.5	23.0	22.5	22.0	21.5	21.0	20.5
19	25.4	24.8	24.4	23.8	23.3	22.8	22.3	21.8	21.3	20.8
18	25.7	25.2	24.7	24.2	23.7	23.2	22.6	22.1	21.6	21.1
17	26.1	25.6	25.1	24.5	24.0	23.5	23.0	22.5	22.0	21.4
16	26.5	25.9	25.4	24.9	24.4	23.8	23.3	22.8	22.3	21.8
15	26.8	26.3	25.8	25.3	24.7	24.2	23.7	23.1	22.6	22.1
14	27.2	26.7	26.2	25.6	25.1	24.6	24.0	23.5	23.0	22.4
13	27.6	27.1	26.5	26.0	25.4	24.9	24.4	23.8	23.3	22.7
12	28.0	27.4	26.9	26.4	25.8	25.3	24.7	24.2	23.6	23.0
11	28.4	27.8	27.3	26.7	26.2	25.6	25.0	24.5	23.9	23.4
10	28.8	28.2	27.7	27.1	26.6	26.0	25.4	24.8	24.3	23.7

续表

溶液温度（℃）	酒精计示值									
	20	19.5	19	18.5	18	17.5	17	16.5	16	15.5
	温度+20℃时用容量百分数表示乙醇浓度（%）									
35	15.2	14.8	14.5	14.0	13.6	13.2	12.8	12.4	12.1	11.6
34	15.5	15.2	14.8	14.4	13.9	13.5	13.1	12.3	12.4	12.0
33	15.8	15.4	15.1	14.6	14.2	13.8	13.4	13.0	12.6	12.2
32	16.2	15.8	15.4	15.0	14.5	14.0	13.6	13.2	12.9	12.4
31	16.5	16.1	15.7	15.2	14.8	14.4	13.9	13.5	13.1	12.6
30	16.8	16.4	16.0	15.5	15.1	14.7	14.2	13.8	13.4	12.9
29	17.2	16.7	16.3	15.8	15.4	15.0	14.5	14.1	13.6	13.2
28	17.5	17.0	16.6	16.1	15.7	15.2	14.8	14.4	13.9	13.4
27	17.8	17.3	16.9	16.4	16.0	15.5	15.1	14.6	14.2	13.7
26	18.1	17.6	17.2	16.7	16.3	15.8	15.4	14.9	14.4	14.0
25	18.4	18.0	17.5	17.0	16.6	16.1	15.6	15.2	14.7	14.2
24	18.7	18.3	17.8	17.3	16.9	16.4	15.9	15.4	15.0	14.5
23	19.0	18.6	18.1	17.6	17.1	16.6	16.2	15.7	15.2	14.7
22	19.4	18.9	18.4	17.9	17.4	17.0	16.5	16.0	15.5	15.0
21	19.7	19.2	18.7	18.2	17.7	17.2	16.7	16.2	15.7	15.2
20	20.0	19.5	19.0	18.5	18.0	17.5	17.0	16.5	16.0	15.5
19	20.3	19.8	19.3	18.8	18.3	17.8	17.3	16.8	16.3	15.8
18	20.6	20.1	19.6	19.1	18.6	18.1	17.6	17.0	16.5	16.0
17	20.9	20.4	19.9	19.4	18.9	18.3	17.9	17.3	16.8	16.2
16	21.2	20.7	20.2	19.7	19.2	18.6	18.1	17.5	17.0	16.5
15	21.6	21.0	20.5	20.0	19.4	18.9	18.3	17.8	17.2	16.7
14	21.9	21.3	20.8	20.2	19.7	19.1	18.6	18.0	17.5	16.9
13	22.2	21.6	21.1	20.5	20.0	19.4	18.8	18.3	17.7	17.2
12	22.5	21.9	21.4	20.8	20.2	19.7	19.1	18.5	18.0	17.4
11	22.8	22.2	21.7	21.1	20.5	20.0	19.4	18.8	18.2	17.6
10	23.1	22.5	22.0	21.4	20.8	20.2	19.6	19.0	18.4	17.8

续表

溶液温度（℃）	酒精计示值									
	15	14.5	14	13.5	13	12.5	12	11.5	11	10.5
	温度+20℃时用容量百分数表示乙醇浓度(%)									
35	11.2	10.8	10.4	10.0	9.6	9.2	8.7	8.3	7.9	7.4
34	11.5	11.0	10.6	10.2	9.8	9.4	8.9	8.5	8.1	7.6
33	11.8	11.4	10.9	10.4	10.0	9.6	9.1	8.7	8.3	7.8
32	12.0	11.6	11.0	10.6	10.2	9.8	9.4	9.0	8.5	8.0
31	12.2	11.8	11.4	11.0	10.5	10.0	9.6	9.2	8.7	8.2
30	12.5	12.0	11.6	11.1	10.7	10.2	9.8	9.3	8.9	8.4
29	12.7	12.3	11.8	11.4	10.9	10.5	10.0	9.5	9.1	8.6
28	13.0	12.6	12.1	11.6	11.2	10.7	10.3	9.8	9.3	8.9
27	13.2	12.8	12.3	11.9	11.4	10.9	10.5	10.0	9.5	9.1
26	13.5	13.0	12.6	12.1	11.7	11.2	10.7	10.2	9.8	9.3
25	13.8	13.3	12.8	12.4	11.9	11.4	10.9	10.4	10.0	9.5
24	14.0	13.5	13.1	12.6	12.1	11.6	11.2	10.7	10.2	9.7
23	14.3	13.8	13.3	12.8	12.3	11.8	11.4	10.9	10.4	9.9
22	14.5	14.0	13.6	13.1	12.6	12.1	11.6	11.1	10.6	10.1
21	14.8	14.3	13.8	13.3	12.8	12.3	11.8	11.3	10.8	10.3
20	15.0	14.5	14.0	13.5	13.0	12.5	12.0	11.5	11.0	10.5
19	15.2	14.7	14.2	13.7	13.2	12.7	12.2	11.7	11.2	10.7
18	15.5	15.0	14.4	13.9	13.4	12.9	12.4	11.9	11.4	10.9
17	15.7	15.2	14.7	14.1	13.6	13.1	12.6	12.1	11.5	11.0
16	15.9	15.4	14.9	14.3	13.8	13.3	12.8	12.2	11.7	11.2
15	16.2	15.6	15.1	14.5	14.0	13.5	12.9	12.4	11.9	11.3
14	16.4	15.8	15.3	14.7	14.2	13.6	13.1	12.5	12.0	11.5
13	16.6	16.0	15.5	14.9	14.4	13.8	13.2	12.7	12.2	11.6
12	16.8	16.2	15.7	15.1	14.5	14.0	13.4	12.8	12.3	11.8
11	17.0	16.4	15.8	15.3	14.7	14.1	13.6	13.0	12.4	11.9
10	17.2	16.6	16.0	15.4	14.9	14.3	13.7	13.1	12.6	12.0

续表

溶液温度（℃）	酒精计示值									
	10	9.5	9	8.5	8	7.5	7	6.5	6	5.5
	温度+20℃时用容量百分数表示乙醇浓度（%）									
35	6.8	6.4	6.0	5.6	5.2	4.8	4.3	3.8	3.3	2.8
34	7.1	6.6	6.2	5.8	5.3	4.9	4.5	4.0	3.5	3.0
33	7.3	6.8	6.4	6.0	5.5	5.1	4.7	4.2	3.7	3.2
32	7.5	7.0	6.6	6.2	5.7	5.2	4.8	4.3	3.8	3.4
31	7.7	7.2	6.8	6.4	5.9	5.4	5.0	4.5	4.0	3.6
30	7.9	7.5	7.0	6.6	6.1	5.6	5.2	4.7	4.2	3.8
29	8.2	7.7	7.2	6.8	6.3	5.8	5.4	4.9	4.4	4.0
28	8.4	7.9	7.5	7.0	6.5	6.1	5.6	5.1	4.6	4.2
27	8.6	8.1	7.7	7.2	6.7	6.3	5.8	5.3	4.8	4.3
26	8.8	8.3	7.9	7.4	6.9	6.4	6.0	5.5	5.0	4.5
25	9.0	8.6	8.1	7.6	7.1	6.6	6.2	5.7	5.2	4.7
24	9.2	8.8	8.3	7.8	7.3	6.8	6.3	5.8	5.4	4.9
23	9.4	8.9	8.4	8.0	7.5	7.0	6.5	6.0	5.5	5.0
22	9.6	9.1	8.6	8.2	7.7	7.2	6.7	6.2	5.7	5.2
21	9.8	9.3	8.8	8.3	7.8	7.3	6.8	6.3	5.8	5.4
20	10.0	9.5	9.0	8.5	8.0	7.5	7.0	6.5	6.0	5.5
19	10.2	9.7	9.2	8.7	8.2	7.6	7.2	6.6	6.1	5.6
18	10.4	9.8	9.3	8.8	8.3	7.8	7.3	6.8	6.3	5.8
17	10.5	10.0	9.5	9.0	8.5	8.0	7.4	6.9	6.4	5.9
16	10.7	10.2	9.6	9.1	8.6	8.1	7.6	7.0	6.5	6.0
15	10.8	10.3	9.8	9.3	8.8	8.2	7.7	7.1	6.6	6.1
14	11.0	10.4	9.9	9.4	8.9	8.3	7.8	7.2	6.7	6.2
13	11.1	10.6	10.0	9.5	9.0	8.4	7.9	7.4	6.8	6.3
12	11.2	10.7	10.1	9.6	9.1	8.5	8.0	7.4	6.9	6.4
11	11.3	10.8	10.2	9.7	9.2	8.6	8.1	7.6	7.0	6.5
10	11.4	10.9	10.3	9.8	9.3	8.7	8.2	7.6	7.1	6.5

续表

溶液温度(℃)	酒精计示值									
	5	4.5	4	3.5	3	2.5	2	1.5	1	0.5
	温度+20℃时用容量百分数表示乙醇浓度(%)									
35	2.4	2.0	1.6	1.1	0.6					
34	2.6	2.2	1.8	1.3	0.8					
33	2.8	2.4	1.9	1.4	0.9					
32	3.0	2.6	2.1	1.6	1.1	0.6	0.1			
31	3.1	2.6	2.2	1.7	1.2	0.7	0.2			
30	3.3	2.8	2.4	1.9	1.4	0.9	0.4	0.1		
29	3.5	3.0	2.5	2.1	1.6	1.1	0.6	0.2		
28	3.7	3.2	2.7	2.2	1.8	1.3	0.8	0.3		
27	3.9	3.4	2.9	2.4	1.9	1.4	1.0	0.4		
26	4.0	3.6	3.1	2.6	2.1	1.6	1.1	0.6	0.1	
25	4.2	3.7	3.2	2.8	2.3	1.8	1.3	0.8	0.3	
24	4.4	3.9	3.4	2.9	2.4	1.9	1.4	0.9	0.4	
23	4.6	4.1	3.6	3.1	2.6	2.1	1.6	1.1	0.6	0.1
22	4.7	4.2	3.7	3.2	2.7	2.2	1.7	1.2	0.7	0.2
21	4.8	4.4	3.9	3.4	2.9	2.4	1.9	1.4	0.9	0.4
20	5.0	4.5	4.0	3.5	3.0	2.5	2.0	1.5	1.0	0.5
19	5.1	4.6	4.1	3.6	3.1	2.6	2.1	1.6	1.1	0.6
18	5.3	4.8	4.2	3.7	3.2	2.7	2.2	1.7	1.2	0.7
17	5.4	4.9	4.4	3.9	3.4	2.8	2.3	1.8	1.3	0.8
16	5.5	5.0	4.5	4.0	3.4	2.9	2.4	1.9	1.4	0.9
15	5.6	5.1	4.6	4.1	3.6	3.0	2.5	2.0	1.5	1.0
14	5.7	5.2	4.7	4.2	3.6	3.1	2.6	2.1	1.6	1.1
13	5.8	5.3	4.8	4.2	3.7	3.2	2.7	2.2	1.7	1.2
12	5.9	5.4	4.8	4.3	3.8	3.3	2.8	2.2	1.8	1.2
11	6.0	5.4	4.9	4.4	3.9	3.3	2.8	2.3	1.8	1.3
10	6.0	5.5	5.0	4.4	3.9	3.4	2.9	2.4	1.8	1.3

（马永林）

目标测试部分参考答案

第一章

一、1. B　2. C　3. D　4. C　5. B　6. C　7. C　8. D　9. E　10. E

第二章

二、1. A　2. B　3. D　4. B　5. A　6. A　7. D　8. C　9. D　10. D
　11. A　12. A　13. B

第三章

一、1. A　2. A　3. D　4. C　5. E　6. A　7. A　8. D　9. D　10. B
　11. C　12. C　13. C　14. C　15. B

第四章

二、1. D　2. B　3. B　4. E　5. D　6. C　7. A　8. A　9. B　10. E
　11. B　12. B　13. D　14. C　15. A

三、1. √　2. √　3. √　4. ×　5. ×　6. √　7. √　8. ×　9. √　10. ×

第五章

二、1. A　2. B　3. C　4. B　5. D　6. B　7. A　8. D　9. D　10. B
　11. B　12. E　13. E　14. B　15. C　16. A　17. B　18. C　19. D　20. B
　21. D　22. A　23. B　24. E　25. A

第六章

二、1. B　2. C　3. B　4. C　5. B　6. B　7. B　8. A　9. A　10. D
　11. D　12. A　13. B　14. D　15. D　16. B　17. A　18. D　19. B　20. B

第七章

三、1. A　2. D　3. D　4. A　5. E　6. B　7. D　8. C　9. D　10. A
　11. C　12. C　13. E

第八章

二、1. D　2. C　3. B　4. E　5. D　6. B　7. C　8. A　9. A　10. D

三、1. ×　2. √　3. √　4. ×　5. ×　6. √　7. ×

第九章

二、1. A　2. C　3. D　4. D　5. B　6. A　7. C　8. D　9. A　10. A
11. D　12. C　13. E　14. C　15. C

第十章

二、1. B　2. B　3. E　4. A　5. C　6. C　7. C　8. A　9. C　10. E
11. D　12. B　13. C　14. B　15. C　16. D　17. A　18. D　19. E　20. B
21. C　22. C　23. C　24. A　25. D

第十一章

二、1. √　2. ×　3. ×　4. √　5. √
三、1. D　2. A　3. C　4. E　5. A　6. E　7. A　8. D　9. E　10. B

第十二章

三、1. D　2. B　3. B　4. C　5. A　6. E　7. E　8. B　9. E　10. D
11. C　12. A　13. A　14. A　15. D　16. D　17. B　18. D　19. A　20. D
21. A　22. A　23. A　24. B　25. A　26. B　27. B　28. A　29. B　30. E
31. D　32. A　33. C　34. A　35. B　36. D　37. D　38. C　39. C　40. B
41. A　42. D　43. A　44. D　45. D　46. D　47. C　48. E　49. B　50. A
51. D

第十三章

二、1. √　2. √　3. ×　4. ×　5. ×　6. ×　7. √　8. ×　9. ×　10. √
11. √　12. ×　13. √　14. √　15. ×
三、1. A　2. B　3. D　4. D　5. B　6. B　7. B　8. D　9. C　10. C
11. A　12. C　13. D　14. C　15. D　16. D　17. E　18. A　19. C　20. A
21. B　22. C　23. C　24. C　25. B　26. A　27. A　28. B　29. B　30. C
31. B　32. D　33. A　34. D　35. C　36. B　37. B　38. E　39. E　40. D
41. A　42. B　43. D　44. D　45. C　46. D　47. E　48. D　49. E　50. D
51. D　52. B

第十四章

二、1. B　2. A　3. A　4. C　5. D　6. B　7. C　8. E

第十五章

一、1. B　2. B　3. C　4. C　5. D

参考文献

[1] 刘明清，王万荣. 预防医学[M]. 5版. 北京：人民卫生出版社，2014.
[2] 罗朝元，包戈华，周英果. 预防医学[M]. 北京：中国医药科技出版社，2013.
[3] 傅华. 预防医学[M]. 5版. 北京：人民卫生出版社，2008.
[4] 凌文华. 预防医学[M]. 3版. 北京：人民卫生出版社，2012.
[5] 马永林，姜新峰. 保健学基础[M]. 西安：第四军医大学出版社，2012.
[6] 朱道林. 卫生理化检验技术[M]. 2版. 北京：高等教育出版社，2015.
[7] 朱道林. 卫生理化检验技术[M]. 北京：高等教育出版社，2006.
[8] 梁康. 卫生理化检验技术[M]. 北京：人民卫生出版社，2002.
[9] 朱启星，杨永坚. 预防保健学[M]. 2版. 合肥：安徽大学出版社，2009.
[10] 周宜开. 卫生检验检疫[M]. 北京：人民教育出版社，2014.
[11] 王立晖，刘鹏. 食品分析与检验技术[M]. 北京：中国轻工业出版社，2015.
[12] 杜巍. 食品安全与疾病[M]. 北京：人民军医出版社，2007.
[13] 连国军，曹建明. 卫生理化检验学[M]. 杭州：浙江大学出版社，2014.
[14] 王林，王晶，周景洋. 食品安全快速检测技术手册[M]. 北京：化学工业出版社，2008.
[15] 陆荣柱，王苏华，徐虹. 卫生理化检验综合实验学[M]. 南京：江苏大学出版社，2014.
[16] 彭虹，张旭. 水质分析与监测[M]. 郑州：黄河水利出版社，2012.
[17] 景学安，李新林. 医学统计学[M]. 北京：人民卫生出版社，2015.
[18] 全国卫生专业技术资格考试专家委员会. 2015全国卫生专业技术资格考试指导理化检验技术（士、师）[M]. 北京：人民卫生出版社，2015.
[19] 解楠，徐红斌，胡其敏等. 微波消解 - 电感耦合等离子体 - 质谱和原子荧光光谱测定海产品中总砷含量差异的研究[J]. 光谱实验室，2011，28（2）：645-649.